高级卫生专业技术资格考试用书

放射医学习题集

（含解析）（第2版）

（副主任医师/主任医师）

主　编　宋清伟
副主编　张丽娜　刘静红
编　者（按姓氏笔画排序）
马春梅　田诗云　包如意　刘静红　宋清伟
张　楠　张丽娜　张浩南　陈丽华　郑绍微
姜　健　高冰冰　高明丽　潘　涛

中国协和医科大学出版社
北　京

图书在版编目（CIP）数据

放射医学习题集：含解析 / 宋清伟主编. —2 版. —北京：中国协和医科大学出版社，2023. 7

（高级卫生专业技术资格考试用书）

ISBN 978-7-5679-1764-4

Ⅰ. ①放… Ⅱ. ①宋… Ⅲ. ①放射医学-资格考试-习题集 Ⅳ. ①R81-44

中国版本图书馆 CIP 数据核字（2021）第 118914 号

高级卫生专业技术资格考试用书

放射医学习题集（含解析）（第 2 版）

主　　编：宋清伟
责任编辑：张秋艳　魏亚萌
封面设计：邱晓俐
责任校对：张　麓
责任印制：张　岱

出版发行：**中国协和医科大学出版社**
（北京市东城区东单三条 9 号　邮编 100730　电话 010-65260431）
网　　址：www. pumcp. com
经　　销：新华书店总店北京发行所
印　　刷：三河市龙大印装有限公司

开　　本：787mm×1092mm　1/16
印　　张：48. 75
字　　数：1050 千字
版　　次：2023 年 7 月第 2 版
印　　次：2023 年 7 月第 1 次印刷
定　　价：218. 00 元

ISBN 978-7-5679-1764-4

前　言

为进一步深化卫生专业技术职称改革工作，不断完善卫生专业技术职务聘任制，根据中共中央组织部、人事部、卫生部《关于深化卫生事业单位人事制度改革的实施意见》（人发〔2000〕31号）文件精神和国家有关职称改革的规定，人事部下发《关于加强卫生专业技术职务评聘工作的通知》（人发〔2000〕114号），高级卫生专业技术资格采取考试和评审结合的办法取得。为了更好地帮助广大考生复习备考，编者根据多年的临床实践，结合考试的实际情况，编写了这本《放射医学习题集（含解析）》（第2版）。

本书涵盖高级卫生专业技术资格考试的所有相关内容及考试题型。全书共九篇七十三章，内容包括X线成像基础、数字X线成像基础、CT成像基础等。题型包括A1型题、A2型题、A3/A4型题、B型题、X型题、案例分析题。

本书第1版出版后，受到广大读者的一致好评，也帮助众多考生顺利通过高级卫生专业技术资格考试。为了更好地服务读者，提升图书品质，出版了第2版图书。本书在第1版的基础上，补充了详尽的解析，以帮助考生理解及记忆。同时对上一版中存在的不足与疏漏之处进行了修订与补充。

本书实用性强，可用于考前复习和自测，以便考生顺利通过考试。

尽管力臻完善，但书中难免存在疏漏和不足之处，敬请广大读者批评指正，以便进一步修正。

编　者

2023年5月

目录

第一篇　放射医学基础知识

第二篇　中枢神经系统

第三篇　头颈部

第四篇 呼吸系统

第五篇 循环系统

第六篇　消化系统

第七篇　骨关节系统

第八篇 泌尿生殖系统

第九篇　介入放射

第一篇

放射医学基础知识

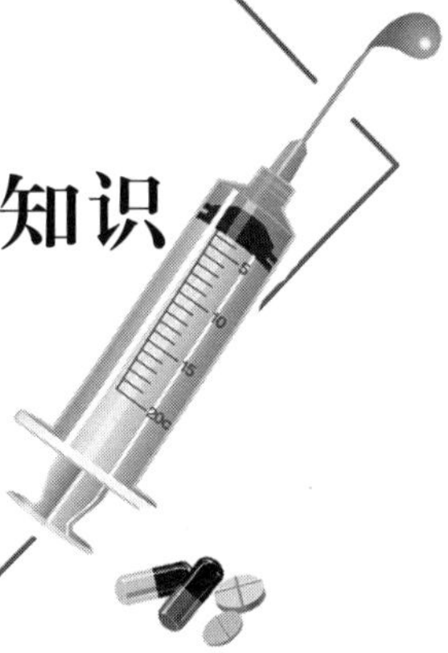

第一章　X 线成像基础

一　A1 型题

1. X 线使胶片感光形成潜影是利用了 X 线的

A. 穿透性　　B. 感光特性

C. 着色特性　　D. 生物效应

E. 荧光效应

2. 能量 80keV 的电子入射到 X 线管的钨靶上产生的结果是

A. 连续 X 线的最大能量是 80keV

B. 特征 X 线的最大能量是 80keV

C. 产生的 X 线绝大部分是特征 X 线

D. 仅有 1%的电子能量以热量的形式沉积在钨靶中

E. 特征 X 线的最大能量是 160keV

3. 影响连续 X 线产生的因素是

A. 靶物质　　B. 管电流

C. 管电压　　D. 高压波形

E. 以上都是

4. 连续 X 线的最长波长是最短波长的

A. 0.5 倍　　B. 1 倍

C. 1.5 倍　　D. 2 倍

E. 2.5 倍

5. 150kV 的管电压产生的 X 线的最短波长为

A. 0.008 267nm　　B. 0.012 399nm

C. 0.020 665nm　　D. 0.016 532nm

E. 0.024 798nm

6. 以下对 X 线的叙述，正确的是

A. X 线的硬度大→频率高→穿透力强　　B. X 线的硬度大→波长长→穿透力强

C. X 线的硬度大→频率高→穿透力弱　　D. X 线的硬度大→波长长→穿透力弱

E. X 线的硬度大→HVL 小→穿透力强

7. 以下不属于影响X线照片密度的因素是
A. 照射量
B. 管电压
C. 摄影距离
D. 被照体厚度
E. 被照体面积

8. X线透过被照体后形成的强度差异称为
A. 人工对比度
B. 照片对比度
C. X线对比度
D. 胶片对比度
E. 天然对比度

9. 关于X线的发生过程，下列说法错误的是
A. 阴极与阳极间的电势差陡增
B. X线主要由X线管窗口发射，热能由散热装置散发
C. 当向X线管两极提供高压电时，电子以高速由阴极向阳极行进，轰击阳极钨靶而发生能量转换
D. 1%以下的能量转换为X线，99%以上转换为热能
E. 向X线管灯丝供电、加热，在阳极附近产生自由电子

10. 连续X线光子的能量取决于
A. 电子接近核的情况
B. 电子的能量
C. 核电荷
D. 核电荷、电子的能量、电子接近核的情况
E. 核电荷、电子的质量、电子接近核的情况

11. 当入射电子把全部动能转换为X线光子能量时对应于
A. 最大波长
B. 最小频率
C. 最强波长
D. 最短波长
E. 平均波长

12. X线辐射强度下降得越多越靠近
A. 阳极
B. 阴极
C. 球管
D. 床面
E. 中心线

13. 以下描述正确的是
A. 靶倾角θ越小，X线强度下降的程度越小
B. 靶倾角θ越小，X线强度下降的程度越大
C. 靶倾角θ越大，X线强度下降的程度越大
D. 靶倾角θ越小，X线强度下降的程度不变
E. X线强度下降的程度与靶倾角θ无关

14. 入射X线光子的能量将最终转化为

A. 光电子的动能
B. 俄歇电子的动能
C. 特征 X 线能量
D. 光电子的动能、俄歇电子的动能、特征 X 线能量
E. 光电子的质量、俄歇电子的性能、特征 X 线功能

15. 关于 X 线检查，以下描述正确的是
A. 入射 X 线通过光电效应可全部被人体吸收
B. 增加了受检者的剂量
C. 从全面质量管理观点讲，应尽量减少每次 X 线检查的剂量，应设法减少光电效应的发生
D. 由于光电效应发生的概率与光子能量的 3 次方成反比，利用这个特性在实际工作中采用高千伏摄影技术，从而达到降低剂量的目的。不过，在乳腺 X 线摄影中，要注意平衡对比度和剂量之间的矛盾
E. 以上都对

16. 入射光子被散射时波长的改变，错误的是
A. 波长变长
B. 与电子的静止质量有关
C. 与散射角有关
D. 与入射光子的波长无关
E. 与入射光子的波长有关

17. 决定 X 线“质”的主要因素是
A. 管电压（kV）
B. mAs
C. 焦点大小
D. X 线管方向
E. 被检体部位

18. 人体对 X 线的吸收最多的部位是
A. 肌肉
B. 脂肪
C. 骨骼
D. 皮肤
E. 肺组织

19. 被检体各组织对 X 线的吸收和散射是由于
A. X 线对比度
B. 物体对比度
C. 人工对比度
D. 胶片对比度
E. 光学对比度

20. 以下不属于 X 线与 X 线成像和 X 线检查相关的特性的是
A. 穿透性
B. 荧光效应
C. 光电效应
D. 电离效应
E. 感光效应

21. 与 X 线产生无关的因素是

A. 高速电子的动能
B. 靶面物质
C. 管电压
D. 阴极加热电流
E. 有效焦点大小

22. 与 X 线本质不同的是

A. 无线电波
B. 微波
C. 超声波
D. 红外线
E. γ 线

23. 依据人体在 X 线影像上的密度，以下组织中密度最低的是

A. 钙化
B. 体液
C. 软骨
D. 脂肪
E. 神经组织

24. 下列说法中错误的是

A. X 线束是从 X 线管向人体做锥形投射，因此使 X 线影像有一定的放大和变形
B. 伴影的产生与锥形束有关
C. 斜射投照会造成影像歪曲失真
D. 减少伴影的方法是增大靶片距离
E. 影像放大率与靶片距离成正比

25. 下列说法中正确的是

A. 通过测量空气的电离程度可计算出 X 线的波长
B. X 线的生物效应是指人体对 X 线有一定的耐受性
C. X 线激发荧光物质，使波长短的 X 线转变成波长长的可见荧光
D. 经 X 线照射后，感光的溴化银中的银离子被氧化而析出金属银
E. X 线波长长，具有很强的穿透力，能穿透一切可见光不能穿透的物质

26. 影响 X 线穿透力的最重要的因素是

A. 管电流
B. 管电压
C. 曝光时间
D. 焦片距
E. 以上都不是

27. 用于 X 线成像的波长为

A. 0.008~0.031nm
B. 0.006~0.025nm
C. 0.002~0.050nm
D. 0.009~0.080nm
E. 0.056~0.074nm

28. X 线透视主要利用 X 线特性中的

A. 穿透性与荧光效应
B. 穿透性与电离效应

C. 穿透性与生物效应　　D. 荧光效应和电离效应
E. 穿透性与胶片感光效应

29. 下列关于 X 线产生的叙述，不正确的是
A. 必须有高速电子流由阴极向阳极行进　　B. 必须向 X 线管两极提供高电压
C. 乳腺 X 线管的靶面由钨制成　　D. 由靶面接受高速电子的能量
E. X 线管产生的 X 线仅占总能量的 1%左右

30. 下列关于人体对 X 线衰减的叙述，不正确的是
A. 密度高，X 线衰减大　　B. 空气对 X 线衰减最小
C. 骨对 X 线衰减相当于铅　　D. 骨组织对 X 线衰减最大
E. 不同组织结构对 X 线衰减形成影像对比

31. 下列 X 线特性中既是放射治疗的基础，又是进行 X 线检查时需要注意防护的原因的是
A. 穿透性　　B. 生物效应
C. 电离效应　　D. 感光效应
E. 荧光效应

32. “量”是 X 线光子的
A. 数量　　B. 能量
C. 质量　　D. 动量
E. 动能

33. “质”是 X 线光子的
A. 数量　　B. 能量
C. 质量　　D. 动量
E. 动能

34. 以下描述正确的是
A. 单能 X 线的强度 I 与光子能量成反比　　B. 单能 X 线的强度 I 与光子数目成正比
C. 单能 X 线的强度 I 与光子数目成反比　　D. 单能 X 线的强度 I 与光子数目无关
E. 在 X 线能谱中，曲线下所包括的总面积代表 X 线的能量

35. 利用以下何种手段使组织结构影像产生对比最明显
A. 利用天然对比　　B. 利用生理功能
C. 利用人工对比　　D. 利用专用设备
E. 利用高反差胶片

36. 对于导致 X 线照片运动模糊的因素，可暂时控制的是
A. 呼吸　　B. 痉挛
C. 血流　　D. 心脏搏动
E. 胃肠蠕动

37. 以下属于透视缺点的是
A. 操作不便
B. 费用昂贵
C. 缺乏客观记录
D. 不可转动患者体位
E. 不能了解器官的动态改变

38. 以下叙述中，正确的是
A. 一般断层摄影一次摄一张片就够了
B. X 线摄影时用增感屏是为了缩短曝光时间
C. X 线透视时只要荧光板够亮，无须暗适应
D. 腹部单纯摄影仅用于发现各种结石和异物
E. 透视检查，即使长时间检查，也不会引起“X 线烧伤”

39. 关于水溶性有机碘对比剂所产生的不良反应，以下症状属于特异质型不良反应的是
A. 恶心、呕吐
B. 面色苍白、潮红
C. 心悸、胸闷
D. 血管源性水肿
E. 头晕、头痛

40. 根据对比剂对 X 线吸收程度的不同，可将其分为
A. 离子型和非离子型
B. 碘制剂和非碘制剂
C. 阴性对比剂和阳性对比剂
D. 血管内对比剂和血管外对比剂
E. 细胞内对比剂和细胞外对比剂

41. 对比剂的导入方式分为
A. 直接导入法和生理排泄法
B. 口服法和静脉注入法
C. 口服法和灌注法
D. 口服法和排泄法
E. 以上都不是

42. 以下说法中，不正确的是
A. X 线通过任何物质都能产生电离效应
B. X 线管产生的 X 线仅占总能量的 10%左右
C. 电压越高，产生的 X 线波长越短，穿透力越强
D. X 线波长短，具有强穿透力，能穿透可见光不能穿透的物体
E. X 线是在真空管内高速行进成束的电子流撞击钨靶时产生的

43. 关于 X 线检查方法的选择，下述错误的是
A. 放大摄影用以显示较细微的病变
B. 体层摄影多用于了解病变内部的情况
C. 造影检查用于显示缺乏自然对比的组织结构
D. 高电压摄影用于显示常规摄影中被高密度组织或病变遮挡的正常组织或病理改变
E. X 线检查无法提供任何有关病变的信息

44. X线随距离增加而减弱，也可在穿过物体时被吸收或产生散射线而减弱。下列说法正确的是

A. X线的吸收与距离成正比
B. X线的吸收与波长成正比
C. X线的吸收与物体的厚度成反比
D. X线的吸收与物体的密度成正比
E. X线的吸收与该物质的原子序数的立方成反比

45. 以下叙述正确的是

A. X线衰减后的强度与入射X线强度成反比，与所穿过物质的密度及厚度成反比
B. X线衰减后的强度与入射X线强度成反比，与所穿过物质的密度及厚度成正比
C. X线衰减后的强度与入射X线强度成正比，与所穿过物质的密度及厚度成正比
D. X线衰减后的强度与入射X线强度成正比，与所穿过物质的密度及厚度成反比
E. X线衰减后的强度与入射X线的强度成反比，与所穿过物质的密度成正比、与厚度成反比

46. 异常X线表现观察要点不包括

A. 病变的位置和分布
B. 病变的数目
C. 病变的时间
D. 病变的形状
E. 病变的边缘

47. 软组织摄影用X线管阳极的靶面材料是

A. 钨
B. 铁
C. 金
D. 铝
E. 钼

48. X线机中设置容量保护电路的目的是

A. 防止超热容量指标曝光，保护X线管
B. 防止一次性超负荷曝光，保护X线管
C. 防止摄影时灯丝未加热而曝光，保护X线管
D. 防止X线管过热状态下曝光，保护X线管
E. 防止一次性超负荷曝光，保护高压变压器

49. 供给X线管的能量，有多少转换成X线

A. 小于1%
B. 4%
C. 10%
D. 85%
E. 99%

50. 以下属于主观评价法的是

A. MTF
B. NEQ
C. DQE
D. SNR
E. ROC

51. 以下属于客观评价法的是

A. ROC

B. MTF

C. QA 和 QC

D. 模糊数学评价法

E. 对比度清晰度曲线图法

52. 用测定构成影像的物理属性评价影像质量的方法是

A. MTF

B. ROC

C. 主观评价法

D. 客观评价法

E. 综合评价法

53. 有关 X 线诊断的描述，以下说法不正确的是

A. X 线影像反映的是正常与大体病理的解剖特点

B. 观察分析 X 线片时，首先应注意投照技术条件

C. 分析 X 线片时，结合临床的重要性区别“同病异影”“异病同影”

D. 为了不遗漏重要 X 线征象，应按一定顺序，全面而系统地进行观察

E. X 线诊断是依靠对临床资料，包括病史、症状、体征及其他临床检查资料进行分析推理得出的

54. 关于 X 线防护的目的，以下叙述正确的是

A. 时间正当化

B. 个人剂量限制

C. 防止发生随机性效应

D. 防止发生有害的确定性效应

E. 将确定性效应的发生概率限制到可以接受的水平

55. 属于放射防护标准的剂量限值的是

A. 基本限值

B. 导出限值

C. 管理限值

D. 参考水平

E. 以上都是

56. 关于 X 线检查的防护，以下说法不正确的是

A. X 线穿透人体将产生一定的生物效应

B. 接触的 X 线量超过容许的辐射量，就将发生放射损害

C. 被动防护的目的是使受检者尽可能地少接受射线剂量

D. 主动防护的目的是尽量减少 X 线的发射剂量，选择适当的摄像参数

E. 合理使用 X 线，避免不必要的检查，特别是重视孕妇及小儿的检查

57. 关于 X 线的防护原则，以下不正确的是

A. 乳腺 X 线摄影不适于 35 岁以下的妇女

B. 女性 40 岁以后，每年做 1~2 次乳腺 X 线扫描是利大于弊的

C. 育龄期妇女应尽量避免接触 X 线和放射性核素同时遵循“七天原则”

D. 儿童进行 X 线检查时要特别注意性腺和晶状体的防护

E. 带环后妇女第 1 年 X 线检查不超过 2 次

二 B 型题

（1~5 题共用备选答案）

A. 化学特性
B. 生物效应
C. 热作用
D. 荧光效应
E. 电离效应

1. X 线的发现基于
2. 量热法依据的原理是
3. 感光效应属于
4. 肿瘤放射治疗的基础是利用
5. 照射量的测量利用的是

（6~9 题共用备选答案）

A. 穿透性
B. 荧光效应
C. 感光效应
D. 电离效应
E. 生物效应

6. X 线摄影基础是
7. X 线成像基础是
8. 透视基础是
9. X 线损伤基础是

三 X 型题

1. 以下关于 X 线的叙述，正确的是
   A. X 线比可见光的波长短
   B. X 线本质是一种电磁波
   C. X 线具有一定的波长和频率
   D. X 线属于电磁波中的电离辐射
   E. X 线是带电粒子
2. 诊断放射学中的光电效应，可从利弊两个方面进行评价。有利的方面是
   A. 不产生散射线，大大减少了照片的灰雾
   B. 可增加人体不同组织和对比剂对射线的吸收差别
   C. 可产生高对比度的 X 线照片
   D. 钼靶乳腺 X 线摄影，就是利用低能 X 线在软组织中因光电吸收的明显差别产生高对比度照片

E. 可产生低对比度的X线照片

3. 以下叙述正确的是

A. 当电子动能低时，辐射损失能量可以忽略

B. 低能X线光子的光电效应能产生高动能的次级电子

C. 对于低原子序数的人体组织，轨道电子的结合能约为0.5keV

D. 在X线诊断摄影中，与其他相互作用相比，光电效应占主要地位

E. 在人体组织中特征X线和俄歇电子的能量低于0.5keV，这些低能光子和电子很快被周围组织吸收

4. 以下叙述正确的是

A. 应将厚度大、密度高的部位置于阴极侧

B. 应将厚度大、密度高的部位置于阳极侧

C. 应尽量使用中心线附近强度较均匀的X线束摄影

D. 由于诊断X线管靶倾角小，X线能量不高，足跟效应非常显著

E. 在放射工作中，当成像的解剖结构在厚度或密度上差别比较大时，阳极效应就颇为重要了

5. X线照片影像的要素包括

A. 密度

B. 锐利度

C. 宽容度

D. 颗粒度

E. 失真度

6. 以下关于X线的叙述，正确的是

A. X线是一种电磁波

B. X线波长越长，穿透力越弱

C. L层比M层产生的X线波长长

D. L层比M层产生的X线波长短

E. X线波长与电子所在壳层有关

7. 产生X线必须具备的条件是

A. 光电管

B. 电子源

C. 旋转阳极

D. 适当的障碍物（靶面）

E. 高压电场和真空条件下产生的高速电子流

8. X线在医学上利用的原理包括

A. 利用其穿透性进行X线检查

B. 利用其荧光效应进行透视检查

C. 利用其摄影作用进行照片检查

D. 利用其电离效应进行CT扫描

E. 利用其生物效应进行肿瘤治疗

9. X线信息影像的形成与传递过程的叙述，正确的是

A. X线透过被照体后形成X线信息影像

B. 被照体是信息源，X线是信息载体

C. 照片密度影像通过大脑判断，形成诊断
D. X线管发射的X线强度分布是不均匀的
E. X线照射到屏/片系统，经显影形成光学密度影像

10. 对比剂应具备的条件是
A. 使用方便
B. 刺激性小
C. 理化性能稳定
D. 易于吸收与排泄
E. 无不良反应

11. 以下说法正确的是
A. X线是真空管内高速行进的电子流轰击钨靶时产生的
B. X线管为一高真空的二极管，杯状的阴极装着灯丝
C. X线发生的装置主要包括X线管、变压器和操作台
D. 软X线摄影主要用于检查软组织，特别是乳腺的检查
E. X线普通检查包括荧光透视、X线摄影及软X线摄影

12. 关于主观评价法和客观评价法以下叙述，正确的是
A. 二者相互补充
B. 二者相辅相成
C. 二者各有优缺点
D. 单纯应用哪一种都是不全面的
E. 主观评价方法比客观评价方法好

13. 影像质量评价方法包括
A. 主观评价法
B. 客观评价法
C. 综合评价法
D. 性能评价法
E. 对比评价发

14. 客观评价方法包括
A. MTF
B. RMS
C. DQE
D. NEQ
E. ROC

15. 以下对X线图像的特点描述正确的是
A. 灰阶图像
B. 人体组织结构的密度与X线图像上影像的密度这两个概念有相关性
C. 重叠图像
D. 图像无失真现象
E. 失真图像

16. 关于X线防护原则，以下叙述正确的是
A. 合理降低个人受照剂量
B. 缩短受照时间
C. 建立屏蔽防护
D. 缩短照射距离

E. 合理降低全民 X 线检查频率

17. 关于在 X 线检查中对被检者的防护措施，叙述正确的是

A. 避免操作失误

B. 严格控制照射量

C. 选用多种 X 线检查方法

D. 采用恰当的 X 线质和量

E. 做好非检查部位的屏蔽防护

18. 关于放射防护，下列说法正确的是

A. 限制照射范围，减少辐射量

B. 放射工作者最简易的防护措施是距离防护

C. 主动防护的目的是尽量减少 X 线的发射剂量

D. 使用原子序数较高的物质材料阻挡 X 线属于屏蔽防护

E. 原发射线比继发射线的能量大，对放射工作者的影响也大

参考答案与解析

一、A1 型题

1. B【解析】X 线的感光效应能使胶片感光形成潜影。

2. A【解析】能量 80keV 的电子入射到 X 线管的钨靶上，产生的结果是连续 X 线的最大能量是 80keV。当高能电子入射到钨靶上时，电子与靶原子相互发生作用，使电子失去能量并以 X 线的形式释放。连续 X 线由电子在相互作用中失去不同能量而产生。特征 X 线由电子与靶原子内部电子相互作用而产生，它们的能量取决于靶原子的电子结构，与入射电子的能量无关。因此，特征 X 线的最大能量不会受到入射电子能量的限制。

3. E【解析】X 线的发生过程是向 X 线管灯丝供电、加热，在阴极附近产生自由电子，当 X 线管提供高压电时，阴极与阳极间的电势差陡增，电子以高速由阴极向阳极行进，轰击阳极靶面而发生能量转换，其中 1%以下的能量转换为 X 线，99%以上转换为热能。因此连续 X 线的影响因素包括管电压（决定射线能量）、管电流（决定射线强度）、靶物质和高压波形等。

4. C【解析】连续 X 线的最长波长是最短波长的 1.5 倍。

5. A【解析】根据 $eU=hc/\lambda$，$\lambda=1.24/U=1.24/150=0.008\ 267$nm。当 X 线管的管电压为 150kV 时，产生的 X 线的最短波长是 0.008 267nm。

6. A【解析】X 线的硬度与频率有关，硬度越大，频率越高。频率高的 X 线具有更强的穿透力。

7. E【解析】被照体面积与照片密度无关。

8. C【解析】X 线透过被照体后形成的强度差异，称为 X 线对比度。

9. E【解析】参见A1型题第3题解析。

10. D【解析】连续X线光子的能量取决于电子接近核的情况、电子的能量和核电荷。

11. D【解析】当入射电子把全部动能转换为X线光子能量时对应于最短波长。

12. A【解析】越靠近阳极一侧，X线辐射强度下降得越多（因为被靶吸收得越多），这种现象被称为“足跟”效应。

13. B【解析】靶倾角θ越小，X线辐射强度下降程度越大。

14. D【解析】入射X线光子的能量将最终转化为两部分，一部分为次级电子（光电子和俄歇电子）的动能，另一部分为特征X线能量。

15. E【解析】入射X线通过光电效应可全部被人体吸收，增加了受检者的剂量。从全面质量管理观点讲，应尽量减少每次X线检查的剂量，应设法减少光电效应的发生。由于光电效应发生的概率与光子能量的3次方成反比，利用这个特性在实际工作中采用高千伏摄影技术，从而达到降低剂量的目的。不过，在乳腺X线摄影中，要注意平衡对比度和剂量之间的矛盾。

16. E【解析】入射光子被散射时波长的改变，与入射光子的波长无关，选项D正确，选项E错误。

17. A【解析】管电压（kV）的高低决定了X线的质，即X线穿透能力的大小。

18. C【解析】在诊断放射学中，被照体对X线的吸收主要是光电吸收。特别是使用低管电压时，光电吸收随物质原子序数的增加而增加。人体骨骼由含高原子序数的钙、磷等元素组成，所以骨骼比肌肉、脂肪能吸收更多的X线，它们之间也就能有更高的对比度。

19. B【解析】被照体本身的差异称为物体对比度，是X线影像形成的基础。

20. C【解析】X线具有以下四方面与X线成像和X线检查相关的特性：①穿透性。②荧光效应。③感光效应。④电离效应。

21. E【解析】参见A1型题第3题解析。

22. C【解析】X线本质是一种电磁波，与无线电波、可见光、γ线等一样，只是波长（频率）范围不同；而超声波是机械波。

23. D【解析】人体组织结构依密度不同大致分为三类。①高密度：骨和钙化灶等。②中度密度：软骨、肌肉、神经、实质器官、结缔组织及体液等。③低密度：脂肪组织及含有气体的肺组织、胃肠道、鼻窦和乳突气房等。

24. E【解析】X线束是从X线管向人体作锥形投射，因此使X线影像有一定的放大和变形失真，并产生伴影。影像放大率与靶片距离成反比，选项E说法错误。

25. C【解析】空气的电离程度与空气所吸收X线的量成正比，因而通过测量空气电离的程度可计算出X线的量（选项A错误）。X线的生物效应是指X线对人体有一定生物学方面的改变（选项B错误）。X线激发荧光物质，使波长短的X线转变成波长长的可见荧光，这种转换叫荧光效应（选项C正确）。经X线照射后，感光的溴化银中的银离子被还原而析出金属银（选项 D 错误）。X 线波长短，具有很强的穿透力，能穿透可见光不能穿透的物质，具有穿透性（选项 E 错误）。

26. B【解析】X 线的穿透力与 X 线管电压密切相关，电压越高，所产生的 X 线的波长越短，穿透力也越强；反之，电压越低，所产生的 X 线波长越长，其穿透力也越弱。

27. A【解析】X 线属于电磁波，波长范围为 0.000 6~50.000 0nm。用于 X 线成像的波长为 0.008~0.031nm（相当于 40~150kV 时）。

28. A【解析】穿透性是 X 线成像的基础；荧光效应是进行透视检查的基础。

29. C【解析】乳腺 X 线管的靶面由金属钼制成。

30. C【解析】人体各组织对 X 线的衰减由大到小为骨、肌肉、脂肪、空气，这一差别形成了 X 线影像的对比度。软组织对 X 线衰减相当于水，骨对 X 线衰减相当于铝。

31. C【解析】电离效应是放射治疗的基础，也是进行 X 线检查时需要注意防护的原因。

32~33 A、B【解析】“量”是 X 线光子的数量；“质”是 X 线光子的能量。

34. B【解析】单能 X 线的强度 I 与光子数目成正比，与光子能量成正比。

35. C【解析】利用人工对比是使组织结构影像产生最明显对比的手段。通过调整光线、色彩、对比度等参数，人为地增强或减弱不同部位之间的差异，从而使得组织结构在影像中更加鲜明和清晰可见。

36. A【解析】呼吸可人为暂时控制，其他各项均无法自行控制。

37. C【解析】透视的优点：可转动患者体位。改变方向进行观察；可了解器官的动态变化，如心脏搏动、大血管搏动、膈运动及胃肠蠕动等；操作方便；费用低；可立即得出结论。现多用于胃肠道钡剂检查。透视的缺点：影像对比度及清晰度较差，难以观察密度差别小的病变以及密度与厚度较大的部位，缺乏客观记录也是一个缺点。

38. B【解析】X 线摄影时用增感屏是为了提高 X 线的利用率，减少辐射剂量以及缩短曝光时间。

39. D【解析】水溶性对比剂大多安全，少数会产生不良反应，主要分为以下两种。①特异质反应：荨麻疹、血管源性水肿、抽搐、休克、呼吸暂停等。②物理化学反应：恶心、呕吐、面色潮红苍白、心悸、胸闷、头晕、头痛。

40. C【解析】根据对比剂对 X 线吸收程度的不同，可将其分为阴性对比剂和阳性对比剂。

41. A【解析】对比剂的导入方式分为直接导入法和生理排泄法。

42. B【解析】参加 A1 型题第 3 题解析。

43. E【解析】放大摄影是采用微焦点和增大人体与靶片距离以显示较细微的病变。体层摄影可获得某一选定层面上的影像，用以明确平片难以显示、重叠较多和处于较深部位的病变，多用于了解病变内部的情况。造影检查主要用于缺乏自然对比的结构或器官的检查，是将一种比人体密度高或低的物质，导入到人体内检查部位，人工造成检查部位密度差异对比，达到诊断的目的。高电压摄影由于穿透力强，用于显示那些在常规摄影中被高密度组织或病变遮挡的正常组织或病理改变。

44. D【解析】X 线强度与距离平方成反比，这一规律称射线强度衰减的平方反比法则。X 线的吸收能力与波长的立方成正比。X 线的吸收与被照物体的厚度及密度成正比。X 线光电吸收与吸收物质的原子序数的立方成正比。

45. D【解析】X 线衰减后的强度与入射 X 线强度成正比，与所穿过物质的密度及厚度成反比，选项 D 正确。

46. C【解析】异常 X 线表现观察要点：①病变的位置和分布。②病变的数目。③病变的形状。④病变的边缘。⑤病变的密度。⑥邻近器官和组织的改变。⑦器官功能的改变。

47. E【解析】软组织摄影用 X 线，需要原子序数低、熔点高的物质作为靶材料，应选钼。

48. B【解析】X 线管容量是指 X 线管在安全使用条件下能承受的最大负荷量，是一次负荷的安全性。即在确定曝光时间下所能允许使用的最大曝光条件、管电压和管电流。X 线机中设置容量保护电路就是为了防止一次性超负荷曝光，保护 X 线管。

49. A【解析】参见 A1 型题第 3 题解析。

50. E【解析】主观评价法主要为受试者操作特征（ROC）曲线评价法、统计法和分级评定法等。

51. B【解析】客观评价法包括调制传递函数（MTF）、Wiener 光谱法等。

52. D【解析】客观评价法是用测定构成影像的物理属性评价影像质量的方法。

53. E【解析】X 线诊断是综合影像学各种病理表现，联系临床资料，包括病史、症状、体征及其他临床检查资料，以影像学征象为基础进行分析推理得出的。

54. D【解析】X 线照射具有生物效应，超过允许剂量的照射可导致放射性损伤，故应重视防护。

55. E【解析】基本限值、导出限值、管理限值及参考水平都属于放射防护标准的剂量限值。

56. B【解析】接触的 X 线量超过容许的辐射量，有可能发生放射损害，选项 B 错误。

57. C【解析】在诊断效果相同的情况下，尽量避免选择放射性诊断技术，女性、儿童要慎用放射线检查或治疗，妊娠期、哺乳期女性要尽量避免接触 X 线和放射性同位素，不必要同时遵循“七天原则”。

二、B 型题

1. D【解析】X 线的发现基于荧光效应。

2. C【解析】量热法依据的原理是热作用。

3. A【解析】感光效应属于化学特性。

4. B【解析】肿瘤放射治疗的基础是利用生物效应特性。

5. E【解析】照射量的测量利用的是电离效应。

6. C【解析】X 线摄影基础是感光效应。

7. A【解析】X 线成像基础是穿透性。

8. B【解析】透视基础是荧光效应。

9. D【解析】X 线损伤基础是电离效应。

三、X 型题

1. ABCD【解析】X 线本质是一种电磁波，具有一定的波长和频率，由于 X 线光子能量大，可使物质产生电离，故属于电磁波中的电离辐射。X 线肉眼看不见，不带电，选项 E 错误。

2. ABCD【解析】光电效应可产生高对比度的 X 线照片，选项 E 错误，其余选项均正确。

3. ACDE【解析】低能时光电效应是光子与物质相互作用的最主要的形式，而低能 X 线光子的光电效应只能产生低动能的次级电子，选项 B 错误，其余选项均正确。

4. ACDE【解析】应将厚度大、密度高的部位置于阴极侧，选项 B 错误，其余选项均正确。

5. ABDE【解析】宽容度是胶片特性曲线的感光特性，不是照片影像的要素，选项 C 错误，其余选项均正确。

6. ABDE【解析】L 层比 M 层产生的 X 线波长短，选项 C 错误，选项 D 正确。

7. BDE【解析】产生 X 线必须具备的条件：①电子源。②适当的障碍物（靶面）。③高压电场和真空条件下产生的高速电子流。

8. ABCE【解析】X 线在医学上利用的原理包括：穿透性、荧光效应、感光效应及生物效应。X 线具有很强的穿透性，可以通过物质进行检查，如 X 线摄影和 X 线透视。X 线在物质中发生荧光作用，可以被用于透视检查，例如骨密度测量。X 线摄影利用 X 线的摄影作用，将 X 线通过人体或物体，然后在感光片或数字探测器上形成影像来进行照片检查。X 线具有生物效应，可以用于肿瘤治疗，其中高剂量的 X 线用于杀死恶性肿瘤细胞。

9. ABCE【解析】X 线是一束强度分布均匀的射线，选项 D 错误，其余选项均正确。

10. ABCD【解析】对比剂应具备下列条件：①与人体组织密度对比相差大，显影清晰。②无毒性，刺激性小，不良反应少。③理化性能稳定，长久存储不变质。④易于吸收与排泄，不在体内存留。⑤使用方便。⑥价格低廉。

11. ABCD【解析】X 线检查分为普通检查及特殊检查，普通检查包括荧光透视及 X 线摄影，特殊检查包括体层摄影、软 X 线摄影、放大摄影及高电压摄影等，选项 E 错误，其余选项均正确。

12. ABCD【解析】主观评价法和客观评价法二者相互补充，相辅相成，各有优缺点，单独应用哪一种都是不全面的，无法判别哪种评价方法更好。

13. ABC【解析】影像质量评价是对影像形成过程中各个环节的性能进行评价，从而确定所成影像的质量好坏及是否符合诊断要求，包括主观评价法、客观评价法及综合评价法。

14. ABCD【解析】ROC 为主观评价法。

15. ABCE【解析】影像失真是成像过程必然的改变，失真是影响 X 线照片质量的几何特征，选项 D 错误，其余选项均正确。

16. ABCE【解析】X 线防护的基本原则：①屏蔽防护，用高密度物质作为屏蔽物，遮挡敏感部位和器官。②距离防护，利用 X 线量与距离平方成反比的原理，适当扩大检查室的空间，减少散射线的辐射。③时间防护，每次检查的照射次数不宜过多，并尽量避免重复检查。

17. ABDE【解析】在 X 线检查时，应该选用最优化的 X 线检查方法，减少 X 线检查的重复。

18. ABCD【解析】放射防护包括主动防护和被动防护，主动防护是为了尽量减少 X 线的发射剂量，被动防护的目的是使受检者尽可能少接受射线剂量，包括屏蔽防护和距离防护。从 X 线管到达人体的 X 线，有原发射线和继发射线两类，继发射线是原发射线照射穿透其他物质过程中发生的。与原发射线相比，继发射线的能量虽小但易被吸收，对放射工作者的影响较大。

第二章　数字 X 线成像基础

一 A1 型题

1. 照片或显示器上呈现的黑白图像的各点表现的不同深度灰度称为
A. 噪声　B. 量化
C. 比特　D. 灰阶
E. 像素

2. IP 表示
A. 暗盒　B. 屏-片体系
C. 成像板　D. 激光胶片
E. 增感屏

3. 以下关于 IP 的使用，叙述不正确的是
A. IP 外观酷似增感屏　B. IP 应装在暗盒内使用
C. IP 潜影消除后可重复使用　D. IP 潜影未消时可重复读取
E. IP 只要不损伤可无限期使用

4. 计算机 X 线摄影（CR）经 X 线照射后在成像板存留的是
A. 电信号　B. 模拟影像
C. 数字影像　D. 黑白影像
E. 彩色影像

5. CR 的谐调处理参数包括
A. 谐调类型（GT）　B. 旋转量（GA）
C. 旋转中心（GC）　D. 谐调移动量（GS）
E. 以上都是

6. CR 的成像是利用
A. 稀土　B. 影像增强器
C. 光电倍增管　D. 光激励存储荧光体
E. 非晶硒等光电转换晶体

7. 以下属于 CR 的影像载体的是
A. FPD　B. IP

C. CCD
D. PSL
E. II

8. CR 成像过程中，IP 将 X 线转化为
A. 电信号
B. 可见光
C. 银离子
D. 数字信号
E. 高能射线

9. CR 成像时，将光信号转化为电信号的是
A. IP
B. FPD
C. 摄像机
D. 非晶硒
E. 光电倍增管

10. 要将使用过的 IP 再次使用，必须
A. 使用清水冲洗
B. 使用高能射线照射
C. 使用电流消除残存电荷
D. 使用强光照射消除数据
E. 使用显影液、定影液重写

11. CR 中光激励发光的波长为
A. 100～200nm
B. 190～290nm
C. 200～300nm
D. 290～390nm
E. 390～490nm

12. IP 曝光后，应在多长时间内进行信号读取
A. 30 分钟
B. 2 小时
C. 8 小时
D. 12 小时
E. 24 小时

13. CR 中 IP 的线性范围是
A. 1：102
B. 1：103
C. 1：104
D. 1：105
E. 1：106

14. CR 四象限理论中，第四象限对应的曲线是
A. IP 特性曲线
B. FPD 特性曲线
C. 照片特性曲线
D. 增感屏特性曲线
E. 光激励荧光体的特性曲线

15. 一般将 IP 上产生多少的照射量作为基础的目标照射量
A. 0.1mR
B. 1mR
C. 10mR
D. 100mR
E. 1000mR

16. CR 中 EDR 的中文全称是

A. 光电倍增管
B. 曝光指示器
C. 影像记录装置
D. 曝光数据识别器
E. 薄膜晶体管阵列

17. 关于 IP，以下叙述正确的是

A. IP 用于检测图像数据
B. IP 用于存储图像数据
C. IP 用于传输图像数据
D. IP 由基层、晶体层构成
E. IP 由基层、荧光体层和保护层构成

18. CR 与数字 X 线摄影（DR）系统应用相比较，相同点是

A. 成像方式
B. 操作方式
C. 床旁摄影
D. 可应用于常规摄影
E. 与常规 X 线设备匹配

19. CR 摄影和常规 X 线摄影的不同之处在于

A. X 线发生器不同
B. 使用成像板代替胶片
C. 人体 X 线吸收系数不同
D. 对 CR 图像的观察与分析不同
E. 将已摄影的 X 线胶片数字化

20. 以下属于 CR 缺点的是

A. 降低 X 线的辐射量
B. 图像分辨力、显示力高
C. 时间、空间分辨力不足
D. 常规 X 线摄影信息数字化
E. 实现 X 线信息的数字化储存、再现及传输

21. 关于 CR 图像与 X 线图像，以下叙述不正确的是

A. 均需要 X 线照射
B. 均为灰度图像
C. 均为重叠图像
D. 均为二维图像
E. 均由像素组成，观察分析相同

22. 关于 CR 摄影系统的成像板，以下说法不正确的是

A. 成像板可反复使用
B. 成像板上的信息可永久保存
C. 成像板上的信息为模拟信号
D. 成像板代替胶片保存 X 线影像
E. 成像板信息未读取时呈潜影状态

23. 以下关于 CR 的信息采集叙述，不正确的是

A. IP 具有与胶片相同的结构
B. IP 成为影像记录的载体
C. IP 以俘获电子的形式存储的能量形成潜影
D. 随着时间的推移，俘获的信号会呈指数规律逐渐消退
E. 光激励荧光体的晶体结构“陷阱”中存储吸收的 X 线能量

24. IP 的作用是

A. 记录数字信息
B. 记录灰阶信息
C. 记录模拟信息
D. 模数转换
E. 产生可见光

25. CR 摄影和传统 X 线摄影相比

A. 密度分辨力和空间分辨力俱佳
B. 密度分辨力好，空间分辨力不足
C. 空间分辨力好，密度分辨力不足
D. 密度分辨力和空间分辨力均不足
E. 以上都不是

26. CR 摄影和 DR 摄影相比

A. 时间分辨力和空间分辨力俱佳
B. 时间分辨力好，空间分辨力不足
C. 空间分辨力好，时间分辨力不足
D. 时间分辨力和空间分辨力均不足
E. 以上都不是

27. CR 系统在肌肉骨骼系统的应用实践中，对下列病变的显示可能受到限制的是

A. 脊柱侧弯
B. 长骨病变
C. 胸椎病变
D. 短骨病变
E. 关节软骨病变

28. 关于 CR 及 DR，正确的是

A. CR 摄像的时间分辨力显著提高
B. CR 摄影提高密度分辨力，但辐射剂量增加
C. CR 的空间分辨力高，对病变骨骼的细微结构的观察明显提高
D. DR 空间分辨力进一步提高，信噪比高，成像速度快，但探测器寿命缩短
E. DR 的缺点在于难以与原有 X 线设备匹配，对于一些特殊体位的投照，不如 CR 灵活

29. 以下不能将光信号转化为电信号的器件是

A. CCD 相机
B. 非晶硅
C. 非晶硒
D. 闪烁体
E. 光电二极管

30. 间接平板探测器（FPD）的信号转化过程是

A. X 线—电信号—数字图像
B. X 线—可见光—电信号—数字图像
C. X 线—可见光—电信号—模拟图像
D. X 线—电信号—荧光屏—模拟图像
E. X 线—电信号—荧光屏—数字图像

31. 直接转换技术的 DR 中应用的转换介质是

A. 成像板
B. 增感屏
C. 碘化铯
D. 非晶硒
E. 非晶硅

32. DR的影像载体是
A. FPD
B. IP
C. CCD
D. PSL
E. II

33. FPD的中文全称为
A. 成像板
B. 平板探测器
C. 光敏照相机
D. 平面回波序列
E. 直接数字X线摄影

34. X线照射到直接FPD上时，X线光子使非晶硒激发出
A. 荧光
B. 可见光
C. 正电子
D. 电子空穴对
E. 低能X线

35. FPD可用于DSA的根本原因是
A. 视野大
B. 对比度好
C. 分辨力高
D. 成像速度慢
E. 可以动态成像

36. 应用非晶硒和薄膜晶体管阵列技术制成的探测器是
A. 硒鼓检测器
B. IP成像转换器
C. 直接转换平板探测器
D. 间接转换平板探测器
E. 多丝正比室检测器

37. 间接DR中，位于FPD顶层的是
A. CCD
B. 非晶硒
C. 碘化铯
D. 钨酸钙
E. 非晶硅

38. 直接FPD可以由什么直接获得像素位置信息
A. 地址编码电路
B. 信号放大电路
C. 滤波电路
D. A/D转换电路
E. 显示电路

39. 直接FPD中将射线转化为电信号的是
A. CCD
B. 非晶硒
C. 非晶硅
D. 光电倍增管
E. 光激励荧光体

40. 直接平板探测器的线性度范围是
A. 1：10
B. 1：100

C. 1∶1000
D. 1∶10 000
E. 1∶100 000

41. FPD 能够成为平板形状，主要是探测器的单元阵列采用的是
A. 薄膜晶体管技术
B. 光敏照相机技术
C. 光电倍增管技术
D. 光激励发光技术
E. 非晶硒技术

二 B 型题

（1~2 题共用备选答案）
A. 数字 X 线摄影
B. 直接 X 线摄影
C. 计算机 X 线摄影
D. 计算机断层成像
E. 数字断层成像

1. CR 的中文全称为
2. DR 的中文全称为

（3~6 题共用备选答案）
A. 利用透过人体的 X 线，直接使胶片感光的成像方法
B. 利用透过人体的 X 线，首先记录于成像板上，然后经激光读取成像板上的潜影，经计算机处理后获得数字化图像的成像方法
C. 利用透过人体的 X 线，在荧光成像基础上进行缩微摄片的成像方法
D. 利用透过人体的 X 线，首先由弧形排列的探测器取得信息，经计算机处理而获得重建断层图像的成像方法
E. 利用透过人体的 X 线，直接用平板探测器等类似的电子暗盒取得信息，经计算机处理后获得数字化图像的成像方法

3. CR 是
4. DR 是
5. CT 是
6. 荧光摄影是

（7~8 题共用备选答案）
A. 成像板（IP）
B. 影像增强器
C. 平板探测器
D. 电离室
E. 光电管

7. DR 使用的检测装置是

8. CR 系统中，直接记录 X 线影像信息的载体是

三 X 型题

1. CR 的图像处理功能包括
   A. 灰阶处理　B. 窗位处理
   C. 时间减影处理　D. 能量减影处理
   E. 磁信号处理
2. 以下关于 CR 的叙述，正确的是
   A. IP 不能重复使用
   B. IP 上的潜影经激光扫描系统读取，并转换为数字信号
   C. CR 的数字化图像信息可用磁带、磁盘和光盘长期保存
   D. 影像的数字化信号经图像处理系统处理，可在一定范围内调节图像
   E. CR 将透过人体的 X 线影像信息记录于成像板（IP）上，而不是记录于胶片上
3. 以下属于 CR 特点的是
   A. 数字成像　B. 成像载体可重复使用
   C. 动态成像　D. 可进行数字图像处理
   E. 可使用普通 X 线机球管
4. CR 的工作流程包括
   A. 信息预处理　B. 信息采集
   C. 信息转化　D. 信息处理
   E. 信息存储与输出
5. 以下关于 IP 的叙述，正确的是
   A. IP 不产生潜影　B. IP 是一种成像转换器件
   C. IP 被激光照射后产生蓝紫色光　D. IP 被强可见光照射后潜影会消失
   E. IP 型号不同，对 X 线的敏感性也不同
6. IP 分类包含
   A. 标准型　B. 高分辨力型
   C. 能量减影型　D. 多层体层型
   E. 低分辨力型
7. CR 中的噪声包括
   A. X 线量子噪声　B. 光激励发光噪声
   C. 成像板结构噪声　D. 增感屏结构噪声
   E. 电子噪声
8. 关于 CR 成像优、缺点的叙述，错误的是

A. X 线剂量比常规 X 线摄影降低
B. 可与原有的 X 线摄影设备匹配工作
C. 有后处理功能
D. 时间分辨力高
E. 空间分辨力高

9. CR 摄影和常规 X 线摄影相同之处在于
A. 实现常规 X 线摄影信息数字化
B. X 线发生器
C. 人体 X 线吸收系数
D. 对图像的观察与分析
E. 将已摄取的 X 线胶片数字化

10. 关于数字成像较模拟成像的优势，正确的是
A. 进行高保真的存储和传输
B. 高保真地调阅图像
C. 图像后处理
D. 空间分辨力高
E. 密度分辨力高

11. 以下关于 DR 的描述，正确的是
A. 较 CR 拍片速度快
B. 探测器寿命长
C. 容易与原 X 线设备匹配
D. 信噪比高
E. 曝光量小

12. 以下关于平板探测器的叙述，正确的是
A. 有直接转换型和间接转换型
B. 其极限分辨力比屏-片系统低
C. 其 MTF 比屏-片系统低
D. 其 DQE 比屏-片系统高
E. DQE 比 CR 系统高

13. 非晶硒 FPD 的优点包括
A. 成像环节少
B. 吸收率高
C. 灵敏度高
D. 量子检出效率高
E. 无电离辐射

14. 与常规 X 线摄影相比，DR 的优点是
A. 高的 MTF 特性
B. 转换效率非常高
C. 空间分辨力高
D. 密度分辨力高
E. 动态范围宽广

15. DR 的种类包括
A. 直接型
B. 间接型
C. 多丝正比电离室型
D. CCD 型
E. 光激励发光型

参考答案与解析

一、A1 型题

1. D【解析】灰阶是指在照片或显示器上所呈现的黑白图像上的各点表现出不同深度灰色。

2. C【解析】IP 是 Imaging Plate 的缩写，表示成像板。

3. E【解析】IP 不可以无限期使用，选项 E 错误。

4. B【解析】CR（计算机 X 线摄影）经 X 线照射后在成像板存留的是模拟影像。

5. E【解析】CR 的谐调处理参数包括谐调类型（GT）、旋转量（GA）、旋转中心（GC）及谐调移动量（GS）等。

6~8 D、B、B【解析】CR 是应用磷光体构成的成像板（IP）替代胶片吸收穿过人体的 X 线信息，记录在 IP 上的影像信息经过激光扫描读取，然后经过光电转换，把信息输入计算机系统重建成数字矩阵，再显示出数字化图像。IP 中含有光激励存储荧光体，可以将 X 线转化为可见光。

9. E【解析】光电倍增管将光信号转化为电信号并进行放大。

10. D【解析】要将使用过的 IP 再次使用，必须使用强光照射消除数据。

11. E【解析】CR 中光激励发光的波长为 390~490nm。

12. C【解析】IP 曝光后，应在 8 小时内进行信号读取。

13. C【解析】CR 中 IP 的线性范围是 1：104。

14. C【解析】第四象限决定了 CR 系统中输出的 X 线照片的特性曲线。

15. B【解析】一般将 IP 上产生 1mR 的照射量作为基础的目标照射量。

16. D【解析】CR 中 EDR 的中文全称是曝光数据识别器。

17. E【解析】IP 的外观像一片增感屏，由基板和荧光材料层组成。荧光材料层主要成分是氟氯化钡晶体，表面再覆一层保护膜。

18. D【解析】CR 与 DR（数字 X 线摄影）均可用于常规摄影。

19. B【解析】参见 A1 型题第 6~8 题解析。

20. C【解析】CR 的优点：①实现常规 X 线摄影信息数字化。②提高图像的密度分辨力。③多信息显示，通过后处理技术，可以分别显示不同层次的影像信息。④辐射剂量降低。⑤实现 X 线摄影信息的数字化储存、调阅及传输。CR 的缺点：①时间分辨力较差。②空间分辨力不足。

21. C【解析】CR 图像和 X 线成像均需要 X 线照射，都是灰度图像，都是二维图像，都由像素组成，观察分析方式相同。然而，CR 图像与传统 X 线图像并不一定是重叠图像，因采用了不同的成像技术和设备。CR 技术通过数字化的方式获取 X 线图像，而传统 X 线摄影使用胶片方式。

22. B【解析】IP 上的影像信息 8 小时后会丢失 25%左右，选项 B 错误。

23. A【解析】IP 的结构参见 A1 型题第 17 题解析。胶片的结构包括两个基本组成部分：一个单层的或多层的感光乳剂层、一个感光乳剂层的支持体-片基。两者结构不同，选项 A 错误。

24. C【解析】IP 可以记录模拟信息。

25~26 B、D【解析】参见 A1 型题第 20 题解析。

27. E【解析】CR 系统在肌肉骨骼系统的应用实践中，对关节软骨病变的显示可能受到限制。

28. E【解析】DR 的优点：空间分辨力进一步提高、信噪比高、成像速度快、曝光量（辐射剂量）进一步降低、探测器寿命更长。DR 的缺点：CR 可以与任何一种常规 X 线设备匹配，DR 则难以与原 X 线设备匹配，对于一些特殊位置的投照，不如 CR 灵活。

29. D【解析】闪烁体只能将高能 X 线转化为可见光信号。

30. B【解析】间接平板探测器（FPD）的信号转化过程是 X 线—可见光—电信号—数字图像。

31. D【解析】直接转换技术的 DR 中应用的转换介质是非晶硒。

32. A【解析】DR 的影像载体是 FPD。

33. B【解析】FPD 的中文全称为平板探测器。

34. D【解析】X 线照射到直接 FPD 上时，X 线光子使非晶硒激发出电子空穴对。

35. E【解析】传统的 DSA 使用胶片进行成像，需要较长时间来处理和显示图像。而平板探测器（FPD）采用数字技术，可以实时获取和显示图像，使医师能够进行动态观察和诊断，提高了成像速度和效率。FPD 的动态成像能力是其在 DSA 中应用的关键原因。

36. C【解析】直接转换平板探测器由非晶硒和薄膜晶体管阵列技术制成。

37. C【解析】碘化铯为常用的间接 DR 闪烁体，位于 FPD 顶层。

38. A【解析】直接 FPD 可以由地址编码电路直接获得像素位置信息。

39. B【解析】非晶硒成像原理：硒作为一种光电导体可由 X 线引起电荷改变产生电信号。

40. D【解析】直接平板探测器的线性度范围是 1：10 000。

41. A【解析】FPD 阵列可以装配成平板状。主要是探测器的单元阵列采用的薄膜晶体管技术。薄膜晶体管技术将薄膜晶体管和透明导电层结合在一起，可以实现高分辨力、高灵敏度的图像检测。光敏照相机技术、光电倍增管技术、光激励发光技术和非晶硒技术并不适用于描述 FPD 的探测器单元阵列。

二、B 型题

1. C【解析】CR 的中文全称为计算机 X 线摄影。

2. A【解析】DR 的中文全称为数字 X 线摄影。

3. B【解析】参见 A1 型题第 6~8 题解析。

4. E【解析】DR 接收 X 线的既不是普通胶片，也不是需要经激光扫描读取信息的成像板，而是各种类型的平板探测器，它们可以把 X 线直接转化成电信号或先转换成可见光，然后通过光电转换，把电信号传输到中央处理系统进行数字成像。

5. D【解析】CT 是利用透过人体的 X 线，首先由弧形排列的探测器取得信息，经计算机处理而获得重建断层图像的成像方法。

6. C【解析】荧光摄影是利用透过人体的 X 线，在荧光成像基础上进行缩微摄片的成像方法。

7. C【解析】参见 B 型题第 4 题解析。

8. A【解析】参见 A1 型题第 6~8 题解析。

三、X 型题

1. ABCD【解析】CR 的图像处理功能，包括：①灰阶处理。②窗位处理。③时间减影处理。④能量减影处理。

2. BCDE【解析】在整个 CR 系统中，IP 是成像系统的关键元件，是作为记录用的载体，其特点是可以重复使用，选项 A 错误，其余选项均正确。

3. ABDE【解析】CR 的特点：①数字成像。②成像载体可重复使用。③可进行数字图像处理。④可使用普通 X 线机球管。

4. BCDE【解析】CR 的工作流程包括信息采集、转化、处理及存储与输出。

5. BCDE【解析】IP 可以产生潜影，IP 潜影未消除时可重复读取，消除后可重复使用，选项 A 错误，其余选项均正确。

6. ABCD【解析】标准型的 IP 是最常见的类型，适用于一般的放射影像检查。高分辨力型的 IP 具有更高的空间分辨力，适用于对细微结构进行观察和分析的影像检查。能量减影型的 IP 可以减少 X 线的散射，并增强影像的对比度，适用于需要更好的组织分辨力和骨骼显示的影像检查。多层体层型的 IP 具有多个图像层，可以在同一张影像中提供不同深度的解剖信息，适用于需要进行三维重建和立体观察的影像检查。在 IP 分类中没有提到低分辨力型。

7. ABCE【解析】CR 中没有增感屏，所以不具有增感屏结构噪声。

8. DE【解析】参见 A1 型题第 20 题解析。

9. BCD【解析】常规 X 线摄影与 CR 摄影的不同之处在于常规 X 线摄影是实现常规 X 线摄影信息数字化而 CR 摄影是将已摄取的 X 线胶片数字化。

10. ABCE【解析】与模拟成像相比，数字成像的优势很多，可以进行高保真的存储和传输、高保真地调阅图像、各种图像后处理，密度分辨力也明显高于模拟成像。数字成像的不足是空间分辨力较模拟成像低。

11. ABDE【解析】参见 A1 型题第 28 题解析。

12. ABDE【解析】FPD 可以分为直接转换型和间接转换型。直接转换型将 X 线直接转化为电荷信号，而间接转换型将 X 线转换为光信号，然后再转换为电荷信号。FPD 的极限分辨力通常比传统的屏-片系统低。这是因为 FPD 的像素尺寸较大，相邻像素之间存在一定的空隙，从而限制了其空间分辨能力。与选项 C 相反，FPD 的 MTF 通常比屏-片系统高。FPD 具有更高的空间分辨能力和更好的信号捕捉效率，因此在保留高频细节方面表现更好。FPD 的 DQE 通常比屏-片系统高。DQE 是衡量探测器将入射光子转化为有效图像信息的能力，高 DQE 表示探测器能够更有效地利用入射光子产生高质量图像。FPD 的 DQE 通常比 CR 系统高。CR 系统使用的是光敏感的磷光层和扫描读取技术，相对于 FPD 而言，在信号捕捉效率方面表现较差。

13. ABCD【解析】非晶硒 FPD 的优点包括：①吸收率高。②成像环节少。③灵敏度高。④量子检出效率高。

14. ABDE【解析】DR 成像技术有非常高的转换效率，极为宽广的动态范围，高的密度分辨力和彻底消除散射效应，有极佳的 MTF 特性。

15. ABCD【解析】DR 的种类中包括直接型、间接型、CCD 型及多丝正比电离室型。

第三章　CT 成像基础

一　A1 型题

1. CT 成像过程中需要测量体素的
   A. 质量
   B. 密度
   C. 线性衰减系数
   D. 体积
   E. 每千克电子数
2. CT 扫描时，球管连续旋转曝光，检查床不停顿单向移动并采集数据的方式是
   A. 步进扫描
   B. 螺旋扫描
   C. 间隔扫描
   D. 持续扫描
   E. 高速扫描
3. CT 图像的放射状伪影通常产生于
   A. 电路不稳定
   B. X 线剂量不足
   C. 计算机处理故障
   D. 患者的自主或不自主运动
   E. 被检者身体上的高密度结构或异物
4. CT 成像原理利用的是
   A. 多方位成像特性
   B. 横断面图像显示特性
   C. X 线的吸收衰减特性
   D. 数据采集系统（DAS）特性
   E. X 线透过被照体之后的直进性
5. 与传统 CT 比较，滑环技术改进的核心是
   A. 高压电缆
   B. X 线球管
   C. 扫描机架
   D. 馈电方式
   E. 高压发生器
6. CT 扫描与常规体层摄影相比，根本区别是
   A. 空间分辨力的高低
   B. 图像显示范围大小
   C. 患者受线量的多少
   D. 无层面外组织重叠
   E. 可获得冠状面、矢状面图像
7. 螺旋扫描又可称为
   A. 动态扫描
   B. 容积扫描

C. 快速扫描　　D. 同层扫描
E. 定位扫描

8. CT 扫描中，边缘增强滤过的作用是
A. 只增强病灶的边缘　　B. 只增强组织中血管的边缘
C. 低密度的组织结构都被去除　　D. 只增强高密度组织结构的边缘
E. 增强所显示图像组织结构的边缘

9. CT 成像的物理基础是
A. 计算机图像重建　　B. X 线的吸收衰减
C. 像素的分布与大小　　D. 原始扫描数据的比值
E. 图像的灰度和矩阵大小

10. 以下 CT 技术中，应用最早的是
A. 滑环技术　　B. 多排螺旋 CT
C. 高速 CT 扫描　　D. 双排探测器系统
E. 螺旋 CT 扫描设备

11. 以下不属于 CT 扫描方法的是
A. 靶扫描　　B. 动态扫描
C. 延迟扫描　　D. 高分辨率 CT 扫描
E. 定期扫描

12. 以下关于 CT 扫描方法的叙述，错误的是
A. 薄层扫描：是指扫描层厚小于 3mm 的扫描，一般采用 1~2mm
B. 靶扫描：又称放大扫描，是对兴趣区进行扫描的一种方法
C. 重叠扫描：指层间距小于层厚，使相邻的扫描层面部分重叠的 CT 扫描
D. 动态扫描：指静脉团注对比剂后，在极短的时间内对某一组织器官进行快速连续扫描，扫描结束后再重建图像的方法
E. 高分辨率 CT 扫描：通过薄层或超薄层、高的输出量、足够大的矩阵、骨算法和小视野图像重建，获得良好的组织细微结构及高的图像空间分辨力的 CT 扫描方法

13. 螺旋扫描最重要的应用基础是
A. 探测器的进步　　B. 滑环技术
C. 图像后处理技术　　D. 计算机系统的进步
E. 数据采集系统

14. 螺旋 CT 与常规断层扫描相比，最明显的两大优势是
A. 扫描速度快及容积扫描　　B. 容积扫描及图像后处理
C. 扫描速度快及图像后处理　　D. 探测器的改进及扫描速度快
E. 计算机系统的改变及容积扫描

15. 多层螺旋 CT 与单层螺旋 CT 不同的是
   A. X 线束为锥形
   B. 使用滑环技术
   C. 可进行连续数据采集
   D. 可获得人体的容积数据
   E. 扫描框架采用短几何结构
16. 多层螺旋 CT 是指
   A. 可同时重建多个层面图像的 CT 设备
   B. 可同时采集多个层面数据的 CT 设备
   C. 可同时显示多个层面影像的 CT 设备
   D. 可同时存储多个层面影像数据的 CT 设备
   E. 可同时处理多个层面影像数据的 CT 设备
17. 以下伪影是由致密结构或金属引起的是
   A. 环状伪影
   B. 条纹状伪影
   C. 放射状伪影
   D. 图像杂乱伪影
   E. 以上都不是
18. 以下对于螺旋 CT 扫描的叙述，正确的是
   A. 滑环运动是螺旋的
   B. 探测器运动是螺旋的
   C. X 线球管运动是螺旋的
   D. 检查床运动是匀速螺旋的
   E. X 线球管和检查床的合运动是螺旋的
19. 多层螺旋 CT 与单层螺旋 CT 的主要区别是
   A. 计算机多
   B. 准直器多
   C. 滤线栅多
   D. 球管数目多
   E. 探测器排数多
20. 螺旋 CT 技术的实现主要是因为采用了
   A. 信号放大技术
   B. 图像处理技术
   C. 滑环与电刷技术
   D. 球管与准直器技术
   E. 电缆与高压发生器技术
21. 多层螺旋 CT 对 X 线球管的要求最关键的是
   A. 旋转速度
   B. 外形尺寸
   C. 焦点大小
   D. 冷却方式
   E. 阳极热容量大
22. 常规 CT 扫描层厚的确定是通过改变 X 线束的
   A. 硬度
   B. 强度
   C. 剂量
   D. 强弱
   E. 准直宽度

23. 单层螺旋 CT 图像重建预处理采用的方法主要是
A. 交迭采样
B. 长轴内插
C. 半扫描内插
D. 180°线性内插
E. 全扫描线性外插

24. CT 基本设备不包括
A. 扫描架、扫描床和 X 线发生系统
B. 计算机和数据采集、阵列处理系统
C. 操作台和图像显示系统
D. 独立诊断台和独立计算机设备系统
E. 照相机和其他用于资料的存储设备

25. CT 值的单位是
A. kW
B. HU
C. W
D. L
E. cm

26. CT 与常规 X 线检查相比，突出的特点是
A. 曝光时间短
B. 空间分辨力高
C. 密度分辨力高
D. 病变定位定性明确
E. 适用于全身各部位检查

27. CT 成像中与产生伪影无关的准备工作是
A. 给予镇静药
B. 去掉金属饰物
C. 做好患者呼吸训练
D. 不吃含有金属的药物
E. 患者更衣，换鞋入室

28. CT 成像，能将光信号转换为电信号的是
A. 探测器
B. 准直器
C. 阵列处理机
D. A/D 转换器
E. D/A 转换器

29. CT 值定义公式中的常数（k）应该是
A. 500
B. 1000
C. 2000
D. -1000
E. -2000

30. 若一幅 CT 颅脑图像的窗宽和窗位为 80 和 40，那么它显示的 CT 值范围为
A. 0~40
B. 0~80
C. 60~120
D. 0~120
E. 80~160

31. 以下有关 CT 值的叙述，正确的是
A. CT 值越高，图像越黑
B. CT 值越高，X 线衰减越小

C. CT 值随窗技术调整而改变
D. 较低 CT 值的物质，转换为白色
E. 矩阵中的 1 个像素，包含相应的 CT 值

32. CT 扫描的主要优点是
A. 噪声小
B. 图像边缘模糊
C. 密度分辨力高
D. 空间分辨力高
E. 以上都是

33. 与平片相比，以下不是 CT 优势的是
A. 密度分辨力高
B. 空间分辨力高
C. 解剖分辨力高
D. 可进行多方位重建
E. 增强扫描有利于病变定性

34. 与 MRI 相比，CT 的优势是
A. 密度分辨力高
B. 空间分辨力高
C. 无碘过敏危险
D. 直接多轴面成像
E. 化学成像，信息量大

35. 以下不是腹部 CT 扫描适应证的是
A. 肝肿瘤
B. 脂肪肝
C. 胰腺炎
D. 肿瘤淋巴结转移
E. 肠痉挛

36. 决定 CT 图像空间分辨力的主要因素是
A. 扫描方式
B. 有效视野
C. 重建矩阵
D. 显示矩阵
E. 探测器的灵敏度

37. 以下关于头颅 CT 图像的窗宽、窗位选择，正确的是
A. 窗宽 100~180HU，窗位 35HU 左右
B. 窗宽 100~150HU，窗位 35HU 左右
C. 窗宽 80~100HU，窗位 35HU 左右
D. 窗宽 90~120HU，窗位 40HU 左右
E. 窗宽 100~120HU，窗位 45HU 左右

38. 以下与胸部 CT 扫描技术无关的是
A. 患者仰卧，头先进
B. 扫描基线从膈顶开始
C. 定位像为胸部前后正位像
D. 侧面定位线对准人体正中冠状面
E. 常规胸部 CT 扫描采用螺旋扫描，层厚 10mm，间隔 10mm

39. 以下与胸部 CT 增强扫描技术无关的是
A. 采用螺旋扫描
B. 流速 2.0~2.5ml/s
C. 延迟扫描时间 20 秒
D. 静脉团注对比剂 60~70ml
E. 扫描范围和扫描参数同平扫

40. 以下与胸部 CT 后处理技术无关的是
A. 对于外伤患者，应观察和摄影骨窗
B. 摄影常规用双窗技术，即肺窗和纵隔窗
C. 纵隔窗：窗宽 300~500HU，窗位 30~50HU
D. 肺窗：窗宽 800~1500HU，窗位-800~-600HU
E. 对肺部的片状影、块状影及结节病灶，可选择最佳的中间窗观察和摄影
41. 关于腹部脏器 CT 增强扫描检查技术，叙述不合理的是
A. 对比剂用量 60~80ml，流速 2~3ml/s
B. 胰腺增强扫描通常采用“三期”扫描
C. 肝、脾增强扫描通常采用“三期”扫描
D. 肾脏增强扫描通常应扫描皮质期、髓质期和分泌期
E. 腹部增强扫描的对比剂注射方法均采用静脉内团注法
42. 以下关于头颅 CT 增强扫描技术的叙述，不正确的是
A. 分为平扫后增强扫描和直接增强扫描两种方法
B. 直接增强扫描是注入对比剂后的逐层连续扫描
C. 平扫后增强扫描是在平扫基础上加做的增强扫描
D. 颅内感染、囊肿等，可在注射对比剂后 60 秒开始扫描
E. 颅内转移瘤、脑膜瘤等，可在注射对比剂后 30 秒开始扫描
43. 必须采用增强扫描作出诊断的疾病是
A. 脑萎缩
B. 脑梗死
C. 颅脑外伤
D. 颅内炎症
E. 脑血管畸形
44. 胸部 CT 扫描时，患者最佳呼吸状态应是
A. 深呼气末屏气扫描
B. 深吸气末屏气扫描
C. 捏捂患者鼻口扫描
D. 平静口式呼吸扫描
E. 采用腹式呼吸扫描
45. 靶扫描是
A. 感兴趣区的放大扫描
B. 感兴趣区的扫描后放大
C. 对感兴趣区进行小间隔重建
D. 对感兴趣区进行高密度投影
E. 感兴趣区高密度分辨力扫描
46. CTA 是
A. 仿真内镜
B. 容积演示
C. 对确定层位进行连续扫描，用部分替代扫描与重建的方式来完成的不同时间图像的

快速成像方法

D. 在靶血管内对比剂充盈最佳的时间进行螺旋扫描，然后利用图像后处理技术建立二维或三维的血管影像

E. 注射对比剂后，对选定层面进行快速扫描，观察对应体素 CT 值的动态变化，利用反映灌注情况的参数通过数模转换成灰阶或伪彩图像

47. 目前，使用最多的 CT 图像后处理是

A. 容积再现　　B. 多方位重组

C. CT 仿真内镜　　D. 表面遮蔽技术

E. 最大密度投影

48. 多方位重组是

A. 在靶血管内对比剂充盈最佳的时间进行螺旋扫描，然后利用图像后处理技术建立二维或三维的血管影像

B. 对确定层位进行连续扫描，用部分替代扫描与重建的方式来完成的不同时间图像的快速成像方法

C. 注射对比剂后，对选定层面进行快速扫描，观察对应体素 CT 值的动态变化，利用反映灌注情况的参数通过数模转换成灰阶或伪彩图像

D. 螺旋扫描后根据需要组成不同方位（常规是冠位、矢状、斜位）的重新组合的断层图像

E. 将像素大于某个确定域值的所有像素连接起来构建一个三维表面数学模型，并利用电子模拟光源在三维图像上进行照射，通过阴影体现深度关系

49. 表面阴影显示是

A. 对确定层位进行连续扫描，用部分替代扫描与重建的方式来完成的不同时间图像的快速成像方法

B. 螺旋扫描后根据需要组成不其方位（常规是冠位、矢状、斜位）的重新组合的断层图像

C. 在靶血管内对比剂充盈最佳的时间进行螺旋扫描，然后利用图像后处理技术建立二维或三维的血管影像

D. 将像素大于某个确定域值的所有像素连接起来构建一个三维表面数学模型，并利用电子模拟光源在三维图像上进行照射，通过阴影体现深度关系

E. 把扫描后的图像叠加起来，把其中的高密度部分做一投影，低密度部分删掉，形成这些高密度部分三维结构的二维投影

50. 容积演示是

A. 将像素大于某个确定域值的所有像素连接起来构建一个三维表面数学模型，并利用电子模拟光源在三维图像上进行照射，通过阴影体现深度关系

B. 把扫描后的图像叠加起来，把其中的高密度部分做一投影，低密度部分删掉，形成这些高密度部分三维结构的二维投影
C. 螺旋扫描后根据需要组成不同方位（常规是冠位、矢状、斜位）的重新组合的断层图像
D. 先确定扫描容积内的像素密度直方图，以直方图的不同峰值代表不同组织百分比，换算成不同的灰阶（或彩色），以不同的透明度三维显示扫描容积内的各种结构
E. 将螺旋扫描所获得的容积数据进行后处理，重建出空腔器官表面的立体图像，以三维角度模拟内镜观察管腔结构的内壁

51. 密度分辨力又称为
A. 密度函数
B. 密度响应曲线
C. 低对比度分辨力
D. 高对比度分辨力
E. 密度细节可见度

52. 以下可在X线平片上形成伪影的是
A. 发辫、发卡、橡皮筋
B. 义齿
C. 膏药
D. 皮肤皱褶
E. 以上都是

53. 256×256形式表示的是
A. 像素
B. 视野
C. 矩阵
D. 像素大小
E. 视野大小

54. X线影像中观察到的亮度水平随机波动称为
A. 灰雾
B. 密度
C. 灰阶
D. 噪声
E. 伪影

55. 以下指标中CT低于平片的是
A. 最大密度
B. 最小密度
C. 灰度等级
D. 密度分辨力
E. 空间分辨力

56. 关于空间分辨力的表示方法，下列错误的是
A. 用每厘米内的线对数（1p）来表示
B. 5÷1p/cm=可分辨物体最小直径
C. 可辨别直径越小，空间分辨力越高
D. 线对数越高，空间分辨力越高
E. 用可辨别物体的最大直径（mm）来表示

57. “视野”的英文简写是
A. FT
B. FOV

C. TOF　　D. pitch
E. MSCT

58. 影响图像质量的重要因素是空间分辨力，而空间分辨力主要由
A. 梯度场决定　　B. 磁场大小决定
C. 脉冲序列决定　　D. 像素大小决定
E. 成像体素大小决定

59. 以下关于伪影的叙述，不正确的是
A. 有些伪影可以消除　　B. 伪影是正常图像以外的有害影像
C. 技师在消除伪影中起着重要作用　　D. 认识伪影与消除伪影没有多大关系
E. 设备伪影是指机器设备所产生的伪影

60. 部分容积效应是指
A. 采样过程中接收到的干扰正常信号的信息
B. 患者体内不规则的高密度结构和异物所致
C. 低档 CT 在相邻两种组织密度差别大时出现
D. 在同一扫描层面内含两种以上不同密度的物质，所测 CT 值是它们的平均值，不能如实反映其中任何一种物质的 CT 值
E. 扫描或信息处理过程中，由于某一种或几种原因而出现的人体并不存在而在图像中显示出来的各种不同类型的影像

61. 下列方法可以减少影像的部分容积效应的是
A. 提高扫描条件（kV 值，mA 值）　　B. 缩短扫描时间
C. 减小扫描层厚　　D. 改变重建方法
E. 选择适当的窗宽、窗位

62. 电子束 CT（EBCT）使用的主要目的是
A. 颅脑　　B. 前列腺
C. 四肢关节　　D. 肝胆胰系统
E. 心脏动态器官

63. 关于 CT 扫描注意事项，不包括
A. 认真阅读检查申请单
B. 对不合作患者，拒绝 CT 扫描
C. 根据病变部位、病变性质和临床要求确定扫描参数
D. 根据病情的轻、重、缓、急和本部门的工作情况合理安排患者的检查时间
E. CT 室应配备常规急救器械和药品，在患者发生对比剂过敏或其他意外情况时急救

二 A3/A4 型题

（1～4 题共用题干）

CT 最早用于颅脑检查，对颅脑疾病具有很高的诊断价值。适用于颅脑外伤、脑血管意外、脑肿瘤、新生儿缺氧缺血性脑病、颅内炎症、脑实质变性、脑萎缩、术后和放疗后复查以及先天性颅脑畸形等。扫描基线有听眦线、听眉线和听眶线。颅脑增强扫描分为平扫后增强扫描和直接增强扫描两种方法。平扫后增强扫描是在平扫基础上加做的增强扫描。直接增强扫描是注入对比剂后的逐层连续扫描。

1. 关于颅脑扫描基线和应用，叙述错误的是
   A. 听眦线是外耳孔与眼外眦的连线
   B. 头部 CT 检查常以听眦线作为扫描基线
   C. 听眉线是眉上缘的中点与外耳道的连线
   D. 经听眉线扫描的图像对眼窝、中颅凹和后颅凹上部显示较好
   E. 听眶线是眶下缘与外耳道的连线
2. 关于颅脑冠状位扫描技术的描述，错误的是
   A. 患者体位有颌顶位和顶颌位
   B. 颌顶位，听眦线与台面趋于平行
   C. 顶颌位，正中矢状面与台面中线垂直
   D. 层厚与层间距，视被检部位的大小选择 3～5mm
   E. 头皮下软组织病变，首选冠状位扫描
3. 关于颅脑扫描基线和应用的叙述，错误的是
   A. 扫描基线有听眦线　　B. 扫描基线有听眉线
   C. 扫描基线有听眶线　　D. 头部 CT 检查常以听眶线作为扫描基线
   E. 经听眉线扫描的图像对显示第四脑室和基底核区组织结构较好

三 B 型题

（1～3 题共用备选答案）

A. MPR　　B. SSD
C. MIP　　D. VR
E. CTVE

1. CT 仿真内镜的英文缩写为
2. 表面阴影显示的英文缩写为
3. 多方位重组的英文缩写为

（4~6 题共用备选答案）

A. CT 透视
B. 靶扫描
C. 血管成像扫描
D. 灌注扫描
E. MPR

4. 不属于特殊扫描的是
5. 属于图像后处理的是
6. 用于提高感兴趣区空间分辨力的是

四 X 型题

1. 螺旋 CT 扫描的优点包括
A. 缩短扫描时间
B. 明显提高空间分辨力
C. 减少患者接受的 X 线剂量
D. 容积扫描
E. 减少图像的运动伪影
2. 关于 CT，以下说法正确的是
A. 断层显示解剖
B. 高软组织分辨力
C. 密度差别建立了数字化标准
D. 螺旋 CT 的多轴多排探测器
E. 扫描速度快及容积扫描是螺旋 CT 最明显的优势
3. 以下属于多层螺旋 CT 优势的是
A. 增加球管消耗
B. 覆盖范围更长
C. 检查时间更短
D. 扫描层面更薄
E. 图像后处理功能更强
4. CT 的扫描方法包括
A. 普通扫描
B. 增强扫描
C. 重叠扫描
D. 动感扫描
E. 靶扫描
5. 下列关于多层螺旋 CT 的特点，不正确的是
A. 扫描速度快
B. 图像分辨力高
C. 可以多参数成像
D. 提高了 X 线利用率
E. 可以进行更薄层扫描
6. 多层螺旋 CT 重建预处理方法包括
A. 扫描交叠采样的修正
B. Z 轴滤过长轴内插法
C. 扇形束重建
D. 多层锥形束体层重建
E. 360°线性内插
7. 以下属于 CT 重建方法的有

A. 反投影法
B. 迭代法
C. 滤波反投影法
D. 傅里叶重建法
E. 扫场法

8. 以下关于 CT 的叙述中，正确的是
A. CT 是多参数成像
B. CT 图像是数字图像
C. CT 成像仍使用 X 线
D. CT 扫描层是二维体积
E. CT 可以进行薄层扫描

9. 在 CT 定位确定靶区时，以下一般需要考虑的是
A. 肿瘤的大小
B. 体位的重复误差
C. 设备的机械误差
D. 靶区的扫描时间
E. 肿瘤自主和不自主的运动误差

10. 以下关于 CT 模拟机描述正确的是
A. CT 模拟机有 CT 扫描机
B. CT 模拟机有虚拟定位工作站
C. CT 模拟机有激光射野定位系统
D. CT 模拟机的 X 线球管在设计上与一般诊断 CT 机一致
E. CT 模拟机的定位床面使用与治疗机一致的平面床面

11. CT 机设备本身产生的伪影包括
A. 条状伪影
B. 指纹状伪影
C. 环状伪影
D. 点条状伪影
E. 血管流空伪影

12. 以下关于电子束 CT（EBCT）检查心脏的描述，正确的是
A. 大多数需要静脉注射对比剂增强扫描
B. 检查床向右侧倾斜 24°
C. 平扫主要用于冠状动脉钙化的评价
D. 不能实现真正意义上的容积采集
E. 不需要静脉注射对比剂增强扫描

13. 衡量多层螺旋 CT 空间成像能力的重要指标是
A. 时间分辨力
B. 探测器总宽度
C. Z 轴空间分辨力
D. 单个准直的宽度
E. 横断面的分辨力

14. 以下关于 EBCT 扫描的描述中，正确的是
A. 可行容积扫描
B. 检查费用较高
C. 可行血流检查
D. 可行电影检查

E. 无 X 线辐射

15. 影响空间分辨力的因素有

A. 探测器排列的紧密程度
B. 视野
C. 采集的原始数据总量
D. 探测器的大小
E. 矩阵

16. CT 扫描的特殊功能包括

A. 定位扫描像
B. 轴位扫描
C. 特殊重建
D. 动态扫描
E. 多平面重建

17. CT 扫描时需口服对比剂的部位是

A. 胸部
B. 腹部
C. 颅脑
D. 盆腔
E. 四肢关节

18. CT 扫描对哪些病变的诊断比较有价值

A. 颅内肿瘤、寄生虫病
B. 鼻窦、中耳小胆脂瘤
C. 冠状动脉和心瓣膜的钙化
D. 腹膜腔及腹膜后间隙病变
E. 冠状动脉粥样硬化性狭窄或闭塞

19. CT 扫描中出现伪影的原因是

A. 与患者有关
B. 与 CT 机性能有关
C. 与电压有关
D. 与电流有关
E. 与温度有关

20. 以下关于 CT 的窗宽、窗位的叙述，正确的是

A. 它能抑制无用的信息
B. 它能增强显示有用的信息
C. 增加窗宽可使图像的信息量增加
D. 窗宽、窗位是 CT 中一项重要的图像处理技术
E. 窗宽、窗位的调节并不能增加图像本身的信息

21. 关于 CT 的分析与诊断，正确的说法是

A. 结合临床资料可对病变病理性质作出诊断
B. 应先了解扫描的技术与方法，是平扫还是增强扫描
C. 良好的解剖影响背景是 CT 的显影特点，也是诊断的主要依据
D. 需应用窗技术，分别调节窗位和窗宽，使观察组织显示得更为清楚
E. 发现病变要分析病变的位置、大小、形状、数目和边缘，病变密度及强化，还要观察邻近器官的受压、移位和浸润、破坏

22. 下列关于常规增强扫描与时相扫描的说法，不正确的是

A. 常规增强扫描为注射完对比剂后即扫描，对时相要求不高；时相扫描根据靶器官血流动力学特点进行不同延迟时间扫描

B. 常规增强扫描与时相扫描都无须考虑个体差异

C. 小剂量试验有助于找到常规增强扫描的最佳延迟时间

D. CT 值监测激发扫描可以精确常规增强扫描的最佳延迟时间

E. 常规增强扫描与时相扫描都采用标准时间延迟

23. 关于 CT 增强扫描的说法，正确的是

A. 常规增强扫描常用于颅脑的扫描，对对比剂的注射速率要求严格

B. 肝动脉供血的时相扫描称为肝动脉期扫描

C. 不同的时相扫描需要设定不同的扫描时间

D. 小剂量试验常用于寻求对比剂的峰值时间，寻找最佳延迟时间

E. CT 值监测激发扫描能保证精确的扫描延迟时间

24. 以下关于四肢骨关节及软组织 CT 扫描技术的叙述，正确的是

A. 双足扫描时应仰卧

B. 双手及腕关节的扫描采用俯卧位

C. 双肩关节、胸锁关节的扫描采用仰卧位

D. 双髋关节及股骨上段的扫描采用仰卧位

E. 双膝关节、踝关节和下肢长骨的扫描采用俯卧位

25. 头颅 CT 扫描中的特殊扫描方法是

A. 重叠扫描　　B. 薄层扫描

C. 细节扫描　　D. 脑池扫描

E. 脑动脉造影

26. 关于肝脏 CT 增强扫描检查技术，以下叙述合理的是

A. 肝脏增强通常采用“三期”扫描　　B. 动脉期延迟扫描时间为 25~30 秒

C. 门脉期延迟扫描时间为 60~70 秒　　D. 实质期延迟扫描时间为 85~90 秒

E. 怀疑肝血管瘤，则实质期的延迟扫描时间为 120 秒

27. 关于腹部 CT 血管造影技术，以下叙述合理的是

A. 通常用于腹主动脉及其大分支的血管成像

B. 检查前不宜口服对比剂

C. 对比剂总量 80~100ml

D. 延迟扫描时间通常为 20~30 秒

E. 层厚 1~2mm，间隔 1~2mm

28. 关于腹部 CT 扫描技术，下列说法正确的是

A. 定位像为正位定位像
B. 常规为患者仰卧，头先进
C. 腹膜后腔以肾门为扫描基线
D. 肝脏和脾脏以膈顶为扫描基线
E. 肾和肾上腺以肾上极为扫描基线

29. 腹部 CT 扫描前的相关准备包括
A. 检查前不能服用含有金属的药品
B. 检查当日空腹
C. 患者应携带其他影像学资料及其他临床相关检查资料
D. CT 增强患者可不做碘过敏试验
E. 口服 1.2%的泛影葡胺

30. 以下属于腹部 CT 扫描的适应证的是
A. 慢性胰腺炎
B. 肾结石
C. 肾动脉狭窄
D. 库欣综合征
E. 胃痉挛

31. 胸部 CT 扫描的适应证包括
A. 肋骨骨折
B. 包裹性气胸
C. 肋间神经炎
D. 间质性肺炎
E. 肺结核

32. 以下关于颈部 CT 增强扫描技术，叙述正确的是
A. 增强扫描协助对占位性病变的定位和定性
B. 选择层厚 3~5mm，层间距 3~5mm 的薄层扫描
C. 对比剂用量 60~80ml
D. 静脉注射的流速 2.5~3.0ml/s
E. 延迟扫描时间 50 秒

33. 以下属于颅脑扫描技术的是
A. 平扫
B. 增强扫描
C. 脑血管造影
D. 脑血流灌注
E. 脑池碘水造影

34. CT 扫描技术应用以来，应用过的扫描方式包括
A. 旋转-旋转
B. 旋转-固定
C. 平移-固定
D. 螺旋 CT
E. 平移-旋转

35. 关于 CT 检查心肌密度的变化，以下正确的是
A. 心肌缺血增强扫描表现为心肌密度减低或无强化区
B. 增强扫描正常心肌强化而与心腔难以区分

C. 心肌肿瘤增强扫描后密度可高于或低于正常心肌
D. 心肌缺血区平扫表现为比正常心肌密度减低的区域
E. 以上都不是

36. 以下有关 CT 的临床应用中，正确的是
A. 肝脏肿瘤首选超声，CT 用于进一步检查
B. 椎间盘突出的检查首选 CT，次选脊髓造影
C. CT 在胸部疾病的诊断中有很大的价值
D. 目前 CT 检查已成为骨骼系统疾病的首选
E. 中枢神经系统疾病的 CT 诊断价值较高，已基本取代了常规 X 线检查

37. 下列检查属于特殊检查的是
A. 造影检查
B. 体层摄影
C. 记波摄影
D. 放大摄影
E. 软线摄影

38. CT 灌注成像可被应用于
A. 脑瘤新生血管的观察
B. 评价心肌本身的血供情况
C. 肝、胰、肾脏血流的研究
D. 脑梗死及缺血半暗带的判断
E. 急性或超急性脑局部缺血的诊断

39. 心肌灌注显像时，以下描述正确的是
A. 静息状态下，右心室显影
B. 静息状态下，右心室不显影
C. 运动负荷试验后右心室显影
D. 静息状态下，右心室隐约显影
E. 运动负荷试验后右心室不显影

40. 以下属于图像的后处理技术的是
A. MPR
B. MRA
C. SSD
D. MIP
E. VR

41. 以下用于减少 CT 影像运动伪影的方法，正确的是
A. 检查前训练患者呼吸
B. 减少或不做吞咽动作
C. 儿科患者服用镇静药
D. 提高扫描速度
E. 降低 X 线扫描剂量

42. 降低噪声的措施包括
A. 增加 mAS
B. 减少 mAS
C. 增加准直宽度
D. 提高 kV
E. 增大单位体素内光子量

43. 以下关于 CT 噪声的叙述，不正确的是

A. 噪声的大小与扫描层厚有关
B. CT 的图像质量与噪声无关
C. 噪声不受 X 线照射剂量的影响
D. 噪声与激光胶片上的曝光量有关
E. 探测器的灵敏度提高，噪声相对增加

44. 与 CT 噪声有关的因素是
A. 扫描层厚
B. FOV
C. 重建算法
D. 探测器的灵敏度
E. X 线剂量

45. CT 成像的局限性包括
A. 较高的 X 线辐射剂量
B. 常不能整体显示器官结构和病变
C. 多幅图像不利于快速观察
D. 受到部分容积效应影响
E. 以上都不对

46. 以下关于矩阵的概念，正确的是
A. 表示一个横竖排列的数字阵列
B. 矩阵的大小表明单位面积像素数量的多少
C. 矩阵大，表明像素小，图像分辨力高
D. 矩阵大，表明像素大，图像分辨力高
E. 显示矩阵是指图像的排列阵列

参考答案与解析

一、A1 型题

1. C【解析】CT 成像过程中需要测量体素的线性衰减系数。

2. B【解析】螺旋扫描是建立在滑环技术应用基础上的一种扫描模式，是 CT 扫描时，球管连续旋转曝光，检查床不停顿单向移动并采集数据的方式。

3. E【解析】放射状伪影是扫描区域内密度差异较大所致，常见于金属异物、钡剂、碘油、枕骨内外隆凸周围等。

4. C【解析】X 线具有穿透性，当 X 线束遇到物体时，物体对射入的 X 线有衰减作用，CT 成像是利用了 X 线的吸收衰减特性。

5. D【解析】与传统 CT 比较，滑环技术改进的核心是馈电方式。滑环技术类似于电机中的碳刷，以铜制成滑环，作为静止部分，碳刷在滑环上滑动，通过碳刷和滑环的接触导电，进行馈电和信号传递，从而去掉了电缆的牵制，使得球管和探测器能做单方向的连续旋转。

6. D【解析】常规体层摄影会产生层面外组织的重叠，而 CT 解决了这一点。

7. B【解析】螺旋扫描是 CT 扫描技术之一，由于扫描轨迹呈螺旋线，故称螺旋扫描，又称体积或容积扫描。

8. E【解析】CT 扫描中，边缘增强滤过的作用是增强所显示图像组织结构的边缘。

9. B【解析】参见 A1 型题第 4 题解析。

10. A【解析】滑环技术诞生后螺旋 CT 应运而生，滑环技术是 CT 技术中应用最早的。

11. E【解析】CT 扫描技术的特殊检查方法：快速连续扫描、动态扫描、重叠和中间加层扫描、靶扫描、薄层或超薄层扫描、高分辨率扫描、骨密度测量及延迟扫描等。

12. A【解析】薄层扫描是指扫描层厚小于 5mm 的扫描，一般采用 1~5mm。

13. B【解析】参见 A1 型题第 2 题解析。

14. A【解析】与常规断层扫描相比，扫描速度快和容积扫描是螺旋 CT 的两大优势。

15. A【解析】多层螺旋 CT 所选择的 X 线束为锥形，单层螺旋 CT 所选择的 X 线束为扇形。

16. B【解析】多层螺旋 CT 是球管一次曝光可以同时采集多个层面图像数据的成像系统。

17. C【解析】放射状伪影由金属引起。

18. E【解析】滑环运动、探测器运动、X 线球管运动是环形的，检查床运动是直线的，只有 X 线球管和检查床的合运动轨迹是螺旋的。

19. E【解析】多层螺旋 CT 比单层螺旋 CT 探测器排数多。

20. C【解析】滑环与电刷技术改进了螺旋 CT 的馈电方式，使螺旋 CT 成为可能。

21. E【解析】多层螺旋 CT 的 X 线管的突出特点是阳极热容量大。因为 CT 扫描时连续曝光时间长，必然产生大量的热能。

22. E【解析】非螺旋 CT 中，准直宽度决定层厚。

23. D【解析】单层螺旋 CT 图像重建预处理采用的方法主要是 180°线性内插。

24. D【解析】独立诊断台和独立计算机设备系统不属于 CT 的基本结构。

25. B【解析】CT 值的单位是 HU。

26. C【解析】CT 的空间分辨力尚不及平片；常规 X 线检查同样适用于全身各部位；曝光时间最短者（高频机）可控制到 0.5ms，CT 扫描尚未达到；CT 检查与常规 X 线检查各有其局限性，定位、定性按其检查部位只能相对比较。但 CT 的密度分辨力较常规 X 线检查明显提高，高约 20 倍。

27. E【解析】做好呼吸训练及给予镇静药的目的在于减少扫描时动伪影的产生。不吃含金属的药物和摘掉金属饰物，以防放射状伪影出现。更衣，换鞋入机房，目的为保持扫描室内清洁干净，减少尘埃，这种准备工作与产生伪影无关。

28. A【解析】探测器是一种将射线能量转换为可供记录的电信号的装置，它接收到射线照射产生与辐射强度成正比的电信号。

29. B【解析】CT 值的计算公式：$CT=(\mu x-\mu w)/\mu w\times k$。$\mu x$ 为人体被测组织的吸收系数，μw 为水的吸收系数，k 值定为 1000。

30. B【解析】CT 值显示范围计算式为：C－W/2（下限）~C+W/2（上限），C 为窗位，W 为窗宽。将题干中信息代入计算式，则为（40－80/2）~（40+80/2），即 0~80。

31. E【解析】矩阵中的每 1 个像素有 3 个二进制的数据，即行、列、CT 值。

32. C【解析】CT 扫描的主要优势：①密度分辨力高。②可行密度量化分析。③组织结构影像无重叠。④可行多种图像后处理。

33. B【解析】CT 的空间分辨力比平片低，其他均为 CT 的优势。

34. A【解析】与 MRI 相比，CT 的密度分辨力很高，可以通过 CT 值准确量化。

35. E【解析】CT 不能诊断肠痉挛，但可排除腹腔肿瘤等疾病，如果检查正常，没有其他不适和异常，考虑是肠胃功能紊乱、痉挛等所致。

36. D【解析】决定 CT 图像空间分辨力的主要因素是显示矩阵。

37. C【解析】头颅 CT 图像的窗宽 80~100HU，窗位 35HU 左右。

38. B【解析】胸部 CT 扫描范围从肺尖开始，一直扫描到膈顶，选项 B 错误。

39. C【解析】胸部 CT 增强扫描时扫描延迟时间为 40~50 秒，选项 C 错误。

40. D【解析】肺窗：窗宽 1000~1500HU，窗位－800~－600HU。

41. B【解析】胰腺增强扫描通常采用“两期”扫描。

42. E【解析】与血管有关的病变，如脑血管畸形、动脉瘤等，可在注射对比剂 50ml 时开始扫描；颅内感染、囊肿等，可在注射对比剂 60 秒后开始扫描；颅内转移瘤、脑膜瘤等，可在注射对比剂 6~8 分钟后开始扫描。

43. E【解析】脑血管畸形需要通过对比剂增强来显示血管的异常改变。

44. B【解析】深吸气末屏气扫描可使膈肌向下，胸腔扩大，有利于肺部疾病的检查。

45. A【解析】靶扫描是感兴趣区的放大扫描，即先设定感兴趣区作为扫描视野，然后扫描，可提高空间分辨力。

46. D【解析】CTA，即 CT 血管成像，是在靶血管内对比剂充盈最佳的时间进行螺旋扫描，然后利用图像后处理技术建立二维或三维的血管影像。

47~48 B、D【解析】大多数的 CT 图像后处理是通过图像重组技术来完成的。多方位重组是螺旋扫描后根据需要组成不同方位（常规是冠位、矢状、斜位）的重新组合的断层图像。

49. D【解析】表面阴影显示是一种用于可视化三维物体表面形状和深度信息的方法。它通过将像素大于某个确定域值的所有像素连接起来构建一个三维表面数学模型，并利用电子模拟光源在三维图像上进行照射，通过阴影效果来展现物体的深度关系。这种方法可以使得物体的表面形状更加清晰可见。因此，选项 D 正确。

50. D【解析】容积演示是先确定扫描容积内的像素密度直方图，以直方图的不同峰值代表不同组织百分比，换算成不同的灰阶（或彩色），以不同的透明度三维显示扫描容积内的各种结构。

51. C【解析】密度分辨力又称为低对比度分辨力。

52. E【解析】发辫、发卡、橡皮筋、义齿、膏药及皮肤皱褶均可在X线平片上形成伪影。

53. C【解析】256×256形式表示的是矩阵。

54. D【解析】X线影像中观察到的亮度水平随机波动称为噪声。

55. E【解析】CT的空间分辨力比平片低。

56. E【解析】空间分辨力的表示方法：①用每厘米内的线对数（lp）来表示，线对数越高，空间分辨力越高。②用可辨别物体的最小直径（mm）来表示，可辨别直径越小，空间分辨力越高。③以上两种表示方法可以互换，其换算方法为：5÷1p/cm=可分辨物体最小直径（mm）。

57. B【解析】“视野”的英文简写是FOV。

58. D【解析】空间分辨力主要由像素大小决定。

59. D【解析】CT增强过程中常有伪影产生，认识伪影的特征、形成原因及掌握限制和消除伪影的方法可为临床正确诊断提供有力的证据。正确认识各种伪影及其产生的原因，才能充分利用各种技术，有效地抑制或消除伪影，提高图像质量。

60. D【解析】部分容积效应是指在同一扫描层面内含两种以上不同密度的物质，所测CT值是它们的平均值，不能如实反映其中任何一种物质的CT值。

61. C【解析】减少部分容积效应可采用薄层扫描、小扫描视野及大矩阵等方法。

62. E【解析】电子束CT（EBCT）使用的主要目的是心脏动态器官。

63. B【解析】对于不合作患者，CT扫描前应做镇静或麻醉处理。

二、A3/A4型题

1. D【解析】经听眶线扫描的图像对眼窝、中颅凹和后颅凹上部显示较好。

2. C【解析】顶颌位，正中矢状面与台面中线平行，而不是垂直。

3. D【解析】眼眶的CT检查常采用听眶线作为扫描基线，选项D错误。

三、B型题

1. E【解析】CT仿真内镜的缩写为CTVE。

2. B【解析】表面阴影显示的缩写为SSD。

3. A【解析】多方位重组的缩写为MPR。

4. B【解析】靶扫描不属于特殊扫描。

5. E【解析】MPR属于图像后处理。

6. B【解析】靶扫描用于提高感兴趣区空间分辨力。

四、X型题

1. ACDE【解析】同常规CT扫描相比，螺旋CT扫描并不提高空间分辨力，它的主要缺点是纵向分辨力下降。其余各项均为螺旋 CT 扫描的优点。

2. ABCE【解析】CT 可以通过多个角度的 X 线扫描生成身体内部的断层图像，从而提供详细的解剖信息。CT 具有较高的软组织分辨能力，可以清晰地显示不同组织的细微结构。CT 扫描可以测量每个像素的 X 线吸收程度，根据密度差别建立数字化的图像，并可以用于诊断和定量分析。单层螺旋 CT 的 Z 轴（纵轴）方向只有一排探测器，多层螺旋 CT 纵轴多排探测器。

3. BCDE【解析】多层螺旋 CT 的优势：①降低球管消耗。②覆盖范围更长。③检查时间更短。④扫描层面更薄。⑤图像后处理功能更强。

4. ABCE【解析】CT 的扫描方法包括普通扫描、增强扫描、重叠扫描及靶扫描等。

5. ABDE【解析】多层螺旋 CT 的特点：①扫描速度快。②图像分辨力高。③提高了 X 线利用率。④可以进行更薄层扫描。

6. ABCD【解析】多层螺旋 CT 重建预处理方法有扫描交叠采样的修正、Z 轴滤过长轴内插法、扇形束重建、多层锥形束体层重建。选项 E 错误。

7. ABCD【解析】CT 图像重建的运算方法：①反投影法。②迭代法，包括代数重构法、逐线校正法、逐点校正法。③解析法，包括傅里叶重建法、滤波反投影法和卷积反投影法。

8. BCDE【解析】CT 成像只依赖 CT 值即转化后的衰减系数成像，不是多参数成像，选项 A 错误，其余选项均正确。

9. ABCE【解析】在 CT 定位确定靶区时，要考虑肿瘤的大小、肿瘤自主和不自主的运动误差、体位的重复误差和设备的机械误差。

10. ABCE【解析】CT 模拟机主要由以下几个部分组成：CT 扫描机、虚拟定位工作站、激光射野定位系统。由于 TPS 重建患者的靶区及周围重要器官时，需要采集大量的薄层人体横断面影像资料，故要求 CT 模拟机的球管较一般诊断 CT 机具有更高的要求，其热容量阳极冷却速率更高。CT 模拟机的定位床面通常使用与治疗机一致的平面床面，以确保患者在模拟和治疗期间的位置准确性。

11. ABCD【解析】血管流空伪影是 MRI 成像的特点，选项 E 错误。

12. ABCD【解析】电子束 CT（EBCT）心脏检查方法一般采用心电图门控 R 波触发，检查床向右侧倾斜 24°，向足侧倾斜 13°，用高压注射器注射对比剂增强扫描，评价心肌灌注情况。平扫主要用于冠状动脉的钙化评价。电子束 CT 是利用电子束穿透人体及快速的床面移动来完成扫描的，其最快扫描速度为 50 毫秒/层，可行平扫及造影扫描，并能容积成像。

13. BC【解析】衡量多层螺旋 CT 空间成像能力的重要指标是探测器总宽度及 Z 轴空间分辨率。

14. ABCD【解析】EBCT 可以进行容积扫描，对心脏大血管检查有独到之处，但其检查费用高，有 X 线辐射。EBCT 主要检查方式有容积扫描、电影和血流检查。EBCT 不但能观察心脏大血管形态，而且可显示心脏和大血管壁、房室间隔和瓣膜运动；可计算心功能，分析血流动力学改变；对冠状动脉小片状钙化，EBCT 亦有很高的发现能力。

15. ABCDE【解析】影响空间分辨力的因素如下。①矩阵。②视野。③探测器的大小。④探测器排列的紧密程度（即探测器之间的间隙）。⑤采集的原始数据总量。⑥重建算法。

16. AD【解析】CT 扫描的特殊功能包括定位扫描像及动态扫描。

17. BD【解析】口服对比剂主要用于增强腹部和盆腔的 CT 扫描。这些区域的器官和结构可以通过口服对比剂更清晰地显示出来，以帮助医师进行准确诊断。其他选项如胸部、颅脑和四肢关节通常不需要口服对比剂。

18. ABCD【解析】确诊冠状动脉粥样硬化性狭窄或闭塞的金标准是 DSA，选项 E 错误，其余选项均正确。

19. AB【解析】伪影是指在被扫描物体中并不存在，而在图像中显示出来的不同类型的图像，主要与患者和 CT 机性能有关。

20. ABDE【解析】窗宽、窗位是 CT 中一项重要的图像处理技术，它并不能增加图像本身的信息，但通过调节可根据诊断需要增强或抑制某些信息。

21. BCDE【解析】CT 在查出病变、确定病变位置及大小与数目方面较为敏感和可靠，但对病理性质的诊断有一定的限度，选项 A 错误，其余选项均正确。

22. BCDE【解析】常规增强扫描为注射完对比剂后即扫描，对时相要求不高；时相扫描根据靶器官血流动力学特点进行不同延迟时间扫描，选项 A 正确，其余选项均错误。

23. BCDE【解析】常规增强扫描常用于颅脑的扫描，对对比剂的注射速率及延迟时间要求不严格，选项 A 错误，其余选项均正确。

24. ABCD【解析】双膝关节、踝关节和下肢长骨的扫描采用仰卧位，足先进，双下肢伸直并拢，足尖向上，双上臂抱头，选项 E 错误，其余选项均正确。

25. ABCD【解析】头颅 CT 扫描中的特殊扫描方法有脑池扫描、薄层扫描、重叠扫描、细节扫描等。

26. ABCD【解析】若怀疑肝血管瘤，则实质期的延迟扫描时间为 3~5 分钟或更长，直至病灶内对比剂充满为止，选项 E 错误，其余选项均正确。

27. ABCE【解析】腹部 CT 血管造影通常用于腹主动脉及其大分支的血管成像，可用于诊断腹主动脉夹层、肝血管异常及肾动脉狭窄等。检查前不宜口服对比剂，以免干扰血管的显影。对比剂总量 80~100ml，流速 3~4ml/s，延迟扫描时间通常为 15~20 秒，层厚 1~2mm，间隔 1~2mm，选项 D 错误。

28. ABDE【解析】腹膜后腔以肝门为扫描基线，选项 C 错误。

29. ABCE【解析】CT 增强患者要做好碘过敏试验，选项 D 错误。

30. ABCD【解析】腹部 CT 扫描的适应证：肝、胆、脾、肾、肾上腺、胰腺等器官的良性及恶性肿瘤，感染性疾病，肝局灶性增生，肝硬化，腹部外伤，胆道、泌尿系统结石，梗阻性黄疸的鉴别，胆总管囊肿，肝、脾、肾先天性病变，胃肠道肿瘤，还可以用于了解肿瘤向周围侵犯的范围及程度。

31. ABDE【解析】胸部 CT 扫描的适应证：肺炎、肺结核、肺部肿瘤、气胸、胸部外伤、肺血管病、肺囊肿、肺隔离症、纵隔肿瘤、胸部血管性病变及转移性病变、心包病变、胸腔积液、胸膜间皮瘤、胸膜转移瘤等。

32. ABCD【解析】颈部检查一般需作增强扫描，增强扫描可区别颈部淋巴结与丰富的颈部血管，了解病变的侵犯范围，协助对占位性病变的定位和定性。选择层厚 3～5mm，层间距 3～5mm 的薄层扫描。对比剂用量 60～80ml，静脉注射的流速 2.5～3.0ml/s，延迟扫描时间 20～25 秒。

33. ABCD【解析】颅脑扫描技术包括平扫、增强扫描、脑血管造影及脑血流灌注等。

34. ABDE【解析】平移-旋转扫描方式为第一、二代 CT 机；旋转-旋转扫描方式为第三代 CT 机；螺旋 CT 采用了滑环技术，取消了往返的旋转，是单向的连续旋转；只有球管的旋转，探测器固定不动（旋转-固定）为第四代 CT 机；采用反扇束扫描为第四代 CT 机。

35. AC【解析】心肌缺血性损害时，心肌纤维由结缔组织取代，增强扫描时表现为局部心肌密度减低或无强化区；心肌原发性肿瘤或继发性肿瘤均表现为与正常心肌不同的增强表现，肿瘤增强后的密度根据其性质可高于或低于正常心肌。

36. ACE【解析】骨骼系统的检查首选是平片，必要时再行 CT 检查。椎间盘突出最有效的检查手段是 MRI，选项 B、D 错误。

37. BCDE【解析】特殊检查包括体层摄影、放大摄影、软线摄影、高千伏摄影、记波摄影等。

38. ACDE【解析】CT 心肌灌注成像可准确反映心肌的血流动力学变化，评价心肌灌注分布、心室功能，得到心肌的生理学和功能学信息，无法评价心肌本身的血供情况，选项 B 错误。

39. BCD【解析】心肌灌注显像时，静息状态下，右心室隐约显影或不显影，运动负荷试验后右心室显影

40. ACDE【解析】MRA 是磁共振血管成像技术，不是图像的后处理技术。

41. ABCD【解析】减少 CT 影像运动伪影的方法是提高扫描速度、减少或不做吞咽动作、检查前训练患者呼吸、儿科患者服用镇静药，选项 E 错误。

42. ACDE【解析】单位体素内光子量增加，噪声就会降低，mAS 直接影响 X 线束发射的光子数目，所以 mAS 的增加与噪声成反比，选项 B 错误。增加 X 线的能量，可以提高图像的对比度，减少噪声的影响。通过增加准直宽度，可以减少散射噪声的产生，从而降低噪声水平。

43. BCDE【解析】扫描噪声主要与探测器因素有关，如探测器的数量和灵敏度、像素大小、扫描层厚等。CT 的图像质量与噪声是有关系的，噪声越小，图像质量越好。层厚增

大，噪声减少；层厚减薄，噪声提高。探测器的灵敏度越高，噪声相对减少。噪声会导致图像质量下降，密度分辨力下降，一般空间分辨力高，X 线剂量小的图像上噪声大。曝光时胶片上接受光量的多少称曝光量。曝光量的多少与光源强度、受光时间成正比，而与受光体和光源的距离成反比，与噪声无关。

44. ACDE【解析】影响噪声的主要因素如下。①X 线剂量大小：剂量增加 4 倍，噪声约减少一半。②扫描层厚：层厚增大，噪声减少；层厚减薄，噪声提高。③重建算法：高分辨力算法在提高空间分辨力的同时噪声随之增加。④物体中的射线衰减性能：被照体密度越大，噪声相对提高。⑤探测器的转换效率：探测器的灵敏度越高，噪声相对减少。视野（FOV）大小通常与图像噪声无直接关系，选项 B 错误。

45. ABCD【解析】CT 成像的局限性：①常不能整体显示器官结构和病变。②多幅图像不利于快速观察。③受到部分容积效应影响。④较高的 X 线辐射剂量。

46. ABCE【解析】相同的扫描野，矩阵越大，表明像素越小，图像分辨力越高。矩阵表示一个横竖排列的数字阵列，大小表明单位面积像素数量的多少，显示矩阵是指图像的排列阵列。

第四章　MRI 成像基础

一 A1 型题

1. 磁共振成像（MRI）中，主要针对人体内的哪些物质进行成像
   A. 电子　　B. 氧质子
   C. 氢质子　　D. 氧中子
   E. 氢中子
2. 氢质子放入静磁场后，以下情况正确的是
   A. 氢质子磁矢量不受主磁场影响
   B. 氢质子磁矢量都平行主磁场且方向相同
   C. 氢质子磁矢量都平行主磁场且方向相反
   D. 氢质子磁矢量都平行主磁场且低能级质子与主磁场方向相同
   E. 氢质子磁矢量都平行主磁场且高能级质子与主磁场方向相同
3. 以下不属于磁共振信号的是
   A. 可见光信号　　B. 自旋回波信号
   C. 梯度回波信号　　D. 自由感应衰减信号
   E. 接收线圈中的电流信号
4. MRI 中的图像伪影类型有
   A. 混叠　　B. 截断
   C. 化学位移　　D. 拉链
   E. 以上都是
5. 氢质子在 1T 的静磁场中的共振频率为
   A. 0. 36MHz　　B. 1MHz
   C. 42. 58MHz　　D. 64MHz
   E. 100MHz
6. 磁共振信号进行空间定位需要进行
   A. 层面选择　　B. 频率编码
   C. 梯度编码　　D. 相位编码
   E. 射频编码

7. 磁共振利用梯度进行层面选择时，如何可以减小层厚

A. 梯度场不变，增高射频脉冲频率

B. 梯度场不变，加宽射频脉冲带宽

C. 梯度场减小斜率，加宽射频脉冲带宽

D. 射频脉冲带宽不变，梯度场加大斜率

E. 射频脉冲带宽不变，梯度场减小斜率

8. 与磁共振信号同时采集的还有

A. 层面选择

B. 相位编码

C. 频率编码

D. 90°射频脉冲激励

E. 180°射频脉冲激励

9. 以下关于磁共振图像矩阵的描述，正确的是

A. FOV 不变的情况下，矩阵越大，分辨力越低

B. FOV 不变的情况下，矩阵越大，分辨力越高

C. FOV 不变的情况下，矩阵变大，分辨力不变

D. FOV 不变的情况下，矩阵越小，分辨力越高

E. FOV 不变的情况下，矩阵变大变小对分辨力没有影响

10. 不能提高磁共振图像信噪比的措施是

A. 加大层厚

B. 减小层厚

C. 加大场强

D. 延长 TR 时间

E. 增加重复次数

11. T_2^* 是指

A. T_2加权

B. T_2时间

C. 实际横向弛豫时间

D. 横向弛豫时间

E. 纵向弛豫时间

12. 产生磁共振现象时，射频脉冲要

A. 频率连续变化

B. 能使合磁矢量偏转 90°

C. 能使合磁矢量偏转 180°

D. 持续时间等于弛豫时间

E. 频率等于自旋核在主磁场中的旋进频率

13. 以下关于 MRI 特点的叙述，不正确的是

A. 不使用电离辐射，对人体安全无创

B. 图像有较高的空间分辨力

C. 多参数、多序列成像

D. 有较严格的禁忌证

E. 多方位成像

14. 关于磁共振进展的叙述，错误的是

A. 新型磁体长度仅为 1.4m

B. 向低梯度场强方向发展

C. 临床应用的磁场强度已达到 3.0T

D. 噪声水平已降低了 40%~90%不等

E. 中场超导开放型磁共振设备进一步普及

15. MRI的成像基础是
A. 组织间吸收系数的差别
B. 组织间密度高低的差别
C. 组织间形态的差别
D. 组织间质子密度和弛豫时间的差别
E. 组织间大小的差别
16. 人体MRI最常用的成像原子核是
A. 氢原子核
B. 钠原子核
C. 钙原子核
D. 磷原子核
E. 铁原子核
17. MRI信号通常是指
A. 射频信号
B. 共振吸收信号
C. 90°脉冲序列信号
D. 纵向恢复接收信号
E. 自由感应衰减信号
18. 关于MRI灌注加权成像技术的临床应用，叙述正确的是
A. 目前，磁共振Gd-DTPA灌注成像是定量分析
B. 用于脑梗死及肝脏病变的早期诊断、肾功能灌注
C. 对比剂引起的T_2增强效应适用于心脏的灌注分析
D. 对比剂引起的T_2增强效应适用于肝脏的灌注分析
E. 定量研究不需获得供血动脉内的对比剂浓度变化、Gd-DTPA的组织与血液的分配系数等
19. MRI成像的局限性不包括
A. 多序列、多幅图像不利于快速观察
B. 易发生不同类型伪影
C. 检查时间短
D. 受部分容积效应影响
E. 通常不能整体显示器官结构和病变
20. 与磁共振图像的信噪比无关的是
A. 磁场强度
B. 像素大小
C. 重复时间
D. 回波时间
E. 患者体格大小
21. 以下不能影响磁共振图像的对比度的是
A. 对比剂
B. 脉冲序列
C. 组织密度
D. 脉冲参数：TR、TE
E. 脉冲参数：T_1、翻转角
22. 提高磁共振图像信噪比的是
A. 提高主磁场的场强
B. 增大FOV，降低矩阵
C. 增加重复采集次数
D. 用表面线圈代替体线圈

E. 以上都是

23. 横向弛豫时间是指横向磁化由最大减少到最大值的（　　）所需的时间

A. 100%　　B. 83%

C. 63%　　D. 50%

E. 37%

24. 以下不属于特殊平扫 MRI 检查方法的是

A. 横断层 T_1WI 和 T_2WI 检查　　B. 梯度回波同、反相位 T_1WI

C. 水抑制 T_2WI　　D. 磁敏感加权成像（SWI）

E. 脂肪抑制 T_1WI 和 T_2WI

25. 同一组织 T_1与 T_2值的关系是

A. T_1值大于 T_2值　　B. T_1值小于 T_2值

C. T_1值等于 T_2值　　D. T_1弛豫发生早于 T_2弛豫

E. T_1弛豫发生晚于 T_2弛豫

26. 下列有关弛豫的表述，正确的是

A. 射频脉冲关闭后，宏观横向磁化矢量指数式衰减被称为横向弛豫

B. 横向弛豫的原因是同相进动的质子失相位

C. 同一组织的纵向弛豫速度快于横向弛豫

D. 纵向弛豫越快的组织 T_1值越长

E. T_2值越长，说明组织横向弛豫越快

27. 关于纵向弛豫的描述，正确的是

A. 又称自旋-晶格弛豫　　B. 纵向磁化矢量由最大值恢复到零

C. 横向磁化矢量由零恢复到最大值　　D. 与物质密度有关

E. 与 FOV 大小有关

28. 关于横向弛豫的描述，正确的是

A. 又称自旋-自旋弛豫　　B. 纵向磁化矢量由最大值恢复到零

C. 横向磁化矢量由零恢复到最大值　　D. 与物质密度有关

E. 与 FOV 大小有关

29. 下列影像方法可行任意方位断层的是

A. 螺旋 CT　　B. 电子枪 CT

C. MRI　　D. SPECT

E. PET

30. 3T 场强的磁共振系统一般为

A. 超导型　　B. 永磁型

C. 常导型　　D. 混合型

E. U 形磁铁型

31. 永磁型磁共振系统的优点是

A. 信号强度大
B. 采集时间短
C. 高空间分辨力
D. 可以进行功能磁共振
E. 可设计为开放性磁体

32. MRI 增强检查的方法不包括

A. 超顺磁性对比剂增强检查
B. 特殊平扫检查
C. 多期增强检查
D. 肝细胞特异性对比剂增强检查
E. 普通增强检查

33. 下列属于射频脉冲作用的是

A. 相位编码
B. 频率编码
C. 层面选择
D. 相位聚拢
E. 信号采集

34. “部分容积效应”中，“部分容积”的含义是

A. 被成像组织的面积
B. 图像中所显示的像素数
C. 相应大小的矩阵尺寸
D. 该扫描层所包含的体素
E. 包含所有像素的乘积

35. 以下不影响 MRI 图像质量的因素是

A. 矩阵
B. TE 选择
C. 层面密度
D. 层面间距
E. 观察野增大

36. 以下不属于 MRI 水成像优点的是

A. 获得多层面、多方位图像
B. 技术复杂，临床难以开展
C. 安全，不用对比剂，无对比剂不良反应问题
D. 为无创性技术，无须插管，也无操作技术问题
E. 适应证广，凡不适合做 ERCP、排泄性尿路造影、逆行肾盂造影的患者均可用此方法

37. 与 CT 相比较，MRI 不具有诊断优势的是

A. 半月板损伤
B. 中枢神经系统疾病
C. 关节软骨的变性与坏死
D. 肺内病变如钙化及小病灶
E. 纵隔及肺门淋巴结肿大等占位性病变

38. 功能磁共振成像（fMRI）检查不包括

A. 血氧水平依赖成像
B. 灌注成像
C. 磁共振波谱
D. 镜面成像

E. 扩散成像

39. 关于扩散加权成像技术，叙述错误的是

A. 扩散成像，又称弥散成像

B. 是利用对扩散运动敏感的脉冲序列检测组织的水分子扩散运动状态，并用磁共振图像的方式显示出来

C. 在均匀介质中，任何方向的扩散系数 D 值都相等

D. 物质的扩散特性通常以扩散系数 D 来描述

E. 在扩散加权图像上，扩散系数越高，磁共振信号越强

40. MRI 成像的局限性不包括

A. 识别钙化有限度　　B. 受部分容积效应影响

C. 时间分辨力较差　　D. 易发生不同类型伪影

E. 多序列、多幅图像不利于快速观察

41. 扩散加权成像和灌注加权成像主要的临床应用是

A. 脑炎　　B. 脑肿瘤

C. 脑出血　　D. 脑外伤

E. 急性脑梗死

42. MRI 过程中，金属产生伪影是因为

A. 电阻大　　B. 密度大

C. 产生热量　　D. 部分容积效应

E. 干扰主磁场的均匀性

43. 关于磁共振伪影，以下说法不正确的是

A. 包裹伪影可以通过扩大 FOV 完全消除

B. 拉链伪影最常见的原因是其他射频脉冲的干扰

C. 使用较短的 TE 或 SE 脉冲序列可减轻磁敏感伪影

D. 截断伪影多因数据采样不足所致，常见于频率编码方向上

E. 化学位移伪影可通过增加接收带宽或采用预饱和技术进行补偿

44. MRI 的优点是

A. 空间分辨力高　　B. 软组织分辨力高

C. 灰度分辨力高　　D. 密度分辨力高

E. 密度对比分辨力高

45. 有关磁共振信号强度的描述，不正确的是

A. T_1值越大，信号强度越大　　B. T_2值越大，信号强度越大

C. TR 越长，信号强度越大　　D. TE 越短，信号强度越大

E. 质子密度越大，信号强度越大

46. MRA 是指

A. 磁共振波谱成像

B. 磁共振血管成像

C. 磁共振功能成像

D. 磁共振弥散成像

E. 磁共振灌注成像

47. 以下属于 MRA 成像方法的是

A. 时间飞跃法

B. 多回波成像法

C. 单回波成像法

D. 梯度回波成像法

E. 半傅里叶采集法

48. 流动血液的 MRI 信号为

A. 略低信号

B. 略高信号

C. 高低混杂信号

D. 与软组织相同信号

E. 极低信号或极高信号

49. MRA 时间飞跃法（TOF）成像利用

A. 相位对比

B. 血液中的血红蛋白

C. 饱和的质子流入层面

D. 不饱和的质子流入层面

E. 被射频激励的血液中质子

50. 以下属于 MRI 检查缺点的是

A. 骨伪像

B. 高对比度

C. 运动伪像

D. 多方位成像

E. 多参数成像

51. 下列关于 MRI 检查技术的适应证，不合理的是

A. 感染

B. 肿瘤

C. 肺间质疾病

D. 寄生虫病

E. 中毒

52. 关于磁共振尿路造影（MRU），不正确的是

A. 训练闭气

B. 空腹 8 小时，留尿中度

C. 检查前 60 分钟口服呋塞米 4 片

D. 扫描前肌内注射山莨菪碱，剂量 10mg

E. 线圈：体部相控阵线圈、局部表面线圈和体线圈

53. 时间飞跃法磁共振血管成像（TOF-MRA）的理论是

A. 对比剂的增强效应

B. 组织信号差别的增强效应

C. 拉莫尔频率差的增强效应

D. 基于流体饱和效应中的相位增强效应

E. 基于流体饱和效应中的流入相关增强效应

54. 磁共振波谱分析的基本原理是

A. 利用时间飞跃进行磁共振谱扫描，分析生化物质结构及含量的磁共振技术

B. 利用化学位移进行磁共振谱扫描，分析生化物质结构及含量的磁共振技术
C. 利用预置饱和进行磁共振谱扫描，分析生化物质结构及含量的磁共振技术
D. 利用相位对比进行磁共振谱扫描，分析生化物质结构及含量的磁共振技术
E. 利用组织对比增强进行磁共振谱扫描，分析生化物质结构及含量的磁共振技术

55. 磁共振水成像的基本原理是
A. 利用流动液体具有长 T_2 弛豫时间，重 T_1 加权像成像
B. 利用静态液体具有短 T_2 弛豫时间，重 T_2 加权像成像
C. 利用静态液体具有长 T_2 弛豫时间，重 T_2 加权像成像
D. 利用流动液体具有长 T_2 弛豫时间，重 T_2 加权像成像
E. 利用流动液体具有短 T_2 弛豫时间，重 T_2 加权像成像

56. 磁共振水成像所采用的成像序列常为
A. SE　B. FSE/TSE
C. GRE　D. IR
E. EPI

57. 对比增强磁共振血管成像所采用的序列是
A. 极短 TR，长 TE　B. 长 TR，极短 TE
C. 长 TR，长 TE　D. 极短 TR，极短 TE
E. 极长 TR，极长 TE

58. 关于 MRA 与血管造影检查方法相比所具有的优点，不正确的是
A. 是一种无损伤的检查技术
B. 全部患者无须注射对比剂
C. 可全部替代有创伤性的血管造影检查
D. 特别适用于静脉血管弹性差、肝肾功能障碍的老人
E. 可做三维空间成像，也能以不同角度成像，360°旋转观察

59. 不属于 MRI 检查的禁忌证的是
A. 金属假关节患者　B. 装有电子耳蜗者
C. 体内有心脏金属瓣膜　D. 妊娠 6 个月以内的患者
E. 使用呼吸机及心电监护设备的危重患者

60. MRI 检查的操作程序正确的是
A. 检查前准备，选择线圈，录入患者信息，摆位，开始扫描，结束扫描
B. 检查前准备，录入患者信息，选择线圈，摆位，开始扫描，结束扫描
C. 录入患者信息，检查前准备，选择线圈，摆位，开始扫描，结束扫描
D. 选择线圈，检查前准备，录入患者信息，摆位，开始扫描，结束扫描
E. 检查前准备，选择线圈，摆位，录入患者信息，开始扫描，结束扫描

61. 以下不属于 MRI 设备构成的是

A. 射频系统
B. 模拟转换器
C. 纵轴多排探测器
D. 梯度线圈
E. 主磁体

62. MRI 可提供多种信息，其中不包括

A. 组织 T_1值
B. 组织 T_2值
C. 质子密度
D. 组织密度值
E. 组织代谢信息

63. 三维 TOF-MRA 目前主要存在的问题是

A. 体素较大
B. 空间分辨力低
C. 流动失相位明显
D. 后处理重建图像的质量较差
E. 容积内血流饱和较为明显，抑制背景组织的效果相对较差

64. 植入心脏起搏器的患者不能进行的检查是

A. MRI
B. CT
C. X 线平片
D. SPECT
E. PET

65. 有关 Gd-DTPA 的临床应用，不正确的是

A. 用于关节造影时应稀释
B. 常规临床用量为 0.2ml/kg
C. 常规临床用量为 0.1mmol/kg
D. 只限于中枢神经系统疾病的应用
E. 怀疑脑转移病变时可加大剂量 2~3 倍

66. MRA 对下列血管病变显示最好的是

A. 动静脉畸形
B. 急性期出血
C. 蛛网膜下腔出血
D. 亚急性期出血
E. 海绵状血管瘤

67. MRI 最常选择^{1}H 作为成像的元素，主要原因是

A. ^{1}H 原子结构简单
B. ^{1}H 容易发生共振
C. 对^{1}H 物理学特性研究较多
D. 其他原子不能发生核磁现象
E. ^{1}H 磁化率高，在生物组织中原子数量最多

68. 磁共振水成像技术应用的是

A. 重 T_1WI 序列
B. 轻 T_1WI 序列
C. 轻 T_2WI 序列
D. 重 T_2WI 序列
E. 质子加权成像序列

69. 以下关于 MRI 检查临床应用的叙述中，正确的是

A. MRI 通常不适用于检查呼吸系统疾病

B. MRI 具有电离辐射，不能用于小儿和孕妇检查

C. MRI 检查对呼吸系统疾病的应用价值大于 X 线平片

D. MRI 易检出较小的病灶，例如胃肠道黏膜较小的病变

E. MRI 具有高的组织分辨力，因此对所检出的病变均能作出准确诊断

70. 以下检查不应用水成像技术的是

A. 磁共振尿路造影　B. 磁共振脊髓成像

C. 磁共振内耳膜迷路成像　D. 磁共振血管成像

E. 磁共振胰胆管成像

71. 在 MRI 的使用中，关于水的正确说法是

A. 结合水的 T_1 有延长　B. 自由水的 T_1 明显延长

C. 水对磁共振信号形成贡献最大　D. 正常组织磁共振信号 80%来源于细胞

E. 以上都对

72. 在 MRI 过程中，终止 RF 脉冲后产生的效应是

A. RF 脉冲将其能量传递给质子　B. 质子发生弛豫

C. 纵向磁化减小　D. 产生横向磁化

E. 质子同步、同速进动，即同相位

二 A3/A4 型题

（1~2 题共用题干）

所谓加权即重点突出某方面的特性。之所以要加权是因为在一般的成像过程中，组织的各方面特性（如质子密度、T_1值、T_2值）均对磁共振信号有贡献，几乎不可能得到仅纯粹反映组织一种特性的磁共振图像，通过利用成像参数的调整，使图像主要反映组织某方面特性，而尽量抑制组织其他特性对磁共振信号的影响，这就是“加权”。T_1加权成像是指这种成像方法重点突出组织纵向弛豫差别，而尽量减少组织其他特性如横向弛豫等对图像的影响；T_2加权成像重点突出组织的横向弛豫差别；质子密度加权成像则主要反映组织的质子含量差别。

1. 关于 T_1WI，下列叙述错误的是

A. 主要反映组织 T_1的差别　B. 采用短 TR、短 TE

C. 长 T_1的组织呈低信号　D. 组织信号与 T_1成正比

E. 脂肪呈高信号

2. 关于 T_2WI，下列叙述正确的是

A. 长 T_2组织呈低信号　B. 脂肪呈低信号

C. 短 T_2的组织呈低信号　D. 脑脊液呈低信号

E. 骨骼呈高信号

三 B 型题

（1～2 题共用备选答案）

A. 长 TR（1500～2500ms）短 TE（15～25ms）
B. 长 TR（1500～2500ms）长 TE（90～120ms）
C. 短 TR（300～600ms）短 TE（15～25ms）
D. 短 TR（15～25ms）长 TE（1500～2500ms）
E. 短 TR（300～600ms）短 TE（25～35ms）

1. 在自旋回波序列（SE）中如何实现 T_1WI
2. 在自旋回波序列（SE）中如何实现 T_2WI

（3～4 题共用备选答案）

A. 氢质子密度
B. 横向弛豫
C. 纵向弛豫
D. 合磁矢量
E. 静磁矢量

3. T_1WI 主要反映组织的差别
4. T_2WI 主要反映组织的差别

（5～6 题共用备选答案）

A. 自由感应衰减（FID）序列
B. 自旋回波序列
C. 梯度回波序列
D. 回波平面序列
E. 梯度回波平面序列

5. 使用 90°射频脉冲加 180°射频脉冲激励获得回波信号的序列是
6. 使用梯度翻转获得回波信号的序列是

四 X 型题

1. 影响磁共振信号强度的因素是
A. 质子密度
B. T_1值、T_2值
C. TE
D. TR
E. 质子质量
2. 磁共振图像质量指标包括
A. 噪声
B. 信噪比
C. 对比度
D. 分辨力

E. 扫描时间

3. MRI 中图像重建的过程是

A. 选择层面
B. 相位编码
C. 频率编码
D. 像素调整
E. 信号选择

4. 以下关于原子核的叙述，正确的是

A. 原子由原子核和绕核运动的电子组成
B. 核由带正电荷的质子和中子组成
C. 电子、质子和中子都有自旋的特性
D. 自旋是粒子或原子核具有磁矩的原因
E. 微观粒子的自旋与角动量无关

5. 磁共振成像的特点包括

A. 无电离辐射
B. 软组织成像效果好
C. 多断面成像
D. 成像速度快于 CT
E. 多参数成像

6. 磁共振现象的产生条件包括

A. 自旋核体系
B. 主磁场
C. 梯度磁场
D. 射频脉冲
E. 射频磁场

7. MRI 检查的禁忌证为

A. 植入心脏起搏器
B. 眼球内金属异物
C. 钢制人工关节
D. 动脉瘤用银夹结扎术后
E. 以上都不是

8. 下列关于射频脉冲（RF）的叙述，正确的是

A. 要激发氢原子核产生磁共振必须使用 RF
B. 90°的 RF 能使纵向磁化从 Z 轴旋转 90°到 XY 平面而变成横向磁化
C. 使用任一频率的 RF 均能激发氢原子核引起磁共振
D. 180°的 RF 能使 XY 平面已存在的横向磁化变化发生 180°的相位变化
E. 只有与质子群频率相同的射频脉冲才能使其产生共振

9. 在 MRI 设备中，关于主磁体价值的描述，正确的有

A. 直接关系到磁场强度
B. 直接关系到磁场均匀度
C. 直接关系到磁场稳定性
D. 不影响 MRI 图像质量
E. 用以说明 MRI 设备类型

10. 以下与设备伪影有关的因素是

A. 机器主磁场强度
B. 磁场均匀度
C. 软件质量
D. 机器设备的安装、调试

E. 机器生产日期

11. 有关 MRI 的限度，以下说法正确的是

A. 体内带铁磁性物质的患者不能进行检查

B. 进行生命监护的危重患者不能进行检查

C. 对钙化的显示不如 CT

D. 对肺、骨的观察不如 CT

E. 对脑组织解剖及病变显示不如 CT 敏感

12. MRI 的特性，叙述正确的是

A. 有一定的电离辐射

B. 软组织分辨力极佳

C. 可行任意平面的多方位成像

D. 多参数成像，对显示解剖和病变敏感

E. 除能显示形态学的改变外，还可进行生物化学及代谢功能方面的研究

13. 以下关于截断伪影的叙述，正确的是

A. 截断伪影系因数据采样不足所致

B. 在图像中高、低信号差别大的交界区信号强度失准

C. 颈椎矢状位 TWI 上这种伪影比较常见

D. 表现为颈髓内出现低信号线影

E. 截断伪影仅发生在频率编码方向上

14. 关于 MRI 扩散加权成像技术的临床应用，以下叙述正确的是

A. 扩散加权成像在脑梗死检测中具有重要临床价值

B. 脑组织在超急性梗死期，扩散系数显著下降

C. 脑组织在超急性梗死期，在扩散加权像上表现为高信号区

D. 扩散系数在 T_1、T_2加权成像变化很大

E. 在脑白质区，水分子的扩散系数在空间各个方向是不相同的

15. 磁共振水成像（MRH）技术包括

A. 磁共振水成像，又称液体成像

B. 对体内所有含液体的结构成像

C. 在重 T_2WI 上，泪水等流动缓慢或相对静止的液体均呈高信号

D. T_2 较短的实质器官及流动血液则表现为低信号

E. 可代替诊断性 ERCP、PTC、IVP、X 线椎管造影、X 线涎管造影、泪道造影等

16. 以下属于 MRI 成像优点的是

A. 有较高的软组织分辨力

B. 不受骨伪影干扰

C. 可多参数成像

D. 能多方位成像

E. 对钙化灶显示敏感

17. MRI 上血流表现为高信号的原因，包括

A. 梯度回波
B. 偶回波效应
C. 流入增强效应
D. 舒张期假门控现象
E. 层流引起的分子旋转造成的失相位

18. 在 MRI 上以下哪些是无信号或低信号改变
A. 硬脑膜
B. 颅骨板障
C. 乳突气房
D. 颅骨内外板
E. 含气鼻窦腔

19. 有关 MRI 图像截断伪影的扫描，正确的是
A. 截断伪影通常出现在高对比组织的界面
B. 截断伪影通常表现为交替的亮带与暗带状伪影
C. 在傅里叶变换前对信号滤过，可减少截断伪影
D. 增大矩阵可减少截断伪影
E. 增大 FOV 能减少截断伪影

20. 下列 MRI 扫描参数中，直接影响采集时间的是
A. TR
B. 回波链长度（ETL）
C. TE
D. 激励次数
E. 矩阵

21. 关于磁共振成像（MRI）的步骤，下列正确的是
A. 人体在强外磁声内产生纵向磁矢量和^{1}H 进动
B. 发射特定的 RF 脉冲引起磁共振现象
C. 停止 RF 脉冲后^{1}H 恢复至原有状态并产生磁共振信号
D. 停止 RF 脉冲后立即恢复至原有状态并产生磁共振信号
E. 采集、处理磁共振信号并重建为 MRI 图像

22. MRI 主磁体包括
A. 永久磁体
B. 功能磁体
C. 共振磁体
D. 阻抗磁体
E. 超导磁体

23. 关于磁共振尿路造影技术，以下叙述正确的是
A. 扫描序列为单次屏气单激发 3D 块重 T_2-TSE，采集时间 2 秒/幅
B. 2D-多层薄层 HASTE 序列
C. 多层薄层 HASTE IR-FS 序列
D. 使用脂肪抑制和空间预饱和技术
E. 图像后处理在多层薄层 HASTE 序列中，取冠状位扫描，所得原始图像经 MPR 重建

24. 磁共振脑波谱成像技术的适应证包括

A. 颅内肿瘤　　B. 良恶性肿瘤的分级
C. 颈髓、脑的损伤　　D. 意识障碍各期
E. 癫痫

25. 关于 MRI 心肌灌注成像技术要点，以下叙述正确的是
A. 适应证：冠心病心肌缺血
B. 线圈用体线圈或体部相控阵体部线圈
C. 手推或高压注射器注射对比剂，训练患者屏气
D. 图像后处理应用动态分析功能
E. 选取兴趣区及对照区，统计 120 次扫描的相应信号，并做动态分析时间-强度曲线

26. 颅脑 MRA 技术包括
A. 可采用 TOF-MRA、PC-MRA 及 CE-MRA 技术
B. 线圈头部正交线圈、头颈联合阵列线圈
C. 3D-TOF-MRA 主要用于慢速血流的血管成像
D. 2D-TOF-MRA：成像序列采用 2D-FLASH 序列
E. 2D-TOF-MRA：主要用于矢状窦、乙状窦的成像

27. 以下关于磁共振脊髓成像（MRM）技术的叙述，正确的是
A. 扫描技术先行脊椎 MRI 常规检查，根据平扫图像，定位做 MRM 检查
B. 扫描序列为单次屏气 2D 块重 T_1WI-TSE，采集时间仅每幅数秒
C. 2D-多层薄层 HASTE 序列
D. 多层薄层 HASTEIR-FS 序列
E. 后处理做最大强度投影（MIP）重建

28. MRI 组织参数包括
A. 质子密度　　B. 回波时间
C. 流空效应　　D. T_1值
E. T_2值

29. 磁共振水成像技术包括
A. 高梯度场、高切换率、相控阵线圈
B. 以 FSE 序列为基础，采用 RARE 技术
C. 应用多次激发采集
D. 应用超长回波链（200 左右）更好地显示静态液体
E. 获得多层面、多方位图像

30. 关于 MRA 技术，正确的是
A. 包括时间飞跃法 MRA（TOF-MRA）　　B. 包括相位对比 MRA（PC-MRA）
C. 包括对比增强 MRA（CE-MRA）　　D. 相位对比 MRA 需静脉注射对比剂

E. 对比增强 MRA 需静脉注射对比剂

参考答案与解析

一、A1 型题

1. C【解析】磁共振成像（MRI）是利用强外磁场内人体中的氢原子核即氢质子（^{1}H），在特定射频脉冲作用下产生磁共振现象，所进行的一种医学成像技术。

2. D【解析】氢质子进入磁场后，磁矢量都平行主磁场，且低能级质子与主磁场方向相同，高能级质子与主磁场方向相反。

3. A【解析】可见光信号不属于磁共振信号。

4. E【解析】MRI 中的图像伪影类型有混叠、截断、拉链及化学位移。

5. C【解析】氢质子在 1T 的静磁场中的共振频率为 42. 58MHz。

6. C【解析】磁共振信号进行空间定位时需要进行梯度编码。

7. D【解析】磁共振利用梯度进行层面选择时，射频脉冲带宽不变，梯度场加大斜率可以减小层厚。

8. C【解析】磁共振的每一个信号都含有全层的信息，因此需要对磁共振信号进行空间定位编码，即频率编码和相位编码。频率编码必须在磁共振信号采集的同时施加，而相位编码梯度场必须在信号采集前施加。

9. B【解析】视野（FOV）不变的情况下，矩阵越大，分辨力越高。

10. B【解析】加大层厚可以提高磁共振图像信噪比，选项 A 正确，选项 B 错误。

11. C【解析】T_2是指组织在磁场均匀状态下的横向弛豫时间。实际的磁共振机是不可能做到磁场强度均匀如一的，在磁共振成像中梯度磁场的加入更使磁场变得不均匀，使实际的横向弛豫时间较组织固有的 T_2时间更短，将实际的横向弛豫时间称为 T_2^*。

12. E【解析】射频脉冲频率等于自旋核在主磁场中的旋进频率，即拉莫尔频率，会产生磁共振现象。

13. B【解析】MRI 图像信噪比较低，空间分辨力较差。

14. B【解析】磁共振向高梯度场强方向发展，包括双梯度系统、组合表面线圈系统及多通道+多方向采集和多通道快速成像系统。

15~16 D、A【解析】用特定频率的射频脉冲进行激发，则氢原子核吸收一定量的能量而共振，即发生了磁共振现象。停止发射射频脉冲，被激发的氢原子把所吸收的能量逐步释放出来，并恢复原来按磁场磁力线排列的状态，这一恢复过程称为弛豫过程。而恢复到原来平衡状态所需的时间，称为弛豫时间。人体不同器官的正常组织与病理组织的弛豫时间是相对固定的，而且它们之间有一定的差别。这种组织间弛豫时间的差别，是 MRI 的成像基础。

17. E【解析】MRI 信号通常是指自由感应衰减信号。

18. B【解析】MRI 灌注加权成像技术用于脑梗死及肝脏病变的早期诊断、肾功能灌注（选项 B 正确）。对比剂引起的 T 增强效应适应于心脏的灌注分析（选项 C、D 错误），因为对比剂能够进入组织间隙，而且每次成像所需要的对比剂浓度较少，可以多次重复扫描观察整个心脏的灌注情况。目前，磁共振 Gd-DTPA 灌注成像是半定量分析（选项 A 错误），定量研究还需获得供血动脉内的对比剂浓度变化、Gd-DTPA 的组织与血液的分配系数等（选项 E 错误）。

19. C【解析】MRI 的局限性：①通常不能整体显示器官结构和病变。②多序列、多幅图像不利于快速观察。③受部分容积效应影响。④检查时间相对较长。⑤易发生不同类型伪影。⑥识别钙化有限度。

20. E【解析】信噪比是指平均信号强度与平均噪声强度的比值。信噪比是衡量图像质量最重要的指标。它受多种因素影响，如磁场强度、像素大小、重复时间、回波时间、反转时间、层厚、FOV 大小、矩阵以及信号平均次数等。

21. C【解析】磁共振图像的对比度是磁共振图像有别于其他影像的关键，影响其对比度及对比属性的因素可分为以下三类。①脉冲序列：自旋回波、反转恢复、梯度回波、流动编码序列等。②脉冲参数：TR、TE、T_1、翻转角等。③对比剂：Gd-DTPA 等。

22. E【解析】提高图像信噪比的基本原则是提高受检组织的信号强度和降低噪声。增加重复采集次数和用表面线圈代替体线圈也可以增加信噪比。

23. E【解析】横向磁化由最大减小到最大值的 37%所需的时间，为横向弛豫时间，简称 T_2。

24. A【解析】特殊平扫检查：①脂肪抑制 T_1WI 和 T_2WI。②梯度回波同、反相位 T_1WI。③水抑制 T_2WI。④磁敏感加权成像（SWI）。

25. A【解析】同一组织 T_1与 T_2值的关系是 T_1值大于 T_2值。

26. A【解析】横向弛豫又称自旋-自旋弛豫，指热运动的作用使质子间的旋进方位和频率互异但无能量散出的宏观横向磁化矢量指数式衰减过程。

27. A【解析】纵向弛豫又称自旋-晶格弛豫，指 90°射频脉冲后纵向磁化矢量由零增长到最大值的 63%所需要的时间，简称 T_1，T_1是磁共振成像的重要成像参数之一。

28. A【解析】参见 A1 型题第 26 题解析。

29. C【解析】MRI 可行任意方位断层，为其主要优点之一。

30. A【解析】3T 场强的磁共振系统一般为超导型。

31. E【解析】永磁型磁共振系统由于磁体结构比较简单，可以设计成开放性磁体。

32. B【解析】MRI 增强检查的方法：①普通增强检查。②多期增强检查。③超顺磁性对比剂增强检查。④肝细胞特异性对比剂增强检查。

33. D【解析】射频脉冲有两个作用：激发自旋质子和相位聚拢。

34. E【解析】部分容积指包含所有像素的乘积。

35. C【解析】影响 MRI 图像质量的因素：①矩阵。②TE 选择。③层面间距。④观察野增大。

36. B【解析】MRI 水成像的优点：①可以获得多层面、多方位图像。②为无创性技术，无须插管，也无操作技术问题。③安全，不用对比剂，无对比剂不良反应问题。④适应证广，凡不适合做 ERCP、排泄性尿路造影、逆行肾盂造影的患者均可用此方法。

37. D【解析】MRI 对纵隔及肺门淋巴结肿大等占位性病变的诊断具有特别的价值，对肺内病变如小病灶和钙化的检出不如 CT。

38. D【解析】功能磁共振成像（fMRI）检查：①扩散成像。②灌注成像。③血氧水平依赖成像。④磁共振波谱。

39. E【解析】在扩散加权图像上，扩散系数越高，磁共振信号越弱。

40. C【解析】参见 A1 型题第 19 题解析。

41. E【解析】扩散加权成像和灌注加权成像主要应用为急性脑梗死。

42. E【解析】金属异物可局部形成强磁场从而干扰主磁场的均匀性，局部强磁场可使周围旋进的质子很快丧失相位，而在金属物体表面出现一圈低信号盲区或图像出现空间错位而变形失真。

43. D【解析】截断伪影系因数据采样不足所致，仅发生在相位编码方向上。

44. B【解析】MRI 的主要优势：①软组织分辨力高。②直接进行水成像。③直接进行血管成像。④在体分析组织和病变代谢物的生化成分。⑤能够进行 fMRI 检查。

45. A【解析】T_1值越小，信号强度越大，选项 A 错误。

46. B【解析】MRA 是指磁共振血管成像。

47. A【解析】MRA 常用的方法是时间飞跃法和相位对比法。

48. E【解析】流动血液的 MRI 信号为极低信号或极高信号。

49. D【解析】MRA 时间飞跃法（TOF）成像利用不饱和的质子流入层面。

50. C【解析】MRI 成像速度慢所以易受运动伪影影响。

51. C【解析】MRI 对于肺部疾病的诊断，应用非常有限。

52. C【解析】检查前应留尿，目的是充起膀胱以便于检查，而呋塞米为利尿药，不应使用利尿药，选项 C 错误。

53. E【解析】时间飞跃法磁共振血管成像（TOF-MRA）的原理是基于流体饱和效应中的流入相关增强效应，即成像层面的静态组织经过连续多次的短 TR 射频脉冲激发，其纵向磁化处于磁饱和状态。因此，每次激发时静态组织产生的磁共振信号幅度很小；而成像层面以外的流体未受到射频脉冲的反复激发，保持着高幅度的纵向磁化。当流体以一定的流速流入成像层面时（垂直于层面），流体的纵向磁化远远高于静态组织的纵向磁化，在下一次射频脉冲激发产生磁共振信号时，流体的信号远远高于静态组织，这种现象称为流入相关增强或时间飞跃（TOF）。

54. B【解析】磁共振波谱分析的基本原理是利用化学位移进行磁共振谱扫描，分析生化物质结构及含量的磁共振技术。

55. C【解析】磁共振水成像的基本原理是利用静态液体具有长 T_2弛豫时间，重 T_2加权像成像。

56. B【解析】磁共振水成像所采用的成像序列常为 FSE/TSE。

57. D【解析】对比增强磁共振血管成像所采用的序列是极短 TR，极短 TE。

58. C【解析】MRA 有以下优点：①是一种无损伤的检查技术。②患者无须注射对比剂，特别适用于静脉血管弹性差、肝肾功能障碍的老年人。③可做三维空间成像，也能以不同角度成像，360°旋转观察。④可部分替代有创伤性的血管造影检查，相比之下 MRA 费用低且检查时间短。不足表现是对于垂直大血管走行的分支血管容易产生假象，特别是颈动脉分叉部血管最明显。

59. D【解析】MRI 检查的禁忌证：①装有心脏起搏器、电子耳蜗、内置泵、神经刺激器、人工心脏金属瓣膜，疑有眼球内金属异物。②动脉瘤夹结扎术后，特别是旧式动脉瘤夹。③体内有铁磁性金属植入物（不包括金属节育环和固定假牙）。近年的钛合金植入物和冠状动脉支架多数可以安全地经受检查。另外，正在进行生命监护的危重患者也不能进行检查。

60. B【解析】MRI 检查的操作程序：检查前准备—录入患者信息—选择线圈—摆位—开始扫描—结束扫描。

61. C【解析】MRI 设备构成：①主磁体。②梯度线圈。③射频系统。④模拟转换器。⑤计算机。⑥磁盘与磁带机等。

62. D【解析】CT 可以提供组织密度值，MRI 不提供，选项 D 错误。

63. E【解析】三维 TOF-MRA 目前主要存在的主要问题是容积内血流饱和较为明显，抑制背景组织的效果相对较差。

64. A【解析】参见 A1 型题第 59 题解析。

65. D【解析】Gd-DTPA 可应用于全身，选项 C 错误。

66. A【解析】MRA 可清楚显示动静脉畸形的动脉纠集及静脉引流情况。

67. E【解析】MRI 最常选择 ^1H 作为成像的元素，主要原因是 ^1H 磁化率高，在生物组织中原子数量最多。

68. D【解析】磁共振水成像是采用长 TE 技术获取重 T_2WI 序列，合用脂肪抑制技术，使含水器官显影。

69. A【解析】MRI 检查是氢质子共振成像，无电离辐射，具有较高的软组织分辨力，但对于含气组织如肺和胃肠道的病变检出率较低。

70. D【解析】目前磁共振水成像技术主要包括：磁共振胰胆管成像（MRCP）、磁共振尿路造影（MRU）、磁共振脊髓成像（MRM）、磁共振内耳膜迷路成像等。

71. E【解析】在MRI的使用中，水对磁共振信号形成贡献最大，正常组织磁共振信号80%来源于细胞。结合水的T_1有延长，自由水的T_1明显延长。

72. B【解析】在MRI过程中，RF脉冲将其能量传递给质子，纵向磁化减小，产生横向磁化及质子同步、同速进动，即同相位，为施加RF脉冲中产生的效应，质子发生弛豫为终止RF脉冲后产生的效应。

二、A3/A4型题

1. D【解析】T_1WI图像上，高信号代表T_1弛豫时间短的组织，常称为短T_1高信号或短T_1信号，选项D错误。

2. C【解析】T_2WI图像上，低信号代表T_2弛豫时间短的组织，常称为短T_2低信号或短T_2信号，选项C正确。

三、B型题

1~2 C、B【解析】在自旋回波序列（SE）中，短TR（300~600ms）短TE（15~25ms）可以实现T_1WI，长TR（1500~2500ms）长TE（90~120ms）可以实现T_2WI。

3~4 C、B【解析】有两种弛豫时间：一种是纵向磁矢量恢复的时间，为纵向弛豫时间，亦称T_1弛豫时间，简称T_1；另一种是横向磁矢量的衰减和消失时间，为横向弛豫时间，亦称T_2弛豫时间，简称T_2。

5. B【解析】自旋回波序列即使用90°射频脉冲加180°射频脉冲激励获得回波信号的序列。

6. C【解析】梯度回波序列为使用梯度翻转获得回波信号的序列。

四、X型题

1. ABCD【解析】影响磁共振信号强度的因素有很多，归纳起来主要有两个方向：一方面是组织本身的特性，包括质子密度、T_1值、T_2值等；另一方面是设备和成像技术参数，包括主磁场场强、所用的序列、成像参数（如TR、TE、激发角度）等。另外如果是流动液体，流动也将影响其磁共振信号强度，包括流入强度和流空等。

2. ABCD【解析】磁共振图像的主要质量指标包括：噪声、信噪比、对比度、空间分辨力、伪影等。

3. ABC【解析】一般的脉冲序列由五个部分构成，即射频脉冲、层面选择、梯度场、相位编码梯度场、频率编码梯度场及磁共振信号。

4. ABCD【解析】量子力学中，微观粒子引入自旋算符是为了弥补角动量算符的缺陷，或者说自旋与量子力学角动量算符不能描述的那部分角动量有关。选项E错误，其余选项均正确。

5. ABCE【解析】磁共振成像的特点包括：①无电离辐射。②软组织成像效果好。③多断面成像。④多参数成像。MRI 在特定部位的成像要远优于 CT，尤其是一些软组织，但 MRI 的扫描时间很久，速度较慢，选项 D 错误。

6. ABDE【解析】磁共振现象需要 3 个条件：自旋核体系、主磁场和射频磁场（通常为射频脉冲形式），梯度场是磁共振成像必需的，但不是磁共振现象必需的。

7. ABCD【解析】参见 A1 型题第 59 题解析。

8. ABDE【解析】在主磁场以拉莫尔频率运动的质子群，受到同样频率的射频脉冲激励时，质子群宏观磁化矢量 M 不再与原来主磁场平行，M 的方位离开原来的平衡状态而发生变化，此即磁共振，选项 C 错误。

9. ABCE【解析】在 MRI 设备中，主磁体是重要结构。它直接关系到磁场强度、均匀度和稳定性，而这些指标直接影响 MRI 图像质量。主磁体的重要性还表现在常用主磁体的类型来说明 MRI 设备类型，如 1.5T 磁共振扫描仪，选项 D 错误。

10. ABCD【解析】设备伪影是指机器设备所产生的伪影。它包括机器主磁场强度、磁场均匀度、软件质量、电子元件、电子线路以及机器的附属设备等所产生的伪影。设备伪影主要取决于生产厂家设计生产的产品质量，某些人为因素如机器设备的安装、调试以及扫描参数的选择，相互匹配不当也可出现伪影。

11. ABCD【解析】对脑组织解剖及病变显示敏感是 MRI 检查的优势，选项 E 错误。

12. BCDE【解析】参见 A1 型题第 69 题解析，选项 A 错误。

13. ABCD【解析】参见 A1 型题第 43 题解析，选项 E 错误。

14. ABCE【解析】在临床上，扩散加权成像在脑梗死检测中具有重要临床价值，脑组织在急性或超急性梗死期，首先出现细胞毒性水肿，使局部梗死区脑组织的自由水减少，扩散系数显著下降，在扩散加权像上表现为高信号区，而 T_1、T_2 加权成像变化不明显。在脑白质区由于白质束的影响，水分子的扩散系数在空间各个方向是不相同的，可以反过来在不同方向上施加扩散敏感梯度，通过水分子在不同方向的扩散系数，观察白质束改变，还可用于肿瘤的评价。这些都是扩散加权成像的主要用途。

15. ACDE【解析】磁共振水成像是指体内静态或缓慢流动液体的磁共振成像技术，选项 B 错误。

16. ABCD【解析】MRI 对钙化灶显示不敏感，SWI 序列对颅内钙化灶的显示和检出敏感性高，可弥补常规 MRI 序列对钙化灶显示的不足。

17. ABCD【解析】舒张期血流缓慢，舒张期成像受血液流动影响小，呈现的主要是血液本身的信号，如果使用心电门控在舒张期成像，动脉血液呈现高信号；偶回波相位可重聚，血液呈高信号，可用来鉴别缓慢流动的血液和血栓；梯度回波不需要 180°翻转脉冲，且 TE 短，血液呈高信号；复杂流动像湍流、脉动流和涡流等在流速发生变化的同时血流方向也发生变化，产生附加相位移动，不能实现相位重聚，形成低信号。层流引起的分子旋转造成的失相位是血流表现为低信号时的原因。

18. ACDE【解析】颅骨板障内含有骨髓，故信号偏高，选项 B 错误。

19. ABCD【解析】为了消除截断伪影，可增加矩阵，或者在傅里叶变换前信号过滤。增加图像矩阵大小可以提高图像的空间分辨力，从而减少截断伪影的出现。通过在傅里叶变换之前对信号进行滤波，可以减少截断伪影的发生。当高对比组织（如骨骼和软组织）之间的界面存在截断时，会产生截断伪影。截断伪影通常呈现为交替的亮带与暗带状伪影，这是由于信号的部分损失引起的。增大 FOV 不会减少截断伪影，它只影响所显示的解剖范围，而不会直接减少截断伪影的程度

20. ABCD【解析】矩阵影响信噪比及空间分辨力，不直接影响采集时间，选项 E 错误。

21. ABCE【解析】磁共振成像（MRI）的步骤：①人体在强外磁声内产生纵向磁矢量和^{1}H 进动。②发射特定的 RF 脉冲引起磁共振现象。③停止 RF 脉冲后^{1}H 恢复至原有状态并产生磁共振信号。④采集、处理磁共振信号并重建为 MRI 图像。

22. ADE【解析】MRI 主磁体可被分为以下三种：①永久磁体。②阻抗磁体。③超导磁体。

23. ABCD【解析】磁共振尿路造影（MRU）技术中的扫描序列通常采用单次屏气单激发 3D 块重 T2-TSE 序列，采集时间为 2 秒/幅。2D 多层薄层 HASTE 序列也可以用于 MRU。多层薄层 HASTE IR-FS 序列也可用于 MRU。MRU 常使用脂肪抑制和空间预饱和技术来改善图像质量。MRU 图像后处理在多层薄层 HASTE 序列中，取冠状位扫描，所得原始图像经 MIP 重建，亦可对兴趣区行靶 MIP 重建。

24. ABCE【解析】磁共振脑波谱成像技术的适应证如下。①颅内肿瘤：脑内外肿瘤的鉴别，如脑膜瘤、胶质瘤、转移瘤。②良恶性肿瘤的分级：如胶质瘤的分级。③颈髓、脑的损伤：如放射性脑坏死、急性颈髓损伤、中脑损伤。④脑梗死各期改变，脑白质病。⑤癫痫，新生儿缺氧缺血性脑病，阿尔茨海默病等。

25. ABCD【解析】心肌灌注成像技术是当前冠心病的诊断指标，也是探讨再灌注、评价治疗、观察冠状动脉搭桥或扩张效果的可靠依据。图像处理后应用动态分析功能，选取兴趣区及对照区，统计 60 次扫描的相应信号，并做动态分析时间-强度曲线，选项 E 错误。

26. ABDE【解析】3D-TOF-MRA 主要用于流速较快的动脉血管成像，成像层面横断位，与多数血管垂直，选项 C 错误。

27. ACDE【解析】目前用于 MRM 的序列有：三维 TrueFISP 序列、二维或三维 FSE、二维或三维单次激发 FSE，选项 B 错误。

28. ACDE【解析】MRI 组织参数包括 T_1、T_2值，质子密度和流空效应。

29. ABDE【解析】MRH 采用单次激发放射状水成像技术，选项 C 错误。

30. ABCE【解析】相位对比 MRA（PC-MRA）无须静脉注射对比剂，选项 D 错误。

第五章　影像诊断常用对比剂

一 A1 型题

1. 关于经肾脏排泄的水溶性有机碘对比剂，不正确的是
   A. 是三碘苯环的衍生物
   B. 双聚体比单聚体含碘量高
   C. 离子型对比剂渗透压低于非离子型对比剂
   D. 非离子型对比剂不是盐类，在血液内不离解
   E. 离子型对比剂在血液内呈正、负离子形态存在
2. 血管造影时引入对比剂的方法属于
   A. 口服法　　B. 灌注法
   C. 直接引入法　　D. 间接引入法
   E. 生理排泄法
3. 不是碘对比剂的毒性不良反应的是
   A. 致癌　　B. 渗透压毒性
   C. 假变态反应　　D. 肝肾功能损害
   E. 分子的化学毒性
4. 关于胃肠双重对比造影用硫酸钡的要求，不正确的是
   A. 低浓度　　B. 低黏度
   C. 细颗粒　　D. 黏附性强
   E. 与胃液混合后不易沉淀和凝集
5. 使用 MRI 对比剂的目的主要是
   A. 增加各组织之间及组织与病变之间的信号强度对比
   B. 降低病灶的信号强度
   C. 提高图像的信噪比和对比噪声比，有利于病灶的检出
   D. 减少图像伪影
   E. 用于 CT 增强未能检出的病灶
6. 对比剂的引入方式分为
   A. 直接引入法和间接引入法　　B. 口服法和静脉注入法

C. 口服法和灌注法
D. 口服法和排泄法
E. 静脉注入法和动脉注入法

7. 下列叙述错误的是
A. 普通检查包括荧光透视和摄影
B. 放大摄影属于特殊检查
C. 荧光摄影常用于集体体检
D. 对于缺乏自然对比的组织或器官应采用人工对比
E. 对比剂的引入包括直接引入和穿刺

二 A3/A4 型题

（1~2 题共用题干）

人体某些组织成像时，缺乏组织间影像的自然对比（如肝组织与胃肠道），人为地在体内给予某种物质来增加组织间影像的对比度，以扩大诊断范围和提高诊断准确性，这种方法称为人工对比法。所用的物质称为对比剂。

1. 关于对比剂的叙述正确的是
A. 硫酸钡是阴性对比剂
B. 硫酸钡含酸味
C. 硫酸钡应避光保存
D. 无机碘不良反应少
E. 二氧化碳是阴性对比剂

2. 不是对比剂应具备的条件的是
A. 使用方便
B. 理化性能稳定
C. 易于在人体内存留
D. 无毒性，不良反应少
E. 与人体组织对比强，显影清晰

三 X 型题

1. 经肾脏排泄的对比剂，与尿中浓度有关的因素是
A. 肾脏的功能
B. 肾脏的大小
C. 肾脏的形态
D. 对比剂的浓度
E. 对比剂的剂量

2. 以下属于碘过敏试验方法的是
A. 静脉注射试验
B. 口服试验
C. 舌下试验
D. 皮下试验
E. 眼结合膜试验

3. 关于含碘对比剂，以下说法正确的是

A. 不被机体吸收

B. 大多由肾脏或肝脏排泄

C. 以原形排泄

D. 经血管注入的对比剂，一般不能透过血-脑脊液屏障

E. 正常可进入脑脊液

4. 关于对比剂硫酸钡，以下叙述正确的是

A. 是难溶性固体对比剂

B. 不被胃肠道吸收

C. 以原形从粪便中排出

D. 可进行静脉注射

E. 其混悬剂可涂布于胃肠道上

5. 关于对比剂，以下叙述正确的是

A. 对比剂都不能入血

B. 阴性对比剂原子序数低，密度小

C. 阳性对比剂原子序数高，密度大

D. 阴性对比剂和阳性对比剂可混合使用

E. 对比剂均无毒

6. 关于碘对比剂，描述正确的是

A. 严重甲状腺功能亢进患者也可使用碘对比剂

B. 对比剂肾病是指排除其他原因的情况下，血管内途径应用对比剂后 3 天内肾功能较应用对比剂前明显降低

C. 对比剂肾病判断标准为血清肌酐升高≥44μmol/L（5g/L）或超过基础值 25%

D. 肾功能不全、糖尿病肾病、高龄（年龄>70 岁）为发生对比剂肾病的高危因素

E. 使用离子型对比剂比非离子型对比剂导致对比剂肾病发生的危险度小

7. CT 增强中最常用的对比剂是

A. 氧气

B. 碘油

C. 硫酸钡

D. 离子型有机碘水

E. 非离子型有机碘水

8. Gd-DTPA 的不良反应可包括

A. 头晕

B. 头痛

C. 恶心

D. 心前区不适

E. 脑萎缩

9. 以下关于 MRI 对比剂的说法，正确的是

A. MRI 对比剂与 X 线检查使用的碘对比剂作用机制和功能相同

B. MRI 对比剂可缩短 T_1 及 T_2 弛豫，其中以 T_1 弛豫为主

C. 某些金属离子如 Fe、Gd、Mn 具有顺磁性，可缩短 T_1 弛豫时间

D. MRI 对比剂按生物分布性可分为细胞内、外对比剂两类

E. 钆塞酸二钠（普美显）属于细胞内对比剂

参考答案与解析

一、A1 型题

1. C【解析】CT 对比剂的临床实际分类：①离子型单体对比剂属高渗对比剂。②离子型二聚体对比剂属低渗对比剂。③非离子型单体对比剂属低渗对比剂。④非离子型二聚体对比剂属等渗对比剂，选项 C 错误。

2. C【解析】引入对比剂的方法有直接引入法和间接引入法两大类。直接引入法常有口服法、灌注法、穿刺注入法，间接引入法主要是生理排泄法。血管造影时引入对比剂属于直接引入法中的穿刺注入法。

3. A【解析】碘对比剂的毒性不良反应包括：①分子的化学毒性。②渗透压毒性。③离子失衡触发免疫反应，产生类似抗原-抗体反应的“假变态”反应，或称“假过敏”反应。④肝肾功能损害。⑤对凝血机制的影响。

4. A【解析】胃肠双重对比造影用硫酸钡制剂的配制要求：①高浓度。②低黏度。③细颗粒。④与胃液混合后不易沉淀和凝集。⑤黏附性强。

5. A【解析】使用 MRI 对比剂的主要目的是增加各组织之间及组织与病变之间的信号强度对比。这有助于提高图像的对比度，使病灶更容易被检测到。选项 A 正确。

6~7 A、E【解析】参见 A1 型题第 2 题解析。

二、A3/A4 型题

1. E【解析】X 线对比剂根据对 X 线的吸收程度分类如下。①阴性对比剂：是一种密度低、吸收 X 线少、原子序数低、比重小的物质。X 线照片上显示为密度低或黑色的影像。常用的有空气、氧气、二氧化碳等。②阳性对比剂：是一种密度高、吸收 X 线多，原子序数高、比重大的物质。X 线照片上显示为密度高或白色的影像。常用的有硫酸钡、碘化合物等。

2. C【解析】对比剂应具备在人体内短时间存留的条件。

三、X 型题

1. ADE【解析】经肾脏排泄的对比剂，尿中浓度首先取决于肾脏功能，其次是对比剂的注入量、注入速度及浓度，而与肾脏的大小、形态无关。

2. ABCE【解析】皮内试验是碘过敏试验方法，皮下试验不是，选项 C 错误。

3. ABCD【解析】经血管注入体内的有机碘对比剂由于血-脑脊液屏障的作用，不能进入脑实质、脊髓和脑脊液内，选项 E 错误。

4. ABCE【解析】硫酸钡不可入血，所以不能进行静脉注射，选项 D 错误。

5. BCDE【解析】对比剂的分类参见A3/A4型题第1题解析。对比剂均无毒，部分对比剂可以注入血液，另外，注入体内的气体可以吸收入血。部分阴性对比剂和阳性对比剂可混合使用，如胃肠气钡双重造影。

6. BCD【解析】甲状腺功能亢进未治愈者，既往对碘对比剂有中度过敏者，不稳定哮喘、肾功能不全、糖尿病肾病、痛风、过敏体质、脱水、血容量不足患者，70岁以上老人、新生儿、婴幼儿、孕妇、哺乳期妇女，禁止使用碘对比剂，选项A错误。使用离子型对比剂比非离子型对比剂导致对比剂肾病发生的危险度大，最好采用非离子型对比剂，选项E错误。

7. DE【解析】CT增强中最常用的对比剂是离子型和非离子型有机碘水。

8. ABCD【解析】Gd-DTPA的不良反应有头痛、头晕、恶心、心前区不适等。

9. BCDE【解析】MRI对比剂与碘对比剂的作用机制和功能完全不同。MRI对比剂可以缩短T_1及T_2弛豫时间，其中以T_1弛豫为主。使对比剂在MRI图像中呈现出不同的信号强度，增强了组织的对比度。某些金属离子如铁（Fe）、钆（Gd）和锰（Mn）具有顺磁性，可以缩短T_1弛豫时间，从而增强MRI图像的对比度。MRI对比剂按生物分布性可分为细胞内和细胞外对比剂两类。细胞内对比剂通常是指用于显影细胞内结构和功能的对比剂，细胞外对比剂通常是指用于显影血管和其他组织的对比剂。钆塞酸二钠是一种常用的MRI对比剂，属于细胞内对比剂。它通过静脉注射后进入细胞内，可提供更好的组织对比度。

第二篇

中枢神经系统

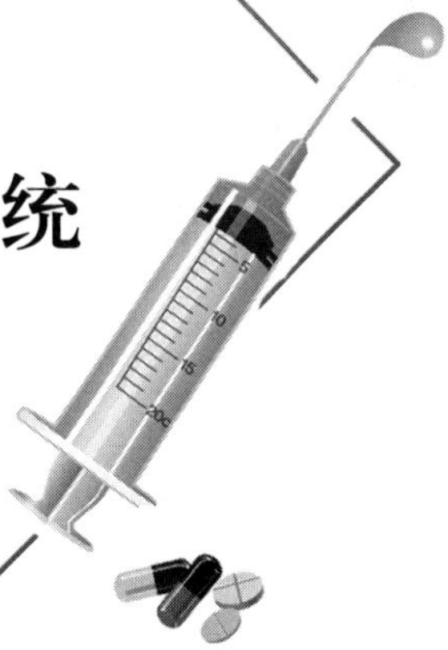

神经系统影像解剖（1）

神经系统影像解剖（2）

第六章 总 论

一 A1 型题

1. 脊柱 CT 的特殊扫描方法是
   A. 椎体扫描
   B. 脊髓造影
   C. 蛛网膜下隙造影
   D. 小脑延髓造影
   E. 脊椎神经根造影
2. 额窦、蝶窦、筛窦的最佳摄影位置分别是
   A. 许氏位、瓦氏位、鼻窦侧位
   B. 鼻窦侧位、梅氏位、瓦氏位
   C. 瓦氏位、鼻窦侧位、梅氏位
   D. 瓦氏位、斯氏位、柯氏位
   E. 柯氏位、鼻窦侧位、瓦氏位
3. 关于脊柱 CT 扫描技术的叙述，正确的是
   A. 患者侧卧于检查床上
   B. 颈椎和腰椎常规扫描正位定位像
   C. 腰椎间盘扫描常规扫描 $L_{1\sim2}$、$L_{2\sim3}$、$L_{3\sim4}$、$L_{4\sim5}$ 4 个椎间盘
   D. 若是以观察椎间盘为主，则扫描基线应平行相应的椎间隙
   E. 若是以观察椎体和椎旁组织为主，则扫描基线应平行于椎间盘
4. 脊柱区横断面解剖不正确的是
   A. 经腰 1 椎体层面
   B. 经第 4~5 腰椎间管上部层面
   C. 经寰枢关节层面
   D. 经第 5 颈椎间管上部层面
   E. 经第 4 胸椎体层面
5. 脊柱 CT 扫描不能用于检查
   A. 椎骨外伤
   B. 脊髓灰质炎
   C. 椎骨良恶性肿瘤
   D. 椎间盘变性或病变
   E. 椎管狭窄及椎管内占位性病变
6. 关于脑干的描述，正确的是
   A. 由延髓、脑桥和中脑三部分组成
   B. 背面与小脑相连，延髓向下连于脊髓
   C. 延髓、脑桥和小脑之间有第四脑室
   D. 脑桥基底沟内有基底动脉
   E. 以上都正确

7. 颈内动脉的分支不包括
   A. 眼动脉　　B. 后交通动脉
   C. 脉络膜前动脉　　D. 大脑前动脉
   E. 大脑后动脉
8. 以下关于脑内动静脉畸形诊断要点，不正确的是
   A. 青年人脑出血　　B. 斑点样钙化
   C. 脑水肿、占位征象明显　　D. 增强扫描可见到增粗、迂曲血管影
   E. 同一部位反复出血
9. DSA 的中文全称为
   A. 数字减影成像　　B. 数字血管成像
   C. 数字减影血管造影　　D. 数字造影血管减影
   E. 数字血管断层成像
10. DSA 是
   A. X 线电视系统与血管造影系统的结合
   B. X 线屏-片系统与血管造影系统的结合
   C. X 线电视系统与计算机数字图像系统的结合
   D. X 线屏-片系统与计算机数字图像系统的结合
   E. 以上描述均不对
11. 以下与颅脑 MRI 技术无关的是
   A. 线圈用头部正交线圈　　B. 检查患者是否有禁忌物品
   C. 相位编码方向：横断位取前后向　　D. 血管性病变常做平扫加血管成像
   E. 脑梗死、颅内出血和脑的先天畸形等一般只需做平扫
12. 以下一般不是颅脑 MRI 检查的适应证的是
   A. 颅脑肿瘤　　B. 脑血管病
   C. 颅脑外伤　　D. 胎儿脑体积测量
   E. 颅内感染与炎症
13. 以下关于颅脑 MRI 检查技术的叙述，正确的是
   A. 线圈用头部正交线圈　　B. 临床疑转移瘤只需做平扫
   C. 脑梗死需做平扫加增强扫描　　D. 血管性病变做平扫不用加血管成像
   E. 颅内出血、脑的先天畸形需做平扫加增强扫描
14. 诊断颅内血管性疾病的金标准是
   A. CT　　B. CTA
   C. MRI　　D. MRA
   E. DSA

15. 关于肿块在 MRI 的信号改变，下列说法错误的是

A. 含水量高者，呈长 T_1长 T_2信号

B. 脂肪类肿块呈长 T_1短 T_2信号

C. 含有顺磁性物质的肿块呈长 T_1短 T_2信号

D. 钙化可呈长 T_1短 T_2信号

E. 骨性肿块可呈长 T_1短 T_2信号

二 X 型题

1. 颈内动脉颅内段包括

A. 岩骨段　　B. 海绵窦段

C. 前膝段　　D. 床突上段

E. 腰椎段

2. 颅内生理性钙化包括

A. 松果体钙化　　B. 脉络膜丛钙化

C. 大脑镰钙化　　D. 床突间韧带钙化

E. 脑肿瘤钙化

3. 以下关于脊柱 CT 平扫技术，叙述正确的是

A. 颈椎扫描，患者头部略垫高，使椎体尽可能与床面平行

B. 胸椎扫描，患者双手抱头

C. 腰椎扫描，用一专用的腿垫，将患者双腿抬高

D. 骶椎扫描，患者侧卧

E. 颈椎和腰椎常规扫描做侧位定位像

4. 眼及眼眶部位的 CT 扫描技术包括

A. 横断位扫描，听眶线与床面垂直

B. 横断位扫描，扫描基线为听眶线或听眦线

C. 冠状位扫描，扫描体位可用颏顶位或顶颏位

D. 冠状位扫描，听眶线与床面垂直

E. 冠状位扫描，扫描范围从眼球前部至海绵窦

5. 对于眼及眼眶部位的疾病，CT 扫描的适应证包括

A. 球内和眶内肿瘤　　B. 炎性假瘤

C. 血管性疾病　　D. 结膜炎

E. 眼外伤

6. 蝶鞍层面解剖结构可显示

A. 后床突　　B. 脑桥

C. 枕大池　　D. 第四脑室
E. 垂体

7. 关于鞍上池横断面解剖部位正确的是
A. 池内前部有“V”形交叉　　B. 位于两个颅中窝之间
C. 五角形的鞍上池左缘邻接大脑脚　　D. 鞍上池可呈“五角形”或“六角形”
E. 鞍上池的第六个角位于后缘中央，为角间池

8. 颅底位可显示
A. 圆孔　　B. 卵圆孔
C. 破裂孔　　D. 蝶腭孔
E. 眶下神经血管孔

9. 在颅脑 MRI 横断图像上，根据以下特点可准确辨别中央沟，描述正确的是
A. 中央沟大部分为一不被中断的沟
B. 中央沟较深，自脑断面外缘约中份处向后内延伸，弯曲走行，在其前方和后方可见中央前沟、中央后沟与之伴行
C. 一般中央前回厚于中央后回，中央前回处皮质厚度约为 4.5mm
D. 中央沟在大脑半球外侧面走行 8~10cm
E. 大脑白质的髓型对辨别中央沟无意义，正常中央沟宽度常超过 5mm

10. 以下关于顶颏位片的描述，正确的是
A. 鼻翼投影于上颌窦内上方　　B. 颅底卵圆孔投影重叠于窦底
C. 岩骨重叠于上颌窦底　　D. 上唇投影于上颌窦底部
E. 以上都不是

11. 顶颏位可用于观察
A. 颧弓　　B. 眶底
C. 上颌窦　　D. 前筛窦
E. 后筛窦

12. 骨性鼻中隔的主要组成结构为
A. 犁骨　　B. 腭骨
C. 筛骨筛板　　D. 筛骨垂直板
E. 上颌骨鼻嵴

13. 下列 X 线平片表现中，与颅内肿瘤有关的是
A. 双鞍底征　　B. 大脑镰钙化
C. 颅内异常钙化　　D. 松果体钙化移位
E. 颅骨局限性骨质增生、破坏

14. 常规 CT 在中枢神经系统的应用包括

A. 颅内肿瘤
B. 颅内感染
C. 颅脑损伤
D. 脑功能的评价
E. 脑卒中的超急性期

15. 属于眼眶构成骨的是
A. 腭骨
B. 泪骨
C. 额骨
D. 颞骨
E. 上颌骨

16. 儿童颅内高压的 X 线表现是
A. 颅缝分离
B. 颅骨变薄
C. 脑回压迹增多
D. 头颅增大
E. 鞍背疏松脱钙

17. 以下对颅脑 MRI 检查技术的叙述，正确的是
A. 层厚 4～8mm，层间距取层厚的 10%～50%
B. 相位编码方向，横断位取前后方向
C. 相位编码方向，冠状位取左右方向
D. 相位编码方向，矢状位取前后方向
E. 线圈用头部正交线圈

18. “脑萎缩”影像包括
A. 健侧脑组织向患侧移位
B. 脑沟增宽，脑回变窄
C. 侧脑室周围低密度水肿带
D. 侧脑室顶部夹角大于 40°
E. 视隐窝变钝、变浅、消失

19. 以下颅内病变，CT 表现多与脑组织密度相仿的是
A. 动脉瘤
B. 脑膜瘤
C. 多发性硬化
D. 脑血肿吸收期
E. 亚急性期硬脑膜下血肿

20. 交通性脑积水的 CT 和 MRI 典型表现包括
A. 皮质萎缩
B. 侧裂池扩大
C. 灰白质界限清楚
D. 脑室系统普遍扩大
E. 脑沟变宽、脑回变薄

21. 与脑水肿同密度 CT 图像的病变是
A. 脑梗死
B. 脑出血
C. 脑脓肿
D. 局限性脑炎
E. 脑白质病变

22. 以下哪些检查能够诊断颅内血管性疾病

A. CT
B. CTA
C. X 线
D. MRA
E. DSA

23. 以下关于 DSA 的说法不正确的是
A. 提高了空间分辨力
B. 难以达到实时显影
C. 图像数字化便于储存和传输
D. 消除了肌肉骨骼等造成的重叠伪影
E. 可进行多种后处理，提供更多诊断信息

参考答案与解析

一、A1 型题

1. B【解析】脊柱 CT 的特殊扫描方法是脊髓造影。

2. E【解析】额窦大多呈扇形透亮区，顶部有许多分隔切迹，最佳摄影位置为柯氏位。筛窦位于两侧眼眶之间的筛骨内，呈蜂窝状气房，最佳摄影位置为瓦氏位。蝶窦的最佳摄影位置为鼻窦侧位。

3. D【解析】CT 扫描时，患者常规仰卧于检查床上。颈、腰椎常规扫描侧位定位像，便于计数椎体。腰椎间盘应包括 $L_{1\sim2}$、$L_{2\sim3}$、$L_{3\sim4}$、$L_{4\sim5}$、$L_5\sim S_1$ 椎间盘。观察椎体和椎旁软组织时，扫描基线应平行于脊柱。

4. E【解析】脊柱区横断面解剖：①经寰枢关节层面。②经第 5 颈椎弓板层面。③经第 5 颈椎间管上部层面。④经第 8 胸椎体层面。⑤经腰 1 椎体层面。⑥经第 4~5 腰椎间管上部层面。⑦经第 4~5 腰椎间盘层面。

5. B【解析】脊柱和脊髓 CT 扫描能显示部分脊髓、蛛网膜下隙、硬脊膜、硬脊膜外腔及椎间盘、小关节和椎体。脊髓病变需用磁共振扫描观察。

6. E【解析】脑干的正中矢状断面自上而下为中脑、脑桥、延髓向下移行于脊髓。中脑水管向后下斜行通第四脑室，下方经延髓的中央管连通脊髓的中央管。背面与小脑相连，延髓向下连于脊髓，脑桥基底沟内有基底动脉。

7. E【解析】颈内动脉在颅内有数个弯曲，总称虹吸段，分五段，分别为岩骨段、海绵窦段、前膝段、床突上段和终段。侧位片上，颈内动脉呈“C”形虹吸弯曲。在前膝段先向前发出眼动脉，继而分出脉络膜前动脉及后交通支，后交通支向后走行，最终分为大脑前、中动脉。

8. C【解析】脑内动静脉畸形一般无占位效应，周围无明显的脑水肿征象，注射对比剂后，表现为明显的斑点状。

9. C【解析】DSA 的中文全称为数字减影血管造影。

10. C【解析】DSA 是 X 线电视系统与计算机数字图像系统的结合。

11. C【解析】颅脑 MRI 技术层厚 4～8mm，层间距取层厚的 10%～50%（同方位的 T_1WI、T_2WI 要保持一致）；相位编码方向：横断位取左右向，矢状位取前后向，冠状位取左右向。

12. D【解析】头颅 CT 及 MRI 均不能测量胎儿脑体积。

13. A【解析】颅内肿瘤、临床疑转移瘤需做平扫加增强扫描，选项 B 错误。血管性病变常做平扫加血管成像，选项 D 错误。脑梗死、颅内出血、脑的先天畸形等一般只需做平扫，选项 C、E 错误。

14. E【解析】DSA 是诊断颅内血管性疾病的金标准。

15. B【解析】脂肪类肿块在 MRI 中通常呈现高信号，即长 T_1 和长 T_2 信号，选项 B 错误。其他选项均正确。一般性肿块含水量高，呈长 T_1 长 T_2 异常信号；顺磁性物质具有短 T_1 和短 T_2 的特点，因此含有顺磁性物质的肿块会呈现出长 T_1 短 T_2 信号。钙化区域在 MRI 中通常显示为低信号，即长 T_1 和短 T_2 信号。骨骼组织通常显示为低信号，即长 T_1 和短 T_2 信号。

二、X 型题

1. ABCD【解析】参见 A1 型题第 7 题解析。

2. ABCD【解析】颅内常见的生理性钙化有大脑镰钙化、床突间韧带钙化、松果体钙化、脉络膜丛钙化，其中最常见的为松果体钙化。

3. ABCE【解析】颈椎扫描时头部略垫高，使椎体尽可能与床面平行，双臂置于身体两侧，双肩尽量向下。脊柱 CT 平扫技术中，腰椎扫描时使用一专用的腿垫，将患者的双腿抬高，以保持腰椎的正常生理曲度和减少软组织伪影。颈椎和腰椎常规扫描侧位定位像，胸椎扫描正位或侧位定位像。骶椎扫描，患者仰卧位，选项 D 错误。

4. ABCE【解析】眼及眼眶的 CT 冠状位扫描，扫描体位可用颏顶位或顶颏位，听眶线与床面平行，选项 D 错误。其余选项均正确。

5. ABCE【解析】眼及眼眶的 CT 检查主要用于眼球突出的病因诊断。对诊断球内和眶内肿瘤、炎性假瘤和血管性疾病有特殊价值，对诊断眼外伤、眶内异物及先天性疾病具有较高临床意义。

6. BCDE【解析】蝶鞍层面解剖结构可见前床突、脑桥、枕大池、第四脑室和垂体。

7. ABDE【解析】鞍上池呈五角形或六角形，选项 D 正确。鞍上池的前方为大脑纵裂、额叶直回、视束。侧方为颞叶海马，后方为脑桥或中脑。鞍上池有 6 条边，前面是两侧额叶后缘，外侧边为颞叶钩回，后两条边为大脑脚，选项 C 错误。鞍上池位于颅中窝的中央，即垂体窝和垂体鞍之间，选项 B 正确。前角连于纵裂池，两外侧角连于外侧裂池，两后外侧角延续于环池，第六个角位于后缘中间，是角间池。边缘为大脑动脉环，池内前部常可见“V”型视交叉，选项 A、E 正确。

8. BC【解析】颅底 X 线解剖：①整个颅底影呈类圆形，最前凸出部分为鼻部及上牙槽，稍后为颏部及额面部结构的重叠影像，其两旁为颧骨弓。②鼻中隔与筛骨垂直板相续并位于中线前部，两旁结构对称。③中部的透亮影为蝶窦及鼻后孔，其后为蝶骨体部。④蝶窦的透亮影明显，窦壁清晰，蝶窦的两侧壁旁紧邻磨牙呈“人”字形的致密影为翼突内、外板。⑤翼突板的后方有卵圆孔，后外方较小呈圆形者为棘孔。⑥颞骨岩部呈“八”字形致密影，位于枕骨大孔的前外方，左右对称呈轴位影像。⑦岩骨前缘颈内动脉管外口呈圆形透亮影，岩尖部不规则透亮影为破裂孔，由岩尖部、蝶骨与枕骨共同围成。

9. ABCD【解析】大脑白质的髓型有助于辨认中央沟，正常中央沟宽度不超过 5mm，选项 E 错误。其余选项均正确。

10. ABCD【解析】顶颏位片上，鼻翼投影于上颌窦内上方，易被误认为窦内息肉或肿块；颅底卵圆孔投影重叠于窦底，易被误认为窦底骨质破坏；岩骨重叠于上颌窦底，易被误认为窦底骨质增生性病变；上唇投影于上颌窦底部，易被误认为囊性病变。

11. ABCD【解析】顶颏位即瓦氏位，主要用于观察上颌窦、前筛窦、眶底和颧弓等前面部结构。

12. AD【解析】鼻中隔主要由筛骨垂直板和犁骨构成。

13. ACDE【解析】颅内肿瘤可引起颅骨局限性骨质增生、破坏，可有颅内异常钙化，引起松果体钙化移位，还可出现双鞍底征。

14. ABC【解析】常规 CT 在中枢神经系统的应用包括颅内肿瘤（A）、颅内感染（B）和颅脑损伤（C），都属于常见的临床应用。常规 CT 可以对脑进行检查，但无法对脑功能进行评价。脑功能的评价一般需要其他类型的检查方法，如功能性磁共振成像（fMRI）。脑卒中的超急性期（E），通常需要进行脑血管造影等特殊检查来评估。

15. ABCE【解析】眼眶由 7 块骨组成：上颌骨、腭骨、蝶骨、筛骨、泪骨、额骨和颧骨。

16. ABCD【解析】颅内高压症：儿童主要表现为头颅增大、囟门增宽、颅缝分离、脑回压迹增多、颅骨变薄等；成人主要表现为鞍底、鞍背骨质模糊或消失，颅骨变薄等。

17. ACDE【解析】参见 A1 型题第 11 题解析。

18. ABD【解析】脑萎缩范围可表现为局限性或弥漫性，脑皮质萎缩和变薄常表现为脑沟、裂增宽、增深，脑池扩大，脑回变窄，选项 B 正确；脑髓质萎缩表现为脑室扩大，侧脑室顶部夹角大于 40°，选项 D 正确。健侧脑组织向患侧移位也可为脑萎缩的表现，表示脑组织的变小和损失，选项 A 正确。

19. ACDE【解析】颅内病灶密度参照脑组织密度（CT 值），分为高密度、等密度、低密度及钙化，正常脑灰质密度的 CT 值为 30 ~ 40HU，脑白质为 25 ~ 32HU，高于此值为高密度，与此值相同为等密度，低于此值为低密度。以下病变均可出现与脑组织密度相同，不易辨认，应注意观察：颅内动脉瘤无钙化与破裂；亚急性期硬脑膜下血肿；脑血肿吸收期；多发性硬化平扫时、慢性期及急性期经激素治疗后等。脑膜瘤平扫时多数均呈高密度，少数为等密度，偶见低密度，瘤内可出现低密度坏死区、高密度钙化区，选项 B 错误。

20. CDE【解析】交通性脑积水的 CT 和 MRI 典型表现为脑室系统普遍扩大，由于脑脊液的潴留导致脑室扩大。交通性脑积水另一较为特征性的表现为灰白质界限清楚，表示脑组织没有受到损害。由于脑室扩大导致周围的脑组织被压缩而出现脑沟变宽、脑回变薄的改变。选项 A 中提到皮质萎缩与交通性脑积水无关，选项 B 中侧裂池扩大是指颅内的侧裂池增大，但在交通性脑积水中并非典型表现。

21. ACDE【解析】脑水肿 CT 扫描表现为低密度信号。脑出血可见异常高密度影，选项 B 错误。其余选项均正确。

22. ABDE【解析】CT、CTA、MRI、MRA、DSA 等均可诊断颅内血管性疾病。

23. AB【解析】DSA 空间分辨力低，可以达到实时显影。

第七章　颅脑肿瘤

一　A1 型题

1. 以下关于室管膜瘤的描述，正确的是
   A. 瘤周水肿明显　　B. 可以种植转移
   C. 主要发生在第三脑室　　D. 主要发生在两侧脑室
   E. 不可能发生在脑室外
2. 以下关于脊髓室管膜瘤的诊断要点，不正确的是
   A. CT 平扫呈低密度影　　B. 脊髓不规则增粗
   C. 蛛网膜下隙增宽　　D. 增强扫描可轻度强化
   E. MRI 扫描 T_1WI 呈低信号，T_2WI 呈高信号
3. 室管膜瘤好发于
   A. 脑室壁　　B. 小脑蚓部
   C. 脑桥小脑角　　D. 颅底斜坡区
   E. 大脑半球的皮质下脑白质内
4. 肿瘤内常有钙化的神经胶质瘤是
   A. 室管膜瘤　　B. 星形细胞瘤
   C. 髓母细胞瘤　　D. 少突胶质细胞瘤
   E. 多形性胶质母细胞瘤
5. 少突胶质细胞瘤的 CT 表现包括
   A. 多呈类圆形，边界清楚　　B. 可为低密度，多数有强化
   C. 病灶内可见不规则钙化　　D. 瘤周可有轻度水肿
   E. 以上都是
6. 关于髓母细胞瘤，正确的是
   A. 增强扫描多呈环状强化
   B. 很少伴有出血、囊变、钙化
   C. 第四脑室、第三脑室及双侧侧脑室常扩大
   D. 起源于小脑蚓部，常从前向后突入、压迫或阻塞第四脑室，引起梗阻性脑积水
   E. 表现为后颅窝囊实性肿块，典型呈大囊小结节，结节明显强化，并可见粗大血管与病

灶相连

7. 关于听神经瘤的 MRI 表现，叙述不正确的是

A. MRI 是检查桥小脑池病变的最佳方法

B. 听神经瘤在 T_1WI 上呈低信号或等信号

C. 注射 GD-DTPA 后听神经瘤可显著增强

D. 听神经瘤的钙化、陈旧出血均可导致低信号

E. 有囊变或坏死时，肿瘤信号均匀

8. 不发生脑膜瘤的部位是

A. 大脑镰旁　　B. 大脑凸面

C. 矢状窦旁　　D. 侧脑室外侧白质区

E. 桥小脑角区

9. 以下属于脑膜瘤的典型 CT 表现的是

A. 钙化、囊变坏死　　B. 骨质破坏

C. 明显瘤周水肿　　D. 等密度，明显均匀强化

E. 占位效应明显

10. 脑膜瘤来源于

A. 硬脑膜外层　　B. 硬脑膜内层

C. 蛛网膜　　D. 硬脑膜

E. 软脑膜

11. 关于脑膜瘤的描述，错误的是

A. 起源于脑膜细胞，最好发于脑表面富有蛛网膜颗粒的部位

B. 大部分位于幕上，以大脑凸面和矢状窦旁多见

C. 质地坚硬，包膜完整

D. 由颈外动脉分支供血，血供丰富，颈内动脉不供血

E. 与局部颅骨或硬脑膜呈广基底紧密相连

12. 男性生殖细胞瘤最常见的部位是

A. 鞍上区　　B. 鞍旁区

C. 脑室区　　D. 松果体区

E. 桥小脑角区

13. 生殖细胞瘤可发生在颅内不同部位，分型包括

A. 多发病灶型　　B. 松果体型

C. 单发病灶型　　D. 鞍区型

E. 以上都是

14. 鞍区肿瘤、垂体瘤患者应首选的摄影位置是

A. 轴位　　B. 切线位
C. 头颅侧位　　D. 头颅汤氏位
E. 头颅后前位

15. 鞍区 CT 扫描可以诊断的疾病不包括
A. 垂体肿瘤　　B. 垂体催乳素微腺瘤
C. 颅咽管瘤　　D. 脑膜瘤
E. 垂体萎缩

16. 鞍区 CT 扫描技术不包括
A. 横断位扫描一般需增强扫描
B. 冠状位扫描最常用
C. 冠状位扫描，先摄取头颅侧位定位像，扫描层面尽可能与鞍背平行或与鞍底垂直
D. 垂体微腺瘤放大动态扫描无意义
E. 层厚和层间距视蝶鞍大小选择 2~3mm，扫描范围包括整个鞍区

17. 关于弥漫性星形细胞瘤的 MRI 表现，不正确的是
A. 长 T_1 长 T_2 信号
B. MRP PS 低，局部脑血容量（rCBV）低
C. MRS 胆碱（Cho）升高，氮-乙酰天冬氨酸（NAA）正常或降低
D. 长 T_1 短 T_2 信号
E. DWI 呈等或稍高信号，ADC 高信号

18. 鞍区 CT 扫描后处理技术不包括
A. 根据不同的部位和病变灵活选用窗宽和窗位
B. 若病变和周围组织密度接近时，可适当调窄窗宽
C. 若伪影较多或需观察局部组织的丰富层次，可调低窗位，并适当调宽窗宽
D. 若伪影较多或需观察局部组织的丰富层次，可调高窗位，并适当缩小窗宽
E. 鞍区 CT 图像常用软组织窗和骨窗

19. 关于垂体腺瘤的描述不正确的是
A. 大腺瘤可突出到鞍上池　　B. 大腺瘤不会导致脑积水
C. 腺瘤可以呈哑铃状　　D. 腺瘤可以侵犯海绵窦
E. 肿瘤直径小于 1.0cm 者称为垂体微腺瘤

20. 关于颅咽管瘤 CT 表现，错误的是
A. 圆形或椭圆形低密度影　　B. 斑块样或蛋壳样钙化
C. 可造成脑积水　　D. 常见瘤周水肿
E. 位于脑外

21. 颅咽管瘤的钙化呈

A. 块状　　B. 蛋壳样
C. 散在钙化　　D. 毛线团样
E. 爆米花样

22. 关于脑转移瘤，错误的是
A. 多位于深部脑白质
B. 少数位于丘脑与小脑
C. 表现多样，CT 平扫可为等密度、略低密度或略高密度
D. 70%~80%为多发，单发较大，常有囊变，水肿明显
E. 以肺癌脑转移多见

二 A2 型题

1. 患儿，男，10 岁。头晕来院，影像学检查如图。该患儿最有可能的诊断是
A. 转移瘤　　B. 颅咽管瘤
C. 髓母细胞瘤　　D. 血管网状细胞瘤
E. 毛细胞型星形细胞瘤

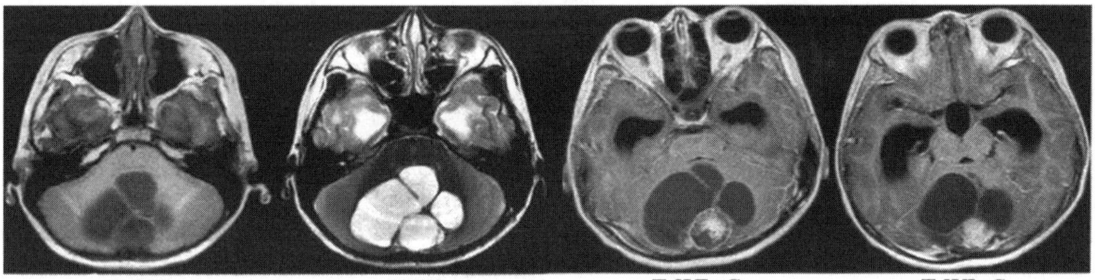

T_1WI　　T_2WI　　T_1WI+C　　T_1WI+C

2. 患者，男性，67 岁。头痛 2 周。CT 示左额叶不均匀混杂密度肿块，周围大片水肿。关于影像学分析以下不正确的是
A. 内见条索样钙化，应考虑少突胶质细胞瘤
B. 边界模糊不清，增强后瘤体不均匀强化应考虑星形细胞瘤
C. 内无条索样钙化，可除外少突胶质细胞瘤
D. 周围出现环样强化，病灶中心密度高，向四周渐低，应考虑有出血的可能
E. 边界模糊不清，增强后瘤体不均匀强化应考虑转移瘤

3. 患者，女性，58 岁。右侧肢体无力 3 个月。CT 示左顶叶手掌样低密度病灶，3cm×4cm。关于影像学分析，以下不正确的是
A. 脑室受压变窄右移，无强化，2 周后复查无明显变化，可除外星形细胞瘤
B. 实质内出现不规则强化，应考虑星形细胞瘤及转移瘤

C. 脑室受压变窄右移，2周后复查病灶缩小应考虑感染

D. 脑室受压变窄，无强化，临床有高热，应考虑感染

E. 内出现结节样强化，应考虑星形细胞瘤转移瘤和肉芽肿样病变

4. 患者，男性，62岁。右侧肢体肌力弱，CT示左额顶叶有一2.5cm×4.0cm混杂密度区，花环样强化，中线右移位。最大可能为

A. 脑结核球

B. 恶性脑膜瘤

C. 恶性淋巴瘤

D. 胶质母细胞瘤

E. 少突胶质细胞瘤

5. 患者，男性，73岁。头痛3个月余，并左侧肢体肌力减低，逐渐加重。CT示右额顶叶有一3.5cm×4.0cm混杂密度，中线右移，增强扫描示不规则花环样强化。其最大可能的诊断是

A. 脑膜瘤

B. 转移瘤

C. 星形细胞瘤

D. 少突胶质细胞瘤

E. 胶质母细胞瘤

6. 患者，男性，15岁。头痛、呕吐半个月。CT示第四脑室扩大，内有菜花样混杂密度，不均匀强化。最可能的诊断为

A. 脑膜瘤

B. 室管膜瘤

C. 髓母细胞瘤

D. 星形细胞瘤

E. 脉络丛乳头状瘤

7. 患者，男性，58岁。头痛，CT示左额叶有一4.0cm×2.5cm低密度病变，内有斑片样钙化，轻度不均匀强化，灶周轻度水肿，中线右偏。最大的可能是

A. 脑膜瘤

B. 转移瘤

C. 恶性淋巴瘤

D. 胶质母细胞瘤

E. 少突胶质细胞瘤

8. 患儿，男，12岁。MRI示第四脑室内一边界清楚的分叶状肿物，呈T_1WI稍低信号，T_2WI稍高信号，增强扫描病灶明显均匀强化，病灶周围可见清晰的脑脊液间隙影。该患者首先考虑的诊断是

A. 脑膜瘤

B. 室管膜瘤

C. 髓母细胞瘤

D. 星形细胞瘤

E. 脉络膜丛乳头状瘤

9. 患儿，男，8岁。头痛、呕吐、步态不稳。MRI示小脑蚓部、大小约3cm×4cm肿块影，T_1WI呈等低信号，T_2WI呈等高信号，DWI呈高信号，增强扫描呈明显均匀强化。诊断为

A. 血管母细胞瘤

B. 表皮样囊肿

C. 脑脓肿

D. 髓母细胞瘤

E. 脑发育不全

10. 患者，男性，35 岁。头痛 3 年。CT 示小脑蚓部有一 3.0cm×3.5cm 高密度影，明显增强。第四脑室受压变窄、前移，第三脑室及双侧侧脑室扩大，最可能的诊断为

A. 脑膜瘤
B. 髓母细胞瘤
C. 脉络丛乳头状瘤
D. 血管网状细胞瘤
E. 结核

11. 患者，女性，37 岁。因右侧耳鸣、听力下降半年入院。MRI 检查发现右侧桥小脑角区一类椭圆形异常信号，与右侧内耳道相连，病灶在 T_1WI 呈等低信号，T_2WI 呈稍高信号，内部可见小类圆形长 T_1长 T_2信号，边界清楚，增强扫描病灶明显不均匀强化。该患者最可能的诊断是

A. 听神经瘤
B. 三叉神经鞘瘤
C. 脑膜瘤
D. 表皮样囊肿
E. 听神经瘤

12. 患者，女性，45 岁，右侧听力下降半年。CT 示右侧脑桥小脑角区略低密度病灶，脑干轻度受压。以下说法不正确的是

A. 病灶邻近脑池的改变对鉴别诊断具有重要价值
B. 病灶邻近脑池的改变对听神经瘤与脑膜瘤的鉴别有意义
C. 内耳道有无扩大对听神经瘤与脑膜瘤的鉴别有意义
D. 表皮样囊肿也经常好发于此区域
E. 有无囊变对听神经瘤与脑膜瘤的鉴别有重要意义

13. 患者，女性，52 岁。右眼突，CT 示视神经肿瘤，内有钙化，视神经孔扩大，骨质增生，增强明显。诊断为

A. 脑膜瘤
B. 横纹肌瘤
C. 胶质瘤
D. 转移瘤
E. 炎性假瘤

14. 患者，男性，46 岁。头痛 5 年。CT 示左外侧裂旁等密度病灶。关于影像学分析，不正确的是

A. 病灶以宽基底附着于颅骨内板，明显强化，应考虑脑膜瘤
B. 现病灶无灶周水肿，明显均匀强化，可肯定脑膜瘤的诊断
C. 现病灶明显均匀强化，邻近脑沟增宽，应考虑脑外肿瘤
D. 现病灶邻近脑沟增宽，MRI 检查有助于鉴别诊断
E. 现病灶明显强化，灶周水肿明显，脑沟及外侧裂闭塞，应考虑胶质瘤

15. 患者，男性，53 岁。CT 示左侧小脑半球囊实性肿瘤，呈大囊小结节状，增强扫描囊性成分无强化，小结节明显强化，病灶外见一粗大血管深入病灶内。诊断为

A. 脑内结核
B. 脑脓肿
C. 胶质瘤
D. 血管母细胞瘤
E. 室管膜瘤

16. 患儿，男，10 岁。CT 示松果体区肿瘤，肿瘤和侧脑室室管膜增强。诊断为
A. 松果体瘤
B. 生殖细胞瘤
C. 畸胎瘤
D. 星形细胞瘤
E. 室管膜瘤

17. 患儿，女，7 岁。视力下降 2 个月，CT 检查如图，最可能的诊断为

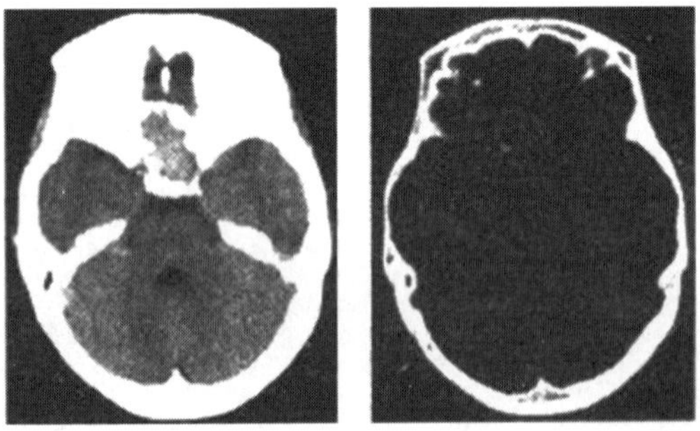

A. 胶质瘤
B. 脑膜瘤
C. 脊索瘤
D. 垂体瘤
E. 颅咽管瘤

18. 患者，女性，30 岁。闭经泌乳半年，CT 冠状扫描示垂体左侧可疑低密度灶，直径约 8.0mm。关于影像学分析，下列正确的是
A. 必须行矢状位增强扫描
B. 延迟扫描显示病灶最清楚
C. 动态增强扫描早期垂体显示最佳，病灶最易显示
D. 垂体柄向患侧移位
E. 出现鞍底骨质改变，不管是否与低密度灶有关均应诊断为垂体微腺瘤

三 A3/A4 型题

（1~2 题共用题干）

患者，男性，21 岁。头痛 15 天伴复视 10 天，头颅 CT 及 MRI 显示如图。

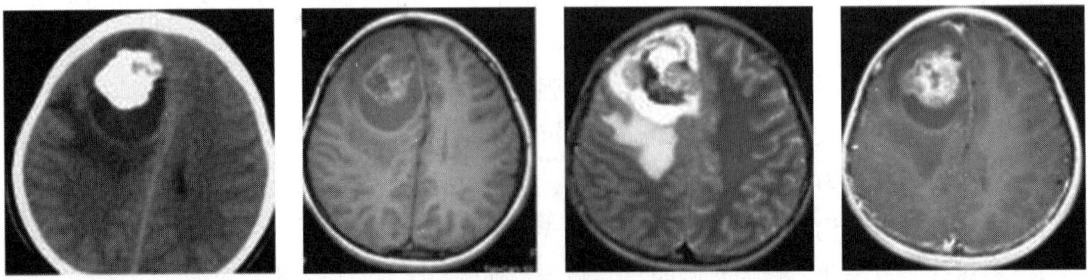

1. 可能的诊断是
A. 星形细胞瘤
B. 少突胶质细胞瘤

C. 神经节细胞瘤　　D. 胚胎发育不良性神经上皮肿瘤

E. 多形性黄色瘤型星形细胞瘤

2. 关于少突胶质细胞瘤，描述错误的是

A. WHO Ⅱ级、Ⅲ级（20%~50%）　　B. 实性浸润性皮质肿块

C. 50%混有其他类型肿瘤　　D. 额叶钙化肿块

E. 30%病变可见结节状、簇状钙化

（3~4 题共用题干）

患者，男性，22 岁。反复癫痫发作。头颅 CT 及 MRI 显示如图。

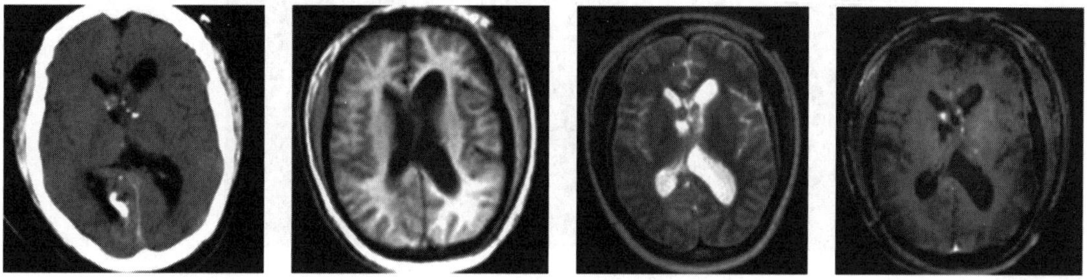

3. 病变的诊断为

A. 转移瘤　　B. 室管膜瘤

C. 结节性硬化症　　D. 脉络丛乳头状瘤

E. 结节性硬化症，室管膜下巨细胞型星形细胞瘤

4. 室管膜下巨细胞型星形细胞瘤发生在

A. 脊髓栓系综合征　　B. 神经纤维瘤

C. 胶质瘤　　D. 结节性硬化症

E. 神经元移行异常

（5~6 题共用题干）

患儿，女，12 岁。头痛、恶心、呕吐 1 周，平扫 CT 检查如图。

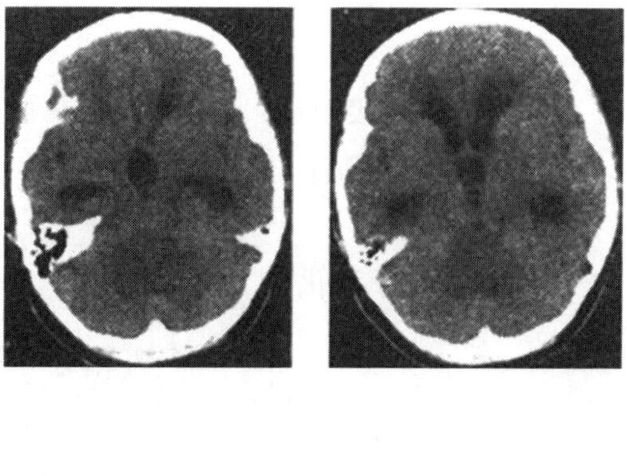

5. 最可能的诊断为

A. 胶质瘤

B. 脑膜瘤

C. 室管膜瘤

D. 髓母细胞瘤

E. 胶质母细胞瘤

6. 本病好发部位为

A. 前颅窝
B. 中颅窝
C. 后颅窝
D. 脑白质
E. 脑皮质

（7~8 题共用题干）

患者，男性，32 岁。右侧耳鸣，头晕，影像学检查如图。

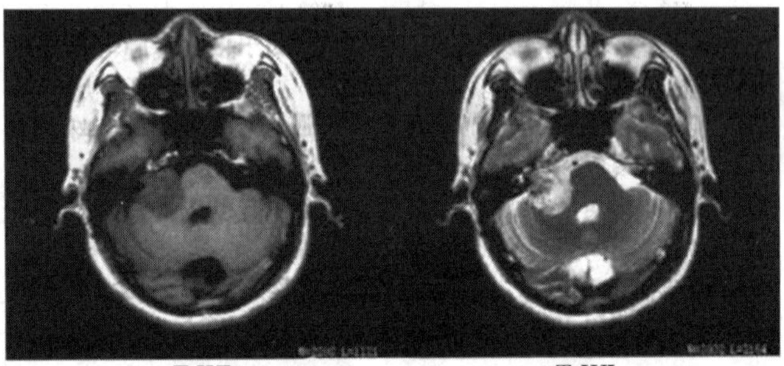

T_1WI　　T_2WI

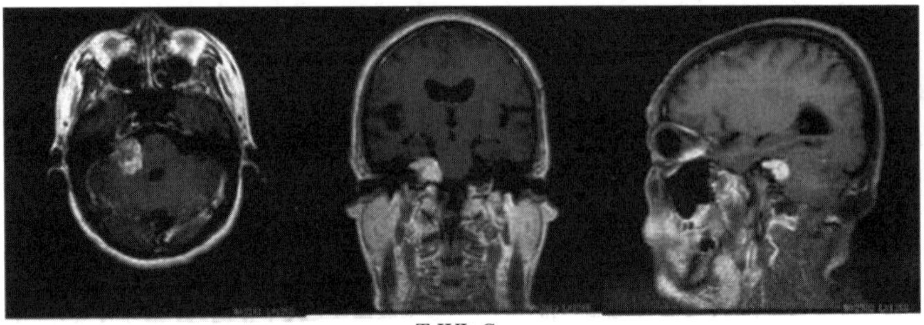

T_1WI+C

7. 该患者最有可能的诊断是

A. 表皮样囊肿
B. 脑膜瘤
C. 三叉神经鞘瘤
D. 蛛网膜囊肿
E. 听神经瘤
F. 转移瘤

8. 该病的特征性表现是

A. 跨中、后颅窝生长
B. 内耳道增宽
C. 钻孔样生长
D. 硬膜尾征
E. 增强扫描不强化
F. 以上都不是

（9~11 题共用题干）

患者，女性，42 岁。左侧听力下降半年，临床治疗效果不显著。MRI 增强检查如图。

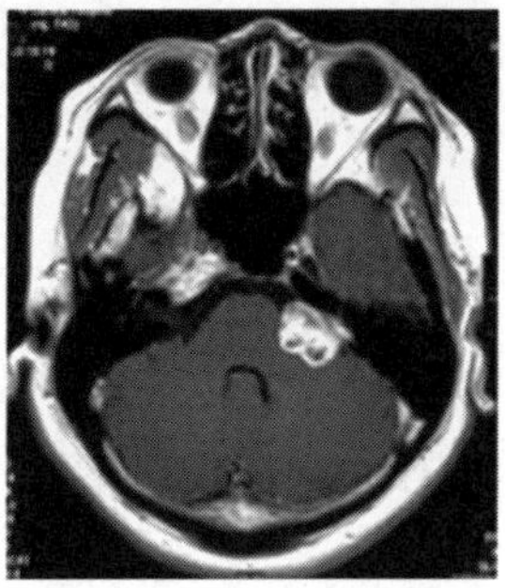

9. 可能的诊断是
   A. 听神经瘤
   B. 脑膜瘤
   C. 表皮样囊肿
   D. 蛛网膜囊肿
   E. 星形细胞瘤
10. 以下关于听神经瘤的叙述，不正确的是
   A. 高分辨率 CT（HRCT）为诊断听神经瘤的金标准
   B. 占据 CPA 池，形成冰激凌形状
   C. ≤1.5cm 或更小的病变可完全位于 IAC 内，且呈管状
   D. 当儿童或青年出现双侧听神经瘤时，应高度怀疑神经纤维瘤病
   E. 当肿瘤位于 IAC 时，面神经瘤与听神经瘤的鉴别困难
11. 最有助于鉴别听神经瘤与三叉神经瘤的征象是
   A. 瘤体与颅板呈锐角　　B. 病变明显强化
   C. 合并出血、坏死　　D. 岩骨尖骨质破坏
   E. 中、后颅凹骑跨生长

（12~14 题共用题干）

患者，女性，37 岁。头痛、头晕、耳鸣 2 年，一侧肢体活动不利近 1 年。CT 平扫示右侧中后颅窝卵圆形略高密度灶，边缘锐利，右侧岩骨尖，骨质变薄；MRI 示 T_1WI 呈等信号，T_2WI 呈高信号；CT 及 MRI 增强扫描呈均一强化。

12. 该患者最有可能的诊断是
   A. 听神经瘤　　B. 胶质瘤
   C. 脑膜瘤　　D. 三叉神经瘤
   E. 脑脓肿
13. 本病例最为可靠的 MRI 影像特征是
   A. 牛眼征　　B. 胡椒盐征
   C. 靶征　　D. 硬膜尾征
   E. 灯泡征
14. 最需与本病例进行鉴别的疾病是
   A. 三叉神经瘤　　B. 胶质瘤

C. 听神经瘤　　D. 脑淋巴瘤

E. 脑脓肿

（15~20 题共用题干）

患者，女性，57 岁。头痛半月余，既往体健。腰椎穿刺检查提示脑脊液压力增高。CT 及 CT 灌注表现如图。

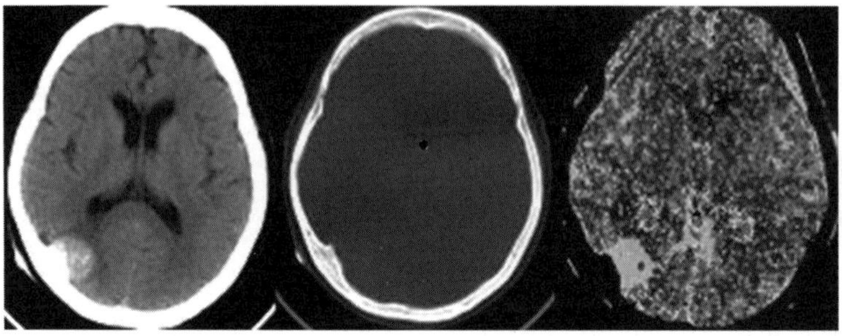

15. 以下叙述不正确的是

A. 右侧枕部软组织肿块，边界清晰，邻近脑沟增宽

B. 邻近骨质结构肥厚

C. 病变内部可见钙化

D. CT 灌注表面渗透图显示 PS 明显升高，提示新生血管内皮细胞不完整

E. CT 灌注表面渗透图显示 PS 明显升高，提示病变无血-脑脊液屏障

16. 根据 CT 的表现，临床拟诊为

A. 脑血肿　　B. 骨瘤

C. 胶质瘤　　D. 脑膜瘤

E. 转移瘤

17. 关于该肿瘤的叙述，正确的是

A. 恶性多见　　B. 病变常与颅骨关系不大

C. 好发于中年男性　　D. 以颈外动脉供血为主

E. 不发生于脑室内

18. 病变好发部位不包括

A. 桥小脑角区　　B. 大脑镰

C. 矢状窦旁　　D. 蝶骨嵴

E. 灰白质交界区

19. 有关该病瘤周水肿的机制，不正确的是

A. 矢状窦阻塞　　B. 水肿大小与肿瘤大小无关
C. 脑皮质肿瘤细胞浸润　　D. 肿瘤血供
E. 分泌或排泄颗粒

20. 关于该病的影像学表现，不正确的是
A. 肿瘤内可出现钙化或脂肪组织
B. MRP：CBV 轻度升高
C. 恶性肿瘤与颅内肿瘤鉴别困难，MRS 可提示诊断
D. MRS：Ala 升高
E. MRV 显示静脉窦受累

（21~22 题共用题干）

垂体微腺瘤放大动态扫描能清楚地观察微腺瘤及其与周围组织结构的关系。在增强扫描的早期阶段，在增强的垂体组织内微腺瘤呈局限性低密度影，边界多数清楚；在晚期阶段，微腺瘤可呈等密度或高密度病灶。总之，动态扫描可观察微腺瘤血供的全过程，有利于对微腺瘤的诊断。

21. 关于垂体微腺瘤的 CT 放大动态扫描的特点，以下叙述错误的是
A. 垂体微腺瘤放大动态扫描能清楚地观察微腺瘤及其与周围组织结构的关系
B. 在增强扫描的早期阶段，在增强的垂体组织内微腺瘤呈局限性低密度影，边界多数清楚
C. 在晚期阶段，微腺瘤皆为高密度病灶
D. 在晚期阶段，微腺瘤可呈等密度或高密度病灶
E. 动态扫描可观察微腺瘤血供的全过程

22. 关于颅脑增强扫描的叙述，错误的是
A. 颅脑增强扫描分为平扫后增强扫描和直接增强扫描两种方法
B. 平扫后增强扫描是在平扫基础上加做的增强扫描
C. 直接增强扫描是注入对比剂后的逐层连续扫描
D. 增强后的扫描时间依据病变的部位而定
E. 脑血管畸形、动脉瘤等，可在注射对比剂 50ml 时开始扫描

（23~25 题共用题干）

患者，女性，17 岁。右眼视力减退、头痛 3 年。头颅 CT 示鞍上池内囊实性占位，周围壁可见粗大颗粒状钙化；MRI 示鞍上池内囊实性占位，囊内 T_1WI 及 T_2WI 均呈高信号，视交叉及垂体受压。

23. 患者最可能诊断为

A. 颅咽管瘤
B. 脑膜瘤
C. 垂体瘤
D. 动脉瘤
E. 星形细胞瘤

24. 该患者囊内 CT 呈低密度，MRI 见囊内 T_1WI 及 T_2WI 均呈高信号原因可能为
A. 囊内主要含有水
B. 囊内含有胆固醇
C. 囊内为急性出血
D. 肿瘤坏死囊变
E. 囊内血流丰富

25. 对于鞍上池描述正确的是
A. 亦称交叉池
B. 脚间池的一部分
C. 由交叉池和脚间池构成
D. 形态仅为五角星形
E. 其内无血管走行

四 B 型题

（1~2 题共用备选答案）
A. 蛋壳样钙化
B. 索条状钙化
C. 块状钙化
D. 散在点状钙化
E. 爆米花样钙化

1. 室管膜瘤常见钙化为
2. 少突胶质细胞瘤的典型 CT 表现为

（3~4 题共用备选答案）
A. 室管膜瘤
B. 神经鞘瘤
C. 脊索瘤
D. 转移瘤
E. 淋巴瘤

3. 脊髓呈梭形膨大，蛛网膜下隙对称性狭窄，当肿瘤较大时可造成蛛网膜下隙完全阻塞，显示肿瘤以上蛛网膜下隙呈大杯口征
4. 脊髓受压移位，患侧蛛网膜下隙增宽

（5~6 题共用备选答案）
A. 听神经瘤
B. 三叉神经瘤
C. 室管膜瘤
D. 脑囊虫病
E. 脑膜瘤

5. CT 示左矢状窦旁高密度结节、均质，宽基底附着于窦壁，无瘤周水肿，明显强化
6. 患者癫痫发作，CT 扫描脑实质内多发囊性病灶，无灶周水肿，同时可见多发钙化灶，查

体发现皮下多发结节

（7~10 题共用备选答案）

A. 颅内脊索瘤　B. 颅咽管瘤
C. 胶质瘤　D. 生殖细胞瘤
E. 室管膜瘤

7. 松果体区常见的肿瘤是
8. 鞍区常见的肿瘤是
9. 好发于第四脑室的肿瘤是
10. 好发于斜坡蝶鞍部的肿瘤是

五 X 型题

1. 以下关于脑膜瘤的叙述，不正确的是
A. 肿瘤可发生于颅内任何部位，大多数居脑内
B. 其好发部位与蛛网膜颗粒的分布部位一致
C. 肿瘤有包膜，多为结节状或颗粒状
D. 肿瘤生长快，血供不丰富
E. 肿瘤除恶变者外，一般不浸润至脑实质

2. 以下颅内肿瘤容易合并出血的是
A. 转移瘤　B. 脑膜瘤
C. 髓母细胞瘤　D. 成血管细胞瘤
E. 多形性胶质母细胞瘤

3. 拉特克（Rathke）囊肿常位于
A. 鞍内　B. 鞍上
C. 鞍旁　D. 鞍下
E. 四叠体池

4. 部分脑内肿瘤可沿脑脊液播散，较常见的有
A. 垂体瘤　B. 生殖细胞瘤
C. 成髓细胞瘤　D. 毛细胞型星形细胞瘤
E. 多形性胶质母细胞瘤

5. 以下脑肿瘤，易钙化的是
A. 脑膜瘤　B. 颅咽管瘤
C. 松果体瘤　D. 少突胶质细胞瘤
E. 髓母细胞瘤

6. 脑肿瘤包括

A. 烟雾病
B. 颅咽管瘤
C. 垂体腺瘤
D. 松果体瘤
E. 神经胶质瘤

7. 关于毛细胞型星形细胞瘤的叙述，正确的是

A. 多见于儿童及青少年，男女发病均等
B. 好发部位为视交叉、下丘脑
C. 好发部位为小脑半球、小脑蚓部、第四脑室、脑桥、四叠体区
D. 常伴有囊变，且一般囊变部分大大超过瘤体本身，将瘤体推向一侧形成壁结节
E. 一般囊性部分不强化或呈环形强化

8. 胶质瘤术后放疗后复发与放射性坏死的鉴别技术是

A. MRS
B. PWI
C. DWI
D. Gd-MRI
E. FLAIR

9. 少突胶质细胞瘤需与以下哪些病变相鉴别

A. 脑膜瘤
B. 星形细胞瘤
C. 神经节细胞瘤
D. 多形性黄色瘤型星形细胞瘤
E. 胚胎发育不良性神经上皮肿瘤

10. 关于少突胶质细胞瘤的影像学表现，正确的是

A. 弯曲条带状钙化
B. 常有囊变区
C. 瘤内可有出血
D. 钙化的发生率为50%
E. WHO分级常为Ⅱ级

11. 以下关于颅内肿瘤，属于神经上皮肿瘤的是

A. 脑膜瘤
B. 室管膜瘤
C. 星形细胞瘤
D. 髓母细胞瘤
E. 少突胶质细胞瘤

12. 松果体瘤含有多种细胞成分，可含有主质细胞以及胶质细胞和胚胎残余细胞，这些细胞可发生

A. 松果体细胞瘤
B. 胶质细胞瘤
C. 生殖细胞瘤
D. 畸胎瘤
E. 髓母细胞瘤

13. 弥漫性星形细胞瘤的鉴别诊断包括

A. 脑炎
B. 癫痫持续状态脑病
C. 单纯疱疹病毒性脑炎
D. 缺血

E. 间变性星型细胞瘤

14. 髓母细胞瘤的 CT 表现是

A. 肿瘤明显强化　　B. 造成梗阻性脑积水

C. 可以见到瘤周水肿　　D. 脂肪密度

E. 发生于小脑蚓部

15. 好发于桥小脑角区的肿瘤有

A. 表皮样囊肿　　B. 听神经瘤

C. 三叉神经瘤　　D. 脑膜瘤

E. 蛛网膜囊肿

16. 桥小脑角区听神经瘤与脑膜瘤的鉴别诊断中，正确的表述有

A. 脑膜瘤是桥小脑角区最常见的肿瘤

B. 内耳道增宽是诊断听神经瘤的可靠征象

C. 脑膜瘤表现为宽基底与脑膜相连，内耳道正常

D. 脑膜瘤基底部岩椎的骨质可增生

E. 神经瘤很少囊变

17. 听神经瘤与脑膜瘤的鉴别要点包括

A. 听神经瘤呈圆形有一狭窄蒂部由内耳道伸出

B. 脑膜瘤的特征性表现是 T_1WI 呈等信号，T_2WI 呈低信号

C. 多数听神经瘤 T_1WI 呈低信号，T_2WI 呈高信号

D. 脑膜瘤基底较宽，其中心不在内耳道

E. 听神经瘤和脑膜瘤的鉴别依赖于平扫

18. 关于听神经瘤的叙述，不正确的是

A. 内耳道口扩大　　B. 脑外肿瘤

C. 常有强化　　D. 与脑实质分界不清

E. 一般不影响第四脑室

19. 胶质母细胞瘤与脓肿的鉴别诊断包括

A. T_2WI 上脓肿壁呈等信号　　B. DWI 上高信号

C. T_1WI 上脓肿壁呈等信号　　D. MRS 显示氨基酸及丁二酸

E. 环形、薄壁、均匀强化

20. Manelfe 将脑膜瘤的血液供应分为

A. 单纯颈外动脉供血

B. 颈内外动脉联合供血，以颈外动脉为主

C. 颈内外动脉联合供血，以颈内动脉为主

D. 单纯颈内静脉供血

E. 椎动脉供血

21. 少突胶质细胞瘤的影像学病理表现有

A. 可伴有毛细血管增生
B. 50%混有其他类型肿瘤
C. 实性浸润性皮质肿块
D. 钙化常见
E. 灰色-粉色软组织肿块，无包膜

22. 颅内生殖细胞瘤可发生于

A. 鞍区
B. 后颅窝
C. 桥小脑角
D. 脑室脉络丛
E. 松果体区

23. 关于颅咽管瘤，正确的是

A. 常见于鞍上
B. 囊变者约为 80%
C. 好发年龄仅为 5~10 岁
D. 好发年龄 5~10 岁和 40~60 岁
E. 常见钙化

24. 垂体微腺瘤在 CT 扫描时的间接征象包括

A. 垂体高度增加
B. 垂体内有出血
C. 垂体柄偏移
D. 颈内动脉被包绕
E. 鞍底局限性下陷或局部骨质吸收

25. 髓母细胞瘤的诊断要点

A. 术前强化评价有无蛛网膜下隙播散
B. 可沿脑脊液（CSF）种植
C. 可引起瘤内出血
D. 明显强化
E. 起源于第四脑室顶壁的高密度圆形肿块

26. 下列鞍区肿瘤平扫可见实性密度影的有

A. 垂体腺瘤
B. 颅咽管瘤
C. 动脉瘤
D. 脑膜瘤
E. 表皮样囊肿

27. 下列鞍区肿瘤平扫为低密度的有

A. 垂体瘤
B. 颅咽管瘤
C. 动脉瘤
D. 脑膜瘤
E. 表皮样囊肿

28. 在平片上，蝶鞍增大和/或破坏见于

A. 垂体瘤
B. 蝶鞍或后组筛窦囊肿或肿瘤
C. 视交叉胶质瘤
D. 颅咽管瘤
E. 以上都不是

29. 关于垂体腺瘤 X 线平片检查，正确的是

A. 垂体腺瘤是鞍内型肿瘤，引起蝶鞍扩大是其特点
B. 垂体腺瘤向单侧性生长较大时，可致一侧鞍底下陷呈双重鞍底
C. 蝶鞍没有扩大不能考虑垂体腺瘤
D. 不同类型的垂体腺瘤引起的蝶鞍扩大，形态上往往相同
E. 鞍旁型肿瘤可出现明显双重鞍底，应与垂体腺瘤鉴别

30. 关于脑转移瘤，下列说法正确的是
A. 肿瘤在 T_1WI 呈低信号，T_2WI 呈高信号
B. 瘤周水肿明显，占位效应明显
C. 肿瘤明显强化
D. 转移部位以幕上多见
E. 肿瘤很少坏死、囊变和出血

六 案例分析题

（1~3 题共用题干）

患者，男性，18 岁。头痛 2 年，加重 1 个月。MRI 显示如图。

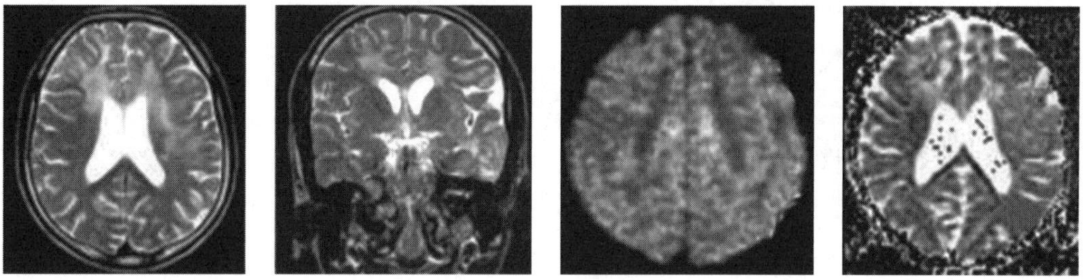

1. 该病的影像学表现，正确的是
A. T_2WI 显示多个脑叶的弥漫性高信号
B. DWI 上呈等信号，ADC 上呈高信号
C. 占位效应明显
D. 无边界
E. 病变浸润脑实质但不破坏相应脑结构

2. 可能的诊断是
A. 大脑胶质瘤病
B. 脑转移瘤
C. 病毒性脑炎
D. 急性脑梗死
E. 多发性硬化

3. 以下有关该病的描述，正确的是

A. T_2WI 上为高信号，占位效应明显
B. 弥漫性肿瘤浸润，相应脑结构正常
C. 与白质病变分界清晰
D. 放化疗疗效好
E. 广泛的磁共振表现及肿瘤浸润与组织学一致

（4~8 题共用题干）

患者，男性，35 岁。癫痫发作数次。MRI 显示如图。

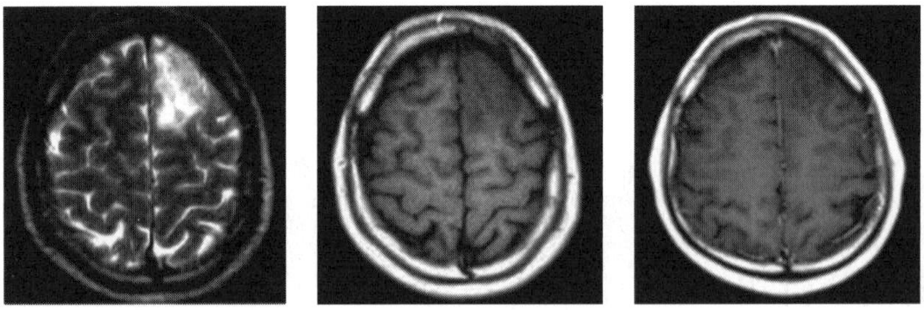

4. 以下关于 MRI 表现的描述，不正确的是
   A. 左侧额叶肿块，边界清晰
   B. 左侧额叶肿块，边界不清
   C. 病变邻近脑沟消失，同时累及灰白质
   D. 病变无明显强化
   E. 病变累及灰质，皮质下白质正常
   F. 病变呈楔形
5. 可能的诊断是
   A. 脑炎
   B. 脑水肿
   C. 转移瘤
   D. 星形细胞瘤
   E. 急性脑梗死
   F. 静脉窦闭塞
6. DWI 显示如图，可以排除的是

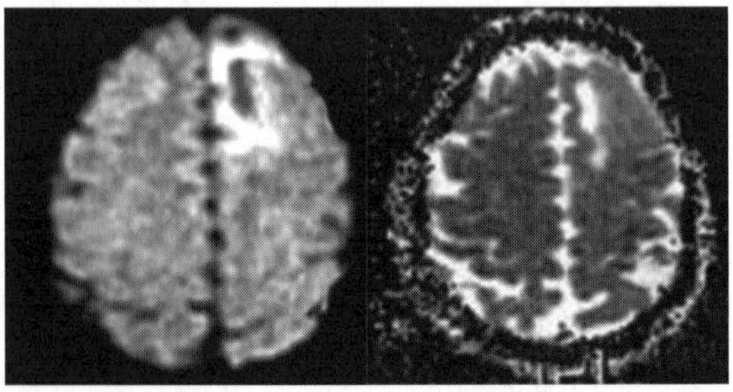

   A. 脑炎
   B. 转移瘤
   C. 脑水肿
   D. 星形细胞瘤
   E. 急性脑梗死
   F. 静脉窦闭塞

7. MRS 显示如图，关于病变区与对侧正常脑实质 MRS，描述正确的是

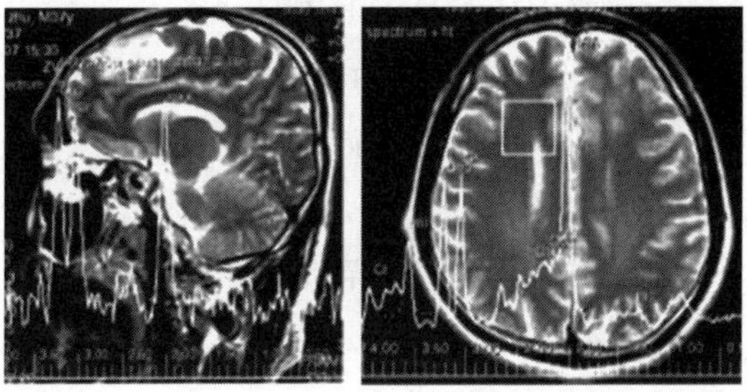

A. 病变区 NAA 正常
B. 病变区 NAA 减低
C. 病变区 Cho 升高
D. 病变区 Cr 升高
E. 病变区 Cho 减低
F. 病变区 Cho 未见异常

8. 有关 MRS 在评价胶质瘤中的价值，正确的是
A. Cho 升高的程度与肿瘤的恶性程度有关
B. Cho 升高的程度与肿瘤的恶性程度无关
C. 胶质瘤周围水肿的 Cho 值可见升高
D. 胶质瘤周围水肿的 Cho 值未见异常
E. 胶质瘤内部可见 lac 峰
F. 胶质瘤 NAA 升高

（9~14 题共用题干）

患儿，男，2 岁。正常足月分娩，自 1 岁后头逐渐增大，颅内压升高，PE：双下肢肌张力增强。

9. 进一步的检查是
A. CT
B. MRI
C. IVP
D. US
E. ECT

10. 患者行 CT 检查，如图所示，结合病史，考虑诊断为

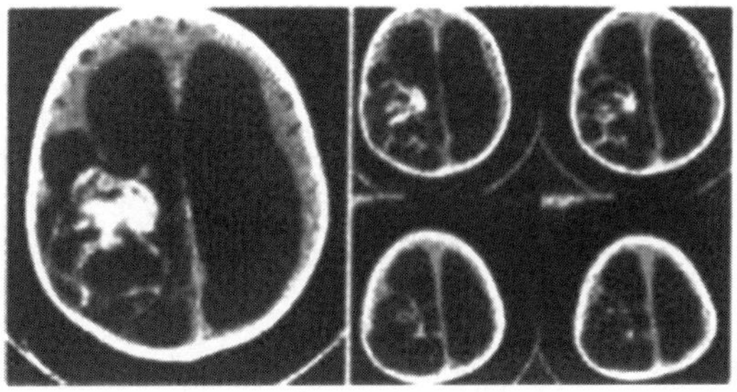

A. 脉络丛乳头状瘤
B. 脉络丛乳头状癌
C. 黄色肉芽肿
D. 血管畸形
E. 室管膜瘤

11. 诊断依据是
A. 发生于侧脑室内囊性肿块
B. 囊性肿块
C. 内有结节和分隔
D. 有交通性脑积水表现
E. 病变区有钙化

12. 引起颅内压升高的原因是
A. 由于肿瘤所致脑脊液生成过剩
B. 自1岁后头逐渐增大
C. 肿瘤阻塞造成脑脊液循环障碍
D. 合并脑出血
E. 脑梗死

13. 应与本病鉴别的疾病是
A. 脑室内脑膜瘤
B. 室管膜瘤
C. 黄色肉芽肿
D. 胶质瘤
E. 血管畸形

14. 与本病有关的因素是
A. 肿瘤起源于脉络丛上皮细胞
B. 成人好发于第四脑室
C. 儿童好发于侧脑室和第三脑室
D. 瘤内偶见钙化或骨化
E. 恶变常见

（15～22题共用题干）

患者，女性，52岁。右侧耳鸣1年，听力下降3个月。

15. 临床拟诊为
A. CPA区脑膜瘤
B. CPA区听神经瘤
C. 三叉神经瘤
D. CPA区皮样囊肿
E. CPA区表皮样囊肿
F. CPA区蛛网膜囊肿
G. 中耳乳突炎

16. 若进一步明确诊断，还需做的影像学检查是
A. CT
B. MRI平扫
C. MRI增强
D. 头颅平片
E. 纯音测听
F. B超
G. HRCT

17. CT显示内耳道增宽，如图，最可能的诊断为

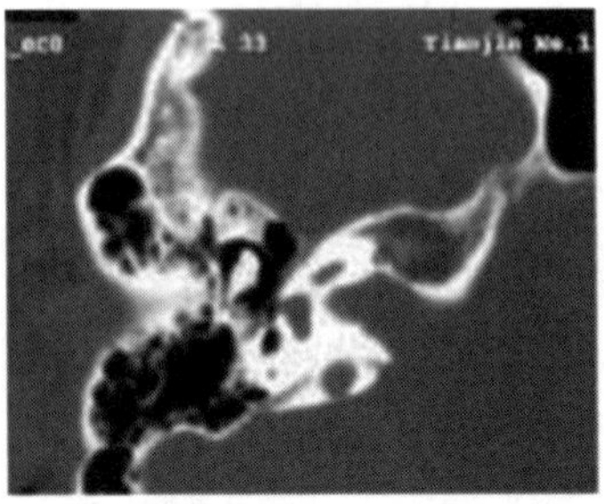

A. CPA区脑膜瘤
B. CPA区听神经瘤
C. 三叉神经瘤
D. CPA区皮样囊肿
E. CPA区表皮样囊肿
F. CPA区蛛网膜囊肿
G. 面神经瘤

18. 进一步磁共振检查结果如图，病例诊断为

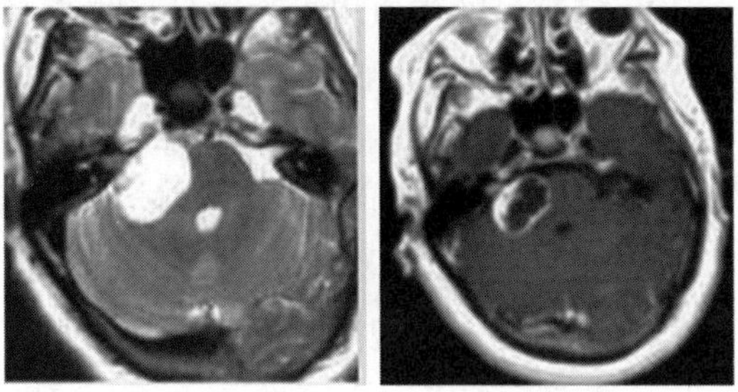

A. CPA 区脑膜瘤
B. CPA 区听神经瘤
C. 三叉神经瘤
D. CPA 区皮样囊肿
E. CPA 区表皮样囊肿
F. CPA 区蛛网膜囊肿
G. 面神经瘤

19. 若患者发生双侧听神经瘤，应考虑的诊断为
A. 结节硬化
B. 斯德奇-韦伯（Sturge-Weber）综合征
C. 亚历山大（Alexander）病
D. 神经纤维瘤病Ⅰ型
E. 神经纤维瘤病Ⅱ型
F. 脑视网膜血管瘤病（Von-hippel-Lindau 综合征）

20. 常见于神经纤维瘤病Ⅰ型的是
A. 咖啡牛奶斑
B. 视神经胶质瘤
C. 视神经脑膜瘤
D. 双侧听神经瘤
E. 空眶征
F. 外周神经纤维瘤
G. 中枢神经多发脑膜瘤

21. 关于该肿瘤的叙述，正确的是
A. 多起源于前庭神经
B. 多起源于蜗神经
C. 早期即有内耳道的扩大
D. 增强检查可明显强化
E. 肿瘤较大时可囊变
F. 是单侧感觉神经性耳聋最常见的病因
G. 评价有无面神经迷路段受累，以区分面神经鞘瘤

22. 若疑为小听神经瘤，首选的影像学检查方法是
A. X 线平片
B. 常规 CT
C. HRCT
D. 常规 MRI
E. MRI 薄层 T_1WI 扫描
F. 高分辨薄层 T_2WI
G. 薄层 T_1WI 强化

（23~26 题共用题干）

患者，女性，68 岁。头痛、恶心 2 周，加重 2 天。头颅 CT 显示如图。

23. 关于该病的描述，正确的是

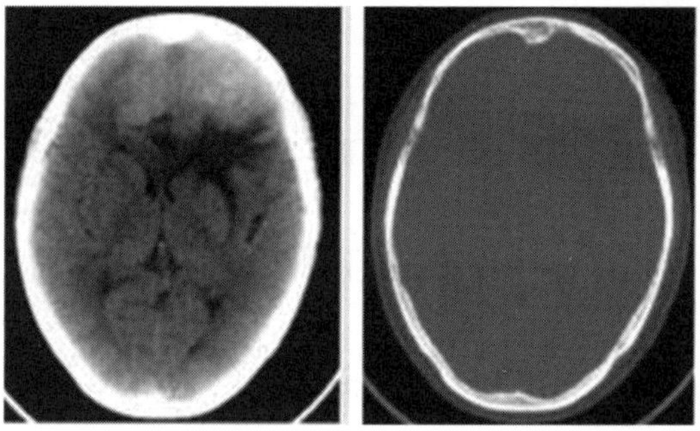

A. 病变与脑实质边界不清，跨越大脑镰提示病变位于轴内
B. 病变密度较高，提示内部伴发出血
C. 病变邻近颅骨可见骨质肥厚，支持病变位于轴外
D. 病变形态不规则，周围水肿明显，支持病变位于轴外
E. 为进一步明确诊断，需增强检查
F. CT 平扫可以评价病变与硬脑膜的关系

24. 头颅 CT 增强及 CT 灌注成像（脑血流量及表面渗透值明显升高）显示如图，可能的诊断是
A. 脑膜瘤
B. 胶质母细胞瘤
C. 少突胶质细胞瘤
D. 节细胞胶质瘤
E. 毛细胞型星形细胞瘤
F. 室管膜瘤

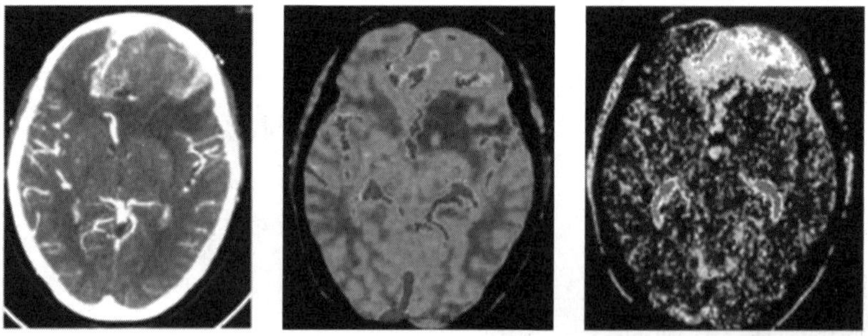

25. 进一步 MRI 检查显示如图，可能的诊断为

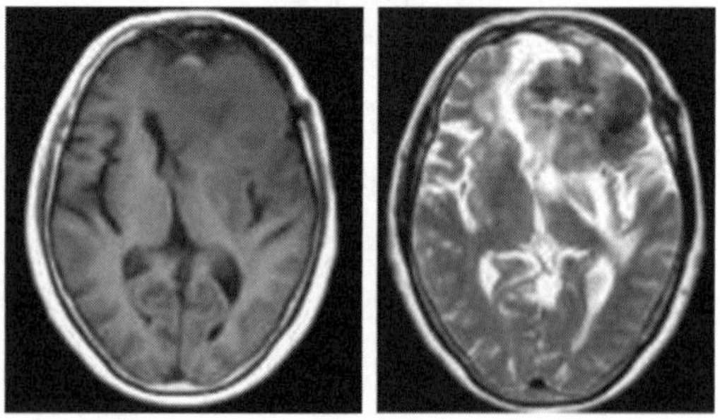

A. 脑膜瘤
B. 成胶质细胞瘤
C. 少突胶质细胞瘤
D. 节细胞胶质瘤
E. 毛细胞型星形细胞瘤
F. 室管膜瘤

26. CT、MRI 支持病变位于颅外的征象是
A. 病变周围水肿明显
B. 病变占位效应明显
C. 病变呈等 T_1 等 T_2 信号影
D. 病变邻近的蛛网膜下隙增宽

E. 病变边界清晰，形态不规则，呈分叶状

F. 大脑镰可见明显强化，CBV 及 PS 明显升高

（27~29 题共用题干）

患者，女性，51 岁。因头晕半年来院检查，影像检查如图。

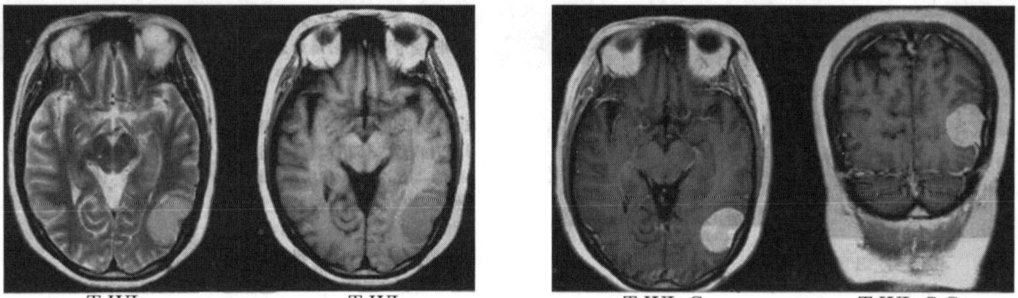

T_2WI　　T_1WI　　T_1WI+C　　T_1WI+C Cor

27. 该患者最有可能的诊断是

A. 星形细胞瘤　　B. 少突胶质细胞瘤

C. 室管膜瘤　　D. 脑膜瘤

E. 转移瘤　　F. 脑囊虫病

28. 该病例的特征性影像学表现是

A. 硬膜尾征　　B. 钙化

C. 均匀强化　　D. 发病部位

E. 周围水肿明显　　F. 以上都不是

29. 关于该病例的影像学描述，正确的是

A. 病灶位于左侧颞枕部

B. 呈 T_1WI 稍低信号，T_2 WI 稍高信号，增强扫描明显强化

C. 病灶周围可见环形脑脊液信号影

D. 病灶宽基底与脑膜相连

E. 病灶为脑内肿瘤

F. 以上都不是

（30~32 题共用题干）

患者，男性，45 岁。因头晕、走路不稳入院，影像学检查如图。

30. 该患者最有可能的诊断是

A. 血管母细胞瘤　　B. 髓母细胞瘤

C. 脉络膜丛乳头状瘤　　D. 转移瘤

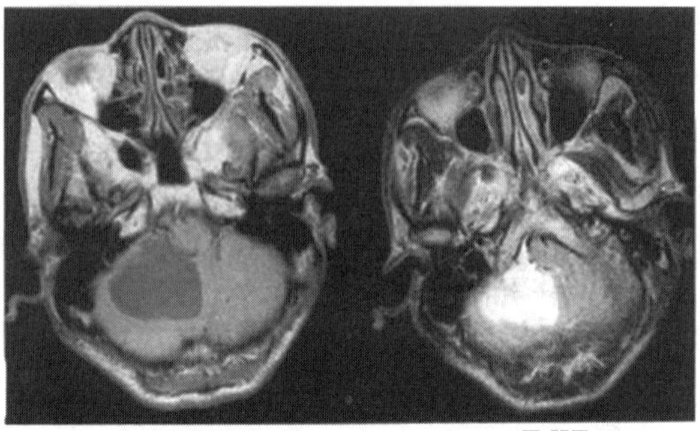

T_1WI　　T_2WI

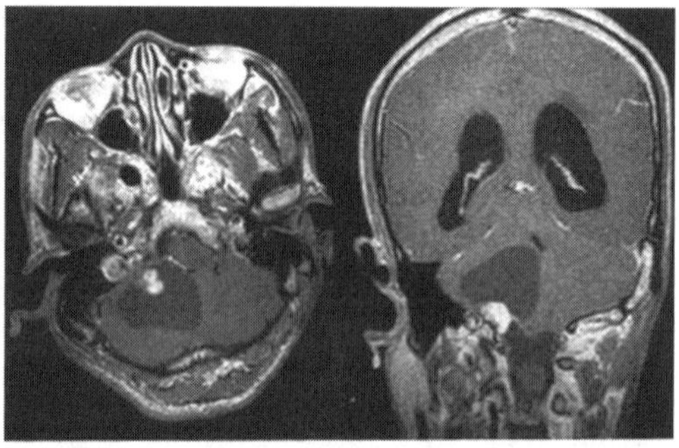

T_1WI+C

E. 毛细胞型星形细胞瘤

F. 少突胶质细胞瘤

31. 对该病最具有诊断价值的是

A. 小病灶，大水肿

B. 颅内高压

C. 发病年龄

D. 大囊小结节，“印戒征”

E. 钙化

F. 以上都不是

32. 关于本病的特点，以下正确的是

A. 绝大多数发生于颅后窝

B. 老年男性多见

C. 可呈实性，平扫呈结节状或分叶状略高密度，边界清楚，增强扫描明显均匀强化

D. 需要与发生在后颅凹的星形细胞瘤鉴别

E. 可有流空血管影

F. 以上都不是

（33～38 题共用题干）

患者，女性，27 岁。闭经 1 年，双眼视力下降 3 个月。

33. 为明确诊断，需要做的检查是

A. 血催乳素水平

B. MRI 增强

C. CT 增强

D. MRI 平扫

E. CT 平扫

F. 头颅平片

G. 腹部 B 超

34. 实验室检查催乳素显著升高，MRI 表现如图，临床拟诊为

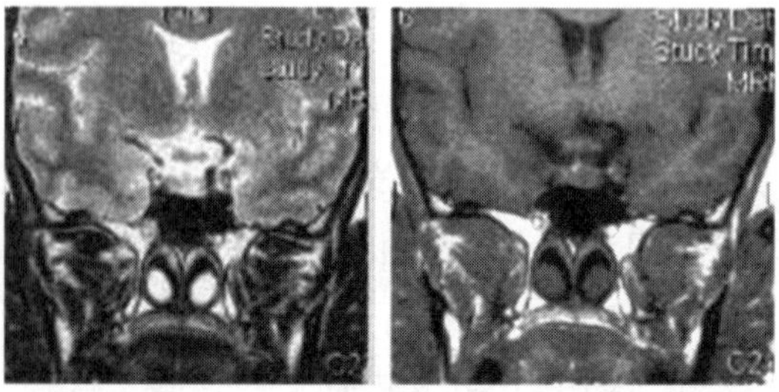

A. 脑膜瘤

B. 颅咽管瘤

C. 拉特克（Rathke）囊肿

D. 动脉瘤

E. 垂体微腺瘤

F. 生殖细胞瘤

G. 蛛网膜囊肿

35. 关于微腺瘤的叙述，正确的是

A. 是颅内仅次于胶质瘤和脑膜瘤的第三位常见肿瘤

B. 瘤体直径<10mm 者为垂体微腺瘤

C. 垂体腺癌占垂体腺瘤的比例<1%

D. 垂体柄移位和局部鞍底下陷是诊断垂体微腺瘤的依据

E. 垂体腺瘤强化程度高于正常垂体

F. 病变常推压海绵窦

G. 病变为良性，但影像学表现可为侵袭性

36. 头颅侧位片，正常蝶鞍形态为

A. 圆形　　B. 卵圆形

C. 桥形　　D. 双鞍底形

E. 生理扁平形　　F. 幼稚形

37. 最适于垂体微腺瘤诊断的影像学检查方法是

A. 增强 MRI　　B. 平扫 MRI

C. 增强 CT　　D. 动态增强 MRI

E. 动态增强 CT　　F. 侧位蝶鞍点片

38. 对于侵袭性垂体腺瘤，叙述不正确的是

A. 手术时肉眼发现肿瘤侵犯了硬脑膜

B. 发生率为 30%~35%

C. 细胞多形性和细胞核的多形性与肿瘤的侵袭性无关

D. 压迫或包绕颈内动脉可视为对海绵窦的侵犯

E. 很少出现瘤卒中

F. 病变可侵犯颅底骨质结构，常需与脊索瘤、鼻咽癌鉴别

（39~41 题共用题干）

患者，男性，17 岁。因头痛、多尿来院检查，影像学检查如图。

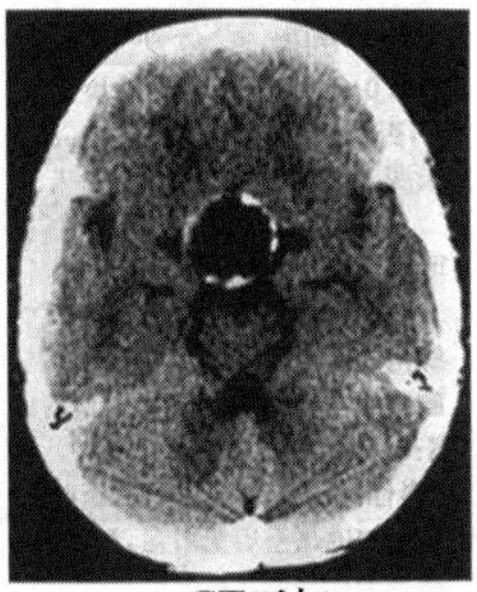
CT平扫

39. 该患者最有可能的诊断是

A. 垂体瘤

B. 下丘脑胶质瘤

C. 颅咽管瘤

D. 生殖细胞瘤

E. 脑膜瘤

F. 室管膜瘤

40. 对本病最具有诊断价值的是

A. 环形强化

B. 蛋壳样钙化

C. 硬膜尾征

D. 内分泌紊乱

E. 性早熟

F. 少囊变

41. 关于本病的特点，正确的是

A. 好发于儿童及青少年

B. 肿瘤边界锐利，有纤维包膜

C. 大多数为单或多房囊性，只有少数为实性或囊实混合性

D. 实质部分和囊壁皆可钙化

E. 主要临床表现是梗阻性脑积水导致的颅内压升高和内分泌改变（如侏儒、尿崩、肥胖）

F. 以上都不是

（42～44 题共用题干）

患者，男性，48 岁。因视物模糊来院，影像学检查如图。

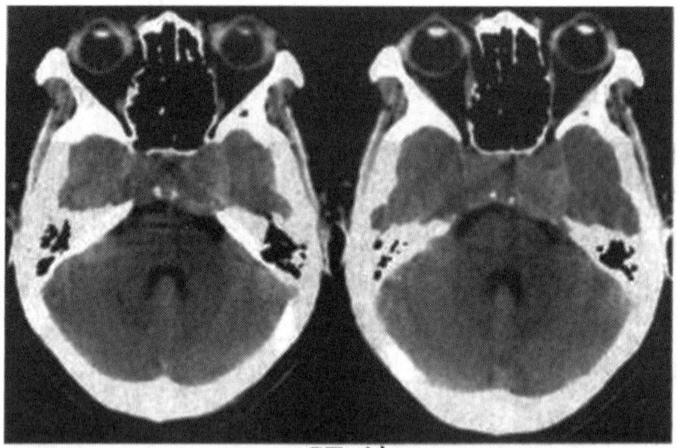

CT平扫

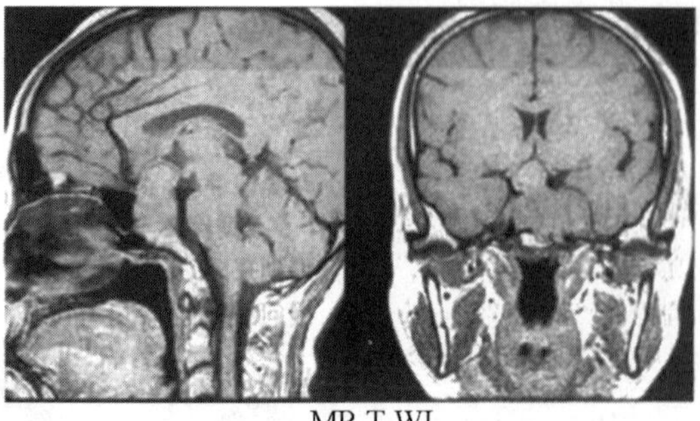

MR T_1WI

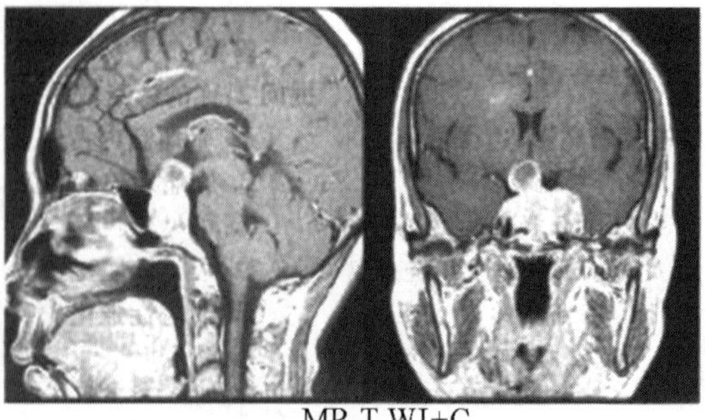

MR T_1WI+C

42. 该患者最有可能的诊断是

A. 颅咽管瘤
B. 下丘脑胶质瘤
C. 海绵状血管瘤
D. 垂体腺瘤
E. 脑膜瘤
F. 室管膜瘤

43. 该患者的诊断依据是

A. 垂体窝内占位，信号异常
B. 肿瘤压迫视交叉，侵犯双侧海绵窦
C. 可见束腰征
D. 可见硬膜尾征
E. 渐进性强化
F. 囊变

44. 关于该病，正确的是

A. 肿瘤自鞍内生长突入鞍上池，使鞍上池变形
B. CT 冠状位扫描较横断面更容易显示鞍底的改变
C. 较大的肿瘤可钙化，典型的钙化表现为蛋壳样钙化
D. 肿瘤通常向侧方生长推移、破坏或包绕海绵窦
E. 病变多为长 T_1 长 T_2 信号伴有出血时 T_1WI 可见高信号

（45~51 题共用题干）

患者，男性，57 岁。眩晕发作半年，肢体麻木、语言不能 5 小时。CT 显示如图。

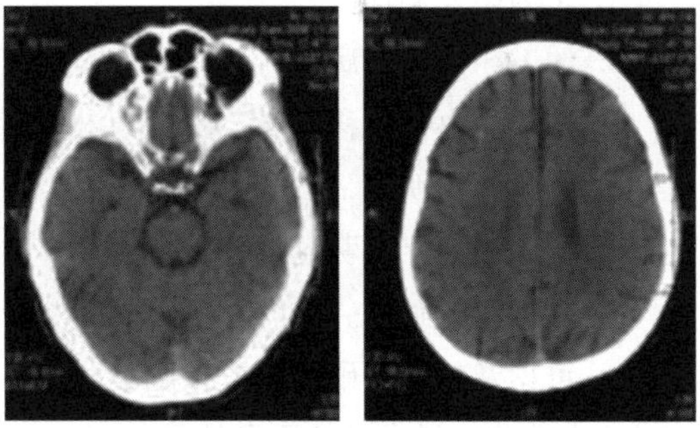

45. 可能的临床拟诊为

A. 多形性胶质母细胞瘤
B. 转移瘤
C. 淋巴瘤
D. 脑脓肿
E. 脑胶质瘤病
F. 正常
G. 多发出血灶
H. 多发钙化灶

46. 为进一步确诊，需进一步检查

A. MRI 平扫及增强
B. MRI 平扫
C. CT 平扫
D. 询问病史
E. 胸部 CT
F. 脑脊液检查

47. 头颅 MRI 增强及胸部 CT 检查如图，最后诊断为

A. 多形性胶质母细胞瘤
B. 肺癌脑转移瘤
C. 淋巴瘤
D. 脑脓肿
E. 脑胶质瘤病
F. 正常

G. 多发出血灶　　　　H. 多发钙化灶

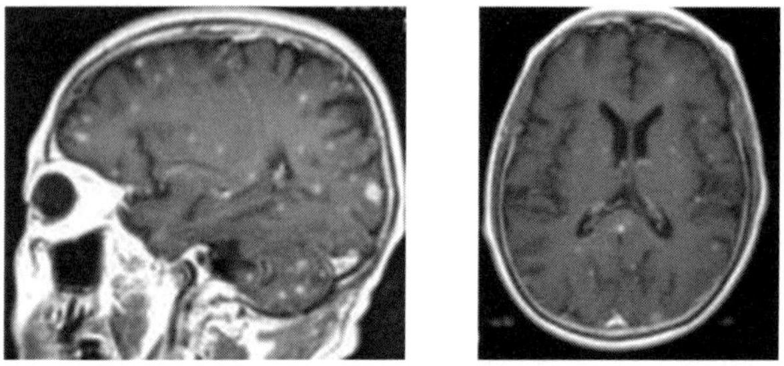

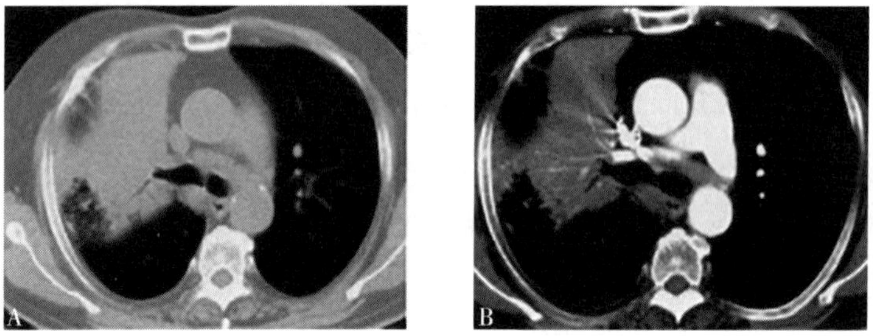

48. 关于脑转移瘤，正确的表述是
    A. 常为多发病灶
    B. 约 1/3 为单发病灶
    C. 主要为血行转移而来，少数为淋巴转移
    D. 强化常不明显
    E. 绝大多数伴有明显水肿
    F. 可伴发出血
    G. 可累及软骨，硬脑膜或柔脑膜
49. 颅内转移瘤最常见的原发灶是
    A. 胃肠道肿瘤　　　　B. 乳腺癌
    C. 肺癌　　　　D. 黑色素瘤
    E. 肾癌　　　　F. 卵巢癌
50. 经血行转移的脑转移瘤的常见部位是
    A. 灰质　　　　B. 灰白质交界区
    C. 白质　　　　D. 脑室旁
    E. 白质深部　　　　F. 脑膜
51. 发生脑膜转移时，正确的是
    A. 可转移至硬脑膜

B. 可转移至柔脑膜

C. 硬脑膜转移在 CT/MRI 增强检查中表现为硬脑膜弥漫性增厚、强化，并可见结节

D. 柔脑膜转移在 CT/MRI 增强检查中表现为沿脑沟、脑池的异常强化

E. 正常硬脑膜不出现强化

F. 正常柔脑膜无强化

（52~56 题共用题干）

患者，女性，53 岁。右侧肢体无力 3 天，头颅 CT 显示如图。

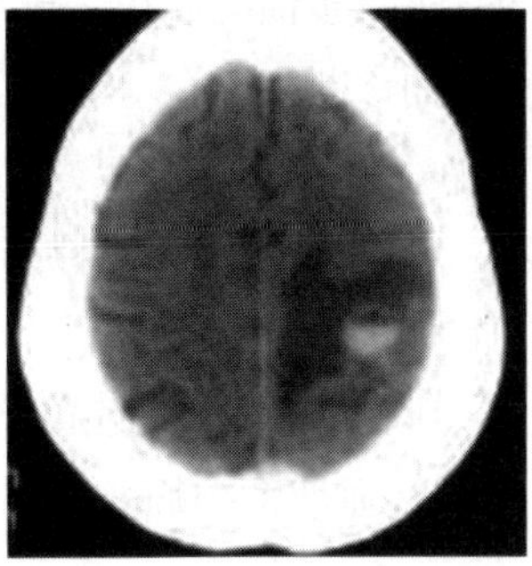

52. 根据 CT 表现，可能的诊断为

A. 急性脑血肿

B. 转移瘤伴出血

C. 胶质瘤伴出血

D. 少突胶质细胞瘤合并钙化

E. 血液系统病变伴脑出血

F. 脑脓肿

G. 血管畸形伴出血

53. 2 天后复查，CT 显示如图，可能的诊断为

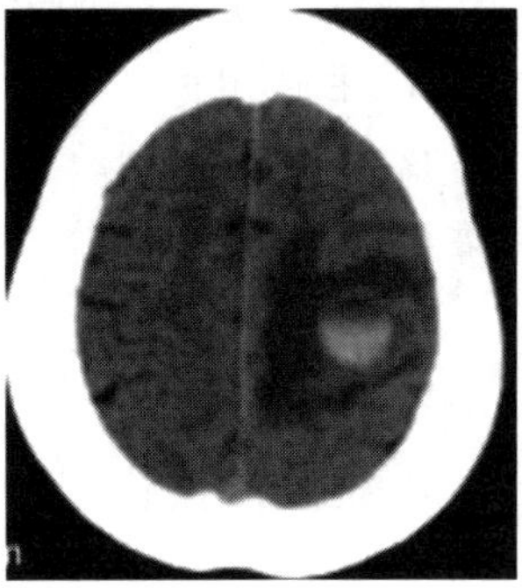

A. 急性脑血肿

B. 转移瘤伴出血

C. 胶质瘤伴出血

D. 少突胶质细胞瘤合并钙化

E. 血液系统病变伴脑出血

F. 脑脓肿

G. 血管畸形伴出血

54. 为进一步明确诊断，头颅 CTA 及 CT 灌注如图（CBV 未见血流量升高，CTA 未见异常供血动脉），可能的诊断为

A. 急性脑血肿

B. 转移瘤伴出血

C. 胶质瘤伴出血

D. 少突胶质细胞瘤合并钙化

E. 血液系统病变伴脑出血

F. 脑脓肿

G. 血管畸形伴出血

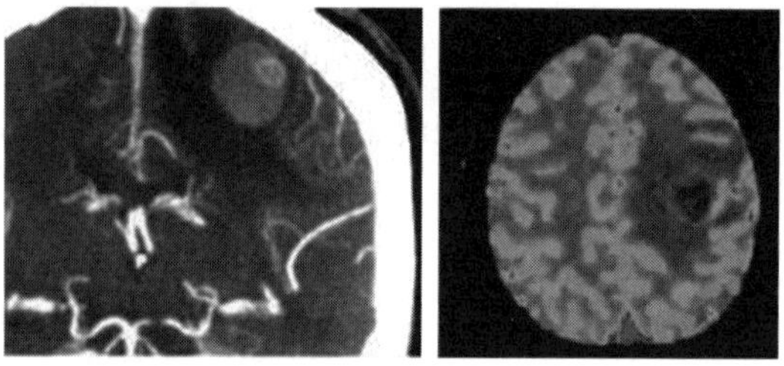

55. 进一步询问病史，患者无血液系统病史，并行胸部 CT 检查如图，发现肺部肿块。可能的诊断为

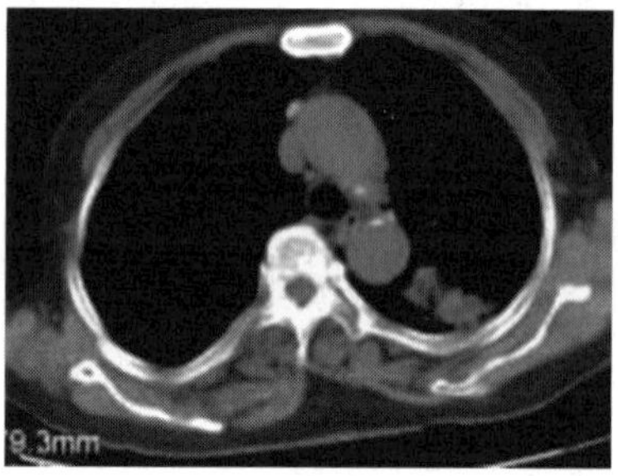

A. 急性脑血肿
B. 肺癌脑转移瘤伴出血
C. 胶质瘤伴出血
D. 少突胶质细胞瘤合并钙化
E. 血液系统病变伴脑出血
F. 脑脓肿
G. 血管畸形伴出血

56. 1 周后，患者右侧肢体瘫痪，复查 CT 如图，下一步治疗应首选

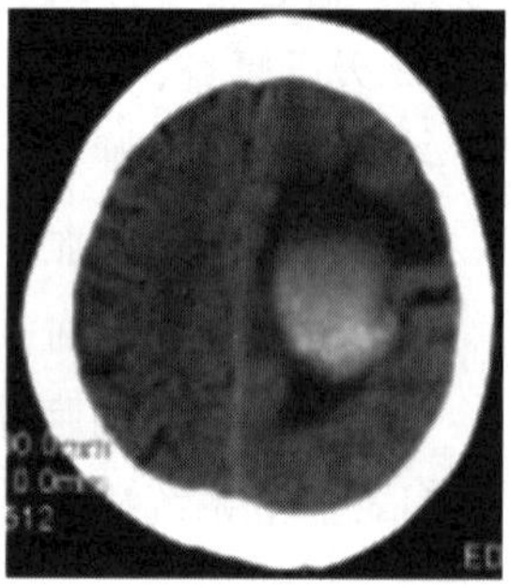

A. 手术切除
B. 继续保守治疗
C. 放疗
D. 化疗
E. 激素治疗
F. 抗炎治疗

参考答案与解析

一、A1 型题

1. B【解析】室管膜瘤多发生在第四脑室（选项 C、D 错误），少数可发生在脑实质内，并以顶枕叶多见（选项 E 错误）。在小儿和青少年好发。CT 表现为等密度肿块，边界清，瘤内常有散在点状钙化及多发低密度囊变。绝大多数肿瘤位于脑室内，因此一般不伴瘤周水肿（选项 A 错误）。脑室内室管膜瘤可有种植转移，引起脑脊液循环通路的阻塞（选项 B 正确）。

2. C【解析】脊髓室管膜瘤 CT 平扫可见脊髓密度均匀性降低，外形呈不规则膨大，蛛网膜下隙变窄、闭塞，增强扫描可轻度强化或不强化。MRI 扫描 T_1WI 呈低信号，T_2WI 呈高信号。

3. A【解析】室管膜瘤好发于脑室壁。

4~5 D、E【解析】少突胶质细胞瘤的 CT 表现：①为略高密度混杂的肿块，边缘清楚；囊变区呈低密度。②瘤内有钙化，呈条状、斑点状或大而不规则，其中弯曲条带状钙化具有特征性。③20%囊变、出血，水肿少见；瘤周水肿轻，占位效应轻。④增强扫描示肿瘤轻至中度强化，亦可不强化；不典型病例可表现为皮质低密度，类似脑梗死灶。MRI 表现：①T_1WI、T_2WI 上呈混杂信号影，液体抑制反转恢复（FLAIR）序列上呈高信号。②皮质或皮质下肿块。③边界尚清，水肿轻微。④DWI 上呈等信号，ADC 上呈稍高信号。⑤增强 T_1WI 上呈不均匀强化。⑥MRS，胆碱（Cho）升高，氮-乙酰天冬氨酸（NAA）降低。⑦MRP，局部脑血流量（rCBV）升高，提示恶性度增加。

6. B【解析】髓母细胞瘤的 CT 表现如下。①平扫：髓母细胞瘤表现为后颅凹中部均匀一致的类圆形略高密度影，少数为等密度，边缘较清楚，突入第四脑室，很少有出血、囊变及钙化；常合并脑积水，表现为第三脑室及双侧侧脑室扩大。②增强扫描：肿瘤多呈均匀性强化，有脑脊液播散转移者可见脑膜、室管膜结节。

7. E【解析】听神经瘤有囊变或坏死时，肿瘤信号不均匀。

8. D【解析】脑膜瘤起源于蛛网膜粒帽细胞，多数发生于脑实质外，与硬脑膜粘连。好发部位为矢状窦旁、大脑凸面、蝶骨嵴、嗅沟、桥小脑角、大脑镰或小脑幕等处，少数肿瘤位于脑室内。

9. D【解析】脑膜瘤的 CT 表现如下。①平扫：圆形或椭圆形略高密度或等密度肿块影，可见瘤体钙化表现为瘤体内更高密度灶，有时整个脑膜瘤完全钙化；多以广基底与硬脑膜相连；瘤周水肿轻或无，静脉或静脉窦受压时可出现中或重度水肿；颅板受累引起局部骨质增生或破坏。②增强检查：肿瘤大多呈均一性强化，瘤周无或有轻度脑水肿，肿瘤压迫局部蛛网膜下隙，致使脑脊液潴留，表现为肿瘤与脑实质之间见低密度影。瘤体边缘与局部颅骨或硬脑膜紧密相连，此种表现称之为“广基征”。

10. C【解析】参见 A1 型题第 8 题解析。

11. D【解析】脑膜瘤肿瘤质地坚硬，血供丰富，由脑膜动脉和/或脑内动脉供血，包膜完整。

12. D【解析】生殖细胞瘤的临床表现：①帕里诺（Parinaud）综合征，双眼上视运动麻痹和性早熟。②脑积水和颅内高压，头痛，视力障碍。③好发于 10~12 岁少年，90%患者<20 岁。④男性好发于松果体区，女性好发于鞍上区。

13. E【解析】生殖细胞瘤发生在颅内不同部位，分型包括：①多发病灶型。②松果体型。③单发病灶型。④鞍区型。⑤基底节型。

14. C【解析】鞍区肿瘤、垂体瘤患者应首选头颅侧位摄影。

15. E【解析】鞍区 CT 扫描可以诊断垂体肿瘤、垂体催乳素微腺瘤、颅咽管瘤、脑转移瘤及脑膜瘤等。

16. D【解析】垂体微腺瘤放大动态扫描能清楚地观察微腺瘤及其与周围组织结构的关系，选项 D 错误。

17. D【解析】弥漫性星形细胞瘤的 MRI 表现：①长 T_1 长 T_2 信号。②DWI 呈等或稍高信号，ADC 高信号。③MRS，Cho 升高，NAA 正常或降低。④MRP，PS 低，rCBV 低。

18. D【解析】鞍区 CT 扫描时，若伪影较多或需观察局部组织的丰富层次，可调低窗位，并适当调宽窗宽，选项 C 正确，D 错误。

19. B【解析】垂体大腺瘤可出现视力障碍，甚至脑积水症状。

20~21 D、B【解析】颅咽管瘤位于脑外，临床表现为生长发育障碍、视力改变和垂体功能低下。主要是梗阻性脑积水造成的颅内压升高和内分泌改变（如侏儒、尿崩、肥胖）。CT 表现如下。①平扫：鞍上区圆形或类圆形囊性肿物，单房或多房，少数为分叶状，边缘锐利，有纤维包膜，囊壁及囊间隔为等密度，光滑、薄且均匀，张力较高，囊壁可见钙化，典型的表现为蛋壳样钙化，囊内多为均质低密度。②增强扫描：囊壁及囊间隔常强化，囊内容物无强化。鞍上池受累显示部分或完全闭塞。压迫第三脑室可见第三脑室前部消失，如果阻塞室间孔可见双侧侧脑室对称性扩大。蝶鞍多正常。③冠状位扫描：可见肿瘤与垂体间有一间隙。实质性颅咽管瘤 CT 上表现为等密度或略高密度肿块影，瘤体内斑块样钙化为典型的表现，实质部分可呈均质强化或不均质强化。部分肿瘤呈囊实质混合性，同时具备囊性和实性两部分的表现。

22. A【解析】脑转移瘤表现多种多样，病灶多位于皮质或大脑半球皮质下区，少数位于丘脑与小脑。多自肺癌、乳腺癌、前列腺癌、肾癌和绒毛膜癌等原发灶，经血行转移而来。常为多发，易出血、坏死、囊变；瘤周水肿明显。脑转移瘤的平扫 CT 表现：病灶多为类圆形等密度或略低密度，有的可呈略高密度。大的病灶中心部可有囊性变。肿瘤出血可见到高密度液平面。70%~80%为多发，大小不等，中心坏死少见。单发较大，常有囊性变。周围水肿明显。

二、A2 型题

1. E【解析】毛细胞型星形细胞瘤的 MRI 表现：①T_1WI、T_2WI 实性部分等信号。②囊性部分长 T_1 长 T_2，DWI 低信号，ADC 高信号。③FLAIR 序列病变呈低信号。④实性部分明显强化，囊壁偶尔强化。⑤MRS，Cho 升高，NAA 降低，乳酸升高。MRS 提示恶性病变，但其并不能反应肿瘤的组织学行为。

2. C【解析】参见 A1 型题第 4~5 题解析。患者无条索样钙化不能证明不是少突胶质细胞瘤，还有可能出现斑点状或大而不规则的钙化。

3. A【解析】星形细胞瘤生长缓慢，病程较长，自出现症状至就诊时平均 2 年，有时可长达 10 年，2 周后复查无变化不能排除星形细胞瘤。

4~5 D、E【解析】胶质母细胞瘤的 CT 表现：①不均匀低密度肿块，中心低密度区提示坏死。②占位效应明显。③邻近水肿明显。④病变内出血常见。⑤CT 增强检查，明显不规则、不均匀环形强化。

6. B【解析】根据患者临床症状和 CT 等表现，最可能的诊断是室管膜瘤。室管膜瘤是一种常见的脑肿瘤，通常发生于儿童和青少年。它起源于室管膜上皮细胞，可以在脑室内形成囊实性肿块。CT 扫描结果显示的第四脑室扩大和菜花样混杂密度是室管膜瘤的典型表现。不均匀强化可能是由于肿瘤内部血供的变化所致。

7. E【解析】参见 A1 型题第 4~5 题解析。

8. B【解析】室管膜瘤好发于第四脑室，以儿童及青少年多见，病灶多边界清楚，可分叶状，强化均匀明显，位于第四脑室内，所以瘤周可见一环形脑脊液信号影。

9. D【解析】根据患儿的症状和 MRI 表现，诊断为髓母细胞瘤。髓母细胞瘤是一种小脑恶性肿瘤，常见于儿童。典型的 MRI 表现为小脑蚓部有等低信号的肿块影，T_2WI 呈等高信号，DWI 呈高信号，增强扫描呈明显均匀强化。因此，答案选项 D 正确。

10. B【解析】参见 A1 型题第 6 题解析。

11. A【解析】听神经瘤的 MRI 表现：①T_1WI 低或等信号。②T_2WI 高信号的 CEF 内充盈缺损。③病变呈结节状或冰激凌样。④T_1WI 病变明显不均与强化。12. B【解析】听神经瘤与脑膜瘤均为脑外肿瘤，病灶邻近脑池的改变对鉴别脑内、外肿瘤具有重要价值。

13. A【解析】参见 A1 型题第 9 题解析。

14. B【解析】病灶无灶周水肿，明显均匀强化，也有可能诊断为室管膜瘤，选项 B 错误。

15. D【解析】血管母细胞瘤的 CT 表现：①低密度囊肿+壁结节。②壁结节明显强化。③CTA：可显示供血动脉。

16. B【解析】生殖细胞瘤以男性青少年多见，多发生于松果体区，呈球形，浸润性生长，可沿脑室壁" 匍匐" 样生长。CT 增强扫描肿瘤和室管膜明显强化，因此生殖细胞瘤可能性大。

17. E【解析】参见 A1 型题第 20~21 题解析。

18. C【解析】垂体微腺瘤直径小于 10mm 时，在冠状位最易观察，怀疑垂体微腺瘤时必须行冠状位增强扫描。增强扫描早期垂体显示最佳，病灶最易显示，表现为高度增强的垂体内部局限性低密度灶。由于垂体占位效应，垂体柄的根部多向健侧移位。

三、A3/A4 型题

1~2 B、E【解析】参见 A1 型题第 4~5 题解析。

3. E【解析】室管膜下巨细胞型星形细胞瘤的 CT 表现：①脑室壁多发结节，呈等或高密度。②钙化常见。③脑积水。④不均匀明显强化。MRI 表现：①T_1WI 等/低信号，T_2WI 混杂高信号。②钙化于 T_1WI、T_2WI 呈等或低信号，质子像高信号，T_2 上呈等或低信号。③FLAIR 可显示脑积水，脑室周围间质源性水肿。④磁共振增强扫描可见结节明显强化。⑤MRS：NAA 轻度下降。

4. D【解析】室管膜下结节性硬化症常合并巨细胞型星形细胞瘤。

5. D【解析】参见 A1 型题第 6 题解析。

6. C【解析】髓母细胞瘤好发于后颅窝。

7. E【解析】参见 A2 型题第 11 题解析。

8. B【解析】听神经瘤的 CT 表现：①边界清楚的 CPA 区肿块。②等或低密度。③明显不均匀强化。④小的内耳道内肿块 CT 可阴性。⑤内耳道增宽。

9. A【解析】参见 A2 型题第 11 题解析。

10. A【解析】薄层 T_1WI 强化为诊断听神经瘤的金标准，选项 A 错误。

11. E【解析】三叉神经鞘瘤中、后颅凹骑跨生长，听神经瘤没有，有助于鉴别。

12~13 C、D【解析】脑膜瘤的 CT 表现参见 A1 型题第 9 题解析。MRI 表现如下。①平扫：肿块在 T_1WI 上呈等或稍高信号，T_2WI 上呈等或高信号；T_1WI 显示灰白质界受压内移，T_2WI 显示病变与脑实质之间的 CSF 裂隙及脑管流空。②增强 T_1WI：肿块呈均一明显强化；邻近脑膜增厚并强化称为“硬膜尾征”，具有一定特征。③MRA 能明确肿瘤对静脉（窦）的压迫程度及静脉（窦）内有无血栓；MRV 显示静脉窦受累。④MRS：Ala 升高。⑤MRP：CBV 明显升高。

14. C【解析】根据 CT 和 MRI 表现，结合脑膜瘤的好发部位、性别和年龄特征，易于明确诊断。少数表现不典型的脑膜瘤，需与听神经瘤相鉴别。

15. E【解析】CT 灌注表面渗透图显示 PS 明显升高，提示新生血管内皮细胞不完整，选项 D 正确，选项 E 错误。

16. D【解析】参见 A1 型题第 9 题解析。

17. D【解析】脑膜瘤是指起源于脑膜的肿瘤，脑膜瘤可以是良性的也可以是恶性的，其中恶性脑膜瘤相对较少见。脑膜瘤的病变通常与颅骨关系密切，可以侵犯或压迫周围的颅骨。脑膜瘤的好发年龄主要集中在 40-60 岁之间，男性和女性发病风险相近。脑膜瘤的血供主要来自颈动脉系统，特别是颈外动脉。脑膜瘤可以发生在脑室内，尤其是脑膜瘤的一种亚型称为室管膜瘤，起源于室管膜。

18. E【解析】参见 A1 型题第 8 题解析。

19. B【解析】瘤周水肿与肿瘤部位、肿瘤大小、恶性肿瘤、引流静脉受压有关。

20. B【解析】参见 A3/A4 型题第 12~13 题解析。

21. C【解析】垂体微腺瘤在晚期阶段可呈等密度或高密度病灶，选项 D 正确，选项 C 错误。

22. D【解析】颅脑增强扫描分为平扫后增强扫描（平扫基础上加做的增强扫描）和直接增强扫描（注入对比剂后的逐层连续扫描）两种方法。增强后的扫描时间依据病变的性质而定，选项 D 错误。

23. A【解析】颅咽管瘤的 CT 表现参见 A1 型题第 20~21 题解析。MRI 表现如下。①平扫：肿瘤信号依其内成分而不同，T_1WI 可为高、等、低或混杂信号，T_2WI 多为高信号。②增强 T_1WI：肿瘤囊壁和实性部分发生强化。

24. B【解析】颅咽管瘤的肺液通常呈黄色、棕色或机油样外观，其内含不同数量的胆固醇结晶，角蛋白碎屑及高铁血红蛋白。

25. C【解析】鞍上池有时也称作基底池，由交叉池和脚间池构成。

四、B 型题

1. D【解析】参见 A1 型题第 1 题解析。

2. B【解析】参见 A1 型题第 4~5 题解析。

3. A【解析】室管膜瘤脊髓呈梭形膨大，蛛网膜下隙对称性狭窄，当肿瘤较大时可造成蛛网膜下隙完全阻塞，显示肿瘤以上蛛网膜下隙呈大杯口征。

4. B【解析】神经鞘瘤脊髓受压移位，患侧蛛网膜下隙增宽。

5. E【解析】脑膜瘤 CT 示左矢状窦旁高密度结节、均质，宽基底附着于窦壁，无瘤周水肿，明显强化。

6. D【解析】脑囊虫病患者癫痫发作，CT 扫描脑实质内多发囊性病灶，无灶周水肿，同时可见多发钙化灶，查体发现皮下多发结节。

7. D【解析】参见 A1 型题第 12 题解析。

8. B【解析】鞍区常见肿瘤：①颅咽管瘤。②下丘脑和视交叉星形细胞瘤。

9. E【解析】参见 A1 型题第 1 题解析。

10. A【解析】颅内脊索瘤好发于斜坡蝶鞍部。

五、X 型题

1. AD【解析】脑膜瘤可发生于颅内任何部位，大多数居脑外，偶可发生于脑室内，多为单发，选项 A 错误。脑膜瘤呈球形生长，与脑组织边界清楚。有包膜，多为结节状或颗粒状，可有钙化或骨化。肿瘤生长缓慢，血供丰富，供血动脉多，选项 D 错误。除了恶变的情况外，脑膜瘤一般不会浸润到脑实质。

2. AE【解析】多形性胶质母细胞瘤及转移瘤容易合并出血。

3. AB【解析】拉特克囊肿常位于鞍内及鞍上。

4. BCE【解析】生殖细胞瘤、成髓细胞瘤、多形性胶质母细胞瘤均可沿脑脊液传播且较常见。

5. ABCD【解析】脑膜瘤、颅咽管瘤、松果体瘤、少突胶质细胞瘤均易钙化。

6. BCDE【解析】脑肿瘤包括颅咽管瘤、垂体腺瘤、松果体瘤和神经胶质瘤。烟雾病不是脑肿瘤的类型，而是一种与吸入烟雾有关的肺部疾病。

7. ABCDE【解析】儿童幕下的囊实性肿块首先考虑毛细胞型星形细胞瘤，多见于儿童及青少年，男女发病均等，好发部位为视交叉、下丘脑、小脑半球、小脑蚓部、第四脑室、脑桥、四叠体区，常伴有囊变，囊变部分多大于实性部分且可有分隔，实性部分明显强化，囊性部分可环形强化或无强化。发生于脑干者以实性肿块多见。

8. AB【解析】MRS 及 PWI 用于胶质瘤术后放疗后复发与放射性坏死的鉴别。

9. BCDE【解析】少突胶质细胞瘤影像学表现的鉴别诊断如下。①星形细胞瘤：钙化少见；累及白质、皮质；区分困难。②神经节细胞瘤：颞叶好发，皮质常见；边界清楚，囊变及壁结节强化；钙化常见；多见于儿童、青年人。③胚胎发育不良性神经上皮肿瘤：边界清晰的皮质肿瘤；不均匀"泡状"表现；不均匀轻度强化；多见于儿童、青年人。④多形性黄色瘤型星形细胞瘤：幕上皮质肿块，硬膜尾征；囊变、壁结节，也可为实性；增强的结节位于脑表面；多见于儿童、青年人。

10. AC【解析】参见 A1 型题第 4~5 题解析。

11. BCDE【解析】脑膜瘤为脑膜上皮细胞肿瘤，非神经上皮肿瘤，选项 A 错误。

12. ABCD【解析】松果体瘤含有多种细胞成分，包括基质细胞、胶质细胞和胚胎残余细胞等，这些细胞可发生松果体细胞瘤、胶质细胞瘤、生殖细胞瘤及畸胎瘤等。

13. ABCDE【解析】弥漫性星形细胞瘤的鉴别诊断：①间变性星型细胞瘤。②缺血。③脑炎。④单纯疱疹病毒性脑炎。⑤癫痫持续状态脑病。

14. ABCE【解析】参见 A1 型题第 6 题解析。

15. ABCDE【解析】好发于桥小脑角区的肿瘤常见的有听神经瘤、表皮样囊肿、脑膜瘤、三叉神经瘤及蛛网膜囊肿等。

16. BCD【解析】听神经瘤与脑膜瘤均是桥小脑角区常见的肿瘤，选项 A 错误。听神经瘤多起源于听神经前庭支的神经鞘膜细胞，占脑神经瘤的 90%~95%，生长缓慢；早期位于内耳道内，以后长入桥小脑角池；包膜完整、坏死、囊变；多为单侧，偶可累及双侧，选项 E 错误。

17. ACDE【解析】脑膜瘤肿块在 T_1WI 上呈等或稍高信号，T_2WI 上呈等或高信号，选项 B 错误。

18. ABC【解析】听神经瘤是脑外肿瘤，CT 表现参见 A3/A4 型题第 8 题解析。

19. ABDE【解析】胶质母细胞瘤与脓肿的鉴别诊断：①环形、薄壁、均匀强化。②DWI上高信号。③T_2WI 上脓肿壁呈等信号。④MRS 显示氨基酸及丁二酸。

20. ABCE【解析】Manelfe 将脑膜瘤的血液供应分为四型。①Ⅰ型：单纯颈外动脉供血。②Ⅱ型：颈内外动脉联合供血，以颈外动脉为主。③Ⅲ型：颈内外动脉联合供血，以颈内动脉为主。④Ⅳ型：单纯颈内动脉供血。

21. ABCDE【解析】少突胶质细胞瘤的影像学表现的病理：①WHO Ⅱ级、Ⅲ级（20%~50%）。②实性浸润性皮质肿块。③50%混有其他类型肿瘤。④灰色-粉色软组织肿块，无包膜。⑤钙化常见。⑥圆形，核浆比清晰。⑦可伴有毛细血管增生。

22. AE【解析】生殖细胞瘤可发生于松果体区、鞍区、基底节区、丘脑。

23. ABDE【解析】颅咽管瘤是源于胚胎颅咽管残留细胞的良性肿瘤。5~10岁和40~60岁为发病率最高年龄段。颅咽管瘤90%位于鞍上，10%位于鞍内，70%~90%为囊性肿瘤，少数为实质性或实质与囊性的混合型，87%有瘤体或囊壁钙化，鞍上者多为囊性，鞍内者多为实性。

24. ACE【解析】垂体微腺瘤平扫不易显示，需行冠状面薄层增强扫描，表现为强化垂体内的低、等或稍高密度结节；间接征象包括垂体高度≥8mm、垂体上缘隆突、垂体柄偏移和鞍底下陷或局部骨质吸收。

25. ABDE【解析】髓母细胞瘤的诊断要点：①起源于第四脑室顶壁的高密度圆形肿块。②明显强化。③可沿脑脊液（CSF）种植。④术前强化评价有无蛛网膜下隙播散。

26. CD【解析】脑膜瘤平扫可见圆形或椭圆形略高密度或等密度肿块影；动脉瘤在头颅CT平扫和强化扫描时出现高密度影。

27. BE【解析】颅咽管瘤囊内多为均质低密度；表皮样囊肿平扫表现为均匀低密度或混杂密度肿块，其内含有脂肪性低密度灶。

28. ABCD【解析】颅内肿瘤引起蝶鞍改变的占70%~80%，垂体腺瘤、动脉瘤、脑膜瘤及颅咽管瘤等疾病均可引起蝶鞍增大和/或破坏。

29. ABDE【解析】垂体腺瘤的X线表现：平片及断层可见蝶鞍局部骨质受压、破坏，或蝶鞍扩大，鞍背和后床突后移，鞍底“双边征”等。蝶鞍没有扩大不能完全排除垂体腺瘤，选项C错误。

30. ABCD【解析】脑转移瘤的表现参见A1型题第22题解析，选项E错误。MRI表现：①T_1WI低或等信号。②T_2WI高信号。③水肿明显。④DWI等信号，ADC高信号。⑤明显强化，环形结节状、点状。⑥延迟强化检查可发现更多的病变。⑦MRS，瘤周水肿，Cho正常。⑧MRP，rCBV升高。

六、案例分析题

1. ABDE【解析】如图所示，该病的影像学表现为边界不清晰，占位效应不明显，病变浸润脑实质但不破坏相应脑结构。T_2WI显示多个脑叶的弥漫性高信号，DWI上呈等信号，ADC上呈高信号。

2. A【解析】大脑胶质瘤病的MRI表现：①T_1WI呈等或低信号浸润性肿块，信号均匀。②T_2WI、FLAIR上为高信号，占位效应轻。③病变范围内脑沟、脑室系统边界不清。④DWI上呈等信号，ADC上呈高信号。⑤无强化。⑥MRS，肌醇（mI）显著升高，Cho正常，NAA下降。⑦MRP，rCBV降低。⑧弥散张量成像（DTI）显示纤维束正常。图中影像学表现符合大脑胶质瘤病的 MRI 表现。

3. B【解析】大脑胶质瘤病为弥漫浸润性胶质瘤性肿瘤，累及 2 个或多个脑叶，通常双侧发生，浸润范围大于组织和临床评价范围，相应脑结构正常。

4. AE【解析】如图所示，该病的 MRI 表现为病变呈楔形，无明显强化，邻近脑沟消失，同时累及灰白质。左侧额叶肿块，边界不清。

5. BDEF【解析】脑水肿、星形细胞瘤、急性脑梗死及静脉窦闭塞均符合如图所示的表现。

6. CE【解析】图示病灶区 ADC 值无明显下降，可排除急性脑梗死和脑水肿。

7. BC【解析】病变区 NAA 峰下降，Cho 峰升高。

8. ACE【解析】Cho 升高的程度与肿瘤的恶性程度有关，胶质瘤周围水肿的 Cho 值可见升高，胶质瘤内部可见乳酸峰（Lac 峰）。

9. AB【解析】该患者头逐渐增大，颅内压升高，应进行 CT 及 MRI 检查。

10. A【解析】脉络丛乳头状肿瘤的 CT 表现：①脑室内菜花状等密度肿块。②25%可见钙化。③脑积水。④CT 增强明显均匀强化。⑤不均匀强化，侵犯邻近脑实质提示恶性变。⑥CTA 显示脉络膜动脉供应病变。

11. ABCD【解析】脉络丛乳头状肿瘤是一种起源于脉络丛的良性肿瘤。脉络丛乳头状肿瘤通常发生在侧脑室内，呈现为囊性肿块。脉络丛乳头状肿瘤的特征之一是呈现为囊性肿块，其中含有乳头状生长的组织。脉络丛乳头状肿瘤内部常常存在结节和分隔，这也是其诊断的重要依据之一。由于脉络丛乳头状肿瘤位于侧脑室内，可以阻塞脑脊液的流动，导致交通性脑积水的表现。脉络丛乳头状肿瘤并不一定伴有明显的钙化。

12. AC【解析】由于肿瘤所致脑脊液生成过剩及肿瘤阻塞造成脑脊液循环障碍均可引起颅内压升高。

13. AB【解析】脉络丛乳头状瘤的鉴别诊断如下。①脉络丛扩大：Sturge-weber 侧支静脉引流；半球切除后，脉络丛扩大；室管膜瘤；常见于第四脑室；儿童好发。②脑膜瘤：边界清，卵圆形；三角区好发；明显强化。

14. ABCD【解析】脉络丛乳头状瘤起源于脉络丛上皮细胞的脑室内乳头状肿块影。儿童脑室内明显强化的分叶状肿块，好发于侧脑室和第三脑室，成年人好发于第四脑室。CT 表现参见案例分析题第 10 题解析。

15. ABCDEF【解析】慢性中耳乳突炎临床表现有静止期和发作期，静止期无明显临床症状，发作期则与急性中耳乳突炎的临床表现一样，总体来讲，慢性中耳乳突炎患者会有听力下降，耳闷、耳鸣、鼓膜穿孔等表现，并且鼓室里会有肉芽、胆脂瘤等病理性的改变，与题干所述耳鸣持续一年不符，选项 G 错误。

16. BCG【解析】根据提供的信息，患者有右侧耳鸣和听力下降的症状。在这种情况下，进行进一步诊断明确可能需要以下影像学检查：MRI 可以提供详细的内耳结构图像，帮助医师了解耳朵内部的异常情况，如神经瘤、炎症或其他问题。MRI 增强是对 MRI 的一种特殊技术处理方式，通过注射对比剂（增强剂），可以更清楚地显示出血管或肿瘤等异常部分。HRCT 是一种高分辨率的 CT 扫描技术，可以提供更详细的耳部结构图像，用于评估耳蜗和骨迷路的病变。

17. BG【解析】听神经瘤的 CT 表现参见 A3/A4 型题第 8 题解析。面神经鞘瘤的 CT 平扫以等密度为主，内可有小囊变和坏死，增强扫描瘤体明显强化，内耳道增宽。

18. B【解析】参见 A2 型题第 11 题解析。

19. E【解析】神经纤维瘤病Ⅱ型是一种常染色体显性遗传性疾病，双侧听神经瘤是其特征性表现。

20. ABEFG【解析】神经纤维瘤病 1 型的临床表现如下。①咖啡牛奶斑：几乎所有的患者都有皮肤色素斑，呈淡棕色、暗褐色或咖啡色。②多发性神经纤维瘤：患者常诉全身出现无痛性皮下肿物，并逐渐增加和扩大。青春期和妊娠期明显进展。多无临床症状。少数表现为放射性或灼烧样疼痛，肿瘤压迫视神经引起视力下降等，如视神经胶质瘤、外周神经纤维瘤及中枢神经多发脑膜瘤。③神经症状：部分患者可有轻度思维障碍、癫痫发作、肢体无力、麻木等。④骨骼损害及内脏损害等。⑤空眶征。

21. ADEFG【解析】该肿瘤多起源于前庭神经，选项 B 错误。后期骨窗观察内耳道呈锥形扩大，选项 C 错误。

22. FG【解析】小听神经瘤的首选影像学检查方法为高分辨薄层 T_2WI 及薄层 T_1WI 强化。

23. ABCE【解析】如图所示，病变密度较高，提示内部伴发出血，与脑实质边界不清，跨越大脑镰提示病变位于轴内，邻近颅骨可见骨质肥厚，支持病变位于轴外，为进一步明确诊断，需增强检查。

24. A【解析】参见 A3/A4 型题第 12～13 题解析。

26. D【解析】病灶周围脑池的改变、肿瘤与脑膜或颅板的关系、硬膜尾征的出现对鉴别脑内外肿瘤具有重要价值。

27～29 D、A、ABCD【解析】参见 A3/A4 型题第 12～13 题解析。

30. A【解析】血管母细胞瘤的 MRI 表现：①呈长 T_1、长 T_2信号，病灶边界清楚，呈圆形或椭圆形，可见囊内壁结节。囊性部分可发生环形强化，壁结节则呈明显均一强化。②有时可显示肿瘤周围有数条杂乱排列的异常血管影。

31. D【解析】血管母细胞瘤的血管造影典型表现为一簇细小动脉与毛细血管充盈的均匀阴影混成一团，与一血管环相连，形成“ “印戒征”，小脑后下动脉向外、下移位。

32. ACD【解析】血管母细胞瘤绝大多数发生于颅后窝，CT 表现呈结节状或分叶状略高密度，边界清楚，增强扫描明显均匀强化。常需与发生在后颅凹的星形细胞瘤相鉴别，后者肿瘤坏死明显，呈不规则的类环状强化，部分星形细胞瘤可有壁结节，但其壁结节强化不如血管母细胞瘤的壁结节强化明显。

33. ABD【解析】MRI 平扫与 MRI 增强同时检测一个部位更能查找病灶，而且便于三维重建。因该患者闭经 1 年，还需要进行血催乳素水平检查。

34. E【解析】患者症状和体征符合垂体微腺瘤的表现。

35. ABCDG【解析】微腺瘤是颅内最常见的肿瘤之一，排在胶质瘤和脑膜瘤之后，选项 A 正确。通常将瘤体直径小于 10mm 的垂体腺瘤称为微腺瘤，选项 B 正确。垂体腺癌是非常罕见的，占垂体腺瘤的比例非常低，选项 C 正确。垂体微腺瘤的诊断通常依靠影像学检查，如 MRI。垂体柄的移位和鞍底的下陷是垂体微腺瘤的常见影像学表现，选项 D 正确。垂体微腺瘤通常是良性的，但在影像学上可能表现出侵袭性特征，如侵犯周围组织或器官，选项 G 正确。垂体腺瘤在影像学上通常呈现为低信号，而不是高信号，选项 E 错误。微腺瘤通常位于垂体腺体前部，不直接与海绵窦接触，所以并不会常常推压海绵窦，选项 F 错误。

36. ABEF【解析】头颅侧位片，正常蝶鞍形态为圆形、卵圆形、幼稚形及生理扁平形等。

37. D【解析】垂体微腺瘤动态增强 MRI 早期常显示为边界清楚的低信号灶，最适于垂体微腺瘤诊断。

38. E【解析】侵袭性垂体腺瘤常出现瘤卒中，选项 E 错误。

39~41 C、B、ABCDE【解析】参见 A1 型题第 20~21 题解析。

42~44 D、ABC、ABDE【解析】垂体腺瘤的 CT 表现：①垂体微腺瘤，参见 X 型题第 24 题解析。②垂体大腺瘤，平扫表现为蝶鞍扩大，鞍内肿块向上突入鞍上池，可侵犯一侧或两侧海绵窦；肿块呈等或略高密度，内常有低密度灶；增强检查呈均匀、不均匀或环形强化。MRI 表现：①垂体微腺瘤，平扫可见垂体内小的异常信号灶，增强早期常显示为边界清楚的低信号灶。②垂体大腺瘤，在 T_1WI 上呈稍低信号，T_2WI 上呈等或高信号；增强检查有明显均匀或不均匀强化。MRA 可显示肿瘤对大脑动脉环形态和血流的影响。垂体腺瘤钙化较为少见。

45. BGH【解析】脑内多发结节状高密度影，可以考虑出血、钙化、部分实性肿瘤。

46. ADE【解析】MRI 平扫与增强同时检测一个部位更能查找病灶，而且便于三维重建。还应询问患者病史，患者眩晕、肢体麻木还得进行胸部 CT 检查。

47. B【解析】患者胸部 CT 显示右上叶支气管狭窄，右肺上叶阻塞性肺炎，表现为肺叶实变影像；CT 增强纵隔窗：右上叶支气管阻塞。气管隆突下淋巴结肿大，为肿瘤转移。脑转移瘤头颅 MRI 增强后扫描多数均出现强化，强化的形式为结节状、团块状或环状等。根据该患者头颅 MRI 增强及胸部 CT 检查结果，可诊断为肺癌脑转移瘤。

48. ABEFG【解析】参见 A1 型题第 22 题解析。

49. ABCD【解析】颅内转移瘤最常见的原发灶为肺癌、乳腺癌、黑色素瘤及胃肠道肿瘤。

50. B【解析】灰白质交界区为经血行转的脑转移瘤移的常见部位。

51. ABCDF【解析】脑膜转移时正常硬脑膜可轻度强化，但通常表现纤细、光滑，选项E错误。

52. ABCDEG【解析】CT见片状低密度区内团片状出血灶，脓肿一般不合并出血，单纯或继发于脑血管病、血管畸形、肿瘤的脑出血均可能诊断。少突胶质细胞瘤合并钙化也有可能。

53. ABCEG【解析】2天后高密度区明显扩大，说明病灶内出血，而不是钙化，可以排除少突胶质细胞瘤。

54. ABE【解析】CTP及CTA显示病灶内血供不丰富，可除外胶质瘤，病灶周围无异常供血动脉，可除外血管畸形引起的脑出血。

55. B【解析】瘤灶内出血CT图像上可见瘤灶内部出现高密度区，呈现出血的特征。这些高密度区域可能呈现不均匀分布，形成斑点状或斑片状的高密度影像。根据题中CT检查结果考虑为肺癌脑转移瘤伴出血。

56. A【解析】患者症状短期内明显进展，病灶内出血范围持续扩大，说明有活动性出血，应立即手术切除病灶，防止血肿进一步扩大。

第八章　颅脑外伤

一　A1 型题

1. 以下不属于硬脑膜外血肿特点的是
   A. 呈梭形
   B. 内缘光滑锐利
   C. 常有骨折
   D. 可越过颅缝
   E. 中线结构移位较轻
2. 急性硬脑膜下血肿描述错误的是
   A. 外伤 3 天内发生的血肿
   B. 有灶周水肿
   C. 可超越颅缝
   D. 有占位效应
   E. 新月形高密度影
3. 以下不是蛛网膜下腔出血表现的是
   A. 基底核高密度影
   B. 外侧裂池高密度影
   C. 大脑纵裂旁高密度影
   D. 环池高密度影
   E. 脑沟高密度影
4. 脑挫裂伤叙述不正确的是
   A. 低密度水肿区出现斑片状高密度出血灶
   B. 明显占位效应
   C. 病变局部脑池沟变小、消失
   D. 可发生在白质或灰质，不能同时受累
   E. 可伴有蛛网膜下腔出血
5. 脑外伤后血管的并发症包括
   A. 血管痉挛
   B. 脂肪栓塞
   C. 外伤性动脉瘤
   D. 外伤性动脉切割和内膜撕裂
   E. 以上都是

二　A2 型题

1. 患儿，女，11 岁。车祸致头颅外伤 3 天。CT 显示左侧额顶部新月形高密度病灶，密度不

均匀，脑组织受压内移，占位效应显著。可能的诊断是

A. 硬脑膜下血肿
B. 硬脑膜外血肿
C. 蛛网膜下腔血肿
D. 弥漫性轴索损伤
E. 脑挫裂伤

2. 患儿，男，3 岁。外伤后头痛。CT 轴位平扫示双侧额顶部颅骨内板下半月形高密度，脑实质受压，中线结构居中，诊断为

A. 慢性硬脑膜下血肿
B. 双侧硬脑膜外血肿
C. 双额顶硬脑膜下血肿
D. 双额顶硬脑膜下积液
E. 双额顶蛛网膜囊肿

三 A3/A4 型题

（1~3 题共用题干）

患者，男性，31 岁。头部外伤 6 小时，伤后有一过性意识障碍，3 小时后再次出现昏迷。检查左颞部头皮血肿，左瞳孔散大。CT 扫描显示左侧颞叶硬脑膜外血肿。

1. 颅内出血的来源是

A. 大脑前动脉
B. 大脑中动脉
C. 脑膜中动脉
D. 颞浅动脉
E. 枕动脉

2. 颞叶硬脑膜外血肿已引起

A. 原发性脑水肿
B. 继发性脑水肿
C. 原发性脑干损伤
D. 小脑幕切迹疝
E. 枕骨大孔疝

3. 首选治疗方案为

A. 应用止血药
B. 应用脱水药
C. 钻孔引流术
D. 应用皮质激素类药物
E. 甘露醇脱水准备开颅

（4~6 题共用题干）

患者，男性，43 岁。外伤后不省人事，2 小时后清醒，后又昏迷，急诊来院。

4. 该患者首先应做的检查是

A. MRA
B. DSA
C. TCD
D. CT
E. X 线平片
F. ECT

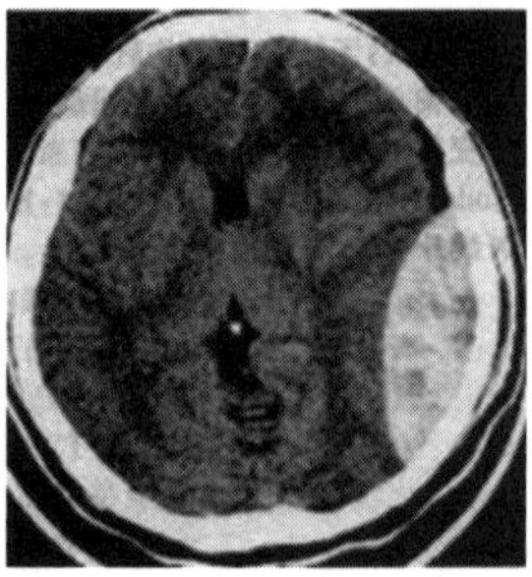

5. 患者的 CT 检查如图，该患者的诊断是
   A. 硬脑膜下血肿
   B. 蛛网膜下腔出血
   C. 硬脑膜外血肿
   D. 弥漫性轴索损伤
   E. 脑膜瘤
   F. 以上都不是
6. 该病的特点是
   A. 出血可跨越颅缝
   B. 出血不跨越颅缝
   C. 出血不受颅缝影响
   D. 外伤后持续昏迷
   E. 慢性期会形成“盔甲脑”
   F. 以上都不是

（7~8 题共用题干）

患者，男性，23 岁。头外伤昏迷 5 分钟后清醒，送医院途中再度陷入昏迷，伴呕吐。体检：浅昏迷，双侧瞳孔等大等圆、光反射迟钝，左侧肢体肌力Ⅳ级，巴宾斯基征阳性。

7. 最可能的诊断是
   A. 脑震荡
   B. 脑挫裂伤
   C. 硬脑膜外血肿
   D. 硬脑膜下血肿
   E. 脑内血肿
8. 若进行 CT 检查，典型表现是
   A. 颅内无异常
   B. 颅内散在点片状高密度影
   C. 颅骨内板与脑表面之间双凸镜形高密度影
   D. 颅骨内板下新月形高密度影
   E. 脑内圆形高密度影

（9~11 题共用题干）

患者，男性，27 岁。车祸外伤后昏迷，X 线平片与 CT 未见明确骨折及颅内血肿，MRI 如图。

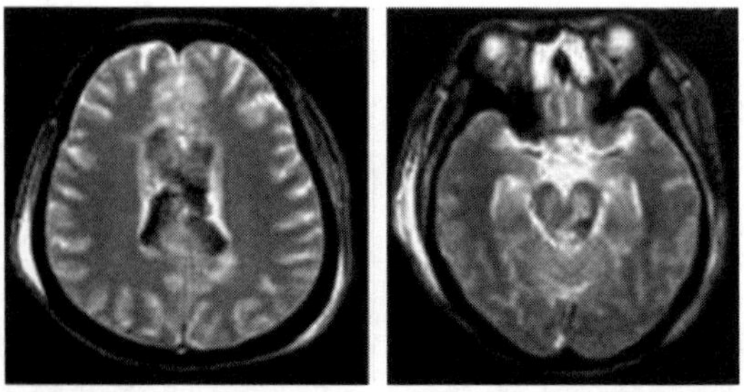

9. 正确的诊断是
   A. 蛛网膜下腔出血
   B. 脑皮质挫裂伤
   C. 脑室出血

D. 脑梗死

E. 弥漫性轴索损伤

10. 有关该病的叙述不正确的是

A. 脑组织在创伤造成的减速运动中，因皮、髓质质量不一致产生剪力而致轴索的撕裂

B. 影像学表现与临床预后不一致

C. CT 检查可明确诊断

D. 病变主要见于灰、白质交界区，脑干，胼胝体等部位

E. MRI T_2WI 可清晰显示病变，与 T_2WI 相比，SWI 更敏感

11. 弥漫性轴索损伤的影像学表现，表述不正确的是

A. 磁敏感加权像较 GRE 能发现更多的病灶

B. MRI 表现为多灶性 T_2WI 高信号，慢性期可呈低信号

C. GRE T_2WI 显示微小出血灶敏感，由于磁敏感效应，病变呈多发低信号

D. DWI 显示病变呈高信号，ADC 图呈低信号，DTI 可显示白质损伤的程度

E. MRS 显示 NAA 下降，提示神经元损伤与预后相关，Cho 无变化

四 X 型题

1. 脑外伤常见的后遗症包括

A. 脑软化

B. 脑萎缩

C. 脑积水

D. 蛛网膜囊肿

E. 脑脓肿

2. 硬脑膜下血肿的 CT 征象为

A. 亚急性期表现为高、等、低或混合密度

B. 慢性期表现为颅板下方新月形高密度影

C. 由于常合并脑挫裂伤，故占位征象显著

D. 少数慢性硬脑膜下血肿内可形成分隔

E. 慢性硬脑膜下血肿可以形成盔甲脑

3. 蛛网膜下腔出血的间接征象有

A. 脑积水

B. 脑水肿

C. 脑脓肿

D. 脑疝

E. 脑梗死

4. 蛛网膜下腔出血时，可出现由并发症所致的间接征象，包括

A. 动脉瘤

B. 脑积水

C. 动静脉畸形

D. 脑内血肿

E. 脑血管痉挛

5. 脑挫裂伤的 CT 征象包括

A. 损伤区局部呈低密度改变　　B. 散在点片状出血

C. 不合并蛛网膜下腔出血　　D. 占位及萎缩表现

E. 合并脑内血肿等征象

五 案例分析题

（1~3 题共用题干）

患者，男性，68 岁。突发昏迷。头颅 CT 显示如图。

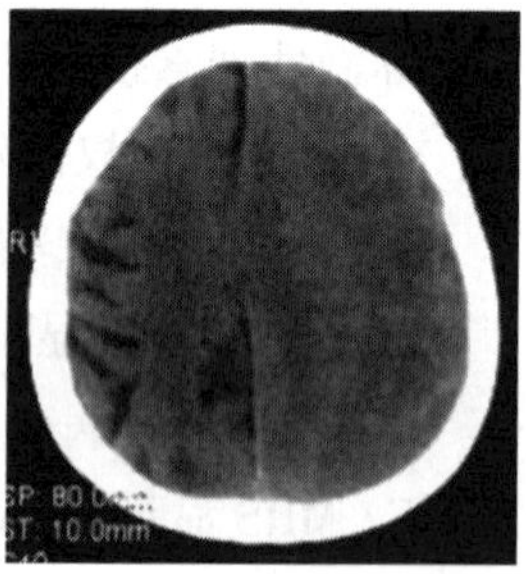

1. 以下叙述正确的是

A. 左侧额顶部硬膜下半月形混杂密度影

B. 脑皮质未见异常

C. 脑皮质受压内移

D. 中线结构右移

E. 脑实质异常密度影

F. 右侧脑沟变窄

2. 可能的诊断为

A. 硬脑膜下血肿　　B. 正常

C. 硬脑膜外血肿　　D. 脑挫裂伤

E. 脑脓肿　　F. 脑炎

3. 有关硬脑膜下血肿，描述正确的是

A. 灰白质界面外移

B. 脑沟消失，脑室系统变形

C. 中线结构向患侧移位

D. CT 增强扫描借助皮质染色有助于等密度硬脑膜下血肿的检出

E. 显示病变的存在，MRI 较 CT 敏感

F. 病变可呈高密度、等密度或混杂密度影

（4~5 题共用题干）

患者，男性，32 岁。车祸伤致昏迷半小时急诊入院。

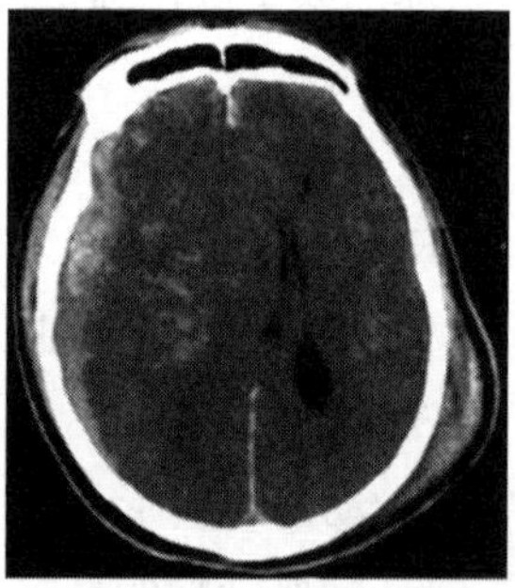

4. 如图所示，CT 显示的疾病包括

A. 硬脑膜外血肿

B. 硬脑膜下血肿

C. 蛛网膜下腔出血

D. 脑疝
E. 颅内出血
F. 颅骨骨折

5. 硬脑膜下血肿的 CT 征象为
A. 亚急性期表现为高、低、等混杂密度
B. 慢性为颅板下新月形高密度影
C. 常合并脑挫裂伤，占位效应明显
D. 慢性硬脑膜下血肿可形成盔甲脑
E. 少部分慢性硬脑膜下血肿可形成分隔
F. 急性硬脑膜下血肿通常合并硬脑膜外血肿

参考答案与解析

一、A1 型题

1. D【解析】硬脑膜外血肿的 CT 表现：颅板下方梭形或半圆形高密度灶，多位于骨折附近，不跨越颅缝。②颅骨内板下凸透镜样高密度区，边缘锐利，血肿范围一般不会越过颅缝，即使颅骨骨折越过颅缝。③骨窗往往可以见到骨折。占位效应明显。

2. B【解析】硬脑膜下血肿的 CT 表现如下。①平扫：急性期，见颅板下新月形或半月形高密度影；常伴有脑挫裂伤或脑内血肿；脑水肿和占位效应明显；急性期周围水肿不明显（选项 B 错误）；亚急性或慢性血肿，呈稍高、等、低或混杂密度灶；慢性硬脑膜下血肿，可以是高密度，也可以是混杂密度，也可以是低密度病灶。部分慢性硬脑膜下出血（17%~25%）也可以表现为与脑实质等密度。②增强扫描：部分硬膜下血肿可以表现为等密度改变，这样在 CT 扫描时仅能看到占位征象（脑室变形移位）而几乎无法辨认正常脑组织与血肿，常常把被推压移位的脑白质误认为是脑实质内占位性病变。

3. A【解析】蛛网膜下腔出血是指脑蛛网膜下隙内的血管破裂导致血液渗入蛛网膜下隙的一种疾病。基底节是位于脑深部的一组神经核团，通常不与蛛网膜下隙直接相连。因此，在蛛网膜下腔出血的情况下，基底节通常不会出现高密度影。蛛网膜下腔出血时，血液可以渗入外侧裂池、大脑纵裂旁、环池、脑沟，形成高密度影像。

4. D【解析】脑挫伤是外伤引起的灰质和白质的散发小出血灶、脑水肿和脑肿胀；脑裂伤是脑及软脑膜血管的断裂，故脑挫裂伤可使脑白质和灰质同时受累。

5. E【解析】外伤后继发性脑血管损伤及并发症主要包括动脉损伤和静脉损伤两大类，血管痉挛、脂肪栓塞、外伤性动脉瘤、外伤性动脉切割和内膜撕裂、外伤性内膜剥离和分隔型动脉瘤、外伤性动静脉瘘、外伤性皮质静脉撕裂和血栓形成、外伤性静脉窦撕裂或血栓形成。

二、A2 型题

1. A【解析】参见 A1 型题第 2 题解析。

2. C【解析】患者 CT 轴位平扫示双侧额顶部颅骨内板下半月形高密度，应诊断为双额顶硬脑膜下血肿。

三、A3/A4 型题

1. C【解析】硬脑膜外出血和硬脑膜下出血是临床上比较常见的颅内出血，出血主要来源于脑膜中动脉。

2. D【解析】小脑幕切迹疝中期出现颞叶钩回疝的典型症状为意识障碍进行性加重，由嗜睡转入半昏迷状态，眼球内斜，对呼唤已无反应，但强刺激尚有反应；脑疝同侧的瞳孔明显散大，对光反射消失，此时对侧瞳孔大小仍可正常，但对光反射多已减弱，眼球尚能左右摆动。患者症状体征符合小脑幕切迹疝的表现。

3. E【解析】脑疝是由于急剧的颅内压升高造成的，在作出脑疝诊断的同时应按颅内压升高的处理原则快速静脉滴注甘露醇脱水，以缓解病情，确诊后迅速完成开颅术前准备，尽快手术去除病因。

4. D【解析】患者外伤后昏迷，应首先做头颅 CT 检查是否有脑出血。

5~6 C、B【解析】参见 A1 型题第 1 题解析。

7. C【解析】硬脑膜外血肿大多是外伤后脑膜动脉出血，临床表现为外伤后剧烈头痛，伴眩晕、恶心、呕吐，甚至昏迷。

8. C【解析】参见 A1 型题第 1 题解析。

9. E【解析】弥漫性轴索损伤的 MRI 表现：①平扫，典型表现为灰白质交界及胼胝体等处散在大小不等的斑点状、小片状及条索状 T_1WI 低信号、T_2WI 高信号影；也可无明确异常。②磁敏感加权成像（SWI）检查，对弥漫性轴索损伤病灶中的微出血灶检出非常敏感，表现为边界清楚的不规则斑点状、线条状或团状低信号灶。

10. C【解析】弥漫性轴索损伤影像学首选 SWI，梯度回波（GRE）次之，选项 C 错误。

11. E【解析】弥漫性轴索损伤 MRS 显示 NAA 下降，提示神经元损伤与预后相关，Cho 可升高，提示炎性反应，选项 E 错误。

四、X 型题

1. ABCD【解析】脑外伤常见后遗症包括脑软化、脑萎缩、脑穿通畸形囊肿、脑积水和蛛网膜囊肿等，均为不可逆性改变。

2. ACDE【解析】参见 A1 型题第 2 题解析。

3. ABDE【解析】蛛网膜下腔出血的间接征象有脑积水、脑水肿、脑疝、脑梗死。

4. BDE【解析】蛛网膜下腔出血时，可出现由并发症所致的间接征象，包括脑积水、脑内血肿及脑血管痉挛等。

5. ABE【解析】脑挫裂伤的 CT 表现：①损伤局部呈低密度影，病灶大小、形态不一。②低密度区内多发、散在斑片状高密度出血灶。③局部蛛网膜下腔出血。④早期脑水肿，病变广泛者占位效应明显，重者出现脑疝。⑤可合并其他征象，如脑内血肿、颅骨骨折、颅内积气等。

五、案例分析题

1. ACD【解析】如图所示，该患者 CT 表现为左侧额顶部硬膜下半月形混杂密度影；脑皮质受压内移；中线结构右移。

2. A【解析】参见 A1 型题第 2 题解析。

3. BDEF【解析】硬脑膜下血肿灰白质界面内移，选项 A 错误。中线结构向健侧移位，选项 C 错误。

4. BCDE【解析】右侧颅板下新月形不均匀高密度影，提示硬脑膜下血肿，多不合并骨折。右侧额叶内斑点状高密度影，提示颅内出血。脑沟内线样高密度影，提示蛛网膜下腔出血。右侧脑室受压、变窄，中线结构向左侧移位，提示脑疝可能。

5. ACDE【解析】参见 A1 型题第 2 题解析。

第九章　脑血管疾病

一 A1 型题

1. 以下关于脑出血的描述不正确的是
   A. 急性期 CT 表现为高密度灶，CT 值一般在 100HU 以上
   B. 急性期 T_1WI 和 T_2WI 上血肿呈等或低信号
   C. 慢性期 CT 图像上呈水样密度
   D. 基底核区血肿多呈肾型
   E. 血肿强化后可呈靶征
2. 脑梗死好发于
   A. 大脑前动脉供血区
   B. 大脑中动脉供血区
   C. 大脑后动脉供血区
   D. 椎动脉供血区
   E. 基底动脉供血区
3. 下列关于脑梗死的描述不正确的是
   A. CT 表现为低密度或等密度改变
   B. MRI 急性期呈长 T_1、长 T_2信号
   C. 梗死灶与病变动脉供血区一致
   D. 梗死灶常呈楔形或扇形
   E. 增强扫描后各期脑梗死病灶均不强化
4. 脑梗死后可以见到“模糊效应”常在
   A. 第 1 周
   B. 第 2 周
   C. 第 2~3 周
   D. 第 4 周
   E. 第 3~4 周
5. 脑梗死分布的依据是
   A. 脑实质
   B. 脑白质
   C. 脑叶
   D. 脑沟
   E. 脑血管分布区
6. 脑出血与脑梗死的 CT 表现相似是在
   A. 超急性期
   B. 急性期
   C. 亚急性早期
   D. 亚急性晚期
   E. 慢性期

7. 下列哪项颅内病变用弥散加权成像诊断最敏感

A. 脑转移瘤 B. 急性脑梗死

C. 脑膜瘤 D. 听神经瘤

E. 胶质瘤

8. 下列关于烟雾病的描述，不正确的是

A. 是以颈内动脉狭窄或闭塞，脑底异常毛细血管网为特点

B. 主要表现为脑梗死、脑出血和脑萎缩

C. 脑梗死以双侧和多发为特点，可发生于小脑和脑干

D. 脑出血主要为蛛网膜下隙最多见

E. 血管造影是确诊烟雾病的可靠检查手段

9. 关于烟雾病，下列说法正确的是

A. 又称 Sturge-Weber 综合征

B. 病理改变主要是双侧颈内动脉起始段管腔狭窄，也可以完全闭塞

C. 病变区内膜增生肥厚、变性，侧支循环明显扩张形成毛细血管网

D. 好发于欧美白色人种，好发年龄为 20~30 岁

E. 以单发病灶，一过性病程为特点

10. 下列关于颅内动脉瘤的叙述，不正确的是

A. 破裂后可引起颅内血肿

B. 薄壁无血栓的动脉瘤，增强后呈明显均一强化

C. 自发性蛛网膜下腔出血半数由颅内动脉瘤破裂所致

D. 颅内动脉瘤常表现为块状钙化

E. 有附壁血栓的动脉瘤，血管造影对其诊断有明显优势

11. 颅内动脉瘤最好发的部位是

A. 大脑动脉环的分叉处 B. 颈内动脉

C. 大脑后动脉 D. 大脑前动脉

E. 大脑中动脉

12. 关于海绵状血管瘤的说法错误的是

A. 可发生在脑内或脑外，脑内以幕上多见

B. 可多发并合并出血

C. 伴有明显占位效应

D. 常伴钙化

E. 在 MRI 的 T_2加权像上常有一低信号环

13. 关于海绵状血管瘤和脑膜瘤的鉴别点，下列说法错误的是

A. 脑膜瘤发生在脑外，海绵状血管瘤脑内外都可以发生

B. 脑膜瘤可有邻近骨质反应，海绵状血管瘤不存在
C. 脑膜瘤多明显强化，海绵状血管瘤强化方式差别很大，一般很少均质明显强化
D. 脑膜瘤占位效应轻，海绵状血管瘤占位效应明显
E. 脑膜瘤可见“硬膜尾征”，海绵状血管瘤不伴脑膜改变

二 A2 型题

1. 患者，男性，63 岁。右肢体运动障碍 2 天。CT 示左基底节区低密度，内有斑片状高密度，诊断为
A. 急性脑梗死
B. 亚急性脑梗死
C. 慢性脑梗死
D. 急性出血性脑梗死
E. 急性脑出血
2. 患儿，男，11 岁。癫痫，半年前蛛网膜下腔出血。CT 示右颞叶前部有斑点状高密度，中度强化并见曲张血管影，最可能的诊断是
A. 海绵状血管瘤
B. 动静脉畸形
C. 星形细胞瘤
D. 动脉瘤
E. 脑挫裂伤
3. 患者，女性，37 岁。右眼外突 1 个月。CT 示球后肿块，内有斑点状钙化，增强明显。诊断为
A. 炎性假瘤
B. 海绵状血管瘤
C. 视网膜母细胞瘤
D. 甲状腺性突眼
E. 视神经胶质瘤

三 A3/A4 型题

（1~4 题共用题干）

患者，男性，63 岁。突发头痛，左侧偏瘫。CT 平扫：右基底节区肾形高密度影，边缘清晰，周围可见带状低密度影，CT 值 50~80HU，右侧侧脑室受压。

1. 本病例最可能诊断为
A. 脑出血
B. 脑膜瘤
C. 星形细胞瘤
D. 脑梗死
E. 转移瘤
2. 患者行 CT 检查后立即行磁共振检查最可能表现为
A. T_1WI 等信号，T_2WI 高信号
B. T_1WI 和 T_2WI 呈等信号或低信号
C. T_1WI 和 T_2WI 呈高信号，周围可见低信号环

D. T_1WI 和 T_2WI 呈高信号，周围无低信号环

E. T_1WI 低信号，T_2WI 高信号

3. 本病例治疗 8 天复查磁共振，最可能表现为

A. T_1WI 等信号，T_2WI 高信号

B. T_1WI 和 T_2WI 均呈高信号

C. T_1WI 和 T_2WI 中心呈高信号，周围可见低信号环

D. T_1WI 和 T_2WI 中心呈高信号，周围无低信号环

E. T_1WI 高信号，T_2WI 中心信号略低，周围呈高信号

4. 本病例 15 天后复查磁共振，最可能的表现为

A. T_1WI 等信号，T_2WI 高信号

B. T_1WI 和 T_2WI 中心呈低信号，周围可见高信号环

C. T_1WI 和 T_2WI 中心呈高信号，周围可见低信号环

D. T_1WI 和 T_2WII 中心呈高信号，周围无低信号环

E. T_1WI 低信号，T_2WI 高信号

（5~6 题共用题干）

患者，男性，50 岁。突发昏迷 2 小时。既往有高血压病史。

5. 该患者最可能诊断为

A. 脑星形细胞瘤　　B. 脑出血

C. 脑转移瘤　　D. 动脉瘤

E. 脑脓肿

6. 对于该患者首选的影像学检查方法为

A. X 线平片　　B. CT 平扫

C. CT 增强扫描　　D. MRI 常规检查

E. 超声检查

（7~8 题共用题干）

患者，女性，67 岁。右侧肢体活动不利 1 周，有风湿性心脏病史 11 年。CT 平扫：脑桥左侧卵圆形低密度灶，边界清。

7. 本病例最有可能诊断为

A. 脑出血　　B. 脑囊肿

C. 脑梗死　　D. 脑脓肿

E. 胶质瘤

8. 进一步确诊应做的检查是

A. 脑血流图
B. 脑地形图
C. MRI 检查
D. 脑电图
E. 开颅检查

（9~11 题共用题干）

患者，男性，66 岁。突发偏瘫 21 天，临床诊断为脑梗死，扩血管药物治疗后好转。

9. 复查 CT 平扫未见明显异常，最可能是因为
A. 短暂性脑缺血发作（TIA）完全恢复
B. 脑梗死模糊效应
C. 脑出血完全吸收
D. 静脉病变无法显示
E. 颅后窝伪影影像观察

10. 为明确诊断首选的检查方法为
A. 强化扫描或数日后复查
B. 脑灌注成像
C. CTA
D. CTV
E. DSA

11. 若病情稳定，1 周后复查，预计会出现的征象是
A. 高密度病灶
B. 混杂密度灶
C. 低密度灶
D. 仍然为等密度
E. 占位效应

（12~14 题共用题干）

患者，男性，61 岁。左下肢活动不灵 3 天。CT 普通扫描示右基底核区见一圆形低密度灶，边界模糊，直径约为 0.5cm，中线居中。

12. 本病例最可能诊断为
A. 脑出血
B. 脑囊虫
C. 腔隙性脑梗死
D. 星形细胞瘤
E. 脑软化灶

13. 下列最敏感的检查方法是
A. CT 平扫
B. 增强扫描
C. 脑血管造影
D. MRI
E. 脑电图

14. 最需与本病例进行鉴别诊断的是
A. 脑出血
B. 囊虫
C. 腔隙性脑梗死
D. 星形细胞瘤
E. 脑软化灶

（15~17 题共用题干）

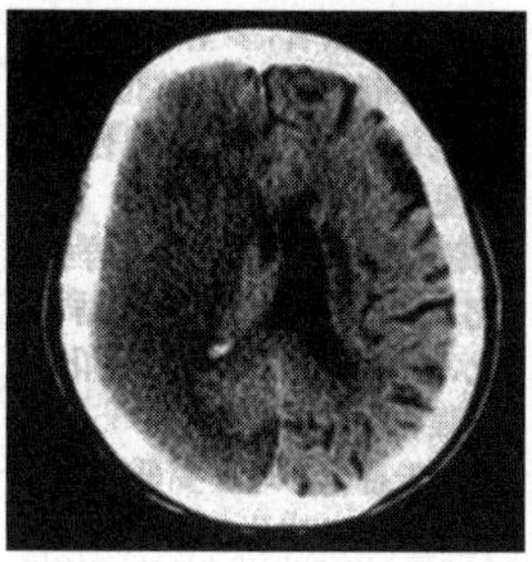

患者，女性，63 岁。左侧肢体偏瘫，言语不清 2 天入院，有高血压病史多年。影像学检查如图（CT 平扫）。

15. 该患者的诊断是
    A. 脑出血
    B. 脑炎
    C. 脑梗死
    D. 胶质瘤
    E. 脑脓肿
    F. 脑转移瘤

16. 对该病最具有早期诊断价值的影像学检查方法是
    A. 头颅 CT　　B. 头颅 X 线平片
    C. 磁共振 DWI 序列　　D. DSA 检查
    E. 超声　　F. 以上都不是

17. 根据该患者的影像学表现，栓塞部位可能位于
    A. 右侧椎动脉　　B. 基底动脉
    C. 右侧颈内动脉　　D. 右侧大脑中动脉
    E. 右侧大脑前动脉　　F. 右侧大脑后动脉

（18~22 题共用题干）

患者，女性，73 岁。突发偏瘫、头痛、头晕 10 小时。既往有高血脂、糖尿病史。MRI 表现如图。

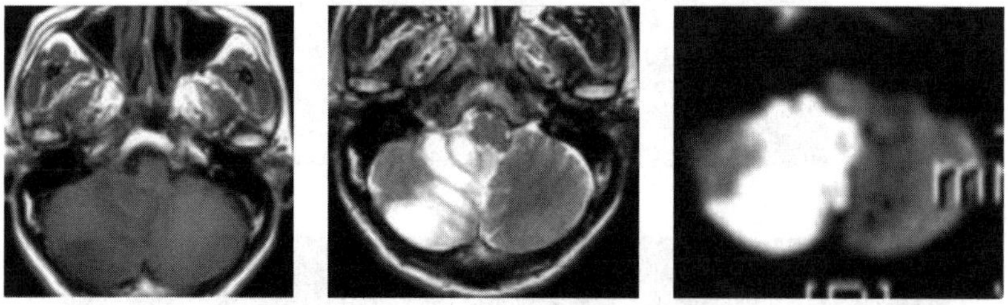

18. 初步诊断为
    A. 脑星形细胞瘤　　B. 脑急性血肿
    C. 蛛网膜下腔出血　　D. 急性脑梗死
    E. 急性化脓性脑炎

19. 关于脑梗死的影像表现，下列描述不正确的是

A. 发病 24 小时内，CT 可正常
B. 发病 24 小时内，MRI 可有阳性表现
C. 发病 24 小时内，CT 上强化最明显
D. 对小脑、脑干病变，MRI 优于 CT
E. DWI 序列优于常规的 T_1WI、T_2WI

20. 关于脑梗死的 MRI DWI 演变过程，描述不正确的是
A. 急性期，DWI 高信号，ADC 低信号
B. 亚急性期，DWI 高信号，ADC 等信号
C. 慢性期，DWI 低信号，ADC 高信号
D. DWI 序列可早在 6 小时内显示病变
E. FLAIR 序列较 DWI 序列敏感

21. 下述描述错误的是
A. DWI 显示异常的区域小于 PWI 显示异常的区域，可定义为缺血半暗带
B. DWI 正常而 PWI 减低，提示为一过性脑缺血
C. MTT 延长，CBF 减低，CBV 正常提示缺血前期微循环改变
D. MRS 显示缺血区 Lac/Cr 升高，NAA/Cr 降低
E. 急性脑梗死区在 DWI、ADC 图上均呈高信号

22. 脑梗死的 CT 检查中，“模糊效应”出现于
A. 6 小时以内
B. 24 小时以内
C. 72 小时以内
D. 14 天左右
E. 2~3 周

（23~25 题共用题干）

患者，女性，35 岁。右眼视物模糊 3 年余，影像学检查如图。

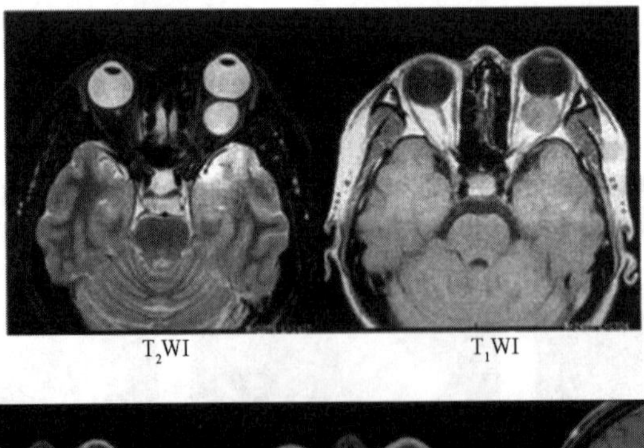

T_2WI　　T_1WI

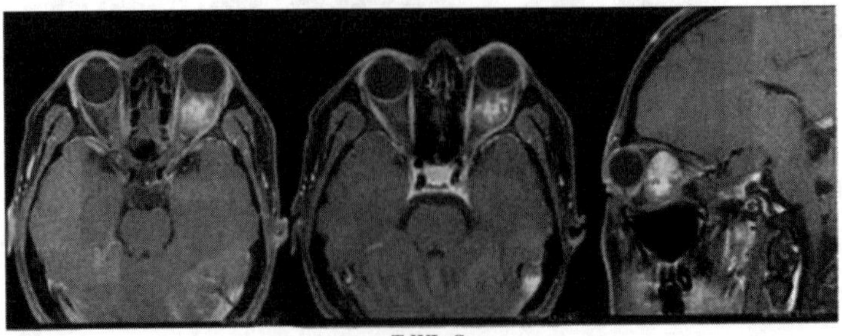

T_1WI+C

23. 该患者最有可能的诊断是

A. 视网膜母细胞瘤
B. 海绵状血管瘤
C. 视神经脑膜瘤
D. 视神经胶质瘤
E. 黑色素瘤
F. 血肿

24. 成人眶内最常见的良性肿瘤是

A. 视网膜母细胞瘤
B. 海绵状血管瘤
C. 视神经脑膜瘤
D. 视神经胶质瘤
E. 黑色素瘤
F. 炎性假瘤

25. 该病常见的临床表现是

A. 失明
B. 头痛、呕吐
C. 无痛性渐进性眼球突出
D. 斜视
E. 视网膜脱落
F. 以上都是

四 X 型题

1. 高血压脑出血的好发部位是

A. 基底核区
B. 皮质
C. 丘脑
D. 小脑
E. 脑桥

2. 以下脑内血肿的 MRI 表现，正确的为

A. 呈圆形或不规则形，其影像特征及信号演变与自发性脑内血肿一致
B. 超急性期血肿 T_1WI 呈略低信号，T_2WI 和 PDWI 呈高信号
C. 急性期血肿 T_1WI 呈等信号，T_2WI 呈低信号
D. 亚急性期血肿 TWI 呈等信号，T_2WI 呈高信号
E. 慢性期血肿 T_1WI 和 T_2WI 上核心层和核外层均为高信号

3. 缺氧缺血性脑病的说法正确的是

A. 中度：低密度区范围超过 2 个脑叶，但不累及全部大脑半球
B. 重度：T_2WI 为较白质较低的信号，有颅内出血者信号改变同脑出血
C. 中度：皮质与髓质界限模糊，脑沟、脑池受压，部分病例有颅内出血
D. 重度：双侧大脑半球广泛低密度区，脑室受压变小
E. 轻度：不超过两个脑叶实质内散在局限性边界清楚的低密度区，无占位表现

4. 颅内动脉瘤最常见的临床表现为

A. 瘫痪
B. 恶心
C. 意识障碍
D. 感觉异常
E. 突发性头痛

5. 颅内动脉瘤按病因分类可分为

A. 先天性动脉瘤
B. 损伤性动脉瘤
C. 感染性动脉瘤
D. 动脉硬化性动脉瘤
E. 缺血性动脉瘤

6. 关于脑血管疾病钙化，下列正确的有

A. 颈内动脉虹吸部钙化呈弧线状
B. 慢性硬脑膜下血肿钙化呈梭形
C. 颅内血肿钙化呈团块状
D. 斯德奇-韦伯（Sturge-Weber）综合征呈平行的线状钙化
E. 以上都不对

7. 颅内动脉瘤根据形态可分为

A. 粟粒状动脉瘤
B. 囊状动脉瘤
C. 真菌动脉瘤
D. 梭形动脉瘤
E. 壁间动脉瘤

8. 静脉窦血栓形成的诱因包括

A. 妊娠
B. 血管畸形
C. 严重脱水
D. 脑部感染
E. 血液高凝状态

9. 下列动静脉畸形（AVM）的CT征象正确的有

A. 脑内血肿常呈均匀高密度
B. 血肿常不规则，可呈团块状
C. 位置常较表浅，多见于额、顶、枕叶
D. 血肿周围有脑水肿和占位表现
E. 血肿附近有时可见钙化、小的软化灶

10. 脑动静脉畸形栓塞治疗的适应证为

A. 病变广泛深在，不适合直接手术
B. 病变位于重要功能区
C. 高血流变，盗血严重者
D. 手术切除出血者
E. 合并有严重的动脉硬化者

11. 下列为动静脉畸形的检查方法的有

A. CT
B. MRI
C. B超
D. DSA
E. X线片

12. 海绵状血管瘤在CT和MRI上的表现特点有

A. 可发生在脑外或脑内
B. 有明显占位效应

C. 可合并出血

D. 常伴钙化

E. 在 MRI 的 T_2加权像上常有一低信号环

五 案例分析题

（1~3 题共用题干）

患者，男性，57 岁。突然剧烈头痛呕吐并摔倒 3 小时就诊。查体：患者面色苍白，全身冷汗，意识清楚，血压 150/90mmHg。

1. 最符合临床表现的疾病是

A. 脑出血

B. 脑梗死

C. 脑膜炎

D. 脑脓肿

E. 脑囊虫病伴感染

F. 脑炎

2. 该患者首先应做的影像学检查有

A. CT

B. MRI

C. ECT

D. MRA

E. TCD

F. DSA

3. 还应做的实验室检查有

A. 血常规检查

B. 尿常规检查

C. 脑脊液检查

D. 心电图检查

E. 囊虫补体结合试验

F. 红细胞沉降率测定

（4~9 题共用题干）

患者，女性，78 岁。被人发现昏迷、大小便失禁 10 小时入院。查体：血压 180/100mmHg，心率约 110 次/分，有心房颤动（房颤），体温 37℃，浅昏迷，右侧肢体未见自主活动，肌力增高，巴宾斯基征阳性，格拉斯哥昏迷量表（GCS）= E2+V1+M3=6 分，有风湿性心脏病和房颤病史，既往超声检查有二尖瓣赘生物。

4. 应该做的检查是

A. CT

B. MRI

C. ECT

D. DSA

E. IVP

F. MRA

5. 患者检查图像如图，应考虑

A. 脑出血

B. 脑梗死

C. 脑动静脉畸形

D. 脑膜炎

E. 星形细胞瘤

F. 脑膜瘤压迫静脉窦

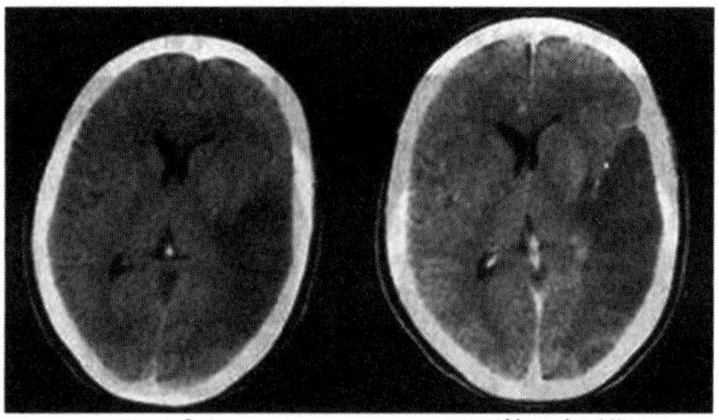

CT平扫　　　　CT增强扫描

6. 诊断依据有
   A. 昏迷伴大小便失禁 10 小时
   B. CT 示脑实质内大面积均匀低密度区
   C. 脑实质内见类圆形密度增高影，边缘见大面积低密度区
   D. 脑内占位性病变，瘤周水肿明显
   E. 脑沟、脑池增宽，密度与脑脊液密度相似
   F. CT 示脑实质内低密度区不强化
7. 大面积脑梗死的典型表现包括
   A. 梗死区域与该区动脉供血区域一致，呈扇形或楔形，同时累及灰质和白质
   B. 梗死发生 6 小时后，可见大脑中动脉水平段条形高密度影，外囊与岛叶皮质界限模糊
   C. 梗死区脑沟变浅
   D. 6~12 小时部分病灶出现低密度
   E. 大部分病例 12 小时之后才出现典型的低密度改变
   F. 病侧脑室受压，严重时出现脑疝
8. 常见的脑梗死影像学分型包括
   A. 腔隙性脑梗死
   B. 缺血性脑梗死
   C. 出血性脑梗死
   D. 分水岭脑梗死
   E. 颅内静脉及静脉窦血栓形成
   F. 血管畸形
9. 大面积脑梗死应该与下列哪些疾病鉴别
   A. 炎症水肿
   B. 低级胶质细胞瘤
   C. 胶质瘤瘤周水肿
   D. 脑裂畸形
   E. 脑挫伤
   F. 蛛网膜囊肿

（10~13 题共用题干）

患者，女性，21 岁。癫痫发作及智力异常。MRI 显示如图。

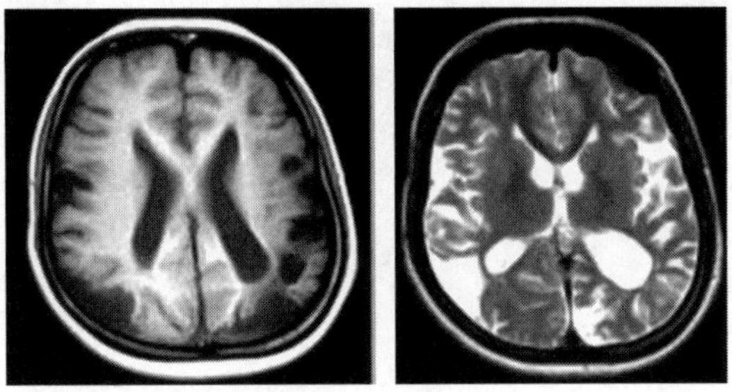

10. 为进一步明确诊断，下一步的影像学检查首选

A. MRI 增强　　B. FLAIR

C. DWI　　D. MRA

E. MRV　　F. DSA

11. MRA 所示如图，有关该病的描述正确的是

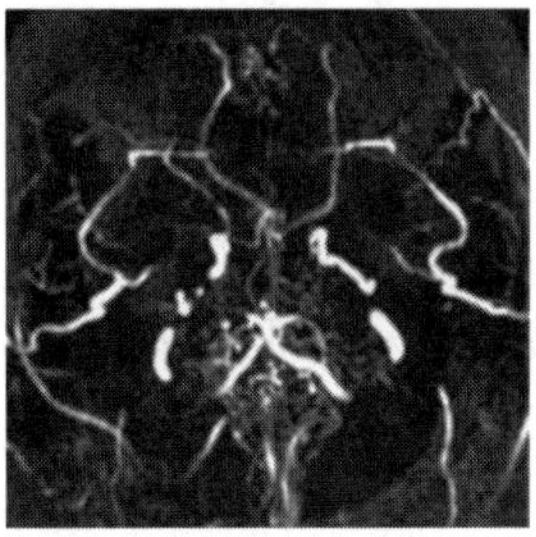

A. 双侧颈内动脉及其分支部分闭塞

B. 双侧大脑后动脉狭窄、部分闭塞

C. 颅底可见大量侧支循环形成

D. 血管未见明显异常

E. 双侧椎动脉显示清晰

F. 双侧颈内动脉显示清晰

12. 该病的诊断为

A. 海绵状血管瘤　　B. 发育性静脉畸形

C. 动静脉畸形　　D. 毛细血管扩张症

E. 动脉瘤　　F. 硬脑膜动静脉瘘

G. 烟雾病

13. 有关该病的描述，正确的是

A. 多种原因引起颅底大动脉严重狭窄或闭锁，并可见脑底部代偿性异常血管网

B. MRI T_2WI 显示基底核区多发点状血管流空信号

C. DSA 显示大脑动脉环闭塞，颅底区烟雾状侧支循环

D. CT 显示低密度病灶，为缺血、梗死所致，特征是双侧性和多发性

E. 影像学首选 MRA 及 MRI

F. 主要发生在老年人

G. 多见于颈内动脉床突上段和大脑前、中动脉近段和基底动脉远端

（14~17 题共用题干）

患者，男性，43 岁。头痛半年，CT 检查如图。

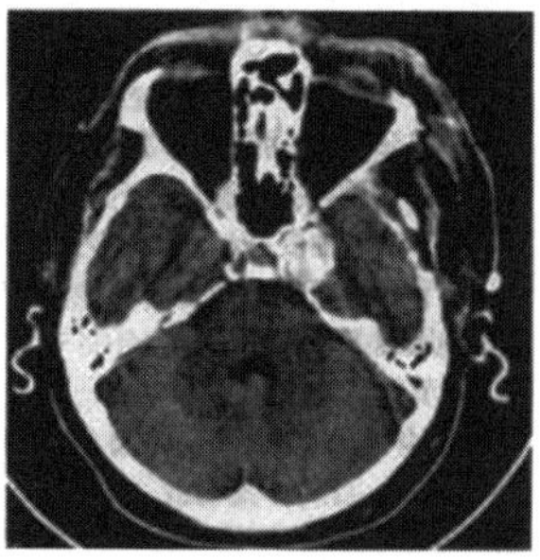

14. 该患者最有可能的诊断为
    A. 脑膜瘤
    B. 垂体瘤
    C. 动脉瘤
    D. 星形细胞瘤
    E. 脑动静脉畸形（AVM）
    F. 以上都不是
15. 最需与本病鉴别的肿瘤为
    A. 脑膜瘤
    B. 垂体瘤
    C. 胶质瘤
    D. 神经源性肿瘤
    E. 转移瘤
    F. 以上都不是
16. 进一步检查，最佳的检查方法是
    A. MRI
    B. MRA
    C. 增强扫描
    D. DSA
    E. 手术切开
    F. 以上都不是
17. 该病按病因分类可分为
    A. 先天性
    B. 损伤性
    C. 感染性
    D. 动脉硬化性
    E. 原发性
    F. 假性

（18~20 题共用题干）

患者，男性，22 岁，癫痫病史。头部 CT 显示如图。

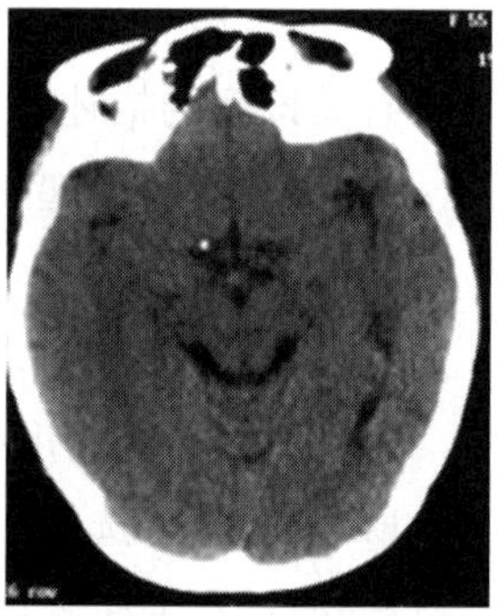

18. 可能的诊断是
    A. 未见异常
    B. 左侧颞叶可疑低密度影
    C. 脑沟增宽
    D. 脑萎缩
    E. 脑结核
    F. 脑梗死
19. 进一步 MRI 检查如图，可能的诊断为
    A. 海绵状血管瘤
    B. 动静脉畸形

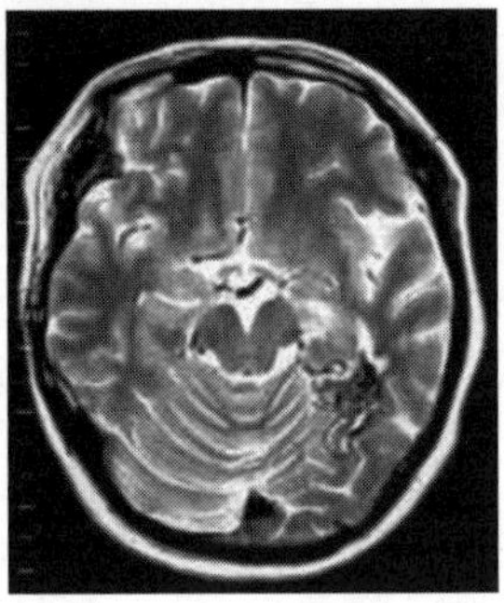

C. 发育性静脉畸形

D. 发育性静脉畸形伴海绵状血管瘤

E. 脑梗死

F. 脑出血

20. 动静脉畸形的典型 MRI 表现是

A. MRI T_2WI 上显示无占位效应的“黑蠕虫”征（血管流空）

B. 可发生在脑、脊髓的任何部位

C. 85%发生于幕上，15%在后颅窝

D. 病变大小不一，由增粗粗大的血管团组成

E. 畸形血管团内可见正常脑组织

F. 病变可自行消退

（21~25 题共用题干）

患者，女性，43 岁。头痛半年，加重 10 天。头部 MRI 显示如图。

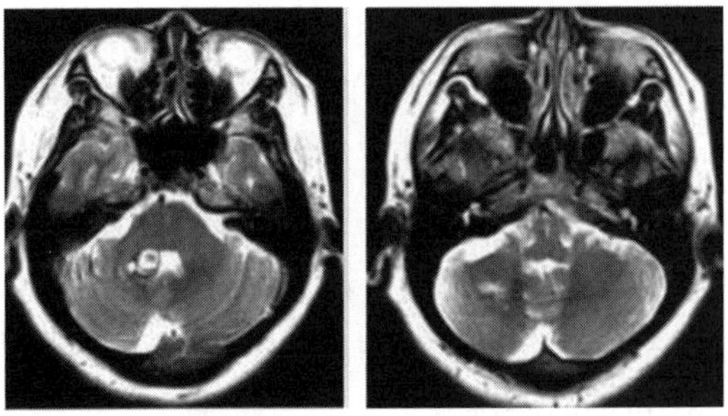

21. 关于该病的 MRI 描述正确的是

A. 右侧小脑半球圆形长 T_2 信号影，病变周边可见环形低信号

B. 病变周边环形低信号对病变的诊断价值不大

C. 病变邻近右侧小脑半球可见一条形高信号，其对病变的诊断价值不大

D. 病变邻近右侧小脑半球可见一条形高信号，其对病变的诊断价值较大

E. 第四脑室受压变窄对于病变的诊断价值较大

F. 病变的内部信号不均匀对病变的诊断价值较大

22. 根据该病的影像学表现，该病可能的诊断是

A. 海绵状血管瘤

B. 发育性静脉畸形

C. AVM

D. 毛细血管扩张症

E. 动脉瘤

F. 硬脑膜动静脉瘘

23. 为进一步确定诊断，下一步的影像学检查是

A. MRI 增强

B. FLAIR

C. DWI

D. MRA

E. MRV

F. DSA

24. MRI 增强检查如图，可能的诊断是

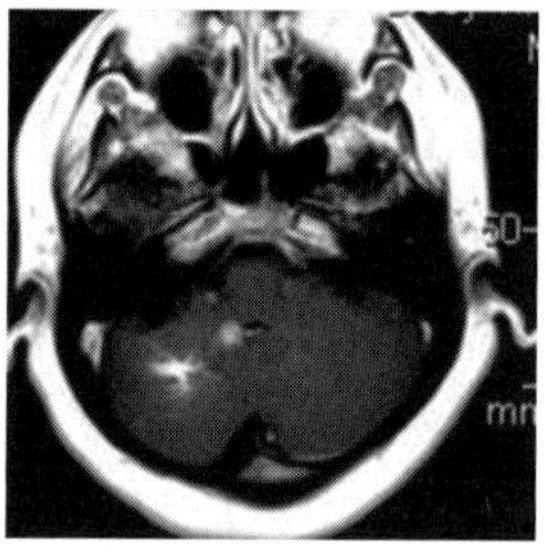

A. 海绵状血管瘤

B. 发育性静脉畸形

C. AVM

D. 毛细血管扩张症

E. 动脉瘤

F. 硬脑膜动静脉瘘

G. 海绵状血管瘤伴发育性静脉畸形

25. 关于发育性静脉畸形的描述，正确的是

A. MRI 增强检查显示“海蛇头”样表现

B. 常发生于侧脑室额角白质或第四Ⅳ脑室周围白质

C. 扩张的髓静脉呈伞样汇集，经粗大的静脉引流入静脉窦或深部室管膜静脉

D. 病变较小，T_1WI 可正常，T_2WI 可见血管流空

E. 影像学首选 MRI T_1WI+C 及 MRV

F. T_2WI 可显示出血及伴有其他血管畸形

G. 15%~20%伴有海绵状血管瘤

（26~29 题共用题干）

患者，男性，78 岁。左耳听力下降伴头晕半年。头颅 CT 显示如图。

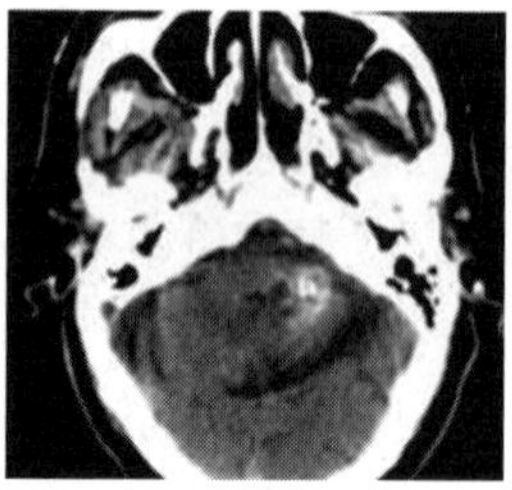

26. 可能的诊断为

A. 钙化灶

B. 急性出血

C. 动静脉畸形

D. 海绵状血管瘤

E. 胶质瘤

F. 发育性静脉畸形

G. 脑囊虫

27. 进一步 MRI 检查，病变显示如图，诊断应为

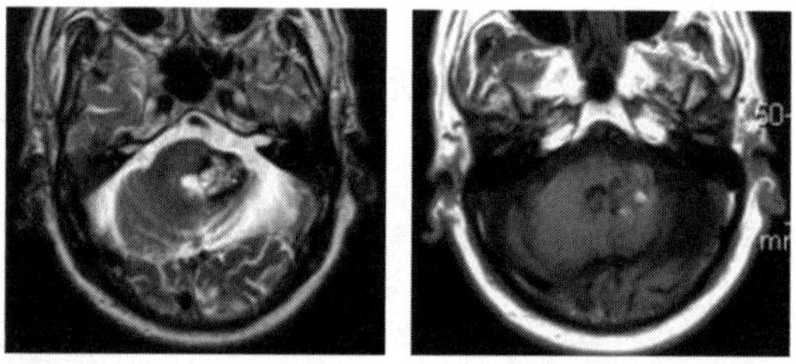

A. 钙化灶

B. 急性出血

C. 动静脉畸形

D. 海绵状血管瘤

E. 胶质瘤

F. 发育性静脉畸形

G. 脑囊虫

28. 关于海绵状血管瘤的描述，错误的是

A. 囊性血管性错构瘤，病变内反复出血，无正常神经组织

B. 中枢神经系统任何位置均可发生，脑实质常见

C. 病变内不同时期的出血，大小不一

D. T_1WI（典型）爆米花样高信号，病变周边低信号环（含铁血黄素沉积）

E. 病变明显强化

F. DSA 可见血管染色

G. 海绵状血管瘤可多发，还可伴有发育性静脉畸形

29. 需与海绵状血管瘤鉴别的病变包括

A. 动脉瘤

B. 脑膜瘤

C. 烟雾病

D. 脑梗死

E. 脑水肿

F. 颅内脑疝

G. 脑脓肿

（30~35 题共用题干）

患者，女性，45 岁。主因头痛、癫痫近 1 个月反复发作呈进行性加重就诊。实验室检查正常。各种病理反射未引出。

30. 根据以上资料应该做哪些检查

A. CT

B. MRI

C. ECT

D. DSA

E. TCD

31. 患者行 MRI 检查，如图所示，首先考虑患者为

A. 垂体瘤

B. 脑膜瘤

C. 神经源性肿瘤

D. 海绵状血管瘤

E. 皮样囊肿

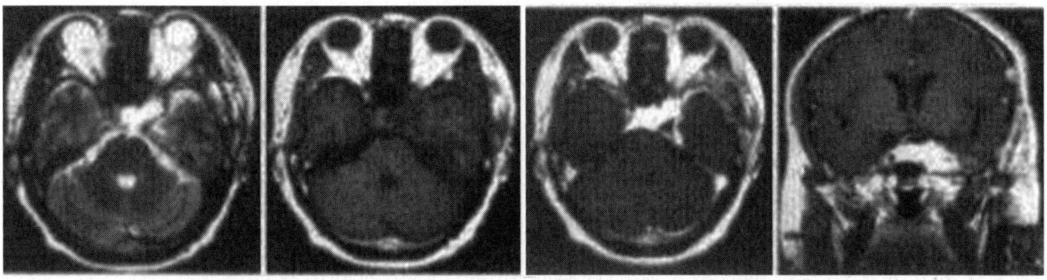

32. 该疾病的诊断依据是

A. 左侧鞍旁见一不规则肿块影，T_1WI 上为低信号，T_2WI 上为明显高信号

B. 增强扫描病灶均匀的显著强化，病灶边界清楚

C. 病变包绕垂体窝及左侧海绵窦

D. 中年女性

E. 浸润性生长

33. 该病最敏感最可靠的检查方法有

A. CT

B. MRI

C. ECT

D. DSA

E. TCD

34. 该病应与哪些疾病相鉴别

A. 脑膜瘤

B. 动脉瘤

C. 胶质瘤

D. 垂体瘤

E. 神经源性肿瘤

35. 患者若突然出现剧烈头痛、喷射样呕吐、意识模糊，该患者可能合并哪些疾病

A. 蛛网膜下腔出血

B. 脑梗死

C. 恶变

D. 病灶内出血

E. 肾上腺嗜铬细胞瘤

参考答案与解析

一、A1 型题

1. A【解析】急性脑出血在 CT 表现为高密度影，其高密度主要来源于血红蛋白中的铁，血红蛋白的 CT 值在 50~80HU。

2. B【解析】脑梗死好发于大脑中动脉供血区。

3. E【解析】脑梗死 CT 表现为等密度或低密度改变，其梗死区域与其动脉供血区域一致，呈楔形或扇形，同时累及灰质和白质，CT 增强后病灶呈脑回样强化。

4. C【解析】脑梗死后常在第 2~3 周见到“模糊效应”。

5. E【解析】脑梗死分布的依据是脑血管分布区。

6. E【解析】慢性期脑出血与脑梗死的 CT 均表现为等密度或者低密度。

7. B【解析】在超级性期脑梗死 DWI 可以明确是否存在细胞毒性水肿，梗死发生 30 分钟即可显示病灶，对超级性期脑梗死的诊断具有明显优势，梗死灶在 DWI 上呈高信号，其他结构（如正常脑组织、脑脊液、陈旧性脑梗死等）则均为低信号。

8. C【解析】烟雾病时，脑梗死以双侧与多发为特点，多发生在皮质和/或皮质下，很少见于基底节，不发生于小脑与脑干。

9. C【解析】烟雾病又名 Moyamoya 病，选项 A 错误。烟雾病是一种原因不明、慢性进行性的脑血管闭塞性疾病，主要表现为单侧或双侧颈内动脉远端大脑中动脉和大脑前动脉近端狭窄或闭塞，伴脑底部和软脑膜烟雾状、细小血管形成，选项 B 错误。烟雾病好发于东亚，尤其是日本人；好发年龄呈双峰分布，分别为 18~20 岁和 40 岁左右，选项 D、E 错误。

10. E【解析】有附壁血栓的动脉瘤，增强 CT 与 MRI 较常规血管造影有明显优势，选项 E 错误。

11. A【解析】颅内动脉瘤的好发部位为颅底大血管分叉部位，特别是颅底的大脑动脉环血管分叉部位。

12~13 C、D【解析】海绵状血管瘤一般无占位效应，或仅有轻度占位效应，病灶多无水肿，这与病灶大小有关，增强扫描强化程度不一，可表现为从轻度到明显强化。

二、A2 型题

1. D【解析】出血性脑梗死常发生在缺血性梗死 1 周后。CT 显示低密度梗死灶内出现不规则斑点状、片状高密度出血灶，占位效应较明显。

2. B【解析】动静脉畸形的 CT 平扫呈等密度，伴有出血时可呈高密度、低密度或混杂密度。增强扫描可见虫曲状、点状、条状或片状强化；出血者血肿周围可见畸形血管团。

3. B【解析】眼眶内海绵状血管瘤的 CT 表现呈圆形、椭圆形或梨形，边界光整，密度均匀，CT 值平均 55HU；可有眼外肌、视神经、眼球受压移位及眶腔扩大等表现，增强后呈“渐进性”强化。

三、A3/A4 型题

1. A【解析】脑出血的 CT 平扫表现如下。①急性期：血肿呈边界清楚的肾形、类圆形或不规则形均匀高密度影；周围水肿带宽窄不一，局部脑室受压移位；破入脑室可见脑室内高密度积血。②吸收期：始于出血后 3~7 天，可见血肿缩小并密度减低，血肿周边变模糊；水肿带增宽；小血肿可完全吸收。③囊变期：为出血 2 个月以后，较大血肿吸收后常遗留大小不等的裂隙状囊腔；伴有不同程度的脑萎缩。

2. B【解析】脑梗死患者行 CT 检查后立即行磁共振检查最可能表现为 T_1WI 和 T_2WI 呈等信号或低信号。

3. E【解析】脑出血第 8 天已进入亚急性期，出血性灶内的红细胞开始破裂，正铁血红蛋白溢出到细胞外，红细胞的破裂一般从血肿周边向中心发展。细胞内正铁血红蛋白具有较强的顺磁性，使血肿的 T_1 值缩短，因此 T_1WI 上血肿是高信号。T_2WI 上表现为从周边向中心逐渐蔓延的高信号。

4. C【解析】出血后 15 天，为亚急性晚期（出血后 7 天到 2 周），该期红细胞完全崩解，血肿内游离以正铁血红蛋白为主，游离的正铁血红蛋白有缩短 T_1，同时延长 T_2值的作用，因此，T_1WI 与 T_2WI 均呈高信号。

5. B【解析】依据题干信息所述，患者可能为脑出血。

6. B【解析】脑出血患者首选 CT 平扫。

7. C【解析】患者脑桥左侧卵圆形低密度灶，可能为脑梗死。

8. C【解析】脑梗死患者依据 DWI、MRI 及 MRS 进行诊断。

9. B【解析】脑梗死后第 2~3 周水肿开始消退，梗死的占位效应减轻，脑沟、脑室形态恢复正常，此时常出现“模糊效应”，即梗死灶出现短时间的等密度表现，常造成 CT 的假阴性表现。

10. A【解析】需要进行强化扫描进行诊断，曾患过脑梗死的患者，更应注意定期复查血压、血脂、血液流变学等指标。

11. C【解析】若病情稳定，1 周后复查，预计会出现低密度灶。

12. C【解析】患者右基底核区见一圆形低密度灶，可能为腔隙性脑梗死。

13. D【解析】MRI 是腔隙性脑梗死最敏感的检查方法。

14. E【解析】腔隙性脑梗死治疗不及时往往会形成脑软化灶，需要与其鉴别。

15. C【解析】脑梗死的 CT 影像学表现，根据不同的情况有不同的表现。如果患者起病后，立即进行 CT 检查，是正常的影像表现。如果患者到达医院时间较晚，在 CT 影像上，可表现为低密度灶。如果患者梗死面积较大，出现一侧脑组织向同侧其他部位或对侧偏移。脑梗死后的渗血、血肿，在梗死的基础上表现混杂或较大的团块样的高密度病灶。脑梗死急性期特别是超急性期，可见白色较亮线样变化，提示大脑中动脉出现严重血栓；其他变化包括一侧脑组织较饱满，脑沟、脑回变浅，病变区颜色变浅，可见皮质和髓质交界处变模糊。

16. C【解析】对于脑梗死患者 DWI 检查可更早地检出脑缺血灶，表现为高信号。

17. C【解析】图示右侧大脑半球弥漫性低密度影，灰白质分界不清，病灶范围同时累及大脑前动脉，大脑中动脉供血区，因此，栓塞部位很可能起自颈内动脉。

18. D【解析】结合病史及 MRI 表现，患者可诊断为急性脑梗死。

19. C【解析】脑梗死患者发病 24 小时内，CT 可正常，选项 C 错误。

20. E【解析】急性脑梗死中，DWI 对病变的显示较 FLAIR 更敏感。

21. E【解析】急性脑梗死病变在 DWI 像上可表现为混杂信号或低信号，而 ADC 图上的信号增高，选项 E 错误。

22. E【解析】脑梗死 2~3 周出现模糊效应。

23. B【解析】结合病史及影像学表现，患者可能为海绵状血管瘤。

24. B【解析】海绵状血管瘤是成人眶内最常见的良性肿瘤。

25. C【解析】海绵状血管瘤常表现为无痛性渐进性眼球突出。由于肿瘤多在肌锥内，早期就可出现眼球轻度向正前方突出，而无 CT 表现。

四、X 型题

1. ACDE【解析】高血压脑出血好发于基底节、丘脑、脑桥和小脑，易破入脑室。。

2. AC【解析】脑内血肿的 MRI 表现：呈圆形或不规则形，信号随血肿时间而变化。①急性期：血肿 T_1WI 呈等信号，T_2WI 呈稍低信号，显示不如 CT 清楚。②亚急性和慢性期血肿：T_1WI 和 T_2WI 均表现为高信号。③囊变期：囊肿完全形成时 T_1WI 呈低信号，T_2WI 呈高信号；周边可见含铁血黄素沉积所致低信号环，此期 MRI 显示比 CT 敏感。

3. ACDE【解析】缺氧缺血性脑病的分级如下。①轻度：不超过 2 个脑叶实质内散在局限性边界清楚的低密度区，无占位表现。②中度：低密度区范围超过 2 个脑叶，但不累及全部大脑半球，皮质与髓质界限模糊，脑沟、脑池受压，部分病例有颅内出血。③重度：双侧大脑半球广泛低密度区，脑室受压变小，有颅内出血，MRI 表现为 T_1WI 上皮质下、脑室旁白质内呈片状低信号影，T_2WI 为较白质更高的信号，有颅内出血者信号改变同脑出血。

4. BCE【解析】颅内动脉瘤的临床表现：动脉瘤未破裂时可以无任何症状，破裂后主要为蛛网膜下腔出血的症状，也可表现为恶心、意识障碍、突发性头痛、脑实质出血的临床症状。

5. ABCD【解析】颅内动脉瘤根据病因分为：先天性、损伤性、感染性和动脉硬化性。

6. ABCD【解析】颅内血肿钙化呈团块状，慢性硬脑膜下血肿钙化呈梭形，颈内动脉虹吸部钙化呈弧线状，斯德奇-韦伯（Sturge-Weber）综合征呈平行的线状钙化。

7. ABDE【解析】颅内动脉瘤根据形态可分为：①粟粒状动脉瘤。②囊状动脉瘤。③梭形动脉瘤。④壁间动脉瘤。⑤假性动脉瘤。

8. ACDE【解析】静脉窦血栓形成的诱因常见有妊娠、严重脱水、脑部感染以及血液呈高凝状态。

9. BCDE【解析】动静脉畸形的 CT 表现：平扫呈等密度，伴有出血时可呈高密度、低密度或混杂密度，选项 A 错误。

10. ABCD【解析】动静脉畸形（AVM）血管内栓塞治疗的适应证：①病变部位深在、广泛，不适宜直接手术。②病变位于重要功能区，如脑干、基底节等。③高血流、盗血严重的动静脉畸形或动静脉瘘。④供血动脉减少，畸形团较小的终末型 AVM，单独用血管内栓塞治疗，有望完全治愈。⑤巨大型 AVM 先行血管内栓塞治疗，缩小病变体积为立体定向放射治疗作准备。⑥高血流 AVM 先行血管内栓塞治疗，再予以开颅手术，切除病变，减少术中出血，提高手术成功率。

11. ABD【解析】动静脉畸形的检查方法有 CT、MRI 和 DSA。

12. ACDE【解析】海绵状血管瘤的 CT 表现：①平扫，瘤体可以是等密度、稍高密度圆形病灶，也可以是等高混杂密度灶，甚至仅表现为不均质钙化灶。由于本身多因钙化呈高密度，所以少量出血在 CT 图像上较难与钙化相鉴别。出血量大破入蛛网膜下隙时 CT 可以显示。一般无瘤周水肿及占位效应，如果出血量较大，可以有轻度占位效应。②增强后可无强化，亦可轻度或明显强化。MRI 表现：T_1WI 呈稍低信号或低信号，有出血时可见不均匀高信号；T_2WI 可呈高信号，周边可见特征性环状低信号，为含铁血黄素沉着所致。一般无须强化扫描。

五、案例分析题

1. A【解析】最符合患者临床表现的疾病是脑出血。

2. A【解析】脑出血患者首选 CT 检查。

3. ABD【解析】脑出血患者还应进行血常规、尿常规及心电图检查。

4. ABDF【解析】患者昏迷，血压 180/100mmHg，有高血压脑出血的可能，患者既往风湿性心脏病和房颤病史，有心源性脑梗死的可能。首选 CT 检查，条件允许时，可行 MRI、MRA、DSA 等进一步检查。

5. B【解析】结合病史及影像学表现，应考虑脑梗死。

6. ABF【解析】脑梗死患者的诊断依据：①昏迷伴大小便失禁 10 小时。②CT 示脑实质内大面积均匀低密度区。③CT 示脑实质内低密度区不强化。

7. ABCF【解析】脑梗死患者 24~48 小时部分病灶出现低密度，选项 D 错误。大部分病例 24 小时之后才出现典型的低密度改变，选项 E 错误。

8. ABCDE【解析】常见的脑梗死影像学分型包括：①腔隙性脑梗死。②缺血性脑梗死。③出血性脑梗死。④分水岭脑梗死。⑤颅内静脉及静脉窦血栓形成。

9. ABCE【解析】大面积脑梗死的鉴别诊断：①炎症水肿。②低级胶质细胞瘤。③胶质瘤瘤周水肿。④脑挫伤。

10. D【解析】下一步影响学检查首选 MRA，可显示血管，发现血管性疾病，如动脉瘤、血管狭窄和闭塞、血管畸形等。

11. ABC【解析】如图所示，该患者 MRA 表现为双侧颈内动脉及其分支部分闭塞，双侧大脑后动脉狭窄、部分闭塞，颅底可见大量侧支循环形成。

12. G【解析】烟雾病的 MRI 表现：①单侧或双侧大脑中动脉狭窄或闭塞，颈内动脉海绵窦段变细，流空效应减弱，邻近可见较多纤细、不规则的侧支循环呈流空效应。②患侧或双侧尾状核、豆状核、内囊以及下丘脑建立侧支循环，呈无数点状、细条状低信号。③侧支循环显示充分者发生脑缺血、脑梗死的机会较少；反之常并有脑缺血、脑梗死或留有脑软化灶，无占位效应。④MRA 显示大脑动脉环闭塞，邻近多发烟雾状侧支循环。

13. ABCDEG【解析】烟雾病主要发生在儿童与青年人。

14. C【解析】颅内动脉瘤的 CT 表现如下。①直接征象：分为三型。Ⅰ型无血栓动脉瘤，平扫呈类圆形高密度灶；增强检查呈均一强化；Ⅱ型部分血栓动脉瘤，平扫可见中心或偏心性高密度灶；增强检查可见中心和瘤壁强化，其间血栓无强化，呈“靶征”；Ⅲ型完全血栓动脉瘤，平扫呈等密度灶，可有弧形或斑点状钙化；增强检查可见瘤壁环形强化。②间接征象：动脉瘤破裂时 CT 图像上多数不能显示瘤体，但可见继发的蛛网膜下腔出血、脑内血肿、脑积水、脑水肿和脑梗死等改变。

15. A【解析】动脉瘤与脑膜瘤的鉴别：①脑膜瘤的占位效应明显，颅内动脉瘤不并发出血时一般占位效应较轻。②脑膜瘤多有邻近骨质的反应，颅内动脉瘤不存在。③CT 平扫脑膜瘤内常见点状钙化，而颅内动脉瘤的钙化常为块状。④CT 强化扫描脑膜瘤多为较明显强化，并可见硬膜尾征，而颅内动脉瘤常为与血管同步的明显强化，其与血管关系密切，无硬膜尾征，少部分病例病灶内可见低密度无强化的血栓。⑤脑膜瘤的典型 MRI 表现为等 T_1、等或略长 T_2信号，而动脉瘤在 T_1WI、T_2WI 均表现为无信号，有血栓者，表现为混杂信号。

16. D【解析】颅内动脉瘤的 DSA 表现：血管造影可直接显示动脉瘤的大小、位置、数目、形态和脑血流循环情况以及动脉瘤与载瘤动脉的关系，是最佳的检查方法。

17. ABCD【解析】参见 X 型题第 5 题解析。

18. B【解析】如图所示，该患者 CT 有可疑低密度影。

19. B【解析】动静脉畸形的 MRI 表现为异常的流空血管团，供血动脉及引流静脉均可显示，合并出血、囊变、血栓形成及脑梗死可有相应改变。

20. ABCD【解析】脑血管畸形在先天发异常等特殊情况下，大脑内动脉和静脉直接相连，局部形成异常的血管团，类似于毛线团样，血管团内的血管往往没有正常的血管壁结构，而由纤维组织形成，选项 E 错误。动静脉畸形出生时就有，并随年龄增长逐渐增大，虽然生长缓慢，但不会自行消退，选项 F 错误。

21. ADF【解析】右侧小脑半球圆形 T_2WI 高信号影，病变周边可见环形低信号，病变邻近右侧小脑半球可见一条形高信号且病变的内部信号不均匀、第四脑室受压变窄对病变的诊断价值较大。

22. AB【解析】根据该病的影像学表现，可能的诊断是海绵状血管瘤和发育性静脉畸形。

23. AE【解析】为进一步确定诊断，还应该进行 MRI 增强及 MRV 扫描。

24~25 G、ABCDEFG【解析】海绵状血管瘤的 MRI 表现参加 X 型题第 12 题解析。发育性静脉畸形的 MRI 表现：①病变较小，T_1WI 可正常，T_2WI 可见血管流空。②如果伴有其他血管畸形或引流静脉血栓形成，脑实质可出血。③T_2WI 低信号。④DWI 正常。⑤T_1WI+C 明显强化，异常血管呈伞样汇集并经集合静脉汇入静脉窦或室管膜静脉。⑥MRA 正常。⑦MRV可见“海蛇头”样血管汇集。

26. ABCDFG【解析】胶质瘤的 CT 表现主要包括以下 3 个方面：①部分胶质瘤可以出现广泛的等密度和低密度改变，这些改变主要是由于肿瘤本身含水量较多或肿瘤的占位效应引起周边的水肿。②可以表现为高密度，其中以少突胶质细胞瘤最为典型，由于此类胶质瘤含有较多的钙化成分，进而在 CT 上表现为点状的钙化高密度改变。③部分胶质瘤，由于肿瘤生长速度较快，可以出现瘤卒中，进而在 CT 上出现大片状的高密度血肿样表现。与该患者不符。

27～28 D、DEF【解析】海绵状血管瘤的MRI表现参见X型题第12题解析。海绵状血管瘤的DSA表现：脑实质内的海绵状血管瘤脑血管造影常常无异常发现。硬脑膜海绵状血管瘤可以表现为富血供结节，延迟可见局部毛细血管染色，偶可见供血动脉和引流静脉。

29. AB【解析】明显强化的海绵状血管瘤有时需要与动脉瘤、脑膜瘤及垂体瘤鉴别。

30. AB【解析】该患者可能为脑血管疾病，需要进行CT及MRI检查，确定病变部位及病变程度。

31. D【解析】结合病史及MRI表现，考虑为海绵状血管瘤。

32. ABCD【解析】海绵状血管瘤的诊断依据：①左侧鞍旁见一不规则肿块影，T_1WI上为低信号，T_2WI上为明显高信号。②增强扫描病灶均匀的显著强化，病灶边界清楚。③病变包绕垂体窝及左侧海绵窦。④中年女性。

33. B【解析】海绵状血管瘤疾病由于本身多因钙化呈高密度，所以少量出血在CT图像上较难与钙化相鉴别，MRI为最敏感最可靠的检查方法。

34. ABD【解析】参见案例分析题第29题解析。

35. AD【解析】蛛网膜下腔出血及病灶内出血可导致颅内高压，颅内高压会出现剧烈头疼、喷射样呕吐、意识模糊。

第十章　颅内感染

一　A1 型题

1. 脑脓肿壁形成早期，CT 表现错误的是
   A. 水肿最明显
   B. 结节样增强
   C. 不均匀环形强化
   D. 均匀环形强化
   E. 无水肿
2. 脑脓肿壁短 T_2低信号最可能是
   A. 含铁血黄素沉着
   B. 胶原结构
   C. 血管影
   D. 钙化
   E. 铁沉积
3. 脑囊虫病分型不包括
   A. 脑实质型
   B. 脑室型
   C. 脑膜型
   D. 混合型
   E. 脑炎型
4. 下列描述不正确的是
   A. 脑囊虫破裂会出现化学性脑膜炎
   B. 脑囊虫退变死亡会产生脑水肿
   C. 脑囊虫头节总是显示清楚
   D. 脑囊虫可发生在第四脑室内
   E. 药物治疗后的脑囊虫会缩小

二　A2 型题

1. 患者，男性，32 岁。头痛、发热、血象高，CT 检查见脑实质内不规则的稍低密度灶；增强扫描显示低密度灶未见强化，周边轻度强化。最可能的诊断是
   A. 脑脓肿
   B. 胶质瘤
   C. 皮样囊肿
   D. 脑梗死
   E. 脑膜瘤
2. 患者，男性，26 岁。头痛、高热 3 天。CT 示左枕叶一囊状低密度影，大小约 3.0cm×3.5cm，周边见等密度环状影，瘤周见指状水肿，并见侧脑室受压移位，增强后病灶呈环

形强化。诊断为

A. 脑内结核　　B. 脑脓肿

C. 胶质瘤　　D. 脑囊虫

E. 胶质母细胞瘤　　F. 以上都不是

3. 患者，男性，31 岁。搏动性耳鸣、蓝色鼓膜、传导性耳聋 2 年余。CT 示鼓室内软组织肿物，拟诊为

A. 胆脂瘤，中耳炎　　B. 胆脂瘤，听骨链破坏

C. 面神经瘤，听骨链破坏　　D. 血管球瘤，颈内静脉裸露

E. 中耳乳突炎，听骨链破坏

三 A3/A4 型题

（1~6 题共用题干）

患者，女性，24 岁。头痛、低热 10 天余，既往有左侧慢性中耳炎病史。CT 表现如图。

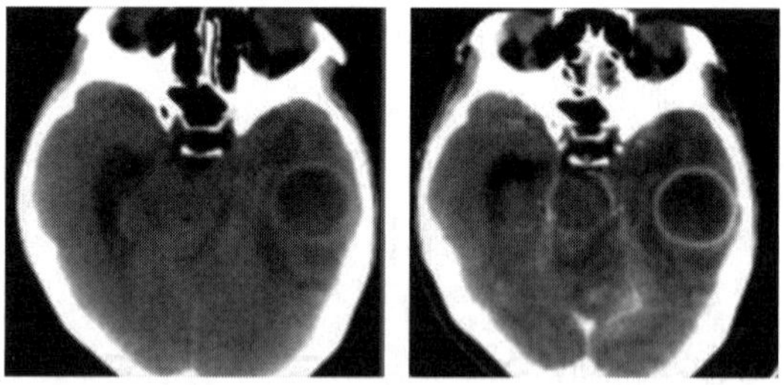

1. 初步诊断为

A. 脑脓肿

B. 胶质瘤

C. 脑血肿

D. 脑梗死

E. 脑囊虫

2. 关于脑脓肿的诊断要点，不正确的是

A. 常合并化脓性脑膜炎　　B. 颞叶最常见，约占 40%

C. 多发者高达 70%　　D. 单发占 70%

E. 病理学和影像学上可分为炎症期和脓肿形成期

3. 脑脓肿的感染途径不包括

A. 中耳炎经鼓室盖直接蔓延　　B. 乳突炎直接蔓延

C. 血栓性静脉炎所致　　D. 血行感染

E. 淋巴途径感染

4. MRI 检查中，脑脓肿最敏感的方法或序列显示是

A. T_2WI　　B. DWI

C. FLAIR　　D. T_2WI

E. PDW

5. 脑脓肿的 MRS 表现，正确的是

A. Cho 明显升高　　B. NAA 未见异常

C. Lac 升高　　D. 乙酸峰、乳酸峰、丁二酸峰升高

E. Lip 峰升高

6. 有关脑脓肿的 DWI 表现，正确的是

A. DWI 上脓肿腔均呈高信号，ADC 呈低信号

B. 经过治疗的脓肿腔 DWI 也可呈等信号或低信号

C. DWI 脓肿周围水肿高信号，ADC 高信号

D. DWI 上脓肿腔低信号，ADC 高信号

E. 脓肿壁 DWI 高信号

（7~8 题共用题干）

患者，女性，42 岁。头痛、发热 4 天。CT 平扫示脚间池内葡萄状低密度，有强化，脑室扩大。

7. 最可能的诊断为

A. 结核性脑膜炎

B. 化脓性脑膜炎

C. 脑膜型脑囊虫病

D. 病毒性脑膜脑炎

E. 真菌性脑膜炎，髓鞘形成异常

8. 显示非活动性脑猪囊尾蚴病的最佳检查方法为

A. MRI

B. CT

C. X 线平片

D. CT 三维成像

E. SPECT

四 X 型题

1. 应与脑脓肿相鉴别的疾病包括

A. 海绵状血管瘤

B. 脑转移癌

C. 脱髓鞘

D. 单纯疱疹病毒脑炎

E. 脑内血肿吸收期

2. 脑脓肿 CT 表现分哪几期

A. 急性脑炎早期

B. 急性脑炎晚期

C. 脓肿形成期

D. 病灶吸收期

E. 包膜形成期

3. 脑脓肿化脓坏死期和包膜形成期的 MRI 征象，下列描述正确的有

A. T_1WI 脓肿和其周围水肿为高信号

B. Gd-DTPA 增强扫描，脓肿壁显著强化

C. 延迟扫描，增强环厚度向外进一步扩大

D. 脓肿壁欠光滑，有多发小结节

E. 多房脓肿可形成壁结节假象

4. 结核性脑膜炎的临床表现包括

A. 皮肤奶油咖啡色素斑伴皮下软组织肿块　B. 脑膜刺激征
C. 颅内压升高征象　D. 癫痫，脑神经障碍
E. 大脑与脑干受损的表现，意识障碍

5. 关于单纯疱疹病毒性脑炎，描述正确的是
A. 病变累及颞叶、岛叶、扣带回
B. 大脑凸面、枕叶后部也可受累，基底核正常
C. 双侧发生，但也可不对称
D. 无强化
E. 病程缓慢

6. 脑囊虫病的包囊分哪些层
A. 细胞层　B. 胶原纤维层
C. 胶质增生层　D. 神经组织层
E. 炎症细胞层

7. 脑囊虫死亡后，MRI 表现出的征象正确的是
A. 白靶征　B. 黑靶征
C. 硬膜尾征　D. 灯泡征
E. 牛眼征

8. 脑囊虫病的 CT 表现包括
A. 硬膜下积液　B. 不发生于外侧裂池
C. 脑实质内多发点状钙化影　D. 脑白质区广泛低密度影
E. 脑实质内的囊性灶，囊内可见小结节

9. 下列脑实质型脑囊虫病 CT 特点的描述，正确的是
A. 多发钙化型：钙化周围水肿明显，增强扫描呈明显强化
B. 多发小囊型：在半球区有多发散在小圆形或卵圆形低密度影
C. 多发结节型：增强扫描低密度影出现结节或环状强化
D. 单发大囊型：脑内圆形、椭圆或分叶状的低密度影
E. 急性脑炎型：全脑肿胀，脑室小，增强扫描无强化

10. 下列脑棘球蚴病影像学征象描述，正确的是
A. 脑内边界清楚锐利的类圆形巨大囊性病灶
B. 脑包虫的密度与脑脊液相似或略高
C. 无水肿，有明显占位效应，囊壁明显强化
D. 囊壁钙化呈完整或不完全的环状高密度带
E. 阻塞脑脊液循环路径时，可见脑室扩大

11. 颅内结核瘤在 CT 扫描时的特点有

A. 单发或多发结节
B. 病灶钙化
C. 环状强化的病灶
D. 病灶周围有明显水肿
E. 靶征

12. 脑结核瘤的病理改变包括
A. 常位于血运丰富的白质内
B. 呈结节状或分叶状，大小 2~6cm
C. 外围为纤维膜，中间有干酪坏死物质
D. 少数有钙化，形成脓液者极少
E. 周围炎性细胞少，但有星形细胞增生

五 案例分析题

（1~3 题共用题干）

患者，男性，45 岁。低热、头痛半个月余，MRI 检查如图。

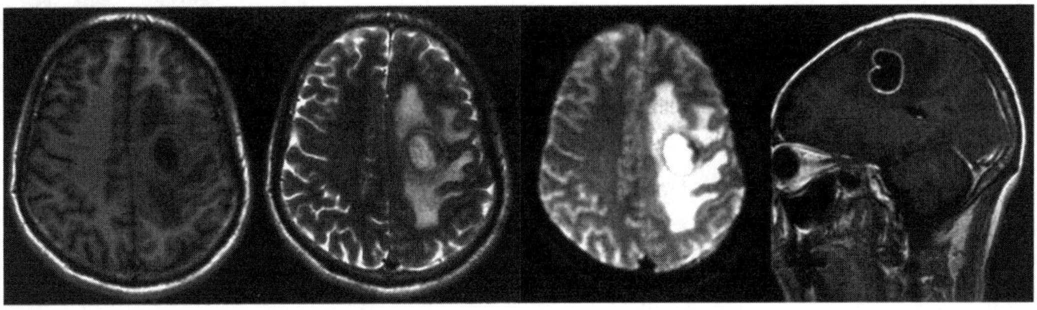

1. 该患者符合
A. 高级别胶质瘤
B. 脑转移瘤
C. 脑脓肿
D. 脑出血吸收期
E. 颅内结核瘤
F. 脑梗死后出血

2. 该病的致病原因可能为
A. 远处脏器的原发肿瘤
B. 邻近的感染向颅内蔓延
C. 血源性感染
D. 直接感染
E. 隐源性感染
F. 外伤所致

3. 脑脓肿包膜形成阶段的 MRI 表现有
A. T_2WI 显示脓肿壁为环形的低信号
B. T_1WI 脓液及周围的水肿为低信号
C. 有时腔内可看到气液平面
D. 脓肿壁不光滑，有多发小结节
E. 多房脓肿增强后可表现为“套环征”
F. 延迟扫描时增强的环状结构可以进一步扩大

（4~9 题共用题干）

患者，男性，43 岁。头痛、癫痫 10 余年。查体：无发热，双侧肢体肌力正常。脑电图示双侧额颞叶棘波放电。CT 表现如图。

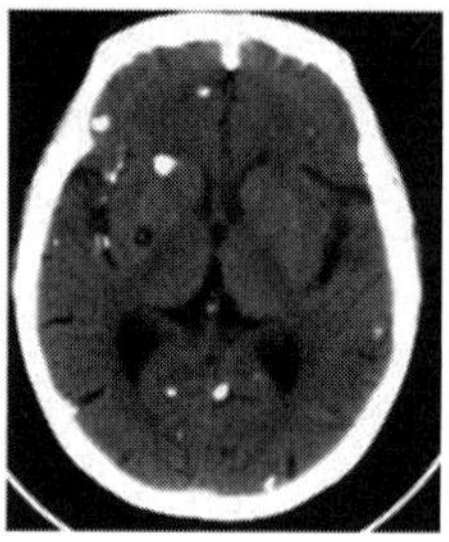

4. 可能的诊断为
   A. 包虫
   B. 囊虫
   C. 结核
   D. 转移瘤
   E. 真菌感染
   F. 甲状旁腺功能减低

5. MRI 表现如图，初步拟诊为

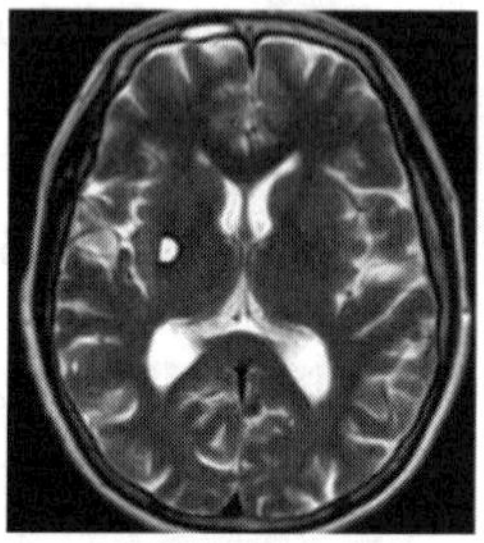

   A. 脑包虫
   B. 结核瘤
   C. 转移瘤
   D. 脑囊虫
   E. 多发性硬化
   F. 脑脓肿
   G. 腔隙性梗死

6. 脑囊虫病按部位分可分为
   A. 脑实质型
   B. 蛛网膜下隙型
   C. 脑室型
   D. 脑膜型
   E. 混合型
   F. 囊泡型
   G. 钙化型

7. 脑囊虫病的病理演变分为
   A. 急性期
   B. 囊胞期
   C. 胶样囊胞期
   D. 肉芽肿结节期
   E. 结节钙化期
   F. 慢性期

8. 头颅 CT 检查中，描述不正确的是
   A. 囊虫存活时（活囊虫），周围脑实质有显著水肿
   B. 囊虫存活时，周围脑实质没有水肿
   C. 囊虫死亡后（死囊虫），周围脑实质有显著水肿
   D. 囊虫死亡后，周围脑实质不再有水肿
   E. 无论囊虫存活与否，周围均有水肿
   F. 囊虫钙化沿血管分布

G. 囊虫内可见头节

9. 头颅 CT 检查中，可见囊虫头节钙化，其分期是

A. 囊胞期　　B. 胶样囊胞期

C. 肉芽肿结节期　　D. 结节钙化期

E. 脑膜型　　F. 脑实质型

参考答案与解析

一、A1 型题

1. D【解析】脑脓肿壁形成早期，脓肿壁轻度强化，表现为完整但不规则的浅淡环形强化，环壁可厚可薄，厚薄均匀或不均匀，外壁边缘模糊。

2. B【解析】脑脓肿偶尔纤维化（胶原结构）的囊壁呈等 T_1、短 T_2低信号。

3. E【解析】脑囊虫病按囊虫所在部位分为脑实质型、脑室型、脑膜型、混合型。

4. C【解析】脑囊虫头节在囊虫存活期显示清楚，变性期及死亡期变模糊。

二、A2 型题

1~2 A、B【解析】脑脓肿的 CT 表现如下。①急性炎症期：平扫呈大片低密度灶，边缘模糊，伴占位效应；增强检查无强化。②化脓坏死期：平扫可见低密度区内出现更低密度坏死灶；增强检查呈轻度不均匀性强化。③脓肿形成期：平扫见等密度环，内为低密度并可有气泡影；增强检查呈环形强化，代表脓肿壁，其一般完整、光滑、均匀，部分脓肿可为多房分隔状。

3. D【解析】结合病史及 CT 表现，考虑为血管球瘤，颈内静脉裸露。

三、A3/A4 型题

1. A【解析】参见 A2 型题第 1~2 题解析。

2. C【解析】脑脓肿单发大于多发，高达 70%。

3. E【解析】脑脓肿的感染途径：①乳突炎直接蔓延。②血行感染。③血栓性静脉炎所致。④中耳炎经鼓室盖直接蔓延。

4. B【解析】脑脓肿的 MRI 表现：平扫脓腔内呈长 T_1和长 T_2异常信号；DWI 脓腔内呈明显高信号；Gd-DTPA 增强表现为光滑薄壁环形强化。延迟扫描，增强环厚度向外进一步扩大，多房脓肿可形成壁结节假象。

5. D【解析】脑脓肿^{1}H-MRS 表现为 NAA、Cho 明显下降，并可见亮氨酸、丁二酸盐和一些氨基酸（乙酸盐和丙氨酸）波峰显示。

6. B【解析】脑脓肿在 DWI 上通常呈现为高信号，但 ADC 图像上通常呈现为高信号，

因为脓液中的水分子在扩散加权成像中受到限制，导致 ADC 值降低。选项 A 错误。经过治疗的脓肿腔在 DWI 上可能呈现等信号或低信号，这是由于治疗后脓肿内的炎性渗出物或坏死组织减少，导致水分子自由扩散，使得 DWI 信号变得更接近正常脑组织。选项 B 正确。DWI 脓肿周围水肿高信号，ADC 低信号，选项 C 错误。正常情况下，脓肿腔在 DWI 上通常呈现高信号，而 ADC 图像上呈现低信号。选项 D 错误。脓肿壁在 DWI 上通常不会呈现高信号，因为脓肿壁主要由炎性组织和纤维组织构成，而不是液体。选项 E 错误。

7. C【解析】脑膜型脑囊虫病病变多位于蛛网膜下隙，和脑膜粘连；CT 和 MRI 表现与脑室型类似，并可显示局部脑池扩大、邻近脑实质光滑受压及脑膜强化等。

8. B【解析】显示非活动性脑猪囊尾蚴病的最佳检查方法为 CT。

四、X 型题

1. BCE【解析】脑脓肿的鉴别诊断如下。①原发或转移性肿瘤坏死：厚壁，结节状强化；DWI 低信号（病变坏死中心）。②血肿吸收期：血肿病史；T_2WI 病变外周低信号。③脱髓鞘：半环状强化；多发病变（侧脑室周围）占位效应轻。

2. ABCE【解析】脑脓肿的 CT 表现分期如下。①急性脑炎早期：在脑脓肿形成之前，患者可能会出现急性脑炎的早期表现。CT 图像可能显示脑组织的水肿和炎症反应，但尚未形成明显的脓肿。②急性脑炎晚期：在急性脑炎早期之后，如果感染继续发展，可能会出现急性脑炎的晚期表现。CT 图像可能显示脑组织的坏死和炎症反应，但仍未形成明显的脓肿。③脓肿形成期：在急性脑炎晚期之后，如果感染继续发展，脑组织中的炎症反应可能会导致脓肿形成。CT 图像可能显示一个局限性的低密度区域，周围可能有增强的环状区域，表示脓肿形成。④包膜形成期：在脓肿形成之后，脓肿周围可能会形成一层包膜。CT 图像可能显示一个局限性的低密度区域，周围有明显的增强的包膜。

3. BCE【解析】参见 A3/A4 型题第 4 题解析。

4. BCDE【解析】结核性脑膜炎表现：脑膜刺激征，大脑与脑干受损的表现，意识障碍，癫痫，脑神经障碍，颅内压升高征象。

5. ABC【解析】单纯疱疹病毒主要损害灰质，重要特征为坏死，常是出血性坏死，病变累及颞叶、岛叶、扣带回，大脑凸面、枕叶后部也可受累，基底节正常，常侵犯大脑颞叶、额叶及边缘系统，双侧发生但可不对称。

6. ABDE【解析】脑囊虫病的包囊分为细胞层、胶原纤维层、神经组织层及炎症细胞层。

7. AB【解析】脑囊虫退变死亡时，坏死造成头节显示不清，周围水肿明显加剧，占位效应明显，尽管病变显而易见，但病变反而缺乏特征性，唯一可提示脑囊虫病的 MRI 表现就是所谓的白靶征和黑靶征。白靶征即在 T_2WI 中囊肿内囊液及周围水肿呈高信号，而囊壁与囊内模糊不清的头节呈低信号，代表脑囊虫向纤维化、机化、钙化过渡。黑靶征是指在

T_2WI 上，囊肿内除有一点状高信号之外，均呈低信号。

8. CDE【解析】脑囊虫病的影像学表现如下。①脑实质型：CT 平扫表现为脑内散布多发性低密度小囊；囊腔内可见致密小点代表囊虫头节。MRI 较有特征，小囊主体呈均匀长 T_1和长 T_2信号，其内偏心性小结节呈短 T_1和长 T_2信号；增强 T_1WI，囊壁和头节有轻度强化。囊虫死亡后呈钙化小点，CT 显示敏感。不典型者可表现为单个大囊、肉芽肿、脑炎或脑梗死。②脑室型：以第四脑室多见，CT 和 MRI 直接征象有限，多间接显示局部脑室扩大，常合并脑积水；囊壁、头节有时可强化。③脑膜型：病变多位于蛛网膜下隙，和脑膜粘连；CT 和 MRI 表现与脑室型类似，并可显示局部脑池扩大、邻近脑实质光滑受压及脑膜强化等。

9. BCDE【解析】脑实质型脑囊虫病分型如下。①急性脑炎型：全脑肿胀，脑沟窄、脑室小，增强扫描无强化。②多发小囊型：在半球区有多发散在小圆形或卵圆形低密度影，增强扫描一般无强化，周围轻度水肿。③单发大囊型：脑内圆形、椭圆或分叶状的低密度影。④多发结节或环状强化型：增强扫描低密度影出现结节或环状强化。⑤多发钙化型：钙化周围无水肿，增强扫描无强化。

10. ABDE【解析】脑棘球蚴病头部影像学表现：巨大的脑内囊肿，边界清楚锐利，类圆形，CT 值与脑脊液相似，囊周无明显水肿，占位效应明显，脑室受压并向对侧移位，有脑积水。增强后 CT，一般囊壁不强化或轻度强化。钙化灶呈壳状高密度带。选项 C 错误。

11. ABCE【解析】颅内结核瘤灶周水肿轻微，选项 D 错误。

12. BCDE【解析】脑结核瘤常位于血运丰富的皮质内，选项 A 错误。

五、案例分析题

1. C【解析】参见 A3/A4 型题第 4 题解析。

2. BCDE【解析】邻近的感染向颅内蔓延、血源性感染、直接感染和隐源性感染都是脑脓肿的致病原因。

3. ABCEF【解析】脓肿壁一般光滑，无结节，但多房脓肿可形成壁结节假象，选项 D 错误。

4～5 BC、D【解析】参见 X 型题第 8 题解析。

6. ACDE【解析】参见 A1 型题第 3 题解析。

7. BCDE【解析】脑囊虫病的病理演变分为囊胞期、胶样囊胞期、肉芽肿结节期及结节钙化期。

8. ADEF【解析】早期囊尾蚴存活时，囊肿周围无水肿，当囊尾蚴虫死亡后，囊肿周围可产生水肿，囊虫死亡，囊液吸收，囊虫被机化形成纤维组织并钙化。

9. D【解析】结节钙化期头颅 CT 检查中，可见囊虫头节钙化。

第十一章　颅脑先天性畸形

一 A1 型题

1. 胼胝体发育不良的发生年龄为
   A. 胚胎第 4 周
   B. 胚胎第 8 周
   C. 生后 2 周
   D. 2 岁
   E. 6 岁
2. 小脑扁桃体下疝畸形（chiari 畸形）一般不合并
   A. 颅颈骨骼畸形
   B. 脊髓空洞症
   C. 脑积水
   D. 脊髓脊膜膨出
   E. 以上均不对
3. 关于丹迪-沃克（Dandy-Walker）综合征，下列说法错误的是
   A. 第四脑室极度扩张并向后延伸
   B. 后颅凹巨大囊肿并第四脑室呈宽口交通
   C. 一侧小脑半球缺如
   D. 小脑半球受压，向外侧移位，脑干前移，枕骨变薄
   E. 后颅凹容积增大，窦汇及天幕上抬，并有不同程度的脑积水
4. 灰质异位与哪种疾病的病因病理一致
   A. 脑穿通畸形
   B. 胼胝体发育不良
   C. 脑裂畸形
   D. 丹迪-沃克（Dandy-Walker）综合征
   E. 蛛网膜囊肿
5. 灰质异位最佳的检查方法是
   A. X 线平片
   B. CT
   C. MRI
   D. 脑电图
   E. DSA
6. 神经纤维瘤病Ⅱ型的主要表现是
   A. 双侧听神经瘤
   B. 双侧三叉神经纤维瘤
   C. 视神经纤维瘤
   D. 多发性脊柱神经鞘瘤
   E. 多发性脑膜瘤

7. 有助于诊断结节性硬化症的 CT 表现是
A. 脑室扩大伴钙化
B. 脑表浅部钙化
C. 豆状核钙化
D. 脑底钙化
E. 室管膜下结节钙化

8. 斯德奇-韦伯综合征和结节性硬化症都存在
A. 脑水肿
B. 中线移位
C. 脑内钙化
D. 脑室扩大
E. 颅板增厚

9. 关于结节性硬化症的脑部病理特征，说法错误的是
A. 室管膜下胶质结节
B. 白质胶质结节
C. 白质内异位细胞团
D. 灶性脱髓鞘
E. 室管膜下结节常钙化

10. 关于结节性硬化症的 CT 特征，说法错误的是
A. CT 扫描显示室管膜下多发结节状影突入脑室内，常双侧对称分布
B. 结节界限清楚，直径多小于 1cm，常发生钙化
C. 皮质结节较室管膜下结节多见，且常发生钙化
D. 增强扫描未钙化的结节可以强化，钙化结节不强化
E. 伴有的皮质异位与脱髓鞘改变为白质内与皮质等密度的团块状影及斑片状低密度影

11. 结节性硬化症常伴有的脑瘤是
A. 毛细胞型星形细胞瘤
B. 血管网状细胞瘤
C. 中枢神经细胞瘤
D. 室管膜下瘤
E. 室管膜下巨细胞型星形细胞瘤

二 A2 型题

1. 患儿，男，7 岁。癫痫，CT 示右顶叶表面有一裂隙，向内并延伸到侧脑体旁，侧脑室外侧可见一局限性突起与其相连。最可能诊断为
A. 空洞脑
B. 脑软化
C. 脑裂畸形
D. 穿通畸形
E. 蛛网膜囊肿

2. 斯德奇-韦伯综合征患者，颅内钙化多位于
A. 顶枕区
B. 额顶区
C. 颞顶区
D. 前额部
E. 颞部

三 A3/A4 型题

（1~2 题共用题干）

患者，女性，41 岁。智力低下，MRI 结果如图所示。

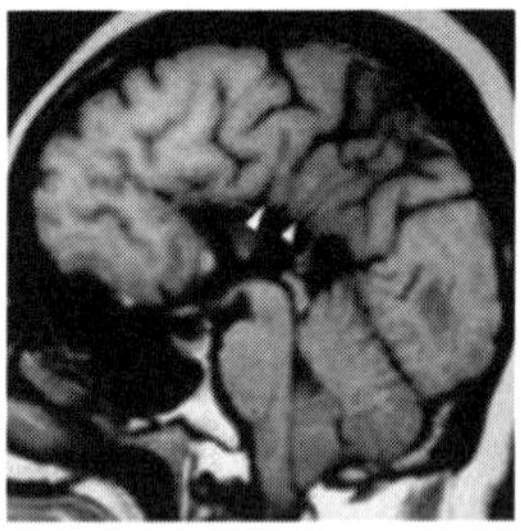

1. 可能的诊断是
   A. 胼胝体发育不全
   B. 脑裂畸形
   C. 灰质异位
   D. 结节性硬化症
   E. Sturge-Weber 综合征
2. 关于该病的描述，错误的是
   A. 常与其他畸形伴发，如前脑无裂畸形、小脑扁桃体下疝畸形、胼胝体脂肪瘤等
   B. 均为全部缺如
   C. 矢状位显示最佳，无胼胝体结构
   D. 脑回放射状排列，指向侧脑室
   E. 影像学首选 MR 矢状面、冠状面

（3~4 题共用题干）

患者，女性，41 岁。手部麻木数年，MRI 显示如图。

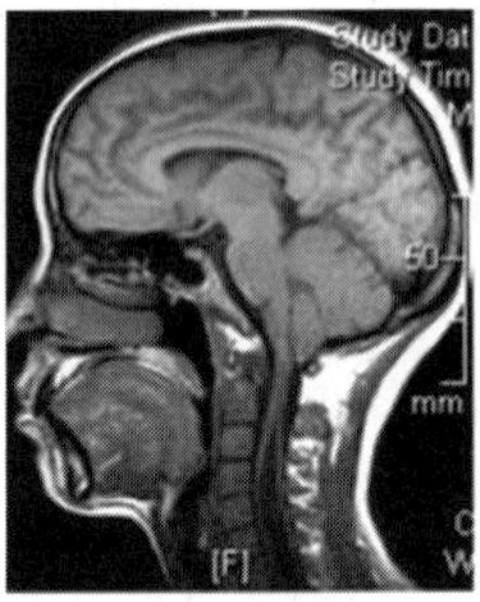

3. 可能的诊断为
   A. 小脑扁桃体下疝畸形Ⅰ型
   B. 小脑扁桃体下疝畸形Ⅱ型
   C. 脊髓空洞症
   D. 丹迪-沃克（Dandy-Walker）畸形
   E. 脑视网膜血管瘤病
4. 关于各型小脑扁桃体下疝畸形的描述，错误的是
   A. Ⅰ型，常见，可伴有脑积水，脊髓空洞，环枕区畸形
   B. Ⅱ型，最常见。小脑下蚓部、脑桥下部、延髓下移、第四脑室延长。伴有脊髓脊膜膨出，腰骶部多见（3/4）
   C. MR 矢状位清晰显示小脑扁桃体、延髓位置及第四脑室形态、位置
   D. MR 可显示脑积水、脑膜膨出
   E. 不伴有大脑镰、天幕发育不良

（5~7 题共用题干）

患儿，女，1 岁半。头大，智力障碍，CT 示第四脑室与枕大池扩大，小脑蚓部和半球发育不良，幕上脑室扩大。

5. 根据描述，最可能的诊断是什么
   A. 先天性枕大池扩大
   B. 颅后窝蛛网膜囊肿
   C. 丹迪-沃克（Dandy-Walker）综合征
   D. 小脑扁桃体下疝畸形
   E. 脑萎缩
6. 根据诊断，该病的主要病理改变为
   A. 小脑蚓部不发育或发育不全
   B. 脑萎缩
   C. 脑积水
   D. 脑裂畸形
   E. 胼胝体发育不全
7. 在影像学表现上，本病主要与下面哪种疾病鉴别
   A. 先天性脑积水
   B. 脑裂畸形
   C. 脑灰质异位
   D. 颅后窝巨大蛛网膜囊肿
   E. 胼胝体发育不全

（8~9 题共用题干）

患者，男性，56 岁。有癫痫病史，MRI 表现如图所示。

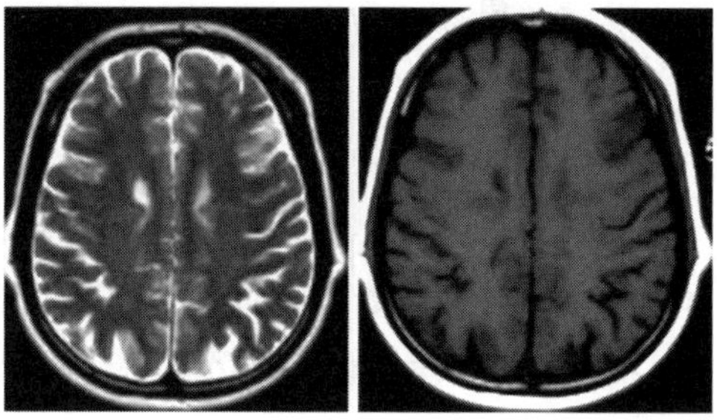

8. 最可能的诊断为
   A. 少突胶质细胞瘤
   B. 星形细胞瘤
   C. 结节性硬化症
   D. 结节型灰质异位
   E. Sturge-Weber 综合征
9. 关于该病的描述，错误的是
   A. 神经元由室管膜周围生发层至皮质移行中受阻或中断
   B. 均为先天性
   C. MRI 薄层高分辨 T_1WI 显示敏感
   D. 可分为结节状或带状的灰质异位
   E. 皮质下区病变可与皮质或脑室壁相连

（10~12 题共用题干）

患者，男性，21 岁。头痛、步态不稳，MRI 显示如图。

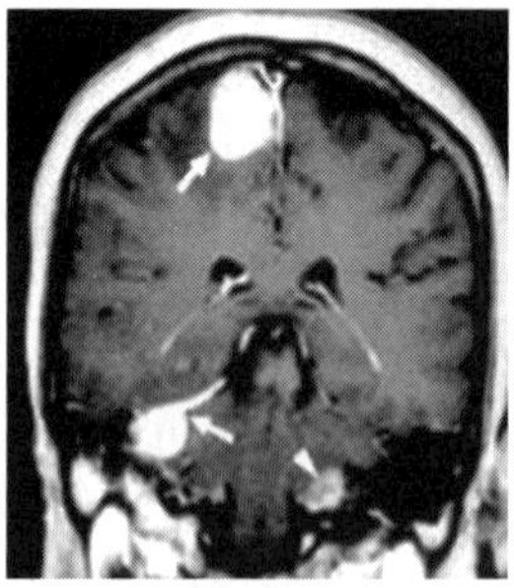

10. 可能的诊断是
   A. 神经纤维瘤病Ⅱ型
   B. 神经纤维瘤病Ⅰ型
   C. 多发性脑膜瘤
   D. 多发性神经鞘瘤
   E. 多发性转移瘤

11. 关于神经纤维瘤病的影像学表现，正确的是
   A. Ⅰ型主要累及外周神经的丛状纤维瘤及视神经胶质瘤
   B. Ⅱ型可见蝶骨大翼发育不良，眶上裂增宽等
   C. 皮肤咖啡牛奶斑，腋窝、腹股沟雀斑常见于Ⅰ型
   D. Ⅱ型常见多发脑神经鞘瘤、脑膜瘤及脊神经肿瘤
   E. NF-2 相关的神经鞘瘤较散发的增生活性高而且存在侵袭性

12. 如图，影像学表现可诊断为

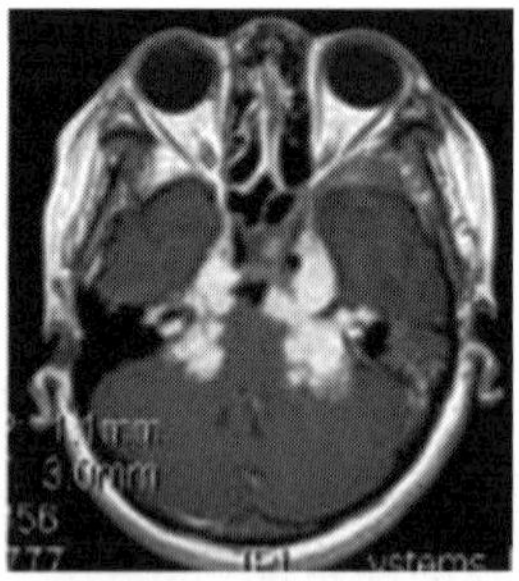

   A. 神经纤维瘤病Ⅱ型
   B. 神经纤维瘤病Ⅰ型
   C. 多发脑膜瘤
   D. 多发神经鞘瘤
   E. 多发脑转移瘤

（13~15 题共用题干）

患儿，男，7 岁。出生 9 个月后常出现发作性癫痫。查体：右侧肢体轻度萎缩，肌力Ⅳ级，肌张力增高。

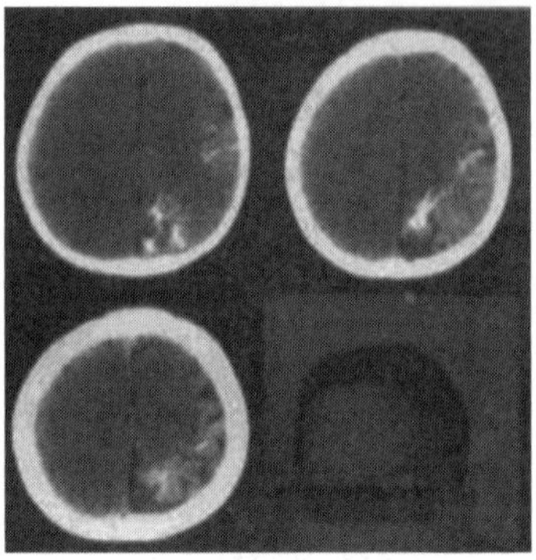

13. 结合图片所示图像，最可能的诊断为
   A. 脑出血
   B. 斯德奇-韦伯（Sturge-Weber）综合征
   C. 结节性硬化症
   D. 脑膜瘤钙化
   E. 动静脉畸形

14. 斯德奇-韦伯（Sturge-Weber）综合征的面部血管痣主要累及
   A. 三叉神经上颌支支配区
   B. 三叉神经下颌支支配区
   C. 三叉神经眼支支配区
   D. 面神经支配区
   E. 展神经支配区

15. 关于斯德奇-韦伯（Sturge-Weber）综合征，下列 CT 影像错误的是
   A. 增强扫描，钙化周围明显强化　　B. 颅骨局限性增厚
   C. 三叉神经分布区紫红色血管瘤形成　　D. 脑沟变浅，脑回增宽
   E. 大脑皮质脑回样钙化

（16~18 题共用题干）

患者，男性，21 岁。面部皮脂腺瘤，头颅 CT 显示如图。

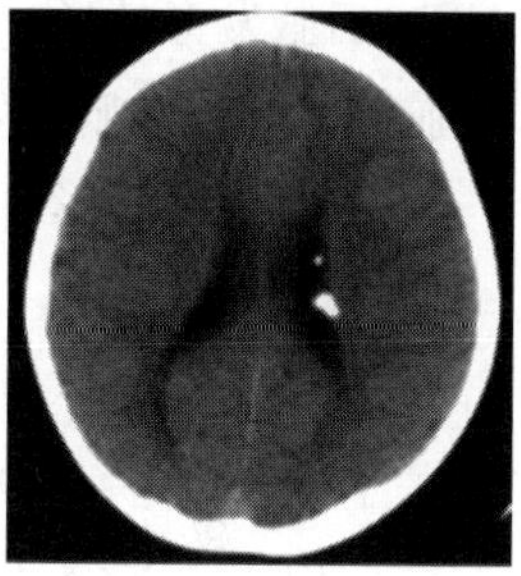

16. 可能的诊断是
   A. 少突胶质细胞瘤
   B. 星形细胞瘤
   C. 结节性硬化症
   D. 陈旧性血肿
   E. Sturge-Weber 综合征
17. 有关该病的描述正确的是
   A. 室管膜下结节无钙化　　B. 70%伴有室管膜下巨细胞型星形细胞瘤
   C. 结节强化提示病变恶变　　D. 影像学首选 MRI
   E. 50%为遗传性，常染色体显性遗传
18. 该病伴有的相关异常不包括
   A. 肾血管平滑肌脂肪瘤　　B. 心脏横纹肌瘤
   C. 其他实质器官的腺瘤、平滑肌瘤等　　D. 所有患者均会出现三联征
   E. 皮肤（面部）纤维血管瘤

四 X 型题

1. 胼胝体发育不良，表现为
   A. 第三脑室扩大、拉长　　B. 第三脑室位置上移
   C. 双侧侧脑室间距缩小　　D. 侧脑室枕角不对称性扩大
   E. 冠状位侧脑室前角呈“八”字样分开
2. 胼胝体发育不全的 MRI 征象，描述正确的是
   A. 胼胝体缺如或部分缺如，合并脂肪瘤
   B. 顶、枕、距状裂的汇聚点消失
   C. 第三脑室扩大上移，插入两侧侧脑室体部之间
   D. 侧脑室后角及体部增宽
   E. 侧脑室前角呈“八”字形分离
3. 关于小脑扁桃体下疝畸形的分型，下列描述正确的

A. Ⅳ型：有严重的小脑发育不全
B. Ⅰ型：扁桃体下疝，常合并脊髓空洞症
C. Ⅱ型：几乎均伴有脊膜脊髓膨出
D. Ⅲ型：伴颈枕交界部脑膨出
E. 混合型：同时具有上述四型的表现特点

4. 根据脑分裂的程度，前脑无裂畸形主要分为
A. 无脑叶型
B. 半脑叶型
C. 脑叶型
D. 脑实质型
E. 后脑发育畸形

5. 脑裂、脑沟和脑回发育畸形包括
A. 前脑无裂畸形
B. 无脑回畸形
C. 脑穿通畸形
D. 脑裂畸形
E. 脑沟回异位

6. 关于丹迪-沃克（Dandy-Walker）综合征，下列表现不正确的是
A. 中脑导水管先天性闭锁
B. 横窦、小脑幕上移
C. 第四脑室、枕大池先天性囊样扩张
D. 小脑蚓部发育不良
E. 无脑积水

7. 丹迪-沃克（Dandy-Walker）综合征的CT和MRI表现特征有
A. 小脑蚓部缺如或体积变小
B. 第三脑室扩大
C. 枕大池扩大
D. 枕骨为薄
E. 第四脑室侧隐窝消失

8. 丹迪-沃克（Dandy-Walker）综合征包括
A. 脑干部发育不良
B. 后颅窝大囊肿与扩大的第四脑室相通
C. 脑积水
D. 横窦、窦汇高位
E. 小脑幕高位

9. 关于先天性脑穿通畸形，描述正确的是
A. 胎儿期由于脑破坏造成的脑组织局部丧失
B. 胚胎发育时大脑半球内部形成空洞或囊肿
C. 婴幼儿起病，临床表现较严重
D. 小空洞表面可见血管形成
E. 大空洞壁为胶质瘢痕，不含神经细胞

10. 脑视网膜血管瘤病的影像学表现正确的是
A. 肿瘤结节明显强化
B. 血管稀疏
C. T_2WI可见血管流空
D. 动静脉分流常见
E. 2/3病变边界清，小脑半球囊性病变

11. 下列病变中，可伴有“颅内动脉瘤”的有

A. 神经纤维瘤病
B. 主动脉狭窄
C. 脑囊虫病
D. 胶原病
E. 马方（Marfan）综合征

12. 中枢神经系统结节性硬化症包括
A. 皮质和皮质下白质、白质和侧脑室室管膜下错构瘤
B. 室管膜下巨细胞型星形细胞瘤
C. 放射状异位白质
D. 多发性硬化
E. 视网膜星形细胞错构瘤

13. 结节性硬化症患者的典型临床三联征包括
A. 智力降低
B. 皮肤色素沉着
C. 唐氏综合征
D. 皮脂腺瘤
E. 癫痫

五 案例分析题

（1~3 题共用题干）

患儿，女，12 岁。因为癫痫、智力低下来院检查，CT 平扫结果如图。

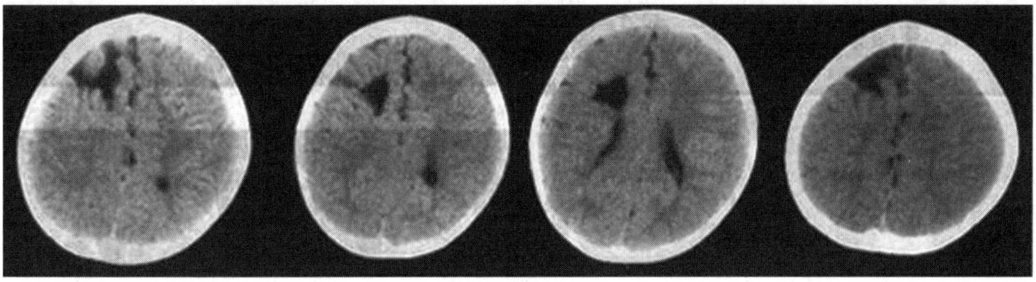

1. 该患者的诊断是
A. 灰质异位
B. 脑膜膨出
C. 蛛网膜囊肿
D. 脑裂畸形
E. 脑软化灶
F. 以上都不是

2. 该病最常见的临床表现是
A. 癫痫
B. 头痛、呕吐
C. 内分泌失调
D. 性早熟
E. 智力发育迟缓
F. 以上都是

3. 关于本病的特点，以下正确的是

A. 根据裂隙的分离程度可分为分离型和融合型

B. 分离型 CT 表现为横贯大脑半球的裂隙，由脑表面直达脑室，皮质灰质沿裂隙两缘内折，达脑室壁处

C. 融合型表现为横贯大脑半球密度和灰质相同的带状影像，其外端分离，并分别与两侧皮质灰质相延续，局部蛛网膜下隙局限性扩大

D. 本病需要与脑穿通畸形鉴别，后者虽然可有横贯大脑半球的裂隙，但裂隙两侧缘无皮质内折

E. 严重脑积水

F. 以上都不是

（4~6 题共用题干）

患儿，男，4 岁。因抽搐 1 年余而就诊，患者面部及颌下间红色斑丘疹。CT 平扫结果如图。

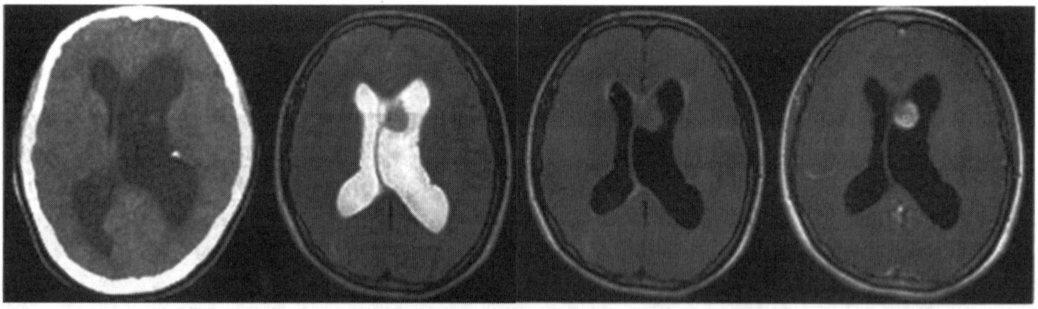

T_2WI

4. 该患者的诊断是

A. 多发性硬化　　B. 结节性硬化症

C. 脉络丛乳头状瘤　　D. 脑囊虫病钙化

E. 肝性脑病

5. 该病的病理学特点是

A. 室管膜下胶质结节　　B. 皮质胶质结节

C. 白质内一细胞团　　D. 灶性脱髓鞘

E. 病变以大脑最常见，可累及丘脑和脑干

6. 关于结节性硬化症，描述正确的是

A. 是一种常染色体隐性遗传病

B. 属神经皮肤综合征的一种，可以累及脑、皮肤、肾脏、心脏等全身多器官组织，表现为不同器官的错构瘤或结节

C. 临床典型特征：癫痫、智力低下、面部皮脂腺瘤

D. MRI 征象：室管膜下多发结节，皮质及皮质下结节，脑白质内异位细胞簇，室管膜下星形细胞瘤

E. 病理特征为发生于单个器官的错构瘤或结节

参考答案与解析

一、A1 型题

1. B【解析】胼胝体发育不良的发生年龄在胚胎第 8 周。

2. D【解析】小脑扁桃体下疝畸形 I 型：①延髓和第四脑室正常。②无脊膜膨出。③可伴有脑积水、脊髓空洞。④常见环枕区畸形。⑤临床无症状或轻度运动感觉障碍和小脑症状。

3. C【解析】丹迪-沃克（Dandy-Walker）综合征是一组先天性后脑发育畸形，第四脑室中、侧孔先天性闭塞。包括脑积水、小脑蚓部发育不全或不发育、巨大颅后窝囊肿与扩大的第四脑室相通。主要病理改变为小脑蚓部缺如或发育不良，第四脑室囊状扩大和脑积水。第四脑室扩张的程度与蚓部发育不良的程度及脑积水的程度不成比例。后颅凹容积增大，天幕及窦汇抬高，还可伴其他脑部畸形，小脑半球受压，向外侧移位，脑干前移动，枕骨变薄。

4. C【解析】灰质异位常见与其他畸形合并存在，病变无强化，皮质下结节可类似肿块，与脑裂畸形的病因病理一致。

5. C【解析】灰质异位最佳的检查方法是 MRI。

6. A【解析】神经纤维瘤病Ⅱ型的典型表现：①双侧听神经瘤。②硬脑膜瘤。③脊髓或脑干室管膜瘤。④病变通常较大可产生压迫症状。⑤肿瘤呈球形。

7. E【解析】结节性硬化症的 CT 表现：50%可见室管膜下结节钙化；皮质下不规则低密度影；脑室扩张；结节强化提示室管膜下巨细胞型星形细胞瘤。MRI 表现：T_1WI 等或高信号，T_2WI 高信号；FLAIR 上显示白质病变呈不规则高信号；30%~80%病变可出现钙化。

8. C【解析】斯德奇-韦伯（Sturge-weber）综合征的主要临床症状或 CT 特点是面部血管痣、癫痫、大脑表浅部曲线样钙化。斯德奇-韦伯综合征和结节性硬化症都存在脑内钙化。

9. B【解析】结节性硬化症的病理特征为：室管膜下胶质结节、皮质胶质结节、白质内异位细胞团及灶性脱髓鞘。病变以大脑最常见，亦可累及小脑和脑干。结节多发，大小不等，质地较硬，绝大多数有钙化。有些室管膜下结节可转化为室管膜下巨细胞型星形细胞瘤。

10. C【解析】结节性硬化症伴有皮质下结节较室管膜下结节少见，且与其同时发生，

常多发，较少钙化。

11. E【解析】参见 A1 型题第 9 题解析。

二、A2 型题

1. C【解析】脑裂畸形超声表现可显示胎儿大脑裂分前后两部分，裂开处为无回声区且与侧脑室无回声区相通，无回声区可达双侧颅骨内面，脑裂畸形常不对称，可单侧或也可双侧，可伴透明膈腔消失。

2. A【解析】斯德奇-韦伯综合征患者，颅内钙化多位于顶枕区。

三、A3/A4 型题

1. A【解析】胼胝体发育不全的 MRI 表现：平扫，矢状面和冠状面上可直观地显示胼胝体缺如的部位和程度，其中压部缺如最常见。合并的脂肪瘤呈短 T_1、长 T_2 高信号，脂肪抑制像上变为低信号。

2. B【解析】胼胝体发育不全包括胼胝体完全缺如和部分缺如，常合并脂肪瘤。选项 B 错误。

3. A【解析】结合病史和 MRI 表现，考虑为小脑扁桃体下疝畸形 Ⅰ 型。

4. E【解析】小脑扁桃体下疝畸形 CT 表现：①脑积水。②小脑扁桃体、下蚓部、小脑、脑干及第四脑室下移。③大脑镰、天幕发育不良（选项 E 错误）。③中脑四叠体融合。

5~6 C、A【解析】参见 A1 型题第 3 题解析。

7. D【解析】Dandy-Walker 综合征的鉴别诊断如下。①蛛网膜囊肿：后颅凹巨大囊性病变致第四脑室受压、变形并前移，可伴脑积水，但蛛网膜囊肿与第四脑室不相通，且小脑蚓部发育正常，两者不难鉴别。②大枕大池：是正常变异，表现为枕大池扩大，但第四脑室位置、形态正常，两者不相通，枕骨不变薄，不伴脑积水，小脑蚓部发育正常。

8. D【解析】灰质异位的影像学表现：CT、MRI 显示室管膜下或脑白质区有块状结节影，大小不一，可为孤立性或与正常灰质相延续，密度、信号和强化程度均与正常脑皮质相同，周围无水肿及占位性征象，邻近的脑室壁可呈不规则形。

9. B【解析】灰质异位是神经元由室管膜周围生发层至皮质移行中受阻或中断，可以为先天性，也可为获得性，表现为结节状或带状的灰质异位，选项 B 错误。

10. A【解析】神经纤维瘤病 Ⅱ 型的 MRI 表现：①T_1WI 等或低信号。②T_2WI 高信号。③不规则强化。④MRS 无 NAA。⑤DWI 上脑膜瘤呈高信号。

11. A【解析】神经纤维瘤病的影像学表现：Ⅰ 型主要累及外周神经的丛状纤维瘤及视神经胶质瘤，外周神经的丛状纤维瘤是 Ⅰ 型神经纤维瘤病最常见的表现，而视神经胶质瘤也是 Ⅰ 型神经纤维瘤病的特征之一（A 对）。蝶骨大翼发育不良和眶上裂增宽是与 Ⅰ 型神经纤维瘤病相关的表现（B 错）。Ⅱ 型神经纤维瘤病常的典型表现是伴有皮肤咖啡牛奶斑和腋窝、腹股沟雀斑（C 错）。Ⅰ 型神经纤维瘤病常伴有多发的脑神经鞘瘤、脑膜瘤和脊神经肿瘤（D 错）。NF-2 相关的神经鞘瘤通常是多发的，增生活性相对较低，且很少具有侵袭性（E 错）。

12. A【解析】参见 A3/A4 型题第 10 题解析。

13. B【解析】Sturge-Weber 综合征 CT 平扫显示面部血管瘤的同侧大脑半球皮质钙化，呈宽大锯齿状或脑回状，伴同侧半球皮质萎缩或发育不良，相应蛛网膜下隙扩大。同侧颅腔缩小，颅板增厚。增强扫描示钙化的周围畸形血管发生强化，呈脑回状，有时可见向深部引流的扭曲静脉。同侧侧脑室脉络丛多明显强化。MRI 可显示局限性脑皮质萎缩，颜面部可见片状等、略长 T_1 略长 T_2 异常信号，脂肪抑制 T_2WI 显示病变更清晰，呈高信号。

14. C【解析】Sturge-Weber 综合征的主要病理改变为一侧颜面三叉神经分布区有紫红色血管瘤，以眼支分布区最明显，伴同侧大脑半球枕顶区软脑膜血管瘤，以静脉为主。

15. D【解析】Sturge-Weber 综合征受累脑组织常有局部萎缩，表现为脑回变窄，脑沟增宽。

16. C【解析】参见 A1 型题第 7 题解析。

17. E【解析】结节性硬化症 50%可见室管膜下结节钙化，选项 A 错误。影像学首选 X 线平片，选项 D 错误。室管膜下巨细胞型星形细胞瘤为结节性硬化症的特征性病变，发生率为 1.7%~14.0%，选项 B 错误。结节强化不一定是病变恶变，选项 C 错误。

18. D【解析】不是所有患者都会出现三联征。

四、X 型题

1. ABE【解析】胼胝体发育不全的 CT 表现如下。平扫即可明确诊断：①双侧侧脑室前角扩大、分离，体部距离增宽，并向外突出，三角区和后角扩大，呈“蝙蝠翼”状。②第三脑室扩大并向前上移位，居于分离的侧脑室之间。③大脑纵裂向下延伸至第三脑室顶部。合并脂肪瘤时可见纵裂间负 CT 值肿块，可伴边缘钙化。冠状位侧脑室前角呈“八”字样分开。

2. ABCD【解析】参见 A3/A4 型题第 1 题解析。

3. ABCD【解析】小脑扁桃体下疝畸形无混合型，选项 E 错误。

4. ABC【解析】前脑无裂畸形的分类：①无脑叶型。②半脑叶型。③脑叶型。

5. ABDE【解析】脑裂、脑沟和脑回发育畸形包括前脑无裂畸形、无脑回畸形、脑裂畸形及脑沟回异位。

6. AE【解析】参见 A1 型题第 3 题解析。

7. ACDE【解析】Dandy-Walker 综合征 CT 和 MRI 表现特征有小脑蚓部缺如或体积变小，枕大池扩大，枕骨为薄，第四脑室侧隐窝消失。

8. BCDE【解析】参见 A1 型题第 3 题解析。

9. ABDE【解析】先天性脑穿通畸形临床表现依据病变范围而定，婴幼儿起病，患病率与性别无关，表现为运动障碍、生长和发育迟缓、癫痫发作和脑积水等，选项 C 错误。

10. ACDE【解析】视网膜血管瘤病的影像学表现如下。①CT表现：2/3病变边界清，小脑半球囊性病变，伴有壁结节，壁结节位于柔脑膜侧或室管膜侧；1/3实性；肿瘤结节明显强化。②MRI表现：囊性部分长 T_1、长 T_2，结节等信号；T_2WI可见血管流空；结节明显强化，MRI增强检查可发现更多的无症状的结节。③血管造影：血管丰富；动静脉分流常见。

11. ABDE【解析】神经纤维瘤病、主动脉狭窄、胶原病、多囊肾及马方（Marfan）综合征均可伴有“颅内动脉瘤”。

12. ABCE【解析】中枢神经系统结节性硬化症包括皮质和皮质下白质，白质和侧脑室室管膜下错构瘤；室管膜下结节；室管膜下巨细胞型星形细胞瘤；放射状异位白质。

13. ADE【解析】结节性硬化症患者的典型临床三联征包括智力降低、皮脂腺瘤及癫痫。

五、案例分析题

1. D【解析】结合患儿症状体征及CT平扫表现，考虑为脑裂畸形。

2. A【解析】脑裂畸形最常见的临床表现为癫痫。

3. ABCD【解析】脑裂畸形可分为分离型和融合型。

4. B【解析】参见A1型题第7题解析。

5. ABCD【解析】结节性硬化症病变以大脑最常见，亦可累及小脑和脑干，选项E错误。

6. BCD【解析】结节性硬化症是遗传性肿瘤综合征，伴多器官错构瘤病。有家族性，又可散发。病理特征为发生于多个器官的错构瘤或结节，如皮肤、脑、肾、心、脾、骨、肺、胃肠系统等。影像学表现参见A1型题第7题解析。

第十二章　脱髓鞘性脑白质病

一 A1 型题

1. 多发性硬化最常见的部位是
   A. 基底核
   B. 脑干
   C. 视交叉及视神经
   D. 侧脑室周边脑白质
   E. 小脑白质
2. 以下有关多发性硬化的病因叙述，不正确的是
   A. 激活的 T 细胞攻击髓鞘
   B. 急性期边界不清，主要位于脑室周围，斑块呈白色
   C. 慢性期灰色颗粒状，边界清晰的斑块
   D. 静脉周围脱髓鞘，少突胶质细胞破坏
   E. 病因明确与遗传无关
3. 以下有关渗透性髓鞘溶解症的叙述，不正确的是
   A. 血浆渗透压迅速变化引起的急性脱髓鞘
   B. 不发生于血钠正常的患者
   C. 病变累及脑桥称为脑桥中央髓鞘溶解症（CPM）
   D. 病变累及脑桥外基底核区或大脑皮质称为脑桥外髓鞘溶解症
   E. 主要与低钠血症的快速纠正有关
4. 关于渗透性髓鞘溶解症的诊断要点，下列不正确的是
   A. 脑桥外髓鞘溶解症可单独发生
   B. 首次影像学检查阴性需复查 MRI
   C. 首次影像学检查阴性需复查 CT
   D. 慢性酗酒患者出现脑桥及基底核区病变
   E. 脑桥中央病变，脑桥外周及皮质脊髓束正常

二 A2型题

患者，女性，53岁。反应迟钝、走路不稳5天，影像学检查如图。首先诊断为

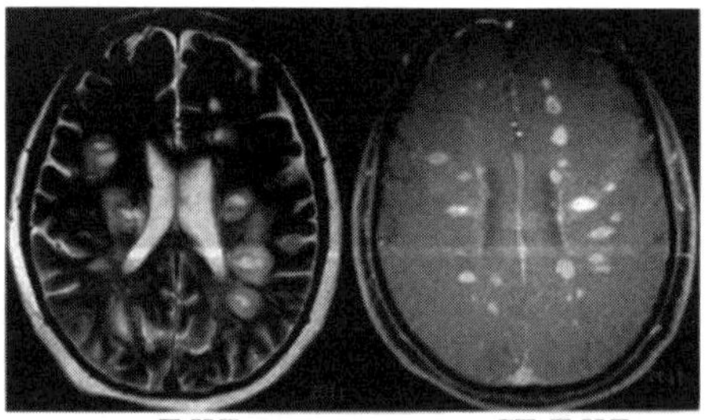

T_2WI　　CE-T_1WI

A. 皮质下动脉硬化性脑病
B. 转移瘤
C. 免疫有关脊髓炎
D. 脑炎
E. 多发性硬化

三 A3/A4型题

（1~4题共用题干）

患者，男性，31岁。肢体无力半年，头部MRI显示如图。

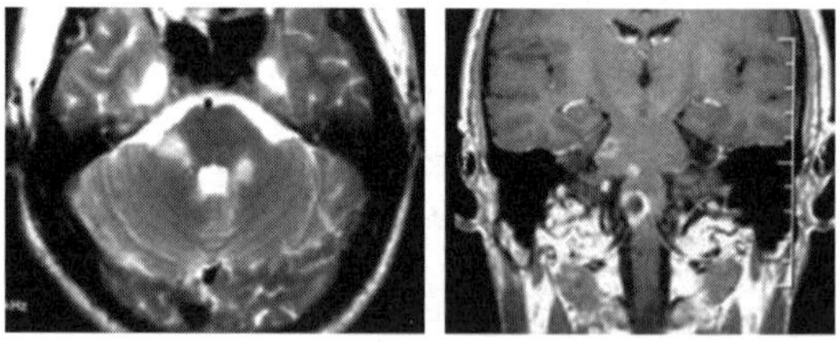

1. 根据MRI平扫和增强的表现，可能的诊断是
   A. 多发脑缺血
   B. 多发性硬化
   C. 转移瘤
   D. 淋巴瘤
   E. 脑炎
2. 患者的下一步治疗包括
   A. 免疫抑制剂及激素　　B. 降颅压
   C. 抗炎　　D. 抗血栓
   E. 无须特殊治疗
3. 患者经过半年随访，MRI表现如图，提示病变分型属于

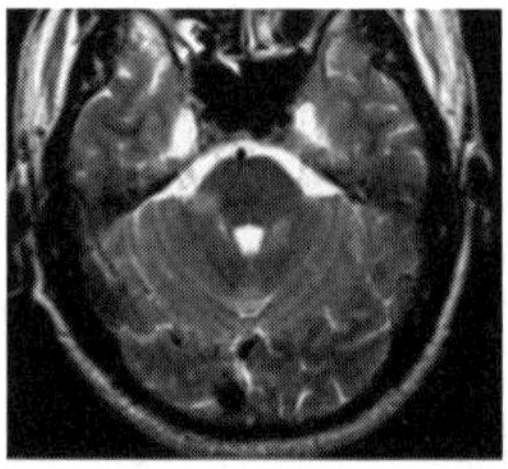

   A. 复发-缓解型
   B. 继发-进展型
   C. 原发-进展-复发型
   D. 单期相
   E. 快速进展型
4. 关于多发性硬化与急性播散性脑脊髓炎的区别，正确的是
   A. 急性播散性脑脊髓炎不累及灰质　　B. 两者均对称分布

C. 急性播散性脑脊髓炎复发常见
D. 是否有病毒感染病史
E. 两者均可能与病毒或自身免疫介导有关

四 X 型题

1. 多发性硬化的诊断要点，描述正确的是
A. 反复发作，病灶新旧程度不一
B. 脑内多发脱髓鞘病变
C. 多位于侧脑室旁
D. 水肿及占位效应明显
E. 急性期病灶可强化

2. 正常髓鞘的脱髓鞘疾病有
A. 多发性硬化
B. 弥漫性硬化
C. 急性出血性白质脑病
D. 肾上腺脑白质营养不良
E. 急性播散性脑脊髓炎

3. 关于多发性硬化的描述正确的是
A. 多见于年轻男性
B. 多见于年轻女性
C. 症状多变
D. 病灶多位于脑白质
E. 无明显占位征象

4. 与多发性硬化作鉴别诊断的疾病有
A. 多灶性胶质瘤
B. 皮质下动脉硬化性脑病
C. 多发性脑梗死
D. 结节性硬化症
E. 免疫有关脑脊髓炎

5. 多发性硬化的好发部位分别为
A. 大脑半球主要位于脑室周围及深部白质
B. 脑干多见于大脑脚及第四脑室底部和中脑导水管
C. 脊髓主要见于腰段
D. 也可见于小脑半球
E. 视神经

6. 关于多发性硬化的描述，正确的是
A. 临床特征是病变在时间和空间上的多发性，常表现为症状的发作与缓解交通出现的特点
B. 好发于老年人，男性更多见
C. 临床症状以肢体无力最多见
D. 病变斑块可出现在中枢神经系统的任何部位，好发部位包括视神经、脑室周围、胼胝体、深部白质、颞叶、中脑、小脑、脊髓
E. 位于胼胝体的病变最好的观察序列是矢状位 T_2FLAIR

五 案例分析题

（1~4 题共用题干）

患者，女性，51 岁。渐进性肢体无力半年。MRI 所示如图。

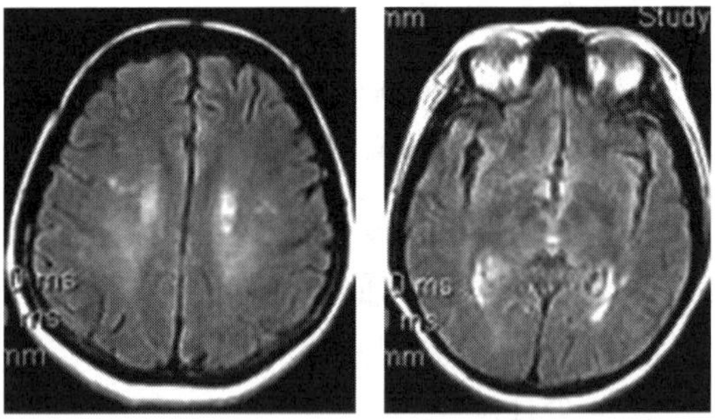

1. 根据 MRI 表现，可能的诊断是
   A. 多发性脑缺血
   B. 多发性硬化
   C. 脑白质稀疏
   D. 脑萎缩
   E. 脑炎
   F. 脑白质病变
2. 为进一步确诊，下一步需要做的检查是
   A. 询问有无高血压、糖尿病病史
   B. 询问有无视力异常
   C. MRI 增强检查
   D. 脊柱 MRI 检查
   E. 询问有无其他中毒病史
   F. 腰椎穿刺脑脊液检查
3. 患者行脊柱 MRI 平扫及增强检查，显示如图，关于 MRI 的描述正确的是
   A. 颈髓增粗，其内可见片状高信号影
   B. 胸髓可见多发片状高信号影
   C. 脊髓未见异常
   D. MRI 增强检查可见片状强化
   E. 脊髓空洞
   F. 脊髓肿胀

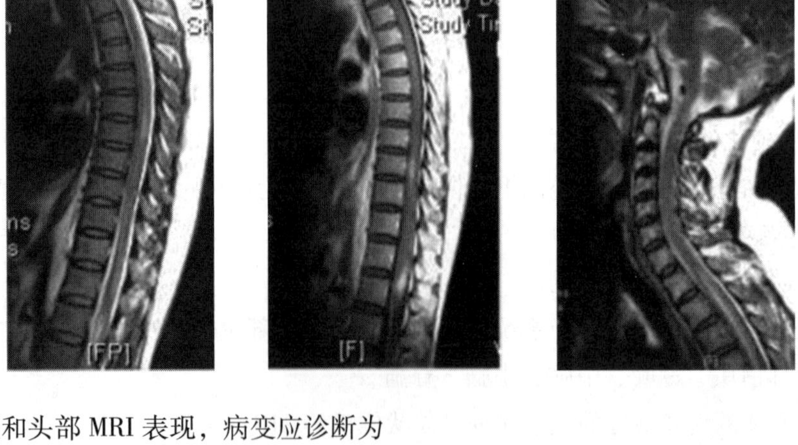

4. 根据脊髓和头部 MRI 表现，病变应诊断为

A. 多发性脑缺血　　B. 多发性硬化
C. 脑白质稀疏　　D. 脑萎缩
E. 脑炎　　F. 脑白质病变

（5~10 题共用题干）

患者，女性，31 岁。头痛、乏力、感觉异常和视物模糊反复发作，记忆力减退。经激素治疗好转。

5. 根据上述资料，应该做的检查有
A. CT　　B. MRI
C. IVP　　D. X 线平片
E. ECT

6. 患者行 MRI 检查，如图所示，考虑诊断为
A. 脑白质营养不良　　B. 多发性硬化
C. 血管炎　　D. 多发性白质梗死
E. 结节病

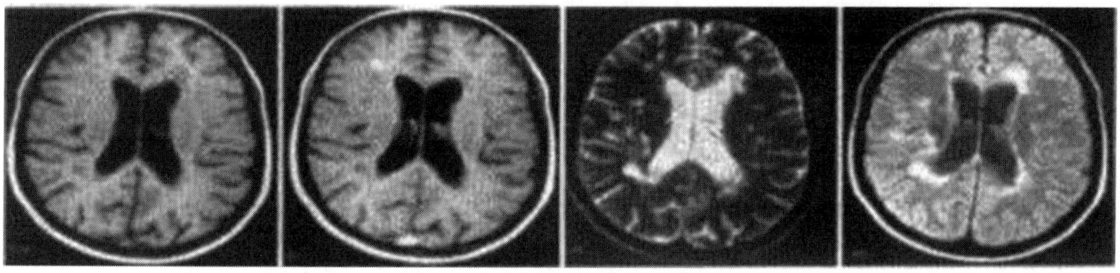

7. 此病诊断征象和依据包括
A. 脑深部白质有多发性长 T_1 长 T_2 病灶
B. 病灶主要分布于脑室周围
C. Gd-DTPA 增强扫描见部分病灶有强化表现
D. 经激素治疗好转
E. 活动期病灶明显减弱

8. 此病需要与哪些疾病相鉴别
A. 多发性白质梗死　　B. 血管炎
C. 转移瘤　　D. 进行性多灶性脑白质病
E. 多灶性胶质瘤

9. 下列因素与多发性硬化相关的有
A. 病因不清，可能与病毒感染后诱发自身免疫反应有关

B. 好发于 20~40 岁女性

C. 病程多为急性，可反复发作和自行缓解

D. 脱髓鞘的斑块常围绕静脉血管分布

E. MRI 上典型的征象为斑块长轴有与侧脑室壁呈直角的倾向

10. 多发硬化发生部位较少见的有

A. 侧脑室体部周围脑白质

B. 侧脑室三角区周围脑白质

C. 视交叉

D. 脑干

E. 内囊

参考答案与解析

一、A1 型题

1. B【解析】多发性硬化是中枢神经系统最常见的一种脱髓鞘疾病，是中青年非外伤性致残的常见原因之一。本病可累及大脑、小脑、脑干、脊髓和视神经，灰、白质结构均可受累，最常见的部位是脑干。

2. E【解析】多发性硬化病因不明，可能与遗传、病毒感染或自身免疫介导有关。

3. B【解析】渗透性髓鞘溶解症是血浆渗透压的迅速变化引起的急性脱髓鞘，主要与低钠血症的快速纠正有关，但也可能发生于血钠正常的患者。

4. C【解析】渗透性髓鞘溶解症首次影像学检查阴性需复查 MRI，选项 C 错误。

二、A2 型题

E【解析】多发性硬化 MRI 表现：①T_1WI 急性期等或低信号，慢性期中心低信号，外周高信号。②T_2WI 高信号（点、片状）。③FLAIR 侧脑室周围、双侧非对称性高信号影。④病变沿深部髓静脉分布，病变进展时可互相融合。

三、A3/A4 型题

1. B【解析】结合患者症状体征和 MRI 表现，考虑为多发性硬化。

2. A【解析】糖皮质激素仍然是治疗多发性硬化常用的首选药物，它是一种有效的免疫抑制剂。

3. A【解析】多发性硬化临床表现复杂多样，主要分为复发-缓解型、继发-进展型、原发-进展型，此病例随访病灶缩小，属于复发-缓解型。

4. E【解析】急性播散性脑脊髓炎发病年龄较小，男女性别无差异；多有前驱感染或疫苗接种；多有脑部症状，可有癫痫发作；多为单相病程；MRI 表现可见到灰白质大片病灶，好转后病变可消失或显著减小。多发性硬化发病年龄多在少年以后，女性多于男性；不一定

有前驱感染或疫苗接种；很少有脑部症状；多次发作；随时间进展多有复发和新发病灶出现。

四、X 型题

1. ABCE【解析】多发性硬化多见于年轻女性，症状多变、病灶多位于脑白质，无明显占位征象，选项 D 错误。

2. ABCE【解析】遗传性脑白质脱髓鞘疾病主要是指脑白质营养不良，它是由于髓鞘形成缺陷，不能完成正常发育所致，如肾上腺脑白质营养不良，选项 D 错误。

3. BCDE【解析】多发性硬化多见于年轻女性，选项 A 错误。

4. ABCE【解析】多发性硬化的鉴别诊断如下。①急性播散性脑脊髓炎。②多灶性胶质瘤。③多发性脑梗死。④Susac 综合征。⑤皮质下动脉硬化性脑病。⑥免疫有关脑脊髓炎。

5. ABDE【解析】多发性硬化大脑半球主要位于脑室周围及深部白质，脑干多见于大脑脚及第四脑室底部和中脑导水管，脊髓多见于颈、胸段，也可见于小脑半球、视神经。

6. ACDE【解析】多发性硬化多见于年轻女性，选项 B 错误。

五、案例分析题

1. ABCF【解析】根据 MRI 表现，可能的诊断是多发性脑缺血、多发性硬化、脑白质疏松、脑白质病变。

2. ABCDF【解析】脑毒性损伤多是对称性分布异常信号，此病例不对称分布，无须询问中毒史，选项 E 错误。

3. ABD【解析】颈、胸、髓内多发片状高信号影，脊髓未见空洞。

4. B【解析】根据脊髓和头部 MRI 表现，病变应诊断为多发性硬化。

5. AB【解析】应进一步做 MRI 和 CT 检查，查看患者病变部位的具体情况，明确诊断后采取针对性的治疗措施。

6. B【解析】根据 MRI 结果，考虑为多发性硬化。

7. ABCD【解析】多发性硬化的诊断征象和依据：①脑深部白质有多发性长 T_1 长 T_2 病灶。②病灶主要分布于脑室周围。③Gd-DTPA 增强扫描见部分病灶有强化表现。④经激素治疗好转。⑤活动期病灶无减少趋势。

8. ABDE【解析】参见 X 型题第 4 题解析。

9. ABDE【解析】多发性硬化早期表现为多次复发和缓解，以后症状和体征进行性加重而不再缓解，并伴有急性发作，选项 C 错误。

10. E【解析】参见 A1 型题第 1 题解析。

第十三章　遗传代谢性脑疾病

一　A1 型题

1. 肝豆状核变性与下列哪种物质代谢障碍相关

A. 铁　　B. 铜

C. 铅　　D. 一氧化碳

E. 维生素 B_{12}

2. 以下有关肝性脑病（HE）的叙述，不正确的是

A. 急慢性肝病引起的不可逆性中枢神经系统精神、认知及运动功能改变的临床综合征

B. 80%~90%慢性肝衰竭基底核区 T_1WI 高信号（与锰沉积有关）

C. HE 的临床表现为黄疸、蜘蛛痣、腹水、癫痫

D. 急性 HE 可致死亡

E. MRS 及临床表现可于治疗后 3~6 个月后恢复正常

3. 以下有关营养不良性脑病病理的叙述，不正确的是

A. 新生儿葡萄糖代谢减低　　B. 过度葡萄糖消耗

C. 脑组织苍白、水肿　　D. 灰、白质界限清晰

E. 灰、白质界限消失

二　X 型题

1. 肾上腺脑白质营养不良的特点是

A. 病变由后向前发展　　B. 病变由前向后发展

C. T 加权像病变区白质呈低信号　　D. 对比增强在病变的周缘区

E. 对比增强在病变的中央区

2. 肝豆状核变性主要累及的部位不包括

A. 尾状核和壳核　　B. 苍白球和壳核

C. 小脑齿状核　　D. 脑桥和中脑

E. 大脑皮质

3. 肝豆状核变性的 CT 征象包括

A. 豆状核条状或新月形低密度区

B. 低密度病变可见于基底核以外其他部位

C. 增强扫描有强化

D. 肝脏早期有脂肪沉积，后期有肝硬化

E. 可伴有脑萎缩

三 案例分析题

（1~3 题共用题干）

患者，女性，22 岁。步态不稳，MRI 显示如图。

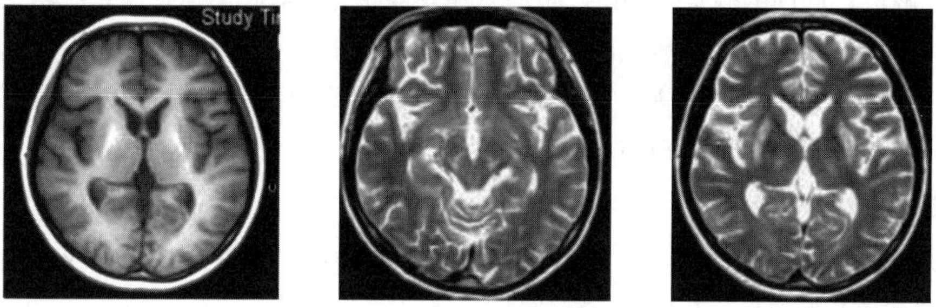

1. 可以排除的诊断是

A. CO 中毒

B. 肝豆状核变性

C. 肝性脑病

D. 脑桥外髓鞘溶解症

E. 脑梗死

F. 病毒性脑炎

G. 灰质异位

2. 进一步询问的病史应包括

A. 有无肝硬化

B. 实验室检查血铜和尿铜

C. 有无中毒史

D. 有无电解质紊乱

E. 有无梗死史

F. 有无家族史

3. 患者肝硬化，血铜和尿铜均升高，应诊断为

A. CO 中毒

B. 肝豆状核变性

C. 肝性脑病

D. 脑桥外髓鞘溶解症

E. 脑梗死

F. 病毒性脑炎

G. 灰质异位

参考答案与解析

一、A1 型题

1. B【解析】肝豆状核变性是先天性铜代谢异常引起的肝硬化、角膜色素环及基底节软化和退变。

2. A【解析】肝性脑病是一种由严重的急性或慢性肝病引起中枢神经系统功能紊乱，以意识障碍、行为异常为主要临床表现的综合征。

3. D【解析】营养不良性脑病的病理：①新生儿葡萄糖代谢减低。②过度葡萄糖消耗。③脑组织苍白、水肿。④灰、白质界限消失。

二、X 型题

1. AD【解析】肾上腺脑白质营养不良的表现：病变由后向前发展，对比增强在病变的周缘区，T_1加权为低信号，T_2加权为高信号。

2. ACDE【解析】肝豆状核变性三大主征为脑豆状核变性，豆状核分为壳核、苍白球。

3. ABDE【解析】肝豆状核变性 CT 增强扫描无强化，选项 C 错误。

三、案例分析题

1. G【解析】灰质异位是在神经元移行过程中，正常的神经元停留在异常的部位。

2. ABCDE【解析】肝豆状核变性是常染色体隐性遗传的酮代谢障碍疾病。

3. BC【解析】患者肝硬化，血铜和尿铜均升高，应诊断为肝豆状核变性和肝性脑病。

第十四章　中毒性脑病

一 A1 型题

1. 以下有关一氧化碳（CO）中毒性脑病的叙述，正确的是
   A. CO 中毒性脑病 CT 表现：白质对称性弥漫性低密度；有强化
   B. CO 中毒性脑病 MRI 表现：T_1WI 双侧苍白球低信号（坏死）、低信号（出血）
   C. CO 中毒性脑病临床表现为认知功能下降，痴呆、记忆丧失，步态沉稳
   D. CO 中毒性脑病需与肝豆状核变性和帕金森病鉴别
   E. CO 中毒性脑病常见部位为基底核、白质、海马
2. 以下有关酒精中毒性脑病的叙述，不正确的是
   A. 主要引起皮质、小脑退变及外周多发神经病变
   B. 80%伴有多发神经病变
   C. 临床表现为认知异常、记忆力下降
   D. 需与 CO 中毒、缺氧性梗死、非酒精性慢性脑萎缩鉴别诊断
   E. 小脑蚓部、大脑半球（额叶）萎缩，胼胝体 T_1WI 高信号，T_2WI 低信号

二 X 型题

酒精中毒性脑病的临床表现包括
A. 认知异常、记忆力下降
B. 韦尼克（Wernick）脑病：步态不稳、眼运动异常及认知下降
C. 黄疸、蜘蛛痣、腹水、癫痫
D. 80%伴有多发神经病变
E. 易激惹、定向力差、集中能力差、人格改变

参考答案与解析

一、A1 型题

1. E【解析】CO 中毒性脑病的影像学表现如下。①CT 表现：苍白球对称性低密度；白质对称性弥漫性低密度；无强化。②MRI 表现：T_1WI 双侧苍白球低信号（坏死）、高信号（出血）。CO 中毒性脑病需与肝豆状核变性和克罗伊茨费尔特-雅各布病（CJD）鉴别。CO 中毒性脑病的病理表现：①双侧苍白球坏死。②脑室周围白质脱髓鞘，皮质下弓形纤维正常。③乏氧，细胞氧代谢下降，损伤血管内皮。④常见部位为基底节、白质、海马。

2. E【解析】酒精中毒性脑病的影像学表现：小脑蚓部、大脑半球（额叶）萎缩，胼胝体（T_1WI 等信号，T_2WI 高信号）、基底节（T_1WI 高信号，T_2WI 等信号）异常，选项 E 错误。

二、X 型题

ABD【解析】酒精中毒性脑病的临床表现包括认知异常、记忆力下降、韦尼克脑病等，80%伴有多发神经病变。

第十五章　退行性脑病

一 A1 型题

1. 以下有关颞叶内侧硬化 MRI 的叙述，不正确的是
   A. T_2WI 海马萎缩
   B. T_2WI、FLAIR 海马高信号，可累及颞叶内侧
   C. 海马灰、白质界限消失
   D. 穹隆柱、乳头体萎缩
   E. DWI 高信号
2. 以下有关阿尔茨海默病（AD）的叙述，不正确的是
   A. 又称老年性痴呆
   B. 一种进行性神经退行性变疾病
   C. 病因不明
   D. 多在 65 岁后起病，男性多见
   E. 患病率随年龄而增加
3. 关于阿尔茨海默病（AD）的叙述，以下错误的是
   A. 早期，临床表现典型
   B. 随病情进展，逐渐出现记忆丧失、抽象思维和计算受损、人格和行为改变等症状
   C. 本病确诊依赖于神经病理学检查，组织学特征为神经元缺失、神经源纤维缠结和淀粉样物质沉积
   D. MRI 表现除能敏感地显示上述脑萎缩外，海马萎缩的径线和体积测量还可作为早期诊断阿尔茨海默病的指标之一
   E. ^{1}H-MRS 显示的异常早于形态学改变，表现为区域性的代谢异常
4. 以下癫痫持续状态脑病的临床表现，不正确的是
   A. 癫痫
   B. 脑电图（EEG）异常活动
   C. 老年人常见
   D. 癫痫治疗后全部恢复
   E. 由于缺氧，也可引起脑梗死
5. 癫痫持续状态脑病的鉴别诊断不包括
   A. 脑炎
   B. 缺血
   C. 帕金森病
   D. 颞叶内侧硬化（MTS）
   E. 单纯疱疹病毒性脑炎

6. 克罗伊茨贾尔特-雅各布病（CJD）的分型不包括
A. 散发型
B. 激发型
C. 变异型
D. 医源型
E. 家族遗传型

7. 关于 CJD 的影像学表现，不正确的是
A. 80%阴性
B. 迅速进展的脑萎缩
C. “棒球棍征”
D. 有强化
E. DWI 上皮质彩带样高信号

二 B 型题

（1~4 题共用备选答案）
A. “夹心面包征”
B. “棒球棍征”
C. T_2WI（正常黑质呈 2 层结构）显示黑质低信号
D. 海马、胼胝体压部可受累
E. 质子像显示敏感

1. 属于帕金森病影像学表现的是
2. 属于肌萎缩侧索硬化（ALS）影像学表现的是
3. 属于多系统萎缩（MSA）影像学表现的是
4. 属于 CJD 影像学表现的是

三 X 型题

1. 阿尔茨海默病应与哪些疾病鉴别
A. 正常老年性变化
B. 额颞叶痴呆
C. 多发梗死性痴呆
D. 橄榄体脑桥小脑萎缩
E. 亚急性动脉硬化脑病

2. 弥漫性脑萎缩见于哪些病理情况
A. 阿尔茨海默病
B. 大脑胶质瘤病
C. 帕金森病
D. 烟雾病
E. 肝豆状核变性

3. 帕金森病患者，CT 扫描上可见到
A. 中央型脑萎缩
B. 外周型脑萎缩
C. 局限性脑萎缩
D. 苍白球对称性钙化

E. 基底核区偶有低密度灶

4. 帕金森病一般继发于以下哪些病因

A. 脑炎　　B. 药物中毒性脑病

C. 脑瘤　　D. 脑外伤

E. 脊髓疾病

参考答案与解析

一、A1 型题

1. E【解析】颞叶内侧硬化的 MRI 表现：①T_2WI 海马萎缩。②T_2WI、FLAIR 海马高信号，可累及颞叶内侧；海马灰、白质界限消失。③穹隆柱、乳头体萎缩。④颞角增宽。⑤DWI 等信号。⑥MRS，NAA 下降，NAA/Cho≤0.8。⑦定量海马容积测量。

2. D【解析】阿尔茨海默病（AD）是一种进行性神经退行性变疾病，病因不明。多在 65 岁后起病，女性多见，患病率随年龄而增加。

3. A【解析】阿尔茨海默病的临床表现：早期，临床表现不典型；随病情进展，逐渐出现记忆丧失、抽象思维和计算受损、人格和行为改变等症状。本病确诊依赖于神经病理学检查，组织学特征为神经元缺失、神经原纤维缠结和淀粉样物质沉积。

4. C【解析】癫痫持续状态脑病的临床表现：①癫痫。②脑电图（EEG）异常活动。③年轻人常见。④抗癫痫治疗后全部恢复。⑤由于乏氧，也可引起脑梗死。

5. C【解析】癫痫持续状态脑病的鉴别诊断：①脑炎。②缺血。③线粒体脑肌病伴高乳酸血症和卒中样发作（MELAS）。④单纯疱疹病毒性脑炎。⑤颞叶内侧硬化（MTS）。

6. B【解析】CJD 的分型：①散发型（sCJD），占 90%以上。②家族遗传型（fCJD）。③医源型（iiCJD）。④变异型（vCJD）。

7. D【解析】CJD 的影像学表现如下。①CT 表现：80%阴性；迅速进展的脑萎缩。②MRI表现：T_1WI 正常；T_2WI、FLAIR 可见基底节区、丘脑高信号；“棒球棍征”（变异型 CJD）：丘脑枕和丘脑背内侧高信号；无强化；DWI 上皮质彩带样高信号。

二、B 型题

1. C【解析】帕金森病的 MRI 表现：①T_1WI 正常。②T_2WI（正常黑质呈 2 层结构）显示黑质低信号。③壳核的低信号与铁沉积有关。④一些患者 T_2WI 显示壳核、苍白球高信号。⑤MRS Lac/NAA 升高（痴呆患者）。

2. E【解析】肌萎缩侧索硬化的 MRI 表现：①T_2WI、FLAIR 锥体束高信号；双侧对称。②质子像显示敏感。③DWI 高信号。

3. A【解析】多系统萎缩的 CT 及 MRI 表现：①脑桥、小脑、橄榄萎缩。②“夹心面包征”（反映脑桥神经元及横行脑桥、小脑纤维的退变）。③壳核萎缩。

4. B【解析】参见 A1 型题第 7 题解析。

三、X 型题

1. ABCD【解析】阿尔茨海默病的鉴别诊断：①CJD。②可逆性痴呆的病因。③血管性痴呆。④正常老年性变化。⑤额颞叶痴呆。⑥多发梗死性痴呆。⑦橄榄体脑桥小脑萎缩。

2. ACE【解析】阿尔茨海默病、亨廷顿病、帕金森病及肝豆状核变性均可见弥漫性脑萎缩。

3. ADE【解析】帕金森病患者，CT 扫描上可见到中央型脑萎缩，苍白球对称性钙化，基底节区偶有低密度灶。

4. ABCD【解析】帕金森病多继发于脑炎、脑血管病、脑瘤、脑外伤及药物中毒性脑病。

第十六章　脊髓疾病

一 A1 型题

1. 脊髓空洞症的好发部位是

A. 延髓

B. 高颈髓

C. 下颈、上胸髓

D. 中、下胸髓

E. 腰髓

2. 星形细胞瘤的影像学表现，不正确的是

A. CT 及 CT 椎管造影（CTM）可见椎管增宽，病变脊髓梭形增大，蛛网膜下隙变窄

B. 增强扫描肿瘤的密度变化不肯定

C. 肿瘤在 T_1WI 呈低信号，T_2WI 呈高信号

D. 肿瘤合并囊变或出血时信号不均匀

E. 增强扫描肿瘤无强化

3. 以下有关髓内肿瘤的叙述，不正确的是

A. 髓内肿瘤大部分为胶质瘤，占总数的 90%~95%，其中 95% 为星形细胞瘤与室管膜瘤

B. 脊髓内肿瘤使脊髓发生局部膨大，常呈梭形，连续几个节段，偶尔甚至累及脊髓大部或全长

C. 脊髓表面常粗糙，也可呈结节状

D. 脊髓内星形细胞瘤多为纤维型星形细胞瘤，低分化肿瘤多见，病变脊髓呈梭形膨大，范围可达数个节段

E. 脊髓星形细胞瘤为儿童最常见的脊髓肿瘤

二 A3/A4 型题

（1~2 题共用题干）

患者，男性，76 岁。咳嗽、咳痰、喘近 20 年，胸部 X 线检查结果如图。

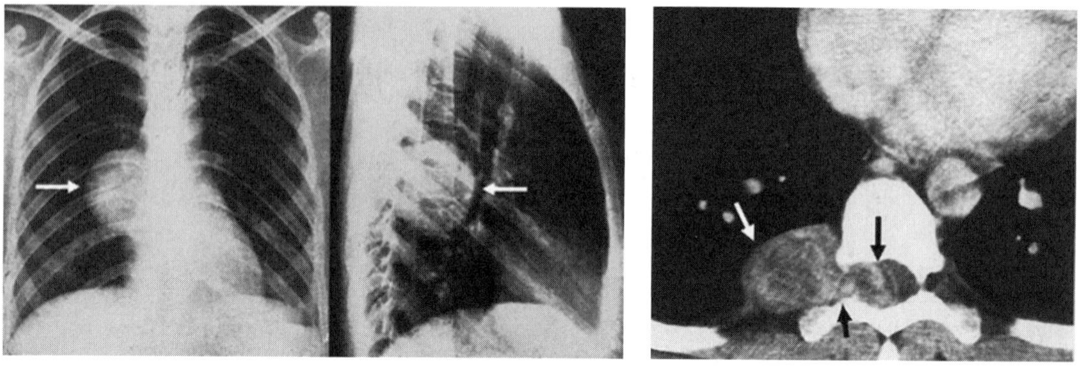

1. 最可能的诊断为
   A. 后纵隔神经源性肿瘤
   B. 肋骨转移瘤
   C. 右肺上叶肺炎
   D. 周围型肺癌
   E. 右肺上叶结核瘤
2. 若需进一步显示瘤体与椎管关系及脊髓是否受压的情况，最佳的检查方法是
   A. 胸部 CT 增强扫描
   B. DSA 检查
   C. 胸部 B 超检查
   D. PET-CT 检查
   E. 胸部 MRI 扫描

三 X 型题

1. 发生于脊髓内的常见肿瘤为
   A. 星形细胞瘤
   B. 神经纤维瘤
   C. 室管膜瘤
   D. 神经鞘瘤
   E. 淋巴瘤
2. 髓外硬膜下肿瘤造影表现正确者为
   A. 阻塞近端蛛网膜下隙呈大杯口
   B. 阻塞近端蛛网膜下隙呈水平状或锯齿状突然中断
   C. 部分阻塞时，对比剂呈对称分流
   D. 阻塞远端蛛网膜下隙逐渐正常
   E. 阻塞远端蛛网膜下隙呈水平状中断
3. 关于髓外硬膜下肿瘤 X 线造影表现，正确的是
   A. 脊髓受压，向健侧移位
   B. 脊髓膨大，无移位

C. 脊髓受压，向患侧移位　　D. 脊髓常常无变化
E. 阻塞近端蛛网膜下隙呈小杯口状，远端逐渐移行为正常

4. 有关神经鞘瘤的临床病理特点，正确的有
A. 可发生于脊髓的各个节段　　B. 呈孤立结节状，有完整包膜
C. 常与 1~2 个脊神经根相连　　D. 可发生囊变
E. 与脊髓有明显粘连

5. 下列髓外硬膜下肿瘤脊髓造影表现，描述正确的有
A. 阻塞近端蛛网膜下隙呈杯口状压迹
B. 阻塞近端蛛网膜下隙呈水平状或锯齿状突然中断
C. 部分阻塞时，对比剂呈对称性分流
D. 阻塞远端蛛网膜下隙正常
E. 阻塞远端蛛网膜下隙呈水平状中断

6. 脊髓外硬膜内常见肿瘤有
A. 神经纤维瘤　　B. 胚胎源性肿瘤
C. 脊膜瘤　　D. 胶质细胞瘤
E. 转移癌

7. 椎管内血管畸形根据异常血管的形态和结构，可分为以下哪几类
A. 动静脉畸形　　B. 毛细血管扩张症
C. 动静脉瘘　　D. 海绵状血管瘤
E. 静脉畸形

四 案例分析题

（1~3 题共用题干）

患者，女性，48 岁。颈部不适 2 年，MRI 检查结果如图。

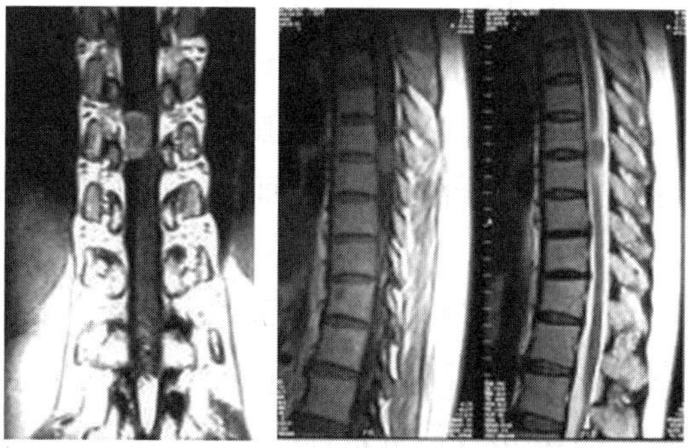

1. 观察所给出的 MRI 影像，对病变定位、定性诊断有意义的征象包括
A. 病变水平脊髓受压变细
B. 病变与脊髓关系不清晰
C. 病变上下方蛛网膜下隙增宽
D. 矢状位示病变周围蛛网膜下隙无变化
E. 脊髓向健侧移位
F. 病变明显均匀强化

G. 未见病变向椎间孔延伸

2. 病变的定性诊断为

A. 脊膜瘤
B. 神经纤维瘤
C. 神经鞘瘤
D. 转移瘤
E. 表皮样囊肿
F. 血管瘤

3. 关于脊膜瘤，正确的是

A. 好发于女性
B. 无完整包膜
C. 瘤体内可见钙化
D. 发病率占髓外硬膜下肿瘤的第 2 位
E. 可以跨硬膜生长
F. 均匀中等至明显强化

参考答案与解析

一、A1 型题

1. C【解析】脊髓空洞症好发于下颈、上胸髓。

2. E【解析】星形细胞瘤增强扫描Ⅰ级无增强，Ⅱ级少部分可有增强，选项 E 错误。

3. C【解析】髓内肿瘤脊髓表面常光滑，也可呈结节状，选项 C 错误。

二、A3/A4 型题

1. A【解析】结合患者症状体征及胸部 X 线片，考虑为后纵隔神经源性肿瘤。

2. E【解析】若需进一步显示瘤体与椎管关系及脊髓是否受压的情况，最佳的检查方法是胸部 MRI 扫描。

三、X 型题

1. AC【解析】髓内肿瘤大部分为胶质瘤，占总数的 90%~95%，其中 95% 为星形细胞瘤与室管膜瘤，其他类型肿瘤如脂肪瘤和皮样囊肿罕见。

2. AD【解析】髓外硬膜下肿瘤多为完全性梗阻，脊髓移位明显，阻塞层面呈杯口状压迹；髓外硬膜外肿瘤梗阻面呈梳状或锯齿状突然中断，脊髓移位不明显，远端蛛网膜下隙正常。

3. AE【解析】髓外硬膜下肿瘤 X 线造影表现为阻塞近端蛛网膜下隙呈小杯口状，远端逐渐移行为正常，脊髓受压，向健侧移位。

4. ABCD【解析】神经鞘瘤在临床上可发生于椎管的各个节段，以颈、胸段略多，呈孤立结节状，有完整包膜，常与 1~2 个脊神经根相连，与脊髓多无明显粘连。肿瘤可发生囊变，较大的肿瘤可有小片状出血，极少发生钙化。

5. AD【解析】参见 X 型题第 2 题解析。

6. ABC【解析】脊髓外硬膜内常见肿瘤有神经纤维瘤、脊膜瘤、胚胎源性肿瘤。

7. ABDE【解析】椎管内血管畸形分为四类：动静脉畸形、海绵状血管瘤、静脉畸形、毛细血管扩张症。

四、案例分析题

1. ACEFG【解析】病变与骨髓关系清晰，显示受压变细，选项 B 错误。病变上下方蛛网膜下隙增宽，选项 D 错误。

2. A【解析】脊膜瘤影像诊断：肿瘤在影像检查中表现为界限清晰的占位病变，极其容易强化表现。非增强扫描，不容易与脊髓区分，表现为与脊髓组织接近的密度。引入对比剂后，与脊髓同样的强化。T_1WI、T_2WI 中表现与脊髓相等信号。有些瘤体血供丰富的在 T_2WI 上表现出瘤体内流空信号，但瘤体边界清晰，没有向周围神经组织侵犯的表现。

3. ACDEF【解析】脊膜瘤游离面光整，多呈结节状（片状脊膜瘤表面可呈绒毛状或颗粒状），有完整包膜，选项 B 错误。

第三篇

头　颈　部

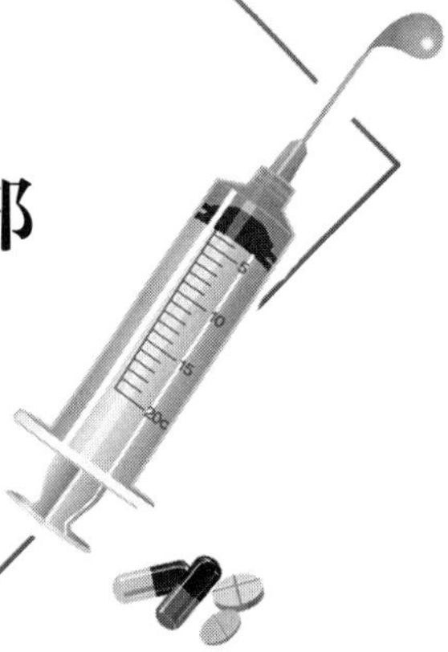

第十七章　眼眶病变

一 A1 型题

1. 泪腺最常见的肿瘤为
   A. 混合瘤
   B. 泪腺癌
   C. 淋巴瘤
   D. 神经源性肿瘤
   E. 炎性假瘤
2. 视神经梭形肿块，典型病例可见“轨道征”，常见于
   A. 眶内炎性假瘤
   B. 黑色素瘤
   C. 视神经脑膜瘤
   D. 视网膜母细胞瘤
   E. 视神经胶质瘤
3. 视神经的正常影像表现错误的是
   A. 视神经鞘包括硬脑膜、软脑膜和蛛网膜
   B. 眶内段：最长，20~30mm
   C. 管内段：位于视神经管，长 4~9mm
   D. 球壁段：CT、MRI 极易显示
   E. 全长 35~50mm，分为球壁段、眶内段、管内段及颅内段
4. 眶内海绵状血管瘤最有特征性的 CT 表现是
   A. 肿瘤内静脉石
   B. 肿瘤增强明显
   C. 肿瘤位于眼肌圆锥内
   D. 肿瘤与眼球相邻
   E. 肿瘤增强早期呈不均匀增强
5. 下列关于格雷夫斯（Graves）眼病描述错误的是
   A. 本病多见于中年女性
   B. 临床上可表现为甲状腺功能亢进，也可表现为甲状腺功能减退或正常
   C. CT 主要表现为眼外肌增粗，内直肌最常见
   D. 增粗的眼外肌主要表现为肌腱及肌附着点处增粗
   E. CT 增强后增粗的眼外肌可有不同程度的强化
6. 诊断眼眶爆裂骨折，最好的检查方法是
   A. X 线平片
   B. CT 冠状位扫描
   C. CT 横断位扫描
   D. 矢状面重建
   E. MRI

二 A2型题

1. 患者，男性，72岁。右眼视力下降半年。CT示眼环局限性增厚，玻璃体腔后一密度均匀的等密度肿块，增强后呈中等均匀强化，最可能的是
   A. 血管瘤
   B. 眶内炎性假瘤
   C. Graves眼病
   D. 脉络膜黑色素瘤
   E. 海绵状血管瘤
2. 患儿，女，4岁。家长发现患儿右侧瞳孔变白就诊，CT扫描发现右侧眼球后部局部边界清楚的略不规则形肿块，内可见散在多个钙化灶。该患儿最有可能的诊断是
   A. 海绵状血管瘤
   B. 淋巴瘤
   C. 特发性视网膜毛细血管扩张症
   D. 视网膜母细胞瘤
   E. 视神经胶质瘤
3. 患儿，男，10岁。左眼突出伴视力下降2个月余。CT示左侧视神经柱形增粗，有轻度强化，左侧视神经孔扩大，视交叉左侧亦增粗、增强，诊断为
   A. 视神经脑膜瘤
   B. 视神经胶质瘤
   C. 炎性假瘤
   D. 视神经母细胞瘤
   E. 视神经血管瘤
4. 患儿，男，9岁。运动障碍2个月，CT示视神经呈梭形增粗，视交叉增粗，中度、均匀强化。最可能的诊断是
   A. 视网膜母细胞瘤
   B. 视神经脑膜瘤
   C. 视神经胶质瘤
   D. 海绵状血管瘤
   E. 黑色素瘤
5. 患儿，男，7岁。诉头痛，CT示后颅窝囊性低密度肿块，边缘较锐利，无瘤周水肿，囊壁较厚，增强后瘤体及囊壁均无强化，最可能的诊断为
   A. 皮样囊肿
   B. 蛛网膜囊肿
   C. 表皮样囊肿
   D. 脑萎缩
   E. 脑囊虫病
6. 患者，女性，25岁。双侧突眼7个月。CT示双侧下直肌和内直肌呈梭形增大，增强扫描明显增强，眼环正常，眼球突出1.0cm。最可能的诊断为
   A. 炎性假瘤
   B. 海绵状血管瘤
   C. 横纹肌瘤
   D. 甲状腺性突眼（Graves眼病）
   E. 血管性病变

三 A3/A4 型题

(1~4 题共用题干)

患者，男性，42 岁。怀疑视网膜母细胞瘤，需行 X 线检查。

1. 下列关于摄影体位叙述正确的是
   A. 头颅前后位
   B. 许氏位
   C. 斯氏位
   D. 柯氏位
   E. 瓦氏位
2. 该患者检查时的摄影要点不包括
   A. 被检者俯卧于摄影床上
   B. 正中矢状面垂直于床面
   C. 额部及鼻尖置于床面上
   D. 下颌内收，听眦线垂直于床面
   E. 鼻尖对准胶片中心
3. 该摄影体位的标准影像显示错误的是
   A. 额窦投影于眼眶的内上方
   B. 眼眶投影于照片的中部
   C. 眼眶内可见眶上裂
   D. 眼眶投影于照片的下部，两侧对称
   E. 前组筛窦显示于两眼眶影之间
4. 该患者还可选用的体位有
   A. 头颅侧位
   B. 许氏位
   C. 瑞氏位
   D. 斯氏位
   E. 瓦氏位

(5~7 题共用题干)

患者，女性，33 岁。搏动性突眼伴头痛半年。CT 平扫表现为眼球突出，眼上、下静脉迂曲扩张，呈弯曲条状软组织密度影，位于视神经和上直肌之间；增强后眼上静脉明显强化。

5. 最可能的诊断是
   A. 眶内炎性假瘤
   B. 视神经肿瘤
   C. 海绵状血管瘤
   D. 甲状腺性突眼（Graves 眼病）
   E. 颈内动脉海绵窦瘘
6. 颈内动脉海绵窦瘘的临床表现及影像学表现不包括
   A. 突眼
   B. 眼上、下静脉迂曲扩张
   C. 患侧海绵窦扩大
   D. 眼外肌可增粗，密度增高
   E. 视神经无改变
7. 诊断颈内动脉海绵窦瘘的金标准是

A. CT
B. MRI
C. DSA
D. CTA
E. MRA

（8~9题共用题干）

患者，男性，41岁。右眼突出5个月，甲状腺功能检查正常。CT示右眼眶下直肌肌腹梭形增粗，密度较低，注射对比剂后增强明显。

8. 最可能的诊断为
A. 炎性假瘤
B. 横纹肌肉瘤
C. 海绵窦瘘，眼外肌充血
D. 甲状腺性突眼（Graves眼病）
E. 细菌性眼肌炎

9. 对Graves眼病的叙述，正确的是
A. 主要CT特征是眼外肌增厚，眼球突出
B. 所有患者都有甲状腺功能亢进的表现
C. 球后脂肪间隙模糊
D. 常出现钙化
E. 肌腱增粗

四 X型题

1. 下列关于视神经的描述，正确的是
A. 是真正的神经
B. 有鞘膜
C. 鞘膜内无施万细胞
D. 其外包裹硬脑膜
E. 视神经外包裹着软脑膜

2. 通过眶上裂的脑神经为
A. 动眼神经
B. 滑车神经
C. 展神经
D. 视神经
E. 三叉神经眼支

3. 关于正常眼眶MRI的表现，论述正确的有
A. 眼球前房和玻璃体呈长T_1低信号和长T_2高信号
B. 视神经及眼外肌T_1WI和T_2WI呈中等信号
C. 脉络膜和视网膜T_1WI呈中等信号，T_2WI呈中等信号
D. 眼球壁巩膜T_1WI和T_2WI均呈高信号
E. 眼眶骨皮质呈低信号骨髓呈低信号

4. 脉络膜黑色素瘤应与下列哪种肿瘤相鉴别

A. 视网膜母细胞瘤
B. 脉络膜血管瘤
C. 外层渗出性视网膜病变
D. 眼球转移性肿瘤
E. 脉络膜骨瘤

5. 有关视网膜母细胞瘤描述正确的有
A. 儿童常见
B. 成人多见
C. 多为单眼发生
D. 有家族遗传史
E. 易侵入颅内

6. 应与视网膜母细胞瘤鉴别的疾病有
A. 眼球外伤后球萎缩
B. 原始玻璃体增生病
C. 葡萄膜黑色素瘤
D. 外层渗出性视网膜病变
E. 晶状体后纤维增生症

7. 有关视网膜母细胞瘤叙述正确的有
A. 常围绕血管生长
B. 易转移
C. 可多灶发生
D. 不侵犯视神经
E. 瘤内多见钙化

8. 以下关于视网膜母细胞瘤的描述，正确的是
A. 肿瘤边界较清楚
B. 婴幼儿最常见的眼球内恶性肿瘤
C. 为神经内胚层的恶性肿瘤
D. 肿瘤很少向颅内生长
E. 瘤内钙化是较特征性的表现

9. 有关视网膜母细胞瘤最有价值的 CT 征象，错误的是
A. 眼球内肿块
B. 眼球内肿块伴出血
C. 眼球内肿块伴钙化
D. 3 岁以下的儿童眼球内钙化
E. 混合生长最常见

10. 视神经胶质瘤
A. 视力损害早
B. 多伴视盘水肿或萎缩
C. 视力损害晚
D. 多见学龄前儿童
E. 可出现眼球震颤

11. 关于视神经胶质瘤，下列描述正确的是
A. 低度恶性
B. 学龄前儿童多见
C. 双侧同时发病多见
D. 一侧视神经孔扩大
E. 可伴发神经纤维瘤病

12. 眼眶平片示眼眶普遍性增大，常见于
A. 泪腺肿瘤
B. 眶内炎性假瘤
C. 眶内血管瘤
D. 视神经胶质瘤

E. 以上都不是

13. 视神经脑膜瘤的CT征象有

A. 钙化多见

B. 增强呈“路轨”征

C. 少数可伴神经纤维瘤病

D. 视神经管可扩大

E. 视神经增厚

14. 视神经鞘增厚和增强呈“路轨”征见于

A. 视神经鞘炎症

B. 视神经鞘出血

C. 海绵状血管瘤

D. 视神经脑膜瘤

E. 转移癌浸润

15. 关于眼眶炎性假瘤的知识，以下正确的是

A. 单侧突眼常见原因之一

B. 肾上腺皮质激素疗效差

C. 泪腺型预后差

D. 眼外肌型者，肌腱、肌腹都肿大

E. 不宜手术

16. 关于眶内海绵状血管瘤的叙述，正确的是

A. 视神经管扩大

B. 多呈均匀性增强

C. 视神经被包围或推移

D. 多发于肌锥内

E. 钙化多见

17. 关于眼眶海绵状血管瘤的描述，正确的是

A. 多位于肌锥内

B. 良性肿瘤

C. 肿瘤 T_1WI 呈等信号（与肌肉比）

D. 无明显强化

E. 包膜 T_1WI、T_2WI 均呈低信号

18. 外伤性颈内动脉海绵窦瘘最常见的三大临床表现为

A. 搏动性突眼

B. 球结膜充血水肿

C. 进行性视力下降

D. 颅内杂音

E. 视野缺损

19. 颈内动脉海绵窦瘘CT表现

A. 患侧眼球突出

B. 横断面上呈粗大圆点状，冠状面上呈弯条状

C. 在眼球上方横断层面上呈弯条状，可增强血管影

D. 眼外肌普遍性中度增厚

E. 冠状面上与上直肌下内方，呈粗大圆点形高密度影

20. 颈内动脉海绵窦瘘行介入治疗的禁忌证为

A. 颈内动脉海绵窦瘘并发蛛网膜下腔出血，视力迅速恶化以致失明

B. 对对比剂过敏

C. 患者全身情况衰竭，多器官功能不全
D. 外伤性颈内动脉海绵窦瘘
E. 经外科治疗无效或复发

21. 自发性颈内动脉海绵窦瘘的病因有
A. 动脉软化
B. 动脉壁薄弱
C. 颈内动脉海绵窦段分支动脉瘤
D. 硬膜动静脉畸形
E. 动脉炎

22. 对鉴别蛛网膜囊肿与表皮样囊肿有帮助的是
A. 病变信号均匀程度
B. 部位
C. DWI 序列
D. 病变形态
E. 占位表现

23. 淋巴管瘤的影像学表现包括
A. T_1WI、T_2WI 信号混杂
B. 边界不清，可累及眼眶
C. CT 表现为弥散不规则肿块
D. 病变呈等密度，合并出血可呈高密度
E. 可局限性或弥漫性生长

24. 表皮样囊肿可分脑内型和脑外型两种，前者常见于
A. 第四脑室
B. 脑实质内
C. 侧脑室前角
D. 侧脑室后角
E. 第三脑室

25. 眼部炎性假瘤弥漫炎症型的 CT 征象为
A. 泪腺增大肿胀
B. 眼外肌正常
C. 视神经增粗
D. 球后脂肪密度增高
E. 眶内结构分界不清

26. 关于眼部炎性假瘤的分型，不包括
A. 眶隔前型
B. 肌炎型
C. 弥散型
D. 巩膜周围炎型
E. 视神经束膜炎型

27. 以下关于眼眶炎性假瘤的描述，正确的是
A. 多见于儿童
B. 是单侧眼球突出最常见的病因之一
C. 患侧眶内侧壁骨吸收
D. 可并发同侧鼻窦炎
E. X 线片诊断价值极大

28. Graves 眼病应与下列哪些疾病鉴别
A. 肌炎性炎性假瘤
B. 动静脉瘘
C. 转移瘤
D. 淋巴瘤

E. 脂肪瘤

29. 对 Graves 眼病的叙述，不正确的是

A. 主要 CT 特征是眼外肌增厚，眼球突出
B. 所有患者都有甲状腺功能亢进的表现
C. 球后脂肪间隙模糊
D. 增强后不同程度强化
E. 肌腹增粗

30. 以下关于眼眶骨折的描述，正确的是

A. 眼部软组织肿胀
B. 眼球内陷或突出
C. 眼眶爆裂骨折多见于眶内上壁
D. 平片显示眶下壁骨折较好
E. 内侧壁骨折伴发筛窦透光度减低

五 案例分析题

（1~3 题共用题干）

患儿，男，8 个月。因家长发现患儿瞳孔发白来院检查，CT 检查如图。

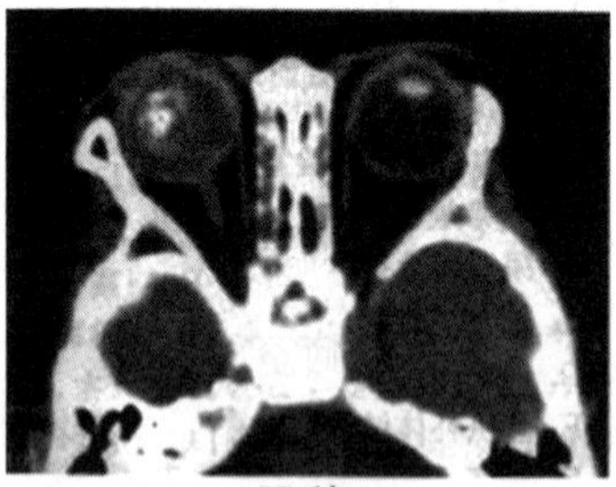

CT平扫

1. 该患儿最有可能的诊断是

A. 视网膜母细胞瘤
B. 海绵状血管瘤
C. 视神经脑膜瘤
D. 视神经胶质瘤
E. 黑色素瘤
F. 视网膜脱落

2. 此病的特征性影像学表现是

A. 环形强化
B. 出血
C. 强化均匀一致
D. 囊变
E. 钙化
F. 不强化

3. 关于视网膜母细胞瘤，以下说法正确的是

A. 是婴幼儿最常见的球内恶性肿瘤，具有先天性和遗传性倾向
B. 临床主要表现为白瞳征
C. 95%有钙化，为团块状、片状或斑点状钙化
D. 肿瘤生长缓慢
E. 可以发生三侧性视网膜母细胞瘤
F. 以上都不是

（4~5 题共用题干）

患儿，男，2 岁。双眼疼痛 1 年，右侧眼球突出。CT 平扫如图。

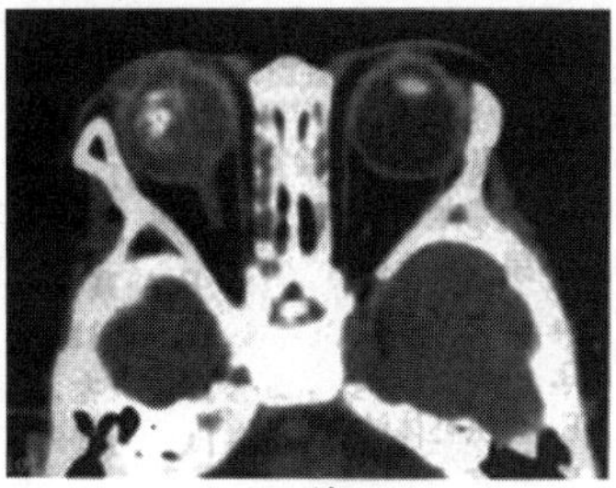

CT平扫

4. 本病最可能诊断为
   A. 视网膜母细胞瘤
   B. 玻璃体萎缩
   C. 外层渗出性视网膜病变
   D. 视网膜发育不良
   E. 原始玻璃体增生症
5. 本病起源于
   A. 脉络膜
   B. 睫状体
   C. 虹膜
   D. 视网膜
   E. 玻璃体

（6~8 题共用题干）

患者，女性，55 岁。外伤后左侧突眼。MRI 显示如图。

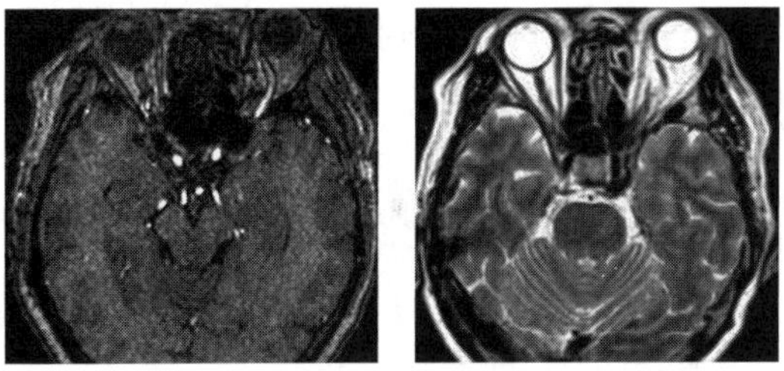

6. 关于该病，描述正确的是
   A. 左侧眼上静脉增粗
   B. 左侧海绵窦增宽
   C. 左侧颈内动脉增粗
   D. 颈内动脉变细
   E. 左侧眼球突出
   F. 右侧颈内动脉增粗
7. 该病可能的诊断是
   A. 海绵状血管瘤
   B. 发育性静脉畸形
   C. 脑动静脉畸形
   D. 毛细血管扩张症
   E. 动脉瘤
   F. 左侧颈内动脉海绵窦瘘
   G. 烟雾病
8. 需与该病鉴别诊断的疾病包括
   A. 托洛萨-亨特（Tolosa-Hunt）综合征
   B. 海绵窦神经鞘瘤
   C. 海绵窦脑膜瘤
   D. 海绵窦动脉瘤
   E. 海绵窦动静脉畸形
   F. 海绵窦海绵状血管瘤

（9~12 题共用题干）

患者，女性，37 岁。右侧面肌抽搐，MRI 显示如图。

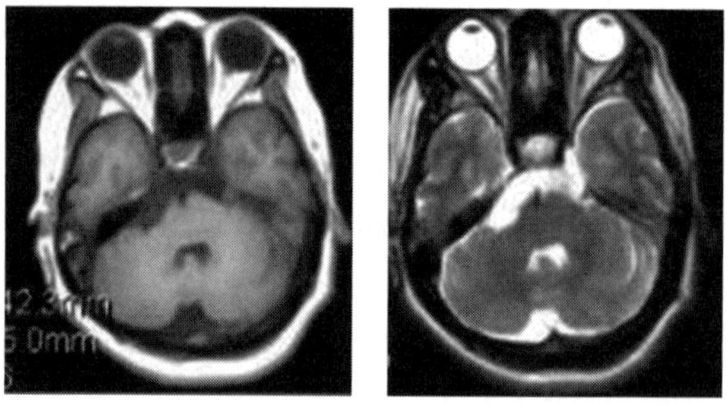

9. 关于 MRI，描述正确的是
   A. 右侧桥前池可见 T_1WI 等信号及 T_2WI 高信号
   B. 未见异常
   C. 右侧三叉神经未见异常
   D. 右侧三叉神经可见包绕
   E. 基底动脉未见异常
   F. 基底动脉可见包绕

10. 可能的诊断是
   A. 表皮样囊肿
   B. 蛛网膜囊肿
   C. 胶样囊肿
   D. 畸胎瘤
   E. 拉特克（Rathke）裂囊肿
   F. 血管周围间隙

11. 下一步，DWI 序列显示如图，可能的诊断是

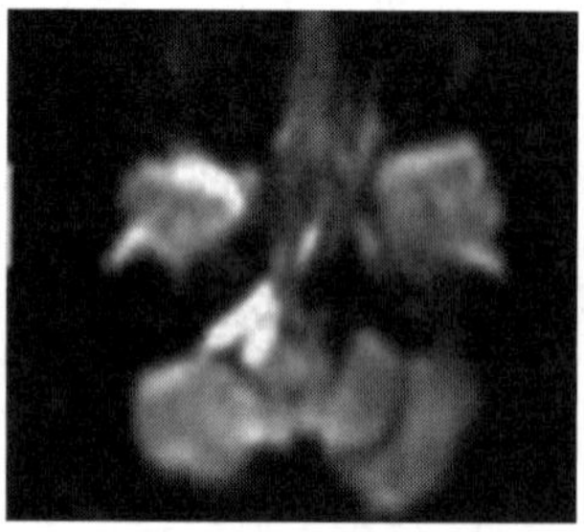

   A. 表皮样囊肿
   B. 蛛网膜囊肿
   C. 胶样囊肿
   D. 畸胎瘤
   E. Rathke 裂囊肿
   F. 血管周围间隙

12. 关于表皮样囊肿与蛛网膜囊肿的鉴别诊断，正确的是
   A. 表皮样囊肿为脑脊液样囊性肿块，包绕邻近血管、神经
   B. 表皮样囊肿形态不规则，肿瘤沿蛛网下隙蔓延，“见缝就钻”为其特点
   C. 蛛网膜囊肿 FLAIR、DWI 低信号
   D. 表皮样囊肿边界清，形态规则
   E. 蛛网膜囊肿 FLAIR、DWI 高信号
   F. 表皮样囊肿 FLAIR、DWI 高信号

（13~15 题共用题干）

患者，男性，43 岁。头颅 CT 发现左顶 4.0cm×3.0cm 囊性肿块。患者否认有外伤史，否认高血压、糖尿病病史，其他实验室检查未见明显异常，查体未见阳性体征。

13. 可能诊断为

A. 皮样囊肿　　B. 胆脂瘤
C. 蛛网膜囊肿　　D. 脑囊虫病
E. 脑膜瘤　　F. 以上均不是

14. 若囊性肿块表现为类圆形，囊壁不显示，有占位效应，增强后无增强，最可能诊断为
A. 皮样囊肿　　B. 胆脂瘤
C. 蛛网膜囊肿　　D. 脑囊虫病
E. 脑膜瘤　　F. 以上均不是

15. 关于影像学分析正确的是
A. 囊壁有无钙化有助于皮样囊肿与蛛网膜囊肿鉴别
B. 占位效应有助于皮样囊肿与蛛网膜囊肿的鉴别
C. 囊壁有无强化对皮样囊肿与蛛网膜囊肿的鉴别无帮助
D. 周围有无水肿有助于皮样囊肿与星形细胞瘤的鉴别
E. 若囊性肿块壁厚有钙化，无瘤周水肿，增强后无强化，可能为皮样囊肿
F. 以上均不对

（16~19 题共用题干）

患者，女性，27 岁。因左侧面部疼痛 1 年半入院，影像学检查如图。

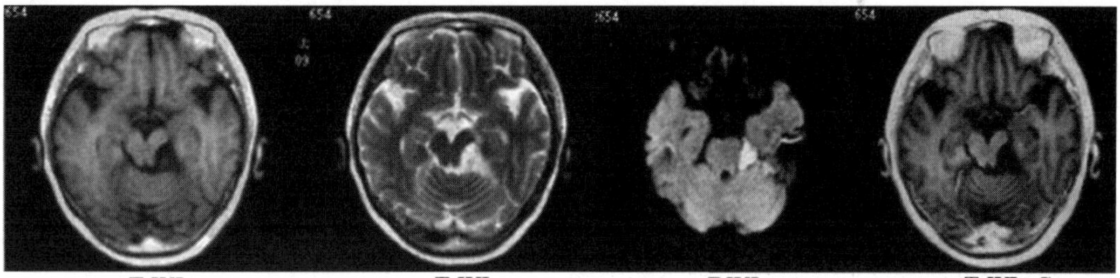

T_1WI　　T_2WI　　DWI　　T_1WI+C

16. 该患者最有可能的诊断是
A. 表皮样囊肿　　B. 脑膜瘤
C. 三叉神经瘤　　D. 蛛网膜囊肿
E. 听神经瘤　　F. 胶质瘤

17. 对该病最具有诊断价值的是
A. 跨颅中、后窝生长　　B. 内耳道扩大
C. 钻孔样生长　　D. 硬膜尾征
E. 穿凿样生长　　F. 以上都不是

18. 对诊断本病具有帮助的影像学征象是

A. 病变形态不规则，呈匍匐形生长
B. 沿三叉神经走行生长
C. DWI 呈明显高信号
D. 与脑脊液信号一致
E. 增强扫描未见强化
F. 以上都不是

19. 关于该病，以下说法正确的是
A. 根据其发病部位，可分为硬膜内型和硬膜外型，其中硬膜内型约占 90%
B. 可分为先天性和获得性两种
C. 多为囊性，少数为实质性
D. 与皮样囊肿相比，表皮样囊肿内含有其他皮肤附件，如毛囊、汗腺、皮脂腺等
E. 增强扫描多数不强化，偶尔见囊壁环形强化
F. 以上都不是

（20~23 题共用题干）

患者，女性，63 岁，左眼突出 5 年。查体左眼球前突 6mm，眼球运动自如，眼底无异常，下睑扪及边界不清、质软的肿块，视力正常，MRI 结果如图所示。

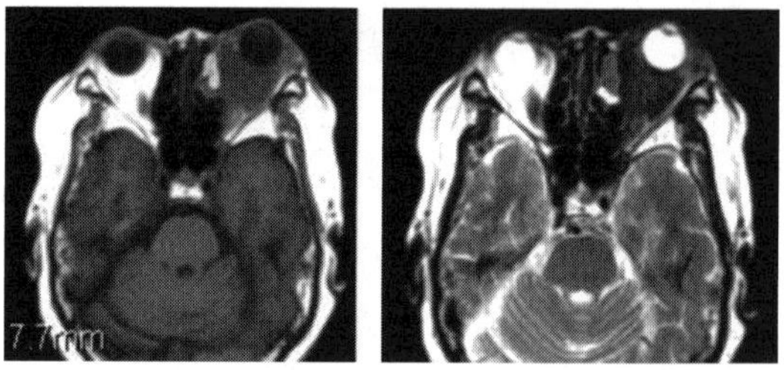

20. 临床拟诊为
A. 眼部炎性假瘤
B. Grave 眼病
C. 黑色素瘤
D. 转移瘤
E. 眼眶海绵状血管瘤
F. 弥漫型淋巴管瘤

21. 经抗生素及激素治疗后好转，则诊断支持
A. 炎性假瘤
B. Grave 眼病
C. 黑色素瘤
D. 转移瘤
E. 眼眶海绵状血管瘤
F. 弥漫型淋巴管瘤

22. 诊为炎性假瘤，则此例患者的分型应为
A. 肿块型
B. 弥漫炎症型
C. 泪腺型
D. 肌炎型
E. 眼睑型
F. 眼球型

23. 关于炎性假瘤与 Grave 眼病的区别，正确的表述是
A. 可发生于甲状腺功能正常者
B. 只发生于甲状腺功能正常者

C. 突眼程度可与临床表现、实验室检查结果不相符

D. 后者为无痛性突眼

E. 后者病理改变为眼外肌水肿

F. 前者肌腱、肌腹同时增粗，后者肌腹增粗

（24~26 题共用题干）

患者，女性，31 岁。左眼球突出，运动障碍半年余。MRI 平扫示左肌锥内等 T_1 信号影（如图）。增强扫描示均匀增强，眼肌、眼环正常。

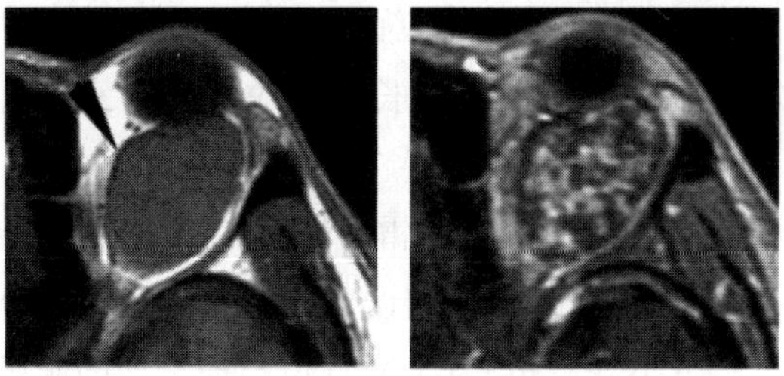

24. 诊断应为

A. 甲状腺性突眼

B. 眼眶疏松结缔组织炎

C. 炎性假瘤

D. 海绵状血管瘤

E. 转移瘤

F. 淋巴管瘤

25. 下述眼眶病变中，属于肌锥外病变的是

A. 海绵状血管瘤　　B. 炎性假瘤

C. 泪腺良性多形性腺瘤　　D. 淋巴管瘤

E. 血管畸形　　F. 眼眶疏松结缔组织炎

26. 眼眶海绵状血管瘤 MRI 表现是

A. 多位于肌锥外　　B. 为迂曲条状

C. T_2加权像为低信号　　D. T_2加权像为高信号

E. 病变信号不均匀　　F. 渐进性强化

参考答案与解析

一、A1 型题

1. A【解析】泪腺最常见的肿瘤为混合瘤。

2. C【解析】视神经脑膜瘤 CT 增强扫描肿块呈均匀一致强化，典型病例可见“轨道征”，即位于病变中央的视神经不强化，呈低密度影，而视神经两侧的肿块强化，形成轨道样改变。

3. D【解析】视神经的正常影像表现：①全长 35~50mm，分为球壁段、眶内段、管内段及颅内段。②视神经鞘包括硬脑膜、软脑膜和蛛网膜。③球壁段 CT、MRI 很难显示。④眶内段最长，20~30mm。⑤管内段位于视神经管，长 4~9mm；⑥颅内段为视神经管后缘至视交叉，长 3~9mm。

4. A【解析】眶内海绵状血管瘤的 CT 表现如下。①平扫：肿瘤呈圆形、椭圆形或梨形，边界光整，密度均匀，CT 值平均 55HU；可有眼外肌、视神经、眼球受压移位及眶腔扩大、静脉石等表现。②增强扫描：显示特征性“渐进性强化”，即肿瘤内首先出现小点状强化，逐渐扩大，随时间延长形成均匀的显著强化；强化出现时间早、持续时间长也是本病的强化特点。

5. D【解析】格雷夫斯（Graves）眼病多条眼外肌增粗，内直肌最常见，常累及肌腹，肌腱正常，选项 D 错误。

6. B【解析】CT 冠状位扫描是诊断眼眶骨折的主要检查技术。

二、A2 型题

1. D【解析】脉络膜黑色素瘤 CT 平扫早期仅表现为眼环局限性增厚，当肿瘤突入玻璃体腔后，则表现为密度均匀，边界较清楚的等密度或略高密度半球形或蘑菇形肿块。增强扫描一般为轻、中度均匀强化，较小的肿瘤强化后仅表现为眼环扁平状高密度隆起。肿瘤扩散到巩膜外或视神经时，则可见相应部位肿块。若继发视网膜脱离，则同时可见视网膜脱离征象，平扫两者不易区分。CT 增强扫描，肿瘤强化而视网膜脱离区域密度不变。

2. D【解析】视网膜母细胞瘤 CT 呈略高密度，90%可见团块状或片状钙化。

3~4 B、C【解析】视神经胶质瘤的影像学表现如下。①CT：平扫视神经呈条状或梭形增粗，边界光整，密度均匀，CT 值为 40~60HU；侵及视神经管内段引起视神经管扩大；增强检查病变呈轻度强化。②MRI：肿瘤在平扫 T_1WI 上为等或略低信号，T_2WI 上呈高信号；部分肿瘤周围蛛网膜下隙明显增宽，其信号强度与脑脊液相同；增强检查肿瘤明显强化。

5. A【解析】皮样囊肿的影像学表现如下。CT：平扫表现为均匀低密度或混杂密度肿块，其内含有脂肪性低密度灶；可伴邻近骨壁局限性受压或缺损；眼球、眼外肌、视神经常受压移位；增强检查肿瘤的囊壁强化而囊内无强化。②MRI：表现为含有脂肪性高信号的肿块，应用脂肪抑制技术后，脂肪性高信号明显减低；非脂肪性部分在 T_1WI 上呈低信号，T_2WI 上呈高信号。

6. D【解析】Graves 眼病的影像学表现：①多条眼外肌增粗，内直肌最常见，常累及肌腹，肌腱正常。②10%单个肌腹受累。③密度均匀，体积增大。④MRI 可见 T_1WI 等信号，T_2WI 高信号，纤维化期 T_1WI、T_2WI 低信号。⑤病变轻至中度强化。⑥CT 平扫可显示眼外肌。⑦短反转时间反转恢复（STIR）序列及脂肪抑制 T_2WI 高信号提示病变处于活动期。

三、A3/A4 型题

1. D【解析】柯氏位是额窦、筛窦病变和视网膜母细胞瘤的首选摄影体位。

2. E【解析】柯氏位的摄影要点：①被检查者俯卧于摄影床上，正中矢状面垂直于床面，并与床面中线重合。②额部和鼻尖置于床面上，下颌内收，听眦线垂直于床面。③暗盒置于过滤器托盘上，或平放于摄影床上（其上放置一固定滤线栅，防止康普顿效应导致影片灰度增加），其长轴与床面中线平行。④鼻根对准胶片中心。⑤中心线向足侧倾斜 23°，经鼻根摄入胶片。

3. D【解析】柯氏位标准影像显示：①额窦投影于眼眶的内上方。②眼眶投影于照片中部，双侧对称，其内可见眶上裂。③前组筛窦显示于两眼眶影之间，选项 D 错误。

4. C【解析】视网膜母细胞瘤首选柯氏位，还可选用瑞氏位。

5~6 E、E【解析】颈内动脉海绵窦瘘的临床表现：搏动性突眼；球结膜水肿、充血、眼球运动障碍。影像学表现：①眼上静脉增粗迂曲，T_1WI、T_2WI 可见信号流空。②海绵窦增宽，明显信号流空。③MRA 可见颈内动脉和海绵窦之间的瘘口。④DSA 明确瘘的部位、大小。

7. C【解析】颈内动脉海绵窦瘘的诊断要点：海绵窦增粗；眼上静脉扩张、迂曲；DSA 是诊断金标准。

8. D【解析】参见 A2 型题第 6 题解析。

9. A【解析】Graves 眼病的病程缓慢；无痛性突眼（单侧/双侧）；90%伴有甲状腺功能亢进，10%患者无甲状腺病史。脂肪间隙为炎性组织取代而消失。多条眼外肌增粗，内直肌最常见，常累及肌腹，肌腱正常。

四、X 型题

1. BCDE【解析】视神经不是真正的神经，而是脑组织及其被膜的延伸，视神经有鞘膜，但无施万细胞。鞘膜自内向外由软脑膜、蛛网膜和硬脑膜构成，选项 A 错误。

2. ABCE【解析】眶上裂走形的脑神经和血管有动眼神经、滑车神经、展神经、三叉神经眼支和眼上静脉。

3. ABC【解析】正常眼眶 MRI 的表现：眼球前房和玻璃体呈长 T_1 低信号和长 T_2 高信号，视神经及眼外肌 T_1WI 和 T_2WI 呈中等信号，脉络膜和视网膜 T_1WI 呈中等信号，T_2WI 呈中等信号。

4. BD【解析】脉络膜黑色素瘤的鉴别诊断：①脉络膜血管瘤。②眼球转移性肿瘤。

5. ACDE【解析】视网膜母细胞瘤的临床表现：①发生于婴幼儿。②单侧多见，双侧发病占 18%~40%。③三侧性视网膜母细胞瘤，双侧眼球内视网膜母细胞瘤及松果体或鞍区的母细胞瘤。④早期无症状，进展可伴有视力下降或斜视。⑤瘤体较小，扁平状，半透明、白色肿块。⑥有家族遗传症。⑦易侵入颅内。⑧白瞳征。

6. ABDE【解析】视网膜母细胞瘤的鉴别诊断：①永存原始玻璃体增生症（PHPV）。②脉络膜骨瘤。③外层渗出性视网膜病变。④眼球外伤后球萎缩。⑤晶状体后纤维增生症。

7. ABCE【解析】可侵犯视神经，导致视力下降或斜视，选项 D 错误。

8. ABE【解析】视网膜母细胞瘤起源于视网膜的婴幼儿最常见的眼球内原发恶性肿瘤，选项 C 错误。肿瘤科沿视神经生长，至颅内，选项 D 错误。

9. AB【解析】视网膜母细胞瘤最有价值的 CT 征象：①眼球内肿块伴钙化。②3 岁以下的儿童眼球内钙化。③混合生长最常见。

10. ABDE【解析】视神经胶质瘤临床上最初症状为视野盲点，但因患者多为儿童而被忽视；95%患者以视力减退就诊，还可有眼球突出，视盘水肿或萎缩，选项 C 错误。

11. ABDE【解析】视神经胶质瘤是发生于视神经内神经胶质细胞的低度恶性肿瘤，两侧同时发生者罕见；主要见于学龄前儿童，本病伴发神经纤维瘤病者达 15%~50%。平片检查可发现一侧视神经孔扩大，边缘锐利光滑，提示肿瘤较大并侵及颅内。

12. ABCD【解析】泪腺肿瘤、眶内炎性假瘤、眶内血管瘤和视神经胶质瘤均可引起眼眶普遍性增大。

13. ABDE【解析】视神经脑膜瘤的 CT 表现：大部分病例表现为视神经管状增粗、扭曲，可累及视神经眶内全程，部分病例表现为梭形或圆锥形肿块，肿块边缘光滑、境界清楚，如果出现边缘不规则，常是肿瘤扩散至神经鞘膜外的依据。肿块密度较高，CT 值多在 40~110HU，有时见到斑点状或环状钙化影。CT 增强扫描肿块呈均匀一致强化，典型病例可见“路轨”征，即位于病变中央的视神经不强化，呈低密度影，而视神经两侧的肿块强化，形成轨道样改变。但此征象不是视神经脑膜瘤的特异征象，在炎性假瘤的病例中也可见到“路轨”征。由于肿瘤组织可向视神经一侧或绕视神经生长，因此，肿瘤也可表现与视神经相连的偏心性结节或肿块。肿瘤侵及眼球后部可见眼环受压，甚至眼球前突，向后扩散至颅内形成颅眶沟通瘤，此时常可见颅腔内肿块，CT 同时可显示眶腔增大，眶尖骨质增生、破坏，视神经管扩大等征象。

14. ABDE【解析】视神经鞘炎症、视神经鞘出血、视神经脑膜瘤及转移癌浸润均可视神经鞘增厚和增强呈“路轨”征。

15. ADE【解析】炎性假瘤是单侧眼球突出的常见原因之一，也可引起双侧眼球突出。经抗生素和皮质激素治疗后可好转。泪腺型预后较好，眼外肌型仅显示眼外肌肥厚，肥厚眼外肌常累及肌止点，即肌腱与肌腹均肿大。炎性假瘤不宜手术治疗。

16. BCD【解析】眶内海绵状血管瘤表现为视神经管萎缩，选项 A 错误。海绵状血管瘤并非少见，但同时伴有机化、钙化、骨化者罕见，选项 E 错误。

17. ABCE【解析】强化出现时间早、持续时间长是眼眶海绵状血管瘤的强化特点，选项 D 错误。

18. ABD【解析】颈内动脉海绵窦瘘的临床表现：搏动性突眼，球结膜水肿、充血、眼球运动障碍及颅内杂音。

19. ACDE【解析】颈内动脉海绵窦瘘 CT 表现：眼球突出，眼上下静脉迂曲扩张，以眼上静脉为甚，直径大于 2mm，呈弯曲条状软组织密度影，位于视神经和上直肌之间。海绵窦扩张、增粗。增强检查扩张的眼上静脉及海绵窦明显强化，此外，尚可见视神经增粗、眼外肌肿胀增粗、眼环密度增高。

20. BC【解析】颈内动脉海绵窦瘘行介入治疗的禁忌证：①患者全身情况衰竭，多器官功能不全。②对比剂过敏。

21. BCDE【解析】自发性颈内动脉海绵窦瘘的发病原因：①动脉硬化，血管壁脆性增加，高血压等。②先天因素如动脉壁薄弱。③颈内动脉海绵窦段分支动脉瘤，硬膜动静脉畸形。④动脉炎或海绵窦炎。

22. ACD【解析】表皮样囊肿和蛛网膜囊肿的鉴别：常规 MRI 表现相似，DWI 可区分这两种病变。蛛网膜囊肿含自由水，与脑脊液相类似。表皮囊肿含有复层鳞状上皮和角蛋白碎片，ADC 值接近或略高于脑实质，但明显低于脑脊液，DWI 呈高信号（T_2透射效应）。

23. ABCDE【解析】淋巴管瘤的影像学表现：可局限性或弥漫性生长；CT 表现为弥散不规则肿块；边界不清，可累及眼眶；病变呈等密度，合并出血可呈高密度；T_1WI、T_2WI 信号混杂；病变呈不均匀强化。

24. ABC【解析】表皮样囊肿可分为脑内型和脑外型，前者可见于第四脑室、侧脑室前脚及脑实质内，后者常见于桥小脑角区，其次为鞍旁、中颅窝等部位。

25~26 ACDE、ABDE【解析】眼部炎性假瘤的 CT 表现：①眶隔前型表现为眼睑肿胀增厚。②肌炎型显示眼外肌增粗，典型表现为肌腹和肌腱同时增粗，以上直肌和内直肌最易受累。③巩膜周围炎型表现为眼环增厚。④视神经束膜炎型表现为视神经增粗，边缘模糊。⑤肿块型表现为眶内软组织肿块，边界清，多以广基连于一侧眶壁。⑥泪腺炎型表现为泪腺增大，一般为单侧，也可为双侧。⑦弥漫炎症型表现为患侧眶内弥漫软组织影，可累及眶隔前软组织、肌锥内外间隙、眼外肌、泪腺以及视神经等，眼外肌与病变无明确分界，视神经可被病变包绕；增强检查，病变强化，呈高密度，而视神经不强化，呈低密度。

27. BCD【解析】眼眶炎性假瘤多见于中年以上患者，男性略多于女性，是单侧眼球突出最常见的病因之一，也可引起双侧眼球突出，同健侧比较，可见病变侧眼眶内侧壁有轻微受压变形或骨吸收，如出现病侧鼻窦有炎症表现更有助于诊断。炎性假瘤的平片诊断价值限度极大，诊断需结合临床各方面资料作为诊断依据。

28. ABCD【解析】Graves 眼病的鉴别诊断：肌炎性炎性假瘤、转移瘤、动静脉瘘、淋巴瘤。

29. BC【解析】参见 A3/A4 型题第 9 题解析。

30. ABDE【解析】眼眶爆裂骨折是指外力作用于眼部使眶内压力骤然增高，致眶壁发生骨折而眶缘无骨折，故其并非为外力直接作用于眶壁的结果，以眶内壁和下壁较常发生，选项 C 错误。

五、案例分析题

1~2 A、E【解析】视网膜母细胞瘤的影像学表现：①眼球后部椭圆形或不规则形肿块。②CT 略高密度，90%可见团块状或片状钙化。③可伴有视网膜脱离（U 形）。④分为 4 期，眼球内期（球内肿块）；青光眼期（玻璃体充满肿块，眼球增大）；眼球外期，侵犯球外，沿视神经生长，可至颅内；远处转移（至肺、肝等）。

3. ABCE【解析】视网膜母细胞瘤的电镜观察发现核膜增厚、核膜分离等反映肿瘤细胞繁殖快，恶性度大的现象，选项 D、F 错误。

4. A【解析】参见案例分析题第 1 题解析。

5. D【解析】视网膜母细胞瘤起源于视网膜。

6. ABCE【解析】MRI 示左眼上静脉增粗、左侧颈内动脉增粗、左侧海绵窦增粗，对称观察可见左侧眼球突出。

7. F【解析】参见 A3/A4 型题第 5~6 题解析。

8. ABCD【解析】颈内动脉海绵窦瘘的鉴别诊断：①托洛萨-亨特（Tolosa-Hunt）综合征。②海绵窦神经鞘瘤。③海绵窦脑膜瘤。④海绵窦动脉瘤。

9. ADF【解析】MRI 示右侧桥前池囊性灶，T_1WI 等信号及 T_2WI 高信号，包绕周围血管及神经。

10~11 AB、A【解析】表皮样囊肿的 MRI 表现为含有脂肪性高信号的肿块，应用脂肪抑制技术后，脂肪性高信号明显减低；非脂肪性部分在 T_1WI 上呈低信号，T_2WI 上呈高信号。蛛网膜囊肿跟蛛网膜下隙、脑积液呈一个等密度，基本呈水样改变；蛛网膜囊肿表现为类圆形，囊壁不显示，有占位效应，增强后无增强，FLAIR、DWI 低信号。

12. ABCF【解析】表皮样囊肿边界清但形态不规则，选项 D 错误。蛛网膜囊肿 FLAIR、DWI 低信号，选项 E 错误。

13. ABCD【解析】依据题干信息所述，患者不符合脑膜瘤诊断。

14. C【解析】参见案例分析题第 10~11 题解析。

15. ACDE【解析】皮样囊肿与蛛网膜囊肿均有占位效应，无法鉴别，选项 B 错误。

16. A【解析】参见案例分析题第 10~11 题解析。

17. C【解析】表皮样囊肿常沿蛛网膜下隙蔓延生长，钻孔样生长。

18. ACE【解析】表皮样囊肿有“见缝就钻”的生长特点，形态不规则，多呈长 T_1 长 T_2 信号，DWI 常表现为高信号，瘤内无骨性结构，增强扫描病灶无明显强化。

19. ABCE【解析】与表皮样囊肿不同，皮样囊肿内含有皮肤附件，如毛发、毛囊、汗腺、皮脂腺等中胚层组织，易被误以为起源于外胚层和中胚层，实际起源于胚胎早期的外胚层，选项 D 错误。

20. A【解析】眼部炎性假瘤的 MRI 表现：①病变在急性期，T_1WI 呈略低信号，T_2WI 呈高信号。②慢性期 T_1WI 呈等信号，T_2WI 呈低信号。③增强后为中度至明显强化，可累及眶周结构。

21. A【解析】经抗生素及激素治疗后好转，则诊断支持炎性假瘤。

22. B【解析】参见X型题第25~26题解析。

23. ACDEF【解析】Grave眼病主要临床表现为眼球突出，眼肌麻痹，而甲状腺功能正常。炎性假瘤可发生于甲状腺功能正常者，选项A正确、B错误。

24. D【解析】海绵状血管瘤的MRI表现：①肿瘤在T_1WI上呈等或略低信号；T_2WI上呈高信号，且于多回波序列中，随回波时间延长，肿瘤信号强度也随之增高，主要由包膜和化学位移伪影所致。②增强扫描，同样显示“渐进性强化”特征。

25. C【解析】泪腺良性多形性腺瘤，见于成人，平均发病年龄41岁，无明显性别差异。肿瘤多发生于泪腺眶部，呈类圆形，有包膜，生长缓慢，可发生恶变，属于肌锥外病变。

26. DF【解析】参见案例分析题第24题解析。

鼻部病变（1）

鼻部病变（2）

第十八章　鼻和鼻窦病变

一　A1 型题

1. 关于冠状位 CT 扫描鼻窦技术说法错误的是
   A. 扫描体位为头部颌顶位或顶颌位
   B. 扫描层面平行于上颌窦上缘或与听眦线垂直
   C. 扫描范围从蝶窦后壁起至额窦前壁止
   D. 层厚 5mm，层间距 5mm
   E. 用非螺旋扫描方式即可
2. 下列对鼻窦 MRI 技术叙述错误的是
   A. 线圈用头部线圈
   B. 线圈中心及定位线对于眉间与鼻尖连续的中点
   C. 常规扫描方位：横轴位 T_1WI（T_2WI）；冠状位 T_1WI（T_2WI）或 T_2WI-STIR
   D. 增强扫描一般采用 T_2WI-FS 序列
   E. 相关准备同颅脑 MRI 技术
3. 慢性化脓性鼻窦炎最易发生于
   A. 上颌窦　　B. 筛窦
   C. 额窦　　D. 蝶窦
   E. 都可以
4. 慢性化脓性鼻窦炎 CT 的特征表现为
   A. 鼻甲肥大　　B. 窦腔内积液
   C. 窦腔透过度降低　　D. 窦壁骨质硬化增厚
   E. 鼻窦黏膜增厚
5. 鼻窦黏液囊肿最好发于
   A. 蝶窦和筛窦　　B. 筛窦和额窦
   C. 上颌窦和蝶窦　　D. 上颌窦和筛窦
   E. 全组鼻窦
6. 对鼻窦黏液囊肿的描述，不正确的是
   A. 是良性病变　　B. 为鼻窦黏膜腺体内液体滞留形成

C. 有鼻窦口阻塞
D. 受累窦腔气球样膨大
E. CT 增强扫描病变不增强

7. 鼻窦恶性肿瘤最常见的病理类型是
A. 乳头状瘤
B. 血管瘤
C. 骨瘤
D. 鳞状细胞癌
E. 纤维瘤

二 A3/A4 型题

（1~4 题共用题干）

患者，女性，23 岁。左侧面部肿块，突眼 10 余年。CT 表现如图。

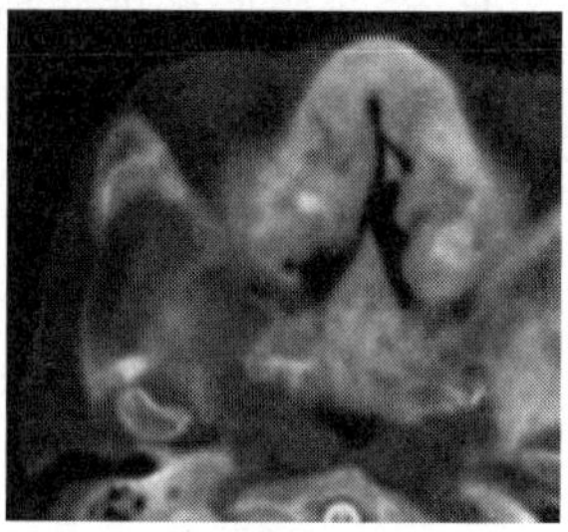

1. 临床拟诊为
A. 畸形性骨炎
B. 黄色瘤
C. 骨纤维异常增殖症
D. 骨瘤
E. 骨囊肿

2. 儿童时期发病，若合并有皮肤色素沉着和性早熟，则称为
A. 斯德奇-韦伯（Sturge-Weber）综合征
B. 丹迪-沃克（Dandy-Walker）综合征
C. 多发性神经纤维瘤病
D. 纤维性肾营养不良综合征
E. 结节性硬化症

3. 关于骨纤维异常增殖症，表述不正确的是
A. 以骨纤维变性为主要病理学表现
B. 患者可表现为“骨性狮面”
C. 多为女性
D. 病变可表现为丝瓜络改变
E. 一种骨组织的恶性肿瘤

三 X 型题

1. 关于鼻及鼻窦息肉，以下说法正确的是
A. 病因为过敏反应和鼻黏膜的慢性炎症
B. T_1WI 为等信号
C. T_2WI 为低信号
D. 出血性息肉 T_1WI、T_2WI 均为高信号
E. 出血性息肉增强检查有不同程度强化

2. 鼻窦黏液囊肿
   A. 多发生于上颌窦
   B. 单侧多见
   C. 囊内黏蛋白不太多，含水较多时，为等 T_1、长 T_2信号
   D. 含黏蛋白多时，T_1WI、T_2WI 均为等或高信号
   E. 水分吸收，囊内分泌物黏稠时，T_1WI、T_2WI 均呈低信号
3. 下列描述符合鼻腔内翻性乳头状瘤的是
   A. 良性肿瘤
   B. 女性多见
   C. 鼻中隔可见移位
   D. 鼻腔侧壁骨质吸收、破坏
   E. 鼻窦窦腔密度增高
4. 下列关于骨瘤的描述，正确的是
   A. 骨瘤分致密型、松质型、混合型三种
   B. 颅骨外板发病率高于内板
   C. 额、顶、枕骨发病率高于鼻窦区
   D. 鼻窦区发病率高于额、顶、枕骨
   E. 一般在全身骨骼发育成熟后停止生长
5. 颅底骨质增生肥厚见于
   A. 骨纤维异常增殖症
   B. 鼻咽癌侵犯颅底
   C. 脑膜瘤
   D. 畸形性骨炎
   E. 骨髓炎

四 案例分析题

（1~4 题共用题干）

患者，男性，33 岁。鼻腔分泌物多，流脓涕，鼻塞，头痛，面部局部压痛近 2 个月。查体：鼻腔分泌物多，鼻黏膜肿胀。CT 表现如图。

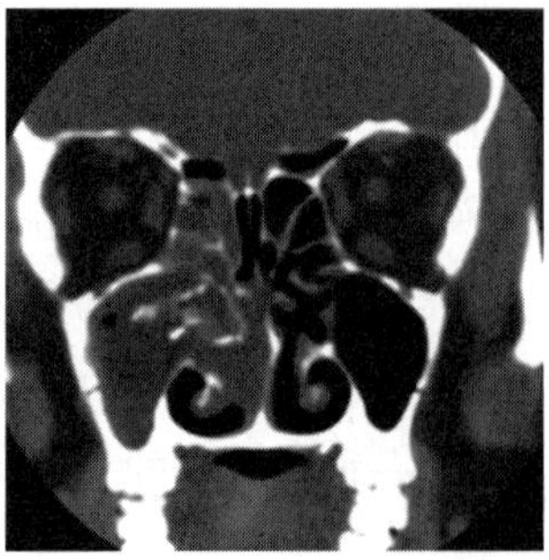

1. 最可能的诊断是
   A. 慢性化脓性鼻窦炎
   B. 急性化脓性鼻窦炎
   C. 上颌窦炎
   D. 变应性鼻窦炎
   E. 真菌性鼻窦炎
   F. 鼻息肉
2. 慢性化脓性鼻窦炎影像学表现包括
   A. 鼻甲肥大
   B. 窦腔透过度降低
   C. 窦腔内积液
   D. 鼻窦黏膜增厚

E. 窦壁骨质硬化增厚
F. 病变呈长 T_1短 T_2信号影

3. 上颌窦发生感染机会最高的原因是
A. 上颌窦最大
B. 于鼻腔开口位于各鼻窦开口之下
C. 窦腔开口位置高，窦底位置低
D. 上颌窦发育早
E. 引流差
F. 上颌窦变异较多

4. 真菌性鼻窦炎的并发症，表述正确的是
A. 可引起眼眶疏松结缔组织炎
B. 可引起脑脓肿
C. 可引起上颌骨骨髓炎
D. 可加重扁桃体炎、咽炎、喉炎等
E. 所致颅内并发症较眼眶并发症多见
F. 病理可见真菌菌丝，曲菌、毛霉菌常见
G. CT 显示窦腔膨胀性改变，内有弥漫分布的高密度影及散在高密度钙化

（5~8 题共用题干）

患者，男性，57 岁。头痛，前额部局部隆起。查体：前额隆起处可触及乒乓球样肿块，CT 显示如图。

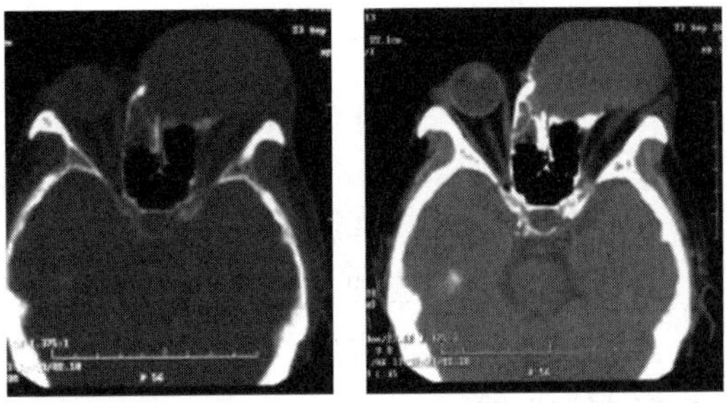

5. 临床拟诊为
A. 额窦黏液囊肿
B. 额窦黏膜下囊肿（潴留囊肿）
C. 额窦急性炎症
D. 额窦脓肿
E. 脑膜脑膨出
F. 额窦骨瘤
G. 额窦骨化性纤维瘤

6. 鼻窦黏液囊肿的发病机制为
A. 窦壁黏膜下腺体轻度炎症或过敏反应
B. 乳牙根管感染
C. 龋齿使牙髓慢性感染坏死
D. 鼻窦的自然开口长期阻塞
E. 发病机制不清楚
F. 窦腔开口变异

7. 关于鼻窦黏液囊肿的发生率，正确的是
A. 上颌窦>额窦>筛窦>蝶窦
B. 上颌窦>筛窦>蝶窦>额窦
C. 额窦>上颌窦>筛窦>蝶窦
D. 额窦>蝶窦>上颌窦>筛窦
E. 筛窦>额窦>上颌窦>蝶窦
F. 上颌窦>额窦>蝶窦>筛窦

8. 关于黏液囊肿的影像学表现，正确的表述有
A. CT 表现为鼻窦腔内均匀的混浊密度影
B. 病变边界清楚，窦壁骨质受压变薄，并可见骨质侵蚀

C. MRI 表现为短 T_1、长 T_2信号影

D. MRI 表现为长 T_1、长 T_2信号影

E. 病变可累及邻近的眼眶

F. 邻近视神经可受压移位

G. MRI 表现为长 T_1、短 T_2信号影

（9～14 题共用题干）

患者，女性，15 岁。左上臂疼痛 3 个月余，查体软组织无肿胀，皮肤温度不高。

9. 该患者应做哪些检查

A. X 线平片　　B. CT

C. MRI　　D. 放射性核素骨扫描

E. 透视

10. 患者所做检查如图，应考虑

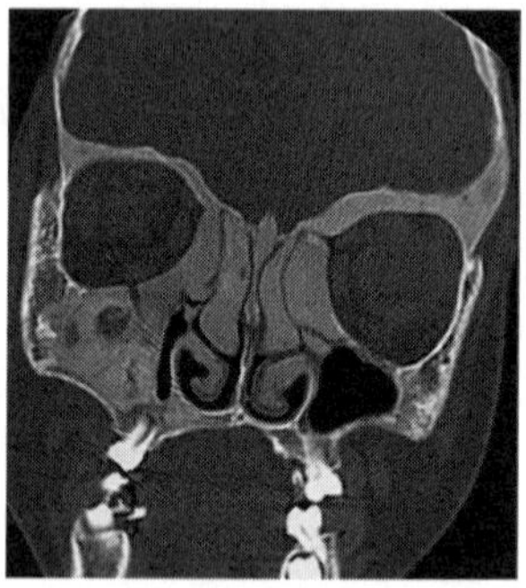

A. 骨巨细胞瘤

B. 骨囊肿

C. 软骨黏液样纤维瘤

D. 动脉瘤样骨囊肿

E. 骨纤维异常增殖症

11. 诊断依据有

A. 肱骨上段可见一椭圆形占位，密度较均匀毛玻璃样改变

B. 周围骨皮质变薄，有轻度膨胀

C. 病变起于儿童时期，进展缓慢，多无明显症状

D. 本病常伴发病理性骨折

E. 病变多见于老年人

12. 本病的 X 线表现还有

A. 骨性面　　B. 单房或多房囊状透光区

C. 囊内有磨玻璃样钙化　　D. 本病多发生于短管状骨

E. 囊性病变周围常有骨硬化

13. 本病需与哪些病变鉴别

A. 骨囊肿　　B. 骨嗜酸细胞肉芽肿

C. 动脉瘤样骨囊肿　　D. 尤因肉瘤

E. 寻常性骨肉瘤

14. 本病发生恶变时最常见的恶变为

A. 骨纤维肉瘤　　B. 软骨肉瘤

C. 巨细胞瘤

D. 成骨肉瘤

E. 骨血管肉瘤

参考答案与解析

一、A1 型题

1. B【解析】冠状位 CT 扫描鼻窦技术中，扫描层面应平行于上颌窦下缘或与听眦线平行，选项 B 错误。

2. D【解析】鼻窦 MRI 检查常规做平扫，必要时做 T_1WI 增强扫描，选项 D 错误。

3. A【解析】慢性化脓性鼻窦炎最易发生于上颌窦。

4. D【解析】慢性化脓性鼻窦炎轻者仅表现为黏膜均匀增厚，窦腔骨壁轻度硬化增厚，积液较少；急性发作时积液可增多；而鼻窦慢性炎症反复发作可见窦内黏膜增厚不规则，呈息肉状，亦可伴有窦腔内息肉、黏膜潴留囊肿、黏液囊肿。

5. B【解析】鼻窦黏液囊肿筛窦常见，额窦次之。

6. E【解析】鼻窦黏液囊肿 CT 增强扫描病变增强但强化多不明显，选项 E 错误。

7. D【解析】鼻腔和鼻窦的良性肿瘤以乳头状瘤、血管纤维瘤、血管瘤和骨瘤较为多见，恶性肿瘤以鳞状细胞癌最常见，其他还有腺癌、囊腺癌。

二、A3/A4 型题

1. C【解析】骨纤维异常增殖症的影像学表现如下。①多骨型病变：颅骨增厚，颅骨外板和内板呈单侧泡状膨大；增厚的颅骨中常见局限和弥漫的射线透明区和浓密区并存；面部受累可导致眶和鼻腔狭窄及鼻窦腔消失，此型约占 56%。②硬化型：此型多见上颌肥厚，可致牙齿排列不整，鼻腔、鼻窦受压变小；上颌骨受累多于下颌骨，且多为单骨型，此型约占 23%。③囊型：颅骨呈孤立或多发的环形或玫瑰花形缺损，此型约占 21%。CT 或 MRI 检查能明确病变的位置和范围，且能显示与软组织的关系。

2. D【解析】纤维性骨营养不良综合征：存在多发性骨纤维化、皮肤咖啡牛奶色素斑及性早熟三项特征中的两项即可作出诊断。

3. E【解析】骨纤维异常增殖症是以骨纤维变性为特征，不是恶性肿瘤，选项 E 错误。

三、X 型题

1. ABDE【解析】鼻和鼻窦息肉病因多倾向于过敏反应和鼻黏膜的慢性炎症；T_1WI 呈中等信号，T_2WI 为高信号，增强检查不强化或呈线条状轻度强化，若为出血性息肉则 T_1WI、T_2WI 均为高信号，增强检查有不同程度强化。

2. BCDE【解析】鼻窦黏液囊肿多发生于筛窦和额窦，选项 A 错误。影像学表现：①CT

示窦腔内均匀等或稍高密度。②临近骨质受压变薄或缺损。③可突向眼眶，呈圆形或类圆形。④T_1WI、T_2WI 均为高信号，选项 A 错误。

3. ACDE【解析】鼻腔内翻性乳头状瘤发生于中鼻道鼻腔外侧壁的分叶状肿块，可蔓延至周围鼻窦内，好发于老年人，男性多于女性（4∶1），选项 B 错误。

4. ABDE【解析】鼻窦区发病率高于额、顶、枕骨，选项 D 正确、选项 C 错误。

5. ACDE【解析】骨质增生肥厚见于骨纤维异常增殖症、畸形性骨炎、脑膜瘤及骨髓炎。鼻咽癌侵犯颅底表现为局部骨质破坏。

四、案例分析题

1. E【解析】真菌性鼻窦炎的 CT 表现：可显示鼻窦内软组织密度影，可呈不规则息肉状，病变密度中等偏高，窦腔中央可残留空气影，一般无积液和气液平面；软组织亦可充满窦腔，注入对比剂后可增强。增生的软组织内可见散在斑片状或沙粒状高密度的钙化区，为坏死区域铁和钙结合沉积所致，此为真菌性鼻窦炎典型的特点。

2. ABCDE【解析】慢性化脓性鼻窦炎影像学表现包括鼻甲肥大（即鼻黏膜增厚和肿胀）、窦腔透明度通常降低（即窦腔透过度降低）、窦腔内积液（显示为窦腔内的低密度区域）、鼻窦黏膜增厚（炎症反应导致）、窦壁骨质硬化增厚（长期炎症刺激导致）。而“病变呈长 T_1 短 T_2 信号影”与慢性化脓性鼻窦炎的影像学特征不符。

3. ABCDE【解析】上颌窦发生感染机会最高的原因：①上颌窦最大、发育早或变异较多。②于鼻腔开口位于各鼻窦开口之下。③窦腔开口位置高，窦底位置低。④引流差。

4. ABCDFG【解析】真菌性鼻窦炎所致眼眶并发症较颅内并发症多见，选项 E 错误。

5. A【解析】参见 X 型题第 2 题解析。

6. D【解析】鼻窦黏液囊肿是鼻窦开口阻塞，窦腔内黏液聚积而形成的膨胀性病变，囊壁为窦腔黏膜。

7. E【解析】鼻窦黏液囊肿的发生率：筛窦>额窦>上颌窦>蝶窦。

8. ABCEF【解析】参见 X 型题第 2 题解析。

9. AB【解析】患者应做 X 线平片和 CT 检查。

10. E【解析】参见 A3/A4 型题第 1 题解析。

11. ABCD【解析】骨纤维异常增殖症约 60% 发生于 20 岁以前，偶见于婴儿和 70 岁以上老年人，男女发病为 1∶2，选项 E 错误。

12. ABCE【解析】骨纤维异常增殖症是一种病因不明、缓慢进展的自限性良性骨纤维组织疾病。正常骨组织被吸收，而代之以均质梭形细胞的纤维组织和发育不良的网状骨骨小梁，可能是网状骨未成熟期骨成熟停滞或构成骨的间质分化不良所致，选项 D 错误。

13. ABC【解析】骨纤维异常增殖症的鉴别诊断：①非骨化纤维瘤。②骨嗜酸细胞肉芽肿。③骨囊肿。④动脉瘤样骨囊肿。

14. A【解析】骨纤维肉瘤是骨纤维异常增殖症最常见的恶变。

第十九章 咽和喉部病变

一 A1 型题

1. 下列不是咽喉部 CT 扫描技术的是
   A. 患者仰卧，使颈部与床面平行
   B. 咽喉部正位定位像
   C. 咽喉部常规检查，一般以横断位、非螺旋扫描为主
   D. 层厚与层间距用 5mm，小病灶可用 2~3mm
   E. 咽部检查从口咽下 1cm 向上至颅底
2. 鼻咽部最常见的良性肿瘤是
   A. 纤维瘤　　B. 血管瘤
   C. 脂肪瘤　　D. 混合瘤
   E. 鼻咽血管纤维瘤
3. 鼻咽癌患者出现同侧咀嚼肌群萎缩，提示肿瘤
   A. 经圆孔侵入颅中窝　　B. 经卵圆孔侵入颅中窝
   C. 经破裂孔侵入颅中窝　　D. 向外侵犯咀嚼肌
   E. 经棘孔侵入颅中窝
4. 鼻咽癌的 T 分期错误的是
   A. T_0原发肿瘤部分不明显　　B. T_1肿瘤局限于鼻咽
   C. T_2肿瘤侵犯鼻腔、口咽、咽旁间隙　　D. T_3肿瘤侵犯颅底、咀嚼肌
   E. T_4肿瘤侵犯脑神经、鼻窦、翼外肌及以外的咀嚼肌间隙、颅内（海绵窦、脑膜等）
5. 关于鼻咽癌表现的描述，下列错误的是
   A. 好发于顶壁和顶后壁
   B. 常伴囊变或钙化
   C. 早期可表现为鼻咽侧壁平坦、僵直，咽隐窝消失
   D. 在注射对比剂后，肿瘤呈轻度强化
   E. 对骨的侵犯可为单纯性骨破坏、骨质硬化或两者兼有
6. 鼻咽癌向颅内转移最常见的途径为
   A. 卵圆孔　　B. 颈静脉孔

C. 眶下裂
D. 破裂孔
E. 棘孔

7. 关于鼻咽癌的说法错误的是
A. 最常见的症状是回缩性血涕、鼻塞、颈部淋巴结肿大
B. 鼻咽侧位见鼻咽顶后壁软组织增厚、气道狭窄
C. CT检查对鼻咽癌的早期诊断、病变范围、肿瘤的发展方向和分期有重要价值
D. 鼻咽癌CT平扫呈等密度，一般无囊变和钙化
E. 黏膜下型早期CT冠状面很难发现，而横断面扫描有助于诊断

8. 早期鼻咽癌CT表现为
A. 无特征性
B. 咽隐窝变浅、消失
C. 咽隐窝加深、扩大
D. 腭帆张肌肿大
E. 咽旁间隙内移

9. 鼻咽癌患者CT显示咽旁间隙向哪个方向移位
A. 向内
B. 向外
C. 向前
D. 向后
E. 向下

10. 以下关于鼻咽癌CT表现的描述不正确的是
A. 一侧咽隐窝变浅
B. 一侧腭肌肥大
C. 同侧鼓室含气消失
D. 咽隐窝扩大、加深
E. 两侧咽腔不对称

11. 下述不是鼻咽癌放疗后CT表现的是
A. 鼻咽壁肌肉水肿、增厚
B. 咽隐窝变浅
C. 鼻咽腔扩大
D. 鼻窦炎
E. 乳突炎

12. 关于喉癌错误的是
A. 会厌癌表现为会厌增厚或肿块，向前累及会厌谷使之狭窄或封闭
B. 杓会厌皱襞癌显示声门上区喉腔侧壁增厚或肿块，喉腔变形狭窄
C. 室带癌室带增厚或肿块，累及喉室致其变浅或封闭
D. 后壁癌原发少见，常为邻近癌侵及所致，表现为后壁增厚或软组织肿块
E. 声门下型常见，表现为声带以下喉壁增厚或肿块

13. 在下列喉癌类型中，依淋巴转移率由高至低排列为
A. 声门上区癌>声门下区癌>声门区癌
B. 声门上区癌>声门区癌>声门下区癌
C. 声门区癌>声门上区癌>声门下区癌

D. 声门区癌>声门下区癌>声门上区癌

E. 声门下区癌>声门上区癌>声门区癌

14. 喉癌的好发部位为

A. 真声带

B. 杓状软骨

C. 喉室

D. 声门下区

E. 杓会厌襞

15. 多形性腺瘤的影像学表现不包括

A. 推压咽旁间隙脂肪向前移位

B. MRI 多为 T_1较低、T_2较高信号

C. 大部分病变信号均匀，也可见囊变

D. 中度强化

E. CT 多呈中等密度，茎突下颌间隙缩小

16. 喉癌的 CT 表现错误的是

A. 声门型早期表现为局部声带增厚不规则，表面欠光滑，有强化表现

B. 向首侵及前联合，并蔓延至对侧声带

C. 肿瘤向后可侵及后联合、杓状软骨，使杓甲间距增宽

D. 当环杓关节受累时，表现为杓状软骨增厚、硬化

E. 肿瘤在中期可垂直蔓延至声门上区或声门下区

17. 以下不是声门型喉癌的 CT 表现的是

A. 局部声带增厚，欠光滑

B. 局部增厚的声带有增强

C. 前联合软组织厚度大于 3mm

D. 杓状软骨增厚，硬化

E. 会厌喉面软组织增厚

二 A2 型题

1. 患者，男性，18 岁。反复鼻出血 1 年余。CT 示翼腭窝软组织肿块，压迫上颌窦后壁弯曲前移，明显强化。诊断为

A. 淋巴瘤

B. 肉瘤

C. 上颌窦癌

D. 鼻咽血管纤维瘤

E. 转移瘤

2. 患者，男性，17 岁。因反复鼻出血行鼻咽 CT 检查，示鼻咽顶后壁较大软组织肿块，向前进入鼻、筛窦和上颌窦，向外侧经扩大的翼上裂进入翼腭窝和颞窝，向上经蝶窦和破裂孔达海绵窦，邻近骨骼可见压迫性改变，增强扫描后可见肿瘤强化明显。应首先考虑诊断为

A. 鼻咽癌

B. 鼻咽血管纤维瘤

C. 鼻咽增殖体肥大

D. 鼻咽恶性淋巴瘤

E. 鼻咽结核性脓肿

3. 患者，男性，56 岁。右颈部肿块 3 个月，CT 示右咽隐窝和耳咽管闭塞，局部有软组织密度肿块，颈部淋巴结肿大。诊断为
   A. 血管纤维瘤
   B. 神经血管瘤
   C. 腺样体增生
   D. 鼻咽癌
   E. 结核
4. 患者，男性，42 岁。头痛、左侧面麻半年。CT 平扫：左侧鼻咽顶壁见一不规则肿块影，并伴左侧破裂孔、卵圆孔周围骨质破坏。增强扫描明显不均匀强化。最可能的诊断为
   A. 脑膜瘤
   B. 三叉神经瘤
   C. 动脉瘤
   D. 骨软骨瘤
   E. 鼻咽癌

三 A3/A4 型题

（1~3 题共用题干）

患者，男性，23 岁。反复鼻血并渐进性鼻塞 2 年余。

1. 应首先考虑的原因是
   A. 鼻咽癌
   B. 鼻咽血管纤维瘤
   C. 鼻息肉
   D. 扁桃体炎症
   E. 鼻中隔歪曲并鼻甲肥大
2. 该病男女发病率特点为
   A. 无性别差异
   B. 男性略多于女性
   C. 男性明显多于女性
   D. 女性略多于男性
   E. 女性明显多于男性
3. 该病多数起源于
   A. 鼻甲
   B. 鼻中隔黏膜
   C. 鼻窦
   D. 蝶骨体、枕骨基部
   E. 鼻软骨

（4~5 题共用题干）

患者，男性，16 岁。鼻塞、反复严重鼻出血 4 个月。

4. 首选的影像学检查为
   A. X 线平行
   B. B 超检查
   C. CT 平扫
   D. CT 平扫及增强扫描
   E. 放射性核素扫描
5. 最可能的诊断为

A. 腺样体肥大
B. 咽部脓肿
C. 鼻咽血管纤维瘤
D. 鼻咽癌
E. 鼻咽部淋巴瘤

（6~7 题共用题干）

患者，男性，52 岁。发现鼻塞及左侧颈部包块、面部疼痛 1 个月余，查体左颈部有一硬质包块。MRI 如图所示。

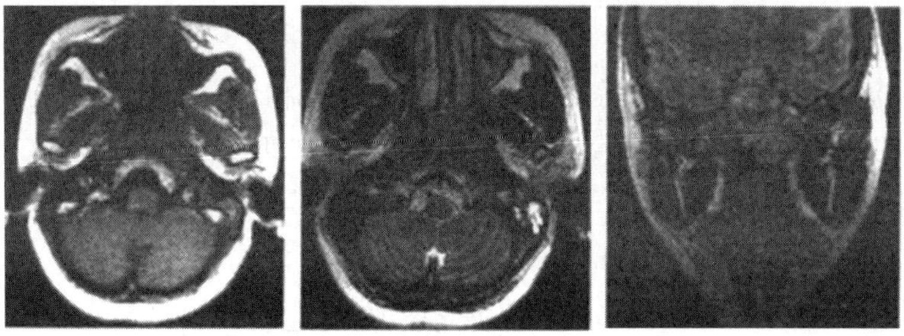

6. 该患者最可能的诊断为
A. 鼻咽结节病
B. 黑色素瘤
C. 腺样体肥大
D. 脊索瘤
E. 鼻咽癌
7. 以下关于本病的描述，不正确的是
A. 发生于鼻咽黏膜上皮
B. 男性多于女性
C. 与人类疱疹病毒 4 型（EB 病毒）无关
D. 好发于鼻咽侧壁和顶壁
E. MRI 对鉴别本病复发有重要价值

（8~13 题共用题干）

患者，男性，48 岁。喉异物感半年余，近 1 个月发现颈部多发硬性包块，CT 示喉腔内肿块，向前通过前联合侵犯对侧，向外侵及喉旁间隙，颈鞘周围可见多发结节影。
8. 诊断为
A. 喉癌
B. 转移瘤
C. 乳头状瘤
D. 炎症
E. 鼻咽癌
9. 需要与哪项疾病鉴别
A. 喉癌
B. 转移瘤
C. 乳头状瘤
D. 炎症

E. 鼻咽癌

10. 右前斜位服钡像见食管中段向后移位，代表了心脏的哪个部分异常

A. 右心房增大
B. 右心室增大
C. 左心房增大
D. 左心室增大
E. 降主动脉增宽

11. 右前斜位服钡像见食管中段向后移位，右前斜位投照选用的角度是

A. 右前斜 15°
B. 右前斜 30°
C. 右前斜 45°
D. 右前斜 60°
E. 右前斜 75°

12. MRI 自旋回波序列中心肌呈中等信号强度，与横纹肌相似。测量心肌厚度应该在

A. 舒张末期长轴位或短轴位
B. 收缩末期长轴位或短轴位
C. 舒张早期长轴位或短轴位
D. 收缩早期长轴位或短轴位
E. 任意时期长轴位或短轴位

13. 正常左心室心肌厚度在收缩期比舒张期至少增加

A. 10%
B. 20%
C. 30%
D. 40%
E. 50%

四 X 型题

1. 鼻咽及喉部正常 MRI 表现有

A. 鼻咽腔 T_1WI 和 T_2WI 呈高信号
B. 声带类似或稍高于肌肉信号
C. 咽旁间隙呈高信号，肌肉组织呈低信号
D. 喉前庭、喉室、梨状窝 T_1WI 和 T_2WI 均呈低信号
E. 浅表黏膜 T_1WI 呈低信号，T_2WI 呈高信号

2. 喉和喉咽部 CT 检查方法正确的是

A. 层厚和层间距 5mm
B. 摄取侧位定位片基线与声带平行
C. 仰卧、下颌上抬
D. 范围自舌骨上会厌下缘至环状软骨上缘
E. 扫描时不能做吞咽动作和讲话

3. 下列有关鼻咽血管纤维瘤的 CT 表现，正确的是

A. 翼腭窝区软组织密度肿块
B. 肿块体积大，呈膨胀性生长
C. 翼腭窝扩大
D. 压迫上颌窦后壁弯曲变形并向前移位
E. 肿块强化不明显

4. 关于鼻咽血管纤维瘤，表述正确的是

A. 为无包膜的血管性肿瘤
B. 多起源于枕骨斜坡、蝶骨体及后鼻孔的骨膜
C. 增强 CT 扫描病变显著强化
D. 好发于 60 岁以上男性
E. 相邻骨结构异常

5. 关于鼻咽癌的 CT 征象，下述说法正确的有
A. 鼻咽腔变形、不对称
B. 鼻咽侧壁增厚、软组织肿块
C. 咽周软组织及间隙改变
D. 鼻窦炎症
E. 颅底骨质无破坏

6. 应与鼻咽癌鉴别的疾病有
A. 脊索瘤
B. 鼻腔血管瘤
C. 鼻咽血管纤维瘤
D. 扁桃体周围脓肿
E. 多形性腺瘤

7. 鼻咽癌放疗早期，其 MRI 检查可见
A. 黏膜肿胀
B. 咽隐窝消失、变平
C. 鼻窦、乳突炎
D. 肌肉萎缩、变性
E. 鼻咽腔扩大

8. 鼻咽癌放疗靶区范围一般包括
A. 全部鼻咽壁
B. 咽旁、后间隙
C. 上颌窦腔的后 1/3
D. 喉咽
E. 蝶窦、蝶骨体

9. 下咽癌据其原发部位可分为
A. 梨状窝癌
B. 环后区癌
C. 咽后壁癌
D. 会厌癌
E. 食管癌

10. 以下关于下咽癌的描述，正确的是
A. 梨状窝癌最常见
B. 病理类型多为鳞状细胞癌
C. 气管后椎前软组织影增厚
D. 淋巴结转移少见
E. 梨状窝内壁侧壁僵直

11. 喉癌的 MRI 表现有
A. 肿瘤 T_1WI 为等或略低信号
B. 肿瘤 T_2WI 为稍高信号
C. 观察颈部淋巴结需增强检查
D. 会厌前间隙内 T_1WI 有等信号表明受累
E. 坏死组织 T_1WI 为低信号

12. 鼻咽部及软腭的供血动脉为
A. 咽升动脉
B. 枕动脉
C. 腭升动脉
D. 面动脉

E. 舌动脉

五 案例分析题

（1~6题共用题干）

患者，男性，46岁。主诉为鼻塞、头痛3个月余。3个月前始出现鼻塞、流涕，偶有涕中带血，并伴有头痛，呈阵发性，既往体健，否认高血压、心脏病史。实验室检查未见明显异常。

1. 该患者应做的检查有

A. CT　　B. MRI

C. ECT　　D. X线平片

E. 放射性核素骨扫描　　F. PET

2. 患者所做检查如图，应诊断为何种疾病

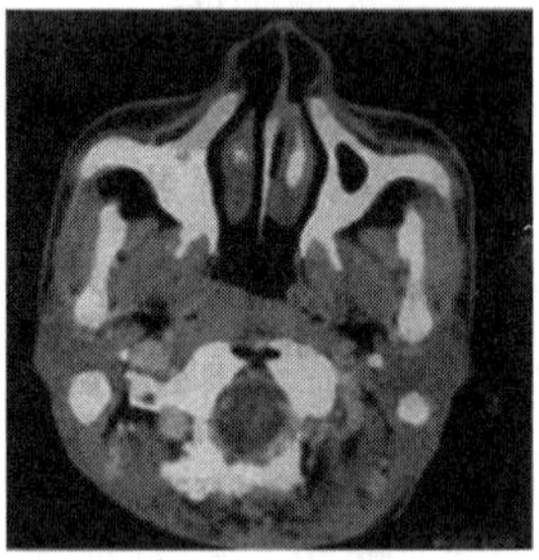

A. 腺样体增生

B. 咽部脓肿

C. 鼻咽纤维瘤

D. 喉癌

E. 鼻咽癌

F. 鼻窦囊肿

3. 参考CT图像的诊断依据是

A. 鼻咽顶后壁软组织增厚达1.5cm，密度不均匀

B. 咽隐窝消失，左右两侧轮廓不对称

C. 咽旁、颈部淋巴结未见明显肿大

D. 颅底及附近骨质有破坏

E. MRI显示软组织及骨质较CT好

F. 鼻甲肥大、鼻腔变窄

4. 本病最好发于

A. 鼻咽腔顶壁　　B. 侧壁、前壁和底壁

C. 咽喉　　D. 椎前软组织

E. 鼻黏膜　　F. 鼻甲

5. 最常见的转移有

A. 肺转移　　B. 骨转移

C. 淋巴结转移　　D. 血行播散

E. 种植　　F. 血行转移

6. 需要与哪些病变鉴别

A. 鼻咽血管纤维瘤
B. 鼻咽淋巴瘤
C. 椎体脓肿
D. 咽部脓肿
E. 喉癌
F. 囊肿

（7~10 题共用题干）

患者，男性，43 岁。鼻塞、涕中带血 2 周，查体颈部淋巴结增大。专科检查发现，鼻咽腔黏膜肿胀，右侧咽隐窝消失。CT 表现如图。

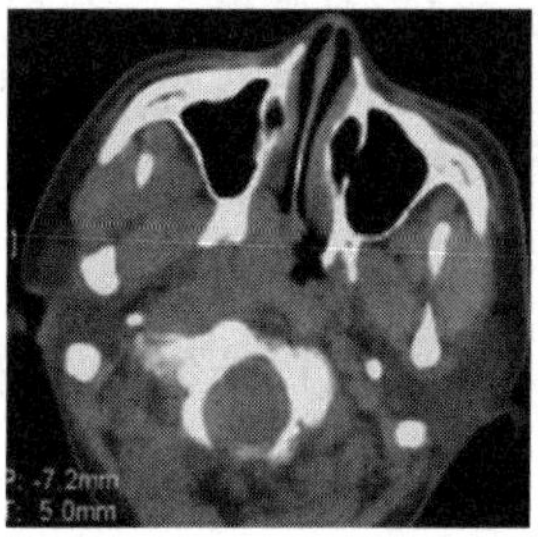

7. 临床拟诊为
   A. 鼻窦炎
   B. 内翻性乳头状瘤
   C. 血管纤维瘤
   D. 鼻咽癌
   E. 淋巴瘤
   F. 鼻息肉
8. 为明确诊断，应首选的检查为
   A. X 线平片
   B. CT 检查
   C. MRI
   D. DSA
   E. 鼻咽活检
   F. 实验室检查
9. 为明确病变范围和病期，下一步应选择的影像学检查为
   A. X 线平片
   B. CT
   C. MRI
   D. DSA
   E. 鼻咽活检
   F. 鼻咽录像
10. 关于鼻咽癌，表述正确的有
    A. 以鳞癌居多
    B. 早期可表现为鼻咽侧壁平坦、僵直，咽隐窝消失
    C. 常伴囊变或钙化
    D. 注射对比剂后，肿瘤呈轻度强化
    E. 对骨的侵犯可为单纯性骨破坏、骨质硬化或两者兼有
    F. 病变常沿颅底孔道侵犯

（11~15 题共用题干）

患者，男性，48 岁。发现鼻塞、耳鸣、听力减退及右侧颈部包块 1 个月余。查体示右颈部多发质硬包块。

11. 根据患者临床表现，可考虑

A. 腺样体肥大　　B. 鼻息肉
C. 鼻咽癌　　D. 鼻咽血管纤维瘤
E. 上颌窦癌　　F. 鼻腔癌

12. 患者已行颈部 CT 扫描，如图所示，结合 CT 表现，最可能的诊断为

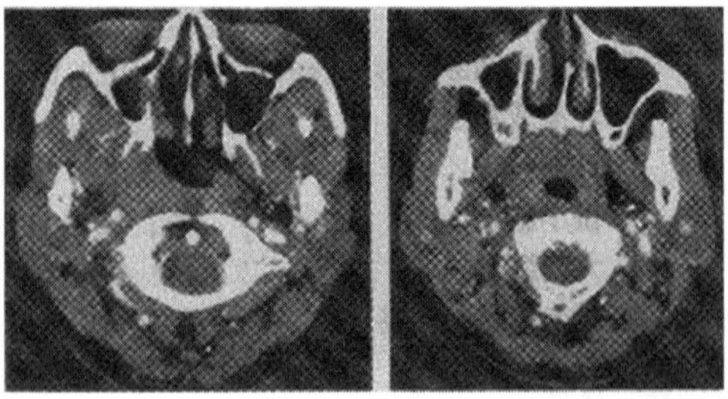

A. 腺样体肥大
B. 鼻息肉
C. 鼻咽癌
D. 鼻咽血管纤维瘤
E. 上颌窦癌
F. 鼻腔癌

13. 支持上述诊断的诊断依据有
A. 中年男性　　B. 鼻塞、耳鸣、听力减退
C. 鼻咽右侧壁软组织肿块　　D. 咽隐窝消失
E. 右侧颈部淋巴结肿大　　F. 右侧上颌窦受侵

14. 鼻咽癌的发病因素包括
A. 种族因素　　B. 家族因素
C. EB 病毒感染　　D. 饮食
E. 环境　　F. 细菌感染

15. 鉴别鼻咽癌复发，应行以下哪种检查
A. X 线平片　　B. CT
C. MRI　　D. US
E. ECT　　F. DSA

（16~18 题共用题干）

患者，男性，58 岁。声音嘶哑半年，CT 表现如图。

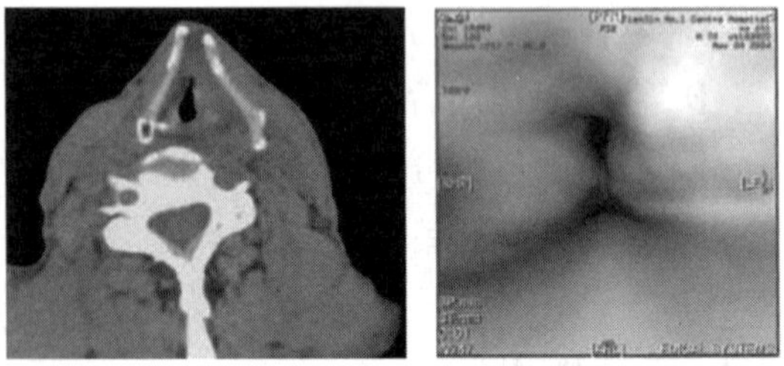

16. 该患者诊断正确的是
A. 声门区喉癌
B. 声门上区喉癌
C. 喉正常表现
D. 喉结核
E. 喉乳头状瘤
F. 喉憩室

17. 有关咽腔划分，正确的表述是
    A. 分为鼻咽、口咽和喉咽
    B. 喉软骨包括甲状软骨、环状软骨和会厌软骨
    C. 喉腔可分为声门上区、声门区和声门下区
    D. 室带位于声带下方
    E. 双侧梨状窝可不对称
    F. 下咽癌包括梨状窝癌、环后癌及咽后壁癌
18. 有关喉癌，正确的表述是
    A. 喉癌以鳞状细胞癌多见
    B. 声门上区淋巴结转移最常见，声门下区次之
    C. 声门区喉癌好发于声带后 1/3 与中 1/3 的交界处
    D. 喉癌诊断中最重要的内容之一为评价前联合有无受累
    E. CT 仿真内镜可清晰显示声门区病变
    F. 喉癌以腺癌多见

参考答案与解析

一、A1 型题

1. B【解析】咽喉部 CT 扫描技术为侧位定位像，选项 B 错误。

2. E【解析】鼻咽血管纤维瘤是起源于蝶腭孔附近后鼻孔侧壁的良性肿瘤，好发于青少年男性，是鼻咽部最常见的良性肿瘤。

3. D【解析】鼻咽癌患者出现同侧咀嚼肌群萎缩，提示肿瘤向外侵犯咀嚼肌。

4. D【解析】鼻咽癌的分期如下。①T_0：原发肿瘤部分不明显。②T_1型：局限于鼻咽。③T_2型：侵犯鼻腔、口咽、咽旁间隙。④T_3型：侵犯鼻旁窦及颅底骨质。⑤T_4型：侵犯颅神经、鼻窦、翼外肌及以外的咀嚼肌间隙、颅内（海绵窦、脑膜等）。

5. B【解析】鼻咽癌易发于鼻咽顶壁和顶后壁，其次为侧壁，前壁和底壁极少。CT 平扫呈等密度，一般无囊变或钙化；早期可表现为鼻咽侧壁平坦、僵直、咽隐窝消失，左右两侧轮廓不对称。肿瘤向深部浸润，腭帆提肌、腭帆张肌和隆凸软骨结构消失，咽旁间隙外移变窄，闭塞，增强后肿瘤呈轻度强化。鼻咽癌颅底骨的侵犯可为单纯型骨破坏、骨质硬化或两者兼有。

6. D【解析】鼻咽癌病变向上通过颅底孔道如破裂孔（最常见）、卵圆孔向颅内浸润。

7. E【解析】鼻咽癌黏膜下型早期 CT 横断扫描很难发现而冠状扫描有助于诊断，选项 E 错误。

8. B【解析】参见 A1 型题第 5 题解析。

9. B【解析】鼻咽癌患者 CT 显示咽旁间隙向外移位。

10. D【解析】参见 A1 型题第 5 题解析。

11. A【解析】鼻咽癌放疗后水肿是正常表现，但增厚意味着有可能复发，选项 A 错误。

12. E【解析】喉癌按肿瘤的原发部位可分为声门上型、声门型和声门下型，声门型最常见（占 60%~70%），声门上型次之，声门下型很少见，选项 E 错误。

13. A【解析】喉癌常有淋巴结转移。肿瘤的原发部位不同，淋巴转移率也不一致。声门区其淋巴回流少，转移率为 0.4%~2.0%；声门上区淋巴丰富，其转移率为 30%~50%；声门下区转移率为 26%左右。

14. A【解析】喉癌是发生于喉部的恶性肿瘤，好发于真声带，其中 95%为鳞状细胞癌，其次为腺癌，肉瘤极为少见。

15. E【解析】多形性腺瘤的影像学表现：①CT 多呈中等密度，茎突下颌间隙扩大。②推压咽旁间隙脂肪向前移位。③MRI 多为 T_1较低、T_2较高信号。④病变形态不规则，T_2WI 显示病变与腮腺深叶密不可分。⑤大部分病变信号均匀，也可见囊变。⑥中度强化。⑦腺瘤术后可复发，复发后边界更加不清，形态不规则。

16. E【解析】喉癌 CT 可见肿瘤在后期可垂直蔓延至声门上区或声门下区，选项 E 错误。

17. E【解析】声门型喉癌的 CT 表现：早期局限于声带内，仅见双侧声带不对称，一侧声带毛糙、增厚或局限的软组织结节，肿瘤易侵犯前联合，然后对侧声带浸润，前联合正常厚度不超过 2mm，超过即为受累的表现，并由此向前破坏甲状软骨。向后侵犯杓状软骨及环杓关节，肿瘤也常向外生长，累及喉旁间隙，使其脂肪影消失。会厌喉面软组织增厚为声门上型癌的表现。

二、A2 型题

1~2 D、B【解析】鼻咽血管纤维瘤的 CT 表现：①平扫：表现为鼻咽腔软组织肿块，呈分叶状或不规则形，境界清楚，密度均匀；鼻咽腔狭窄变形；肿瘤可经后鼻孔长入鼻腔、鼻窦、眼眶、翼腭窝及颞下窝等；周围骨质可受压、吸收，蝶腭孔及翼腭窝开大。②增强检查：肿块多发生明显强化。

3~4 D、E【解析】参见 A1 型题第 5 题解析。

三、A3/A4 型题

1. B【解析】鼻咽血管纤维瘤临床症状以进行性鼻塞和反复顽固性鼻出血为主，肿瘤较大时可压迫邻近鼻腔、鼻窦、耳、眼等结构而出现相应症状。

2~3 C、D【解析】参见 A1 型题第 2 题解析。

4. D【解析】CT 平扫及增强扫描可清晰显示病变部位、大小及程度等，诊断准确性较高。

5. C【解析】参见 A3/A4 型题第 1 题解析。

6. E【解析】鼻咽癌的影像学表现：①咽隐窝变浅、咽鼓管肿大。②病变可突向咽旁间隙、鼻后孔及咽后间隙。③病变向上通过颅底孔道如卵圆孔、破裂孔向颅内浸润。④颈部可见增大的淋巴结。⑤病变呈等 T_1 长 T_2，MRI 可评价病变对邻近组织的侵犯。⑥病变中度强化。⑦病变阻塞咽鼓管，可引起分泌性中耳炎。

7. C【解析】据医学统计，人类疱疹病毒 4 型（EB 病毒）和鼻咽癌有直接关系，在所有的鼻咽癌患者中，检测出 EB 病毒阳性的人，超过了 90%，选项 C 错误。

8. A【解析】喉癌的影像学表现：①一侧声带增厚，表面凹凸不平。②会厌、勺状会厌皱襞、声带等结构的软组织增厚或肿物。③病变较大可侵犯会厌前间隙、喉旁间隙、喉部软骨等。④原发声门下型少见，肿瘤常呈环形浸润性生长，可侵犯气管。⑤CT 仿真内镜能清晰显示病变的形态、范围及前、后联合侵犯情况。⑥常有单侧或双侧淋巴结转移。

9. C【解析】喉癌需与喉乳头状瘤鉴别诊断，喉乳头状瘤在两侧声带都比较多发，属于外生性生长，需要用病理化验与喉癌进行鉴别。

10. C【解析】右前斜位服钡像见食管中段向后移位代表了左心房增大。

11. C【解析】右前斜位服钡像见食管中段向后移位，右前斜位投照选用的角度为右前斜 45°。

12. A【解析】MRI 自旋回波序列中心肌呈中等信号强度，与横纹肌相似。测量心肌厚度应该在舒张末期长轴位或短轴位。

13. C【解析】正常左心室心肌厚度在收缩期比舒张期至少增加 30%。

四、X 型题

1. BCDE【解析】正常鼻咽腔 T_1WI 和 T_2WI 呈低信号，选项 A 错误。

2. ABCE【解析】喉和喉咽部 CT 检查方法：患者仰卧，下颌上抬，先摄取颈部侧位定位片，使扫描基线与声带平行，扫描范围自舌骨上会厌上缘至声门下区以下（即环状软骨下缘以下），选项 D 错误；层厚和层间距为 5mm，扫描时必须嘱患者缓慢呼吸，不能做吞咽动作和讲话。

3. ABCD【解析】鼻咽血管纤维瘤 CT 增强检查肿块多发生明显强化，选项 E 错误。

4. ABCE【解析】鼻咽血管纤维瘤好发于青少年男性，选项 D 错误。

5. ABCD【解析】参见 A1 型题第 5 题解析。

6. AC【解析】鼻咽癌的鉴别诊断：非霍奇金淋巴瘤、鼻咽血管纤维瘤、脊索瘤、鼻咽淋巴瘤、咽部脓肿

7. ABC【解析】放疗早期常可见黏膜肿胀、咽隐窝消失变平及鼻窦、乳突炎症；（3 个月内）；放疗后期由于纤维化、瘢痕收缩可出现萎缩征象，表现为鼻炎腔扩大，咽隐窝变

深，肌肉萎缩、变性，黏膜萎缩。

8. ABCE【解析】鼻咽癌放疗靶区应包括全部鼻咽壁，咽旁、后间隙，颅底，蝶窦，翼腭窝，鼻腔和上颌窦的后 1/3 的结构及上颈深淋巴结（淋巴结活检处一并包括）。

9. ABC【解析】下咽癌可分为梨状窝癌、环后区癌及咽后壁癌。

10. ABCE【解析】10%~20%下咽癌起源于咽后壁，病变通常为外突型，就诊时病变较大，80%>5cm。40%患者可发生淋巴结转移，选项 D 错误。

11. ABDE【解析】观察颈部淋巴结做 CT 平扫，CT 平扫淋巴结与血管难以区分时，做增强检查，选项 C 错误。

12. AC【解析】咽升动脉及腭升动脉供应鼻咽部和软腭的血液。

五、案例分析题

1. AB【解析】该患者应做 CT 和 MRI 检查。

2. E【解析】CT 可见顶后壁软组织增厚，右侧咽隐窝消失，符合鼻咽癌表现。

3. ABD【解析】参见 A1 型题第 5 题解析。

4. AB【解析】鼻咽癌好发于鼻咽腔顶壁以及侧壁、前壁和底壁。

5. C【解析】鼻咽癌常见淋巴结转移。

6. ABD【解析】参见 X 型题第 6 题解析。

7. D【解析】参见 A1 型题第 5 题解析。

8. E【解析】鼻咽活检可明确是否有癌变。

9. C【解析】MRI 可明确鼻咽癌病变范围和病期。

10. ABDEF【解析】参见 A1 型题第 5 题解析，选项 C 错误。

11. C【解析】鼻咽癌的临床表现：回缩性血涕；听力下降，耳鸣；头痛；三叉神经分支损害；颈部淋巴结肿大。

12. C【解析】参见 A1 型题第 5 题解析。

13. ABCDE【解析】右侧上颌窦未见明确受累，选项 F 错误。

14. ABCE【解析】鼻咽癌的发病因素：种族因素、家族因素、EB 病毒感染、环境因素。

15. C【解析】MRI 检查鼻咽壁增厚可能为鼻咽癌复发的表现。

16. A【解析】参见 A1 型题第 17 题解析。

17. ACEF【解析】喉软骨包括甲状软骨、环状软骨、会厌软骨和杓状软骨，选项 B 错误。室带又称假声带，左右各一，位于声带上方并与声带平行，选项 D 错误。

18. ABDE【解析】声门区喉癌好发于声带前 1/3 与中 1/3 的交界处，选项 C 错误。喉癌以鳞状细胞癌多见，选项 F 错误。

第二十章　口腔颌面部病变

一 A1 型题

1. 颌面部 CT 扫描的适应证不包括
   A. 腮腺肿瘤
   B. 甲状腺癌
   C. 颌面部骨折
   D. 美容整形
   E. 化脓性腮腺炎
2. 颌面部扫描技术不包括
   A. 患者仰卧，头部正中矢状面与床面中线垂直
   B. 定位像为头部侧位定位像
   C. 腮腺，以听眉线为扫描基线
   D. 鼻咽部，从蝶鞍床突上扫描至硬腭上缘
   E. 腮腺，扫描层厚 2~3mm，层间距 2~3mm
3. 颌面部 CT 增强扫描技术不包括
   A. 静脉注射对比剂 50~60ml
   B. 流速 2.5~3.0ml/s
   C. 延迟扫描时间 20~25 秒
   D. 扫描范围、层厚及层间距同颌面部平扫
   E. 扫描方式可用连续扫描或螺距为 1.5 的螺旋扫描
4. 慢性化脓性涎腺炎表现不包括
   A. 腺体明显增大
   B. 密度增高
   C. 边界模糊
   D. 腺体周围结构层次模糊
   E. 液平面提示脓肿
5. 关于腺淋巴瘤的说法，错误的是
   A. 是腮腺第二好发的良性肿瘤
   B. 可呈分叶和多发小囊样改变
   C. 组织学上有嗜酸性上皮细胞核淋巴样间质成分
   D. 好发于腮腺浅叶、后下极
   E. 女性好发

三 X 型题

1. 关于含牙囊肿描述正确的是
   A. 向周围膨胀性生长
   B. 青少年多见
   C. CT 可见内含小牙或牙冠的低密度肿块
   D. 好发于磨牙区和上颌尖牙区
   E. 钙化多见
2. 牙源性囊肿的 CT 影像特点为
   A. 颌骨内圆形或卵圆形高密度区
   B. CT 值 30~50HU
   C. 病灶轮廓清晰
   D. 边缘光滑整齐
   E. 有硬化缘
3. 造釉细胞瘤的 MRI 信号特点为
   A. T_1WI 呈高信号
   B. T_1WI 呈低信号
   C. T_2WI 为高低混杂信号
   D. 增强后病灶实性部分强化
   E. 增强后无强化
4. 有关造釉细胞瘤的描述，正确的是
   A. 良性肿瘤
   B. 多位于下颌骨
   C. 病变周围有致密骨带
   D. 肿瘤内常有多房状间隔
   E. 下颌骨骨质破坏

参考答案与解析

一、A1 型题

1. B【解析】颌面部 CT 扫描的适应证：①肿瘤及放疗后复查，如鼻咽癌、腮腺肿瘤等。②炎症，如化脓性腮腺炎。③外伤，如颌面部骨折。④整形，如颜面部美容整形等。

2. C【解析】腮腺 CT 检查以听眦线为基线平行向下直至腮腺组织消失时停止扫描，一般至下颌角即可，层厚 5~10mm。

3. E【解析】颌面部 CT 增强扫描方式可用连续扫描或螺距为 1 的螺旋扫描，选项 E 错误。

4. C【解析】慢性化脓性涎腺炎的 CT 表现：腺体明显增大，密度增高，边界清晰，腺体周围结构层次模糊并伴液平面提示脓肿。

5. E【解析】腺淋巴瘤的临床表现：①绝大部分多见于老年男性。②腮腺多见，亦可见于颌下腺。③双侧腮腺受累，多发原发灶。④表现为双侧或单侧腮腺区多个活动肿块，有囊变，质软且有波动感，选项 E 错误。

二、X 型题

1. ABCD【解析】含牙囊肿 CT 表现为颌骨类圆形或不规则低密度团块，CT 值略高于水，边缘清楚光滑，囊壁为颌骨的一部分呈高密度。囊腔为单房，偶见多房，少有分叶，边界清楚光滑，呈膨胀性改变，周围可见环状硬化带或部分硬化，无钙化。

2. CDE【解析】牙源性囊肿的 CT 影像特点：圆形或卵圆形囊状透光区，轮廓清晰，边缘光滑锐利。CT 值常在 20~45HU。周围骨质密度增高，为骨质增生硬化所致。

3. BCD【解析】造釉细胞瘤的 MRI 表现：肿瘤在 T_1WI 上低信号，T_2WI 上其内囊液为高信号；囊壁呈低信号；囊内间隔亦呈低信号，病变明显强化，选项 A、E 错误。

4. ABCD【解析】造釉细胞瘤为最常见的牙源性良性肿瘤，多见于青壮年，80% 发生于下颌骨，X 线表现为下颌角及升支内单房或多房呈圆形的透光区，囊壁边缘常不规则呈半月形切迹，周围包绕一层致密骨带，肿瘤内常有间隔呈多房状，为诊断本病的主要依据。

第二十一章　耳和颞骨病变

一 A1 型题

1. 耳部 CT 扫描的适应证不包括
   A. 先天性耳道畸形
   B. 听神经瘤
   C. 老年性耳聋
   D. 化脓性中耳炎
   E. 听小骨骨折
2. 耳部 CT 横断位扫描技术不包括
   A. 患者的体位成标准的头颅前后位
   B. 颞骨横断位扫描常用 0°和 30°断面
   C. 0°轴位扫描时，头稍仰，使听眶线与床面垂直
   D. 30°轴位扫描时，头稍前屈，使听眉线与床面垂直
   E. 30°轴位扫描时，扫描基线为听眦线
3. 耳部 CT 冠状位扫描技术不包括
   A. 扫描体位选用颌顶位或顶颌位
   B. 冠状扫描，常用 70°与 105°断面
   C. 70°冠状位扫描，其断面平行于枕骨斜坡长轴方向，X 线与听眶线夹角呈 70°
   D. 105°冠状扫描，其断面平行于上颌窦后缘或垂直于蝶骨平板
   E. 105°冠状扫描平面与听眶线夹角呈 150°
4. 外中耳畸形不包括
   A. 听小骨畸形
   B. 外耳道狭窄及闭锁
   C. 鼓膜穿孔
   D. 面神经管异常
   E. 颈动脉异位
5. 内耳畸形不包括
   A. 耳蜗畸形
   B. 前庭畸形
   C. 半规管发育不良
   D. 内耳道畸形
   E. 听骨链畸形
6. 中耳乳突炎最常见的类型是
   A. 浆液性
   B. 化脓性

C. 结核性
D. 渗出性
E. 以上均不是

7. 慢性化脓性中耳乳突炎可不出现骨质破坏的是
A. 单纯型
B. 肉芽肿型
C. 骨疡型
D. 胆脂瘤型
E. 以上均不正确

8. 坏死性外耳道炎的临床表现不包括
A. 耳痛
B. 夜间明显
C. 外耳道脓性分泌物
D. 老年糖尿病患者
E. 出血

9. 关于中耳癌的说法正确的是
A. 早期听小骨即可显示破坏
B. 面神经管破坏
C. 中耳鼓室内无软组织肿块
D. 乳突骨质稀疏破坏
E. 骨质破坏区边缘锐利，周边骨质硬化多见

10. 中耳癌的早期 X 线表现为
A. 中耳骨壁破坏
B. 听骨链破坏
C. 面神经管破坏
D. 骨窦入口骨质破坏
E. 颅底骨质破坏

11. 颞骨外伤常见的症状不包括
A. 出血
B. 耳漏
C. 耳聋
D. 面瘫
E. 呕吐

12. 颞骨外伤骨折类型多见
A. 横行骨折
B. 纵行骨折
C. 凹陷型
D. 粉碎型
E. 穿通型

13. 颞骨骨折后出现眩晕、感觉神经性耳聋、自发性眼震和面瘫，其最可能的骨折类型为
A. 凹陷性骨折
B. 纵行骨折
C. 横行骨折
D. Y 形骨折
E. 青枝骨折

二 A2 型题

患者，女性，23 岁。右侧耳鸣，听力下降。CT 平扫无异常，临床拟诊内耳道内小听神经瘤。选择进一步检查的方法是

A. CT 增强扫描
B. 动态 CT 扫描
C. 椎动脉造影
D. 颈内动脉造影
E. MRI

三 B 型题

（1~3 题共用备选答案）

A. 急性化脓性中耳乳突炎
B. 单纯型慢性化脓性中耳乳突炎
C. 肉芽肿型慢性化脓性中耳乳突炎
D. 胆脂瘤型慢性化脓性中耳乳突炎
E. 中耳癌

1. CT 见中耳鼓室及乳突密度增高，并可见小液平，乳突气房间隔骨质吸收，密度减低，最可能的诊断为
2. CT 见上鼓室、鼓窦入口及鼓窦扩大，并见软组织密度肿块影，最可能的诊断为
3. CT 见中耳腔内不规则软组织肿块影，周边骨质呈不规则虫蚀状破坏，增强扫描病灶明显强化，最可能的诊断为

四 X 型题

1. X 线平片上乳突一般分为以下几型
   A. 气化型
   B. 板障型
   C. 疏松型
   D. 混合型
   E. 硬化型
2. 横断面 CT 扫描颞骨，主要包括层面为
   A. 后半规管层面
   B. 前庭窗层面
   C. 锤砧关节层面
   D. 面神经管乳突段层面
   E. 咽鼓管层面
3. 冠状面 CT 检查颞骨，主要包括的层面
   A. 面神经乳突段层面
   B. 外半规管层面
   C. 前庭窗层面
   D. 骨岬层面
   E. 后半规管层面
4. 外中耳畸形包括
   A. 前庭导水管扩大
   B. 听小骨畸形
   C. 面神经管异常
   D. 内耳道畸形
   E. 颈动脉移位
5. 内耳畸形包括

A. 耳蜗畸形
B. 外耳道畸形
C. 半规管发育不良
D. 内耳道畸形
E. 听骨链畸形

6. 胆脂瘤可发生于
A. 上鼓室
B. 乳突窦入口
C. 乳突窦
D. 乳突
E. 中鼓室

7. 关于单纯型慢性化脓性中耳乳突炎，说法正确的是
A. 又称咽鼓管鼓室型
B. 锤骨或砧骨部分骨质吸收破坏
C. 乳突气房透光度增强
D. 气房间隔骨质增生
E. 气房外围骨质明显增生

8. 慢性乳突炎分型包括
A. 单纯型
B. 肉芽型
C. 胆脂瘤型
D. 弥漫型
E. 坏死型

9. 单纯型慢性化脓性中耳乳突炎的 CT 表现有
A. 听小骨部分吸收、破坏
B. 鼓室黏膜增厚
C. 乳突窦或较大的气房黏膜增厚
D. 上鼓室、乳突窦入口可见骨壁破坏
E. 气房间隔增粗、密度增加

10. 关于胆脂瘤的特征表现，正确的是
A. 高密度
B. 无瘤周水肿
C. 有强化
D. 沿脑脊液间隙走行
E. 无明显占位效应

11. 听神经瘤 MRI 检查时下列可显示征象有
A. 肿瘤位于桥小脑角，与硬脑膜呈“0”字征
B. 为圆形或分叶状，多呈不均匀长 T_1、长 T_2信号
C. 囊变区在 T_1WI 为明显低信号，T_2WI 为低信号
D. 大部分伴有内耳道扩大，在 T_2WI 可清楚显示
E. 当听神经瘤较大时可出现明显的脑外占位征象

12. 听神经瘤的特点包括
A. 可仅引起内耳道扩大
B. T_2加权像高信号
C. 强化明显
D. 脑干受压
E. 不易发生囊变

13. 以下有关听神经瘤的描述，正确的是

A. 多见于中年人
B. 肿瘤边界不清
C. 肿瘤大部分增强显著
D. 可引起脑积水和颅内高压
E. 内耳道扩大变形

14. 颞骨骨折按骨折线与岩锥长轴的关系分为以下几种类型
A. 横行骨折
B. 撕脱骨折
C. 混合性骨折
D. 纵行骨折
E. 粉碎骨折

五 案例分析题

（1~5 题共用题干）

患者，男性，27 岁。右耳流脓液、听力下降 5 年。查体：右侧鼓膜穿孔，传导性耳聋，CT 检查如图。

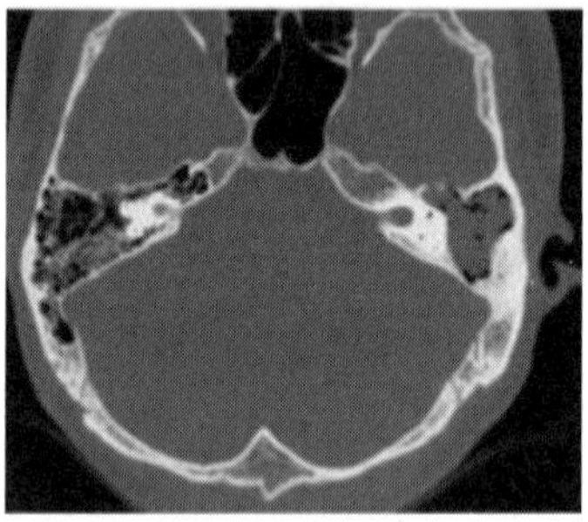

1. 临床拟诊为
A. 慢性中耳乳突炎伴胆脂瘤形成
B. 急性化脓性中耳炎
C. 神经鞘膜瘤
D. 组织细胞增生症
E. 鼓室球瘤
F. 外耳道胆脂瘤

2. 慢性中耳炎引起颅内感染，累及部位多为
A. 额叶
B. 顶叶
C. 枕叶
D. 颞叶
E. 小脑半球
F. 脑桥

3. 慢性中耳乳突炎的并发症包括
A. 脑膜炎
B. 脑脓肿
C. 颅底骨髓炎
D. 头皮下脓肿
E. 颈内静脉炎和乙状窦脓肿
F. 颈静脉球高位

4. 关于慢性中耳炎与胆脂瘤的关系，表述正确的是
A. 胆脂瘤可分为先天性和获得性两类
B. 慢性化脓性中耳乳突炎的 X 线表现因其病变程度和乳突气化类型，可分为单纯型、肉芽肿型和胆脂瘤型
C. 中耳先天性胆脂瘤患者没有中耳感染病史
D. 肉芽肿型破坏骨质边界清晰
E. 胆脂瘤中的胶原酶或者其他异种炎症过程可引起骨质破坏

F. CT 上胆脂瘤的较特征性表现是骨棘或外耳道棘骨质破坏，破坏骨质边界清晰

G. MRI 增强检查显示胆脂瘤强化不明显或无强化，而肉芽组织则明显强化

5. 胆脂瘤型中耳乳突炎多发于

A. 气化型乳突　　B. 囊肿型乳突

C. 硬化型乳突　　D. 板障型乳突

E. 混合型乳突　　F. 液化型乳突

参考答案与解析

一、A1 型题

1. C【解析】耳部 CT 扫描的适应证：①先天性耳道畸形，如先天性外耳道闭锁、内耳道畸形等。②肿瘤，如听神经瘤、表皮样瘤等。③炎症，如化脓性中耳炎等。④外伤，如听小骨骨折、鼓室气房血肿等。

2. E【解析】耳部 CT 常应用高分辨率 CT（HRCT），层厚 0.5～1.0mm；骨算法，矩阵 512×512。扫描基线为听眶上线，冠状面为听眶上线的垂线，选项 E 错误。

3. E【解析】耳部 CT105°冠状扫描平面与听眶线夹角呈 105°，选项 E 错误。

4. C【解析】鼓膜穿孔是指耳部受到间接或直接的外力冲击或炎症而导致的损伤，不属于外中耳畸形。

5. E【解析】听骨链畸形为中耳畸形。

6. B【解析】中耳乳突炎分浆液性（渗出性）、化脓性和结核性三大类，以化脓性最常见。

7. A【解析】单纯型慢性化脓性中耳乳突炎 CT 表现：听小骨吸收破坏，鼓室黏膜增厚，乳突窦或较大的气房黏膜增厚，乳突气房透光度减低，若有积脓，可出现液平面，气房间隔及周围骨质增生，表现为房间隔增粗，密度增加，无骨质破坏。

8. E【解析】坏死性外耳道炎的临床表现：老年糖尿病患者；耳痛，夜间明显，持续性，起病急；耳郭及耳周肿胀；外耳道脓性分泌物。

9. E【解析】中耳癌通常表现为骨质破坏区域的边缘锐利，并且周围的骨质往往会显示硬化（增生变硬），这是由于肿瘤细胞破坏了正常的骨组织并刺激了骨生成反应所致（E 选项正确）。中耳癌早期无明显的破坏听小骨迹象，但随着病情发展，可扩展到周围的组织和骨骼，导致听小骨的破坏（A 选项错误）。中耳癌通常不会破坏面神经管，但如果扩展到周围组织，如颅底或乳突（听小骨所在区域），可能会对面神经和其他结构产生不良影响，包括面神经管的压迫（B 选项错误）。中耳癌时，中耳鼓室内出现软组织肿块，与疾病的发展和肿瘤的形成相关（C 选项错误）。中耳癌通常不会导致乳突骨质稀疏破坏，它起源于中耳

结构，如鼓膜、听小骨等，很少直接侵犯骨组织（D选项错误）。

10. B【解析】中耳癌的早期X线表现为听骨链破坏。

11. E【解析】颞骨外伤包括骨折和听小骨骨折、脱位，最多的是骨折。可引起传导性耳聋或/和感觉神经性耳聋。常见症状有耳出血、耳漏、耳聋及面瘫。

12. B【解析】颞骨骨折是由于外伤所致的颞骨骨质不连续，依其骨折线分为纵行骨折、横行骨折及混合型3类。纵行骨折最多见，横行骨折居第二位。

13. C【解析】横行骨折：①主要由枕部受到暴力所致。②骨折线与岩骨长轴垂直，由颅后窝横过岩锥到颅中窝。③内耳损伤重，耳蜗及半规管内常有出血。④迷路受损时有较重的眩晕、恶心、呕吐。⑤检查可有倾倒及自发性眼球震颤，可持续数周，待对侧代偿后症状消失。⑥前庭功能检查，患侧功能丧失，听力呈感觉神经性耳聋。⑦伤及中耳者较少。⑧偶有迷路损伤同时中耳内壁也被震裂，导致蜗窗膜破裂，鼓室积血。⑨约有50%并发面瘫，且为永久性瘫痪。

二、A2型题

E【解析】MRI在听神经瘤诊断上较CT准确，特别是小型听神经瘤的诊断，MRI为首选的检查方法。

三、B型题

1. A【解析】急性化脓性中耳乳突炎CT见中耳鼓室及乳突密度增高，并可见小液平，乳突气房间隔骨质吸收，密度减低。

2. D【解析】CT见上鼓室、鼓窦入口及鼓窦扩大，并见软组织密度肿块影，最可能的诊断为胆脂瘤型慢性化脓性中耳乳突炎。

3. E【解析】CT见中耳腔内不规则软组织肿块影，周边骨质呈不规则虫蚀状破坏，增强扫描病灶明显强化，最可能的诊断为中耳癌。

四、X型题

1. ABD【解析】X线平片上乳突分为气化型、板障型和混合型。

2~3 BCE、ACE【解析】横断面CT扫描颞骨，主要包括前庭窗层面、锤钻关节层面及咽鼓管层面。冠状面CT检查颞骨，主要包括面神经乳突段层面、前庭窗层面及后半规管层面。

4. BCE【解析】前庭导水管扩大、内耳道畸形属于内耳畸形，不属于外中耳畸形，选项A、D错误。

5. ACD【解析】听骨链畸形为中耳畸形。选项B、E错误。

6. ABCD【解析】胆脂瘤可发生于上鼓室、乳突、乳突窦及乳突窦入口。

7. ABDE【解析】单纯型慢性化脓性中耳乳突炎的乳突气房透光度减低，选项C错误。

8. ABCE【解析】慢性乳突炎分型：单纯型、肉芽型、胆脂瘤型、坏死型。

9. ABCE【解析】参见 A1 型题第 7 题解析。

10. BDE【解析】胆脂瘤的特征表现：低密度，无强化，无瘤周水肿，沿脑脊液间隙走行，无明显占位效应。

11. ABDE【解析】听神经瘤当病变≥3.0cm 时，T_1WI 呈等信号，T_2WI 呈高信号，选项 C 错误。

12. ABCD【解析】听神经瘤多数呈不均匀长 T_1、长 T_2信号，常有囊变。大部分肿瘤伴有一定程度内耳道扩大，肿瘤增大可压迫脑干及小脑，增强扫描肿瘤明显强化。

13. ACDE【解析】听神经瘤多见于中年人，首先在内耳道内生长，导致内耳道扩大变形，进而向阻力较小的桥小脑角区发展，局部形成肿块，肿瘤较大可导致脑脊液循环障碍，引起脑积水和颅内高压。肿瘤有包膜，边界一般较清楚，大部分肿瘤表现为增强显著的高密度肿块。

14. ACD【解析】参见 A1 型题第 12 题解析。

五、案例分析题

1. A【解析】慢性中耳乳突炎胆脂瘤型影像学表现：①早期病变常见 Prussak 间隙扩大，鼓室盾板破坏或变钝。②听小骨侵蚀、移位、破坏。③乳突窦扩大，可累及半规管及面神经管。④鼓室盖破坏累及颅内。⑤乙状窦、颈静脉壁骨质破坏，引起血栓性静脉炎。⑥骨质破坏边缘光整，有硬化。⑦T_1WI 信号混杂，T_2WI 高信号，增强检查病变无强化。

2. D【解析】慢性中耳炎引起颅内感染，多累及颞叶。

3. ABCDE【解析】慢性中耳乳突炎的并发症包括：脑脓肿、脑膜炎、头皮下脓肿、颅底骨髓炎、颈内静脉炎和乙状窦脓肿。

4. ABCEFG【解析】肉芽肿型慢性中耳炎鼓室内软组织肿块，骨质破坏边缘模糊不整，T_1WI，T_2WI 等信号，增强明显强化，选项 D 错误。

5. CD【解析】胆脂瘤型中耳乳突炎多发于硬化型乳突及板障型乳突。

第二十二章　颈部病变

一 A1 型题

1. 颈部 MRA 成像技术应用错误的是
   A. 线圈用颈部表面线圈、头颈联合相控阵线圈
   B. TOF-MRA 用横断位
   C. PC-MRA 用冠状位扫描
   D. TOF-MRA 动脉成像，预饱和带设置于扫描范围外的动脉近端
   E. 静脉成像预饱和带设置于扫描范围外的静脉近端
2. 颈部 MRA 成像时应注意
   A. 显示慢流血管采用 3D-TOF
   B. 显示慢流血管采用 3D-PC
   C. 显示快流血管采用 3D-TOF
   D. 显示快流血管采用 3D-PC
   E. CE-MRA 显示动脉或静脉血管和狭窄区域
3. 有关颈部正常影像学表现，不正确的是
   A. X 线平片上不能显示甲状腺形态及结构
   B. MRI 检查，T_1WI 和 T_2WI 上甲状腺信号分别略高于和显著高于肌肉信号
   C. DSA 检查可显示颈部正常大血管及其分支的形态和走行
   D. CT 平扫，不能分辨颈部软组织
   E. CT 平扫，因甲状腺内高的碘含量，致其密度明显高于肌肉组织，且密度均匀一致，腺体边界清楚，CT 增强扫描，甲状腺呈均匀明显强化
4. 关于颈部淋巴结分区，不正确的是
   A. Ⅰ区，颏下及颌下淋巴结
   B. Ⅱ区，颈内静脉链上组
   C. Ⅲ区，颈内静脉链中组
   D. Ⅳ区，颈内静脉链下组
   E. Ⅴ区，包括喉前、气管前和气管旁淋巴结
5. 以下淋巴结增大的叙述，不正确的是
   A. 一般正常颈部淋巴结短径小于 5mm
   B. 达 5~8mm 时，提示可疑淋巴结增大
   C. 若大于 8mm，则认为是淋巴结增大
   D. CT 平扫上为高密度肿块，位于颈部各间隙内，增强后呈均匀、不均匀或环形强化

E. MRI T_1WI 上呈较低信号，T_2WI 则呈较高信号

6. 甲状腺腺瘤的 MRI 表现，不正确的是

A. 腺瘤内亚急性出血呈短 T_1 信号

B. 甲状腺腺瘤在 T_2WI 上呈高信号

C. 完整包膜的单发甲状腺肿块常提示为甲状腺腺瘤

D. 可以见到完整的低信号包膜，厚薄不一

E. 甲状腺腺瘤在 T_1WI 上呈高信号

7. 关于甲状腺腺瘤临床表现的叙述，不正确的是

A. 女性多见，以 20~40 岁好发

B. 瘤内如有突然出血，肿瘤可迅速增大

C. 多为多发，不局限于一侧

D. 呈圆形或卵圆形，质稍硬，无压痛，随吞咽上下活动

E. 病程缓慢可达数年，一般无自觉症状

8. 甲状腺腺瘤的 CT 诊断要点不包括

A. 呈高密度，密度不均匀，边缘光整锐利

B. 常突出于甲状腺轮廓之外

C. 肿瘤周围常可见完整的低密度包膜

D. 均匀强化，程度低于正常甲状腺

E. 呈低密度，密度多均匀，边缘光整锐利

9. 有关结节性甲状腺肿的 CT 影像学表现，不正确的是

A. 甲状腺弥漫性肿大

B. 胶体潴留结节边界不清，呈低密度

C. 可有囊变和钙化

D. 多结节性甲状腺肿可见多个低密度区，偶见高密度区

E. 增强扫描，结节实性无强化

二 A2 型题

患者，女性，54 岁。右侧颈部肿大近 1 年，近来患者有声嘶、吞咽困难，CT 扫描如图。下列不正确的描述或诊断是

A. 右侧甲状腺肿大，密度增强

B. 增强扫描示甲状腺呈不规则强化团块影，其内有低密度区，病灶境界不清

C. 右侧颈内静脉增粗，其内可见不规则充盈缺损区

D. 甲状腺癌

E. 右侧颈内静脉瘤栓形成

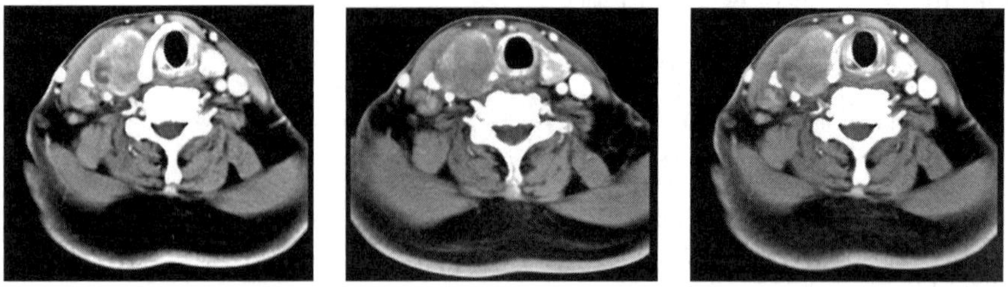

三 B 型题

（1~5 题共用备选答案）

A. “椒盐征”

B. T_1WI 上呈低或等信号，T_2WI 上呈高信号

C. 无完整包膜或无包膜，边界显示不清

D. 增强检查，结节呈明显均匀强化或环状强化

E. 显示肿瘤对周围组织结构的侵犯和肿大淋巴结

1. 属于甲状腺癌的影像学表现的是
2. 属于甲状腺腺瘤的影像学表现的是
3. 属于颈动脉体瘤的影像学表现的是
4. 属于结节性甲状腺肿的影像学表现的是
5. 属于甲状旁腺腺瘤的影像学表现的是

四 X 型题

1. 有关颈部病变，正确的是

A. 双侧甲状腺弥漫性增大，见于甲状腺肿或慢性炎症

B. 甲状腺内肿块见于甲状腺腺瘤、甲状腺癌、淋巴瘤和多结节性甲状腺肿等

C. 甲状旁腺增大见于甲状旁腺腺瘤、腺癌及增生

D. 神经源性肿瘤多位于颈动静脉间隙

E. 颈部单一或邻近多个间隙回声、密度或信号强度异常，见于炎症、放疗后和外伤等病变

2. 有关颈动脉体瘤的临床与病理，以下叙述正确的是

A. 颈动脉体位于颈动脉分叉部后上方，椭圆形，纵径 5mm

B. 颈动脉体瘤为神经节瘤

C. 好发于中年女性

D. 临床上较为多见

E. 主要临床表现为颈部肿块，头晕、头痛

3. 甲状腺腺瘤的 CT 表现包括

A. 肿瘤周围常可见完整的低密度包膜
B. 呈低密度，密度多均匀，边缘光整锐利
C. 常突出于甲状腺轮廓之外
D. 多数可见边缘钙化
E. 增强扫描示肿瘤均匀强化，但不如正常甲状腺组织强化明显

4. 结节性甲状腺肿的 MRI 表现，正确的是

A. 甲状腺弥漫性肿大
B. 结节信号均匀
C. 囊变区在 T_1WI 呈高信号
D. 蛋白含量高的胶体或出血则为中等信号或高信号
E. 无完整或无包膜，边界显示清晰

5. 结节性甲状腺肿的鉴别诊断包括

A. 桥本甲状腺炎
B. 甲状腺腺瘤
C. 甲状腺癌颈部转移
D. 甲状腺癌
E. 甲状腺癌腺内播散

参考答案与解析

一、A1 型题

1. D【解析】线圈用颈部表面线圈、头颈联合相控阵线圈。扫描技术：TOF-MRA 用横断位，PC-MRA 用冠状位扫描，亦可采用 CE-MRA 技术。TOF-MRA 动脉成像，预饱和带设置于扫描范围外的动脉远端，即扫描野的上方；静脉成像预饱和带设置于扫描范围外的静脉近端，即扫描野的下方。

2. C【解析】颈部 MRA 成像：①显示慢流血管采用 2D-TOF 或 2D-PC 技术。②显示快流血管采用 3D-TOF 或 2D-PC 技术，但血管病变可使血流缓慢而显影欠佳。③CE-MRA 技术可不同时相较好地显示动脉或静脉血管和狭窄区域。

3. C【解析】DSA 检查见颈血管充盈显示颈内外动脉及其分支形态走行，选项 C 错误。

4. E【解析】Ⅰ区包括颏下区及颌下区淋巴结，Ⅱ区、Ⅲ区、Ⅳ区分别包括颈内静脉淋巴结上组、中组、下组，Ⅴ区包括枕后三角区淋巴结或称副神经淋巴链，选项 E 错误。

5. D【解析】淋巴结增大，CT 为等密度肿块，位于颈部各间隙内，强化后均匀、不均匀或环形强化，选项 D 错误。

6. E【解析】甲状腺腺瘤的 MRI 表现：①与正常甲状腺相比，甲状腺腺瘤在 T_1WI 上呈

低或等信号，T_2WI 上呈高信号。②腺瘤内亚急性出血呈短 T_1 信号，可以见到完整的低信号包膜，厚薄不一。③完整包膜的单发甲状腺肿块常提示为甲状腺腺瘤。

7. C【解析】甲状腺腺瘤的临床表现：女性多见，20~40 岁好发；多为单发，局限于一侧；呈圆形或卵圆形，质稍硬，无压痛，随吞咽上下活动；病程缓慢可达数年，一般无自觉症状；瘤内如有突然出血，肿瘤可迅速增大；高功能甲状腺腺瘤患者可有甲状腺功能亢进，可伴有突眼。

8. A【解析】甲状腺腺瘤的 CT 诊断要点：①呈低密度，密度多均匀，边缘光整锐利。②常突出于甲状腺轮廓之外。③肿瘤周围常可见完整的低密度包膜。④均匀强化，程度低于正常甲状腺。

9. E【解析】结节性甲状腺肿的 CT 表现：①甲状腺弥漫性肿大。②胶体潴留结节边界不清，呈低密度。③可有囊变和钙化。④多结节性甲状腺肿可见多个低密度区，偶见高密度区。⑤结节边缘可见弧样或粗斑点状钙化。⑥增强扫描，结节实性部分强化。⑦强化程度与正常甲状腺组织类似。⑧受挤压的正常甲状腺组织围绕病变。⑨腺瘤样增生结节呈实性，可有轻度强化。⑩病灶内出现不规则结节，特别是出现砂粒样钙化提示癌变的可能；结节突破甲状腺被膜，累及周围结构，考虑有恶变的可能。

二、A2 型题

A【解析】甲状腺右叶增大，占位呈轻中度不均匀强化，密度较正常甲状腺减低。

三、B 型题

1. E【解析】甲状腺癌的 CT 表现：①可累及部分或大部分甲状腺组织。②不规则或分叶状软组织密度，不均匀，部分有钙化。③囊性变及囊壁有乳头状结节，明显强化，并有砂粒体样钙化，是乳头状癌的特征。④浸润型生长，边界不清。⑤累及颈静脉时，可见静脉闭塞。⑥增强扫描示肿块呈不均匀强化，但强化程度低于正常甲状腺组织。⑦周围器官、组织侵犯以及颈部淋巴结转移。

2. B【解析】甲状旁腺腺瘤的 MRI 平扫 T_1WI 上腺瘤信号低于或等于甲状腺，在 T_2WI 上多为高信号；少数腺瘤内有亚急性出血、囊变或坏死而致信号不均。。

3. A【解析】颈动脉体瘤的 MRI 表现：①T_1WI 上呈等或略低信号，T_2WI 为高信号，肿瘤较大时信号不均，其内可见多发流空信号影，称为“椒盐征”，具有一定特征。②增强 T_1WI，肿瘤强化明显。MRA 检查可见颈动脉分叉开大，颈内、外动脉分离，同样可见“高脚杯”样表现。

4. C【解析】结节性甲状腺肿的 MRI 表现：①甲状腺弥漫性肿大。②结节信号不均。③囊变区在 T_1WI 呈低信号。④蛋白含量高的胶体或出血则为中等信号或高信号。⑤T_2WI 多呈高信号，急性出血为低信号，钙化为无信号区。⑥无完整包膜或无包膜，边界显示不清。

5. D【解析】甲状旁腺腺瘤增强检查，结节呈明显均匀强化或环状强化。

四、X 型题

1. ABCE【解析】神经源性肿瘤多位于后纵隔，选项 D 错误。

2. ACE【解析】颈动脉体瘤为副神经节瘤，临床较少见，选项 B、D 错误。

3. ABCE【解析】参见 A1 型题第 8 题解析。

4. AD【解析】参见 B 型题第 4 题解析。

5. ABCE【解析】结节性甲状腺肿的鉴别诊断：桥本甲状腺炎、甲状腺腺瘤、甲状腺癌颈部转移、甲状腺癌腺内播散。

第四篇

呼吸系统

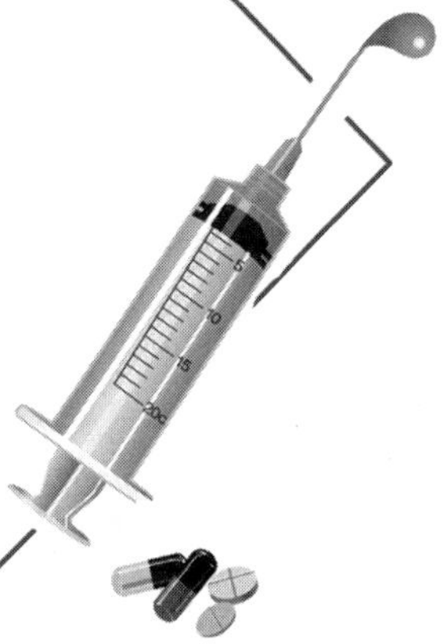

胸部影像解剖（1）

第二十三章　总　　论

胸部影像解剖（2）

一 A1 型题

正常胸部 CT 升主动脉与降主动脉横径比约为

A. 1.0∶1.5　　B. 1∶1

C. 1.5∶1.0　　D. 2∶1

E. 2.5∶1.0

二 X 型题

1. MRI 应用于胸部疾病检查，正确的是

A. MRI 对纵隔肿瘤和心脏大血管病变无明显的价值

B. MRI 不用对比剂不能显示心脏及大血管

C. 为减少心搏造成的伪影，可用心电门控技术

D. MRI 对肺实质病变检查效果较差，只作为 X 线和 CT 检查补充

E. 通常取仰卧位，用体部线圈，采用自旋回波序列

2. 下列胸部 CT 检查特点的描述，错误的是

A. CT 是肺部疾病诊断的首选方法

B. 对纵隔旁、横膈周围及胸膜下病灶显示较胸片好

C. 横断面显示，克服胸片上的影像重叠

D. 冠状面和矢状面重建像分辨力较高

E. 对纵隔内软组织分辨力较高

3. 胸部 CT 片上，支气管气相可见于

A. 肺水肿　　B. 霍奇金病

C. 呼吸窘迫综合征　　D. 小叶性肺炎

E. 结节病

4. 下列关于正常胸部结构 MRI 表现的说法，正确的是

A. 气管、支气管表现为各序列低信号

B. 心包可有少量液体，表现为长 T_1、长 T_2信号

C. MRI 有时难以区分支气管及血管影

D. 肺小叶间隔 MRI 也可显示

E. 胸膜呈长 T_1、长 T_2信号

参考答案与解析

一、A1 型题

C【解析】正常胸部 CT 升主动脉与降主动脉横径比约为 1.5：1.0。

二、X 型题

1. CDE【解析】MRI 对纵隔肿瘤和心脏大血管病变具有很高的价值，不用对比剂也能显示心脏及大血管，选项 A、B 错误。

2. ADE【解析】常规 X 线检查是肺部疾病诊断的首选方法，选项 A 错误。因 CT 具有密度分辨力高及横断面成像、无影像重叠等优点，对普通 X 线难以显示的肺门区、纵隔旁、心后、近横膈区等部位病变，具有优良的诊断价值。冠状面和矢状面重建像分辨力较低，对纵隔内软组织分辨力不高，选项 D、E 错误。

3. ABCE【解析】肺水肿、霍奇金病、呼吸窘迫综合征、大叶性肺炎及结节病均可在胸部 CT 片上呈现支气管气相。

4. ABC【解析】气管、支气管内无质子，故在各个序列均无信号，血管因血液流空也表现为低信号，所以 MRI 有时难以区分二者，选项 A、C 正确。MRI 不能显示肺纹理，选项 D 错误。心包内可有少量液体，呈长 T_1、长 T_2信号，选项 B 正确。正常情况下，胸膜在 MRI 上难以显示，选项 E 错误。

第二十四章　肺部基本病变

一 A1 型题

1. 关于肺气肿 X 线平片的表现，说法错误的是
   A. 胸廓前后径增宽
   B. 肺野透亮度增高
   C. 深吸气时肺体积变化不明显
   D. 垂位心
   E. 右侧膈面高于左侧膈面约一个椎体水平
2. 下列关于右肺中叶不张的叙述，错误的是
   A. 右肺中叶完全不张时，其继发的 X 线征象如肺门下移、膈肌抬高及纵隔移位等均不明显
   B. 不张的右肺中叶内下缘相对较厚，紧贴心缘，可出现“边缘掩盖征”
   C. 右肺中叶重度不张时，可使心缘清晰，不出现“边缘掩盖征”
   D. CT 示中间支气管层面右心缘旁三角形软组织密度阴影，尖端指向肺门，边界不清楚
   E. 正位片易漏诊
3. 下列疾病的典型 X 线表现是剑鞘（刀鞘）样气管的是
   A. 大叶性肺炎
   B. 支气管扩张
   C. 细支气管肺泡癌
   D. 慢性阻塞性肺气肿
   E. 先天性巨支气管
4. 小叶中心型肺气肿的典型 CT 表现是
   A. 肺内散在分布的小圆形、无壁的低密度区
   B. 肺低密度区分布以下肺、前部肺实质明显
   C. 广泛肺大疱形成
   D. 胸膜下多发小透亮低密度灶
   E. 蜂窝样改变
5. 肺部急性炎症反应主要病理改变是
   A. 钙化
   B. 渗出
   C. 增殖
   D. 纤维化
   E. 空洞
6. 肺部慢性炎症通常表现为

A. 增殖　　B. 渗出
C. 空洞　　D. 纤维化
E. 钙化

7. 关于特发性肺间质纤维化的说法，错误的是
A. 是一种原因不明的慢性、进行性的纤维化间质性肺病
B. 病变早期X线表现可正常或仅见两肺中下野细小网织阴影
C. 晚期呈蜂窝肺改变
D. 病变从胸膜下至肺门逐渐加重
E. 肺纤维化严重时可发生肺动脉高压和肺源性心脏病

8. 可出现爆米花样钙化的是
A. 肺癌　　B. 结核球
C. 硅沉着病　　D. 胸膜间皮瘤
E. 错构瘤

9. 厚壁空洞是指空洞壁大于
A. 2cm　　B. 3cm
C. 4cm　　D. 5cm
E. 6cm

10. 肺结核空洞一般可为
A. 薄壁空洞　　B. 厚壁空洞
C. 虫蚀样空洞　　D. 薄壁空洞、厚壁空洞、虫蚀样空洞
E. 以上都不是

11. 属于空腔性病变的是
A. 壁的厚度小于3mm的继发型肺结核中的透亮区
B. 弥漫性支气管肺泡癌中蜂窝影
C. 血源性肺脓肿中出现的壁非薄的透亮区
D. 干酪性肺炎中不规则的透亮区
E. 支气管扩张出现的囊状透亮区

12. 结节是指直径小于多少的肺内类圆形病灶
A. 3cm　　B. 5cm
C. 6cm　　D. 7cm
E. 8cm

二 X型题

1. 下列疾病，可有阻塞性肺不张表现的是

A. 结节病　　B. 肺脓肿
C. 支气管异物　　D. 霍奇金病
E. 错构瘤

2. 慢性肺气肿常见的 X 线征象是
A. 血管影细长、稀疏
B. 两横膈上升
C. 由于肺通气及循环障碍易引起肺源性心脏病
D. 两肺野透过度增高
E. 胸部膨隆，肋间隙增宽

3. 关于右肺中叶不张的 X 线表现，正确的是
A. 正位片表现为右肺下野内带底向右心缘的三角形高密度影
B. 正位片下界通常较清楚
C. 正位片上界通常较清楚
D. 右肺上、下叶可出现代偿性肺气肿
E. 侧位片呈底向后胸壁、尖向肺门的三角形高密度影

4. 慢性肺气肿常见的 X 线征象包括
A. 肺纹理增多、扭曲　　B. 双侧膈面上抬
C. 肺动脉高压　　D. 肋间隙增宽
E. 双侧肺野透亮度增加

5. 对于阻塞性肺不张内的肺门肿块，MRI 表现为
A. T_1WI 肺不张信号强度明显高于肿块　　B. T_2WI 肺不张信号强度高于肿块
C. T_1WI 肺不张信号强度明显低于肿块　　D. T_2WI 肺不张信号强度低于肿块
E. T_1WI 增强扫描肺不张较肿块强化明显

6. 肺实质在 MRI 平扫成像不理想的原因有
A. 呼吸运动产生运动伪影　　B. 水气交界面微磁场均匀
C. 肺内氢质子含量多，信号微弱　　D. 心搏产生运动伪影
E. 肺部血流妨碍射频脉冲再次激励

7. 肺内进行性大块纤维化可见于
A. 肺尘埃沉着病　　B. 石棉沉着病
C. 农民肺　　D. 吸入二氧化氮
E. 硅沉着病

8. (　　) 阻塞时可导致一侧性、肺叶、肺段和小叶的肺不张
A. 叶或段支气管　　B. 支气管外侧
C. 主支气管　　D. 细支气管

E. 动脉支气管

9. 关于特发性肺间质纤维化，正确的是

A. 为感染性炎性病变
B. 多数起病隐匿
C. 肺功能检查为限制性通气障碍
D. CT 扫描可见胸膜下弧线影
E. CT 扫描可见小叶中心性肺气肿

10. 胸片上，肺内多发空洞可见于

A. 肺泡细胞癌
B. 转移性肺癌
C. 肺吸虫病
D. 坏死性肉芽肿性血管炎
E. 肺结核

11. 胸片上，空洞可见于

A. 转移性肺癌
B. 原发性肺癌
C. 坏死性肉芽肿性血管炎
D. 原发型肺结核
E. 嗜酸性肉芽肿

12. 哪些部位的恶性肿瘤均易转移到肺部

A. 乳腺
B. 肾
C. 骨
D. 咽喉部
E. 头颈部

13. 胸片上，肺内孤立性结节见于

A. 错构瘤
B. 肺转移瘤
C. 肺结核
D. 小叶性肺炎
E. 原发性肺癌

14. 阻塞性肺不张的 X 线表现包括

A. 肺段不张
B. 肺叶不张
C. 支气管不张
D. 小叶不张
E. 一侧性肺不张

15. 关于肺内结节的钙化，说法正确的是

A. 病变内钙化的有无对病变的定性诊断意义不如病变内钙化的形态分布
B. 爆米花样钙化是肺错构瘤的特征表现
C. 同心圆形钙化支持病变为良性结节
D. 转移瘤不会出现钙化
E. 无定形钙化若钙化越细、越少，则提示良性结节

16. 胸片上肺内网状、蜂窝状阴影可见于

A. 间质纤维化
B. 间质性肺炎
C. 肺尘埃沉着病
D. 急性血行播散型肺结核

E. 小叶性肺炎

参考答案与解析

一、A1 型题

1. E【解析】右侧膈面高于左侧膈面约一个椎体水平是多数情况下正常胸片的表现，选项 E 错误。

2. D【解析】右肺中叶不张时，CT 示中间支气管层面右心缘旁三角形软组织密度阴影，尖端指向外侧，边界清楚，选项 D 错误。

3. D【解析】剑鞘样气管几乎总是见于肺气肿患者，气管的左右径小于前后径；由于病变仅累计胸内段的气管，胸廓入口以上气管的管径多正常；CT 扫描可显示气管软骨的高密度钙化，但前弓部狭窄；用力呼气时进行 CT 扫描，可显示气管侧壁向内塌陷。

4. A【解析】小叶中心型肺气肿的病理特点为小叶中心部分呼吸细支气管及其壁上的肺泡扩张，而小叶周围的肺泡无扩张，早期多见于肺上部。高分辨率 CT 可见小叶中心部0. 5~1. 0cm 的无壁透亮区，病变呈散在分布。

5. B【解析】肺实质的急性炎症主要变化为渗出，肺泡内的气体被渗出的液体、蛋白及细胞所代替，多见于各种急性炎症、渗出性肺结核、肺出血及肺水肿。

6. A【解析】肺实质的慢性炎症主要变化为增殖。

7. D【解析】病变从胸膜下至肺门逐渐减轻，选项 D 错误。

8. E【解析】因为结节软骨的钙化，簇状或爆米花状钙化是错构瘤的典型特征，在其他病变中很少见。

9. B【解析】厚壁空洞是指空洞壁大于 3cm。

10. D【解析】肺结核空洞一般可为薄壁空洞、厚壁空洞及虫蚀样空洞。

11. E【解析】肺空洞性疾病：肺结核空洞、肺脓肿、肺曲菌病、肺癌性空洞、肺转移瘤空洞、淋巴瘤空洞、肺梗死、硅沉着病、类风湿肺病、坏死性肉芽肿性血管炎等。肺空腔性疾病：囊状支气管扩张、肺大疱、肺棘球蚴囊肿、肺吸虫病、先天性肺囊肿、肺隔离症、先天性腺瘤样畸形等，肺透亮增高。

12. A【解析】当病灶以结节或肿块为基本病理形态时，其中直径≤3cm 者称为结节，而>3cm 者称为肿块。

二、X 型题

1. ACDE【解析】肺脓肿是阻塞性肺气肿的表现，不是阻塞性肺不张的表现，选项 B 错误。

2. ACDE【解析】慢性肺气肿因肺内压力持续较高，两膈低平，选项 B 错误。

3. ACD【解析】右肺中叶不张正位片上界通常较清楚，侧位片表现为底向前胸壁，尖向肺门的三角形致密影，选项 B、E 错误。

4. ACDE【解析】慢性肺气肿因肺内压力持续较高，两膈低平，选项 B 错误。。

5. BE【解析】MRI 可用于分辨阻塞性肺不张内的肺门肿块，T_2WI 肺不张信号强度高于肿块，T_1WI 增强扫描肺不张较肿块强化明显。

6. ADE【解析】肺实质在 MRI 平扫成像不理想的原因：①呼吸运动产生运动伪影。②水气交界面微磁场不均匀。③肺内氢质子含量少，信号微弱。④心跳产生运动伪影。⑤肺部血流妨碍射频脉冲再次激励。

7. AE【解析】肺内进行性大块纤维化可见于肺尘埃沉着病和矽沉着病。

8. ACD【解析】阻塞可以在主支气管、叶或段支气管、细支气管，而导致一侧性、肺叶、肺段和小叶的肺不张。

9. BCDE【解析】特发性肺间质纤维化是一种原因不明的纤维化间质性肺病，早期为肺泡壁受损伤所致的非感染性炎性反应，目前认为是一种免疫性疾病，选项 A 错误。

10. BCDE【解析】胸片上，肺内多发空洞可见于转移性肺癌、肺吸虫病、坏死性肉芽肿性血管炎及肺结核。

11. ABCE【解析】胸片上，空洞可见于转移性肺癌、原发性肺癌、坏死性肉芽肿性血管炎及嗜酸性肉芽肿。

12. ABCE【解析】乳腺、肾、骨、消化系统及头颈部的恶性肿瘤均易转移到肺部。

13. ABCE【解析】胸片上，肺内孤立性结节见于错构瘤、肺转移瘤、肺结核及原发性肺癌。

14. ABDE【解析】阻塞性肺不张的 X 线表现包括一侧性肺不张、肺叶不张、肺段不张、小叶不张。

15. ABC【解析】骨肉瘤或软骨肉瘤发热转移可见钙化或骨化，选项 D 错误。无定形、偏心，斑点状钙化可见于肺癌等恶性肿瘤，选项 E 错误。

16. ABC【解析】胸片上肺内条索状、网状、蜂窝状、点状阴影，肺纹增粗，边缘模糊，支气管管壁增厚，多见于慢性支气管炎、肺尘埃沉着病、间质性肺炎、间质纤维化、结缔组织病变、癌性淋巴管炎等。

第二十五章　肺先天性疾病

一 A1 型题

1. 关于肺叶外型肺隔离症的说法，错误的是
   A. 供血动脉多来自胸主动脉
   B. 与正常肺不在同一个脏层胸膜内
   C. 90%位于左下肺叶后基底段
   D. 也可位于膈下或纵隔内
   E. 不易发生感染
2. 肺隔离症的好发部位为
   A. 两肺尖
   B. 左肺下叶后基底段
   C. 左肺下叶前基底段
   D. 右肺中叶
   E. 左肺上叶
3. 诊断肺隔离症最重要的依据是
   A. 隔离肺组织由独立的脏层胸膜包裹
   B. 隔离肺组织与正常肺组织被同一层胸膜包裹
   C. X 线平片示左肺下叶紧贴膈面的团块状阴影
   D. CT 增强扫描示明显强化的团块影
   E. 隔离肺组织由主动脉或肋动脉分支供血
4. 下列有关肺隔离症的叙述，正确的是
   A. 右侧比左侧多见
   B. 上叶比下叶多见
   C. 肺叶内型多见于儿童
   D. 肺叶内型胸主动脉供血多见
   E. 多与支气管树相通
5. 下列是肺隔离症的影像学表现的是
   A. 肺内孤立结节，无分叶，边缘有毛刺，发病前有发热史
   B. 肺内孤立结节，内有爆米花样钙化
   C. 右上叶后段结节，边缘光整，周围有卫星灶，增强扫描结节内无强化
   D. 肺内孤立结节，有分叶和毛刺，远端有胸膜凹陷征
   E. 左下叶后基底段肿块，CT 增强扫描示胸主动脉分支进入肿块
6. 下列疾病中，伴有肿块阴影的肺血管异常疾病的是
   A. 肺动静脉瘘
   B. 部分肺静脉回流异常

C. 肺动脉缺如　　D. 肺动脉狭窄

E. 一侧肺发育不全

二 A2型题

患者，男性，36岁。CT示气管与右主支气管交界处直径4cm圆形肿物，CT值20HU，密度均匀，不增强，最可能的诊断为

A. 支气管囊肿　　B. 肺癌

C. 肺门淋巴结肿大　　D. 结节病

E. 肺门淋巴结结核

三 A3/A4型题

（1~4题共用题干）

患者，女性，52岁。查体发现纵隔向左移位，胸部CT扫描如图。

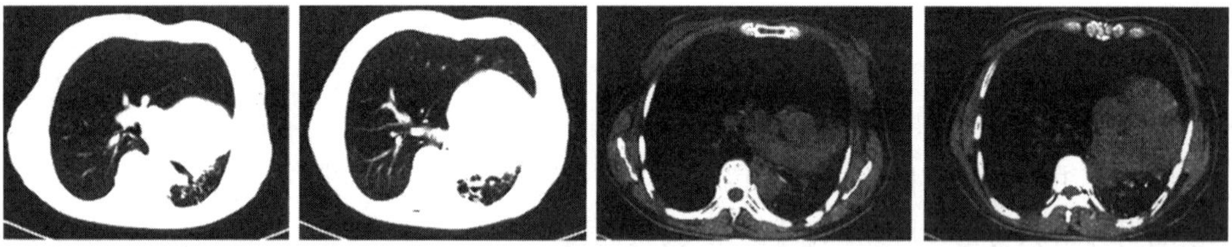

1. 本例最可能的诊断为

A. 左侧肺发育不全　　B. 右侧肺气肿

C. 左侧胸膜肥厚　　D. 左肺切除术后

E. 左肺慢性纤维空洞性肺结核

2. 上图所示征象不支持左侧肺发育不全的诊断的是

A. 纵隔向左移位　　B. 右肺内见斑片影

C. 左侧肺组织充气不良　　D. 左侧肺动脉细小

E. 右侧肺组织向左侧疝入

3. 关于一侧肺发育不全的临床表现，正确的是

A. 临床表现重　　B. 临床可无症状

C. 患侧不能闻及呼吸音　　D. 纵隔居中

E. 双侧膈肌显示不清

4. 一侧肺不发育及肺发育不全与一侧肺不张的鉴别要点在于

A. 前者患侧肺充气不良程度重　　B. 后者患侧肺充气不良程度重

C. 前者胸廓不对称，患侧胸廓小

D. 后者胸廓不对称，患侧胸廓小

E. 前者无症状

（5~7 题共用题干）

患者，女性，63 岁。发热、咳嗽 1 周，胸部 CT 扫描如图。

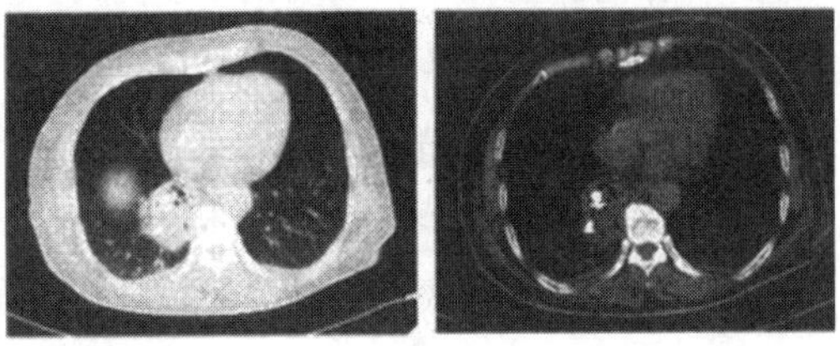

5. 关于本病例，下列诊断合理的是
   A. 右肺周围型肺癌并纵隔淋巴结肿大
   B. 右肺下叶大叶性肺炎
   C. 右肺中叶不张
   D. 纵隔旁转移瘤
   E. 右肺下叶肺隔离症并感染，建议抗炎治疗后复查
6. 若要进一步确定病变性质，则需首选
   A. 胸部 X 线检查
   B. 胸部 HRCT 检查
   C. 胸部 CT 增强扫描
   D. 胸部 MRI 平扫
   E. 胸部 MRI 增强扫描
7. 患者抗炎治疗 2 周后，行胸部 CT 增强扫描检查，如图，则最具诊断意义的征象为
   A. 多发钙化灶
   B. 多发含气囊腔
   C. 多发短毛刺
   D. 供血动脉起自降主动脉
   E. 供血动脉起自腹主动脉

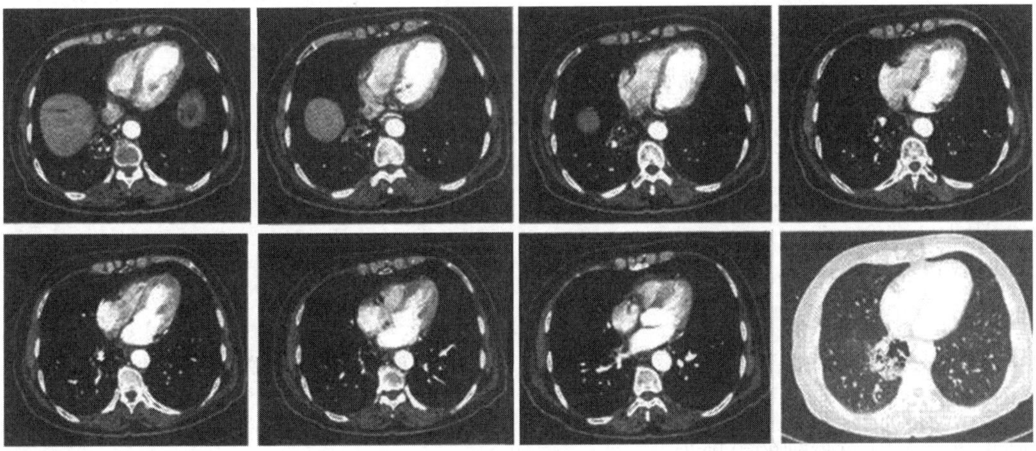

四 B 型题

（1~3 题共用备选答案）

A. 肺内孤立结节，无分叶，边缘有毛刺，发病前有发热史

B. 肺内孤立结节，内有爆米花样钙化

C. 右上叶后段结节，边缘光整，周围有卫星灶，增强扫描结节内无强化

D. 肺内孤立结节，有分叶和毛刺，远端有胸膜凹陷征

E. 左下叶后基底段肿块，CT 增强扫描示胸主动脉分支进入肿块

1. 周围型肺癌可见
2. 肺段隔离症可见
3. 炎性假瘤可见

五 X 型题

1. 纵隔向患侧移位，见于

A. 慢性纤维空洞性肺结核　　B. 肺不张

C. 大叶性肺炎　　D. 先天性肺不发育

E. 胸腔积液

2. 右侧肺不发育的 X 线表现有

A. 胸廓对称　　B. 患侧胸廓塌陷

C. 患侧胸部密度增高　　D. 健侧肺代偿性肺气肿，健侧膈肌低平

E. 肺动脉造影及支气管造影示患侧肺动脉主干，主支气管缺如或发育不良

3. 肺隔离症在诊断时需与以下哪些疾病鉴别

A. 肺脓肿　　B. 多房性肺囊肿

C. 阻塞性肺不张　　D. 周围型肺癌

E. 阻塞性肺炎

4. 肺血管异常的疾病中，伴有肿块影的是

A. 肺动脉狭窄　　B. 肺动脉缺如

C. 肺隔离症　　D. 部分肺静脉回流异常

E. 肺动静脉瘘

5. 肺隔离症 MRI 可见到的表现为

A. 边界清楚的三角形或肺叶状影

B. 囊性区 T_1WI 上呈低信号，T_2WI 上呈低信号

C. 实性区 T_1WI 上呈中等信号，T_2WI 上呈高信号

D. 多轴位可显示病灶供血动脉的起源处
E. 多轴位可显示病灶内的血管结构及静脉引流情况

6. 支气管囊肿的囊壁可以含有
A. 软骨　　B. 平滑肌
C. 骨骼　　D. 弹性纤维组织
E. 淋巴组织

7. 关于支气管囊肿，下列说法正确的是
A. 邻近胸膜增厚，肺体积减小　　B. 囊肿周围肺组织清晰，邻近胸膜受压
C. 可形成张力性含气囊肿　　D. 囊肿边缘光滑
E. 呼吸系统常见的先天性疾病

8. 肺动静脉瘘的特点为
A. 透视下可见搏动　　B. 呼吸运动可改变其大小
C. 常伴有遗传性出血性毛细管扩张综合征　　D. 可发生咯血
E. 常伴发心脏扩大

参考答案与解析

一、A1 型题

1. A【解析】肺叶内型胸主动脉供血多见；肺叶外型病变区与邻近正常肺组织为独立脏层胸膜包裹，供血动脉多来自降主动脉，静脉回流经下腔静脉、门静脉、奇静脉或半奇静脉。

2. B【解析】肺隔离症好发于左肺下叶后基底段。

3. E【解析】影像检查发现隔离肺组织由主动脉或肋动脉分支供血可以明确肺隔离症的诊断。

4. D【解析】参见 A1 型题第 1 题解析。

5. E【解析】肺隔离症的 CT 线表现：平扫可见肺下叶实性肿块，形态不规则，密度不均，增强扫描呈不均质强化，合并感染时可见气液平面，见到主动脉或肋间动脉分支供血可明确诊断。

6. A【解析】肺动静脉瘘伴有肿块阴影。

二、A2 型题

A【解析】支气管囊肿密度均匀一致，出血者可有钙化，有时囊壁可呈弧形钙化。

三、A3/A4 型题

1~2 A、B【解析】肺不发育和发育不全的影像学表现：平片和 CT 表现为全部或部分

肺密度增高，纵隔向患侧移位，患侧支气管分支细小，数量减少，末端有囊状扩张。

3. B【解析】肺不发育和发育不全的临床表现：患者多无症状，或仅有胸闷、气短。

4. D【解析】一侧肺不发育及肺发育不全与一侧肺不张的鉴别要点在于后者胸廓不对称，患侧胸廓小。

5. E【解析】参见 A1 型题第 5 题解析。

6. C【解析】要进一步确定肺隔离症病变性质，则需首选胸部 CT 增强扫描。

7. D【解析】参见 A1 型题第 1 题解析。

四、B 型题

1. D【解析】周围型肺癌肺内孤立结节，有分叶和毛刺，远端有胸膜凹陷征。

2. E【解析】肺段隔离症左下叶后基底段肿块，CT 增强扫描示胸主动脉分支进入肿块。

3. A【解析】炎性假瘤肺内孤立结节，无分叶，边缘有毛刺，发病前有发热史。

五、X 型题

1. ABD【解析】一侧肺不张、肺硬变及胸膜肥厚可引起纵隔向患侧移位；胸腔积液、气胸、胸膜肿瘤、肺肿瘤、偏侧生长的纵隔肿瘤、一侧肺气肿可使纵隔向健侧移位；而弥漫性肺气肿、支气管炎、大叶性肺炎、肺脓肿等一般不引起单侧肺容积变化的疾病不会引起纵隔移位。

2. ACDE【解析】肺不发育因患侧胸腔早期即被移位的纵隔和健侧疝入的肺组织所充填，患侧胸廓不塌陷。

3. ABC【解析】肺隔离症的鉴别诊断：肺脓肿、多房性肺囊肿、阻塞性肺不张。

4. CE【解析】肺隔离症及肺动静脉瘘均伴有肿块影。

5. ACDE【解析】肺隔离症 MRI 表现为边界清楚的三角形或肺叶状影，实性区 T_1WI 中等信号，T_2WI 高信号，可显示病变异常供血动脉来源，部分可见其引流静脉。

6. ABDE【解析】支气管囊肿包含软骨、平滑肌、弹性纤维组织、淋巴组织。

7. BCDE【解析】支气管囊肿邻近胸膜无明显增厚，肺的体积也无明显变化，选项 A 错误。

8. ABCD【解析】肺动静脉瘘心影大小正常，但分流量大的肺动静脉瘘可有心脏扩大，选项 E 错误。

第二十六章　气管和支气管病变

一 A1型题

1. 关于先天性支气管囊肿，下列说法错误的是
   A. 都发生在肺内
   B. 可单发或多发
   C. CT表现与囊内成分的不同呈不同的改变
   D. MRI的表现取决于囊内成分
   E. 若囊肿和支气管相通可成为含气囊肿或液气囊肿
2. 支气管扩张最好发的部位为
   A. 左上叶　B. 左下叶
   C. 右上叶　D. 右中叶
   E. 右下叶
3. 肺结核大于5mm的小结节多为
   A. 增殖性病灶　B. 纤维增殖性病灶
   C. 干酪性病灶　D. 纤维性病灶
   E. 钙化性病灶
4. 目前诊断支气管扩张较好的方法是
   A. 支气管造影　B. 胸部平片
   C. HRCT　D. MRI
   E. 胸部体层摄影
5. 良性非肿瘤性气管狭窄的病因不包括
   A. 温度损伤
   B. 特发性声门上区狭窄
   C. 螺旋CT的薄层扫描可很容易发现狭窄的部位，多平面重组可以评估狭窄的严重程度以及狭窄的形态
   D. 感染后狭窄（常为结核）
   E. 大多数的气管狭窄是由于气管插管或气管切开的损伤所致
6. 较常见的支气管扩张类型是

A. 囊状扩张
B. 柱状扩张
C. 囊状、柱状均有
D. 局限性梭形扩张
E. 以上都不是

二 A3/A4型题

（1~3题共用题干）

患者，女性，38岁。发热、咳嗽1周，白细胞 15×10^9/L，胸部CT平扫如图。

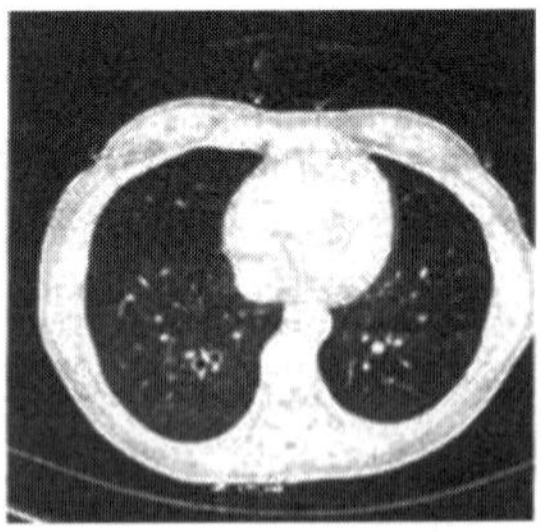

1. 最可能的诊断为
   A. 肺不张
   B. 小叶性肺炎
   C. 外源性变应性肺泡炎
   D. 支气管扩张
   E. 大叶性肺炎消散期
2. 图中所示的支持此诊断的征象为
   A. 印戒征
   B. 按叶段分布的片絮状影
   C. 轨道征
   D. 葡萄状影
   E. 支气管黏液充填
3. 同一病例上部层面如图，合理的解释为

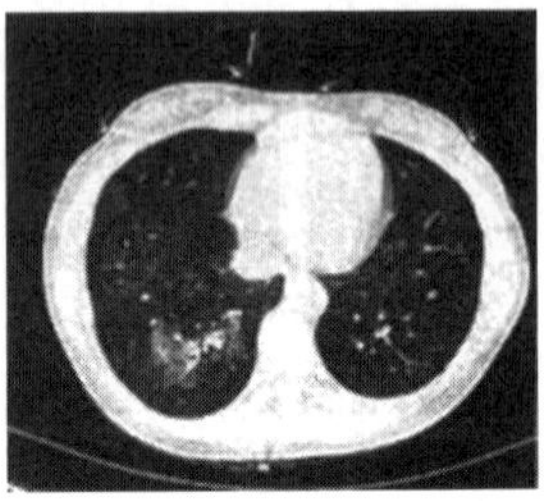

   A. 支气管扩张并感染
   B. 大叶性肺炎残余病灶
   C. 外源性变应性肺泡炎病灶
   D. 肺不张
   E. 肺气肿

（4~6题共用题干）

患者，女性，46岁。反复咳嗽、咳脓痰3年余，每次患病行抗炎镇咳治疗，症状有所缓解。最近1个月反复咯血3次，故来院就诊。查体：气管居中，右下肺可闻及固定而持久的局限性粗细湿啰音，患者有杵状指。行胸部X线检查：肺纹理增粗、紊乱，并于右下肺叶内见多个囊状透亮影，囊腔内可见液平面，左下肺内亦见。

4. 分析上述病例，最可能的诊断是
   A. 右下肺支气管囊肿
   B. 右下肺支气管扩张并感染
   C. 右下肺肺结核
   D. 右下肺肺脓肿
   E. 右下肺大叶性肺炎
   F. 右侧液气胸

5. 为明确诊断，该患者需进一步做的检查为

A. B超

B. MRI

C. HRCT

D. DSA

E. 核素扫描

F. 纤维支气管镜

6. 不属于 HRCT 的特点的有

A. 空间分辨力高

B. 清晰地显示肺组织的细微结构

C. 使用 1mm 薄层扫描技术

D. 准确显示支气管壁、腔及所伴行血管直径变化

E. 目前评价小气道病变的最好影像学技术

F. 以上均不是

（7~8 题共用题干）

患者，男性，54 岁。反复咳脓臭痰 40 余年，CT 检查如图。

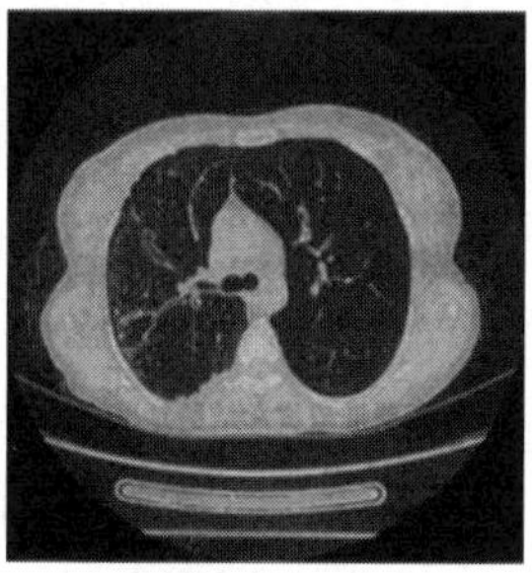

7. 最可能的 CT 诊断为

A. 双肺下叶支气管扩张

B. 右肺中叶、左肺下叶支气管扩张

C. 双肺上叶支气管扩张

D. 双肺上叶、右肺中叶支气管扩张

E. 双肺下叶、右肺中叶支气管扩张

8. 为明确支气管扩张的范围，应行的检查为

A. HRCT

B. CT 增强检查

C. CTA

D. MR

E. MPR

三 B 型题

（1~2 题共用备选答案）

A. 小结节影，呈“树芽”分布

B. 水平裂呈反“S”征

C. 支气管呈“轨道征”

D. CT 示血管支气管影呈弧形向肿块中心卷入，称“彗星尾征”

E. 肺内及肺门高密度影，并见连接两者的管条状高密度影，呈“哑铃”状

1. 小叶性肺炎出现

2. 支气管扩张出现

四 X 型题

1. 气管肿瘤的定性诊断应从哪些方面作分析
   A. 基底宽窄与夹角大小
   B. 有无黏膜下淀粉样沉积
   C. 密度与边缘
   D. 邻近侵犯情况
   E. 肿大淋巴结
2. 肺纹理缺乏，常见于
   A. 肺大疱
   B. 空洞
   C. 气胸
   D. 含气囊肿
   E. 肺气肿
3. 胸片示边缘锐利的球形肿块，可能的诊断有
   A. 先天性肺囊肿
   B. 肺隔离症
   C. 慢性肺脓肿
   D. 周围型肺癌
   E. 以上都不是
4. 气管软化型弥漫性气管狭窄的特点包括
   A. 相关的危险因素包括插管、外伤、手术和慢性感染
   B. 很多为特发性
   C. 由于胸膜腔内压的降低会加重气管软化时的气道塌陷
   D. 产生异常或明显的气管塌陷
   E. 在呼气中而非呼气的终末期进行扫描可发现气道面积增加
5. 支气管扩张的好发部位为
   A. 左下叶
   B. 右下叶
   C. 右中叶
   D. 左上叶
   E. 右上叶
6. 支气管扩张症的正确表现有
   A. 有肺叶膨胀不全
   B. 可见囊状、蜂窝状阴影
   C. 看不到气液平面
   D. 后天病因有肺炎、慢性支气管炎、肺不发育
   E. 必须由支气管造影和支气管动脉造影确诊
7. 目前对支气管扩张的重要诊断方法有
   A. 支气管造影
   B. 胸片
   C. MRI
   D. HRCT
   E. ECT

8. 肺间质纤维化可见于
A. 高原性肺水肿
B. 急性间质性肺炎
C. 肺尘埃沉着病
D. 空调肺
E. 硬皮病

9. 慢性支气管炎在诊断时需与下列哪些疾病鉴别
A. 间质性肺炎
B. 结缔组织疾病
C. 肺尘埃沉着病
D. 细支气管炎
E. 支气管扩张

10. 慢性支气管炎的表现有
A. 不伴有支气管扩张
B. 由于支气管壁及周围组织纤维化的结果，可见“轨道征”
C. 很少有肺气肿
D. 慢性支气管炎，两个肺野变化多明显
E. 一般在两肺野散在索条状或网状影，进一步表示出现小结节状阴影

11. 慢性支气管炎的 X 线表现包括
A. 肺纹理扭曲、紊乱
B. 肺大疱
C. 水滴形心影
D. 肋间隙增宽，双膈面低平
E. 肺静脉高压

12. 慢性支气管炎患者胸部 CT 可见的征象有
A. 小叶中心性肺气肿
B. 弥漫性网状阴影
C. 叶或段分布的致密影
D. 沿肺纹理分布的斑片影
E. 胸膜下肺大疱

参考答案与解析

一、A1 型题

1. A【解析】先天性支气管囊肿又称先天性肺囊肿、先天性支气管肺囊肿。本病多发生在肺内，称为肺内支气管囊肿；少数在纵隔内，称为纵隔支气管囊肿，选项 A 错误。

2. B【解析】支气管扩张最好发于左下叶。

3. A【解析】肺结核大于 5mm 的小结节多为增殖性病灶。

4. C【解析】目前对支气管扩张的诊断，最佳的检查方法是胸部 HRCT。

5. B【解析】良性非肿瘤性气管狭窄大多数是由于气管插管或气管切开的损伤所致。螺旋 CT 的薄层扫描可很容易发现狭窄的部位，多平面重组可以评估狭窄的严重程度以及狭窄

的形态。良性气管狭窄的少见原因有温度损伤、感染后狭窄（常为结核）、特发性声门下区狭窄。

6. A【解析】囊状扩张是较常见的支气管扩张类型。

二、A3/A4 型题

1. D【解析】结合患者症状体征及 CT 表现，考虑为支气管扩张。

2. A【解析】支气管扩张于 CT 上主要表现为印戒征，是指充气扩张的支气管横断面和邻近伴行的肺动脉的小结节影。

3. A【解析】扩张的支气管周围可见斑片状渗出性改变。

4. B【解析】结合患者症状体征及胸片表现，考虑为右下肺支气管扩张并感染。

5. C【解析】目前对支气管扩张的诊断，最佳的检查方法是胸部 HRCT。

6. F【解析】HRCT 的特点：①空间分辨力高。②清晰地显示肺组织的细微结构。③使用 1mm 薄层扫描技术。④准确显示支气管壁、腔及所伴行血管直径变化。⑤目前评价小气道病变的最好影像学技术。

7. E【解析】双肺下叶、右肺中叶可见柱状扩张影。

8. A【解析】参见 A3/A4 型题第 5 题解析。

三、B 型题

1. A【解析】小叶性肺炎出现小结节影，呈“树芽”分布。

2. C【解析】支气管扩张出现支气管呈“轨道征”。

四、X 型题

1. ACDE【解析】气管肿瘤的定性诊断：①基底宽窄与夹角大小。②是否带蒂。③密度与边缘。④邻近侵犯情况。⑤肿大淋巴结。

2. ABCD【解析】肺纹理缺乏，常见于肺大疱、空洞、气胸及含气囊肿。

3. ABCD【解析】先天性肺囊肿、肺隔离症、慢性肺脓肿及周围型肺癌均可出现胸片示边缘锐利的球形肿块。

4. ABDE【解析】气管软化型弥漫性气管狭窄的特点：①产生异常或明显的气管塌陷。②很多为特发性。③相关的危险因素包括插管、外伤、手术和慢性感染。④由于胸膜腔内压的升高会加重气管软化时的气道塌陷，在呼气中而非呼气的终末期进行扫描可发现气道面积增加，有可能提高对该疾病的诊断能力。

5. ABC【解析】支气管扩张以儿童及青年多见，多发于左下叶、右中叶、右下叶。

6. BD【解析】囊状或蜂窝状阴影示支气管囊状扩张，常呈现为多个圆形或卵圆形薄壁透光区，直径 0.5~3.0cm，有时可见囊底有小液平面，常伴有肺纹理粗乱或肺炎。后天病因有肺炎、慢性支气管炎、肺不发育等。

7. ABD【解析】目前对支气管扩张的重要诊断方法包括支气管造影、胸片及 HRCT。

8. BCDE【解析】肺间质纤维化可见于急性间质性肺炎、肺尘埃沉着病、空调肺及硬皮病。

9. ABCD【解析】慢性支气管炎的鉴别诊断：间质性肺炎、结缔组织疾病、尘肺、细支气管炎。

10. BDE【解析】慢性支气管炎由于支气管壁及周围组织纤维化的结果，可见“轨道征”，两个肺野变化多明显，一般在两肺野散在索条状或网状影，进一步表示出现小结节状阴影。

11. ABCD【解析】慢性支气管炎的 X 线表现：①肺纹理扭曲、紊乱。②肺大疱。③水滴形心影。④肋间隙增宽，双膈面低平。⑤肺动脉高压。

12. ABE【解析】慢性支气管炎的 CT 表现如下。①肺气肿：肺血管影稀少以全小叶性肺气肿多见；肺血管影增多以小叶中心性肺气肿多见。两者不是绝对的，可同时存在。②肺间质纤维化表现为蜂窝状和网线状阴影，可伴有支气管扩张、胸膜下线、小叶间隔增厚。③支气管壁增厚：两下肺多见，炎性增厚的支气管壁呈平行的线状影，中间为管腔，合称轨道征。支气管血管束增粗、僵直、模糊。④剑鞘状气管表现为气管矢状径增大、冠状径变小，气管指数（冠状径与矢状径之比）$\leqslant 0.5$。⑤肺大疱表现为局限性无血管区域，壁薄，边缘清楚，通常位于胸膜下或接近肺表面，上叶多见。CT 可发现平片难以发现的极少量气胸。

第二十七章 肺 感 染

一 A1 型题

1. 下述肺炎中能明确分期的是
   A. 小叶性肺炎
   B. 支原体肺炎
   C. 外源性变应性肺泡炎
   D. 金黄色葡萄球菌肺炎
   E. 大叶性肺炎
2. 大叶性肺炎实变期一般出现在发病后
   A. 0.5~1.0 天
   B. 2~3 天
   C. 4~5 天
   D. 6~7 天
   E. 8~9 天
3. 大叶性肺炎多见于
   A. 青壮年
   B. 老年人
   C. 婴幼儿
   D. 青少年
   E. 以上都是
4. 大叶性肺炎的蔓延途径是
   A. 肺泡壁
   B. 肺泡腔内的浆液
   C. 肺动脉
   D. 肺泡孔
   E. 肺静脉
5. X 线诊断大叶性肺炎最主要的影像依据是
   A. 肺大叶性阴影
   B. 含气支气管像
   C. 两肺多发大片影
   D. 肺纹理模糊增重
   E. 横膈运动受限
6. 关于大叶性肺炎，说法错误的是
   A. 典型的病理变化为充血期、红色肝样变期、灰色肝样变期、消散期
   B. 发病一开始即可出现阳性 X 线征象
   C. 典型 X 线表现为大片状实变，内见支气管充气征
   D. 最常见的致病菌为肺炎链球菌
   E. 多见于青壮年

7. 属于大叶性肺炎 CT 表现的是
   A. 空气支气管征
   B. 支气管双轨征
   C. 支气管腔狭窄
   D. 支气管壁增厚
   E. 支气管截断
8. 大叶性肺炎出现典型 X 线表现是在
   A. 充血期
   B. 消散期
   C. 实变期
   D. 实变期与消散期之间
   E. 以上都不是
9. 大叶性肺炎可累及
   A. 肺叶的大部
   B. 肺叶的全部
   C. 肺叶的一部
   D. 以上都是
   E. 以上都不是
10. 上叶大叶性肺炎吸收期主要需鉴别的疾病是
   A. 小叶性肺炎
   B. 支原体肺炎
   C. 化脓性肺炎
   D. 肺脓肿
   E. 肺结核
11. 关于大叶性肺炎，说法不正确的是
   A. 累及一个或多个肺叶、肺段
   B. 致病菌以细菌最常见
   C. 易发于青壮年
   D. 铁锈色痰为临床特征之一
   E. CT 多表现为弥漫性结节样改变
12. 关于小叶性肺炎说法错误的是
   A. 是指肺泡内的纤维素性炎症
   B. 多见于婴幼儿及年老体弱患者
   C. X 线主要表现为沿支气管分布的斑片影
   D. 多见于双下肺
   E. 治疗不佳可形成脓胸、慢性炎症及支气管扩张
13. 小叶性肺炎发病开始后（　　）小时内，往往没有明显的 X 线征象
   A. 2
   B. 4
   C. 12
   D. 14
   E. 36
14. 小叶性肺炎发生在小儿时的主要表现为
   A. 两肺中下部内中带沿肺纹理分布的病变
   B. 不局限于一个肺叶或肺段的密度增高阴影
   C. 脊柱旁及心脏边缘部病变较多

D. 局限性肺气肿

E. 出现三角形肺不张

15. 下列是婴幼儿间质性肺炎最重要的改变的是

A. 肺不张

B. 间质纤维化

C. 肺实变

D. 肺气肿

E. 支气管扩张

16. 间质性肺炎较特征的 X 线表现是

A. 纤细不规则网状阴影

B. 网状明影之间伴小斑片状阴影

C. 肺纹理增粗模糊

D. 肺气肿

E. 肺门阴影增大，密度增高

17. 下列肺脓肿的 X 线表现中最能提示为慢性肺脓肿的是

A. 多腔相通、多支引流和多叶蔓延

B. 内壁光滑有液平面，外缘清晰

C. 较大斑片状阴影中央局部密度减低

D. 张力性空洞及同侧肺门淋巴结增大

E. 以上都不是

18. 血源性肺脓肿最多的部位是

A. 肺尖较多

B. 外围较多

C. 肺门周围较多

D. 膈上较多

E. 左心缘较多

19. 肺脓肿的特征性 X 线征象是

A. 偏心性空洞壁厚而不规则

B. 渗出性病变中出现空洞，内有气液平面

C. 大片浓密阴影

D. 支气管阻塞或狭窄

E. 胸腔积液

20. 肺脓肿的感染途径是

A. 吸入性

B. 血源性

C. 附近器官感染直接蔓延

D. 以上都是

E. 以上都不是

21. 肺脓肿急性化脓性炎症阶段，X 线片示

A. 小片状阴影

B. 大片状致密影

C. 空洞

D. 胸腔积液

E. 粟粒状阴影

22. 膈下脓肿引起肺脓肿可表现为

A. 患侧膈肌升高

B. 运动受限

C. 肺内含液面空洞

D. 胸膜肥厚

E. 以上都是

23. 慢性肺脓肿空洞可以是

A. 圆形　B. 椭圆形

C. 不规则形　D. 多房性

E. 以上都是

24. 引起肺脓肿发生的疾病是

A. 肺结核　B. 大叶性肺炎

C. 放射性损伤　D. 肺肿瘤

E. 肺霉菌感染

25. 诊断肺结核最可靠的依据是

A. 结核病接触史　B. 结核菌素试验阳性

C. 血淋巴细胞增多　D. 低热、盗汗

E. 痰结核分枝杆菌阳性

26. 成人最常见的肺结核类型是

A. 原发型肺结核　B. 血行播散型肺结核

C. 继发型肺结核　D. 结核性胸膜炎

E. 肺外结核

27. 下列疾病最易引起胸膜改变的是

A. 肺结核　B. 大叶性肺炎

C. 麻疹肺炎　D. 急性血吸虫肺炎

E. 肺组织细胞增多症

28. 肺结核的空洞可以表现出多种类型，但下列一般不出现的是

A. 虫蚀样空洞　B. 薄壁空洞

C. 偏心厚壁空洞　D. 厚壁空洞、内壁光滑

E. 张力空洞

29. 密度、大小、分布均匀的粟粒样病灶为下列哪型肺结核的影像学表现

A. 浸润性　B. 血行播散型

C. 慢性纤维空洞性　D. 原发型

E. 胸膜炎

30. 肺结核的基本病理变化有

A. 渗出性病变　B. 增殖性病变

C. 空洞性病变　D. 干酪性病变

E. 以上都是

31. 血行播散型肺结核胸片的特征是

A. 胸膜增厚　B. 胸腔积液

C. 从肺尖到肺底大小均匀的结节影　D. 两肺尖部一般不受累

E. 肺门淋巴结增大

32. 下列属于原发型肺结核的 X 线征象的是

A. 哑铃征　B. 肺内结节灶

C. 同侧肺门增大　D. 局部淋巴管炎

E. 以上都是

33. 肺结核的基本影像表现包括

A. 云雾状、斑片状、粟粒状的渗出性病变

B. 斑点、条索、结节状密度较高的增殖性、纤维性病变

C. 薄壁、厚壁、虫蚀样空洞性病变

D. 胸膜渗出液、胸膜增厚与粘连

E. 以上均是

34. 肺结核病灶是否属开放性的主要依据是

A. 胸部 X 线摄片见干酪样病灶及空洞　B. 肺结核空洞伴反复咯血

C. 痰中找到结核分枝杆菌　D. 结核菌素试验为强阳性

E. 肺结核已有血行播散

35. 锁骨上下区有形状不规则的纤维空洞，周围有比较广泛的条索状纤维性改变，并有新老不一的病灶，肺门上提，中下野肺纹理呈垂柳状，常见胸膜增厚。诊断为

A. 浸润性肺结核　B. 结核球

C. 干酪性肺炎　D. 慢性纤维空洞性肺结核

E. 干性胸膜炎

36. 下列影像表现不属于肺结核干酪性病灶的是

A. 干酪性肺炎　B. 云絮状模糊阴影

C. 慢性纤维空洞　D. 厚壁空洞

E. 结核球

37. 亚急性血行播散型肺结核的主要表现为

A. 粟粒影像大小不一、分布不均、密度不均

B. 病灶多见钙化

C. 纤维化呈条索状阴影也是其特征性表现

D. 常形成空洞透亮区

E. 临床上有高热、呼吸困难等症状

38. 原发综合征的典型表现为

A. 位于上叶的片状阴影

B. 由病变区深向肺门的条状模糊影

C. 肺门气管支气管淋巴结肿大

D. 原发灶、肺门淋巴结及结核性淋巴管炎组成的哑铃状影

E. 两肺散在斑点状密度增高影

39. 肺结核发病 1~2 周内，临床症状明显，X 线表现仍可为阴性的是

A. 原发型肺结核

B. 血行播散型肺结核

C. 浸润性肺结核

D. 慢性纤维空洞性肺结核

E. 以上都不是

40. 干酪性肺炎属于

A. 原发型肺结核

B. 血行播散型肺结核

C. 浸润性肺结核

D. 慢性纤维空洞性肺结核

E. 以上都不是

41. 肺结核病变可通过以下哪种方式愈合

A. 吸收

B. 纤维化

C. 钙化

D. 空洞瘢痕愈合

E. 以上都是

42. 急性血行播散型肺结核 X 线可见

A. 肺野呈毛玻璃样密度增高

B. 均匀分布、大小密度相同的粟粒状病灶

C. 正常肺纹理常不能显示

D. 以上都是

E. 以上都不是

43. 关于小叶性肺炎的 X 线表现，不包括

A. 病变多在两肺中、下野的内、中带

B. 肺纹理增多

C. 沿肺纹理分布的斑片状模糊致密影，密度不均

D. 密集的病变可融合成较大的片状

E. 肺纹理增粗、模糊

44. 肺结核患者可见到的病理 X 线征象是

A. 增殖性改变

B. 纤维性改变

C. 钙化性改变

D. 空洞性改变

E. 以上都是

45. 肺结核转归为肺硬化的主要病理基础是

A. 钙化

B. 纤维化

C. 干酪性肺炎

D. 弥漫性小结节

E. 实变

二 A2 型题

1. 患者，男性，30 岁。处于大叶性肺炎灰色肝样变期，肺泡内红细胞减少，白细胞明显增多，其 X 线表现是
   A. 实变阴影密度不均，病变呈散在、大小不一和分布不规则的斑片状阴影，以后有条索状阴影，最后恢复正常
   B. 病区呈一片密度均匀增深的阴影，形态与肺叶轮廓相符，其中可见空气支气管征
   C. 病区局限性肺纹理增强、增深，肺透亮度稍降低，病变位于下叶时，则同侧膈肌轻度升高，运动受限
   D. 病变区呈大片实影，其中有透亮区及液平区 E 病变区呈团块状致密阴影，边缘清楚，不规则
2. 患儿，男，6 岁。患急性传染病后，又出现气急、发绀、咳嗽、鼻翼扇动等症状，而呼吸体征少。X 线检查主要表现为肺纹理增强、网状及小结节状影、肺气肿等。该病最可能诊断为
   A. 化脓性肺炎　　B. 间质性肺炎
   C. 外源性变应性肺泡炎　　D. 大叶性肺炎
   E. 放射性肺炎
3. 患者，男性，20 岁。X 线检查表现为片状致密阴影，边缘模糊，其中心密度减低，形成透亮区，并有液平面。应考虑为
   A. 癌性空洞　　B. 结核性空洞
   C. 肺脓肿　　D. 肺囊肿
   E. 肺包虫囊肿
4. 患者，女性，58 岁。发热 3 个月余，“发现右肺阴影”，治疗经过不详。CT 扫描示右上肺胸膜下多房性空洞，部分空洞内可见小液平面，病变周围散在小斑片状病灶，相邻胸膜增厚。最可能的诊断为
   A. 结核性空洞　　B. 慢性肺脓肿
   C. 空洞型肺癌　　D. 肺大疱合并感染
   E. 真菌性肺炎
5. 患者，男性，30 岁。发热，咳嗽，胸痛，咳脓臭痰，胸片发现右下肺野大片状阴影，其中可见透光区及内有液体平面，首先应考虑
   A. 大叶性肺炎　　B. 小叶性肺炎
   C. 肺结核　　D. 周围型肺癌
   E. 肺脓肿
6. 患者，男性，28 岁。X 线平片示两肺野出现大小、密度、分布三均匀的弥漫性粟粒结

节，直径1~2mm，边界清楚，应考虑为

A. 亚急性血行播散型肺结核
B. 病毒性肺炎
C. 支气管肺泡癌
D. 小叶性肺炎
E. 急性血行播散型肺结核

7. 患儿，男，7岁，既往健康。近期出现低热、盗汗、咳嗽等症状，胸部X线片显示右肺门影增大模糊，在右上肺外带可见淡片影，边缘模糊，在两者之间似可见数条线样模糊影。可能的诊断为

A. 原发综合征
B. 干酪性肺炎
C. 胸内淋巴结结核
D. 化脓性肺炎
E. 继发型肺结核

8. 患者，男性，34岁。发热半个月，疲乏，夜间盗汗，右侧胸痛与呼吸有关，右下胸壁叩浊，胸片示右下肺野大片阴影，呼吸音减低。下述疾病可能性大的是

A. 慢性支气管炎
B. 肺炎
C. 肺结核
D. 结核性胸膜炎
E. 肺癌胸膜转移

9. 患者，男性，29岁。肺部X线表现为锁骨下区纤维条索状阴影，属于

A. 原发型肺结核
B. 血行播散型肺结核
C. 浸润性肺结核
D. 慢性纤维空洞性肺结核
E. 以上都不是

三 A3/A4型题

（1~3题共用题干）

患者，男性，24岁。受凉后出现寒战、高热，咳嗽1天来医院就诊。查体：体温39℃，脉搏78次/分，左下肺呼吸音减弱，语颤增强，叩诊浊音，并闻及湿啰音。血白细胞15×10^9/L，红细胞4.5×10^{12}/L，血小板240×10^9/L，中性粒细胞达0.8，并有核左移。胸部X线平片：左下肺呈大片状高密度影，叶间裂处可见清晰边界，其余部位边界模糊不清。

1. 最可能的诊断是

A. 左下肺小叶性肺炎
B. 左下肺脓肿
C. 左下肺干酪性肺炎
D. 左下肺外源性变应性肺泡炎
E. 左下肺大叶性肺炎
F. 左下肺肺癌

2. 该患者最可能处于该病的哪个病理时期

A. 充血期
B. 急性期
C. 红色肝样变期
D. 消散期
E. 亚急性期
F. 灰色肝样变期

3. 在下列影像征象中，该病变最可能出现的征象是
   A. 周围可见卫星病灶
   B. 空气支气管征
   C. 边缘毛刺征
   D. 轨道征
   E. 出芽征
   F. 空泡征

（4~6 题共用题干）

患者，男性，31 岁。寒战、高热、咳嗽、气促 4 天。4 天前受凉后突然出现寒战、高热，体温 40℃，以午后、晚间为重，咳嗽，咳暗红色血痰，右侧胸痛，深吸气及咳嗽时加重，伴气促。右上肺叩诊浊音，语颤增强，可闻及支气管呼吸音。血白细胞 19×10^9/L，中性粒细胞 0.9。

4. 针对上述临床症状及体征，最可能的诊断是
   A. 大叶性肺炎
   B. 小叶性肺炎
   C. 支原体肺炎
   D. 外源性变应性肺泡炎
   E. 金黄色葡萄球菌肺炎
5. 首选的影像学检查是
   A. CT
   B. B 超
   C. 胸部平片
   D. MRI
   E. 支气管碘油造影
6. 病变在 X 线下最可能的表现为
   A. 呈片状或三角形致密影，致密影内可见支气管充气征
   B. 呈斑片状模糊致密影，密度不均
   C. 呈网状及小斑片状影
   D. 呈浓密的团块状影
   E. 呈局限性斑片状阴影

（7~9 题共用题干）

患儿，男，4 岁。发热、咳嗽、咳痰 1 天。查体：双肺可闻及湿啰音。X 线平片如图所示。

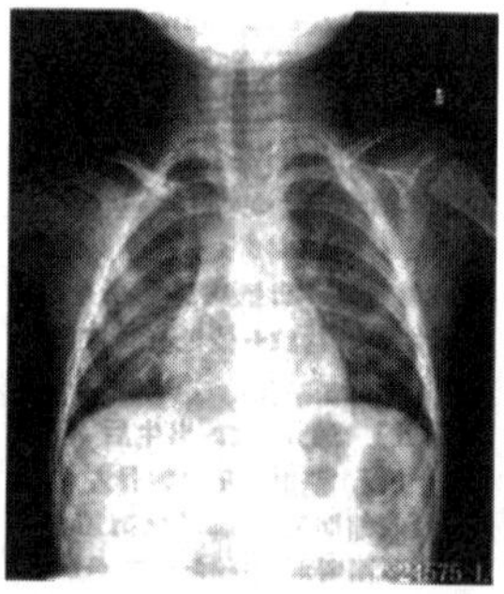

7. 最可能的诊断是
   A. 大叶性肺炎
   B. 血行播散型肺结核
   C. 外源性变应性肺泡炎
   D. 小叶性肺炎
   E. 原发综合征

F. 以上都不是

8. 不是该种病的诊断要点的是

A. 好发于两中下肺的内、中带

B. 小片状实变影周围会合并阻塞性肺气肿或小叶肺不张

C. 细菌、病毒及真菌均可引起小叶性肺炎

D. 病灶沿支气管分布

E. 多见于婴幼儿及年老体弱者

F. 以上均不是

9. 不好发于儿童的是

A. 小叶性肺炎

B. 支原体肺炎

C. 原发性综合征

D. 视网膜母细胞瘤

E. 外源性变应性肺泡炎

F. 间质性肺炎

(10~12 题共用题干)

患者，男性，43 岁。受凉后寒战、高热 1 周，咳大量脓痰。X 线平片如图所示。

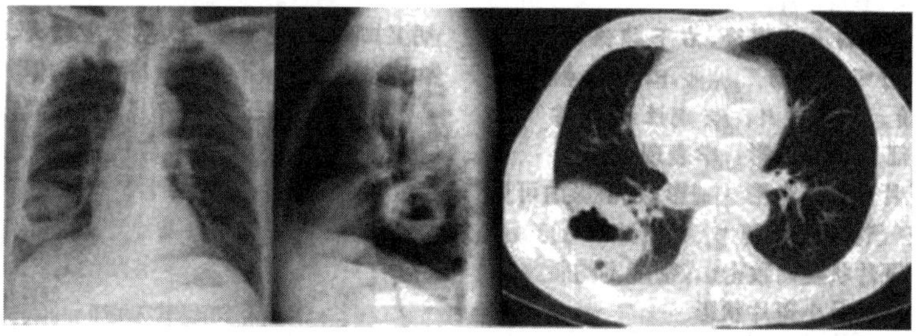

10. 最可能的诊断是

A. 肺脓肿

B. 肺癌

C. 炎性假瘤

D. 肺结核

E. 转移瘤

F. 肺不张

11. 诊断该病最可靠的 X 线征象为

A. 厚壁空洞

B. 卫星病灶

C. 发生于右肺下叶

D. 空洞壁不规则

E. 空洞内气液平面

F. 病灶呈类圆形

12. 该病例空洞洞壁组成成分是

A. 肉芽组织

B. 血管组织

C. 纤维组织

D. 脂肪组织

E. 肉芽组织+纤维组织

F. 肉芽组织+血管组织

（13~15题共用题干）

患者，男性，34岁。畏寒，发热，胸痛，食欲缺乏10天，体温最高时为40℃，伴有咳嗽、咳黏液痰，无咯血，今晨突然咳出大量脓臭痰及坏死组织，痰量约350ml，体温降至37.8℃，全身毒性症状减轻。查体：肺部叩诊浊音，可闻及湿啰音及胸膜摩擦音。

13. 此病例最可能的诊断是
   A. 肺脓肿
   B. 缩窄性心包炎
   C. 胸腔积液
   D. 大叶性肺炎
   E. 肺梗死
14. 该病若确诊，其X线表现应是
   A. 肺内见大小结节影，支气管血管束扭曲、聚拢或变形，支气管扩张等
   B. 两肺多发或单发的球形病灶，其周围见刺状突起及与胸膜的条索影
   C. 致密的炎症阴影中出现透亮区，其中可见气液平面，可呈多发空洞，周边有渗出表现
   D. 肺纹理增强、网状及小结节状影、肺气肿，肺门区有时可见“袖口征”
   E. 肺内单发或多发的球形病灶，可出现厚壁或薄壁空洞
15. 该病最有效的治疗方法是
   A. 抗感染治疗
   B. B超引导下胸腔穿刺引流
   C. 透视下胸腔穿刺引流
   D. 抗感染治疗+B超引导下胸腔穿刺引流
   E. 以上都不是

（16~18题共用题干）

患者，女性，28岁。低热、乏力半个月，咳嗽，痰中带血，CT示右肺下叶一不规则高密度影，边界不清，其中见空洞，周围可见小斑点状卫星灶，红细胞沉降率50mm/h。

16. 最可能的诊断是
   A. 右下肺炎
   B. 右下肺癌
   C. 右下肺结核
   D. 右下肺脓肿
   E. 右下肺囊肿
17. 一般来说，该病的好发部位是
   A. 右肺上叶前段
   B. 右肺中叶
   C. 右肺下叶后底段
   D. 右肺上叶尖后段
   E. 右肺下叶前底段
18. 下列检查对诊断最有意义的是
   A. 痰抗酸杆菌检查
   B. 血常规
   C. 痰细菌培养
   D. 红细胞沉降率

E. 纤维支气管镜

（19~21 题共用题干）

患者，女性，33 岁。受凉后发热、咳嗽、胸痛约 10 天，经青霉素、链霉素治疗后体温下降，胸痛缓解，但出现低热、乏力、背胀、胸痛。查体：左中下肺野叩浊音，呼吸音消失。血白细胞 $10.6\times10^9/L$，中性粒细胞 0.76。胸片示左下肺大片密度增高阴影，遮盖左膈肌影。

19. 此病例最可能诊断为
    A. 迁徙性肺炎　　B. 脓胸
    C. 胸膜增厚　　D. 胸膜间皮瘤
    E. 结核性胸膜炎
20. 还需要辅助诊断的检查是
    A. 抽胸腔积液送检　　B. B 超
    C. CT　　D. 心电图（EKG）
    E. ESR
21. 该患者抽液时突感头晕、胸闷、四肢发凉、心悸。下列处理最合适的是
    A. 停止抽液，给氧　　B. 平卧，观察血压
    C. 立即皮下注射 0.1%肾上腺素 0.5ml　　D. 静脉输液
    E. 用强心剂

（22~27 题共用题干）

患者，女性，20 岁。低热，盗汗，乏力，咳嗽 1 个月余。

22. CT 检查如图，最可能的诊断是

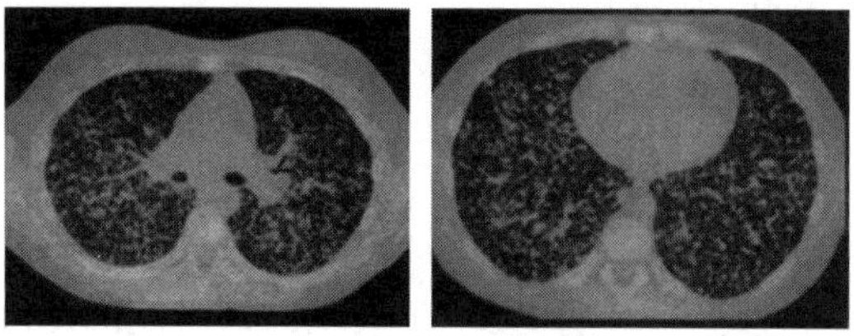

    A. 间质性肺炎
    B. 弥漫型肺癌
    C. 血行播散型肺结核
    D. 硅沉着病
    E. 大叶性肺炎
23. 关于该病急性期的说法中，不正确的是
    A. 肺内阴影与临床症状出现时间大致相同　　B. 病灶为渗出性或增殖性
    C. “三均匀”是其特点　　D. 大多数病灶吸收约需 16 个月
    E. X 线阴影的改善晚于临床症状改善
24. 肺内网状、蜂窝状阴影不可见于
    A. 肺尘埃沉着病　　B. 间质纤维化

C. 间质性肺炎
D. 急性血行播散型肺结核
E. 含铁血黄素沉着症

（25~26题共用题干）

患者，男性，71岁。咳嗽月余，CT检查发现右肺上叶2.0cm×2.5cm大小结节灶，无分叶，病灶中心可见钙化，病灶远端可见沿支气管血管束分布的小结节影，增强扫描病灶无明显强化。腔静脉后可见1.0cm×1.1cm大小环样强化淋巴结。

25. 最可能的诊断为
A. 肺结核
B. 周围型肺癌
C. 错构瘤
D. 炎性假瘤
E. 肺脓肿

26. 为明确诊断应首先进行
A. 纤维支气管镜活检
B. MRI检查
C. 询问病史、症状，并行血常规、ESR、PPD等检查
D. 抗感染治疗后复查
E. 抗结核治疗后复查

（27~30题共用题干）

患者，男性，23岁。咳嗽，咯血近1周，午后低热1个月余，CT检查如图。

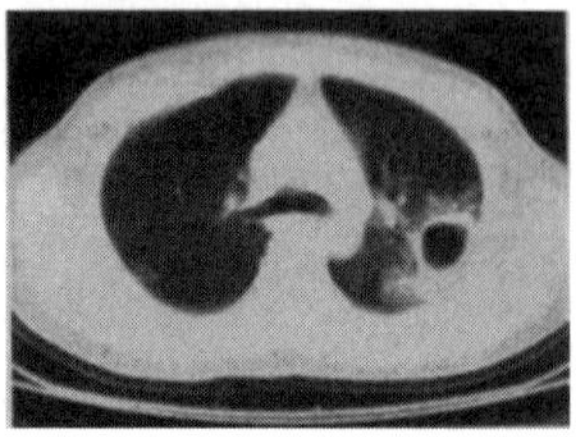

27. 患者左侧肺部基本病变为
A. 肺脓肿
B. 钙化
C. 增殖性病变
D. 空洞
E. 积液

28. 根据患者病史及CT表现，最可能的诊断是
A. 畸胎瘤
B. 双上肺结核
C. 液气胸
D. 肺大疱
E. 肺炎

29. 根据影像学表现，该病最应该与下列哪种疾病鉴别
A. 畸胎瘤
B. 肺结核
C. 肺脓肿
D. 支气管扩张
E. 肺大疱

30. 为进一步明确诊断，还需行的检查是
A. 痰找结核分枝杆菌
B. 痰找癌细胞
C. 超声
D. 磁共振
E. ECT

四 X型题

1. 病灶密度均匀、边缘模糊影见于
A. 干酪性肺炎
B. 支原体肺炎
C. 肺脓肿早期
D. 硅沉着病晚期
E. 大叶性肺炎
2. 小叶性肺炎的 CT 表现包括
A. 大小不同的结节状及片状阴影，边缘模糊
B. 多个小片状阴影可融合成大片状
C. 有时在小片状影之间可见到 1~2cm 的类圆形透亮阴影
D. 透亮阴影是小叶支气管部分阻塞引起的小叶性过度充气
E. 两肺中下部支气管血管束增粗
3. 大叶性肺炎的 CT 征象是
A. 病变呈大叶性或肺段性分布
B. 病变中可见空气支气管征
C. 病变密度不均匀
D. 实变的肺叶体积通常与正常时相等
E. 消散期病变呈散在的、大小不一的斑片状影
4. 大叶性肺炎典型的病理变化分期包括
A. 充血期
B. 红色肝样变期
C. 灰色肝样变期
D. 机化期
E. 消散期
5. 下列疾病能在胸片上看到“空气支气管征”的是
A. 细支气管肺泡癌
B. 大叶性肺炎
C. 阻塞性肺炎
D. 肺泡性肺水肿
E. 肺出血
6. 关于小叶性肺炎，下列说法正确的是
A. 可形成空洞
B. 病灶经治疗后可完全消散
C. 可有肺不张
D. 可有肺气肿
E. 斑片状阴影沿肺纹理走行，多分布于双肺上叶
7. 细菌性肝脓肿的主要感染途径包括
A. 胆道
B. 肠系膜上静脉

C. 肝总动脉

D. 下腔静脉

E. 直接蔓延

8. 肺纹理聚拢见于

A. 肺结核

B. 支气管扩张

C. 阻塞性肺气肿

D. 胸腔积液

E. 肺不张

9. 结核发病与转归过程中，主要涉及的免疫机制有

A. 免疫反应

B. Ⅰ型超敏反应

C. Ⅱ型超敏反应

D. Ⅲ型超敏反应

E. Ⅳ型超敏反应

10. 下列关于肺结核的概念，正确的是

A. 原发型肺结核只见于婴幼儿

B. 肺结核空洞多位于肺上叶

C. 肺门淋巴结肿大，常为双侧对称性

D. 结核球属Ⅱ型肺结核

E. Ⅲ型肺结核可有垂柳状肺纹理

11. 肺结核的全身中毒症状有

A. 盗汗

B. 咯血

C. 低热

D. 乏力

E. 咳嗽

12. 肺结核病可以见到的空洞为

A. 厚壁空洞

B. 薄壁空洞

C. 虫蚀样空洞

D. 空洞内有球形内容物

E. 偏心性空洞

13. 继发型肺结核可以见到的基本病变为

A. 弥漫性病灶

B. 增殖性病灶

C. 干酪性病灶

D. 纤维性病灶

E. 肿瘤样病灶

14. 急性血行播散型肺结核的 X 线表现为

A. 发病初期 X 线片阴性

B. 分布均匀

C. 大小不等

D. 大小一致

E. 密度相近

15. 肺结核应与哪种疾病鉴别

A. 周围型肺癌

B. 真菌感染

C. 大叶性肺炎

D. 细支气管肺泡癌

E. 肺脓肿

16. 肺结核的基本病变包括
A. 纤维化和钙化　　B. 空洞
C. 干酪样病变　　D. 水肿
E. 增殖

17. 肺结核病的主要诊断依据包括
A. 临床症状　　B. 痰检
C. 胸部 X 线检查　　D. CT 检查
E. 超声检查

18. 肺结核空洞与肺脓肿的鉴别诊断，包括
A. 多数空洞壁较薄，内外缘较清楚
B. 无明显急性炎症症状
C. 空洞内一般无液体，或仅有浅小的液平面
D. 短期治疗观察无变化
E. 空洞周围多有小结节或斑点状卫星病灶，其他肺野可有播散病灶

19. 与周围型肺癌相比，结核球的 CT 特点可为
A. 无包膜　　B. 边缘弧形钙化
C. 边缘光整或有尖角状牵引外突　　D. 可见卫星病灶
E. 伴有明显的胸膜增厚

20. 关于继发型肺结核，下列说法正确的是
A. 在我国分类法中属于Ⅵ型
B. 好发于肺尖区、上叶尖后段及下叶背段
C. 病变形式多样，其中包括干酪性肺炎、结核性空洞、支气管播散性结核、结核球、慢性纤维空洞型结核等
D. 该型是成年组多见的结核，均是内源性感染
E. 肺内已经静止的结核病灶，不会引起继发型肺结核

21. 结核病的病理改变包括
A. 渗出　　B. 增殖
C. 液化性坏死　　D. 纤维化
E. 钙化

22. 下列疾病常有胸腔积液征象的是
A. 系统性硬皮病　　B. 肺结核
C. 结节病　　D. 乳腺癌转移
E. 淋巴管肌瘤病

23. 结核病的分类包括

A. 继发型肺结核（Ⅲ型）
B. 结核性胸膜炎（Ⅳ型）
C. 血行播散型肺结核（Ⅱ型）
D. 其他肺外结核（Ⅴ型）
E. 原发型肺结核（Ⅰ型）

24. 双肺多发的钙化可见于
A. 肺结核
B. 硅沉着病
C. 骨肉瘤肺内转移
D. 肺组织胞浆菌病
E. 肺梗死

五 案例分析题

（1~5 题共用题干）

患儿，男，14 岁。咳嗽，咳铁锈色痰，胸闷，胸痛 3 天。实验室检查：白细胞 1.3×10^9，红细胞沉降率 18mm/h。

1. 该患儿应进行的检查有
A. X 线平片
B. CT
C. MRI
D. US
E. ECT

2. 患儿行胸片正侧位检查，胸片图像表现如图。该患儿应首先考虑

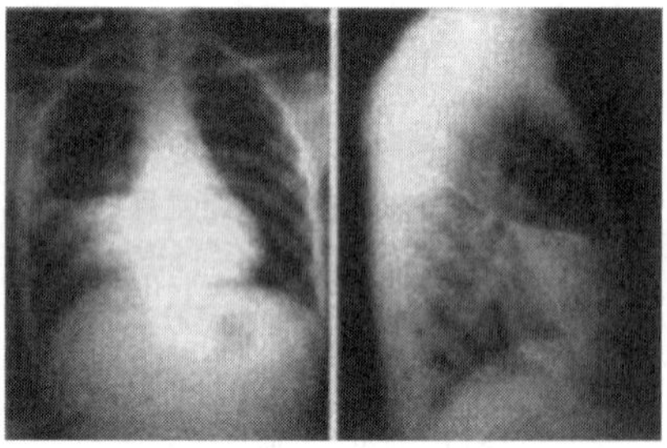

A. 右肺中叶大叶性肺炎
B. 右肺中叶肺癌
C. 右肺中叶支气管扩张
D. 右肺中叶结核
E. 右肺中叶腺瘤

3. 多长时间为病变的消散期
A. 1~2 天
B. 3~4 天
C. 5~6 天
D. 7~10 天
E. 10~15 天

4. 复查时需要做的检查有
A. X 线平片
B. CT
C. MRI
D. DSA
E. ECT

5. 典型病理变化分期有
A. 充血期
B. 红色肝变期
C. 灰色肝变期
D. 模糊期

E. 吸收期

（6~8 题共用题干）

患者，女性，39 岁。以右下肢挤压伤入院，3 日前突发高热、寒战、咳嗽，血白细胞 2.0×10^9/L，胸片如图。

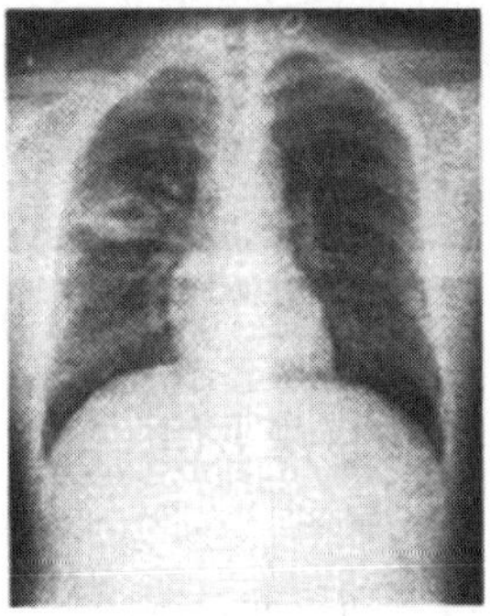

6. 以下最可能的诊断为
   A. 周围型肺癌
   B. 支气管扩张
   C. 肺栓塞
   D. 肺泡蛋白沉积症
   E. 肺结核
   F. 急性肺脓肿
7. 为进一步了解病灶性质，行胸部 CT 扫描如图，则图中支持肺脓肿诊断的 CT 征象包括

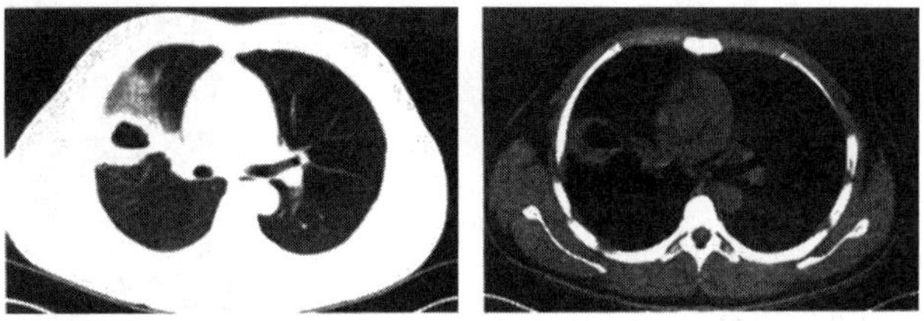

   A. 厚壁空洞，内壁较光整
   B. 支气管充气征
   C. 气液平面
   D. 少量胸腔积液
   E. 周围局限性肺气肿
8. 可用于治疗后复查的影像检查方法为
   A. 全身核素扫描
   B. 胸部 CT
   C. 肺核素灌注扫描
   D. 胸部 MRI
   E. X 线胸片
   F. 超声成像

（9~11 题共用题干）

患者，女性，26 岁，轻咳 2 个月，有盗汗。胸片如图。

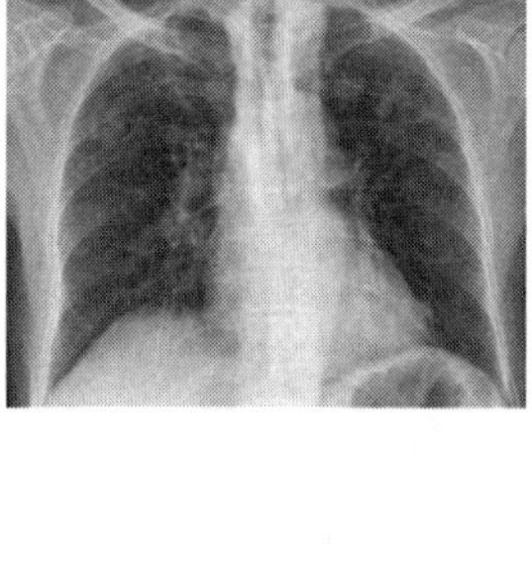

9. 本例最可能的诊断为
   A. 外源性变应性肺泡炎
   B. 嗜酸性肉芽肿
   C. 支气管扩张
   D. 肺隔离症
   E. 肺结核
10. 下列检查中可确诊本病的是

A. 痰细菌培养　　B. 痰结核分枝杆菌检查
C. 克韦姆（Kveim）试验　　D. 红细胞沉降率
E. 血常规

11. 此病的分型为
A. Ⅰ　　B. Ⅱ
C. Ⅲ　　D. Ⅳ
E. Ⅵ

（12～14 题共用题干）

患者，男性，53 岁。咳嗽、咳痰、晨起和下午低热 1 个月。患者有糖尿病史。查体：右下肺可闻及湿啰音。白细胞 15×10^9/L，抗感染治疗效果不佳。胸部 CT 如图所示。

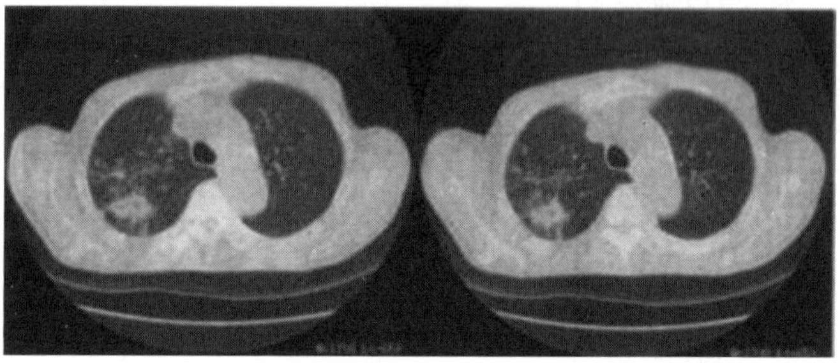

12. 本病例最有可能是
A. 肺脓肿
B. 肺癌
C. 炎性假瘤
D. 肺结核
E. 转移瘤
F. 肺炎

13. 本病例哪些 CT 征象支持该诊断
A. 病变发生于右肺上叶　　B. 分叶征
C. 发生于右肺　　D. 毛刺征
E. 卫星病灶　　F. 病灶超过 5mm

14. 关于该病的化疗原则是
A. 早期、联合、足量、间断、全程　　B. 早期、单用、足量、持续、全程
C. 早期、联合、适量、持续、全程　　D. 早期、联合、足量、规律、全程
E. 早期、联合、适量、规律、全程　　F. 早期、联合、规律、大量、全程

（15～20 题共用题干）

患者，男性，19 岁。主因最近感到疲劳、无力 1 周，偶有咳嗽，无痰，否认外地旅游、居住史，职业性粉尘接触。

15. 该患者首先需要进行的检查有
A. 拍胸部 X 线平片　　B. 透视
C. 血常规　　D. MRI
E. 超声

16. 患者化验血常规白细胞 $7.2\times10^9/L$；透视发现肺野透光度低，以左肺上叶明显，而后拍胸部 X 线平片，如图所示。可能的疾病是

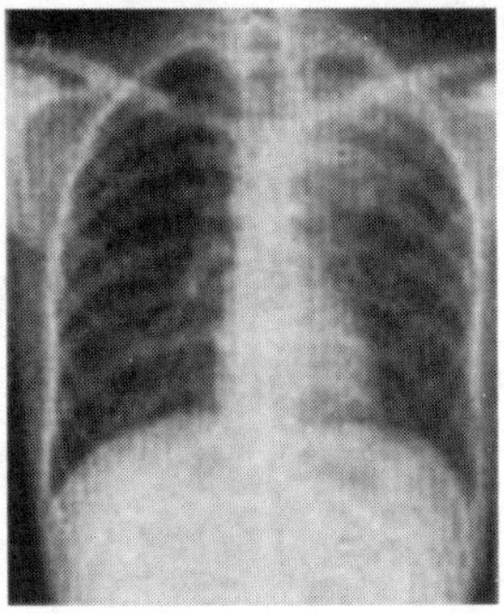

A. 结节病
B. 血行播散型肺结核
C. 外源性变应性肺泡炎
D. 肺尘埃沉着病
E. 肺转移瘤

17. 还应该做的检查有
A. 红细胞沉降率
B. 结核菌素试验
C. 抗核抗体检查
D. 痰检
E. CT

18. 诊断该病的诊断要点有
A. 透视所见
B. 胸片：两肺内弥漫分布小结节影，具备大小一致、密度均匀、形态一致的特点
C. 临床上表现：最近感到疲劳、无力 1 周，偶有咳嗽，无痰
D. 在校学生，无外地旅游、居住史，无职业性粉尘接触
E. 两侧胸腔积液

19. 若患者合并吐脓痰、高热，可能合并
A. 细支气管肺炎
B. 肺脓肿
C. 大叶性肺炎
D. 支气管肺泡癌
E. 脓胸

20. 还需要做的检查有
A. 复查胸部 X 线平片
B. 必要时 CT 检查
C. 实验室检查：血常规、红细胞沉降率
D. 痰检加药敏试验
E. 不能诊断时可以试行经导管栓塞术

参考答案与解析

一、A1 型题

1. E【解析】大叶性肺炎的病理分期：①充血期。②红色肝样变期。③灰色肝样变期。④消散期。

2. B【解析】大叶性肺炎实变期一般出现在发病后 2~3 天。

3. A【解析】大叶性肺炎好发于青壮年，冬春多见。

4. D【解析】大叶性肺炎的蔓延途径是肺泡孔。

5. A【解析】大叶性肺炎实变影呈大叶性分布，其 X 线表现与病理分期有关：充血期表现为病变区肺纹理增强；实变期表现为形态不同（与累及的部位及范围有关）的较均匀的致密实变影，形态与肺叶轮廓相符，在叶间裂处边缘清晰，有时可见支气管充气征；消散期表现为“三均匀”的斑片影或少量条索影。

6. B【解析】大叶性肺炎的早期，即充血期，X 线检查可无阳性发现，或只表现为病变区肺纹理增多，选项 B 错误。

7. A【解析】大叶性肺炎的 CT 征象主要是病变呈大叶性或肺段性分布，病变中可见空气支气管征，病变边缘被胸膜所局限且平直，实变的肺叶体积通常与正常时相等，消散期病变呈散在的、大小不一的斑片状阴影，进一步吸收仅见条索状阴影或病灶完全消失。

8. C【解析】参见 A1 型题第 5 题解析。

9. D【解析】大叶性肺炎可累及一个或多个肺叶、肺段。

10. E【解析】上叶大叶性肺炎吸收期主要需与肺结核进行鉴别诊断。

11. E【解析】参见 A1 型题第 7 题解析，选项 E 错误。

12. A【解析】小叶性肺炎又称支气管肺炎，炎症可累及细支气管、终末细支气管及其远端肺泡，常由化脓性链球菌引起，多发于婴幼儿及年老体弱者。肺泡内的纤维素渗出性炎症是指大叶性肺炎。

13. C【解析】小叶性肺炎发病开始后 12 小时内，往往没有明显的 X 线征象。

14. A【解析】小叶性肺炎发生在小儿，主要表现为两肺中下部内中带沿肺纹理分布的病变。

15. D【解析】婴幼儿间质性肺炎最重要的病理改变是肺气肿，这是由于支气管炎症阻塞时，相邻肺野出现代偿性肺气肿，经治疗后可恢复正常。

16. B【解析】间质性肺炎的 X 线表现：①两肺门及中下肺野纹理增粗、模糊，并可见网状及小斑片状影。②细支气管部分阻塞可伴有弥散性肺气肿。③肺门周围间质内炎性浸润可使肺门密度增高、轮廓模糊、结构不清。

17. B【解析】慢性肺脓肿的 X 线表现为空洞外围因急性炎症吸收变得清晰，内壁光滑清晰，可有液面，空洞有时不规则或多房状。

18~19 B、B【解析】肺脓肿的 X 线表现：①在急性化脓性肺炎阶段，肺内出现大片致密影，边缘模糊，密度较均匀。②病变中心组织发生坏死液化后，则在致密的病变区中出现含有液平面的空洞，壁内缘可光滑或略不规整。③慢性肺脓肿，周围炎性浸润大部吸收，纤维结缔组织增生，表现为洞壁较厚的空洞，可有或无液平面，周围有紊乱的条索状及斑片状阴影。④血源性肺脓肿表现为两肺多发类圆形致密影，以外围较多，病变中心可有小空洞形成，也可有液平面。⑤继发于膈下脓肿或肝脓肿的肺脓肿，表现为患侧膈升高，运动受限，膈上肺叶内有大片致密影，其中可见含有液平面的空洞，多伴有胸膜肥厚。

20. D【解析】肺脓肿感染途径：①吸入性，最常见。②血源性。③附近器官感染直接蔓延。

21~22 B、E【解析】参见A1型题第18~19题解析。

23. E【解析】慢性肺脓肿空洞可以为圆形、椭圆形、不规则形及多房性。

24. B【解析】肺脓肿早期为化脓性肺炎，继而发生坏死、液化和脓肿形成。

25. E【解析】痰结核分枝杆菌阳性是诊断肺结核最可靠的依据。

26. C【解析】成人最常见的肺结核类型为继发型肺结核。

27. A【解析】肺结核最易引起胸膜改变。

28. C【解析】肺结核的空洞可以为：①薄壁空洞。②厚壁空洞。③张力空洞。④虫蚀样空洞。

29. B【解析】急性血行播散型肺结核的X线表现为两肺弥漫分布的粟粒状影，粟粒大小为1~3mm，边缘较清晰。典型征象表现为“三均匀”，即分布均匀、大小均匀和密度均匀。

30. E【解析】肺结核的病理变化如下。①渗出：浆液性或纤维素性肺泡炎。②增殖：结核结节肉芽肿。③变质：干酪性坏死、空洞。

31. C【解析】典型的血行播散型肺结核胸片特点是两肺肺尖至肺底见弥漫性、大小一致、密度相似、分布均匀的针尖大小阴影，境界欠清。

32. E【解析】原发型肺结核典型呈“哑铃”状表现。①原发浸润灶：邻近胸膜处的肺内原发病灶，多位于中上肺野，呈圆形、类圆形或局限性斑片影。②淋巴管炎：为自原发病灶向肺门走行的不规则条索状影。③肺门、纵隔淋巴结增大：表现为肺门影增大或纵隔淋巴结增大，并突向肺野。

33. E【解析】肺结核X线影像基本表现有：①云雾状、斑片状、粟粒状的渗出性病变。②斑点、条索、结节状密度较高的增殖性、纤维性病变和边缘锐利清晰的钙化影。③薄壁、厚壁、虫蚀样空洞性病变。④胸膜渗出液、胸膜增厚与粘连。

34. C【解析】痰菌阳性表明其病灶是开放性的，具有传染性。

35. D【解析】纤维空洞性肺结核的影像学表现如下。①纤维空洞：以上中肺野常见，壁厚，内壁光整。②空洞周围改变：可见大片渗出和干酪样病变，亦可见不同程度的钙化或大量纤维化病灶。③肺叶变形：病变肺叶收缩，常见患侧肺门上提，肺纹理紊乱，呈“垂柳状”。④代偿性肺气肿：无病变肺常呈代偿性肺气肿表现。⑤胸膜肥厚及粘连。⑥纵隔向患侧移位。

36. B【解析】云絮状模糊阴影属于肺结核渗出性病灶，选项B错误。

37. A【解析】亚急性、慢性血行播散型肺结核X线表现为双肺上、中野粟粒状或较粟粒更大的小结节影，其大小不一、密度不等、分布不均。

38. D【解析】参见 A1 型题第 32 题解析。

39. B【解析】血行播散型肺结核发病 1~2 周内，临床症状明显，X 线表现仍可为阴性。

40. C【解析】浸润性肺结核的影像学表现：①限性斑片影，见于两肺上叶尖段、后段和下叶背段。②大叶性干酪性肺炎，为一个肺段或肺呈大片致密性实变，其内可见不规则的“虫蚀样”空洞，边缘模糊。③增殖性病变，呈斑点状影，边缘较清晰，排列成“梅花瓣”状或“树芽征”，为结核病的较典型表现。④结核球：为圆形、椭圆形影，大小 0.5~4.0cm 不等，多为 2~3cm，边缘清晰，轮廓光滑，偶有分叶，密度较高，内部可见斑点、层状或环状钙化；结核球周围常见散在的纤维增殖性病灶，称“卫星灶”；增强 CT 上，结核球常不强化或呈边缘轻度环状强化。⑤结核性空洞：空洞壁薄，壁内、外缘较光滑，周围可有不同性质的“卫星灶”。⑥支气管播散病变：结核空洞干酪样物质经引流支气管排出，引起同侧或对侧肺野的支气管播散，表现为沿支气管分布的斑片状影或“树芽征”。⑦肺间质改变：少数患者以累及肺间质结构为主，薄层高分辨率重组 CT 上表现为小叶内细网状线影、微结节、“树芽征”、磨玻璃样密度影、小叶间隔增厚和气道壁增厚等。⑧硬结钙化或索条影提示病灶愈合。

41. E【解析】肺结核的愈合方式有以下几种。①吸收（消散）：渗出性病变因肺组织结构未破坏可完全吸收（消散）而痊愈。②纤维化：病变吸收过程中伴纤维组织增生，嗜银成纤维细胞显著增多并发生胶原纤维化，最后形成条索状或星芒状瘢痕而愈合。③钙化：指干酪样坏死性结核时，当机体抵抗力增强，病灶中结核分枝杆菌低下，繁殖力减弱时，碳酸钙和磷酸钙沉积于坏死灶内，病灶失水、干燥而形成钙化。④形成纤维干酪灶：较大干酪样病变不易完全吸收或纤维化、钙化，而是由灶周增生的纤维与肉芽组织包绕，形成纤维干酪灶，较大的成为结核瘤，虽可长期稳定，但病灶内可长期有静止或冬眠状态的结核分枝杆菌存活，而药物难以渗透至病灶内发挥杀灭细菌的作用，成为复燃的根源。⑤空洞愈合：空洞形成是干酪样坏死病变液化后排空所致，其愈合可由周围纤维增生并渐收缩而使之闭合；亦可因与空洞相通的支气管阻塞，洞内空气吸收，使洞壁纤维化与坏死组织而闭合。此种愈合并不可靠，其内常有结核分枝杆菌长期生存，空洞内壁有支气管上皮延伸被覆，称净化空洞或开放愈合。

42. D【解析】急性血行播散型肺结核的 X 线表现：①早期仅见肺野呈毛玻璃样密度增高。②典型者病灶大小、密度、分布均匀，称“三均匀”。③可融合成较大病灶。④治疗后可吸收。

43. E【解析】小叶性肺炎的 X 线表现：①病变多在两肺中、下野的内、中带。②肺纹理增多、增粗、模糊。③沿肺纹理分布的斑片状模糊致密影，密度不均。④密集的病变可融合成较大的片状。

44. E【解析】肺结核患者可见到的病理 X 线征象包括增殖性改变、纤维性改变、钙化性改变、空洞性改变及渗出性改变。

45. B【解析】肺结核转归为肺硬化的主要病理基础为纤维化。

二、A2 型题

1. B【解析】参见 A1 型题第 5 题解析。

2. B【解析】参见 A1 型题第 16 题解析。

3~5 C、B、E【解析】参见 A1 型题第 18~19 题解析。

6. E【解析】参见 A1 型题第 29 题解析。

7. A【解析】参见 A1 型题第 32 题解析。

8. D【解析】结核性胸膜炎的影像学表现为不同程度的胸腔积液表现；慢性者可见胸膜广泛或局限性增厚，有时伴胸膜钙化。。

9. C【解析】参见 A1 型题第 40 题解析。

三、A3/A4 型题

1. E【解析】参见 A1 型题第 5 题解析。

2. C【解析】大叶性肺炎红色肝样变期：肺大体切面呈红色肝样，因肺泡内充有大量红细胞和纤维蛋白等渗出物所致。

3~4 B、A【解析】参见 A1 型题第 5 题解析。

5. C【解析】大叶性肺炎首选胸部平片检查。

6. A【解析】参见 A1 型题第 5 题解析。

7. D【解析】参见 A1 型题第 43 题解析。

8. F【解析】参见 A1 型题第 12 题解析，选项 F 错误。

9. E【解析】外源性变应性肺泡炎是一种较为常见的疾病，好发于青壮年，选项 E 错误。

10~11 A、E【解析】参见 A1 型题第 18~19 题解析。

12. E【解析】肺脓肿空洞洞壁由肉芽组织和纤维组织组成。

13. A【解析】肺脓肿的临床表现：起病急骤，有寒战、高热、胸痛等全身中毒症状；咳嗽逐渐加重，可咳大量脓臭痰，血中白细胞计数明显增多。慢性肺脓肿时，患者常表现为咳嗽、咳脓痰和血痰，不规则发热伴贫血和消瘦等，并可有杵状指（趾）。

14. C【解析】参见 A1 型题第 18~19 题解析。

15. D【解析】B 超引导下经皮穿刺肺脓肿引流创伤小、成功率高，能使脓液迅速吸收，缩短病程、疗效好、并发症少，并可抽取脓液做细菌培养及局部用药，是治疗肺脓肿较为理想的方法。

16. C【解析】肺结核的临床表现不一，可有低热、盗汗、乏力、消瘦、食欲缺乏、咳嗽、咯血、胸痛和气促等表现。急性播散者可有高热、寒战、咳嗽、昏迷和神志不清等全身中毒症状。

17. D【解析】右下肺结核好发于右肺上叶尖后段。

18. A【解析】临床上一般认为抗酸杆菌阳性即表示结核分枝杆菌感染，最具有诊断意义。

19. E【解析】结合患者症状体征及胸片结果，考虑为结核性胸膜炎。

20. A【解析】结核性胸膜炎伴胸腔积液，可抽胸腔积液送检明确诊断。

21. B【解析】结核性胸膜炎抽液时出现胸膜反应（头晕、冷汗、心悸、面色苍白、脉细、四肢发凉），应立即停止抽液，平卧，必要时 0.1%肾上腺素 0.5ml 皮下注射，密切观察病情，注意血压，防止休克。

22. C【解析】CT 上两肺呈弥漫性粟粒性结节状密度增高影，有典型的三均匀征象，即分布、大小、密度均匀，并有结核中毒症状，可诊断为血行播散型肺结核。

23. A【解析】肺内阴影与临床症状出现时间不同，选项 A 错误。

24. D【解析】参见 A3/A4 型题第 22 题解析，选项 D 错误。

25. A【解析】结合患者症状体征及影像学表现，考虑为肺结核。

26. C【解析】为明确肺结核诊断，首先应进行询问病史、症状，并行血常规、ESR、PPD 等检查。

27. D【解析】患者左侧的基本病变表现为空洞。

28. B【解析】患者咳嗽、咯血，CT 显示肺内有空洞，最可能的诊断是肺结核。

29. C【解析】根据影像学表现，肺结核最应该与肺脓肿相鉴别。

30. A【解析】痰结核分枝杆菌阳性是诊断肺结核最可靠的依据。

四、X 型题

1. ABCE【解析】硅沉着病晚期呈长条形、椭圆形或类圆形，边缘清楚有钙化，病灶内密度不均匀，有不规则的钙斑，选项 D 错误。

2. ABCDE【解析】小叶性肺炎的 CT 表现：①两肺中下部支气管血管束增粗。②大小不同的结节状及片状阴影，边缘模糊。③多个小片状阴影可融合成大片状。④有时在小片状影之间可见到 1~2cm 的类圆形透亮阴影，为小叶支气管部分阻塞引起的小叶性过度充气。

3. ABDE【解析】参见 A1 型题第 7 题解析。

4. ABCE【解析】参见 A1 型题第 1 题解析。

5. ABDE【解析】细支气管肺泡癌、大叶性肺炎、肺泡性肺水肿及肺出血均能在胸片上看到“空气支气管征”。

6. ABCD【解析】小叶性肺炎病变多在两肺中、下叶，选项 E 错误。

7. ABCE【解析】全身或肝邻近器官化脓感染的细菌及其脓毒栓子，可通过门静脉、肝动脉、胆道扩散或直接侵犯等途径到达肝脏，引起局限性化脓性炎症，形成细菌性肝脓肿。

8. ABDE【解析】肺纹理聚拢见于肺结核、支气管扩张、胸腔积液及肺不张。

9. AE【解析】结核发病与转归过程中，主要涉及的免疫机制有免疫反应及Ⅳ型超敏反应。

10. BE【解析】原发型肺结核多见于儿童，青年和成人有时亦可见，选项 A 错误。肺门淋巴结肿大，常为单侧疾病，选项 C 错误。结核球属于Ⅴ型肺结核，选项 D 错误。

11. ACD【解析】肺结核全身中毒症状：低热、盗汗、消瘦、乏力等。

12. ABCD【解析】肺结核病可以见到厚壁空洞、薄壁空洞、虫蚀样空洞及空洞内有球形内容物。

13. BCDE【解析】继发型肺结核可以见到增殖性、干酪性、纤维性及肿瘤样病灶。

14. ABDE【解析】参见 A1 型题第 29 题解析。

15. ACDE【解析】肺结核的鉴别诊断：周围型肺癌、大叶性肺炎、细支气管肺泡癌、肺脓肿。

16. ABCE【解析】参见 A1 型题第 30 题解析。

17. ABCD【解析】临床表现、X 线检查及 CT 检查可作为诊断评价的依据，诊断有赖于结核菌素皮肤试验的结果和痰中检查结核分枝杆菌。

18. ABCDE【解析】与肺脓肿相比，肺结核空洞无明显急性炎症症状；多数空洞壁较薄，内外缘较清楚；空洞内一般无液体，或仅有浅小的液平面；空洞周围多有小结节或斑点状卫星病灶，其他肺野可有播散病灶；空洞与肺门之间常可见轨道样引流支气管；短期治疗观察无变化。

19. BCDE【解析】结核球为圆形、椭圆形影，大小 0.5~4.0cm 不等，多为 2~3cm，边缘清晰，轮廓光滑，偶有分叶，密度较高，内部可见斑点、层状或环状钙化；结核球周围常见散在的纤维增殖性病灶，称“卫星灶”；增强 CT 上，结核球常不强化或呈边缘轻度环状强化。

20. BD【解析】继发型肺结核在我国分类法中属于Ⅲ型，选项 A 错误。继发型肺结核是成年组多见的结核，多为内源性感染，好发于肺尖区、上叶尖后段及下叶背段，病变形式多样，肺内已经静止的结核病灶，在机体抵抗力降低时可重新活动，引起新的病灶。

21. ABDE【解析】参见 A1 型题第 30 题解析。

22. BDE【解析】胸腔积液临床常见，肺、胸膜和肺外疾病均可引起。肺结核和乳腺癌转移会使胸膜通透性增加，产生渗出液。淋巴管肌瘤病会使壁层胸膜淋巴引流障碍，产生渗出液。系统性硬皮病通常不会引发胸腔积液。结节病通常表现为肺部多发结节，并非总是伴随胸腔积液。

23. ABCDE【解析】2004 年我国实施了新的结核病分类标准。①原发型肺结核（Ⅰ型）：包括原发综合征和胸内淋巴结结核。②血行播散型肺结核（Ⅱ型）：包括急性血行播散型肺结核及亚急性、慢性血行播散型肺结核。③继发型肺结核（Ⅲ型）：系肺结核中的一个主要类型，包括浸润性肺结核与纤维空洞性肺结核等。④结核性胸膜炎（Ⅳ型）：临床上须排除其他原因引起的胸膜炎。包括结核性干性胸膜炎、结核性渗出性胸膜炎、结核性脓胸。⑤其他肺外结核（Ⅴ型）。

24. ABCD【解析】双肺多发的钙化可见于肺结核、硅沉着病、骨肉瘤肺内转移及肺组织胞浆菌病。

五、案例分析题

1. AB【解析】患者应进行 X 线平片及 CT 检查。

2. A【解析】参见 A1 型题第 5 题解析。

3. D【解析】大叶性肺炎的病变消散期为 7~10 天。

4. AB【解析】大叶性肺炎复查时需要做 X 线平片及 CT 检查。

5. ABC【解析】参见 A1 型题第 1 题解析。

6~7 F、AC【解析】参见 A1 型题第 18~19 题解析。

8. BE【解析】肺脓肿需要做 X 线平片及 CT 检查进行诊断。

9. E【解析】参见 A1 型题第 33 题解析。

10. B【解析】痰结核分枝杆菌检查是确诊肺结核的主要方法，每一个有肺结核可疑症状或肺部有异常阴影的患者都必须查痰结核分枝杆菌。

11. C【解析】该患者为继发性结核病，在我国结核病分类中属于Ⅲ型。

12~13 D、AE【解析】参见 A1 型题第 40 题解析。

14. E【解析】肺结核的治疗原则为早期、联合、适量、规律、全程。

15. ABC【解析】该患者咳嗽、无痰、职业性粉尘接触，需要进行胸部 X 线片、血常规及透视等检查。

16. B【解析】参见 A1 型题第 29 题解析。

17. ABDE【解析】抗核抗体能识别各种细胞核组分，可特征性地出现于许多自身免疫性疾病中，尤其是风湿性疾病，可判断疾病的活动性及预后，观察治疗反应，指导临床治疗，该患者不需要检查。

18. ABCD【解析】选项 D 为流行病学，青少年男性多见。选项 C 临床表现为发热、无力、疲劳咳嗽等，为典型的临床表现。选项 B 影像学表现为三均匀典型表现。

19. AB【解析】细支气管肺炎和肺脓肿可有吐脓痰。大叶性肺炎为铁锈色痰。

20. ABCD【解析】肺结核患者的检查需要从影像学（X 线、CT）和实验室检查（血常规、红细胞沉降率、痰检加药敏试验）等多方面进行。

第二十八章 肺 肿 瘤

一 A1 型题

1. 肺癌可以通过支气管扩散，最常见于
   A. 鳞状细胞癌
   B. 未分化小细胞癌
   C. 大细胞癌
   D. 支气管肺泡癌
   E. 类癌
2. 中央型肺癌病理分型按发病率由高到低排列，正确的是
   A. 鳞状细胞癌，大细胞癌，小细胞癌
   B. 鳞状细胞癌，小细胞癌，大细胞癌
   C. 小细胞癌，鳞状细胞癌，大细胞癌
   D. 大细胞癌，小细胞癌，鳞状细胞癌
   E. 小细胞癌，大细胞癌，鳞状细胞癌
3. 肺内肿块合并肺不张时，CT 增强的目的不包括
   A. 观察纵隔淋巴结肿大
   B. 明确肿块血供来源
   C. 显示肿块大小和边界
   D. 了解支气管浸润程度
   E. 更清楚显示肺不张边缘
4. 下列病理类型的肺癌预后最差的是
   A. 鳞状细胞癌
   B. 腺癌
   C. 小细胞癌
   D. 细支气管肺泡癌
   E. 大细胞癌
5. 下列关于肺癌的国际分期的说法，错误的是
   A. 国际按 TNM 分期
   B. T 指原发肿瘤
   C. N 指区域淋巴结情况
   D. M 指远处转移
   E. T_2表示肿块最长径小于 3cm，肿瘤边界距隆突 2cm 以内
6. 周围型肺癌与结核球的鉴别中对于后者是关键征象的是
   A. 边缘光滑有浅分叶征
   B. 病灶内斑点状钙化
   C. 病灶内有小空洞
   D. 病灶直径不超过 3cm
   E. 卫星病灶及引流支气管
7. 关于周围型肺癌毛刺征的描述，不正确的是
   A. 近端略粗远侧变细
   B. 粗长毛刺

C. 呈放射状排列的僵硬短细毛刺
D. 是癌组织向周围浸润所致
E. 有时毛刺之间可见气肿肺组织

8. 下列征象中，对周围型肺癌的诊断价值最大的是
A. 分叶和毛刺
B. 空洞
C. 钙化
D. 肺门或纵隔淋巴结肿大
E. 无卫星病灶

9. 下列有关支气管肺癌的说法中，错误的是
A. 是男性发病率最高的恶性肿瘤
B. 鳞状细胞癌是肺癌最常见的类型
C. X 线胸片仍然是最主要的普查手段
D. 通常中央型肺癌出现症状较周围型早
E. 周围型肺癌比中央型更易漏诊

10. 中央型肺癌早期的间接 X 线征象是
A. 阻塞性肺不张
B. 阻塞性肺炎
C. 局限性肺气肿
D. 支气管扩张
E. 肿块及肺门淋巴结肿大

11. 在诊断中央型肺癌方面 MRI 检查的特点是
A. 在显示支气管壁增厚、破坏、管腔狭窄、阻塞等方面不及 CT
B. MRI 可多层面成像，可充分显示肿块与大气管的关系
C. 对纵隔及肺门肿大淋巴结的显示优于 CT
D. 对肿块侵犯大血管及心脏的评价优于 CT
E. 以上都对

12. 原发性支气管肺癌的常见组织类型为
A. 鳞状细胞癌
B. 腺癌
C. 未分化癌
D. 混合癌
E. 以上都不是

13. 周围型肺癌是指肿瘤发生在
A. 两肺野内
B. 段以上支气管
C. 段及段以上支气管
D. 段以下支气管
E. 叶及叶以下支气管

14. 中心型肺癌胸片不易发现的征象是
A. 肺不张
B. 肺气肿
C. 黏液嵌塞征
D. 阻塞性肺炎
E. 肺门纵隔肿块

15. 肺癌可见的转移部位为
A. 肝脏
B. 纵隔淋巴结

C. 脑　　D. 骨

E. 以上都是

16. 中央型肺癌胸内淋巴结转移多见于哪组淋巴结

A. 主动脉弓旁　　B. 上腔静脉后

C. 主肺动脉窗　　D. 气管旁及双肺门

E. 以上都是

17. 中央型肺癌的转移表现包括

A. 肺门阴影增大　　B. 膈肌矛盾运动

C. 肺内结节　　D. 胸腔积液

E. 以上都是

18. 进展期中央型肺癌的瘤体 CT 征象可以有

A. 支气管狭窄　　B. 支气管阻塞

C. 支气管壁增厚　　D. 支气管管腔内结节

E. 以上都是

19. 下列病理类型中肺癌主要表现为附壁式生长的是

A. 鳞状细胞癌　　B. 大细胞癌

C. 小细胞癌　　D. 浸润性腺癌

E. 类癌

20. 肺内错构瘤的典型 X 线征象是

A. 孤立圆形阴影　　B. 肿块边界清楚

C. 肿块边缘可分叶　　D. 肿块内可见爆米花样钙化

E. 肿块内可形成空洞

21. 肺转移瘤的 X 线表现是

A. 肺门区肿块影，可有分叶征，中央可发生坏死形成空洞

B. 双肺多发结节及肿块影，以中下肺常见，边界清晰

C. 横“S”征

D. 肺内孤立性结节影，边缘清楚，无明显分叶，典型者可见爆米花样钙化

E. 可引起霍纳综合征

22. 发生肺部转移的肿瘤常为

A. 绒毛膜癌　　B. 乳癌

C. 肝癌　　D. 胃癌

E. 以上都是

23. 肺部转移瘤可来自

A. 血行转移　　B. 淋巴转移

C. 邻近器官直接蔓延
D. 以上都是
E. 以上都不是

24. 肺转移瘤的 CT 表现有
A. 粟粒播散型
B. 肿块或肺炎型
C. 结节型
D. 混合型
E. 以上都是

25. 结节病的病理特征是
A. 干酪坏死性肉芽肿
B. 非干酪坏死性肉芽肿
C. 纤维素性炎
D. 急性化脓性炎
E. 以上均不是

二 A2 型题

1. 患者，男性，43 岁。左下肺有一直径 2.5cm 的小块影，边缘有毛刺。应考虑为
A. 肺结核球
B. 周围型肺癌
C. 错构瘤
D. 硅沉着病
E. 球形肺炎

2. 患者，男性，56 岁。近期出现声音嘶哑而就诊，检查发现左声带麻痹，未见肿物，患者无明显咳嗽、咯血症状。胸部透视发现左肺门影增大，左侧膈肌矛盾运动；行 CT 检查，左肺门影增大，左上叶支气管狭窄、截断，主肺窗显示不清，左膈肌升高。下列诊断最恰当的是
A. 左肺炎伴有纵隔淋巴结肿大
B. 纵隔淋巴瘤侵犯喉返神经
C. 左肺门支气管结核伴膈神经粘连
D. 左侧中央型肺癌侵及喉返神经及膈神经
E. 左侧周围型肺癌淋巴结转移累及喉返神经及膈神经

3. 患者，女性，51 岁。气短 3 个月。胸片显示上纵隔增宽，右上叶支气管狭窄。考虑为
A. 恶性淋巴瘤
B. 中央型肺癌
C. 胸腺瘤
D. 肺结核
E. 巨淋巴结增殖症

4. 患者，男性，43 岁。左肺下叶有一小块阴影，直径约 2.0cm，密度不均，边缘模糊；CT 呈分叶状，边缘有短细毛刺。考虑为
A. 肺结核球
B. 周围型肺癌
C. 错构瘤
D. 球形肺炎
E. 硅肺结节

5. 患者，女性，32 岁。行胸部 CT 发现右肺下叶一类圆形结节影，边界清楚，内见爆米花样钙化。最可能的诊断是

A. 炎性假瘤
B. 错构瘤
C. 肺癌
D. 肺结核
E. 软骨瘤

6. 患者，男性，35岁。结节病，CT表现为肺门及纵隔淋巴结肿大，双肺体积缩小并见斑片状、纤维条索状影，属于
A. Ⅰ期
B. Ⅱ期
C. Ⅲ期
D. Ⅳ期
E. Ⅴ期

三 A3/A4型题

（1~3题共用题干）

患者，男性，61岁。20年前患右上肺结核治愈。近1个月来刺激性咳嗽、血痰来诊。查体右上肺呼吸音消失，可闻及湿啰音，叩诊呈实音。胸片见右上肺大片致密阴影，右侧水平裂上移，右肺门抬高呈横S征。

1. 该诊断需高度警惕
A. 肺结核复发
B. 肺癌
C. 肺化脓症
D. 肺炎
E. 肺结节病
F. 肺炎性假瘤

2. 进一步检查首选
A. 经皮穿刺肺活检
B. 磁共振检查
C. 纤维支气管镜检查
D. CT扫描
E. 核素扫描
F. 查痰及痰培养

3. 为明确诊断应选择的检查是
A. 痰细胞学检查
B. 磁共振检查
C. 放射性核素扫描
D. 超声检查
E. 剖胸探查
F. 纤维支气管镜检查

（4~6题共用题干）

患者，男性，68岁。咳嗽、咳痰、痰中带血1个月，头痛1周。患者1个月前无明显诱因下出现咳嗽、咳痰，多为白色黏液样带有血丝痰，无脓痰。平时活动后易出现气急、胸闷，患者抽烟50年，每天1包。查体：右下肺可闻及湿啰音。抗感染治疗一周症状未见明显好转。患者X线平片如图所示。

4. 该病变的部位是
A. 右肺中叶
B. 右肺下叶

C. 脊柱 D. 右侧胸壁
E. 肝 F. 右上肺

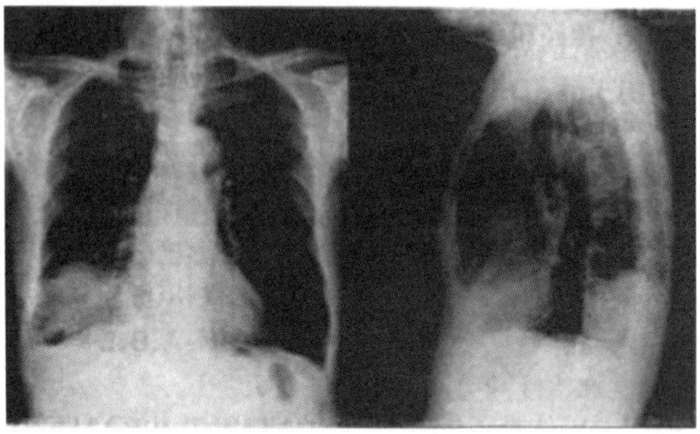

5. 该患者的 CT 表现如图所示，结合病史，该患者最可能的诊断是
A. 肺脓肿 B. 肺癌
C. 炎性假瘤 D. 肺结核
E. 转移瘤 F. 大叶性肺炎

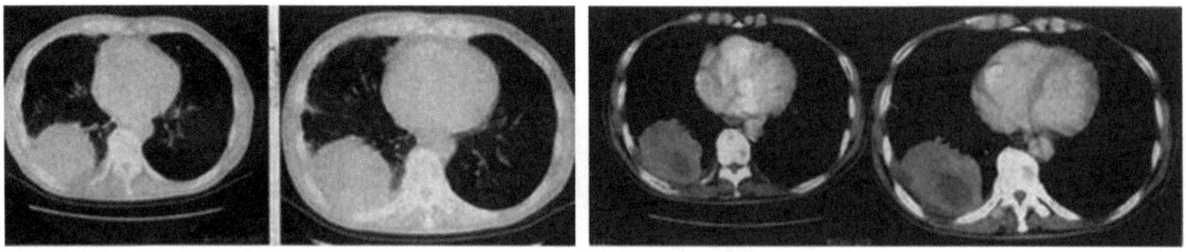

6. 本病最可能的病理类型为
A. 腺癌 B. 小细胞癌
C. 大细胞癌 D. 鳞状细胞癌
E. 鳞腺癌 F. 以上都不是

（7~9 题共用题干）

患者，男性，71 岁。因有咳嗽、痰中带血 3 个月就诊。听诊无异常发现，痰查癌细胞阴性。胸部正侧位片如图所示。

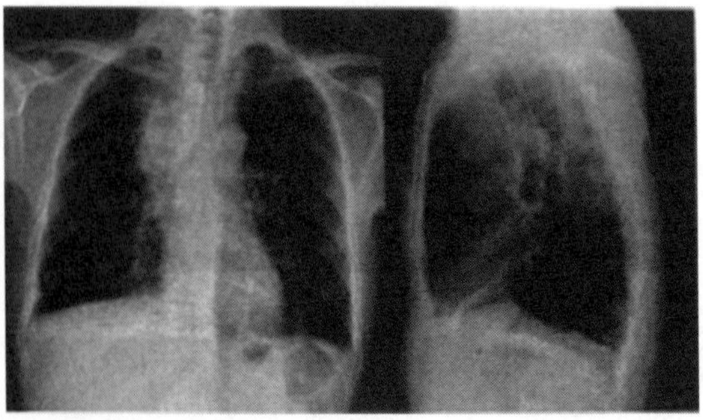

7. 该患者最可能的诊断是
A. 右上肺中央型肺癌
B. 右上肺周围型肺癌
C. 右上肺慢性纤维空洞性肺结核

D. 外源性变应性肺泡炎

E. 肺隔离症

F. 肺炎性假瘤

8. 进一步检查首选

A. 经皮穿刺肺活检

B. 磁共振检查

C. CT 扫描

D. 纤维支气管镜检查

E. 核素扫描

F. 查痰及痰培养

9. 为明确诊断应选择的检查是

A. 痰细胞学检查

B. 纤维支气管镜检查

C. 放射性核素扫描

D. 超声检查

E. 开胸探查

F. 磁共振检查

(10~12 题共用题干)

患者，男性，58 岁。剧烈咳嗽，持续痰中带血 2 个月。患者 2 个月前无诱因出现剧烈咳嗽，痰中带血。近来偶有低热。体重无明显变化。曾口服抗生素，效果不佳。吸烟 30 年，每天 1 包。查体：生命体征正常，慢性病容，浅表淋巴结未及肿大。双肺叩诊清音，未闻及啰音。心腹未见异常，可见杵状指。

10. 最可能的诊断是

A. 肺结核

B. 小叶性肺炎

C. 肺脓肿

D. 支气管扩张

E. 肺癌

11. 以下检查中，最具有确诊意义的检查是

A. CT

B. 痰脱落细胞学检查

C. 纤维支气管镜检查

D. MRI

E. 胸部平片

12. 此病例 CT 表现可为

A. 可见空泡征，边缘毛糙、细小毛刺征，分叶征也多见

B. 两肺多发或单发大小不等结节或肿块，边缘清楚

C. 位置表浅的肺内结节灶，瘤体内有斑点状或爆米花状钙化

D. 两肺多发或单发的球形病灶，其周围见刺状突起及与胸膜的条索影

E. 肺内见大小结节影，支气管血管束扭曲、聚拢或变形，支气管扩张等

(13~15 题共用题干)

患者，男性，73 岁。咳嗽，右胸痛，痰中带血丝一周。胸部后前位片示右肺门影增大，

右上肺大片状致密影，水平裂呈反“S”样改变。

13. 最可能的诊断是

A. 右上肺脓肿
B. 右上肺炎
C. 右上肺结核
D. 右上肺阻塞性肺炎
E. 右侧中央型肺癌伴阻塞性肺不张

14. 右上肺大片状致密影侧位片位于

A. 右肺上叶尖后段
B. 右肺下叶背段
C. 右肺中叶
D. 右肺上叶
E. 右肺上叶前段

15. 被阻塞的支气管是

A. 右主支气管
B. 右肺中叶支气管
C. 右肺上叶尖后端支气管
D. 右肺上叶支气管
E. 右肺上叶前段支气管

（16~18 题共用题干）

患者，男性，35 岁。该患者的 CT 表现如图所示。

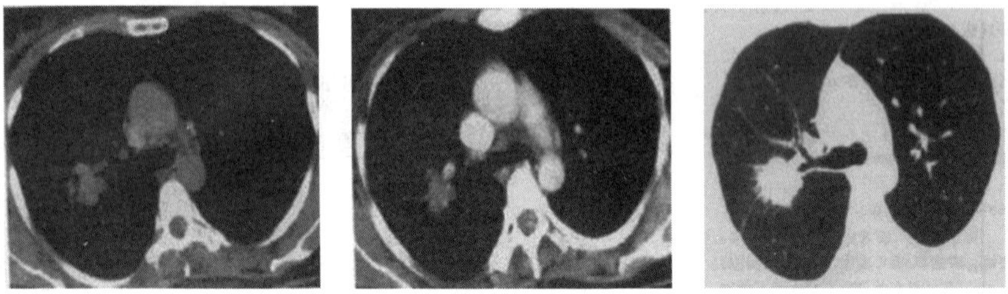

16. 最可能的 CT 诊断为

A. 中心型肺癌
B. 周围型肺癌
C. 淋巴瘤
D. 炎性假瘤
E. 肺结核

17. 患者有以下哪种症状或体征更有助于上述诊断

A. 大口咯血
B. 发热
C. 红细胞沉降率快
D. 血丝痰
E. 腋窝淋巴结肿大

18. 为进一步明确诊断，应行的检查是

A. USG
B. MRI
C. 纤维支气管镜
D. PPD

E. 仿真内镜

四 B 型题

（1~3 题共用备选答案）

A. 肺转移癌
B. 周围型肺癌
C. 炎性假瘤
D. 错构瘤
E. 结核球

1. 肺上叶前段多见，病灶呈圆形、椭圆形或不规则形肿块影，密度均匀，边缘呈分叶状或有脐样切迹，边缘毛糙，并有短细毛刺阴影，可形成空洞，常考虑为
2. 右肺中叶多见，病灶呈圆形，轮廓清楚光滑，无分叶，密度均匀，边缘常伴有纤维条索影及胸膜肥厚，应诊断为
3. 肺内团块状阴影，轮廓清楚、光滑、密度均匀，常有钙化，呈少量至大量斑点状或爆米花状，无空洞形成，应诊断为

五 X 型题

1. 胸膜凹陷征多见于哪种病理类型的周围型肺癌
   A. 腺癌
   B. 鳞状细胞癌
   C. 类癌
   D. 小细胞癌
   E. 细支气管肺泡癌
2. 周围型肺癌常见的组织学类型是
   A. 浸润性腺癌
   B. 腺癌
   C. 鳞状细胞癌
   D. 大细胞癌
   E. 类癌
3. 中央型肺癌常见到的阻塞性改变为
   A. 阻塞性肺气肿
   B. 间质性肺气肿
   C. 阻塞性肺炎
   D. 阻塞性支气管扩张
   E. 阻塞性肺不张
4. 中央型肺癌较常见的组织学类型是
   A. 鳞状细胞癌
   B. 小细胞癌
   C. 大细胞癌
   D. 类癌
   E. 细支气管肺泡癌
5. 肺癌支气管动脉造影的异常表现是
   A. 支气管动脉迂曲扩张
   B. 支气管动脉分支紊乱呈网状

C. 支气管动脉闭塞
D. 支气管动脉起源异常
E. 支气管动脉与肺循环分流

6. CT 在肺癌诊断中的价值是
A. 肺癌术前分期
B. 显示隐匿性病灶
C. 为纤维支气管镜检做向导
D. 筛选行纵隔镜检查的病例
E. CT 导向经皮椎体成形

7. 直径<2cm 的周围型肺癌，薄层 CT 扫描的表现有
A. 边界清楚的小结节灶
B. 密度不均匀
C. 密度均匀
D. 细小结节堆积状
E. 空泡征

8. 直径>2cm 的周围型肺癌，薄层 CT 扫描可有的表现是
A. 边缘分叶、毛刺、脐凹
B. 密度不均匀
C. 病灶内空洞
D. 胸膜凹陷
E. 血管集束征

9. 在诊断中心型肺癌方面，MRI 表现有
A. 在显示支气管壁增厚、管腔狭窄、阻塞等方面不及 CT
B. MRI 对确定纵隔内及肺门部肿大淋巴结优于 CT
C. 肺癌在 T_1WI 上呈中等均匀信号，T_2WI 上为高信号，信号多不均匀
D. MRI 有助于区分阻塞性肺不张内的肺门肿块
E. MRI 对确定肺的肿块与支气管的关系较 CT 更为清楚

10. 与胸片、CT 比较，MRI 用于肺癌的诊断有以下优势
A. 发现早期小病灶
B. 区分肺门区肿瘤与大血管
C. 显示肺上沟癌效果更佳
D. 对诊断肺门、隆突下、纵隔淋巴结肿大更有效
E. 容易显示肺癌的分叶、毛刺等征象

11. 肺癌实质的 MRI 信号特点一般为
A. T_1WI 中等信号，T_2WI 高信号
B. T_1WI 低信号，T_2WI 高信号
C. T_1WI 信号均匀，T_2WI 不均匀
D. T_1WI 高信号，T_2WI 高信号
E. T_1WI 信号均匀、T_2WI 信号均匀

12. MRI 检查对于肺癌的诊断意义有
A. 易于发现肺门及纵隔淋巴结肿大
B. 易于发现肺内微小转移灶
C. 易确定胸壁转移的范围及程度
D. 可发现早期中央型肺癌阻塞性肺气肿表现
E. 可分辨阻塞性肺不张内的肺门肿块

13. 肺癌支气管动脉化疗的并发症有
A. 化疗后综合征
B. 局部出血
C. 脊髓损伤
D. 穿刺部位血肿
E. 气胸
14. 以下适合支气管动脉造影检查的有
A. 支气管肺癌的灌注化疗和栓塞治疗
B. 原因不明的咯血
C. 肺部球形病灶的诊断和鉴别诊断
D. 肺大疱的诊断
E. 肺部血管畸形的诊断
15. 肺癌支气管动脉化疗的适应证为
A. 晚期不能手术的肺癌，无远处转移者
B. 肺癌并严重肝功能损害
C. 肺癌手术治疗前局部化疗
D. 肺癌术后复发者
E. 肺癌并肾功能损害
16. 关于原发性支气管肺癌介入灌注治疗，描述错误的是
A. 支气管肺癌是最常见的肺部恶性肿瘤之一
B. 脊髓损伤为原发性支气管肺癌介入灌注治疗的并发症之一
C. 周围型和缺血供肺癌的疗效优于中央型和富血供肺癌
D. 小细胞未分化癌疗效最好，其次为鳞癌、腺癌
E. 因为是微创治疗，所以治疗前无须进行血常规、出/凝血时间、肝肾功能的检查
17. 来自神经内分泌细胞的肺癌包括
A. 类癌
B. 不典型类癌
C. 小细胞癌
D. 大细胞癌
E. 浸润性腺癌
18. 有关肺癌 CT 增强扫描特点的叙述，正确的是
A. 一般认为肺癌强化后 CT 值高于良性结节，低于活动性炎性病灶
B. 增强幅度大，为 20~60HU
C. 时间密度曲线上升速度慢，峰值持续时间短
D. 血流灌注低
E. 85%患者最终为均匀强化
19. 下列属于周围型肺癌主要征象的是
A. 分叶征
B. 支气管充气征
C. 强化征
D. 横 S 征
E. 毛刺征
20. 肺癌的诊断检查方法包括
A. 影像检查
B. 痰脱落细胞学检查

C. 纤维支气管镜检查
D. 经皮或 CT 导向下针吸活检
E. 以上都不是

21. 肺内少见的良性肿瘤有
A. 错构瘤
B. 软骨瘤
C. 纤维瘤
D. 平滑肌瘤
E. 脂肪瘤

22. 肺内病灶与钙化对应的关系，以下不正确的是
A. 错构瘤：弧形蛋壳样钙化
B. 畸胎瘤：小骨块或齿状影
C. 肉芽肿：沙砾样钙化
D. 淋巴瘤：团块样完全钙化
E. 肺癌：爆米花样钙化

23. 肺转移瘤中呈小结节及粟粒病变者多见于
A. 肝癌转移
B. 胰腺癌转移
C. 绒毛膜上皮癌转移
D. 成骨肉瘤转移
E. 甲状腺癌转移

24. 胸片上，双肺弥漫粟粒样阴影可见于
A. 肺转移瘤
B. 小叶性肺炎
C. 结节病
D. 硅沉着病
E. 血行播散型肺结核

25. 下列关于肺转移瘤的描述，正确的是
A. 血行转移表现为主要分布于两肺中下野的多发结节或肿块
B. X 线胸片上淋巴转移可见 Kerley B 线
C. 小结节及粟粒性病变多见于肾癌、结肠癌、骨肉瘤及精原细胞瘤的转移
D. 肺是转移瘤的好发脏器
E. 肺转移瘤多为单发

26. 关于肺转移瘤，正确的是
A. 许多部位的原发性肿瘤可转移至肺内
B. 肺转移瘤患者少有呼吸道症状
C. 血行转移 X 线表现为两中下肺野散在小结节或棉球样阴影
D. 淋巴道转移 X 线表现为双中下肺野模糊网格状影
E. 以上都不是

27. 关于肺转移瘤的 CT 表现，正确的是
A. 骨肉瘤肺转移常有钙化
B. 肺转移瘤空洞少见，多出现于腺癌转移
C. 绒癌的肺转移瘤在化疗后可消失

D. 经淋巴道转移者，HRCT 可见小叶间隔串珠样改变，小叶中心性结节及胸膜下结节

E. 肺转移瘤可短期内迅速增大或长时间无变化

28. 上叶分布为主的肺纤维化见于

A. 过敏性支气管肺曲菌病

B. 石棉沉着病

C. 博来霉素肺部反应

D. 系统性硬皮病

E. 结节病

29. 结节病的 X 线征象包括

A. 有时可见桡骨囊性变

B. 肺门淋巴结肿大

C. 多为单肺受累

D. 有时纵隔淋巴结也肿大

E. 最后可导致肺源性心脏病

30. 常累及中纵隔的疾病有

A. 结节病

B. 卡斯尔曼（Castleman）病

C. 支气管囊肿

D. 胸腺瘤

E. 淋巴瘤

31. 关于结节病描述正确的有

A. 大多数病例预后良好，少数进展为肺纤维化

B. 单侧肺门淋巴结增大约占所有病例的 1/2

C. 纵隔淋巴结一般不压迫大血管

D. 纵隔淋巴结可发生蛋壳样钙化

E. 器官受累的数量与预后无关

六 案例分析题

（1~4 题共用题干）

患者，男性，26 岁，咳嗽咳痰 1 年余，CT 检查如图所示。

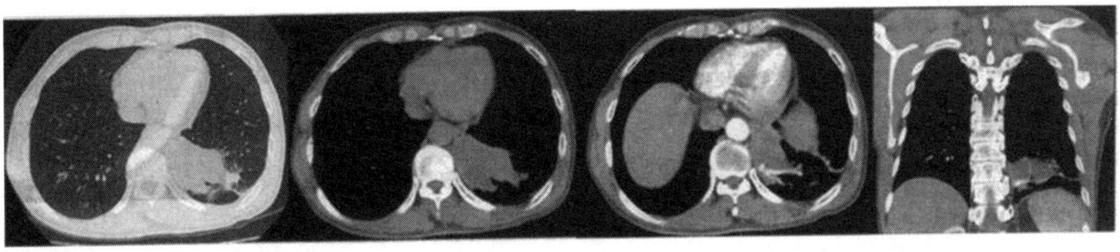

1. 该患者最有可能的疾病是

A. 肺脓肿

B. 阻塞性肺炎

C. 多房性肺囊肿

D. 阻塞性肺不张

E. 周围型肺癌
F. 肺隔离症

2. 以下检查方法对诊断该病变最有价值的是
   A. 主动脉造影
   B. 体层摄影
   C. 胸部正侧位平片
   D. 肺动脉造影
   E. 支气管造影

3. 关于肺隔离症的叙述正确的是
   A. 右侧比左侧更常见
   B. 与支气管相通
   C. 一般无临床症状
   D. 上叶与下叶发生率相符合
   E. 绝大多数血供来源于主动脉

4. 影像学表现正确的是
   A. 左肺下叶后底端紧贴膈面呈团块状阴影
   B. 边界一般较清晰，其长轴指向内后方，则指示与胸主动脉有联系
   C. 支气管造影可见同叶的正常支气管围绕病变的移位现象
   D. 主动脉造影有助于确诊该疾病
   E. CT 增强扫描呈均匀强化，合并感染时可见气液平
   F. MRI 多轴位扫描可现病灶内血管结构及静脉引流情况

（5~9 题共用题干）

患者，女性，51 岁。无症状，常规体检透视时发现右上肺阴影。既往无结核病史。查体阴性。CT 结果如图。

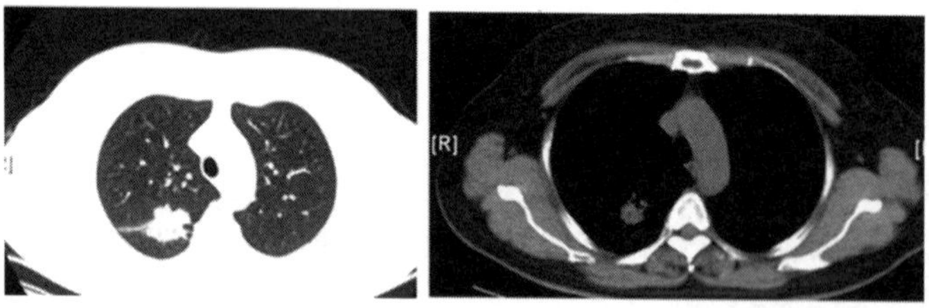

5. 本病例可见的征象包括
   A. 分叶征
   B. 毛刺征
   C. 胸膜凹陷征
   D. 空泡征
   E. 含气支气管征
   F. 钙化

6. 该例最可能诊断为
   A. 肺结核瘢痕
   B. 周围型肺癌
   C. 肺错构瘤
   D. 肺腺瘤
   E. 结核球
   F. 硅沉着病

7. 最易出现分叶状边缘的肺癌类型是
   A. 鳞状细胞癌
   B. 腺癌
   C. 未分化癌
   D. 浸润性腺癌

E. 转移性肿瘤　　F. 肺类癌

8. 易出现空洞的肺癌类型是

A. 鳞状细胞癌　　B. 腺癌

C. 未分化癌　　D. 肺泡癌

E. 转移性肿瘤　　F. 肺类癌

9. 局限性阻塞性肺气肿最常见的病因是

A. 支气管哮喘　　B. 支气管扩张

C. 慢性支气管炎　　D. 大叶性肺炎

E. 支气管肺癌　　F. 支气管囊肿

（10~15 题共用题干）

患者，男性，36 岁。主因咳嗽、咳白痰，晨起发现痰中带血 1 次，各种化验均未见异常。

10. 该患者应该首先做的检查有

A. 透视　　B. X 线胸片

C. CT　　D. MRI

E. ECT

11. 透视发现左肺上叶结节样病变，考虑为肺结核，平片发现病灶边缘有毛刺，考虑为肺癌，行 HRCT，如图所示。应考虑为

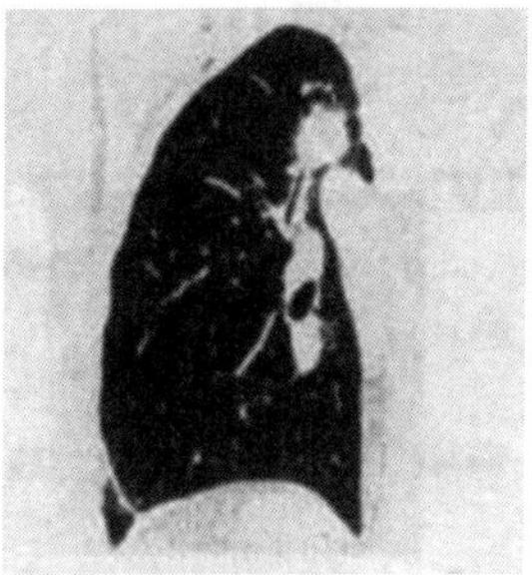

A. 肺结核

B. 周围型肺癌

C. 浸润性腺癌

D. 中心型肺癌

E. 瘢痕癌

12. CT 表现有

A. 左肺上叶团块，边缘有毛刺　　B. 病灶呈分叶状

C. 胸膜凹陷　　D. 支气管充气征

E. 以上都是

13. 应该与哪些疾病鉴别

A. 肺结核　　B. 错构瘤

C. 结节病　　D. 肺水肿

E. 肺淋巴瘤

14. 肺癌按生物学行为可分为

A. 小细胞肺癌　　B. 鳞状细胞癌

C. 腺癌　　D. 腺鳞癌

E. 黏膜癌

15. 周围型肺癌的主要征象包括

A. 分叶征　　B. 毛刺征

C. 胸膜凹陷征　　D. 肺门肿块

E. 支气管腔被肿块阻塞

（16~20 题共用题干）

患者，男性，43 岁。因肝硬化、肝癌行肝移植术后 6 个月，咳嗽 2 周，来院复查。X 线及 CT 影像如图。

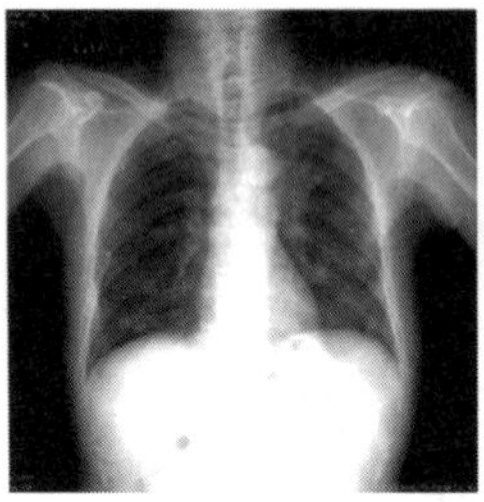

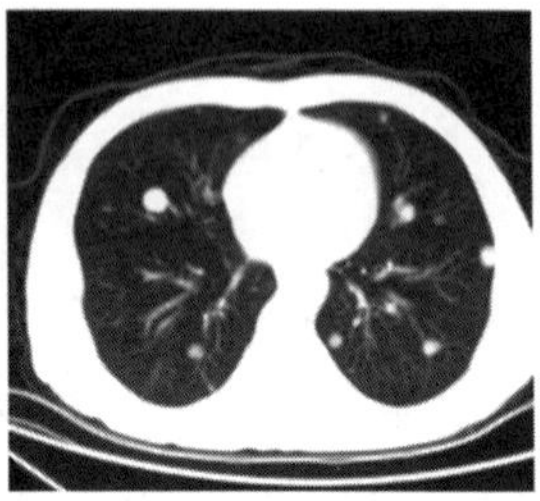

16. 对于该病例，首选诊断为

A. 肺结核

B. 肺转移瘤

C. 肉芽肿性疾病

D. 支气管肺泡癌

E. 淋巴瘤

F. 支气管肺癌

17. 该疾病的转移途径可以为

A. 经肺动脉

B. 经肺动脉至淋巴管而后到肺外围

C. 经纵隔淋巴结逆流到肺门淋巴结，再经肺内淋巴管到肺外周

D. 经胸膜腔

E. 经气道

F. 经支气管动脉

18. 该例最可能的转移途径为

A. 经肺动脉

B. 经肺动脉至淋巴管而后到肺外围

C. 经纵隔淋巴结逆流到肺门淋巴结，再经肺内淋巴管到肺外周

D. 经胸膜腔

E. 经气道

F. 经支气管动脉

19. 肺内转移结节可为

A. 弥漫性粟粒结节　　B. 单发结节

C. 结节发生坏死形成空洞　　D. 钙化结节

E. 带毛刺的结节　　F. 含脂肪成分的结节

20. 对于转移瘤和原发癌的关系，描述正确的有

A. 肺内转移最多的原发瘤为肝癌

B. 原发支气管肺癌可转移到同侧和对侧

C. 乳腺癌肺转移可通过血行和淋巴途径，还可经胸膜播散

D. 睾丸精原细胞瘤的肺和淋巴结转移灶密度较低

E. 中枢神经系统肿瘤易发生肺内转移

F. 脑转移瘤中最常见的原发肿瘤为肺癌

参考答案与解析

一、A1 型题

1. D【解析】肺癌可以通过支气管扩散，常见支气管肺泡癌。

2. B【解析】中央型肺癌病理分型按发病率由高到低排列依次为鳞状细胞癌，小细胞癌，大细胞癌。

3. C【解析】发现肺部肿块合并肺不张时进行 CT 强化扫描的目的是明确肿瘤的血供来源、观察纵隔淋巴结大小、了解支气管浸润程度、显示肺不张的范围。

4. C【解析】小细胞肺癌恶性程度高，对放疗和化疗虽较敏感，但在各型肺癌中预后最差。

5. E【解析】肺癌的 TNM 分类法见表 5-1。

表 5-1　肿瘤的 TNM 分期法

原发肿瘤	T_1	最大径≤3cm，被肺或脏层胸膜包绕，未侵犯近端的叶支气管
	T_2	最大径>3cm 或任何大小肿瘤侵犯脏层胸膜或伴肺叶不张或阻塞性肺炎。肿瘤近端范围必须在 1 个叶支气管内或离隆突至少 2cm 远
	T_3	任何大小肿瘤直接侵犯胸壁、膈肌、纵隔胸膜或心包。累及主支气管、离隆突 2.0cm 以内的肿瘤（表浅性病变除外）
	T_4	任何大小肿瘤侵犯大血管、气管或隆突、食管、心脏、椎体或出现恶性胸腔积液（细胞学阳性）
淋巴结受累	N_0	无局部淋巴结受累
	N_1	转移至同侧气管旁或肺门淋巴结
	N_2	转移至同侧纵隔或隆突下淋巴结
	N_3	转移至锁骨上、对侧纵隔/斜角肌淋巴结
远隔转移	M_0	无远隔转移
	M_1	出现远隔转移

6. E【解析】周围型肺癌常不表现卫星病灶及引流支气管，当其出现肺内转移时可形成多发结节或粟粒病灶。

7~8 B、A【解析】周围型肺癌的主要征象如下。①分叶征：深分叶征在肺癌诊断中有重要意义。②毛刺征：肿瘤轮廓清楚但不光整，常见为细短毛刺，即毛刺征。③强化征：增强幅度大，20~60HU；一般认为肺癌强化后 CT 值高于良性结节，低于活动性炎性病灶；时间密度曲线上升速度快，峰值维持时间长；血流灌注高；85%患者最终为均质性强化。④胸膜凹陷征：MPR 重组有利于显示胸膜凹陷征。

9. E【解析】与周围型肺癌相比，中央型肺癌更易漏诊，选项 E 错误。

10. C【解析】中央型肺癌早期的间接征象是局限性肺气肿，采用呼吸气双相 X 线或 CT 动态检查可能对部分早期腔内型中央型的诊断有帮助。

11. E【解析】中央型肺癌的检查：MRI 可多层面成像，可充分显示肿块与大气管的关系，在显示支气管壁增厚、破坏、管腔狭窄、阻塞等方面不及 CT，但对纵隔及肺门肿大淋巴结的显示及肿块侵犯大血管及心脏的评价优于 CT。

12. A【解析】原发性支气管肺癌常见组织类型为鳞癌。

13. D【解析】周围型肺癌是指发生在段支气管以下的肺癌。

14. B【解析】中心型肺癌胸片不易发现肺气肿。

15. E【解析】肺癌可见的转移部位包括肝脏、脑、骨及纵隔淋巴结等。

16. E【解析】中央型肺癌胸内淋巴结转移多见于主动脉弓旁、主肺动脉窗、上腔静脉后及气管旁及双肺门淋巴结等。

17. E【解析】中央型肺癌转移可见肺门阴影增大，膈神经受侵可导致膈肌矛盾运动，其他转移表现还有肺内结节、胸腔积液、肋骨破坏及心包积液等。

18. E【解析】进展期中央型肺癌可表现为肺门区边缘清楚的肿块影，突向肺野。有时可见伴发的支气管阻塞、狭窄、增厚并出现结节等征象。

19. D【解析】浸润性腺癌主要表现为附壁式生长。

20. D【解析】错构瘤的影像学表现：①约 90%发生于外围肺组织，形成肺内孤立性结节或肿块。②大多数肿瘤<4cm，但偶尔可增大至 10cm 及以上。③几乎都为规则的圆形或卵圆形，但可有轻度分叶。④边缘光滑锐利。⑤约 1/3 有钙化或骨化，呈斑点状或小结节状。钙化多而表现为“爆米花”样者，有一定的特征性，无钙化者密度均匀一致。⑥少数肿瘤中心密度较低，为脂肪组织引起。⑦生长缓慢，直径每年约增大 0.5cm，极个别恶变者可在短期内迅速增大。

21. B【解析】肺转移瘤的 X 线表现为双肺多发结节及肿块影，以中下肺常见，边界清晰。

22. E【解析】发生肺部转移的肿瘤常为肺癌、胃癌、乳腺癌、肾癌、绒毛膜癌、肝癌。

23. D【解析】肺部转移瘤可自血行转移、淋巴转移及邻近器官直接蔓延的途径转移而来。

24. E【解析】肺转移瘤不典型的 CT 表现：①孤立性结节型。②肿块型和炎症型。③肺门纵隔肿块型。④癌性淋巴管炎型。⑤粟粒播散性。⑥混合型。⑦特殊类型，空洞、钙化或骨化、胸腔积液、气胸。

25. B【解析】结节病是一种非干酪坏死性肉芽肿，多累及两侧肺门和纵隔淋巴结。

二、A2 型题

1. B【解析】参见 A1 型题第 7~8 题解析。

2. D【解析】患者 CT 检查见左肺门影增大，左上叶支气管狭窄、截断，主肺窗显示不清，左膈肌升高，考虑为左侧中央型肺癌。患者声音嘶哑，表明肿瘤已侵犯喉返神经；左侧膈肌矛盾运动，表明肿瘤侵犯膈神经。

3. B【解析】患者气短，胸片显示上纵隔增宽，右上叶支气管狭窄，考虑为中央型肺癌。

4. B【解析】参见 A1 型题第 7~8 题解析。

5. B【解析】参见 A1 型题第 20 题解析。

6. C【解析】结节病分期如下。①0 期：无异常 X 线所见。②Ⅰ期：肺门淋巴结肿大。③ⅡA 期：肺内弥漫性浸润，伴肺门淋巴结肿大。④ⅡB 期：肺内弥漫性浸润（无明显纤维化），不伴肺门淋巴结肿大。⑤Ⅲ期：肺纤维化，肺容积缩小，肺门变形，蜂窝，支气管血管集束变形。

三、A3/A4 型题

1. B【解析】肺癌在早期并没有什么特殊症状，仅为一般呼吸系统疾病所共有的症状，如咳嗽、咳痰、痰中带血、低热、胸痛、气闷等，肺癌晚期可有面、颈部水肿，声嘶，气促等表现，肺部偶可闻及湿啰音甚至捻发音和哮鸣音。

2. D【解析】肺癌的影像检查方法主要包括 X 线胸片、CT、MRI、超声、核素显像等方法，首选 CT 检查。

3. F【解析】纤维支气管镜能提供明确的病理学诊断，了解肺癌分期，能够获取一些病理，鉴别肿瘤的良恶性，为手术提供依据。

4. B【解析】该患者查体右下肺可闻及湿啰音，病变的部位是右肺下叶。

5. B【解析】参见 A3/A4 型题第 1 题解析。

6. D【解析】鳞状细胞癌的特点：①50%以上为中央型，常环绕支气管壁生长，引起支气管的狭窄和阻塞，产生中央型肺癌的各种表现。②生长速度较慢，转移较晚，常在肺门形成巨大肿块。③边缘相对较清楚，毛刷毛糙现象不显著，肿块巨大者边缘光整。④最易坏死形成癌性空洞。⑤无空洞者密度均匀，空泡征约占 10%。⑥胸膜凹陷征约占 20%。

7. A【解析】中央型肺癌的直接征象如下。①支气管改变：管壁增厚是息肉样、不规则、环形；管腔变窄是不规则、鼠尾状、支气管截断、杯口样。②肺门肿块：肺门肿块阻断某一肺叶支气管或位于其附近，边缘比较清楚，外缘光滑或有浅分叶。肿块的密度均匀，但也可见有钙化，多为原有的肺门淋巴结钙化。

8. C【解析】肺癌影像学检查首选 CT 检查。

9. B【解析】参见 A3/A4 型题第 3 题解析。

10. E【解析】参见 A3/A4 型题第 1 题解析。

11. C【解析】参见 A3/A4 型题第 3 题解析。

12. A【解析】参见 A1 型题第 8 题解析。

13. E【解析】右上肺癌时，肿块阻塞相应段支气管可引起阻塞性肺不张，影像学表现为肿块及上移的右肺水平裂形成的横“S”征，是比较典型的征象。

14. D【解析】右上肺大片状致密影侧位片位于右肺上叶。

15. D【解析】阻塞的气管是右肺上叶支气管。

16. A【解析】参见 A3/A4 型题第 7 题解析。

17. D【解析】痰中带血丝为中央型肺癌的特征。

18. C【解析】参见 A3/A4 型题第 3 题解析。

四、B 型题

1. B【解析】参见 A1 型题第 7~8 题解析。

2. C【解析】炎性假瘤右肺中叶多见，病灶呈圆形，轮廓清楚光滑，无分叶，密度均匀，边缘常伴有纤维条索影及胸膜肥厚。

3. D【解析】参见 A1 型题第 20 题解析。

五、X 型题

1. AE【解析】腺癌约 50%有胸膜凹陷征。细支气管肺泡癌胸膜凹陷征的出现率可达 50%以上。

2. AB【解析】腺癌最多见于中青年女性，70%以上为周围型。

3. ACDE【解析】中央型肺癌的间接征象：①阻塞性支气管扩张。②阻塞性肺气肿。③阻塞性肺炎。④阻塞性肺不张。

4. ABCD【解析】腺癌与细支气管肺泡癌都是周围型肺癌的组织学类型，选项 E 错误。

5. ABE【解析】肺癌支气管动脉造影异常表现为支气管动脉增粗、迂曲，异常血管网形成及与肺循环分流。

6. ABCD【解析】CT 导向下经皮椎体成形术主要用于治疗脊椎疾病，不是肺癌，选项 E 错误。

7. ABDE【解析】直径<2cm 的周围型肺癌，薄层 CT 扫描表现为边界清楚的小结节灶，细小结节堆积状，密度不均匀，伴有空泡征。

8. ABCDE【解析】参见 A1 型题第 7～8 题解析。

9. ABCD【解析】诊断中心型肺癌时，因 MRI 检查的空间分辨力较低，在确定肺的肿块与气管支气管关系方面不如 CT，选项 E 错误。

10. BCD【解析】胸部 CT 在肺癌的诊断中应用较为广泛，其优点在于：①具有较高的分辨力，可发现较小的病灶，选项 A 错误。②清楚显示肿块的特性，如大小、边界、毛刺、分叶等，选项 E 错误。③能显示普通胸片不易显示的重叠或遮盖区的肿块，如肺尖部、脊柱旁或奇静脉食管窝、心后区、后肋膈角处等。④清楚显示纵隔、肺门淋巴结肿大的情况。⑤可显示肺癌病灶对周围脏器、组织侵犯的准确部位和范围。⑥CT 引导肺穿刺活检。

11. AC【解析】肺癌实质在 T_1WI 上呈中等均匀信号，T_2WI 上为高信号，信号不均匀。

12. ACE【解析】MRI 检查易于发现纵隔淋巴结转移，特别是冠状面成像清楚显示隆突下、主-肺动脉等处肿大淋巴结；易于确定胸壁转移的范围、程度及可分辨阻塞性肺不张内的肺门肿块。

13. ABCD【解析】肺癌支气管动脉化疗的并发症包括脊髓损伤、局部出血、穿刺部位血肿及化疗后综合征等。

14. ABCE【解析】胸部 X 线检查是诊断肺大疱最经济的方法。支气管动脉不适用于肺大疱的诊断。

15. ACD【解析】肺癌支气管动脉化疗的适应证：①晚期不能手术的肺癌，无远处转移者。②肺癌手术治疗前局部化疗。③肺癌术后复发者。④与放射治疗相结合。

16. CE【解析】中心型肺癌的疗效优于周围型肺癌，选项 C 错误。微创治疗前需进行血常规、肝肾功能等检查，确保治疗的顺利进行，选项 E 错误。

17. ABC【解析】神经内分泌癌，就是一种有内分泌功能的癌症。常分为大细胞癌、类癌、不典型类癌、小细胞癌。

18～19 ABE、ACE【解析】参见 A1 型题第 7～8 题解析。

20. ABCD【解析】肺癌的诊断检查方法包括影像检查、痰脱落细胞学检查、纤维支气管镜检查及经皮或 CT 导向下针吸活检等。

21. BCDE【解析】错构瘤是肺内最常见的良性肿瘤，选项 A 错误。

22. ACDE【解析】爆米花样钙化见于错构瘤；弧形蛋壳样钙化见于淋巴结钙化和缩窄性心包炎；肉芽肿为层状或中心钙化；淋巴瘤少见钙化；肺癌钙化多变，多为沙砾样钙化。

23. ABCE【解析】肺癌转移瘤中小结节及粟粒病灶多见于甲状腺癌、肝癌、胰腺癌及绒毛膜上皮癌转移。

24. ACDE【解析】小叶性肺炎的典型 X 线表现为沿支气管分布的模糊的斑点状或斑片状密度增高影，一般不表现为双肺弥漫粟粒样阴影。

25. ABCD【解析】肺转移瘤多为多发，单发较少见，选项 E 错误。

26. ABCD【解析】肺转移瘤少有呼吸道症状，许多部位的原发性肿瘤可转移至肺内。

血行转移X线表现为两中下肺野散在小结节或棉球样阴影。淋巴道转移X线表现为双中下肺野模糊网格状影。

27. ACDE【解析】肺转移瘤空洞少见，多出现于鳞状细胞癌转移，选项B错误。

28. AE【解析】上叶分布为主的肺纤维化见于结节病及过敏性支气管肺曲菌病。

29. ABDE【解析】结节病多为双侧肺门、右气管旁及主肺动脉窗淋巴结肿大，选项C错误。

30. ABCE【解析】结节病的典型表现为双侧肺门淋巴结对称性增大；卡斯尔曼（Castleman）病所致的纵隔淋巴结肿大可见于任何部位，前上纵隔多见；支气管囊肿发生于中纵隔；淋巴瘤所致的纵隔淋巴结肿大位于前上纵隔和气管旁。上述疾病均可累及中纵隔，而胸腺瘤为前纵隔肿瘤，不累及中纵隔。

31. ACDE【解析】结节病单侧肺门淋巴结肿大较为少见，一般不超过5%，选项B错误。

六、案例分析题

1~2 F、A【解析】肺隔离症典型者分为囊性、实性和囊实性。囊性可以是单囊或多囊，囊内有分隔，壁薄。平扫为边界清楚的软组织密度影，内部密度均匀，CT值为30~33HU，不均匀强化，囊性部分不强化，间隔部分强化。增强扫描典型者呈蜂窝状改变或多囊状大小不等的透亮区及低密度影，有的可见气液平面，少数有斑点状钙化，伴发感染时，呈脓肿样改变。另外在病变周围有时可见肺炎症、肺气肿情况，局限性肺多血管征。动脉造影可确诊本病。

3. CE【解析】肺隔离症是一种少见的先天性发育异常。其实质是有异常动脉供血的肺囊肿症。多见于青少年，男性多于女性，左侧多于右侧，选项A错误。隔离肺可有自己的支气管，分为叶内型和叶外型，前者位于脏胸膜组织内，其囊腔病变与正常的支气管相通或不相通，临床多见；后者被自己的胸膜包盖，独立于正常肺组织之外，囊腔与正常支气管不相通，选项B错误。多位于下部胸腔的下叶与膈肌之间，选项D错误。

4. ABCDF【解析】参见案例分析题第1题解析。

5~6 ABCE、B【解析】参见A1型题第7~8题解析。

7. B【解析】腺癌为最易出现分叶状边缘的肺癌。

8. A【解析】易出现空洞的肺癌类型是鳞状细胞癌。

9. E【解析】支气管肺癌是局限性阻塞性肺气肿最常见的病因。

10. ABC【解析】咳嗽时间长应做胸片或CT检查，该患者咳白痰，偶带血，还应做透视检查。

11~12 B、E【解析】参见A1型题第7~8题解析。

13. ABCE【解析】周围型肺癌的鉴别诊断：①肺结核。②错构瘤。③结节病。④肺淋巴瘤。

14. ABCD【解析】肺癌按生物学行为可分为鳞状细胞癌、腺癌、腺鳞癌、小细胞肺癌等。

15. ABC【解析】参见 A1 型题第 7~8 题解析。

16. B【解析】结合患者病史、症状及影像学表现，考虑为肺转移瘤。

17. ACDE【解析】该疾病的转移途径：①经肺动脉。②经胸膜腔。③经气道。④经支气管动脉。⑤经纵隔淋巴结逆流到肺门淋巴结，再经肺内淋巴管到肺外周。

18. A【解析】该患者有肝癌病史，肝癌癌细胞可随肝静脉带进下腔静脉，心脏把收集的静脉血再次泵入肺动脉直至最终到达肺毛细血管网，方便癌细胞着床，且氧气充足，可发生双肺转移瘤。

19. ABCDE【解析】肺内转移结节包括弥漫性粟粒结节、单发结节、结节发生坏死形成空洞、钙化结节、带毛刺的结节。

20. BCDE【解析】肺转移瘤的原发肿瘤有很多，肺癌，肝癌、结肠癌等消化系统肿瘤，肾癌、膀胱癌等泌尿生殖系统肿瘤，以及妇科肿瘤，其他软组织恶性肿瘤等，都可以是肺转移瘤的原发肿瘤，最常见的为肺癌。

第二十九章　肺血管疾病

一 A1 型题

1. 有关早期肺静脉高压的描述，正确的是
   A. 肺动脉段膨出，代表肺动脉主干扩张及右心室流出道增大
   B. 上叶肺静脉明显扩张，能在平片上显示出 1~2 条长而宽的血管影像
   C. 表现为肺门血管搏动，是由于肺动脉主干高度扩张后引起肺动脉瓣相对关闭不全
   D. 两肋膈角出现间隔线
   E. 其共同点为中央和外围血管均增粗
2. 克利（Kerley）B 线提示
   A. 肺动脉高压　　B. 间质性肺水肿
   C. 肺气肿　　D. 气胸
   E. 胸腔积液
3. 间质性肺水肿的典型 X 线征象是
   A. 印戒征　　B. 残根征
   C. Kerley B 线　　D. 蝶翼征
   E. 空气支气管征
4. 中央型肺水肿典型 X 线征象是
   A. 双肺大小不一的弥漫性片状模糊影　　B. 双肺下野可见 Kerley A 和 B 线
   C. 肺门阴影轻度大而模糊　　D. 以肺门为中心的蝶翼状阴影
   E. 局部的肺叶实变阴影
5. 下述原因中，属毛细血管内静水压升高引起的肺水肿的有
   A. 心肌病致左心衰竭　　B. 心肌炎致左心衰竭
   C. 左心瓣膜病变致左心衰竭　　D. 急性肾小球肾炎致左心衰竭
   E. 以上都是
6. 肺动脉造影最常做穿刺插管的血管是
   A. 股动脉　　B. 股静脉
   C. 肘动脉　　D. 肘静脉
   E. 肱动脉

7. 最具有特征意义的肺动脉栓塞的 CT 表现有
   A. 一侧肺透过度增高
   B. 肺的外围以胸膜为基底的楔状致密影
   C. 实变区内小透亮区
   D. 增强扫描肺动脉主干内充盈缺损
   E. 局限性肺血管稀少
8. 肺栓塞溶栓治疗禁忌证有
   A. 有出血和易出血
   B. 最近有外伤、手术史
   C. 中枢神经系统障碍
   D. 心肾功能损害
   E. 以上都是
9. 肺动脉栓塞 DSA 的直接征象包括
   A. 肺动脉腔内充盈缺损
   B. 出现双轨征
   C. 肺动脉主干阻塞
   D. 肺动脉分支狭窄
   E. 以上都是

二 A2 型题

患者，男性，54 岁。右侧胸部不适 4 天，无发热，无咳嗽、咳痰。CT 示右下肺外基底段楔形软组织密度病变，基底与胸膜相连，内可见小透亮区，内侧可见小血管影。考虑为
   A. 周围型肺癌
   B. 肺不张
   C. 外源性变应性肺泡炎
   D. 肺梗死
   E. 肺结核

三 A3/A4 型题

（1~3 题共用题干）

患者，男性，75 岁。长期卧床，节段性肺炎反复发作，突然咳嗽、胸痛，胸部 X 线片示右上肺纹理稀疏、透过度高，肺门形态欠自然。

1. 首先考虑的诊断是
   A. 心肌梗死
   B. 肺癌
   C. 干性胸膜炎
   D. 气胸
   E. 肺栓塞
2. 需做的进一步检查为
   A. 胸腔穿刺
   B. 胸部 MRI
   C. 肺动脉造影
   D. 胸腔镜
   E. 肺功能
3. 需做的进一步治疗为

A. 外科手术取栓子
B. 下腔静脉滤器植入术
C. 长期抗凝治疗
D. 下肢静脉结扎
E. 下腔静脉支架植入

（4~5题共用题干）

患者，男性，60岁。外伤后长期卧床，突发胸痛；既往无吸烟史。影像学检查显示右肺上叶纹理稀疏，透光度增强。

4. 该患者首先考虑诊断为
A. 中央型肺癌
B. 胸膜炎
C. 肺栓塞
D. 肺气肿
E. 右侧气胸

5. 进一步检查应选
A. 穿刺活检
B. MRI检查
C. 胸腔镜
D. 纤维支气管镜
E. 肺动脉造影

四 B型题

（1~2题共用备选答案）
A. 肺动脉高压
B. 间质性肺水肿
C. 肺泡性肺水肿
D. 肺栓塞
E. 动脉导管未闭

1. Kerley B线提示
2. 蝶翼征提示

五 X型题

1. 肺静脉高压可见于
A. 二尖瓣狭窄
B. 左房黏液瘤
C. 肥厚型心肌病
D. 反复发作的肺栓塞
E. 二尖瓣关闭不全

2. 关于肺静脉高压，不正确的是
A. 重度肺静脉高压时（超过25mmHg），肺下野的静脉扩张，而肺上野的静脉收缩
B. 肺毛细血管-肺静脉压超过10mmHg即为肺静脉高压
C. 肺水肿分为间质性肺水肿与肺泡性肺水肿

D. 肺静脉影边缘清晰

E. 肺野透亮度降低

3. 肺静脉高压征象有

A. 上肺静脉扩张，下肺静脉不扩张

B. Kerley B 线

C. 肺门呈蝶翼状

D. 肺野清晰

E. 肺门截断现象

4. 关于肺动脉高压，正确的是

A. 肺动脉收缩压和平均压分别超过 20mmHg 和 15mmHg，称肺动脉高压

B. 右心室增大，透视可见肺门搏动增强

C. 如果动脉成比例扩张，则为高流量性肺动脉高压

D. 肺门动脉显著扩张，外围肺动脉分支细小，为阻塞性肺动脉高压

E. X 线检查可见肺动脉段突出，肺门动脉及其肺内分支扩张、增粗

5. 单侧肺水肿可见于

A. 长期一个方向侧卧

B. 急性呼吸窘迫综合征（ARDS）

C. 缺氧

D. 一侧胸腔积液放水过快、过多

E. 一侧肺挫伤

6. 间质性肺水肿的 X 线表现有

A. 肺纹理和肺门血管阴影模糊

B. 支气管袖口征

C. 蝶翼征

D. 胸膜下水肿

E. 两上肺静脉分支增粗

7. 肺泡性肺水肿的 X 线征象有

A. 间隔线阴影

B. 病变动态变化较快

C. 胸腔积液

D. 蝶翼征

E. 上肺静脉扩张

8. 肺动脉高压 X 线及 CT 表现包括

A. 肺门搏动增强

B. 肺动脉外围分支变细，稀疏

C. 肺动脉直径大于同层面升主动脉

D. 可伴有右心室增大

E. 肺动脉段明显凸出，肺动脉大分支扩张

9. 急性肺水肿与肺炎急性期的鉴别点为

A. 肺水肿病变发生迅速、动态变化快

B. 肺水肿有间隔线阴影

C. 肺水肿 X 线表现为大片状高密度影，边缘清楚

D. 肺水肿患者多有心脏及肾脏的原发病

E. 肺水肿无发热等肺炎的临床表现

10. 肺栓塞的 X 线表现有
  A. 肺体积缩小
  B. 肺淤血
  C. 肺缺血
  D. 肺段性梗死
  E. 心影增大

11. 肺栓塞的介入方式有
  A. 经导管溶栓
  B. 经导管取栓
  C. 下腔静脉滤器植入
  D. 外科手术
  E. 胸穿引流术

12. 支气管动脉栓塞治疗大咯血的适应证包括
  A. 内科保守治疗不能控制的大咯血及反复咯血
  B. 急性大咯血危及生命，但暂不适合手术者
  C. 支气管哮喘合并特发性血小板减少性紫癜急性大咯血
  D. 咯血手术治疗后复发者
  E. 大咯血患者有碘过敏

13. 下列疾病采取的介入治疗方法，正确的是
  A. 晚期中央型肺癌：肿瘤供血动脉栓塞治疗
  B. 急性大咯血 250ml：支气管动脉栓塞治疗
  C. 右下肢深静脉血栓并肺栓塞：局部溶栓、碎栓治疗及下腔静脉滤器植入术
  D. 大叶性肺炎：支气管动脉内药物灌注治疗
  E. 肺动静脉瘘：经导管栓塞治疗

14. 下列关于肺栓塞的说法正确的是
  A. 肺栓塞常见的栓子为深静脉脱落的血栓
  B. 肺栓塞的病因包括久病卧床、妊娠、大手术、心功能不全等
  C. X 线胸片虽不一定能发现早期病变，但可用于肺栓塞的疗效观察
  D. CT 肺动脉造影（CTPA）肺动脉内栓子的显示是诊断肺栓塞的可靠直接征象
  E. DSA 可满意显示肺栓塞的情况，是诊断此病的首选检查方式

15. 下列关于肺梗死的 CT 特点，正确的是
  A. 肺外带尖端指向肺门的楔形密度增高影
  B. 空气支气管征为其特征表现
  C. 胸膜下肺梗死常伴少量胸腔积液
  D. 增强 CT 扫描，有时可见细小血管影
  E. 可伴急性肺水肿

参考答案与解析

一、A1 型题

1. B【解析】早期肺静脉高压可见上叶肺静脉明显扩张，能在平片上显示出 1~2 条长而宽的血管影像。

2~3 B、C【解析】当肺静脉压升高，引起渗出液存留在小叶间隙内，X 线表现为在肋膈角附近见到与外侧胸壁垂直的间隔线，称克利（Kerley）B 线，多见于间质性肺水肿等患者。

4. D【解析】蝶翼征是肺水肿中心分布的典型表现，为肺门周围的大片阴影。

5. E【解析】心肌病致左心衰竭、心肌炎致左心衰竭、左心瓣膜病变致左心衰竭、急性肾小球肾炎致左心衰竭及急性心肌梗死致左心衰竭均可使毛细血管内静水压升高引起肺水肿。

6. B【解析】肺动脉造影最常做股静脉穿刺插管。

7. D【解析】肺动脉内栓子的显示是诊断肺栓塞最可靠的直接征象，CT 增强后血栓表现为长条状及不规则形状低密度样充盈缺损。

8. E【解析】溶栓治疗的绝对禁忌证：活动性内出血和近期自发性颅内出血。相对禁忌证：2 周内的大手术、分娩、有创检查如器官活检或不能压迫止血部位的血管穿刺；10 天内的胃肠道出血；15 天内的严重创伤；1 个月内的神经外科或眼科手术；难以控制的重度高血压（收缩压>180mmHg，舒张压>110mmHg）；3 个月内的缺血性脑卒中；创伤性心肺复苏；血小板计数<100×10^9/L；抗凝过程中（如正在应用华法林）；心包炎或心包积液；妊娠；细菌性心内膜炎；严重肝、肾功能不全；糖尿病出血性视网膜病变；高龄（年龄>75 岁）等。对于致命性大面积肺血栓栓塞症（PTE），上述绝对禁忌证亦应被视为相对禁忌证。

9. E【解析】肺动脉栓塞 DSA 的直接征象：肺动脉腔内充盈缺损；出现双轨征；肺动脉主干或分支阻塞和狭窄；肺动脉管壁不规则，凹凸不平。

二、A2 型题

D【解析】肺梗死的主要临床表现：突发性胸痛，之后出现胸闷气短，2~3 天后开始咯血。因上述临床表现不具有特征性，故漏诊率与误诊率均较高，对肺梗死的检出也越来越受临床医师们的重视。本病影像表现主要以双下肺多见，大部分为典型的胸膜下楔形阴影，部分表现为胸膜下斑片状阴影，与肺炎类似，可能为梗死区边缘接受临近未发生栓死的动脉分支供血所致。血管征较少见，部分病变区可见低密度阴影，呈蜂窝状或小点状低密度影，病变区对应胸膜增厚，伴同侧少量胸腔积液，部分病例因胸痛剧烈致呼吸受限而出现膈面抬高及下肺盘状不张。

三、A3/A4 型题

1. E【解析】肺栓塞的临床表现多样，主要决定于栓塞的位置和累及范围。常见症状有呼吸困难、胸痛、咯血等，体征有呼吸急促、心动过速、发绀等。主要病理表现为肺动脉腔内充盈缺损或闭塞，前者表现为肺动脉及分支腔内偏心性或类圆形充盈缺损，也可呈附壁性环形充盈缺损，致管腔发生不同程度狭窄；后者表现为肺动脉分支内无对比剂充盈。

2. C【解析】肺栓塞需要进一步进行肺动脉造影的检查。

3. B【解析】下腔静脉滤器植入对预防肺栓塞有效，也为手术取栓提供了安全保障。

4. C【解析】参见 A3/A4 型题第 1 题解析。

5. E【解析】参见 A3/A4 型题第 2 题解析。

四、B 型题

1. B【解析】Kerley B 线提示间质性肺水肿。

2. C【解析】蝶翼征提示肺泡性肺水肿。

五、X 型题

1. ABCE【解析】二尖瓣狭窄、肥厚型心肌病、反复发作的肺栓塞及二尖瓣关闭不全均可出现肺静脉高压。

2. AD【解析】肺毛细血管-肺静脉压超过 10mmHg 时即为肺静脉高压，最早表现为肺静脉扩张，尤其是上叶静脉明显增粗，如果肺静脉压超过 25mmHg，血浆即可外渗而引起间质性肺水肿，若压力升高至 35~45mmHg，则会引起肺泡性肺水肿。肺静脉高压表现为肺野透光度减低，肺静脉影边缘模糊。

3. ABC【解析】肺门截断现象是肺动脉高压的征象；肺静脉高压肺野视线模糊。

4. BCDE【解析】肺动脉收缩压大于 30mmHg 或平均压大于 20mmHg 称肺动脉高压（选项 A 错误）。X 线所见为肺动脉段突出，肺门动脉及其肺内分支扩张、增粗（选项 E 正确），如果动脉成比例扩张，则为高流量性肺动脉高压（选项 C 正确）；而肺门动脉显著扩张，外围肺动脉分支细小，即有“截断现象”，则为阻塞性肺动脉高压（选项 D 正确）；同时有右心室增大，透视可见肺门搏动增强（选项 B 正确）。

5. ADE【解析】单侧肺水肿可见于长期一个方向侧卧，一侧胸腔积液放水过快、过多或一侧肺挫伤。

6. ABDE【解析】间质性肺水肿：①肺纹理和肺门阴影边缘模糊。②肺血流重新分布现象，即由正常时上肺血管比下肺血管细变为上肺野血管增粗。③支气管袖口征，支气管轴位投影可见管壁环形厚度增宽，边缘模糊，称为袖口征。④间隔线阴影，其病理基础是小叶间隔水肿可分为 Kerley A、B、C 线，以 B 线最常见，长度小于 2cm，与胸膜垂直。⑤胸膜下水肿，类似胸膜增厚，不随体位增厚而变化。叶间胸膜下水肿表现为叶间裂增厚。⑥常合并心影增大，可有少量胸腔积液。

7. BCD【解析】肺泡性肺水肿的影像学表现：①两肺广泛分布的斑片状阴影或两肺播散性粟粒状阴影，常能融合成大片，密度较淡，边缘模糊，称弥散型肺水肿。②一侧或双侧肺门区的大片状模糊阴影，呈蝶翼状，肺尖、肺底及肺外带一般清晰，称中央型肺水肿。③一侧肺或局部的实变阴影，称局限性肺水肿。④实变阴影中可见支气管充气征。⑤病变阴影变化迅速。

8. ABCDE【解析】肺动脉高压 X 线及 CT 表现：①肺动脉段明显凸出，肺动脉大分支扩张。②肺门搏动增强。③肺动脉外围分支变细，稀疏。④肺动脉直径大于同层面升主动脉。⑤可伴有右心室增大。

9. ABDE【解析】急性肺水肿与肺炎急性期 X 线表现均为大片状高密度影（选项 C 错误），但综合临床症状及短期复查情况不难鉴别。肺毛细血管内液体大量渗入肺间质或/和肺泡称之为肺水肿。急性肺水肿病变发生迅速、动态变化快）。肺水肿患者多有心脏及肾脏的原发病，无发热等肺炎的临床表现。间质性肺水肿在肺淤血的 X 线所见基础上，在肺野内出现间隔线即“克利 B、C 和 A 线”时为间质性肺水肿。

10. ACE【解析】肺栓塞的 X 线表现有肺体积缩小、肺缺血及心影增大。

11. ABC【解析】肺栓塞的介入方式：①经导管溶栓。②经导管取栓。③下腔静脉滤器植入。

12. ABD【解析】任何急性大咯血但无手术条件者；反复较大量咯血，一次咯血大于 200ml 者；经内科治疗无效或经手术治疗又复发咯血，怀疑出血来自支气管动脉者都可行支气管动脉栓塞治疗。但有严重出血倾向、碘过敏、体质极度虚弱者，或肺淤血以及肺动脉严重狭窄的先天性心脏病患者，支气管动脉与脊髓动脉共同起源且无法选择性地超过动脉开口者，不能进行该治疗。

13. ABCE【解析】大叶性肺炎是常见的肺部炎性病变，经临床内科规范抗生素治疗即可痊愈，无须介入治疗，选项 D 错误。

14. ABD【解析】肺动脉较大分支栓塞或多发性小分支栓塞 X 线检查可见肺段性分布的局限性肺纹理稀疏，而较小分支栓塞即使临床症状典型并经血管造影证实，但 X 线表现仍可正常，所以 X 线检查不可用于肺栓塞的疗效观察。DSA 虽可观察肺栓塞的详细情况并进行溶栓治疗，但有一定风险，且费用较高，多用于 CT 肺动脉造影（CTPA）确诊肺栓塞者。选项 C、E 错误。

15. ACDE【解析】肺梗死一般无空气支气管征，选项 B 错误。

第三十章 胸部外伤

一 A1 型题

1. 支气管异物常发生于
   A. 左上叶
   B. 左下叶
   C. 左舌叶
   D. 右上叶
   E. 右下叶
2. 引起纵隔血肿的原因为
   A. 主动脉夹层破裂
   B. 主动脉瘤破裂
   C. 咽后壁出血
   D. 自发性纵隔血肿
   E. 以上都是

二 X 型题

1. 下列关于肺挫伤的诊断要点，正确的是
   A. 胸痛、咯血、呼吸急促
   B. 肺内大片状或斑点状密度增高影
   C. 液气胸
   D. 肺部阴影需 2 周以上时间才能完全吸收
   E. 肺段或肺叶不张
2. 用呼气相 X 线片诊断有重要价值的疾病是
   A. 支气管异物
   B. 肺气肿
   C. 肺炎
   D. 细支气管炎
   E. 胸膜炎
3. 支持气管、支气管异物影像诊断的征象有
   A. 膈肌矛盾运动
   B. 肺门影增大
   C. 肺不张
   D. 肺气肿
   E. 纵隔摆动
4. 支气管异物的间接 X 线征象中包括
   A. 肺不张
   B. 肺部感染
   C. 纵隔摆动
   D. 横“S”征

E. 肺门影增大

参考答案与解析

一、A1 型题

1. E【解析】支气管异物常发生于右下叶。

2. E【解析】引起纵隔血肿的原因：①车祸挤压伤。②主动脉瘤破裂。③咽后壁出血。④自发性纵隔血肿。⑤主动脉夹层破裂。

二、X 型题

1. ABCE【解析】肺挫伤阴影 2 周以内可完全吸收，选项 D 错误。

2. ABD【解析】呼气相 X 线片对支气管异物、肺气肿及细支气管炎诊断有重要价值。

3. ACDE【解析】气管、支气管异物会因完全或不完全阻塞而导致肺不张、肺气肿、膈肌矛盾运动及纵隔摆动，但不会引起肺门影增大。

4. ABC【解析】支气管异物不会引起肺门影增大，选项 E 错误。右上肺中心型肺癌引起右上叶肺不张时，肺叶体积缩小并向上移位，其凹面向下的下缘与肺门区肿块下凸的下缘相连，形成倒置和横置的“S”形，称横“S”征，是右肺上叶中心型肺癌典型的征象，选项 D 错误。

胸膜
疾病

第三十一章 胸膜疾病

一 A1 型题

1. 关于横膈附近胸腔积液的 CT 表现，不正确的是
   A. 胸腔积液位于膈影外侧
   B. 积液量多时膈脚向前外侧移位
   C. 常规扫描胸腔积液与肝的交界面模糊，薄层高分辨扫描时，界面模糊征不复存在
   D. 胸腔积液可将横膈衬托出来，表现为线样弧线影
   E. 肝脏的后内缘见到液体积聚提示为胸腔积液
2. 胸腔积液量需要在多少以上才有 X 线表现
   A. 100ml　　B. 150ml
   C. 250ml　　D. 350ml
   E. 450ml
3. 胸膜炎产生的渗出液可为
   A. 血性　　B. 脓性
   C. 乳糜性　　D. 以上都是
   E. 以上都不是
4. 中量游离性胸腔积液渗液曲线的形成与下述哪些因素有关
   A. 胸腔内的负压状态　　B. 液体的表面张力
   C. 肺组织的弹性　　D. 液体的重力
   E. 以上都是
5. 自发性气胸常见于
   A. 严重的肺气肿　　B. 胸膜下肺大疱
   C. 表浅结核性空洞　　D. 肺完全压缩
   E. 以上均是
6. 产生液气胸的常见原因是胸腔积液并发
   A. 感染　　B. 肺气肿
   C. 出血　　D. 胸膜粘连
   E. 肺转移瘤

7. 关于多房性液气胸的形成原因，下列正确的是

A. 出血
B. 外伤
C. 感染
D. 胸膜粘连
E. 肺转移瘤

8. 对弥漫性胸膜间皮瘤的叙述错误的是

A. 胸膜的原发性肿瘤
B. 可分为良性或恶性
C. 有多个胸膜结节或肿块
D. 有大量胸腔积液
E. 不规则胸膜肥厚，呈波浪状

二 X 型题

1. 有关胸膜的描述正确的有

A. 分四部分
B. 斜裂胸膜面为一个平面
C. 横裂内端止于肺门
D. 有肺的部位必有胸膜
E. 胸膜腔的界限和肺边缘是不一致的

2. 术前胸部 X 线片示肺内球形影，术中未发现，术后 2 周拍片该影消失，可能有

A. 球形肺不张
B. 炎性假瘤
C. 球形肺炎
D. 叶间积液
E. 结核球

3. 类风湿关节炎伴肺部受累表现为

A. 常见于女性
B. 胸腔积液
C. 两肺门周围蝴蝶状实变阴影为特征性表现
D. 可出现空洞性肺结节
E. 肺病变可出现于关节症状前

4. 关于 MRI 对于胸腔积液的显示，错误的说法是

A. 对于少量胸腔积液较敏感
B. 胸腔积液性质的判断主要依据 T_2WI 信号
C. 可以判断胸腔积液的量
D. 有利于对叶间积液的显示
E. 难以区分胸腔积液、腹水

5. 下列哪种病变 MRI T_1WI 可呈高信号

A. 淋巴管瘤
B. 血性胸腔积液
C. 黏液性心包囊肿
D. 纵隔血肿
E. 中央型肺癌

6. 关于气胸，说法正确的有

A. 胸部平片易发现微量气胸

B. 所有气胸都有加重甚至发展为张力性气胸的可能
C. 气胸在胸部平片上大多能得到明确诊断
D. CT检查的目的是发现少量气胸及少见部位的气胸
E. 检查微量气胸时，宜用呼气相扫描

7. 大量气胸X线胸片可见
A. 患侧横膈下降
B. 患侧胸廓明显塌陷
C. 纵隔向健侧移位
D. 肺完全压缩
E. 肋间隙增宽

8. 可能导致气胸的原因是
A. 胸部手术
B. 胸部穿刺
C. 胸壁贯通伤
D. 胸痛
E. 无明显原因

9. 气胸的X线表现包括
A. 患侧胸壁下方见无肺纹理区
B. 患侧肺萎陷、密度增高，向肺门压缩
C. 纵隔向患侧移位
D. 患侧膈肌下降变平
E. 可见压缩肺的脏层胸膜

10. 下列关于气胸的说法，正确的是
A. 新生儿气胸多为正压换气所致，无须治疗
B. 是肺囊性纤维化的常见并发症
C. 可继发于胸部骨骼损伤或胸部钝性外伤
D. 是肺发育不全的特征性并发症
E. 如为张力性气胸，则胸内腔静脉受压

三 案例分析题

（1~4题共用题干）

患者，男性，28岁。10日前无明显诱因出现午后低热，体温37.5℃，夜间盗汗，伴右侧胸痛，深呼吸时明显，不放射，与活动无关，未到医院检查。自服镇痛药，于4天前胸痛减轻，但右侧胸部闷胀加重，故来医院检查。查体：颈软，气管稍偏左，颈静脉无怒张，右侧胸廓稍膨隆，右下肺语颤减弱，叩诊浊音、呼吸音减弱至消失，心界向左扩大，右界叩不清，肝脾肋下未及，移动性浊音（-），双下肢不肿。红细胞沉降率（ESR）39mm/h。

1. 分析上述病例，最可能的诊断是
A. 右侧胸腔积液
B. 右肺结核
C. 右肺气胸
D. 大叶性肺炎
E. 小叶性肺炎
F. 肺癌

2. 胸部 X 线片的影像学表现可能为
   A. 见片状或三角形致密影，致密影内可见支气管充气征
   B. 见斑片状模糊致密影，密度不均
   C. 见网状及小斑片状影
   D. 见浓密的团块状影
   E. 肋膈角变钝，可见液平面，呈外高内低的弧形凹面
   F. 见广泛条索状致密影，密度不均匀
3. 下列检查项目中，属于无放射性损害的检查为
   A. 胸部透视　　B. 放射性核素检查
   C. B 超　　D. CT
   E. 胸部平片　　F. DSA

参考答案与解析

一、A1 型题

1. A【解析】在胸腔积液的 CT 表现中，胸腔积液通常位于膈影内侧，而不是外侧。显现为位于膈影内侧的密度增高区域。故选项 A 错误，其余选项均正确。

2. C【解析】游离性胸腔积液的 X 线表现：少量积液，站立后前位检查，积液最初仅积聚于位置最低的后肋膈角时，多难以发现；积液量达 250ml 左右时，于站立后前位检查也仅见肋膈角变钝、变浅或填平；随着积液量继续增加，可依次闭塞外侧肋膈角，掩盖膈顶，进而呈外高内低的弧形凹面，其上缘在第 4 肋前端以下。

3. D【解析】胸膜炎根据其病因不同可产生不同性质的渗出液，包括血性、脓性及乳糜性。

4. E【解析】液体的上缘呈自外上方向内下方倾斜的弧形线，称渗液曲线。此弧形线为游离性胸腔积液的特征性 X 线表现，与胸腔内的负压状态、液体的表面张力、肺组织的弹性及液体的重力等因素有关。

5. E【解析】自发性气胸常见于严重的肺气肿、胸膜下肺大疱、表浅结核性空洞及肺完全压缩等。

6. B【解析】胸腔积液患者并发肺气肿时，容易引起液气胸的发生。

7. D【解析】液气胸时，立位片可见气液面，严重时，气液面横贯胸腔。若脏、壁层胸膜粘连，可形成局限性或多房性液气胸。

8. B【解析】弥漫性胸膜间皮瘤一般是恶性肿瘤，通常由长期接触石棉物质引起，更容易发生在中老年人身上，选项 B 错误。

二、X 型题

1. AD【解析】胸膜可分为四个部分：脏层胸膜、壁层胸膜、肺间胸膜和纵隔胸膜（A 对）。斜裂胸膜面并不是一个平面，而是一条弯曲的分界线，将肺的上叶和下叶分开（B 错）。横裂是将右肺分成上、中、下三叶，而并非内端止于肺门（C 错）。有肺的部位必然会有胸膜，因为胸膜是覆盖在肺表面的薄膜（D 对）。胸膜腔的界限与肺边缘是一致的，即胸膜腔的边缘即为肺的边缘（E 错）。

2. CD【解析】肺炎及叶间积液可因术后而好转，选项 C、D 正确，而球形肺不张、炎性假瘤及结核球术中可发现，选项 A、B、E 错误。

3. BDE【解析】类风湿关节炎伴肺部受累者男性多于女性，胸腔积液是其最常见的表现；可形成空洞性肺结节，可单发或多发；肺病变多发生于关节症状之后，也可出现于关节症状之前。肺门周围蝴蝶状实变阴影并非此病特征表现。

4. BE【解析】胸腔积液性质的判断主要依据 T_1WI 信号，因为 T_2WI 积液均为高信号，而 T_1WI 非血性积液为低信号，结核性胸膜炎及外伤所致积液因其内有较多的蛋白质和细胞成分，T_1WI 为中到高信号，而血性积液则有其特定的信号随时间变化的规律。MRI 的优势之一在于其多轴位显示，不但有利于包裹性积液及叶间积液的观察，也有利于区分胸腔积液和腹水。

5. BCD【解析】血性胸腔积液、纵隔血肿在亚急性期 MRI 可呈短 T_1 信号（T_1WI 高信号）；黏液性心包囊肿蛋白含量若较高，则 MRI T_1WI 也可呈高信号。淋巴管瘤 MRI 多呈长 T_1 信号（T_1WI 低信号）。

6. BCDE【解析】胸部平片不易发现微量气胸，选项 A 错误。

7. ACDE【解析】气胸的 X 线表现：气胸区无肺纹理，为气体密度。①少量气胸时，气胸区呈线状或带状无纹理区，可见被压缩肺的边缘，呼气时显示较清楚。②大量气胸时，气胸区可占据肺野的中外带，内带为压缩的肺，呈密度均匀软组织影。同侧肋间隙增宽，横膈下降，纵隔向健侧移位，可见脏层胸膜。

8. ABCE【解析】胸部手术、胸部刺穿及胸壁贯通伤可使空气进入胸膜腔，引起气胸；临床多见的自发性气胸是无明显原因的气胸。胸痛是气胸的主要临床表现，而并非其原因。

9. ABDE【解析】参见 A1 型题第 7 题解析。

10. BCDE【解析】新生儿复苏时的正压换气可以导致小气道或肺泡破裂，产生气胸、纵隔气肿或间质性肺气肿，需要治疗，选项 A 错误。

三、案例分析题

1. AB【解析】根据题干信息，患者出现右侧胸痛、胸部闷胀加重，与深呼吸明显相关。查体发现右下肺语颤减弱、叩诊浊音、呼吸音减弱至消失，这些表现支持胸腔积液的可能性（A 对）。午后低热、夜间盗汗的症状以及右下肺语颤减弱等查体表现与结核病相符（B

对）。患者胸部闷胀加重、呼吸音减弱至消失以及心界向左扩大等症状与气胸并不完全一致（C 错）。虽然有右侧胸痛和呼吸音减弱的迹象，但没有咳嗽、咳痰和发热等与肺炎相关的症状（D 错），也没有其他支持小叶性肺炎的明确症状（E 错）。肺癌典型的症状（如咳嗽、咳血、体重下降等）未被提及，故排除肺癌的可能性（F 错）。

2. E【解析】胸部 X 线片的影像学表现可能为肋膈角变钝，可见液平面，呈外高内低的弧形凹面。

3. C【解析】B 超属于无放射性损害的检查。

膈肌病变、
纵膈疾病

第三十二章　膈肌病变

一 A1 型题

1. 以下有关膈肌的叙述，不正确的是
   A. 后前位 X 线胸片上，两侧膈呈圆顶状
   B. 膈在外侧及前、后方与胸壁相交形成肋膈角，在内侧与心脏形成心膈角
   C. 膈的圆顶偏内前方，故外、后肋膈角深而锐
   D. 膈上有 1 个孔供连结胸腹腔的结构通过
   E. 膈的形态、位置及运动，可因膈的发育及胸腹腔的病变而改变
2. 关于外伤性膈疝特点的叙述，不正确的是
   A. 可因直接穿通伤，或因撞击等间接暴力引起
   B. 常发生在右侧，多位于膈顶部
   C. 胸骨旁裂孔疝一般较小，常无明显症状
   D. 经胸腹膜裂孔疝入的脏器可压迫肺脏造成发育不良，并产生呼吸道症状，如发生胃肠道嵌顿绞窄则出现相应症状
   E. 外伤性膈疝除呈现脏器疝入胸腔的症状外，尚可合并脏器及大血管损伤
3. 关于膈疝的 X 线平片表现，不正确的是
   A. 膈肌轮廓被遮盖而显示模糊
   B. 若疝入肝、肾、大网膜等实质性脏器，则显示胸腔内团块状软组织阴影
   C. 若合并有胃肠脏器疝入，则显示软组织阴影内含气液面及肠腔内容物
   D. 纵隔被推向患侧
   E. 胸腹膜裂孔疝多发生在左侧，由于疝入脏器较多故易于发现

二 X 型题

1. 食管裂孔疝的直接 X 线征象为
   A. A 环　　B. B 环
   C. 膈上出现疝囊　　D. 食管环形狭窄
   E. 环形征

2. 以下关于膈肌肿瘤的特点，叙述正确的是

　A. 膈肌的原发性肿瘤比较多见，大多起源于腱部或其前方肌性部分

　B. 良性肿瘤的发生率等于或稍高于恶性肿瘤，左右侧受累概率相同

　C. 良性肿瘤包括间皮瘤、畸胎瘤、支气管囊肿、脂肪瘤、血管瘤、神经源性肿瘤、纤维瘤和肌肉的良性肿瘤

　D. 原发性恶性肿瘤大多数是起自纤维或肌肉的肉瘤，其中以纤维肉瘤最为常见

　E. 转移性肿瘤多来自邻近肿瘤的直接侵犯，如间皮瘤、胸腺瘤、胸部网状细胞肉瘤，也可为淋巴道或血行转移至膈肌

参考答案与解析

一、A1 型题

1. D【解析】膈肌两侧均有肌束附着于肋骨、胸骨及腰椎。横膈上有多个连接胸腹腔结构的裂孔，选项 D 错误。

2. B【解析】由于右侧横膈下肝脏的保护作用，外伤性膈疝 90%以上发生在左侧，通常累及横膈的中央或后部。

3. D【解析】膈疝的纵隔被推向健侧。

二、X 型题

1. ABC【解析】食管裂孔疝的直接 X 线征象包括 A 环、B 环、膈上出现疝囊及食管胃环等。

2. BCDE【解析】膈肌的原发性肿瘤相当少见，两侧膈肌发生肿瘤的机会无明显差别，大多是继发于周围的器官和组织，如肺、食管、胃、肝、胆囊、结肠，选项 A 错误。

第三十三章　纵隔疾病

一　A1 型题

1. 后纵隔常见的肿瘤是
   A. 食管囊肿　　B. 畸胎瘤
   C. 转移瘤　　D. 神经源性肿瘤
   E. 脂肪瘤
2. 关于胸腺瘤，描述错误的是
   A. 前纵隔常见肿瘤　　B. 30%伴有重症肌无力
   C. 累及心包可出现心包积液　　D. 好发于青年人
   E. 以上都不是
3. 胸腺瘤特征中正确的是
   A. 常见于儿童及 20 岁以下者　　B. 肿瘤内部有钙化，则提示良性
   C. 无论良恶性，胸腺瘤均有完整的包膜　　D. 直径>10cm 者，恶变的可能性明显增加
   E. 恶性者易发生血行转移，但很少发生胸膜转移
4. 诊断纵隔畸胎瘤特征性的 CT 征象是
   A. 肿块位于前上纵隔　　B. 肿块有分叶
   C. 肿块内有齿样骨化　　D. 肺内转移
   E. 以上都不是
5. 关于畸胎瘤，下列描述错误的是
   A. 多位于前纵隔中部　　B. 分囊性和实质性两种
   C. 含有骨骼、牙齿是其特征　　D. 短期内增大示其恶性变
   E. 不能见到气液平面

二　A2 型题

1. 患者，女性，43 岁。主因胸闷气短 1 个月来诊，伴全身乏力，咳嗽，发热。胸部 X 线片示：中上纵隔增宽，右缘呈波浪状改变；白细胞：8.5×10^9/L。最可能的诊断是
   A. 胸内甲状腺肿　　B. 胸腺瘤

C. 右侧中央型肺癌
D. 淋巴瘤
E. 畸胎瘤

2. 患者，女性，42 岁。两眼不能完全睁开，全身无力，前纵隔内发现肿块，最可能的是
A. 胸腺瘤
B. 畸胎瘤
C. 胸内甲状腺肿
D. 心包囊肿
E. 气管囊肿

三 A3/A4 型题

（1~2 题共用题干）

患者，男性，43 岁。查体偶然发现左后纵隔占位，MRI T_1WI、T_1WI 如图。

1. 最可能的诊断为
A. 主动脉瘤
B. 主动脉夹层
C. 周围型肺癌
D. 神经源性肿瘤
E. 间皮囊肿

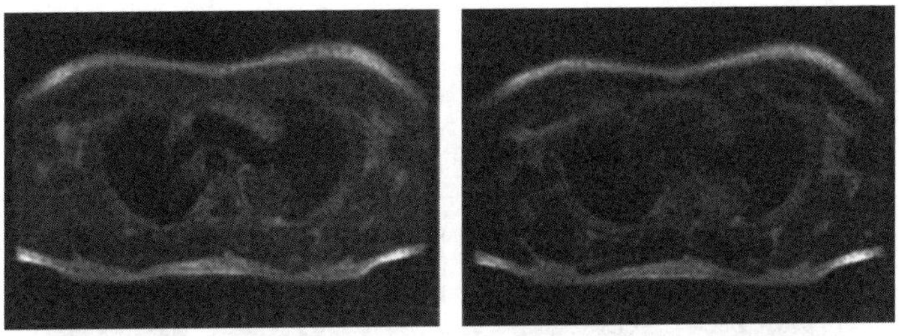

2. 同一病例磁共振增强扫描如图，结合平扫，则强化及未明显强化的信号分别代表
A. 病灶、淋巴结
B. 实性病变、囊变
C. 淋巴结、病灶
D. 囊变、实性病变
E. 真腔、假腔

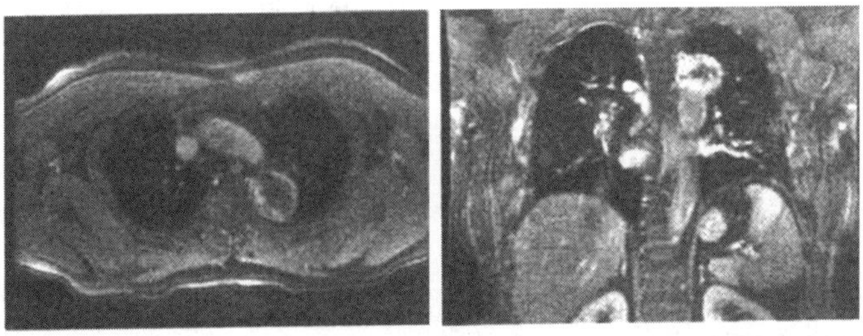

（3~5 题共用题干）

患者，女性，48 岁。胸闷气短 1 个月余，伴全身乏力，咳嗽，发热。胸部 X 线片示：中上纵隔增宽，右缘呈波浪状改变。白细胞：8.0×10^9/L。

3. 最可能的诊断是
   A. 胸内甲状腺肿
   B. 淋巴瘤
   C. 畸胎瘤
   D. 右侧中央型肺癌
   E. 胸腺瘤
4. 为明确诊断，需进一步做的检查是
   A. 红细胞沉降率
   B. 食管钡餐造影
   C. 痰细胞学检查
   D. 胸部增强 CT 检查
   E. 胸部 MRI 检查
5. 当患者出现声嘶时，提示肿瘤已侵犯
   A. 迷走神经
   B. 喉返神经
   C. 气管隆凸
   D. 喉上神经
   E. 声带

（6~9 题共用题干）

患者，男性，62 岁。重症肌无力 1 个月，胸部 MRI 平扫如图。

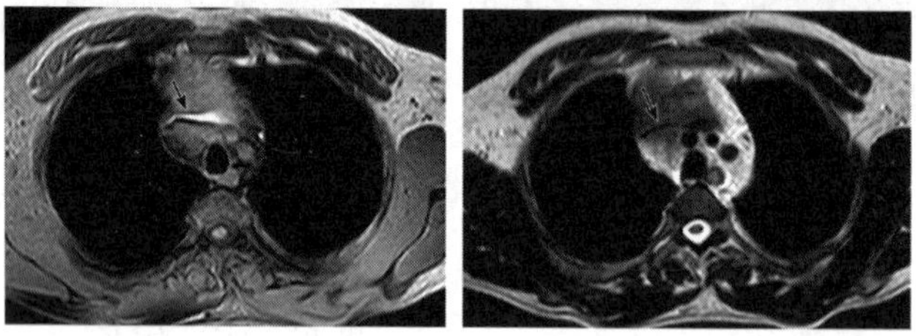

6. 最可能的诊断为
   A. 脂肪瘤
   B. 胸腺瘤
   C. 神经源性肿瘤
   D. 畸胎瘤
   E. 淋巴瘤
7. 患者临床最常见的症状为
   A. 杵状指
   B. 类癌综合征
   C. 咳嗽
   D. 眼睑不能上抬
   E. 咯血
8. 此病变的 MRI 影像表现为
   A. T_1WI 高信号，T_2WI 低信号
   B. T_1WI 高信号，T_2WI 高信号

C. T_1WI 低信号，FST_2WI 低信号
D. T_1WI 低信号，FST_2WI 高信号
E. T_1WI 低信号，T_2WI 低信号

9. 放疗后的磁共振检查 T_2WI 可见残余肿瘤为哪种信号，纤维化组织为哪种信号
A. 高，低
B. 低，高
C. 高，高
D. 低，低
E. 两者均为稍高信号

四 B 型题

（1~3 题共用备选答案）
A. 胸腺瘤
B. 气管支气管囊肿
C. 淋巴瘤
D. 神经源性肿瘤
E. 甲状腺肿瘤

1. 前纵隔区最常见的肿瘤是
2. 中纵隔区最常见的肿瘤是
3. 后纵隔区最常见的肿瘤是

五 X 型题

1. 下列属于纵隔结构的是
A. 肺动脉
B. 左锁骨下动脉
C. 半奇静脉
D. 膈静脉
E. 交感神经链

2. 下列疾病好发于前纵隔的有
A. 胸膜心包囊肿
B. 纵隔畸胎瘤
C. 胸腺瘤
D. 神经源性肿瘤
E. 淋巴瘤

3. 位于前纵隔的肿瘤有
A. 胸腺瘤
B. 皮样囊肿
C. 畸胎瘤
D. 神经纤维瘤
E. 支气管囊肿

4. CT、MRI 上有以下哪些表现，可提示胸腺瘤恶变
A. 肿瘤短期内明显增大
B. 点状、曲线状钙化出现
C. 肿瘤边界不清，向邻近组织浸润
D. 轮廓不规则、分叶状
E. 出现胸腔积液和胸膜肿瘤结节

5. 下列关于胸腺瘤的观点，正确的是
A. 儿童发病率比成人高
B. 前纵隔最常见的肿瘤
C. 组织学上分为：上皮细胞型、淋巴细胞型及混合型
D. 胸腺瘤有明显的恶变倾向
E. 胸腺癌包膜不完整，肿瘤突破包膜向邻近组织侵犯

6. 下列关于纵隔神经源性肿瘤的描述，正确的是
A. 多位于后纵隔，良性肿瘤为主
B. MRI 对显示伴椎管内的肿瘤更好
C. CT 呈边缘清楚光滑的肿块，密度均匀，CT 值与肌肉相仿
D. MRI 上 T_1WI 呈中等偏低信号，T_2WI 呈中等信号
E. 增强扫描，病灶无强化

7. 下列属侵袭性胸腺瘤特点的是
A. 包膜不完整
B. 可引起胸腔积液
C. 可引起心包积液
D. 可囊变
E. 含有大量脂肪成分

8. 纵隔肿瘤的 MRI 特征中正确的有
A. 胸内甲状腺肿，肿块呈长 T_1长 T_2信号
B. 胸腺瘤，肿瘤呈 T_1WI 低信号，T_2WI 高信号
C. 畸胎瘤含脂肪成分多者，T_1WI 和 T_2WI 均呈高信号
D. 淋巴瘤肿大淋巴结在 T_1WI 上呈等信号，T_2WI 上呈高信号
E. 神经源性肿瘤，T_1WI 和 T_2WI 均为等信号

9. 纵隔肿瘤中，见不到钙化的是
A. 畸胎瘤
B. 胸腺瘤
C. 心包囊肿
D. 神经源性肿瘤
E. 支气管囊肿

10. 肺门淋巴结增大可见于
A. 结节病
B. 干燥综合征
C. 原发型肺结核
D. 白血病
E. 胸腺瘤

六 案例分析题

（1~3 题共用题干）

患者，男性，34 岁。持续性胸痛 1 个月。胸部 CT 示：局部低密度区 CT 值为-40HU，如图。

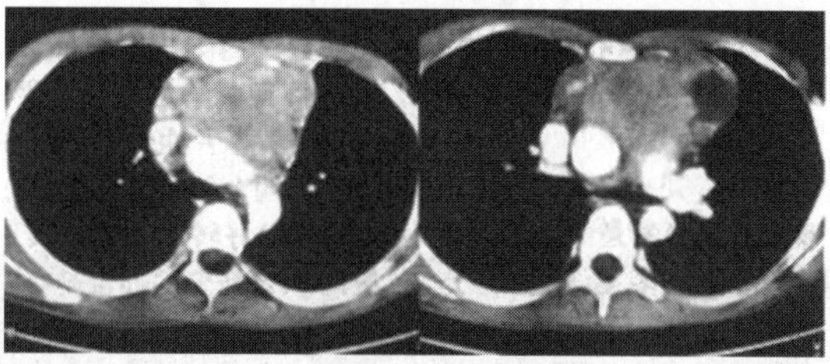

1. 最可能的诊断是
   A. 胸腺瘤　　B. 淋巴瘤
   C. 畸胎瘤　　D. 肺结核
   E. 转移瘤
   F. 神经鞘瘤
2. 关于畸胎瘤叙述正确的是
   A. 为纵隔内最常见的肿瘤
   B. 多位于后纵隔
   C. 囊性畸胎瘤也叫皮样囊肿
   D. 畸胎类肿瘤分为囊性和实性两类
   E. CT 为诊断畸胎瘤最佳影像学方法之一
   F. 畸胎瘤内密度均匀
3. 前纵隔最常见的肿瘤包括
   A. 畸胎瘤　　B. 胸腺瘤
   C. 淋巴瘤　　D. 神经源性肿瘤
   E. 精原细胞瘤　　F. 食管囊肿

（4~6 题共用题干）

患者，男性，46 岁。眼睑下垂，胸痛 1 个月。X 线平片如图所示。

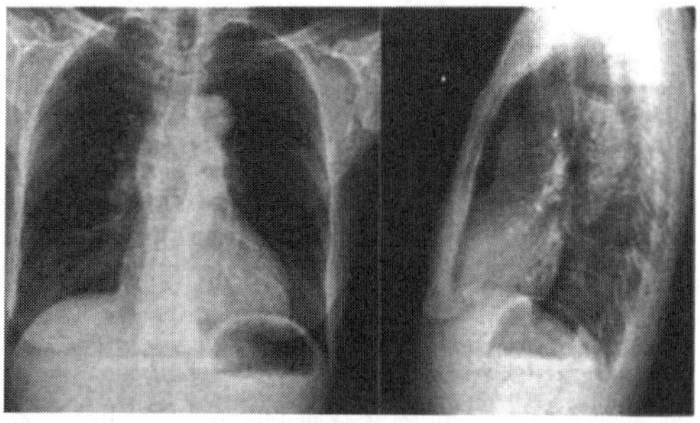

4. X 线平片所示异常包括
   A. 左下肺斑片影
   B. 主动脉迂曲
   C. 膈下游离气体
   D. 上纵隔影增宽
   E. 右侧肺门影增大
   F. 肺动脉增宽

5. 该患者的胸部 CT 如图，前纵隔内类圆形肿物，密度稍低于骨骼肌密度，最可能的诊断是

A. 神经源性肿瘤
B. 畸胎瘤
C. 胸腺瘤
D. 淋巴瘤
E. 脂肪瘤
F. 转移瘤

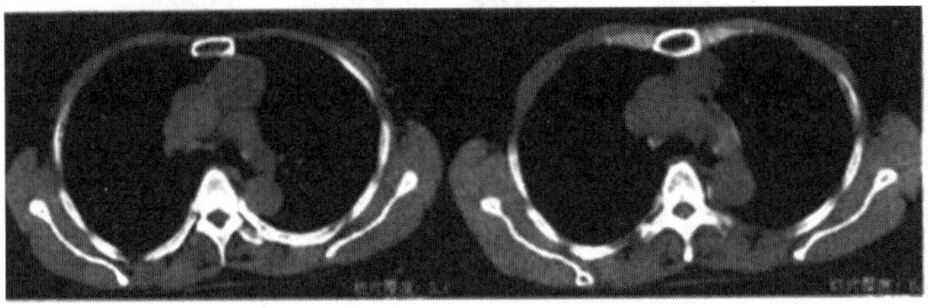

6. 该病组织学分型为

A. 上皮细胞型
B. 淋巴细胞型
C. 血管型
D. 脂肪细胞型
E. 混合型
F. 纤维细胞型

参考答案与解析

一、A1 型题

1. D【解析】后纵隔肿瘤多为神经源性肿瘤。

2~3 D、D【解析】胸腺瘤好发于 40 岁以上者；肿瘤边缘常有弧形钙化，但不提示良性还是恶性；直径>10cm 者，恶变的可能性明显增加。

4. C【解析】纵隔畸胎瘤的 CT 检查特征性表现是以脂肪密度为主的肿块内含有钙化的实体结节（齿样骨化），或肿块合并液体部分。其中脂肪部分居于上方，而液体部分在下方。两者之间有脂肪-液面，在此界面处可见线状或索状混杂密度的圆形影，为毛发团。当肿瘤有继发感染时周围有炎性粘连及胸膜增厚，其轮廓模糊。CT 扫描可大致明确肿瘤大小及与周围组织的关系。

5. E【解析】畸胎瘤可以见到气液平面，选项 E 错误。

二、A2 型题

1. B【解析】胸腺瘤常位于前纵隔中上部。胸部平片正位相，胸腺瘤常表现为一侧纵隔增宽或突向一侧胸腔的圆形或椭圆形致密影，突向右侧多于左侧，也可见突向双侧胸腔。

2. A【解析】前纵隔肿瘤多为胸腺瘤和畸胎瘤，胸腺瘤好发于 40 岁以上者，畸胎瘤好发于儿童和青少年。本例患者 42 岁，最可能的是胸腺瘤。

三、A3/A4 型题

1. D【解析】神经源性肿瘤的影像学表现：大多数神经源性肿瘤表现为脊柱旁肿块，CT 为凸向肺野的结节，其脊柱及后胸壁侧的边缘因附近胸廓结构的限制而呈相应的形状。有些肿瘤呈“哑铃状”，椎管内外均有肿块，可压迫、侵蚀邻近骨质。

2. B【解析】当神经源性肿瘤在 MRI 增强扫描中显示出明显的信号强化时，通常提示实性病变。如果是未明显强化的信号，而是呈现为无信号或低信号，往往与囊变相关。

3. E【解析】参见 A2 型题第 1 题解析。

4. D【解析】为确诊胸腺瘤需要进一步进行胸部增强 CT 检查。

5. B【解析】当患者出现声嘶时，提示肿瘤已侵犯喉返神经。

6. B【解析】该患者为 62 岁男性，患有重症肌无力已经持续了一个月。根据胸部 MRI 平扫图像结果最可能的诊断为胸腺瘤（选项 B）。因为胸腺瘤与重症肌无力之间存在一定的关联，有 15%~20%的重症肌无力患者伴随有胸腺瘤。而其他选项中的脂肪瘤、神经源性肿瘤、畸胎瘤、淋巴瘤均不太可能出现与重症肌无力相关的胸部表现，通常不与重症肌无力直接相关。

7. D【解析】胸腺瘤患者临床常见眼睑不能上抬。

8. D【解析】胸腺瘤在 MRI 上表现为前纵隔血管前间隙，T_1WI 等、低信号，T_2WI 高信号，肿瘤坏死、出血、囊变信号不均。

9. A【解析】放疗后的磁共振检查 T_2WI 可见残余肿瘤为高信号，纤维化组织为低信号。

四、B 型题

1. A【解析】胸腺瘤是前纵隔最常见的肿瘤。

2. C【解析】中纵隔区最常见的肿瘤是淋巴瘤。

3. D【解析】后纵隔肿瘤多为神经源性肿瘤。

五、X 型题

1. ABD【解析】纵隔结构包括肺动脉、左锁骨下动脉及膈静脉。

2. BCE【解析】前纵隔最常见的肿瘤有胸腺瘤、畸胎瘤、淋巴瘤、精原细胞肿瘤等，其中胸腺瘤发病率在前纵隔为最高。。

3. ABC【解析】胸腺瘤、畸胎瘤及皮样囊肿均位于前纵隔。

4. ACDE【解析】胸腺瘤恶变的影像特点：①胸腺肿块的周界不清，或具有分叶征象和毛刺征象。②胸腺肿块与附近的器官之间界限不清，其间的脂肪层（线）消失变形，为肿瘤组织代替。③胸腺肿块的密度不均匀，可见坏死，出血和囊性变。④纵隔内组织器官受压变形，如上腔静脉受压变形、梗阻。⑤胸膜、心包增厚，出现胸腔、心包积液。

5. BCDE【解析】胸腺瘤好发于 40 岁以上者，选项 A 错误。

6. ABC【解析】纵隔神经源性肿瘤多位于后纵隔，良性肿瘤为主，MRI 对显示伴椎管内的肿瘤更好，CT 呈边缘清楚光滑的肿块，密度均匀，CT 值与肌肉相仿，MRI 上 T_1WI 呈中等偏低信号，T_2WI 呈高信号；增强扫描，病灶可有强化。

7. ABC【解析】侵袭性胸腺瘤包膜不完整，侵及胸膜或心包可引起胸腔积液、心包积液。胸腺瘤可发生囊变，也可包含有大量脂肪组织，但这并非侵袭性胸腺瘤的特点。

8. ABCD【解析】神经源性肿瘤 T_1WI 多为低信号，T_2WI 多为高信号，信号多数均匀，部分囊变者信号不均，肿瘤多位于硬膜下，部分骑跨硬膜内外，呈哑铃形，选项 E 错误。

9. CE【解析】纵隔肿瘤中，畸胎瘤、胸腺瘤、胸骨后甲状腺肿及神经源性肿瘤可以见到钙化。

10. ABCD【解析】肺门淋巴结增大可能的原因如下。①感染：如细菌性肺炎、肺结核等，淋巴结发生免疫应答引起肿大。②肿瘤：如肺癌时淋巴结会肿大。③自身免疫病：如结节病，体内免疫系统之一的淋巴结会肿大。④血液系统疾病：如淋巴瘤会引起肺门淋巴结肿大。⑤其他肿瘤的肺转移：因肺部血液供应丰富，其他肿瘤可通过肺循环到达肺引起淋巴结肿大。

六、案例分析题

1. C【解析】畸胎瘤 CT 表现为含脂肪和钙化的软组织密度肿块，边缘光整，增强扫描可见软组织部分强化。囊性畸胎瘤表现为薄壁囊性肿块，壁可以有钙化。

2. CDE【解析】前纵隔常见肿瘤为胸腺瘤，中纵隔常见的肿瘤为淋巴瘤。神经源性肿瘤为后纵隔常见肿瘤，选项 A 错误。畸胎瘤多位于前纵隔，选项 B 错误。

3. ABCE【解析】参见 X 型题第 2 题解析。

4. BD【解析】X 线平片示前纵隔增宽，右侧为主动脉迂曲。

5. C【解析】胸腺瘤的 CT 表现：①前纵隔内软组织密度圆形或卵圆形肿块。②肿块的周缘光滑锐利。③肿块的边缘有弧形钙化。④肿块的周围脂肪层存在完整。

6. ABE【解析】胸腺瘤组织学分型：①上皮细胞型。②淋巴细胞型。③混合型。

第三十四章　乳腺疾病

一　A1 型题

1. 下列对乳腺 MRI 检查技术的叙述，正确的是
   A. 体位：仰卧，足先进
   B. 常规做矢状位及横断位方向扫描
   C. 常规平扫序列推荐：GRE-FS
   D. 乳腺疾病通常不用动态增强
   E. 注射非离子有机碘对比剂
2. 下列不是合理的乳腺 MRI 扫描技术的有
   A. 线圈采用单侧或双侧乳腺专用环形线圈
   B. 体位仰卧，足先进
   C. 常规做矢状位及横断位方向扫描
   D. 乳腺疾病通常行动态增强
   E. 动态增强时先用梯度回波 3D-T_1加权快速扫描技术做增强前扫描
3. 用于乳腺检查的影像学技术通常不包括
   A. 超声
   B. MRI
   C. 红外线
   D. 核医学
   E. 乳腺 X 线摄影
4. 乳腺病变进行导管造影时，可见的 X 线征象有
   A. 导管扩张
   B. 导管僵直
   C. 导管受压移位、分支减少
   D. 管腔内充盈缺损
   E. 以上都是
5. 下列乳腺病变，可见钙化的是
   A. 乳腺癌
   B. 乳腺脂肪坏死
   C. 乳腺纤维腺瘤
   D. 浆细胞乳腺炎
   E. 以上都是
6. 正常乳腺 CT 可显示
   A. 乳腺腺体
   B. 乳腺后间隙
   C. 皮下脂肪
   D. 导管
   E. 以上都是

二 A2 型题

患者，女性，54 岁。胸部 X 线检查发现乳腺占位性病变，如图所示，以下对该患者乳腺病变较精确的诊断应为

A. 乳腺癌
B. 乳腺癌，并腋窝淋巴结转移可能性大
C. 乳腺纤维腺瘤
D. 乳腺炎
E. 乳腺囊肿

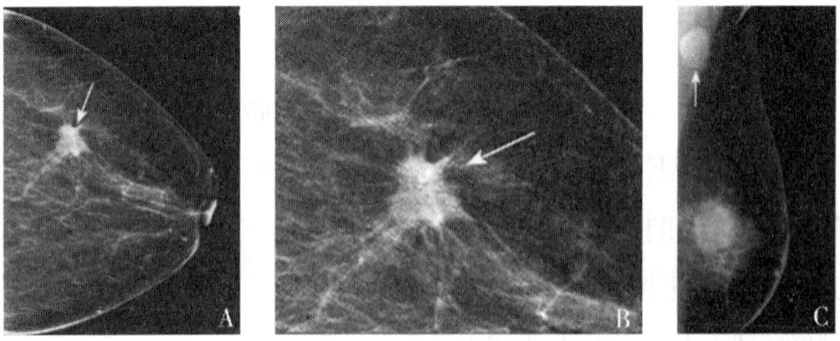

三 A3/A4 型题

（1～4 题共用题干）

患者，女性，55 岁。发现左侧乳腺肿块 2 天，不痛，不发热。查体：左乳腺肿块，直径约 3cm，质硬，不易活动，皮肤有凹陷。同侧腋窝淋巴结增大。

1. 对于此患者，首选的检查手段为
   A. 胸部 X 线检查
   B. 乳腺 X 线摄影
   C. 红外线扫描
   D. CT 检查
   E. MRI 检查
2. 本例的诊断应首先考虑
   A. 乳腺增生
   B. 乳腺囊肿
   C. 乳腺纤维腺瘤
   D. 乳腺癌
   E. 乳腺错构瘤
3. 关于乳腺癌内的钙化，不正确的是
   A. 有些病例钙化可为诊断乳腺癌的唯一阳性证据
   B. 钙化最常见的是磷酸钙
   C. 钙化可位于癌旁的正常乳腺组织内
   D. 中国人乳腺癌钙化的发生率高于欧美国家
   E. 泥沙或针尖样钙化

4. 皮肤增厚的标准是
   A. 切线位皮肤厚度超过乳腺下方皮肤皱褶或乳晕
   B. 切线位皮肤厚度超过乳腺胸肌表面皮肤
   C. 切线位皮肤厚度超过乳腺胸肌表面皮肤的 2 倍
   D. 皮肤厚度>5mm
   E. 皮肤厚度>3mm

（5~6 题共用题干）

患者，女性，56 岁。发现左乳肿物 1 个月。查体：左乳外下象限扪及大小约 2.5cm×2.0cm 肿物，质韧，边界不清，无压痛。MRI 检查如图。

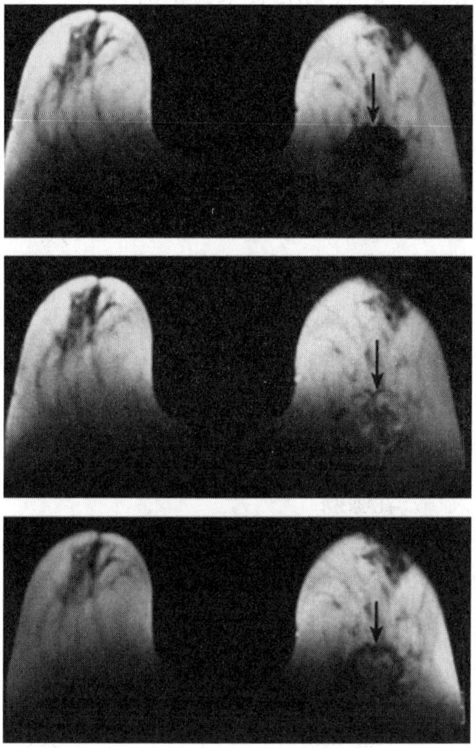

5. 最可能的诊断是
   A. 乳腺囊性增生
   B. 乳腺癌
   C. 乳腺纤维腺瘤
   D. 乳腺脂肪瘤
   E. 以上均不是
6. 动态增强扫描，该病最常见的特点是
   A. 单相性（动态观察时间内信号强度持续增加）
   B. 平台型（早期信号强度逐渐增加，之后信号轻度增加中断而保持较高水平）
   C. 流出型（早期信号强度增加，之后逐渐降低）
   D. 双峰型（增强后有两个增强高峰）
   E. 增强后信号强度无明显增加

四 X 型题

1. 关于乳腺检查，说法正确的有
   A. 应两侧乳腺对比检查
   B. 先查健侧，后查患侧
   C. 触诊时采用手指掌面
   D. 不要用手指捏乳腺组织
   E. 检查时应循序对乳腺外上、内下、外下、内上各象限及中央区做全面检查
2. 下列属于乳腺癌放疗的晚期反应的有

A. 皮肤毛细血管扩张、纤维化
B. 肺纤维化
C. 脑梗死
D. 心血管并发症
E. 下肢静脉栓塞

3. 乳腺正常分型包括
A. 青春型
B. 腺体型
C. 青年型
D. 退化型
E. 萎缩型

4. 关于乳腺 MRI 技术，正确的有
A. 多选择俯卧位成像
B. 需要选择脂肪抑制技术成像
C. 两侧乳腺同时成像
D. 无须进行增强扫描
E. 多采用专用的表面线圈成像

5. 关于正常乳腺 X 线解剖的说法，正确的有
A. 乳头直径一般为 1.0~1.2cm 大小
B. 乳腺导管造影可见 15~20 个导管，由乳头向四周呈放射状分布，逐渐分支变细
C. 皮肤厚度均匀，一般为 1.5~3.5mm，平均 2.0mm，乳晕部及根部较薄
D. 皮下脂肪厚度不均，一般在 0.5~2.5mm，其内有时可见悬韧带
E. 以上都正确

6. 下列疾病可能发生乳头内陷的是
A. 乳腺癌
B. 浆细胞性乳腺炎
C. 乳腺脂肪坏死
D. 乳腺囊性增生
E. 乳腺结核

7. 乳腺异常 CT 表现可见于
A. 乳腺结构紊乱
B. 良、恶性肿瘤
C. 淋巴结肿大
D. 乳房皮肤增厚
E. 乳头密度较高

8. 乳腺良性钙化的 X 线特点为
A. 钙化比较分散
B. 密度较一致
C. 钙化边缘清楚
D. 形态不规则
E. 环形钙化常为脂肪坏死所致

9. 乳腺恶性钙化的 X 线特点为
A. 钙化边缘模糊
B. 形态多不规则
C. 多呈泥沙样、细粒样
D. 钙化多位于肿块内
E. 密度较一致

10. 下列关于 MRI 检查乳腺病变的作用，描述正确的是

A. 显示病变与周围结构关系

B. 显示病变的形态和大小

C. 显示对深层组织的侵犯程度

D. 增强扫描有助于良恶性病变鉴别和明确病变实际大小

E. 能显示病变中微小钙化

11. 下述描述正确的是

A. 乳腺纤维瘤和腺癌内均可出血

B. 多数乳腺纤维腺瘤呈 T_2加权像高信号

C. 乳腺癌在 T_2加权像可呈高、等、低或混杂信号

D. MRI 是乳腺癌普查的首选方法

E. MRI 对乳腺内微小钙化不敏感

12. 乳腺恶性肿瘤的 X 线征象有

A. 肿块边缘模糊　B. 肿块呈类圆形

C. 密度较均匀　D. 密度增高

E. 边缘有长或短毛刺

13. 乳腺纤维腺瘤 X 线表现为

A. 多呈圆形或椭圆形　B. 偶可略为分叶状

C. 边缘光整，密度较低且不均匀　D. 可伴有晕征

E. 有时肿瘤内可见钙化

14. 下述关于乳腺纤维腺瘤的 CT 表现中，描述正确的有

A. 平扫表现为圆形或椭圆形高密度影　B. 多数肿瘤边缘可呈分叶状

C. 平扫可清晰显示肿瘤内的钙化　D. 伴有钙化的纤维腺瘤 CT 值可达 40~50HU

E. 当其周围有低密度围绕时边界清晰

15. 下列有关乳腺囊性增生病的说法正确的是

A. 乳腺囊性增生病是妇女多发病，又称乳腺病

B. 乳腺囊性增生病发病与雌激素的水平失衡有关

C. 乳腺囊性增生病以手术治疗为主

D. 乳腺囊性增生病的肿块常是一侧单个结节，质软呈囊性变

E. 囊性增生病乳房胀痛呈周期性，经前加重，经后减轻或消失

16. 下列疾病可能发生乳头溢液的有

A. 乳腺纤维腺瘤　B. 乳腺囊性增生

C. 导管内乳头状瘤　D. 浆细胞性乳腺炎

E. 乳腺癌

17. 注射对比剂后，乳腺增强的程度正确的是

A. 脂肪组织增加的 CT 值<2HU
B. 导管和腺体组织增加的 CT 值≤10HU
C. 导管和腺体组织增加的 CT 值≥10HU
D. 乳晕后组织和乳头增加的 CT 值≥15HU
E. 乳晕后组织和乳头增加的 CT 值≤15HU

18. 以下关于乳腺癌内分泌治疗的说法中，不正确的是
A. 术后他莫昔芬应用 3~5 年
B. 卵巢切除是内分泌治疗的手段之一
C. 绝经后雌激素受体阳性患者不宜行内分泌治疗
D. 内分泌治疗是乳腺癌综合治疗的重要部分
E. 所有乳腺癌患者内分泌治疗都有效

19. 关于乳腺癌治疗的说法正确的有
A. 手术、化疗、放疗、内分泌治疗均是综合治疗的重要部分
B. 术前化疗可以使肿瘤缩小，使更多的患者获得保乳机会
C. 术前化疗应选择敏感性化疗方案
D. 细针穿刺细胞涂片见到恶性细胞即行术前化疗
E. 手术范围越大，乳腺癌的治疗效果越好

20. 乳腺癌的特征性钙化具有的特点有
A. 单位面积内数目较多
B. 密集成簇
C. 密度不一，浓淡均匀
D. 钙化粒微小
E. 钙化位于肿块内或边缘部

21. 乳腺癌 X 线的间接征象是
A. 乳头凹陷
B. 血运增多
C. 皮下脂肪层模糊
D. 肿块
E. 钙化

22. 乳腺癌放射治疗的靶区包括
A. 乳腺
B. 胸壁
C. 腋窝
D. 锁骨上及内乳淋巴结
E. 颈部淋巴结

23. 乳腺癌布野方法中正确的是
A. 胸壁可采用 4~6MV 的 X 线做切线照射
B. 切线照射若包内乳淋巴结，内切野内缘设在健侧距体中线 3cm 外
C. 腋下剂量不够时，可单独开腋下野
D. 外切线定在腋中线或腋后线

E. 治疗时两臂贴于体侧

24. 下列关于乳腺癌的 X 线征象，正确的是

A. 肿块呈毛刺状　　B. 成簇的细粒样钙化

C. 皮肤呈橘皮样改变　　D. 乳头凹陷

E. 肿块边缘光滑，周围见晕圈征

25. 乳腺癌的 CT 表现，正确的是

A. 肿块边缘分叶、毛刺

B. 肿块密度不均，高于正常腺体密度

C. 肿块轻度强化，CT 值升高小于 21HU

D. 肿块明显强化，CT 值升高 50HU 以上

E. 肿块密度与正常腺体密度相似

参考答案与解析

一、A1 型题

1~2 B、B【解析】乳腺 MRI 检查体位：俯卧位，头先进，身体与床体保持一致；常规做矢状位及横断位方向扫描；乳腺 MRI 检查常规平扫序列：不抑脂 T_1WI、T_2WI 抑脂、DWI；乳腺疾病通常行动态增强。

3. D【解析】超声、MRI、红外线及乳腺 X 线摄影均可用于乳腺检查。

4. E【解析】乳腺导管造影中，出现导管内充盈缺损、移位、导管扩张等征象时应考虑导管占位性病变，若伴有导管截断、僵直征象应高度怀疑恶性病变。

5. E【解析】乳腺癌、乳腺脂肪坏死、乳腺纤维腺瘤、浆细胞乳腺炎均可见钙化。

6. E【解析】乳腺 CT 可清楚显示乳腺的皮肤、皮下脂肪、导管和腺体组织、乳腺后间隙及乳腺悬韧带。

二、A2 型题

B【解析】乳腺癌常见的 X 线表现包括肿块、钙化、肿块伴钙化、结构扭曲或结构扭曲伴钙化等。肿块是乳腺癌常见的 X 线征象。图（A）左乳 X 线头尾位；图（B）左乳病变局部放大，肿块性状不规则，边缘毛刺，密度较高，肿块内可见多发细小模糊钙化；图（C）淋巴结肿大可为癌瘤转移所致，病理性淋巴结一般呈圆形或不规则形，密度增高，淋巴结门结构消失或发生实变。

三、A3/A4 型题

1. B【解析】对于 40 岁以上患者乳腺疾病的检查首选乳腺 X 线摄影。

2. D【解析】根据题干信息所述，诊断首先考虑乳腺癌。

3. D【解析】中国特别是在北京、上海等大城市，乳腺癌钙化的发病率已接近欧美国家。

4. A【解析】皮肤增厚的标准是切线位皮肤厚度超过乳腺下方皮肤皱褶或乳晕。

5. B【解析】乳腺癌的 MRI 表现：①在平扫 T_1WI 上，乳腺癌表现为低信号，当病变周围有高信号脂肪组织围绕时，则轮廓清楚，若周围为与之信号强度类似的腺体组织，则轮廓不清；肿块形态常不规则，呈星芒状或蟹足样，边缘可见毛刺；在 T_2WI 上，肿瘤信号通常不均匀，成胶原纤维所占比例越大信号强度越低，细胞和水含量高则信号强度也高。②动态增强 MRI 检查时，乳腺癌信号强度趋于快速明显增高且快速减低，强化多不均匀或呈边缘强化；强化方式多由边缘强化向中心渗透而呈向心样强化；表现为非肿块性病变的乳腺癌，可呈导管或段性分布强化，易见于导管内原位瘤。③在 DWI 上，大多数乳腺癌呈高信号，ADC 值较低。④在 ^{1}H-MRS 上，部分乳腺癌于 3.2ppm 处可见胆碱峰。

6. C【解析】增强 CT 检查乳腺癌多有明显强化，且表现为“快进快出”类型，CT 值常增高 50HU 以上，但有少数良性肿瘤亦可有较明显强化，此时需结合病变的形态学表现进行综合判断。

四、X 型题

1. ABCD【解析】检查时应循序对乳腺外上、外下、内下、内上各象限及中央区做全面检查，选项 E 错误。

2. ABD【解析】乳腺癌放疗晚期反应有：皮肤毛细血管扩张、纤维化，肺纤维化，肋骨骨折，心血管并发症等。

3. ABDE【解析】乳腺正常分型包括青春型、腺体型、退化型、萎缩型。

4. ABCE【解析】乳腺 MRI 检查强调两种成像技术：脂肪抑制和动态对比增强扫描，选项 D 错误。

5. ABD【解析】乳腺正常皮肤呈线样影，厚度均一，但在下后方邻近胸壁反褶处的皮肤略厚。皮肤的厚度因人而异，为 0.5~3.0mm，选项 C 错误。

6. ABCE【解析】乳腺癌、浆细胞性乳腺炎、乳腺脂肪坏死及乳腺结核均可能发生乳头内陷。

7. ABCD【解析】乳腺异常 CT 表现：①乳腺结构紊乱。②良、恶性肿瘤。③淋巴结肿大。④皮肤增厚。⑤乳头内陷。

8. ABCE【解析】乳腺良性钙化的 X 线特点：钙化比较分散，密度较一致，钙化边缘清楚，形态较规则及环形钙化常为脂肪坏死所致。

9. ABCD【解析】恶性钙化常浓淡不均，粗细不等，选项 E 错误。

10. ABCD【解析】MRI 检查对乳腺微小钙化的显示不敏感，选项 E 错误。

11. ABCE【解析】乳腺 X 线摄影具有简单、方便、费用低及无创伤性等特点，现已成为乳腺癌普查的首选影像方法，选项 D 错误。

12. ADE【解析】肿块呈类圆形，密度较均匀为良性肿瘤的征象，选项 B、C 错误。

13. ABDE【解析】乳腺纤维腺瘤的 X 线表现：多呈圆形或椭圆形，边缘光整，密度较高且均匀，可伴有晕征，有时肿瘤内可有钙化，偶可略为分叶状。

14. ACDE【解析】多数乳腺纤维腺瘤边缘光整，少数可有分叶，选项 B 错误。

15. ABE【解析】乳腺囊性增生的疾病诊断已经明确主要是保守治疗或者是进行手术治疗的办法，选项 C 错误。乳腺囊性增生病的乳房肿块大多为双侧多发，肿块大小不一，呈结节状、片块状或颗粒状，质地一般较软，选项 D 错误。

16. BCE【解析】发生乳头溢液的疾病包括乳腺导管疾病、乳腺增生、乳腺癌等。

17. ABE【解析】注射对比剂后，乳腺脂肪组织增加的 CT 值<2HU，导管和腺体组织增加的 CT 值≤10HU，乳晕后组织和乳头增加的 CT 值≤15HU。

18. CE【解析】对绝经后雌激素受体阳性的局部晚期乳腺癌或肿瘤较大的乳腺癌患者，术前采用第三代芳香化酶抑制剂进行内分泌治疗，选项 C 错误。并非所有的乳腺癌患者都能接受内分泌治疗，激素受体阳性的患者对内分泌治疗比较敏感，激素受体阴性的患者采用内分泌治疗无效或效果较小，选项 E 错误。

19. ABC【解析】乳腺癌仅通过细针穿刺细胞涂片无法确定是否需要术前化疗，选项 D 错误。乳腺癌并不是切除的范围越大越好，适合的才是最好的，过度手术会增加创伤，选项 E 错误。

20. ABDE【解析】乳腺癌的特征性钙化浓淡不均匀，选项 C 错误。

21. ABC【解析】肿块及钙化为乳腺癌 X 线的直接征象，选项 D、E 错误。

22. ABCD【解析】乳腺癌放射治疗的靶区主要包括：乳腺、胸壁、腋窝、锁骨上及内乳淋巴结等部位。根据临床期别及治疗方式不同，可照射上述全部或部分区域。

23. ABCD【解析】乳腺癌治疗时两臂置于乳腺切线固定装置，或健侧置于体侧，另一臂置于乳腺切线固定装置，选项 E 错误。

24. ABCD【解析】肿块边缘光滑，周围见晕圈征多为乳腺良性病变，选项 E 错误。

25. ABD【解析】乳腺癌肿块边缘分叶、毛刺；肿块密度不均，高于正常腺体密度；肿块明显强化，CT 值升高 50HU 以上。

第五篇

循环系统

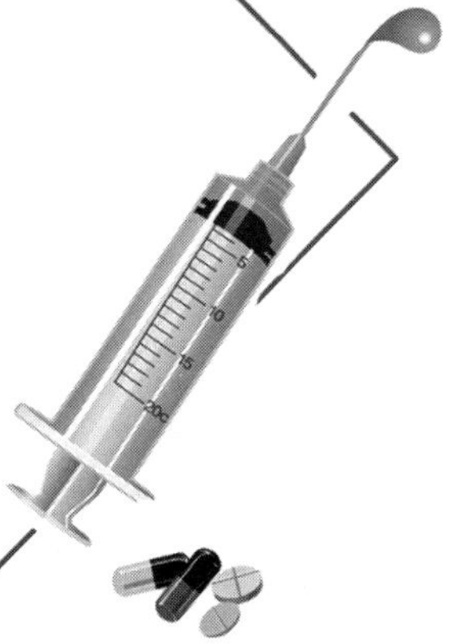

第三十五章　正常影像表现

一 A1 型题

1. 第一斜位又称为
   A. 右后斜位
   B. 左后斜位
   C. 左侧位
   D. 右前斜位
   E. 左前斜位
2. 主动脉型心脏见于
   A. 主动脉病变
   B. 高血压
   C. 主动脉缩窄
   D. 引起左心室增大的疾病
   E. 以上都是
3. 正常成人心胸比值一般不超过
   A. 0.45
   B. 0.50
   C. 0.55
   D. 0.60
   E. 0.40
4. 观察分析心脏 CT 图像时，正确的方法是
   A. 根据扫描层面的顺序，依次观察心脏大血管病变
   B. 心脏和胸腔内大血管病变观察范围从主动脉弓上平面直至膈平面
   C. 根据病变情况还可确定特殊的平面和范围
   D. 根据病变的性质分别采用平扫、薄层扫描、增强或动态增强扫描
   E. 以上都正确
5. 关于心脏大血管 MRA 技术的叙述不正确的是
   A. 通常采用 CE-MRA
   B. 采用超短 TR/超短 TE 的三维梯度回波序列
   C. 适应证为先天性心脏病、主动脉瘤和主动脉夹层等
   D. 扫描技术一般取矢状面成像
   E. 线圈：体线圈或体部相控阵体部线圈
6. 下列不属于循环系统 MRI 扫描适应证的是
   A. 心肌梗死
   B. 先天性心脏病

C. 主动脉瘤　　D. 心脏肿瘤
E. 早期冠心病

7. 关于循环系统 MRI 扫描技术，叙述错误的是
A. 心脏常规做横轴位、冠状位、矢状位等
B. 心脏 MRI 通常需要安装心电门控触发采集
C. 心电门控以心电图 R 波作为触发点，触发采集
D. 心电门控是用于减少心血管搏动及呼吸伪影的方法
E. 在导联心电时应注意勿使导线卷曲

8. 正常心脏大血管的 MRI 表现，错误的是
A. 矢状位扫描所获图像上的解剖，类似于侧位 X 线片上的解剖
B. 肺内部分的肺静脉也不能显示，而位于纵隔内的肺静脉和腔静脉，可显示得相当清楚
C. 冠状动脉也可在 MRI 上显示，这主要是指右冠状动脉、左冠状动脉的左前降支和回旋支的近心端部分，比较容易判断
D. 肺动脉主干及左、右肺动脉属纵隔内结构，可清楚显示，而肺动脉的肺内分支与含气的肺组织缺乏对比，往往不能显示
E. 冠状位扫描所获图像上的解剖，类似于胸部后前位 X 线片上的解剖

9. 下列不属于心脏大血管 MRA 技术要点的是
A. 心脏大血管 MRA 通常采用 CE-MRA
B. 适应证：先天性心脏病、主动脉瘤、主动脉夹层等
C. 线圈：体线圈或体部相控阵体部线圈
D. 扫描技术一般取矢状面成像
E. 采用 3D-TurboFIASH 或 3D-FISP 序列

10. 心脏大血管 MRI 检查的特点有
A. MRA 为无创和不使用对比剂即可获得血管成像的技术
B. 主要应用 T_1WI 显示解剖结构，必要时辅以 T_2WI 扫描
C. 自旋回波脉冲序列在心脏大血管 MRI 检查中应用最广泛
D. MRI 心脏大血管检查有多种成像方位，其中标准的横轴位是心脏的大血管 MRI 检查的常规成像方位
E. 以上都是

11. MRI 心功能分析包括
A. 全心室功能评估　　B. 左或右心室局部功能评估
C. 室壁压力的测定　　D. 瓣膜狭窄或反流程度评估
E. 以上都是

二 X 型题

1. 下列关于心脏摄影位置的描述，正确的是
   A. 左前斜位为左胸前旋使胸冠状面与胶片成 60°角
   B. 右前斜位为右胸前旋使胸冠状面与胶片成 45°角
   C. 后前位是站立后前位，靶片距 1.5m
   D. 左侧位采用食管吞钡投照
   E. 远达片心影放大率在 10%以下
2. 用 X 线测量心脏大小，目前常用的方法包括
   A. 心胸比值
   B. 心脏横径
   C. 心脏正面面积
   D. 心体积测量
   E. 以上都不是
3. 主动脉型心脏的表现不包括
   A. 肺动脉段凹陷
   B. 心尖上翘
   C. 主动脉结凸出
   D. 心尖下移
   E. 右心室增大
4. 左前斜位上，心脏大血管投影叙述正确的有
   A. 心前缘为右心室，向上为肺动脉主干及主动脉
   B. 主动脉弓围成主动脉窗，内见气管分叉及左、右主支气管
   C. 主动脉弓在此位置上显示最好
   D. 心后缘上为左心房，下为左心室
   E. 心前间隙此位置不可见
5. 关于心脏大小的估测，不正确的为
   A. 最常用的方法为心脏最大横径与胸廓最大横径的比率，即“心胸比率”
   B. 心脏横径是心尖平面心脏最大横径
   C. 胸廓横径以左膈顶水平的内径为准
   D. 在充分吸气后摄片，正常成人心胸比率为 55%以下
   E. 未成年人心胸比率可能小些
6. 关于肺动脉的描述，正确的是
   A. 肺动脉均与同名的支气管伴行
   B. 肺动脉不与同名的支气管伴行
   C. 肺动脉均与同名的肺静脉伴行
   D. 肺动脉不与同名的肺静脉伴行
   E. 肺动脉一般与同名的支气管伴行
7. 大血管和冠状动脉异常的表现包括
   A. 位置的异常
   B. 管径的异常

C. 密度的异常
D. 冠状动脉的异常，如钙化及其程度
E. 心肌收缩功能的异常

8. 心包在 MRI 上的影像表现有
A. 壁层心包因有足够的厚度所以可以在 MRI 显示
B. 舒张期的心包厚度小于收缩期的心包厚度
C. 靠近心尖层面上心包膜的厚度最大
D. 壁层心包在 T_1WI 上呈低信号而在 T_2WI 呈高信号
E. 在壁层心包周围纵隔内脂肪的高信号和脏层心包下心表面脂肪高信号的衬托下，心包膜表现为介于二者之间的低信号弧线影

9. MRI 上能清楚显示的组织是
A. 含气肺组织
B. 心肌
C. 心室、心房
D. 主动脉升、弓、降部
E. 心内膜

10. 心脏常用的 MRI 扫描体位包括
A. 纵轴位
B. 冠状位
C. 矢状位
D. 长轴位和短轴位
E. 心室流出道体位

11. 下列技术可用于心脏 MRI 检查的是
A. 双反转恢复快速自旋回波序列
B. 三反转恢复快速自旋回波序列
C. 曲面重组技术
D. 心肌灌注
E. 平扫检查

参考答案与解析

一、A1 型题

1. D【解析】第一斜位又称为右前斜位。

2. E【解析】（主动脉型）靴型心常见于主动脉病变、高血压、主动脉缩窄及引起左心室增大的疾病。

3. B【解析】正常成人的心胸比率≤0.50。

4. E【解析】观察 CT 图像，应根据扫描层面的顺序依次观察心脏大血管的形态改变，包括结构和密度有无异常、房室大小及血管内径的变化。对心脏和胸腔内大血管病变，观察范围从主动脉弓上平面直至膈平面。对腹部大血管病变，观察范围则从膈顶到腹主动脉分叉水平。根据病变情况还可确定特殊的平面或范围。根据病变的性质，可分别采用平扫、薄层

扫描、增强或动态扫描等方法，对病灶常需同时观察其时间-密度曲线，有利于作出正确诊断。

5. D【解析】矢状位主要用于心脏扫描定位，横轴位是最基本的体位。

6. E【解析】循环系统心脏大血管 MRI 适应证：心肌梗死、心肌病、瓣膜病变、心包病变、心脏肿瘤、大血管病变、主动脉瘤及先天性心脏病。

7. D【解析】心电门控可以明显减轻心脏运动及主动脉搏动伪影造成的干扰。

8. C【解析】正常心脏大血管的 MRI 表现：①冠状位扫描所获图像上的解剖，类似于胸部后前位 X 线片上的解剖。②矢状位扫描所获图像上的解剖，类似于侧位 X 线片上的解剖。③肺动脉主干及左、右肺动脉属纵隔内结构可清楚显示；而肺动脉的肺内分支与含气的肺组织缺乏对比，往往不能显示。④肺内部分的肺静脉也不能显示；而位于纵隔内的肺静脉和腔静脉，可显示得相当清楚。⑤冠状动脉也可在 MRI 上显示，这主要是指右冠状动脉、左冠状动脉的左前降支和回旋支的近心端部分，不过冠状动脉的显示并不稳定，且难以判断有无钙化。

9. D【解析】参见 A1 型题第 5 题解析。

10. E【解析】心脏大血管 MRI 检查的特点包括：①MRA 为无创和不使用对比剂即可获得血管成像的技术；②主要应用 T_1WI 显示解剖结构，必要时辅以 T_2WI 扫描；③自旋回波脉冲序列在心脏大血管 MRI 检查中应用最广泛；④MRI 心脏大血管检查有多种成像方位，其中标准的横轴位是心脏大血管 MRI 检查的常规成像方位。

11. E【解析】心功能评价和定量分析是磁共振心脏检查除形态学检查外的又一主要目的。MRI 可通过电影方式或通过一系列图像直接测量心腔径线及室壁厚度，进一步估计心室壁压力及每搏心输出量等心功能相关参数，包括全心室功能评估、左或右心室局部功能评估、室壁压力测定、瓣膜狭窄或反流程度和分流量的评估等。心肌标记评价局部心肌舒缩运动、屏气分段采集和回波分配法等提高了磁共振心功能测定的空间及时间分辨力。

二、X 型题

1. ABD【解析】心脏摄影有后前位、右前斜位、左前斜位和左侧位这四个标准位置，其中后前位为基本位置。后前位是站立后前位，靶片距 2m；左前斜位为左胸前旋使胸冠状面与胶片成 60°；右前斜位为右胸前旋使胸冠状面与胶片成 45°；远达片心影放大率在 5%以下；左侧位采用食管吞钡投照，兼有左、右前斜位的作用。

2. ABCD【解析】心脏大小 X 线测量常用的方法是心胸比值、心脏横径、心脏正面面积和心体积测量。

3. BE【解析】主动脉型心脏主要表现为肺动脉段凹陷和心尖下移，常见升主动脉扩张，反映了左心负荷增加，主动脉结凸出。

4. ABCD【解析】左前斜位，心前缘为右心室，上方为肺动脉主干及主动脉；在此位置可显示主动脉弓全貌，因此此位置显示主动脉最理想。心后缘上为左心房，下为左心室。

5. BCDE【解析】心脏横径与胸廓横径之比即为心胸比率。心脏横径等于左、右心缘至体轴中线的最大距离之和，胸廓横径为通过右膈顶水平胸廓内径。国内外均以心胸比率0.5为正常上限。未成年人心胸比率稍大。

6. DE【解析】肺动脉一般与同名的支气管伴行，但有例外。肺静脉单独走行，不与肺动脉或支气管伴行，并可作为肺叶之间及肺段之间分界的标志。

7. ABCD【解析】CT可显示大血管和冠状动脉的异常表现，包括：位置的异常，如右位主动脉弓表现为主动脉弓，位于气管的右侧且常合并有迷走的左锁骨下动脉；管径的异常，如主动脉瘤CT扫描可直接显示出主动脉内径增大的部位、范围和程度；密度的异常，如血管壁的钙化，CT表现为高密度影，CT值可达200HU以上；冠状动脉的异常，CT可清楚地显示钙化及其程度，表现为动脉壁的高密度影。

8. ABCE【解析】心包因其壁层纤维组织的质子密度低，T_1值长、T_2值短，故无论T_1WI还是T_2WI均表现为低信号。

9. BCDE【解析】MRI上能清楚显示的组织是心肌，心内膜，心室，心房，主动脉升部、弓、降部。

10. BCDE【解析】常用的心脏MRI扫描体位：横轴位，是最基本体位，并为其他体位提供定位图像；冠状位，可较好显示左心室腔及左心室流出道、主动脉窦和升主动脉；矢状位，主要用于心脏扫描定位；长轴位，主要用于观察左心室长轴收缩期和舒张期的径线改变及二尖瓣功能；短轴位，主要用于心室功能的评估；心室流出道体位，主要用于观察主动脉的反流情况，以及右心室流出道狭窄和肺动脉瓣关闭不全的情况。

11. ABD【解析】黑血技术包括双反转恢复快速自旋回波序列和三反转恢复快速自旋回波序列，可用于显示心脏的解剖结构；白血技术使用快速心脏电影，用来观察心脏舒张功能，评价心肌区域性运动；标记技术适合观察心肌局部的异常运动情况；心肌灌注可观察对比剂首次通过心肌的情况。

第三十六章　基本病变表现

一 A1 型题

下列不是肺充血的 X 线征象的是

A. 肺动脉增宽
B. 肺纹理增多
C. 肺动脉段突出
D. Kerley B 线
E. 肺门舞蹈征

二 A2 型题

患者，女性，22 岁。深吸气状态下 X 线胸片上测量心胸比例为 0.59，则认为该患者的心脏为

A. 正常高限
B. 轻度增大
C. 中度增大
D. 重度增大
E. 不能判断

三 X 型题

1. 典型的二尖瓣关闭不全患者的 X 线表现有

A. 左心房和左心室增大为主
B. 肺不张
C. 左心房呈中度到重度增大
D. 肺淤血
E. 病变晚期可见明显的肺循环高压

2. 肺动脉狭窄的 X 线表现有

A. 心脏大小正常或轻度增大
B. 肺动脉段明显突向前上方
C. 右肺门大于左肺门
D. 主动脉结正常
E. 肺血较少

3. 肺少血可见于

A. 右心室漏斗部狭窄
B. 肺动脉瓣狭窄
C. 三尖瓣关闭不全
D. 右心房黏液瘤
E. 肺循环高压

4. 心包增厚和钙化的 CT 表现为
   A. 形成一水样密度带环绕心脏，而使壁层心包与心脏的距离加大
   B. 心包增厚可束缚心脏的膨胀，也可呈局限性增厚，引起两侧心室进行性舒张功能障碍
   C. 结核性或放射性心包炎常引起心包增厚，心包厚度在 5~20mm
   D. 部分增厚的心包内可出现钙化，钙化常提示炎症的后期
   E. CT 是检测钙化最敏感的方法，并能准确定位钙化的部位和范围
5. 关于心包肿瘤，说法正确的是
   A. 原发性心包肿瘤极为少见
   B. 转移性心包肿瘤远多于原发性肿瘤，以淋巴瘤、乳腺癌和肺癌的转移最常见
   C. 无论是原发性还是转移性肿瘤最主要临床并发症为心包积液和心包梗死
   D. CT 增强扫描有利于观察心包肿瘤的大小和范围
   E. CT 增强检查不能区分是大量渗出所致的心脏压塞还是肿瘤直接侵犯心包合并腔静脉阻塞

参考答案与解析

一、A1 型题

D【解析】Kerley B 线见于肺静脉高压，为间质性肺水肿的 X 线征象。

二、A2 型题

C【解析】正常成人心胸比率的上限为 0.50。0.50~0.55、0.56~0.60 及 0.60 以上分别为轻、中、重度心脏增大的测量标准。

三、X 型题

1. ACDE【解析】典型的二尖瓣关闭不全患者的 X 线表现：①左心房和左心室增大为主；②伴有右心室增大；③左心房呈中度到重度增大；④肺淤血；⑤病变晚期可见明显的肺循环高压。

2. ABDE【解析】肺动脉狭窄 X 线表现为肺血少；左、右肺门不对称，左侧大于右侧；肺动脉段呈直立样突起；主动脉结正常；心脏大小正常或轻度增大。

3. ABCD【解析】肺少血见于右心流出道梗阻和右心输出量减少的各种情况，如各种伴有右心室漏斗部和/或肺动脉瓣重度狭窄或闭锁的先天畸形、三尖瓣病变（狭窄、关闭不全或下移畸形）、右心房黏液瘤、永存动脉干Ⅳ型及各种原因导致的右心衰等。

4. BCDE【解析】心包增厚可束缚心脏的膨胀，也可呈局限性增厚，引起两侧心室进行性舒张功能障碍。结核性或放射性心包炎常引起心包增厚，心包厚度在 5~20mm。部分增厚

的心包内可出现钙化，常常提示炎症的后期。CT 扫描为检查钙化最好的方法，并能准确定位钙化的部位和范围。

5. ABCD【解析】原发性心包肿瘤极为少见。常见的良性心包肿瘤为畸胎瘤、脂肪瘤、纤维瘤和血管瘤，恶性心包肿瘤为间皮瘤和肉瘤。转移性心包肿瘤远多于原发性肿瘤，以淋巴瘤、乳腺癌和肺癌的转移最常见。无论是原发性还是转移性肿瘤最主要的临床并发症为心包积液和心脏压塞。增强扫描可以区分是大量渗出所致的心脏压塞还是肿瘤直接侵犯心包合并腔静脉阻塞。

第三十七章　先天性心脏病

一 A1 型题

1. 房间隔缺损与室间隔缺损的主要区别点是
   A. 心脏呈二尖瓣型
   B. 肺动脉段高度隆起
   C. 肺门搏动更明显
   D. 左心室不大
   E. 右心室增大
2. 与部分型肺静脉畸形连接的血流动力学改变类似的疾病是
   A. 动脉导管未闭
   B. 肺动脉瓣狭窄伴房间隔缺损
   C. 房间隔缺损
   D. 法洛四联症
   E. 以上都不是
3. 指出不是房间隔缺损的 X 线征象是
   A. 右心室增大
   B. 右心房增大
   C. 左心房增大
   D. 左心房不大
   E. 主动脉缩小
4. 肺门舞蹈征象最常见的先天性心脏病是
   A. 室间隔缺损
   B. 房间隔缺损
   C. 动脉导管未闭
   D. 法洛四联症
   E. 肺动脉狭窄
5. 一般引起右心房增大的是
   A. 先天性心脏病，房间隔缺损
   B. 风湿性心脏病，左房室瓣狭窄
   C. 心肌病
   D. 风湿性心脏病，左房室瓣关闭不全
   E. 以上都是
6. 同时出现双心室增大的疾病是
   A. 二尖瓣狭窄
   B. 二尖瓣关闭不全
   C. 室间隔缺损
   D. 主动脉瓣狭窄
   E. 心包炎
7. 下列先天性心脏病在主动脉弓造影时，肺动脉提前显影的是
   A. 主肺间隔缺损
   B. 动脉导管未闭

C. 室间隔缺损　　D. 房间隔缺损

E. 法洛四联症

8. 诊断动脉导管未闭首选的无创检查方法为

A. X线胸片　　B. CT

C. X线心血管造影　　D. MRI

E. 彩色多普勒超声

9. 关于法洛四联症的描述，错误的是

A. 四联症包括室间隔缺损、主动脉骑跨、右心室漏斗部狭窄、右心室肥厚

B. 从胚胎发育看，主动脉骑跨为其主要畸形

C. 肺循环主要由体动脉的侧支血管供血

D. 肺动脉瓣听诊区第2音减弱或消失

E. 心电图多有右室肥厚

10. 肺血减少的先天性心脏病是

A. 房间隔缺损　　B. 法洛四联症

C. 动脉导管未闭　　D. 室间隔缺损

E. 以上均不是

11. 下列情况肺血减少的是

A. 室间隔缺损　　B. 风湿性心脏病二尖瓣狭窄

C. 法洛四联症　　D. 原发性肺动脉高压

E. 高血压性心脏病

12. 诊断法洛四联症的“金标准”是

A. X线平片　　B. CT

C. X线心血管造影　　D. MRI

E. 彩色多普勒超声

13. 法洛四联症中决定血流动力学的关键是

A. 室间隔缺损　　B. 肺动脉狭窄

C. 主动脉骑跨　　D. 右心室肥厚

E. 以上都是

14. 法洛四联症心影改变呈

A. 梨形心　　B. 主动脉型心

C. 靴形心　　D. 滴状心

E. 横位心

15. 法洛四联症造影表现为

A. 右心造影可见收缩期左心室提早显影

B. 透视下见双向分流
C. 升主动脉扩张
D. 漏斗部狭窄多呈管状
E. 以上都正确

二 A2 型题

1. 胸骨左缘第 2 肋间连续性机器样杂音，胸片示主动脉弓及肺动脉段突出，肺血增多。下述疾病可能性大的是
   A. 房间隔缺损
   B. 室间隔缺损
   C. 肺动脉瓣狭窄
   D. 动脉导管未闭
   E. 法洛四联症
2. 患者，男性，24 岁。曾多次患肺炎，胸骨左缘 3~4 肋间Ⅳ级粗糙收缩期杂音，不考虑
   A. 室间隔肌部缺损
   B. 室间隔嵴上型缺损
   C. 动脉导管未闭
   D. 法洛四联症
   E. 室间隔嵴下型缺损
3. 患儿生后 4 个月出现发绀，杵状指，气促，X 线平片示心影呈“靴形”，右心室增大，肺少血。最可能为
   A. 房间隔缺损
   B. 室间隔缺损
   C. 动脉导管未闭
   D. 法洛四联症
   E. 先天性肺动脉狭窄

三 A3/A4 型题

（1~2 题共用题干）

患者，男性，27 岁。反复发生上呼吸道感染，近来出现气促、心悸、易疲劳。听诊肺动脉瓣区第二心音亢进，可听到收缩期杂音。胸部 X 线平片检查如图所示。

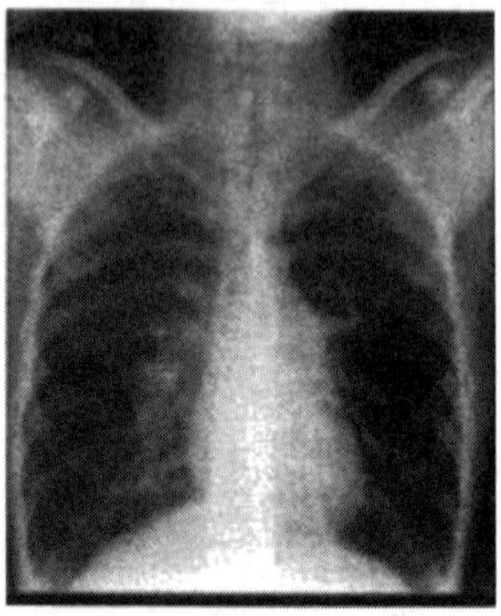

1. 应考虑诊断为
   A. 右室流出道狭窄
   B. 主动脉瓣关闭不全
   C. 二尖瓣脱垂
   D. 房间隔缺损
   E. 三尖瓣闭锁
2. 该病的首选检查方法为

A. X 线三相位片
B. 超声心动图和彩色多普勒
C. X 线心血管造影
D. 多层螺旋 CT
E. 磁共振检查

（3~5 题共用题干）

患儿，男，5 岁。多次患肺炎，查体无发绀，胸骨左缘第 2 肋间闻及响亮的连续性机器样杂音，伴有震颤，脉压增宽，有周围血管搏动征。

3. 以下诊断最正确的是
A. 肺动脉口狭窄
B. 室间隔缺损
C. 动脉导管未闭
D. 法洛四联症
E. 完全性大动脉错位

4. 该病 CT 表现为
A. 主动脉弓降部内下壁与左肺动脉上外壁之间有直接连接
B. 降主动脉内下壁与左肺动脉上外壁之间有直接连接
C. 主动脉弓降部上外壁与左肺动脉内下壁之间有直接连接
D. 降主动脉上外壁与左肺动脉内下壁之间有直接连接
E. 升主动脉降部内下壁与左肺动脉上外壁之间有直接连接

5. 在下列治疗方法中，最合理的是
A. 支持治疗
B. 抗感染治疗
C. 手术治疗
D. 无须治疗
E. 以上都不是

（6~8 题共用题干）

患儿，女，4 岁。生后即有发绀，哭闹时尤甚，逐年加重，喜蹲踞。查体：胸骨左缘第 3、4 肋骨间 3/6 级收缩期吹风样杂音。胸片示肺纹理稀疏、纤细，肺门影小，心影呈“靴形心”。

6. 此病例最可能诊断为
A. 房间隔缺损
B. 心包炎
C. 肺动脉瓣狭窄
D. 法洛四联症
E. 动脉导管未闭

7. 该病患者的心影，多表现为
A. 明显增大
B. 缩小
C. 进行性增大
D. 正常或轻度增大
E. 雪人征

8. “梨形心”是下列哪种疾病的典型心影
   A. 心包积液
   B. 二尖瓣狭窄
   C. 肺源性心脏病
   D. 房间隔缺损
   E. 二尖瓣狭窄并关闭不全

四 B型题

（1~3题共用备选答案）
   A. 左心房增大
   B. 右心室肥大
   C. 右心房、室增大
   D. 左、右心室增大
   E. 左、右心房增大

1. 房间隔缺损的心腔变化为
2. 室间隔缺损的心腔变化为
3. 法洛四联症的心腔变化为

五 X型题

1. 房间隔缺损的少见类型有
   A. 静脉窦型
   B. 下腔静脉型
   C. 冠状窦型
   D. 上腔型
   E. 继发孔型
2. 患者，男性，21岁。劳累后心悸、气促5年，听诊第2肋间有喷射性杂音，胸部三位片如图所示，正确的描述和诊断是
   A. 后前位示心脏左移，主动脉结缩小，肺动脉段突出
   B. 右前斜位示左心房食管压迹未见明显加深
   C. 左、右前斜位示右心房段延长
   D. 考虑房间隔缺损
   E. 考虑室间隔缺损

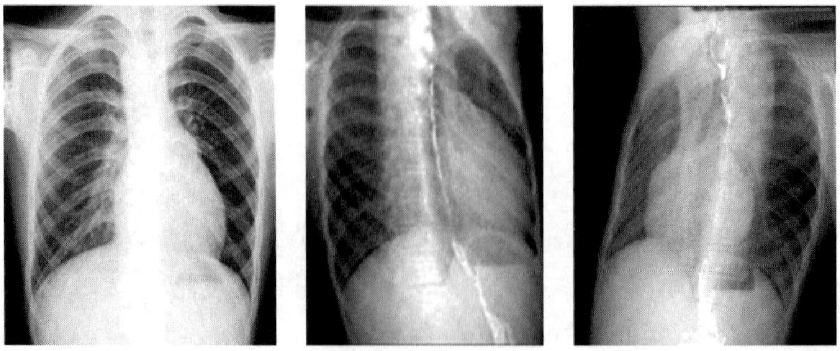

3. “继发孔型房间隔缺损”分型为

A. 中央型/卵圆窝型
B. 上腔型
C. 下腔型
D. 周边型
E. 混合型

4. 房间隔缺损在左、右前斜位可见的 X 线征象有

A. 肺动脉段隆起
B. 心前间隙缩小
C. 左心房不大
D. 右心室段延长或隆起
E. 心前缘与胸骨接触面增加

5. 房间隔缺损心脏造影表现为

A. 左心房增大
B. 左心室增大
C. 导管经间隔缺损进入左心房
D. 右心房造影可见分流
E. 左心房提前显影

6. 患儿，男，1 岁 8 个月。生长发育差，易患呼吸道感染，心悸气促，心脏正、侧位片检查如图所示，正确的描述和诊断是

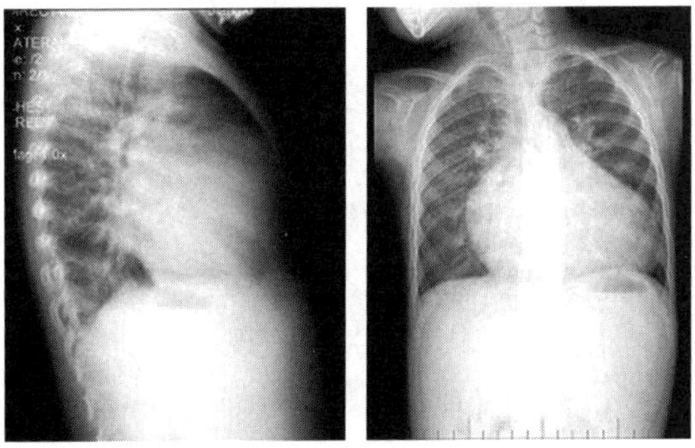

A. 正位示心影向两侧扩大，心尖左移
B. 肺纹理增多
C. 侧位示心前间隙变窄，心后食管前三角间隙消失
D. 房间隔缺损
E. 室间隔缺损

7. 在胸片上表现为肺血增多的心脏病有

A. 室间隔缺损
B. 三尖瓣闭锁不全
C. 房间隔缺损
D. 肺动脉狭窄
E. 动脉导管未闭

8. 室间隔缺损的血流动力学改变有

A. 左心室增大
B. 右心室增大
C. 左心房增大
D. 右心房增大
E. 肺动脉高压

9. X 线检查，室间隔缺损可表现为

A. 低位小缺损，胸片可正常
B. 高位大缺损，肺血常增多
C. 右心房常增大
D. 可有肺门舞蹈
E. 左心房常增大

10. MRI 检查室间隔缺损有以下特点

A. 自旋回波法 MRI 诊断室间隔缺损的准确性可达 90%以上
B. 对小的室间隔缺损诊断，MRI 不及超声心动图加多谱勒检查
C. 电影 MRI 能提高诊断的敏感性和特异性
D. 横断面成像对判断室间隔缺损的部位和大小最适合
E. MRI 显示膜部不连续即可诊断为膜部室间隔缺损

11. 室间隔缺损按照缺损的部位可分为
A. 膜周部缺损
B. 漏斗部缺损
C. 肌部缺损
D. 左心室-右心房通道
E. 以上都不是

12. 中孔型室间隔缺损的血流动力学改变有
A. 左心室增大
B. 左心房增大
C. 右心室增大
D. 右心房增大
E. 肺动脉高压

13. 下列关于 MRI 显示室间隔缺损的描述，正确的是
A. 显示膜部的缺损较好
B. 显示肌部的缺损较好
C. 显示漏斗部的缺损较好
D. 可显示伴随畸形如大血管转位
E. 较超声心动图不敏感

14. 动脉导管未闭的 X 线表现有
A. 肺动脉段突出
B. 左心室增大
C. 肺动脉增粗
D. 肺血减少
E. 有时可见漏斗征

15. 法洛四联症的基本畸形包括
A. 右室肥厚
B. 肺动脉、肺动脉瓣和/或瓣下狭窄
C. 左室增大
D. 主动脉骑跨
E. 室间隔缺损

16. 动脉导管未闭的分型包括
A. 漏斗型
B. 管型
C. 窗型
D. 融合型
E. 以上都不是

17. 法洛四联症在胸部后前位片上的 X 线表现为
A. 心脏明显增大
B. 肺门缩小，肺血管纤细
C. 心尖圆钝、上翘，心腰凹陷
D. 肺血少者可能见到侧支循环
E. 伴有右位主动脉弓则主动脉结在右侧

18. 法洛四联症的临床表现包括

A. 发绀多于生后4~6月出现，伴有杵状指（趾）
B. 肺动脉第二音减弱或消失
C. 听诊于胸骨左缘2~4肋间可闻及较响亮的收缩期杂音，可扪及震颤
D. 心电图示右室肥厚
E. 患者发育迟缓，活动能力下降，常有气促表现，喜蹲踞或有晕厥史

19. CT用于法洛四联症的主要价值为
A. 显示外周肺动脉
B. 显示侧支血管
C. 显示冠状动脉
D. 显示肺部畸形
E. 以上都不是

六 案例分析题

（1~3题共用题干）

患儿，男，2岁。乏力、多汗，活动后气促1年余。查体：胸骨左缘第2~3肋间可闻及收缩期吹风样杂音。X线胸片如图所示。

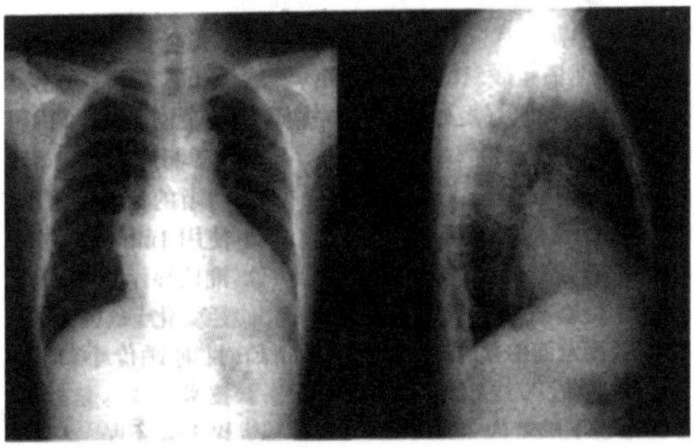

1. 对图中所见描述正确的是
A. 右房增大
B. 左房增大
C. 右室增大
D. 左室增大
E. 心腰突出
F. 左房，左室大

2. 根据图，最可能的诊断是
A. 室间隔缺损
B. 房间隔缺损
C. 法洛四联症
D. 主动脉导管未闭
E. 先天性肺动脉狭窄
F. 动脉导管未闭

3. 本病可合并的肺血改变是
A. 肺动脉高压
B. 肺充血
C. 肺淤血
D. 肺血减少
E. 肺血正常
F. 肺静脉高压

（4~6题共用题干）

患者，女性，17岁。劳累后心悸、气促，自幼易感冒。胸骨左缘第2~3肋间有收缩期杂音，肺动脉瓣第二音亢进和分裂。胸部正侧位片如图所示。

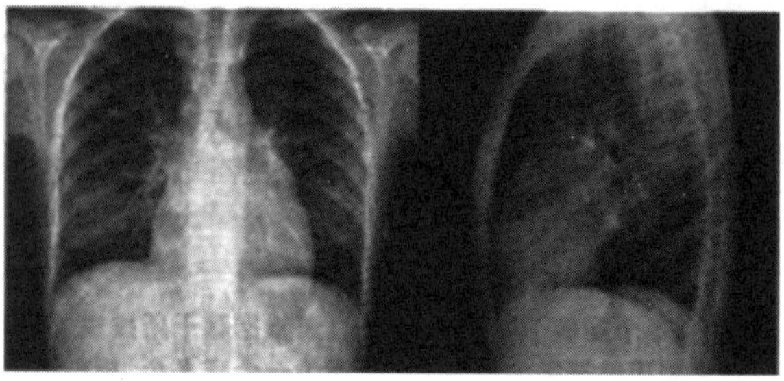

4. 最可能的诊断是
   A. 动脉导管未闭
   B. 室间隔缺损
   C. 肺动脉狭窄
   D. 房间隔缺损
   E. 法洛四联症
   F. 二尖瓣狭窄
5. 该病的血流动力学改变，不正确的是
   A. 右心房血流量增加
   B. 右心室血流量增加
   C. 左心房血流量不变
   D. 肺动脉血流量增加
   E. 左心室血流量增加
   F. 左心室血流量不变
6. 该病声像图（USG）表现为
   A. 右心房、右心室内径增大
   B. 室间隔运动幅度减低
   C. 房间隔连续性中断
   D. “过隔血流”表现
   E. 主肺动脉及右肺动脉扩张
   F. 以上都不是

（7~10 题共用题干）

患儿，女，4 个月。出现发绀、气促。查体：听诊胸骨左侧缘 2~3 肋间隙闻及收缩期杂音，肺动脉第二心音消失。X 线胸片如图所示。

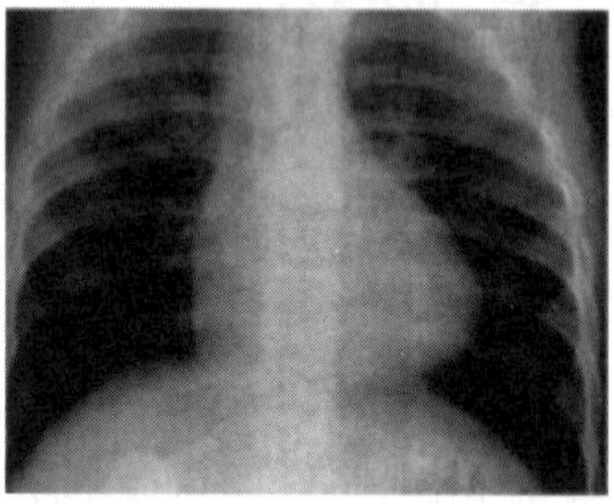

7. 最可能的诊断是
   A. 主动脉导管未闭
   B. 房间隔缺损
   C. 法洛四联症
   D. 室间隔缺损
   E. 正常胸片
   F. 肺动脉狭窄
8. 该病包括畸形有
   A. 右心室漏斗部狭窄
   B. 膜部室间隔缺损
   C. 主动脉骑跨
   D. 房间隔缺损
   E. 右心室肥厚
   F. 左心室肥厚
9. 从胚胎发育角度看，该病的主要畸形是
   A. 右心室漏斗部狭窄
   B. 膜部室间隔缺损
   C. 主动脉骑跨
   D. 房间隔缺损

E. 右心室肥厚　　F. 左心室肥厚

10. 本病首选的影像学检查方法为

A. X 线胸片　　B. CT

C. X 线心血管造影　　D. MRI

E. 彩色多普勒超声　　F. ECT

参考答案与解析

一、A1 型题

1. D【解析】房间隔缺损主要表现为右心房、右心室增大，肺血增多；室间隔缺损主要表现为左、右心室增大，以右心室增大为著。

2. C【解析】部分型肺静脉畸形连接，血流动力学与房间隔缺损相似。

3. C【解析】房间隔缺损的 X 线表现：①心影增大，呈“二尖瓣”心型，右房、室增大为其突出表现，尤其右房增大是房间隔缺损的重要征象。②心胸比率增大，其中 50%以上病例为中度以上增大。③随分流量增加，肺血增多，表现为肺动脉段突出、肺门动脉扩张、外围分支增多增粗。④主动脉结多数偏小或正常。⑤合并重度肺动脉高压时，肺动脉段和肺门动脉扩张更趋明显，而外周肺动脉分支则变细、扭曲；心影增大以右室增大为主。

4. B【解析】房间隔缺损时，右心房、右心室、肺动脉均可扩大，肺门血管影增粗，搏动强烈，透视下可见肺动脉总干及分支随心脏搏动而一明一暗的肺门舞蹈征。

5. A【解析】参见 A1 型题第 3 题解析。

6. C【解析】由于左心室压力高于右心室，室间隔缺损所引起的分流系自左向右分流，分流增加了右心室、肺循环、左心房和左心室的负荷，因而左、右心室均有肥大。

7. B【解析】动脉导管未闭在 CT、MRI 上显示为主动脉弓降部内下壁与左肺动脉起始段上外壁的直接连接，主动脉弓内血流可直接进入左肺动脉内，因此在行主动脉弓造影时，肺动脉出现提前显影。

8. E【解析】X 线心血管造影为诊断动脉导管未闭的“金标准”，彩色多普勒超声为首选检查方法，X 线胸片可以观察肺血改变。

9. B【解析】法洛四联症包括 4 种并存畸形：右心室漏斗部狭窄、膜部室间隔缺损、主动脉骑跨和右心室肥厚。从胚胎发育角度看，漏斗部狭窄为其主要畸形。

10. B【解析】法洛四联症肺血减少，表现为肺血管纹理纤细、稀疏。

11. C【解析】参见 A1 型题第 10 题解析。

12. C【解析】参见 A1 型题第 8 题解析。

13. B【解析】法洛四联症中决定血流动力学的关键是肺动脉狭窄。

14. C【解析】法洛四联症心影改变呈靴形心。

15. E【解析】法洛四联症右心造影可见收缩期时左心室及主动脉提早显影，透视下可见双向分流，主动脉骑跨在室间隔之上，升主动脉弓扩张。漏斗部狭窄多较长，呈管状，如为瓣膜狭窄，在收缩期呈鱼口状突向肺动脉，肺动脉干及左右分支常较细小。

二、A2 型题

1. D【解析】动脉导管未闭的 X 线表现：①肺血增多，肺动脉增粗，肺动脉段突出；②左心室增大，部分患者存在主动脉结增宽和漏斗征；③伴肺动脉高压时可出现双心室增大；④肺血明显增多或肺门血管增粗而肺外带血管稀少。

2. C【解析】动脉导管未闭晚期出现肺动脉高压时，杂音变异较大，可仅有收缩期杂音，或收缩期杂音亦消失而代之以肺动脉瓣关闭不全的舒张期杂音。

3. D【解析】法洛四联症的临床表现：①患者发育迟缓，活动能力下降，常有气促表现，喜蹲踞或有晕厥史；②发绀多于生后 4~6 个月出现，伴有杵状指（趾）；③听诊于胸骨左缘 2~4 肋间可闻及较响亮的收缩期杂音，可扪及震颤；④肺动脉第二音减弱或消失；⑤心电图示右室肥厚。X 线表现：①肺门阴影缩小、心腰部凹陷，使心影呈或近似靴形；②肺血减少，表现为肺血管纹理纤细、稀疏；③主动脉升弓部多有不同程度的增宽。

三、A3/A4 型题

1. D【解析】参见 A1 型题第 3 题解析。

2. B【解析】房间隔缺损的首选检查方法为超声心动图和彩色多普勒。

3. C【解析】动脉导管未闭轻者可无明显症状，重者可发生心力衰竭。常见的症状有劳累后心悸、气促、乏力，易患呼吸道感染和生长发育迟缓。晚期肺动脉高压严重，产生逆向分流时可出现下半身发绀。动脉导管未闭查体时，典型的体征是胸骨左缘第 2 肋间听到响亮的连续性机器样杂音，伴有震颤；肺动脉瓣第 2 音亢进，但常被响亮的杂音所掩盖；分流量较大者，在心尖区尚可听到因二尖瓣相对性狭窄产生的舒张期杂音；测血压示收缩压多在声场范围，而舒张压降低，因而脉压增宽，四肢血管有水冲脉和枪击音。

4. A【解析】参见 A1 型题第 7 题解析。

5. C【解析】对于动脉导管未闭的治疗方法就是手术结扎或切断未闭的动脉导管。

6. D【解析】参见 A2 型题第 3 题解析。

7. D【解析】法洛四联症患者的心影多表现为正常或轻度增大。

8. B【解析】梨形心因常见于二尖瓣狭窄，又称二尖瓣型心脏。

四、B 型题

1. C【解析】房间隔缺损心影增大，呈“二尖瓣”心型，右房、室增大为其突出表现，尤其右房增大是房间隔缺损的重要征象。

2. D【解析】室间隔缺损，左、右心室增大，以左心室增大为主。

3. B【解析】法洛四联症心电图示右室肥厚。

五、X 型题

1. ABCD【解析】房间隔缺损少见类型：①静脉窦型；②下腔静脉型；③冠状窦型；④上腔型。

2. ABCD【解析】参见 A1 型题第 3 题解析。如图所示，该患者后前位示心脏左移，主动脉结缩小，肺动脉段突出，右前斜位示左心房食管压迹未见明显加深，左、右前斜位示右心房段延长。

3. ABCE【解析】“继发孔型房间隔缺损”分为中央型/卵圆窝型、上腔型、下腔型及混合型。

4. ABCD【解析】房间隔缺损左、右前斜位时可见肺动脉段隆起，心前间隙缩小，右心房段延长，左心房不大等征象。侧位时心前缘与胸骨接触面增加，心后三角存在。

5. CDE【解析】房间隔缺损，左心房、心室变化不明显，心脏造影可见导管经缺损处进入左心房，当有新房压力增高并大于左心房时，右心房造影可见分流，左心房提前显影。

6. ABCE【解析】室间隔缺损的 X 线表现：①肺血增多，肺门血管扩张、增粗；②左、右心室增大，左心室增大为主；③肺动脉段突出，心影呈二尖瓣型；④主动脉结正常或缩小；⑤透视见肺门舞蹈征。如图所示，该患者正位示心影向两侧扩大，心尖左移，肺纹理增多；侧位示心前间隙变窄，心后食管前三角间隙消失。

7. ACE【解析】肺动脉瓣狭窄可引起两侧肺血减少，肺动脉段平直、凹陷，有凸出者为肺动脉瓣狭窄后扩张所致。三尖瓣闭锁不全也可出现肺血减少。

8. ABCE【解析】室间隔缺损左、右心室增大，以左心室增大为主；左心房增大，同时有肺动脉高压。

9. ABDE【解析】参见 X 型题第 6 题解析。

10. ACDE【解析】产前彩色多普勒超声心动图对诊断胎儿室间隔缺损具有重要意义，尤其是对较小的室间隔缺损。

11. ABCD【解析】室间隔缺损按照部位分为 4 类：膜周部临床最为多见，还可进一步分为单纯膜部、嵴下型和隔瓣下型；漏斗部缺损位于右心室流出道室上嵴的前上方，肺动脉瓣的下方，又可分为嵴内型和干下型；肌部间隔缺损临床最少见，可与上述各型并存；左心室-右心房通道是由于三尖瓣位置较低，左心室有小部分直接与右心房相邻。

12. ABDE【解析】室间隔缺损时发生左向右分流，左房、右室大，以左室大为著，还包含肺内高血压。

13. ABD【解析】MRI 对室间隔缺损中膜部和肌部的缺损显示效果较好，而对位于漏斗部的缺损易漏诊。此时采用左前斜位心室短轴面及冠状面有助于诊断。MRI 还可进一步显示室间隔缺损的伴随畸形如大血管转位等，较超声心动图敏感而直观。

14. ABCE【解析】参见 A2 型题第 1 题解析。

15. ABDE【解析】法洛四联症的基本畸形：①肺动脉、肺动脉瓣和/或瓣下狭窄：肺动脉狭窄多为中到重度，以漏斗部狭窄或合并肺动脉瓣环、瓣膜部狭窄多见。②室间隔缺损：主要位于膜部。③主动脉骑跨：主动脉根部前移，骑跨于室间隔之上，管径增粗。④右室肥厚：为继发性改变，与肺动脉狭窄有关。

16. ABC【解析】动脉导管未闭的分型：①圆柱形或管状型：导管的主动脉端和肺动脉端粗细基本一致。②漏斗型：主动脉端膨大，肺动脉端细小，形状如漏斗。③窗型或缺损型：导管短而细，或主动脉与肺动脉直接接触形成一个孔道，后者少见。

17. BCDE【解析】法洛四联症胸部 X 线检查：典型四联症病例显示心脏不增大，肺野异常清晰，血管影纹稀少，肺动脉总干较小者，心脏左缘平坦或凹陷，如左心室较大则心脏左缘肺动脉段突出，由于右心室肥厚致心尖向上翘起，在后前位 X 线照片上心影呈靴形，约 1/4 病例主动脉弓位于右侧。

18. ABCDE【解析】参见 A2 型题第 3 题解析。

19. ABC【解析】CT 用于法洛四联症的主要价值在于显示外周肺动脉、侧支血管和冠状动脉。

六、案例分析题

1. ACE【解析】根据该 X 线胸片显示，患者右房、右室均增大，心腰突出。

2. B【解析】参见 A1 型题第 3 题解析。

3. AB【解析】房间隔缺损可合并肺动脉高压及肺充血。

4. D【解析】参见案例分析题第 1 题解析。

5. E【解析】房间隔缺损，左心室血流量减少。

6. ABCE【解析】房间隔缺损声像图直接征象：房间隔回声连续性中断，断端回声增强。间接征象：右房、右室扩大，肺动脉扩张。

7. C【解析】参见 A2 型题第 3 题解析。

8. ABCE【解析】参见 X 型题第 15 题解析。

9. A【解析】从胚胎发育角度看，该病的主要畸形为右心室漏斗部狭窄。

10. E【解析】法洛四联症患者首选的检查方法为彩色多普勒超声。

第三十八章　获得性心脏病

一 A1 型题

1. 风湿性心脏病最易侵犯的瓣膜是
   A. 主动脉瓣
   B. 肺动脉瓣
   C. 二尖瓣
   D. 三尖瓣
   E. 二尖瓣+主动脉瓣
2. 风湿性心脏病最常见瓣膜病变是
   A. 左房室瓣狭窄
   B. 右房室瓣狭窄
   C. 左房室瓣关闭不全
   D. 主动脉瓣关闭不全
   E. 右房室瓣关闭不全
3. 风湿性心脏病二尖瓣狭窄时心脏呈
   A. 靴形心
   B. 主动脉型心
   C. 梨形心
   D. 横位心
   E. 滴状心
4. 二尖瓣狭窄后前位可见的 X 线征象有
   A. 右心缘双心房影
   B. 主动脉结略小或正常
   C. 肺淤血
   D. 左心缘出现第 3 心缘
   E. 以上都是
5. 慢性肺源性心脏病最常见的原因是
   A. 慢性支气管炎
   B. 支气管扩张
   C. 肺结核
   D. 机化性肺炎
   E. 胸膜增厚粘连
6. 指出下述与肺源性心脏病不符的 X 线征象
   A. 肺气肿
   B. 右心室增大
   C. 左心室明显增大
   D. 右前斜位见肺动脉圆锥明显突出
   E. 右下肺动脉直径>15mm
7. 在肺源性心脏病中，提示重度肺动脉高压的 X 线征象是
   A. 右心室重度增大
   B. 右心功能不全

C. 肺动脉圆锥隆起
D. 肺动脉干增粗
E. 肺门“残根”征

8. 肺源性心脏病的主要表现是
A. 左心房有心室增大
B. 右心室肥大
C. 右心房增大
D. 右心房左心室增大
E. 左心室增大

9. 肺源性心脏病心影呈
A. 滴状心
B. 横位心
C. 靴形心
D. 梨形心
E. 主动脉型心

10. 一般不引起肺血管变化的心脏病是
A. 房间隔缺损
B. 风湿性心脏病二尖瓣狭窄
C. 室间隔缺损
D. 肺源性心脏病
E. 法洛四联症

11. 扩张型心肌病最常累及
A. 左心室
B. 左心房
C. 右心室
D. 右心房
E. 房室瓣瓣环

12. 下列疾病属于原发性心肌病的是
A. 心肌炎
B. 心肌梗死
C. 克山病
D. 缺血性心肌病
E. 高血压性心肌病

13. 肥厚型心肌病最常累及
A. 心尖部
B. 室间隔
C. 右心房
D. 左心房
E. 房室瓣瓣环

14. 下列属于限制型心肌病的特点是
A. 左心室或双侧心室扩张及收缩功能障碍，心脏增大
B. 非对称性心肌肥厚，左心室腔变小
C. 心室内膜下心肌纤维化引起心室难以舒张，致使心室腔充盈受限
D. 右心室心肌进行性肥厚或脂肪组织所取代
E. 属于常染色体显性遗传

15. 冠状动脉粥样硬化最常好发的动脉是
A. 左回旋支
B. 右冠状动脉近端

C. 左冠状动脉旋支
D. 后室间支
E. 左冠状动脉前降支

16. 心肌梗死冠状动脉造影可表现为
A. 冠状动脉狭窄
B. 冠状动脉粥样硬化
C. 冠状动脉内血栓形成
D. 冠状动脉瘤
E. 以上都是

17. 冠状动脉粥样硬化早期病理改变是
A. 冠状动脉狭窄
B. 冠状动脉阻塞
C. 冠状动脉内膜黄斑
D. 心肌缺血坏死
E. 冠状动脉侧支循环建立

二 A2 型题

患者，男性，63 岁。反复咳嗽、咳痰 20 年，1 周前受凉后畏寒、发热、咳脓痰、气促、食欲缺乏。查体：体温 37.5℃，呼吸急促，双肺呼吸音减弱，有较多湿啰音，双下肢水肿无力。最可能的诊断是
A. 冠心病
B. 风湿性心脏病
C. 原发性心脏病
D. 肺源性心脏病
E. 大叶性肺炎

三 A3/A4 型题

（1~3 题共用题干）

患者，男性，72 岁。因心力衰竭入院。胸骨左缘第 3、4 肋间有一舒张期哈气样杂音，心尖区可闻及Ⅱ级舒张期滚筒样杂音伴递增势及震颤。胸部正侧位片如图所示。

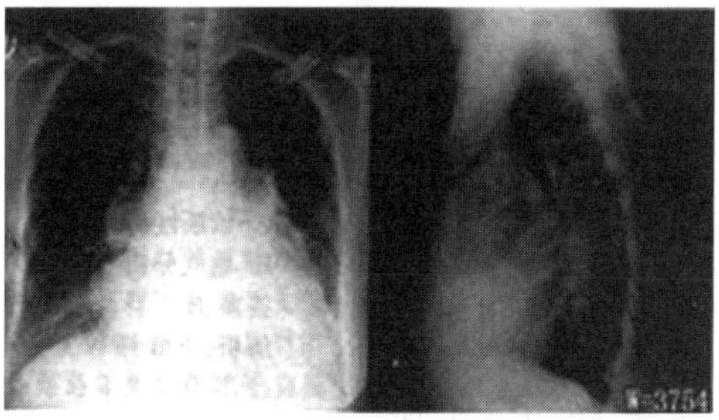

1. 最可能的诊断是
A. 梅毒性主动脉关闭不全伴 Austin-Flint 杂音
B. 主动脉粥样硬化所致相对性主动脉瓣关闭不全伴相对性二尖瓣狭窄
C. 风湿性心脏病、主动脉关闭不全伴相对性二尖瓣狭窄
D. 风湿性心脏病、主动脉关闭不全伴二尖瓣狭窄
E. 风湿性心脏病、二尖瓣关闭不全
F. 以上均不是

2. 该病的血流动力学改变不正确的是
   A. 右心房血流量不变　　B. 右心室血流量增加
   C. 左心房血流量增加　　D. 肺动脉血流量增加
   E. 左心室血流量增加　　F. 左心室血流量不变
3. 诊断该病二尖瓣严重损害，最根本的 X 线征象是
   A. 肺循环高压　　B. 左心房重度增大
   C. 二尖瓣区钙化　　D. 右心房重度增大
   E. 重度间质性肺水肿　　F. 以上都不正确

（4~5 题共用题干）

患者，男性，48 岁。发热、乏力 5 年，心尖区听诊可闻及舒张期杂音，有姿势效果。X 线胸片示：肺纹理多，透光可，左心房增大明显，右室稍增大，左室小，右下肺动脉宽 1.5cm。

4. 最可能的诊断是
   A. 风湿性心脏病二尖瓣狭窄　　B. 风湿性心脏病三尖瓣狭窄
   C. 左房黏液瘤　　D. 心包积液
   E. 缩窄性心包炎
5. 为明确诊断，首选的影像检查手段是
   A. 超声心动图　　B. CT
   C. MRI　　D. DSA
   E. PET

（6~7 题共用题干）

患者，女性，34 岁。阵发性劳力性呼吸困难及阵发性夜间呼吸困难。听诊可闻及奔马律。胸部平片检查如图所示。

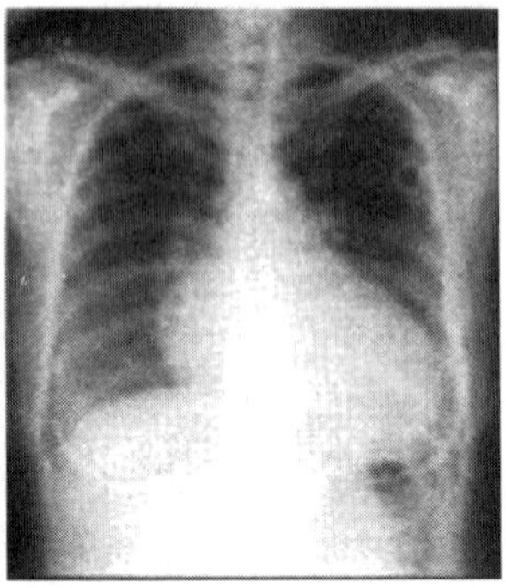

6. 该患者可考虑
   A. 右室流出道狭窄
   B. 限制型心肌病
   C. 扩张型心肌病
   D. 二尖瓣关闭不全
   E. 室间隔缺损
7. 关于该病在 X 线透视下的征象正确的是
   A. 两心缘搏动无明显减弱　　B. 左心室段搏动区域性减弱
   C. 右心房段搏动减弱　　D. 心脏搏动快速有力

E. 主动脉结搏动增强

（8~10 题共用题干）

患者，男性，37 岁。头晕，乏力，劳力性呼吸困难。查体：心浊音界向左扩大，胸骨左缘心尖内侧闻及收缩中晚期喷射性杂音。胸部 MRI 检查如图所示。

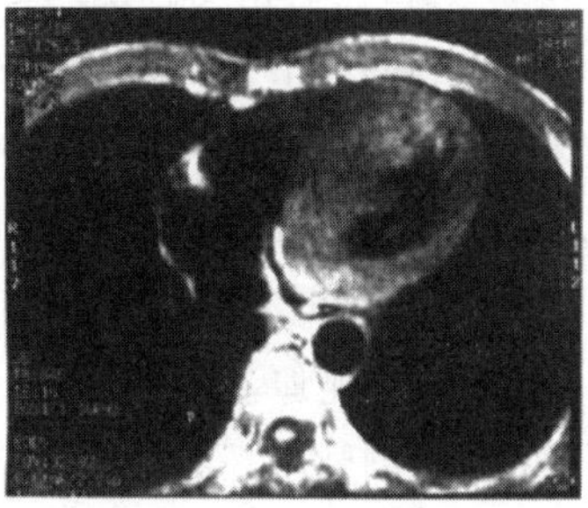

8. 本病应首先考虑
   A. 高血压性心脏病
   B. 肥厚型心肌病
   C. 冠状动脉粥样硬化性心脏病
   D. 风湿性心脏病二尖瓣关闭不全
   E. 限制型心肌病
9. 本病在测量室壁厚度时应以哪一心动周期为准
   A. 收缩早期
   B. 收缩晚期
   C. 舒张早期
   D. 舒张晚期
   E. 全舒张期均可
10. 如需测量左室流出道内径，应以哪个切面测量最佳
   A. 体轴横断面
   B. 体轴矢状面
   C. 体轴冠状面
   D. 垂直室间隔五腔心层面
   E. 平行室间隔心室长轴切面

（11~12 题共用题干）

患者，女性，66 岁。心悸、胸痛 8 年，近期运动时出现眩晕。查体：主动脉瓣区可听到喷射性收缩期杂音。X 线胸片示：左心室增大。

11. 患者应选做下列哪种核素检查
   A. 心肌灌注平面显像
   B. 心肌灌注断层显像
   C. 心肌受体显像
   D. 心肌梗死灶显像
   E. PET 心肌显像
12. 如在心肌显像图像上见到室间壁心肌不对称性增厚，可考虑为
   A. 扩张型心肌病
   B. 肥厚型心肌病
   C. 缺血性心肌病
   D. 心肌炎
   E. 心肌梗死

四 X 型题

1. 二尖瓣狭窄和/或关闭不全时，胸片可见到的表现有
   A. 肺内无结节状影
   B. 肺内含铁血黄素沉着
   C. 间隔线
   D. 上肺静脉增粗，下肺静脉变细
   E. 肺动脉段凹陷
2. 关于二尖瓣狭窄，下列描述正确的是
   A. 右室肥厚
   B. 肺动脉压升高
   C. 肺静脉压升高
   D. 肺动脉第二音减弱或消失
   E. 左房扩张导致左室扩张
3. 肺动脉段突出可见于
   A. 主动脉瓣狭窄
   B. 瓣膜型肺动脉狭窄
   C. 漏斗型肺动脉狭窄
   D. 高血压性心脏病
   E. 肺源性心脏病
4. 下列关于肺源性心脏病放射性核素显像，正确的描述是
   A. 能直接观察心肌的血流灌注情况
   B. 可观察心肌壁的厚度和心腔大小
   C. 可观察右心室收缩和舒张功能的变化
   D. 对诊断肺血管病引起的肺心病有一定价值
   E. 对肺心病的诊断敏感性和特异性均较高
5. 扩张型心肌病的病理生理改变为
   A. 心室舒张功能减低
   B. 心房舒张功能减低
   C. 心室射血分数及心排血量下降
   D. 心室排血受阻，导致“泵”功能不良
   E. 继发心肌损害，致“泵”功能不良
6. 扩张型心肌病应与下列哪些疾病鉴别
   A. 法洛四联症
   B. 冠心病
   C. 二尖瓣关闭不全
   D. 高血压病失代偿
   E. 缺血性心肌病
7. 下列关于肥厚型心肌病的造影表现，正确的是
   A. 左心室流出道呈“倒锥形”狭窄
   B. 心脏变形无明显变化
   C. 左心室轻度增大
   D. 心律失常
   E. 肺淤血
8. 限制型心肌病心血管造影表现为
   A. 右心室舒张-收缩功能消失
   B. 右心室流入道变形

C. 左心室流出道扩张
D. 收缩期对比剂向右心房反流
E. 右心房扩张，对比剂排空延迟

9. 扩张型心肌病的心腔造影表现，正确的是
A. 可见心腔扩张
B. 对比剂迅速通过
C. 心肌收缩功能普遍正常
D. 不同心动周期的心室腔大小无明显变化
E. 不同心动周期的心室腔形态无明显变化

10. 典型扩张型心肌病的超声特征
A. 左右心房扩大
B. 左右心室扩大
C. 二尖瓣开放幅度变小
D. 右心室流出道增宽
E. 心室壁变薄且运动幅度减低

11. 心肌梗死的重要并发症是
A. 肺炎
B. 心律失常
C. 心源性休克
D. 心力衰竭
E. 腹痛

12. 心肌梗死患者常可见到的异常 X 线表现有
A. 梗死区搏动异常
B. 心脏增大以左室为主
C. 心脏普遍增大
D. 心包和胸膜积液
E. 左心衰竭

13. 心肌梗死的并发症包括
A. 室壁瘤
B. 乳头肌梗死
C. 心脏破裂
D. 心律失常
E. 以上都不是

14. 心肌梗死的 CT 主要表现有
A. 局部心肌变薄
B. 局部心肌增厚
C. 阶段性室壁收缩期增厚率下降
D. 阶段性室壁收缩期增厚率增加
E. 室壁运动异常

15. CT 增强扫描显示心肌梗死病灶的强化形式包括
A. 早期增强病灶呈局限性充盈缺损
B. 延迟性的残余充盈缺损
C. 延迟性强化
D. 早期强化
E. 以上都不是

16. 心肌梗死病灶的 CT 增强扫描表现为
A. 早期增强扫描呈高密度影
B. 早期增强扫描呈局限性低密度影
C. 延迟扫描原低密度影范围缩小
D. 延迟扫描呈低密度影
E. 延迟扫描呈片状高密度影

17. 关于冠状动脉粥样硬化斑块的描述，正确的是
    A. 常见于左前降支、左回旋支
    B. 可呈节段性或局限性分布，也可广泛分布于一支或多支冠状动脉
    C. 心肌内部的小冠状动脉亦常受累
    D. 粥样斑块隆起于内膜表面，一般为 3~15mm
    E. 斑块内部含有较多粥样物质形成的坏死中心
18. 心肌梗死及其并发症在 MRI 的表现有
    A. 急性心肌梗死时，梗死区心肌信号强度增高，在 T_2WI 表现明显
    B. 急性期室壁瘤瘤壁呈高信号，陈旧性室壁瘤瘤壁呈高信号
    C. 急性心肌梗死增强后扫描，梗死处心肌在 T_1WI 呈明显高信号
    D. 急性心肌梗死合并的附壁血栓在 T_1WI 上呈较高信号，在 T_2WI 上信号强度不变或略有减低
    E. 陈旧性心肌梗死时在 T_2WI 梗死处心肌信号强度减弱
19. 冠心病冠状动脉造影时的主要表现为
    A. 病变段管腔狭窄　　B. 病变段管腔阻塞
    C. 管壁较规则　　D. 有充盈缺损
    E. 侧支循环建立

参考答案与解析

一、A1 型题

1. C【解析】风湿性心脏病时，其病变主要侵犯心瓣膜，二尖瓣最常受累，其次为二尖瓣和主动脉瓣同时受累，三尖瓣和肺动脉瓣极少受累。

2. A【解析】95%~100% 的风湿性心瓣膜病累及二尖瓣，其中单纯性二尖瓣狭窄占 40%~50%。

3. C【解析】风湿性心脏病二尖瓣狭窄，右心、左房扩大，胸片上心脏呈梨形。

4. E【解析】二尖瓣狭窄后前位片示两肺淤血，两肺门大而模糊，心脏如梨状。心影右缘呈双重阴影，肺门阴影加深，主动脉弓较小，左心缘出现第三弓。

5. A【解析】慢性肺源性心脏病是肺组织、肺动脉及胸廓的慢性病变引起的肺组织结构和功能异常，产生肺血管阻力增加，肺动脉高压，右心扩张、肥厚，最后右心衰竭的心脏病。支气管、肺疾病，胸廓病变，肺血管疾病等均可导致肺心病，其中慢性支气管并发阻塞性肺气肿最为多见、常见。

6. C【解析】肺源性心脏病的 X 线平片：肺血轻度增多，主动脉结正常，肺动脉段突

出，右下肺动脉增宽，肺门“舞蹈”及肺周围动脉变细等肺动脉高压的征象，右心室扩大，其他房室一般不增大。

7. E【解析】肺源性心脏病中，伴重度肺动脉高压时肺动脉段呈瘤样凸出，肺门动脉高度扩张，外周肺动脉分支变细、稀疏，呈“残根状”表现。

8. B【解析】肺源性心脏病主要表现为右心室肥大，为肺动脉高压所致。

9. A【解析】肺源性心脏病心影呈滴状心。

10. D【解析】肺源性心脏病是由肺组织、肺动脉血管或胸廓的病变引起肺组织结构和功能异常，产生肺血管阻力增加，肺动脉压力增高，一般不引起肺血管变化。

11. A【解析】扩张型心肌病主要累及心室壁，心肌细胞肥大、变性，甚至坏死，最常累及左心室。

12. C【解析】原发性心肌病指病因不明的心肌原发性异常，而克山病的病因迄今未明，故克山病属于原发性心肌病。

13. B【解析】肥厚型心肌病心肌细胞肥大，排列紊乱，间质纤维增生，可累及任何节段，主要累及室间隔和左心室。

14. C【解析】限制型心肌病是一种特殊类型的心肌病，其特点为心室内膜下心肌纤维化引起的心室难以舒张致使左室腔充盈受限，致心律失常型右室心肌病。

15. E【解析】冠状动脉粥样硬化最好发的动脉为左冠状动脉前降支近段，其次为右冠状动脉近段、左冠状动脉回旋支。

16. E【解析】心肌梗死的冠状动脉造影检查可见：①冠状动脉狭窄，多为偏心性狭窄，又可分为局限型和弥漫型；②冠状动脉闭塞，表现为远端无前向血流，或者血管腔几乎闭塞，仅见微弱而缓慢的血流经过狭窄处，成为功能性闭塞或次全闭塞；③粥样硬化斑块溃疡，表现为血管局部不规则，可见小龛影；④冠状动脉血栓形成，表现为充盈缺损；⑤冠状动脉瘤，表现为管腔局限型扩张；⑥冠状动脉夹层，表现为动脉内膜部分剥离，形成细线状透明影。

17. C【解析】粥样硬化病变主要位于冠状动脉的内膜，早期内膜出现黄色平坦或略隆起的脂纹。

二、A2 型题

D【解析】肺源性心脏病的临床表现：①功能代偿期：患者常有咳嗽、咳痰、心悸、乏力等，甚至有咯血。查体有慢性支气管炎、肺气肿体征。心电图可见肺性 P 波和右室肥厚。②功能失代偿期：患者有心悸、胸闷、发绀、少尿和食欲缺乏等症状，心率增快，心前区闻及奔马律、收缩期杂音及心律不齐，肝大、腹水和下肢浮肿等体征，晚期可见多脏器损害。

三、A3/A4 型题

1. D【解析】风湿性心脏病二尖瓣狭窄时，表现为劳力性呼吸困难、咯血等，心尖部可闻及隆隆样舒张期杂音。表现肺淤血，可伴肺水肿，心影呈二尖瓣型，肺动脉段突出，左房及右室增大。

2. E【解析】风湿性心脏病、主动脉关闭不全伴二尖瓣狭窄患者左心室血流量不变。

3. C【解析】风湿性心脏病最常侵犯二尖瓣，引起瓣叶增厚、硬化、腱索缩短而导致瓣膜狭窄和/或关闭不全，从而引起一系列的临床症状。

4. A【解析】参见 A3/A4 型题第 1 题解析。

5. A【解析】风湿性心脏病二尖瓣狭窄首选超声心动图检查。

6. C【解析】扩张型心肌病有充血性心力衰竭、心律失常和体动脉栓塞症状。查体无病理性杂音，或于心尖部闻及 2 级收缩期杂音。心电图示右室或双室肥厚，心律失常，传导阻滞或异常 Q 波等。肺淤血，普大型心脏，以心室中至重度增大为主，心脏搏动普遍减弱。

7. B【解析】扩张型心肌病 X 线检查：心影多增大，但有些患者在心影增大之前左心室已明显向后增大。由于胸片反映右心室扩大的敏感性要较左心室扩大为高，而右心衰竭常提示预后不良，所以胸片对预后判断有一定意义。肺静脉高压时可有 Kerley B 线。有心包积液时透视下可见心脏搏动减弱。

8. B【解析】肥厚型心肌病可有家族史，为常染色体显性遗传。患者起病缓慢，逐渐出现心前区疼痛、乏力，常有心悸、气促、头疼，少数病例可发生晕厥、猝死，于胸骨左缘或心尖部闻及较强的收缩期杂音。心电图示左室或双室肥厚，心律失常，传导阻滞或异常 Q 波等。可见肺淤血和左心室轻度增大，无特异性改变。左心室流出道呈“倒锥形”改变。

9. D【解析】肥厚型心肌病在测量室壁厚度时应以舒张晚期心动周期为准。

10. D【解析】如需测量左室流出道内径，应垂直室间隔五腔心层面测量最佳。

11. B【解析】核素心肌灌注显像的临床意义如下：①用于冠心病，心肌缺血的评价，了解心肌局部的血流灌注及心肌活性。②用于心肌梗死的评价，指导溶栓治疗及判断急性心肌梗死的预后。③用于冠心病介入治疗后的疗效评估。④用于心肌病的鉴别诊断。⑤用于诊断微血管性心绞痛。

12. B【解析】参见 A3/A4 型题第 8 题解析。

四、X 型题

1. BCD【解析】二尖瓣狭窄或/和关闭不全时，胸片可见到：①肺内含铁血黄素沉着；②间隔线；③上肺静脉增粗，下肺静脉变细。

2. BCE【解析】二尖瓣狭窄时，左房射血受阻，左房内压力升高，左房增大，继发性肺静脉压力升高，造成慢性肺淤血，随后肺动脉压力升高以保持正常的肺动静脉压力差，致使右心室肥厚。当合并关闭不全时，部分血液回流到左房，使左房充盈度和压力上升，因而发生扩张，左心室也因接受额外的左心房回流血液产生容量过负荷，左心室扩张。

3. BE【解析】肺动脉段突出可见于瓣膜型肺动脉狭窄及肺源性心脏病。

4. ABCD【解析】放射性核素显像放射性核素肺通气/灌注扫描（V/Q）作为非创伤诊

断肺动脉栓塞的方法应用得比较广泛。但是其敏感性与特异性均较差。

5. ACE【解析】扩张型心肌病表现为受累心室收缩功能减退，泵功能不良，致射血分数和心排血量下降，心室收缩末期容量增大，病变到一定程度便有舒张末期压力上升。

6. BCDE【解析】扩张型心肌病应与各种导致左心室扩大且左心功能不全的疾病鉴别，如冠心病、二尖瓣关闭不全、高血压病失代偿、缺血性心肌病等。

7. ACDE【解析】肥厚型心肌病造影的典型表现是左心室流出道呈倒锥形狭窄，心脏变形、缩小，可呈砂钟、鞍背或芭蕾舞足样；可见肺淤血和左心室轻度增大，无特异性改变。电图示左室或双室肥厚、心律失常、传导阻滞或异常Q波等。

8. ABDE【解析】限制型心肌病造影表现分为右心型、左心型和双心室型。右心型表现为右心室闭塞，流入道挛缩变形，而流出道扩张，右心室收缩-舒张功能消失。收缩期对比剂向右心房反流，提示三尖瓣关闭不全，右心房扩张，对比剂排空延迟。有些病例可在心房耳部见到附壁血栓。肺动脉分支纤细，充盈延迟。

9. ADE【解析】扩张型心肌病心腔造影表现为心腔扩张、对比剂滞留、收缩功能普遍性减弱，表现为不同心动周期心室腔的大小和形态无明显变化。

10. ABCE【解析】扩张型心肌病心腔明显扩大，以左心房和左心室扩大为主。室间隔弓形前移，左心室后壁弓形后移，左心室呈球形扩大，左心室流出道明显增宽，内径常大于35~40mm；右心室扩大相对较轻。

11. BCD【解析】心肌梗死的并发症包括心力衰竭、心源性休克、心律失常、室壁瘤、附壁血栓形成及心脏破裂等。

12. ABDE【解析】心肌梗死因心肌缺血所致，一般不引起心脏普遍增大。

13. ABCD【解析】心肌梗死的并发症包括室壁瘤、心脏破裂、乳头肌梗死断裂以及心律失常等。

14. ACE【解析】心肌梗死CT表现为：①局部心肌壁变薄；②收缩期心肌壁增厚减低或不增厚；③节段性室壁运动功能异常（包括运动减弱、消失、矛盾运动或不协调）；④整体及节段射血分数减低。

15. ABC【解析】CT增强扫描，心肌梗死病灶的强化方式可以有早期局限性充盈缺损、延迟性的残余充盈缺损及延迟性强化。

16. BCE【解析】增强扫描显示心肌梗死病灶有以下增强形式：①早期增强病灶呈局限性缺损。②在延迟扫描图像上表现的低密度区比早期增强扫描图像的低密度区略小，一般位于心内膜下，其周围常有强化环。③延迟性强化，病灶在延迟扫描图像上呈片状较高密度区。

17. ABDE【解析】冠状动脉粥样硬化斑块多见于左前降支、左回旋支、右冠状动脉及其较粗大的分支血管，可呈节段性或局限性分布，也可广泛分布于一支或多支冠状动脉，但是心肌内部的小冠状动脉较少发生粥样硬化病变。粥样斑块常隆起于内膜表面，为3~

15mm，表面有纤维帽，内部含有粥样物质形成的坏死中心。

18. ACDE【解析】急性期室壁瘤瘤壁呈高信号，陈旧性室壁瘤瘤壁呈低信号。

19. ABDE【解析】冠心病时冠状动脉造影表现为：①病变段管腔狭窄或阻塞；②管壁不规则；③充盈缺损；④侧支循环建立。

第三十九章　心包疾病

一 A1 型题

1. 心包积液达多少以上 X 线平片才能显示异常改变
   A. 50ml　　B. 100ml
   C. 300ml　　D. 500ml
   E. 700ml
2. 下列与大量心包积液 X 线征象不符的是
   A. 心脏普遍增大，心缘各弧度消失　　B. 心脏搏动减弱或消失
   C. 多数患者见明显肺淤血改变　　D. 卧位透视时见心底阴影增宽
   E. 心影大小短期内可明显改变
3. 下列不是心包积液典型 X 线表现的是
   A. 心影普遍性向两侧扩大，呈烧瓶样或球状
   B. 上腔静脉影增宽
   C. 心影在短期内迅速增大合并肺淤血
   D. 心脏搏动明显减弱而主动脉搏动正常
   E. 主动脉影变短
4. 心包积液的典型 X 线特征，错误的是
   A. 肺野清晰
   B. 心脏向两侧扩大，呈烧瓶状或球状
   C. 上腔静脉增宽
   D. 心包积液在 300~500ml 以上者 X 线平片上才有变化
   E. 心脏搏动明显减弱而主动脉搏动增强
5. X 线诊断心包积液的较可靠方法是
   A. 透视下看心脏搏动情况　　B. X 线片看心影是否呈烧瓶样
   C. 右前斜位吞钡看食管压迹有无加深　　D. 左前位 X 线片看室间沟深浅
   E. 以上都不是
6. 心包积液的液体可为
   A. 浆液性　　B. 浆液血性

C. 血性
D. 乳糜性
E. 以上都是

7. 缩窄性心包炎的特征性X线征象是
A. 心影近似三角形
B. 两心缘僵直，分界不清，伴胸膜炎改变
C. 心搏减弱，消失
D. 上腔静脉扩张
E. 心包壳状钙化

二 A2型题

1. X线平片示肺野清晰，心脏向两侧扩大，呈烧瓶样或球状，上腔静脉增宽，主动脉变短，心脏搏动明显减弱而主动脉搏动正常。以下诊断最有可能的是
A. 左室壁节段性运动不良
B. 扩张型心肌病
C. 心包积液
D. 缩窄性心包炎
E. 急性心肌梗死

2. 患者，男性，32岁。心悸、胸闷3年，自觉发热乏力、胸闷一周，3年前确诊肺结核。查体：T 38℃，P 90次/分，R 18次/分，BP 130/80mmHg，口唇发绀，颈静脉怒张，颈动脉搏动明显，右肺下野呼吸音稍弱，心率90次/分，节律齐，腹软无压痛，肝轻度增大，肋下一指。X线平片显示心影大小正常，心缘可见钙化。最可能的诊断是
A. 心包积液
B. 扩张型心肌病
C. 肥厚型心肌病
D. 缩窄性心包炎
E. 以上均不是

三 A3/A4型题

（1~3题共用题干）

患者，女性，45岁。呼吸困难、疲乏、食欲缺乏2个月余。查体：颈静脉怒张，肝大，腹水，下肢水肿，心率增快，可见Kussmaul征。心脏检查：心尖搏动不明显，心浊音界不大，心音减低，可闻及心包叩击音。脉搏细弱无力，动脉收缩压降低，脉压变小。ESR 30mm/h。

1. 此病例最可能诊断为
A. 心肌病
B. 缩窄性心包炎
C. 胸腔积液
D. 冠心病
E. 肺梗死

2. 该病病因多为
A. 风湿性
B. 结核性

C. 细菌性
D. 肿瘤性
E. 病毒性

3. 其X线检查可表现为
   A. 左心房、室增大伴明显肺淤血
   B. 心影向两侧增大，心脏搏动减弱或消失
   C. 心影大小正常，左右心缘变直，上腔静脉常扩张，可见到心包钙化
   D. 心影明显增大，上腔静脉扩张
   E. 心影明显增大，心胸比大于0.5，肺淤血

四 X型题

1. 中等量心包积液时可见的X线征象为
   A. 心影普遍减小
   B. 上纵隔影变短变宽
   C. 心尖搏动减弱或消失
   D. 主动脉搏动正常
   E. 肺纹理正常或减少
2. 关于心包积液，正确的是
   A. 心尖和主动脉搏动减弱
   B. 中等量积液见心影普遍增大
   C. 心影呈烧瓶状
   D. 上纵隔影增宽
   E. 心包积液在300ml以下者，心影大小和形态可无明显改变
3. 心包积液常见的X线征象是
   A. 心脏呈普大型
   B. 心缘搏动减弱
   C. 上腔静脉扩张
   D. 主动脉搏动正常
   E. 主动脉影缩短
4. 缩窄性心包炎的X线征象为
   A. 心影增大
   B. 心影边缘不规则
   C. 上纵隔阴影增宽
   D. 心包钙化
   E. 胸膜增厚、粘连
5. 患者，男性，45岁。心悸气促乏力，下肢肿胀半年余，胸部CT如图所示，最可能的诊断是
   A. 考虑为缩窄性心包炎
   B. 心包钙化显著时也可称为“盔甲心”
   C. 心包钙化多见于结核
   D. X线、CT为常用检查方法
   E. MRI显示增厚的心包较X线、CT优越，显示心包钙化敏感

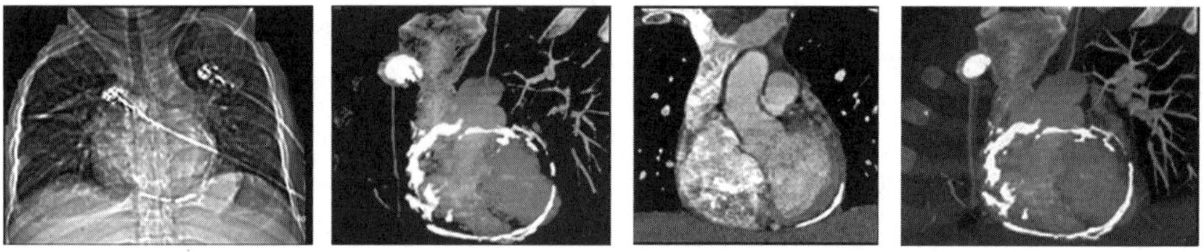

6. 诊断缩窄性心包炎最重要的三种征象为
   A. 上腔静脉扩张
   B. 心包增厚
   C. 心包钙化
   D. 右心房血栓形成
   E. 室间隔扭曲成角
7. 缩窄性心包炎的 CT 表现为
   A. 心包不规则增厚，为 5~20mm
   B. 心包增厚呈弥漫性或局限性
   C. 心包无钙化
   D. 上下腔静脉扩张
   E. 增强扫描可见扩张的左、右心房，左、右心室呈管状
8. 缩窄性心包炎的超声特征为
   A. 心包增厚，回声增强
   B. 心室缩小，心房增大
   C. 室壁活动不受限
   D. 下腔静脉扩张
   E. 二尖瓣活动曲线 EF 斜率加快
9. 主要分布于中纵隔的肿瘤有
   A. 心包囊肿
   B. 霍奇金病
   C. 神经源性肿瘤
   D. 支气管囊肿
   E. 畸胎瘤

五 案例分析题

（1~6 题共用题干）

患者，男性，45 岁。感呼吸困难、腹胀、乏力、头晕、咳嗽。查体：心尖搏动不易触及，心音减低；下肢水肿。行胸部 CT 扫描，如图所示。

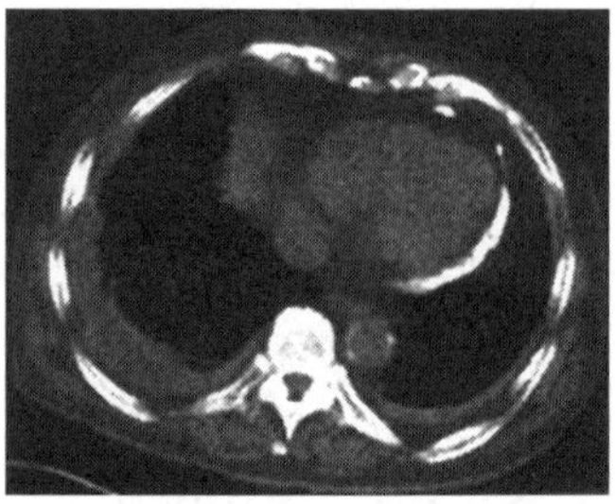

1. 图中钙化应考虑为
   A. 壁层胸膜钙化
   B. 脏层胸膜钙化
   C. 心肌钙化
   D. 心包钙化
   E. 纵隔钙化

F. 膈肌钙化

2. 本病应诊断为

A. 壁层胸膜炎
B. 脏层胸膜炎
C. 心肌炎
D. 缩窄性心包炎
E. 纵隔炎
F. 膈肌炎

3. 显示该种钙化的较为敏感的检查方法是

A. X 线平片
B. CT
C. 超声
D. MRI
E. DSA
F. 核素扫描

4. 本病增强扫描较特征性的 CT 表现为

A. 心房扩大
B. 室间隔扭曲变形
C. 少量心包积液
D. 腔静脉扩张
E. 左心室后壁萎缩
F. 左心室腔扩张

5. 本病的钙化常见于

A. 脏层钙化多见于房室沟区
B. 脏层钙化多见于室间沟区
C. 脏壁层钙化多见于左心室区
D. 脏壁层钙化多见于左心房区
E. 壁层钙化多见于右心室膈面
F. 壁层钙化多见于右心室腹侧面

6. 本病最应与下列哪种疾病鉴别

A. 限制型心肌病
B. 扩张型心肌病
C. 室壁瘤钙化
D. 胸膜炎
E. 纵隔炎钙化
F. 心包缺损

参考答案与解析

一、A1 型题

1. C【解析】心包积液在 300ml 及以上者 X 线平片才有异常改变。

2. C【解析】大量心包积液患者只有当左房压力增高时，才会出现肺淤血现象。

3. C【解析】心包积液患者左心衰时合并肺淤血。

4. E【解析】心包积液典型者表现为心影短期内迅速增大而肺野清晰，心脏向两侧扩大，呈烧瓶样或球状，上腔静脉增宽，主动脉变短，心脏搏动明显减弱而主动脉搏动正常。

5. A【解析】X 线检查对少量的心包积液有限度。当积液量增加时，可见心影向两侧增大，甚至呈球形，心缘搏动普遍减弱或消失，部分患者可伴有上腔静脉扩张。

6. E【解析】心包积液按起病方式分为急性和慢性；按原因可分为感染性和非感染性；

按积液性质可分为浆液性、浆液血性、血性、化脓性、浆液纤维蛋白性、乳糜性等。

7. E【解析】缩窄性心包炎的X线平片：心脏大小正常或轻度增大，心缘不规则、僵直、可见钙化，搏动减弱或消失，上腔静脉影增宽，肺淤血等，钙化为本病的特征性表现，显示率约为13%，可呈蛋壳样、带状、斑片状，多分布于右室前缘、膈面和房室沟区。常伴胸膜增厚粘连。

二、A2型题

1. C【解析】心包积液的影像学表现：①X线平片：心包积液在300ml及以上者X线平片才有异常改变。典型者表现为心影短期内迅速增大而肺野清晰，心脏向两侧扩大，呈烧瓶样或球状，上腔静脉增宽，主动脉变短，心脏搏动明显减弱而主动脉搏动正常。②CT扫描：心包脏、壁层间距增宽，腔静脉扩张等变化。

2. D【解析】缩窄性心包炎的影像学表现：①X线平片：心脏大小正常或轻度增大，心缘不规则、僵直、可见钙化，搏动减弱或消失，上腔静脉影增宽，肺淤血等，钙化为本病的特征性表现，显示率约为13%，可呈蛋壳样、带状、斑片状，多分布于右室前缘、膈面和房室沟区。常伴胸膜增厚粘连。②CT：心包增厚和钙化，下腔静脉扩张、心室变形和室间隔僵直等征象，可反映其血流动力学改变。

三、A3/A4型题

1. B【解析】胸腔积液的临床表现：①胸闷和呼吸困难：积液较少（少于300ml）时症状不明显，但急性胸膜炎早期液量少时，可有明显的胸痛，于吸气时加重，患者喜患侧，当积液增多时胸膜脏层和壁层分开，胸痛可减轻或消失。中、大量胸腔积液（大于500ml）时，可出现气促、胸闷、心悸。呼吸困难，甚至端坐呼吸并伴有发绀。②原发病症状：如结核病所致胸腔积液者可有低热、乏力、消耗等结核中毒症状；心力衰竭患者有心功能不全的症状；肺炎相关性胸腔积液和脓血常有发热和咳嗽咳痰；肝脓肿者有肝区疼痛。

2. B【解析】狭窄性心包炎的病因多为结核性。

3. C【解析】胸腔积液X线检查示心影大小正常，可呈三角形，左右心缘变直，上腔静脉扩张，有时可见心包钙化。

四、X型题

1. BCDE【解析】中等量心包积液心影普遍增大。

2. BCDE【解析】心包积液典型者表现为心影短期内迅速增大而肺野清晰，心脏向两侧扩大，呈烧瓶样或球状，上腔静脉增宽，主动脉变短，心脏搏动明显减弱而主动脉搏动正常。

3. ABCD【解析】参见X型题第2题解析。

4. BCDE【解析】一般缩窄性心包炎患者，X线检查可见心影偏小，正常或轻度增大，左右心缘变直，主动脉弓小或难以辨认，上腔静脉常扩张，多数患者可见心包钙化。

5. ABCD【解析】该患者 MRI 显示增厚的心包较 X 线、CT 优越，但心包钙化不敏感。

6. ABC【解析】缩窄性心包炎最重要的三种征象为：①上腔静脉扩张；②心包增厚；③心包钙化。

7. ABDE【解析】参见 A1 型题第 7 题解析。

8. ABDE【解析】缩窄性心包炎可见心包增厚，其回声增强，增厚极不均匀，最厚处可达 20mm。室壁舒张中晚期活动受限。双心房扩张，而心室腔正常或稍小。下腔静脉扩张。二尖瓣活动曲线 EF 斜率加快。

9. ABD【解析】畸胎瘤多发生于前中纵隔，神经源性肿瘤多发生于后纵隔脊柱旁沟内。

五、案例分析题

1. D【解析】该患者可能为缩窄性心包炎，钙化呈蛋壳样、带状、斑片状，多分布于右室前缘、膈面和房室沟区。

2. D【解析】缩窄性心包炎的临床表现：呼吸困难、腹胀、咳嗽、疲乏、食欲缺乏、心悸、上腹疼痛等为主要临床症状，有端坐呼吸、奇脉、脉压减小、静脉压升高、颈静脉怒张、肝脏肿大、腹水、下肢水肿等体征。X 线平片和 CT 表现参见 A2 型题第 2 题解析。

3. B【解析】CT 是检测缩窄性心包炎钙化最敏感的方法。

4. B【解析】CT 间接征象包括：左室或右室狭窄及管样畸形，心室大小正常或缩小。室间隔僵直，右室充盈缺损等表现。

5. ABEF【解析】缩窄性心包炎的脏层钙化多见于房室沟区及室间沟区，壁层钙化多见于右心室膈面及右心室腹侧面。

6. C【解析】室壁瘤是梗死心肌局部扩张、变薄，袋状膨出及钙化，局部收缩舒张，活动减弱，消失或出现反常运动。

血管性疾病（1）

血管性疾病（2）

第四十章　大血管疾病

一 A1 型题

1. 主动脉夹层在主动脉血管造影的直接征象是
   A. 主动脉壁增厚　　B. 双腔改变影像
   C. 溃疡样充盈缺损　　D. 多发真腔
   E. 主动脉瓣关闭不全
2. 主动脉夹层 CT 的特征性征象是
   A. 两个不同增强密度的主动脉腔被一内膜所分隔
   B. 主动脉钙化内移
   C. 主动脉壁异常扩张
   D. 主动脉各段管径不成比例
   E. 主动脉周围血肿形成
3. 主动脉夹层的造影表现为
   A. 造影可观察夹层范围和病变全貌　　B. 对比剂通过破口喷射
   C. 对比剂通过破口外溢　　D. 内膜片表现为线状负影
   E. 以上都是

二 A3/A4 型题

（1~3 题共用题干）

患者，女性，56 岁。突感胸骨后疼痛来院就诊。胸部 CT 平扫如图所示。

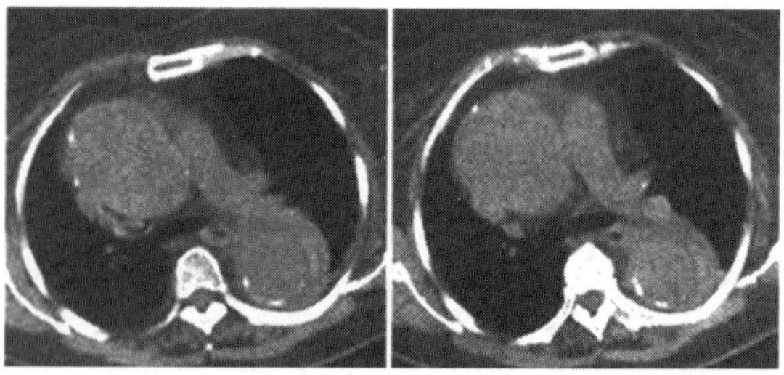

1. 应首先排除
   A. 胸主动脉硬化
   B. 主动脉壁内血肿
   C. 胸主动脉夹层并破裂
   D. 胸主动脉破裂
   E. 主动脉炎

2. 若考虑上述诊断则可能的分型是

A. 主动脉夹层（DeBakey Ⅰ型或Ⅱ型）
B. 主动脉夹层（DeBakey Ⅱ型）
C. 主动脉夹层（DeBakey Ⅲ型）
D. 主动脉夹层（Stanford B 型）
E. 无法确定

3. 若要明确诊断，应首选的方法为

A. X 线平片
B. 胸部超声
C. MSCTA
D. MRI
E. 放射性核素扫描

（4~7 题共用题干）

患者，男性，48 岁。有动脉粥样硬化病史。突然感到剧烈刀割样胸痛 2 小时，向背部放射。查体发现主动脉瓣区可闻及舒张期杂音。考虑为主动脉夹层可能。

4. 主动脉夹层的病因与下列哪项因素无关

A. 外伤
B. 动脉粥样硬化和高血压
C. 动脉囊性中层坏死
D. 风湿性心脏病
E. 医源性损伤

5. 下列是其常见的胸片表现的是

A. 主动脉弓部和降主动脉上部影增宽
B. 主动脉影狭小
C. 主动脉影外形不规则
D. 主动脉影位置改变
E. 主动脉搏动增强

6. 主动脉夹层的 CT 检查可有的表现是

A. 钙化内膜片外移
B. 可显示撕裂的内膜瓣片
C. 不可显示真腔和假腔
D. 胸腔或心包积液不显示
E. 升主动脉或降主动脉变窄

7. 下列显示内膜钙化内移效果更佳的是

A. 透视
B. 胸片
C. CT
D. DSA
E. MRI

（8~9 题共用题干）

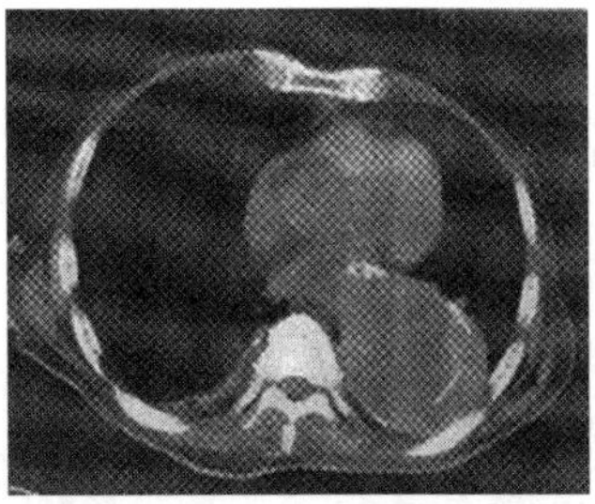

患者，男性，43 岁。突感胸骨后疼痛来院就诊。行胸部 CT 平扫发现主动脉增宽，内膜钙化影向内移位超过 1.0cm，如图所示。

8. 该病例应诊断为

A. 胸主动脉瘤
B. 主动脉壁内血肿
C. 胸主动脉夹层
D. 胸主动脉破裂
E. 主动脉炎

9. 若要明确诊断可建议进一步做的检查是
A. X 线平片
B. 胸部超声
C. MSCTA
D. MRI
E. 放射性核素扫描

三 B 型题

（1~3 题共用备选答案）

A. 局限于升主动脉，破口也在升主动脉
B. 局限或广泛，破口在降部上端
C. 局限或广泛，破口在降部以下
D. 夹层广泛，破口在降主动脉
E. 夹层广泛，破口在升主动脉

1. 按 DeBaKey 分型，主动脉夹层Ⅰ型是
2. 按 DeBaKey 分型，主动脉夹层Ⅱ型是
3. 按 DeBaKey 分型，主动脉夹层Ⅲ型是

四 X 型题

1. 主动脉瘤的 X 线表现有
A. 可压迫侵蚀脊柱、后肋或胸骨
B. 有时可见到线形或弧形钙化
C. 主动脉瘤为局限性囊状或梭形扩张
D. 对气管、食管粘连压迫可引起移位
E. 可造成主动脉瓣关闭不全、右心室增大

2. 主动脉瘤的 X 线征象有
A. 纵隔阴影增宽
B. 动脉瘤的搏动
C. 瘤壁的钙化
D. 侵蚀脊柱、肋骨或胸骨
E. 心脏呈“主动脉型”改变

3. 在诊断动脉瘤方面，与常规血管造影比较，CT 的优点为
A. 可显示瘤体大小
B. 可显示瘤内附壁血栓及其钙化
C. 可显示瘤壁钙化
D. 可显示瘤腔外的情况
E. 可显示受累的动脉分支

4. 根据主动脉 CT 增强图像，正确的描述或结论是

A. 主动脉血栓

B. 主动脉瘤

C. 主动脉夹层

D. 真腔较假腔小

E. 真假腔间线状低密度影为撕裂的内膜片影

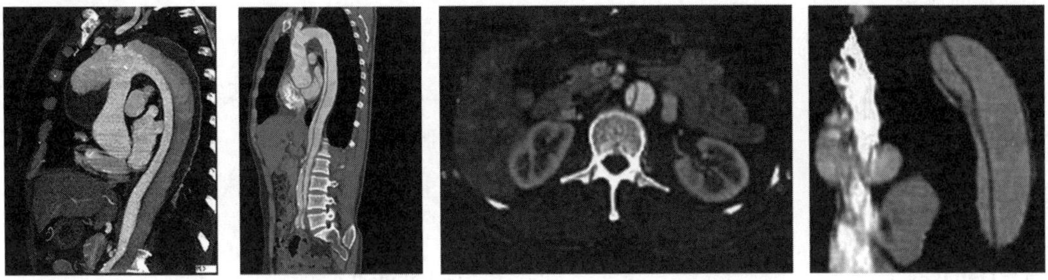

5. 主动脉夹层的 CT 检查可有的表现是

A. 钙化内膜片内移

B. 可显示撕裂的内膜瓣片

C. 可显示真腔和假腔

D. 显示附壁血栓敏感

E. 升主动脉或降主动脉缩窄

6. MSCT 血管造影可用于显示主动脉夹层的

A. 内膜片

B. 内破口

C. 导管

D. 主动脉真腔

E. 主动脉假腔

7. 下述关于多发性大动脉炎的特点，错误的是

A. 男性多见

B. 多见于 40 岁以后发病

C. 升主动脉变窄

D. 降主动脉夹层动脉瘤形成

E. 上肢无脉搏

五 案例分析题

（1~5 题共用题干）

患者，男性，63 岁，高血压病史多年，自服降压药，突发胸骨后剧烈疼痛 2 小时，服用硝酸甘油不缓解。胸透示主动脉增宽。CT 影像如右图。

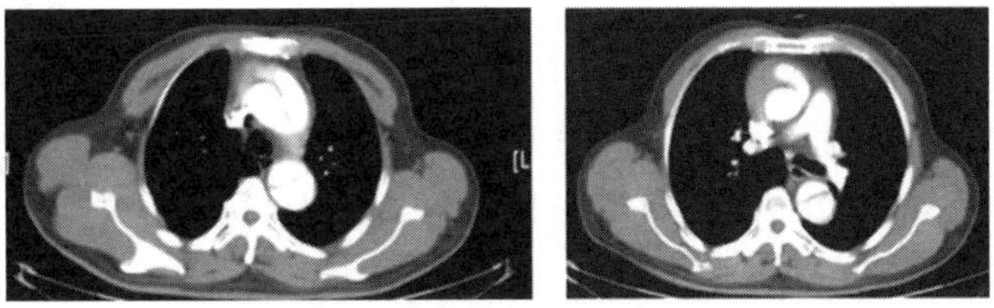

1. 该病例的诊断为

A. 主动脉夹层

B. 主动脉瘤

C. 主动脉破裂
D. 主动脉假性动脉瘤
E. 主动脉血栓再通
F. 大动脉炎

2. 该例的影像学表现为
A. 主动脉增粗
B. 主动脉内可见内膜瓣
C. 真腔在左后方
D. 假腔在右前方
E. 假腔较小
F. 升主动脉和降主动脉同时受累

3. 本例分型属
A. Debakey Ⅰ型
B. Debakey Ⅱa 型
C. Debakey Ⅱb 型
D. Debakey Ⅲ型
E. Stanford A 型
F. Stanford B 型

4. 关于内膜瓣，描述正确的是
A. 平扫就很容易发现
B. 内膜瓣可发现钙化
C. 厚度通常大于主动脉壁厚度
D. 增强时明显强化故不易显示
E. 截面大多呈 S 形
F. 由动脉内膜组成

5. 区分真腔和假腔最关键的征象是
A. 真腔通常较小
B. 真腔通常位于前方
C. 真腔通常血流速度慢
D. 真腔的对比剂浓度通常高于假腔
E. 真腔内常伴有血栓形成
F. 真腔内有血管分支

（6~8 题共用题干）

患者，男性，41 岁。突发胸背部疼痛，伴双下肢无力 10 分钟。既往有高血压病史。查体：T_{10} ~ T_{12} 棘突处压痛，双下肢肌力 0 级，左下肢感觉减退。胸部 X 线平片未见异常。图为胸椎 CT 周围平扫图像。

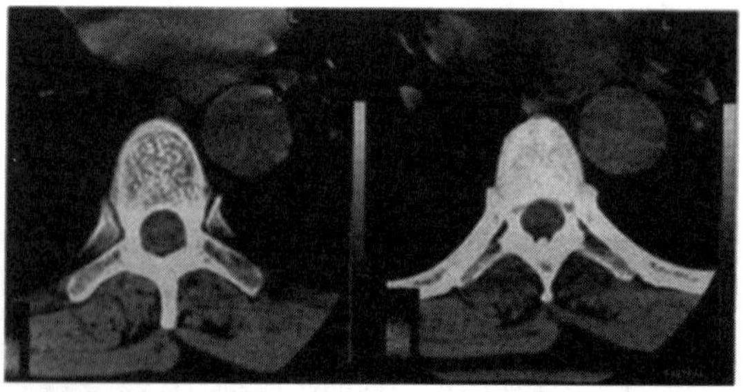

6. 该患者进一步的诊治方案是
A. 该患者胸椎 CT 未显示异常，无须进一步诊治
B. 进一步 CT 增强检查，并行血管重建
C. 放射性核素骨显像
D. MRI 检查大血管
E. IVP 检查肾脏

F. DSA 检查血管

7. 该患者 CT 增强扫描如图所示，影像学诊断为

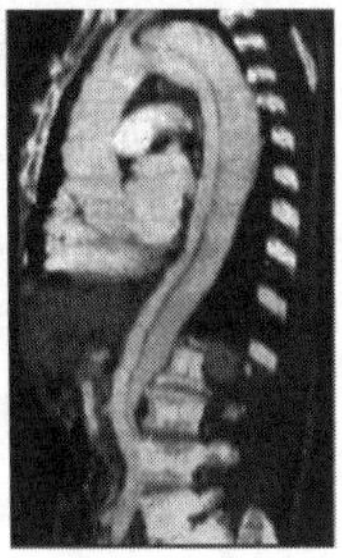

A. 主动脉夹层，DeBakey Ⅰ

B. 主动脉夹层，DeBakey Ⅱ

C. 主动脉夹层，DeBakey Ⅲ

D. 真性动脉瘤

E. 假性动脉瘤

F. 以上都不是

8. 关于该病叙述正确的是

A. CT 优点是显示附壁血栓敏感

B. MRI 可动态观察血流变化，准确显示内膜破口的部位及数目

C. X 线血管造影是常规检查项目

D. X 线平片根据主动脉进行性增宽、主动脉壁钙化内移，可作出定性诊断

E. B 超对显示该病无意义

F. MRI 对显示该病无意义

参考答案与解析

一、A1 型题

1. B【解析】主动脉血管造影可显示主动脉夹层的内膜片，表现为真假双腔之间的线状或条状负影。

2. A【解析】主动脉因线状低密度影分为真假双腔，真腔往往较小，假腔较大，呈螺旋状下行，线状低密度影则为内膜片所致。

3. E【解析】血管造影可观察夹层范围和病变全貌，对比剂在真腔通过主动脉管壁破口喷射、外溢或壁龛样凸出。当对比剂进入假腔后，在真假腔之间可见线、条状负影，为内膜片，有时见充盈缺损，为附壁血栓。约 30%病例可见再破口，对比剂回入真腔。

二、A3/A4 型题

1. C【解析】主动脉夹层的临床表现：患者多急性起病，突发胸背部撕裂痛，疼痛可向下延及腹部，严重者可导致休克。X 线平片：根据主动脉进行性增宽，主动脉壁（内膜）钙化内移>4mm，可作出本病的定性诊断。还可见心脏增大，心包或左侧胸腔积液。血管造影可观察夹层范围和病变全貌，对比剂在真腔通过主动脉管壁破口喷射、外溢或壁龛样凸出。当对比剂进入假腔后，在真假腔之间可见线、条状负影，为内膜片，有时见充盈缺损，

为附壁血栓。约 30%病例可见再破口，对比剂回入真腔。

2. A【解析】主动脉夹层 Debakey Ⅰ型：夹层波及升主动脉、主动脉弓、降主动脉并延至腹主动脉中远段，破口多位于升主动脉。Ⅱ型：夹层局限于升主动脉、主动脉弓，破口多位于升主动脉。

3. C【解析】MSCTA 便宜，无创，无痛苦，无并发症，除了显示动脉管腔内改变，尚能同时显示血管壁的病变（如附壁血栓、钙化等）以及血管与周围组织器官的关系，可作为主动脉夹层诊断首选。

4. D【解析】主动脉夹层 90%病例伴高血压和动脉粥样硬化，年轻患者多见于动脉囊性中层坏死（如马方综合征），或因中膜弹力纤维和平滑肌病损、发育缺欠等。此外，外伤和医源性损伤也是发病原因之一。

5. A【解析】主动脉夹层胸部 X 线片可观察到上纵隔影增宽、主动脉增宽延长、主动脉外形不规则等特点，有局部隆起，在主动脉内膜可见钙化影。

6. B【解析】主动脉夹层 CT 可显示病变的主动脉扩张，发现主动脉内膜钙化优于 X 线平片，可显示撕裂的内膜瓣片。

7. C【解析】主动脉夹层 CT 由于扫描垂直于主动脉纵轴，故比动脉造影更易检测撕裂的内膜垂直片。

8. C【解析】参见 A3/A4 型题第 1 题解析。

9. C【解析】参见 A3/A4 型题第 3 题解析。

三、B 型题

1~3 E、A、B【解析】主动脉夹层 Debakey 分型：①Ⅰ型：夹层波及升主动脉、主动脉弓、降主动脉并延至腹主动脉中远段，破口多位于升主动脉。②Ⅱ型：夹层局限于升主动脉、主动脉弓，破口多位于升主动脉。③Ⅲ型：夹层位于主动脉弓和降主动脉，可向远侧扩展。Ⅲ甲型，夹层局限于胸段降主动脉；Ⅲ乙型，夹层延至腹主动脉远端。

四、X 型题

1. ABCD【解析】主动脉瘤样扩张，左心室增大。

2. ABCD【解析】主动脉瓣关闭不全，左心室明显增大，升主动脉和主动脉结扩张，呈“主动脉型心脏”。

3. ABCD【解析】动脉瘤 X 线血管造影可确定动脉瘤的部位、大小、形态及载瘤动脉分支受累情况，既往为本病诊断的“金标准”。CT 可显示动脉瘤的部位、大小、形态、附壁血栓形成等情况，结合应用 CTA 可清楚显示载瘤动脉的其他异常改变。通常以动脉瘤直径超过近端动脉管径 1/3 以上为诊断标准。CT 发现动脉瘤壁钙化敏感。

4. CDE【解析】主动脉夹层胸部 X 线片可观察到上纵隔影增宽、主动脉增宽延长、主动脉外形不规则，有局部隆起，在主动脉内膜可见钙化影，如图所示患者真腔较假腔小。主动脉夹层 CT 可显示病变的主动脉扩张，发现主动脉内膜钙化优于 X 线平片，可显示撕裂的内膜瓣片。

5. ABCD【解析】参见 X 型题第 4 题解析。

6. ABDE【解析】MSCT 血管造影可用于显示主动脉夹层的内膜片、内破口、主动脉真腔及主动脉假腔。

7. ABCD【解析】大动脉炎是自身性免疫性的疾病，好发于青年的女性，可累及多种大动脉，升主动脉扩张，上肢无脉搏。

五、案例分析题

1. A【解析】主动脉夹层 CT 可显示病变的主动脉扩张，发现主动脉内膜钙化优于 X 线平片，可显示撕裂的内膜瓣片。

2. ABF【解析】主动脉夹层的影像学表现：①X 线平片：根据主动脉进行性增宽，主动脉壁（内膜）钙化内移>4mm，可作出本病的定性诊断。还可见心脏增大，心包或左侧胸腔积液。②X 线血管造影主要应用动脉法 DSA 显示内膜片负影、主动脉双腔、破口和再破口的部位和数目，有利于对主动脉夹层的总体观察。但是因其属有创检查，操作有一定危险性，一般不作为常规检查，仅在指导介入治疗时使用。

3. AE【解析】DebakeyⅠ型：夹层波及升主动脉、主动脉弓、降主动脉并延至腹主动脉中远段，破口多位于升主动脉。Stanford A 型：破口位于左锁骨下动脉分支开口近端。

4. D【解析】参见案例分析题第 2 题解析。

5. D【解析】一般假腔大，真腔因受假腔及附壁血栓压迫而变细、变直。假腔显影及排空较真腔缓慢，即真腔密度由高变低，假腔密度先低于真腔，真腔内常伴有血栓形成，是区别真假腔的关键。

6. BD【解析】可见降主动脉增宽，建议进一步无创血管检查。

7. C【解析】DebakeyⅢ型：夹层位于主动脉弓和降主动脉，可向远侧扩展。Ⅲ甲型，夹层局限于胸段降主动脉；Ⅲ乙型，夹层延至腹主动脉远端。X 线平片根据主动脉进行性增宽，主动脉壁（内膜）钙化内移>4mm，可作出本病的定性诊断。还可见心脏增大，心包或左侧胸腔积液。

8. AB【解析】MSCTA 是主动脉夹层常规检查项目，MRI 可动态观察血流变化。

第六篇

消化系统

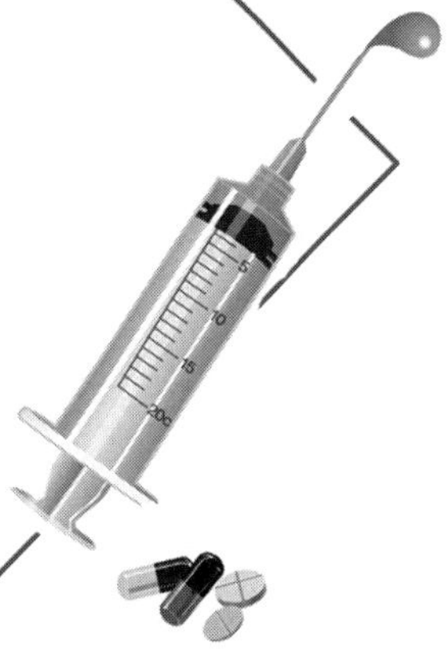

第四十一章　食管与胃肠道病变

一 A1 型题

1. 下列有关龛影的说法，不正确的是
   A. 由于胃肠道壁产生溃烂，达到一定深度，造影时被钡剂填充
   B. 当 X 线从病变区呈切线位投影时，形成一突出于腔外的钡斑影像
   C. 胃溃疡时，形成的突出于胃腔之外的半圆形钡斑影像，称为龛影或壁龛
   D. 是来自胃肠道的肿瘤突向腔内而形成的影像，是肿瘤的直接征象
   E. 双对比造影或压迫法检查正面观察时，可仅显示为局限性钡剂残留影像
2. 食管静脉曲张不累及下列哪条静脉
   A. 胃冠状静脉　　B. 脐静脉
   C. 食管下静脉　　D. 奇静脉
   E. 肋间静脉
3. 食管静脉曲张与食管癌的主要鉴别点是
   A. 溃疡　　B. 隆起
   C. 管壁柔软　　D. 黏膜规整
   E. 梗阻
4. 关于食管静脉曲张的影像表现错误的是
   A. 低张双重造影较单纯钡餐检查使静脉曲张检出率明显提高
   B. 静脉曲张最初局限于食管下段
   C. 中度曲张常累及食管的中段
   D. 重度曲张扩展至中、上段，但不累及全长
   E. 静脉曲张管壁柔软而伸缩自如，是与食管癌的重要鉴别点
5. 下列是食管静脉曲张的 X 线特征性表现的是
   A. 食管黏膜皱襞增宽、迂曲呈串珠样充盈缺损
   B. 食管张力减低，管腔扩张
   C. 蠕动减弱
   D. 黏膜皱襞破坏、中断
   E. 最初局限于食管下段

6. 下列关于食管静脉曲张的描述，不正确的是
   A. 食管静脉曲张是门静脉高压的重要并发症
   B. 常见于肝硬化，上行性食管静脉曲张发生率高达 80%~90%
   C. 早期有明显的症状
   D. 吐血为主要症状
   E. 可伴脾大、脾亢或腹水等
7. 食管静脉曲张 X 线征象为
   A. 蚯蚓或串珠状充盈缺损
   B. 黏膜增粗、中断，管壁僵硬
   C. 食管下段漏斗状狭窄，边缘光滑
   D. 食管胃环出现在膈上方
   E. 食管内高密度影
8. 关于食管癌，说法错误的是
   A. 好发于 40~70 岁男性，男女之比为 2∶1~3∶1
   B. 多数为鳞状上皮癌，少数为腺癌
   C. 临床主要表现为进行性吞咽困难
   D. 好发于食管中段，约占 80%
   E. 病理形态分为浸润型、增生型、溃疡型
9. 中、晚期食管癌分型中同时向腔内外侵犯的病理类型是
   A. 蕈伞型
   B. 溃疡型
   C. 髓质型
   D. 缩窄型
   E. 未定型
10. 食管癌好发于食管的
    A. 上段
    B. 中上段
    C. 中段
    D. 胃食管前庭段
    E. 中下段
11. 下述食管癌 X 线征象不正确的是
    A. 黏膜皱襞破坏
    B. 可形成充盈缺损
    C. 与正常管壁分界明显没有移行段
    D. 管壁僵硬不规则
    E. 可形成溃疡
12. 中晚期食管癌表现错误的是
    A. 黏膜皱襞消失、中断、破坏
    B. 管腔狭窄，狭窄为不对称或呈环形
    C. 管壁僵硬，蠕动不对称或消失
    D. 表现为形状不规则、大小不等的充盈缺损
    E. 轮廓不规则的较大龛影，其长径与食管纵轴垂直
13. 食管癌在病理上分为
    A. 髓质型
    B. 蕈伞型

C. 溃疡型
D. 缩窄型
E. 以上都是

14. 食管平滑肌瘤的特征性 X 线表现是
A. 黏膜中断
B. 龛影
C. 环形征
D. 菜花样充盈缺损
E. 管腔变形

15. 胃溃疡的典型 X 线征象是
A. 黏膜中断破坏
B. 龛影
C. 充盈缺损
D. 排空慢
E. 胃腔增大

16. 下列不属于胃溃疡演变的是
A. 恶变
B. 线状溃疡
C. 胼胝溃疡
D. 穿孔
E. 穿透性溃疡

17. 胃溃疡多见于
A. 胃窦部
B. 胃窦幽门前区
C. 幽门管
D. 胃体小弯角压迹处
E. 胃大弯

18. 溃疡病时病理组织损伤至少深达
A. 黏膜层
B. 黏膜下层
C. 黏膜肌层
D. 肌层
E. 黏膜和肌层

19. 胃癌的主要转移方式是
A. 直接蔓延
B. 血行转移
C. 淋巴结转移
D. 腹腔种植
E. 直接浸润

20. 早期胃癌确诊的首选方法是
A. 超声
B. CT
C. 胃镜活检
D. 胃肠道气钡双重造影
E. MRI

21. 下列疾病中可造成局部胃壁僵硬的是
A. 慢性胃炎
B. 胃多发性溃疡
C. 胃周围粘连
D. 早期胃癌
E. 中、晚期胃癌

22. 早期胃癌是指癌肿尚未侵及

A. 黏膜层
B. 黏膜下层
C. 肌层
D. 浆膜层
E. 黏膜下层，且大小不超过5mm

23. 胃癌的好发部位依次是

A. 胃小弯、胃窦、胃大弯
B. 胃窦、胃小弯、贲门
C. 贲门、胃窦、胃大弯
D. 胃小弯、贲门、胃窦
E. 胃窦、贲门、胃小弯

24. 以下关于CT对胃癌的诊断价值，不正确的是

A. 观察胃壁增厚的程度
B. 发现癌肿胃壁外侵犯
C. 常用于明确胃癌的诊断
D. 显示肝转移和肿大淋巴结
E. 术后复查确定复发征象

25. 早期胃癌具有的特征是

A. 肿瘤范围小于1cm
B. 肿瘤局限于黏膜和黏膜下层
C. 肿瘤位于胃小弯近胃角处
D. 无远处淋巴结转移
E. 肿瘤表面光整

26. 皮革胃是下列哪种类型的胃癌

A. 溃疡型
B. 蕈伞型
C. 平坦型
D. 浸润型
E. 混合型

27. 胃癌大体形态可分为

A. 蕈伞型
B. 浸润型
C. 溃疡型
D. 以上都是
E. 以上都不是

28. 中晚期胃癌Borrmann分型为

A. 肿块型：Ⅰ型
B. 溃疡型：Ⅱ型
C. 浸润溃疡型：Ⅲ型
D. 浸润型：Ⅳ型
E. 以上均是

29. 早期胃癌的叙述正确的是

A. 可分为二个类型
B. 可分为三个类型
C. 可深达肌层
D. 深达黏膜下层，有远处转移者不属于早期癌
E. 可分为三个基本类型及混合型

30. 十二指肠憩室好发于

A. 球部　　B. 球后

C. 降部　　D. 水平部

E. 升部

31. 常出现“线样征”的肠疾病是

A. 克罗恩病　　B. 淋巴瘤

C. 小肠吸收不良　　D. 溃疡性结肠炎

E. 坏死性肠炎

32. 关于溃疡性结肠炎的影像表现，错误的是

A. 急性期肠管痉挛激惹呈“线样征”

B. 急性期充盈时肠壁边缘呈锯齿状，排空后见小刺状溃疡，溃疡较大时呈 T 形或领扣状

C. 亚急性期黏膜呈颗粒状、息肉状；肠袋变形，肠管僵硬

D. 慢性期肠管变短，肠袋消失，肠腔变细，可有回流性肠炎改变，可见结肠扩张

E. 30%可发生癌变

33. 克罗恩病的特征病变是

A. 病变一般较局限，病变大多不超过回盲瓣

B. 溃疡多与肠管纵轴垂直

C. 节段性分布、卵石征及纵行溃疡

D. 肠管痉挛激惹呈“线样征”

E. 溃疡较大时呈 T 状或领扣状

34. 关于食管平滑肌瘤的说法错误的是

A. 少数平滑肌瘤可多发　　B. 外有完整的包膜，其边界光滑

C. 可有轻度分叶或呈结节状　　D. 肿瘤大小一致，一般在 2~5cm

E. 起于食管的肌层、黏膜肌层，故肿瘤位于黏膜下壁内，好发于食管的中下段

35. 溃疡性结肠炎

A. 好发于回肠末端和盲肠，X 线主要表现为病变肠段的激惹，钡剂通过顺利而不易充盈，呈“跳跃征”

B. 主要累及回肠末端，X 线主要表现为病变区“卵石”状充盈缺损，“线样征”是其具有特征性的改变之一

C. 常累及直肠和左半结肠，X 线钡剂显示结肠边缘纽扣状溃疡龛影

D. 球部呈分叶状变形，球中央见一龛影

E. 盲肠呈囊状扩张，空回肠亦明显普遍扩张，但与扩张的盲肠不成比例

36. 关于结肠癌错误的是

A. 长期溃疡性结肠炎和血吸虫病基础上易产生癌肿

B. 病理分为增生型、浸润型、溃疡型、混合型四型
C. 常表现为腹部包块、便血或腹泻，或有顽固性便秘
D. 70%好发于盲肠和升结肠
E. 直肠癌主要表现为便血、粪便变细和里急后重感

37. 下列不属于结肠癌大体病理分类的是
A. 增生型
B. 平坦型
C. 浸润型
D. 溃疡型
E. 混合型

38. 结肠癌的典型 X 线征象为
A. 肠腔内轮廓不规则的充盈缺损
B. 管腔狭窄
C. 黏膜僵硬，黏膜破坏
D. 肠壁僵硬
E. 苹果核征

二 A2 型题

1. 食管局部黏膜增粗、扭曲、紊乱，边缘毛糙，局部可见局限性小充盈缺损（隆起）及小龛影（糜烂）。应考虑为
A. 食管静脉曲张
B. 食管贲门失弛缓症
C. 食管癌
D. 食管平滑肌瘤
E. 食管良性狭窄

2. 患者，男性，32 岁。上腹部烧灼性疼痛半年多，嗳气反酸，本例与胃癌主要影像（GI）的鉴别要点是
A. 隆起
B. 龛影
C. 黏膜柔软无破坏
D. 环堤
E. 项圈征

3. 患者，男性，61 岁。上腹隐痛半年余，黑便，胃肠钡剂造影见胃小弯龛影，胃壁僵硬，龛影口环堤征。最有可能的诊断是
A. 胃癌
B. 慢性胃窦炎
C. 胃溃疡
D. 胃淋巴瘤
E. 胃间质瘤

三 A3/A4 型题

（1~2 题共用题干）

患者，男性，47 岁。钡餐示食管壁张力减低，蠕动减弱，钡剂排空延迟，并在食管下

段见到串珠状充盈缺损影。

1. 应首先考虑为
   A. 食管癌
   B. 食管下段黏膜下平滑肌瘤
   C. 反流性食管炎
   D. 食管裂孔疝
   E. 食管下段静脉曲张
2. 对于该病描述不正确的是
   A. 是门静脉高压的重要并发症
   B. 常见于肝硬化
   C. 早期有明显的症状
   D. 吐血为主要症状
   E. 可伴脾大、脾亢或腹水等

(3~4 题共用题干)

患者，男性，53 岁。吞咽有梗阻感 2 个月，渐加重。食管钡剂透视显示食管中段局限性管腔变窄，局部黏膜皱襞中断，形态不规整。

3. 应诊断为
   A. 食管静脉曲张
   B. 食管平滑肌瘤
   C. 食管癌
   D. 食管炎
   E. 食管异物
4. 进一步明确诊断需做的检查是
   A. CT 检查
   B. MRI 检查
   C. 超声检查
   D. 内镜检查
   E. PET 检查

(5~6 题共用题干)

患者，男性，57 岁。有慢性肝炎史。食管钡餐示：食管下段见多个结节样充盈缺损，边缘不整，管壁蠕动消失。

5. 该病例最可能的诊断是
   A. 反流性食管炎
   B. 食管静脉曲张
   C. 食管癌
   D. 多发食管平滑肌瘤
   E. 食管异物
6. 上述病变主要应和下述哪种疾病鉴别
   A. 反流性食管炎
   B. 食管静脉曲张
   C. 食管癌
   D. 多发食管平滑肌瘤
   E. 食管异物

（7~9题共用题干）

患者，男性，45岁。进食哽噎1个月余，营养状况尚好，双锁骨上未触及肿大淋巴结，双肺听诊（-），胸骨后隐痛。

7. 该患者首选检查是

A. 胸透
B. 食管钡餐
C. B超
D. 钡灌肠
E. CT

8. X线造影示食管中段僵直，管腔狭窄，长约5.5cm，患者应诊断为

A. 食管平滑肌瘤
B. 反流性食管炎
C. 食管癌
D. 化学性烧伤
E. 贲门失弛缓症

9. 进一步明确诊断还需做

A. 胸部CT
B. MRI
C. 腹部B超
D. 食管脱落细胞检查
E. 食管镜

（10~12题共用题干）

患者，男性，60岁。进行性吞咽困难3个月来诊。

10. 患者首选影像检查方法为

A. MRI
B. 胸部CT
C. 胸部X线检查
D. 上消化道钡透
E. 超声检查

11. 若患者影像检查显示食管中段长约5cm狭窄段，壁僵硬，分界清晰，则首先考虑为

A. 贲门失弛缓症
B. 食管癌
C. 间质瘤
D. 平滑肌瘤
E. 食管静脉曲张

12. 若患者拟行手术治疗，了解周围外侵情况首选检查方法为

A. 胸部X线检查
B. 上消化道钡透
C. DSA
D. MRI检查
E. 胸部CT

（13~15题共用题干）

患者，男性，62岁。上腹不适，常出现餐后疼痛，偶出现黑便。

13. 该患者应首先考虑

A. 胃炎　　B. 胃溃疡
C. 十二指肠溃疡　　D. 胃癌
E. 十二指肠憩室　　F. 胃淋巴瘤

14. 上消化道钡餐检查时出现下列哪个征象应考虑恶变
A. 黏膜线　　B. 项圈征
C. 狭颈征　　D. 指压迹征
E. 蠕动增强　　F. 黏膜纠集

15. 以下属于特殊类型胃溃疡中的胼胝性溃疡描述的是
A. 溃疡大而深，深度超过 1cm，口部有宽大透亮带
B. 龛影大，如囊袋状，站立位可见气、液、钡分层现象
C. 龛影大，深度不超过 1cm，口部有宽大透亮带伴黏膜纠集
D. 胃内同时出现两个及两个以上的溃疡
E. 胃和十二指肠球部同时出现的溃疡
F. 以上描述均不对

（16~17 题共用题干）

患者，男性，33 岁。出现腹痛、低热、腹泻、贫血 1 年余，查体腹部未及明显肿块。

16. 应首先考虑的一组疾病是
A. 肠结核、溃疡性结肠炎、结肠癌　　B. 肠结核、克罗恩病、溃疡性结肠炎
C. 结肠癌、肠结核、克罗恩病　　D. 溃疡性结肠炎、肠结核、结肠息肉
E. 结肠癌、克罗恩病、结肠息肉

17. 首选的检查方法是
A. 彩色多普勒超声　　B. 气钡双对比肠道造影
C. CT　　D. MRI
E. DSA

（18~20 题共用题干）

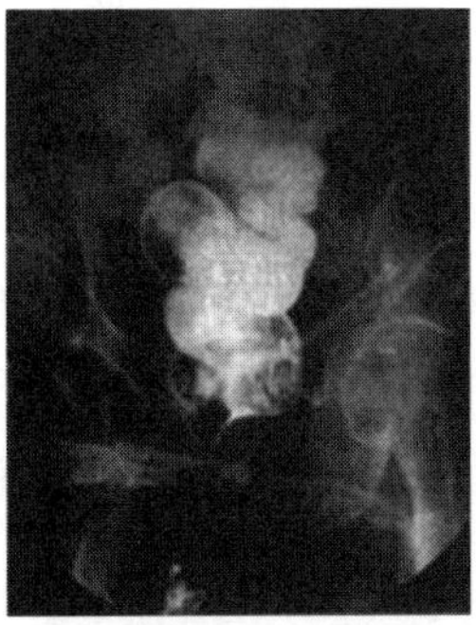

患者，男性，58 岁。近半年来出现腹痛并有排便习惯的改变，做钡灌肠检查，如图所示。

18. 该患者应首先考虑的是
A. 肠炎
B. 溃疡性结肠炎
C. 克罗恩病
D. 结肠癌

E. 肠粘连

F. 肠套叠

19. 确诊该病的检查手段是

A. 钡灌肠　　B. CT

C. MRI　　D. 肠镜

E. 超声　　F. DSA

20. 该病的主要转移方式是

A. 血行转移　　B. 淋巴道转移

C. 种植性转移　　D. 直接外侵

E. 跳跃性转移　　F. 以上都不是

（21～22题共用题干）

患者，男性，61岁。右下腹痛3个月，有时腹泻，大便隐血试验阳性。钡剂灌肠检查显示升结肠中段一不规则形充盈缺损，局部管壁僵硬，结肠袋消失。

21. 最有可能的诊断为

A. 增生型结肠癌　　B. 浸润型结肠癌

C. 溃疡型结肠癌　　D. 结肠腺瘤

E. 结肠淋巴瘤

22. 若进一步进行下腹部CT检查，主要价值为

A. 可以明确诊断　　B. 显示结肠狭窄程度

C. 显示肠壁功能变化　　D. 显示病变向周围组织侵犯情况

E. 显示结肠黏膜破坏情况

四 B型题

（1～2题共用备选答案）

A. 表浅隆起型　　B. 表浅凹陷型

C. 表浅平坦型　　D. 表浅糜烂型

E. 表浅结节型

1. 胃肠钡餐造影时，早期胃癌Ⅱc型为

2. 胃肠钡餐造影时，早期胃癌Ⅱa型为

（3～7题共用备选答案）

A. 跳跃征　　B. 狭颈征

C. 充盈缺损　　D. 间位结肠

E. 空回肠换位征
3. 常见于溃疡性结肠炎的征象是
4. 属于正常变异的是
5. 良性溃疡的征象是
6. 肠扭转的征象是
7. 属于食管癌的直接征象是

五 X 型题

1. 小肠的运动形式有
   A. 分节运动　B. 紧张性收缩
   C. 舒张　D. 蠕动
   E. 摆动
2. 有关消化道疾病的描述，正确的是
   A. 静脉曲张只见于食管，胃部见不到　B. 食管癌中以鳞癌多见
   C. 对比造影在胃癌诊断上是重要的　D. 十二指肠球部溃疡较升段者多
   E. 小弯侧较大弯侧的胃溃疡发生率高
3. 男，55 岁，上腹饱胀不适 2 个月。结合图像，最可能的诊断是

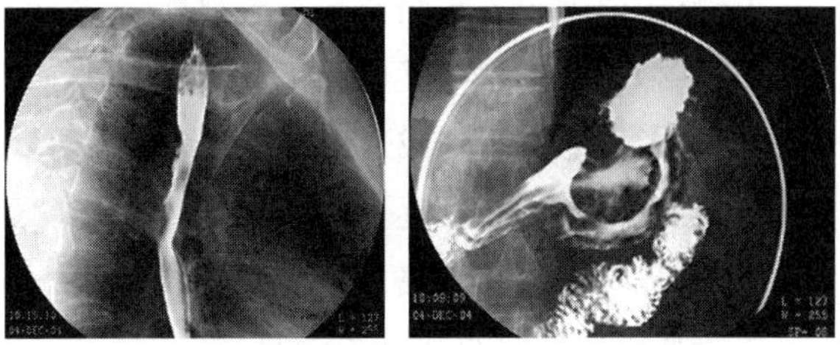

   A. 正常表现
   B. 食管癌
   C. 食管静脉曲张
   D. 胃炎
   E. 胃癌
4. 下列哪些不是早期食管癌的 X 线征象
   A. 黏膜增粗、消失　B. 浅小溃疡
   C. 小的充盈缺损　D. 管壁广泛性僵硬
   E. 管腔明显狭窄
5. 早期食管癌根据大体病理形态分为
   A. 平坦型　B. 糜烂型
   C. 斑块型　D. 髓质型
   E. 乳头型
6. 早期食管癌分为
   A. 硬化型　B. 平坦型
   C. 溃疡型　D. 凹陷型

E. 隆起型

7. 食管癌X线造影的表现包括

A. 黏膜破坏
B. 充盈缺损
C. 管壁僵硬
D. 呈“环形征”
E. 扩张受限

8. 胃肠道间质瘤的影像学表现正确的是

A. 较大的肿块，常有坏死、囊变和出血
B. 为胃肠壁起源的实性肿块
C. 呈中度或明显强化
D. 肝脏转移较为常见
E. 强化均匀，境界清晰

9. 关于食管癌的CT特点，下列描述正确的是

A. 横膈角后淋巴结大于10mm提示转移
B. 食管、气管间无脂肪间隔，则提示气管受侵
C. 早期食管癌，CT难以显示原发癌灶
D. 常规扫描应包括胸部和上腹部
E. 对转移性淋巴结，CT优于钡餐双对比造影

10. 慢性胃溃疡恶变的征象有

A. 龛影周围出现小结节状充盈缺损，犹如指压迹
B. 龛影周围黏膜皱襞呈杵状增粗或中断
C. 龛影变为不规则或边缘出现尖角征
D. 治疗过程中龛影逐渐增大
E. 龛影周围黏膜纠集，呈辐射状

11. 下列属于胃溃疡直接征象的是

A. 黏膜线
B. 项圈征
C. 狭颈征
D. 哑铃胃
E. 胃小弯缩短

12. 胃溃疡的间接征象有

A. 胃分泌增加
B. 胃小弯缩短
C. 对侧胃大弯的痉挛性切迹
D. 胃窦痉挛
E. 龛影

13. 恶性胃溃疡具有的征象是

A. 放射状黏膜纠集
B. 腔外龛影
C. 黏膜杵样中断
D. 环堤
E. 胃壁蠕动消失

14. 良性胃溃疡患者，龛影周围表现为

A. 黏膜水肿
B. 黏膜纠集
C. 肿块
D. 黏膜中断
E. 器官变形

15. 良性胃溃疡的典型 X 线表现
A. 腔外龛影
B. 放射状黏膜纠集
C. 蠕动消失
D. 指压迹征
E. 黏膜杵状中断

16. “恶性胃溃疡”征象有
A. 狭颈征
B. 项圈征
C. 半月综合征
D. 月晕征
E. 裂隙征

17. 下列良性胃溃疡征象有
A. 环堤
B. 狭颈征
C. 半月综合征
D. 项圈征
E. 裂隙征

18. 以下有关胃溃疡的叙述，正确的是
A. 胃溃疡多数为单发
B. 疼痛的性质可为钝痛、胀痛、刺痛或灼痛，多数在进食后缓解
C. 临床表现：患者有上腹疼痛史，常在饮食失调、过度疲劳、季节变化后发作
D. 溃疡邻近的组织有不同程度的细胞浸润、纤维组织增生和水肿，逐渐向胃壁过渡，与正常胃壁分界清晰
E. 溃疡先从黏膜开始，逐渐侵及黏膜下层、肌层及浆膜层，形成深浅不一的壁龛

19. 胃肠道淋巴瘤的 X 线表现包括
A. 弥漫多发小结节状或肿块样充盈缺损，缺损区表面胃、肠黏膜平坦或不规则
B. 黏膜皱襞改变，黏膜皱襞有不同程度的变平、增宽、破坏消失
C. 胃肠壁和内腔，胃肠壁多柔软，内腔狭窄不明显
D. 龛影，病变部位可有大小不等的溃疡龛影
E. 可表现为形态不规则、边缘不整齐的较大龛影，周围常有不同程度的充盈缺损或狭窄，肠壁僵硬，袋形消失，黏膜破坏

20. 胃溃疡特殊表现包括
A. 胃窦部溃疡
B. 线形溃疡
C. 巨大型溃疡
D. 胼胝性溃疡
E. 穿透性溃疡

21. 下述表现中，与“胃溃疡”无关的有

A. 胃空腹滞留液较多
B. 激惹征
C. “B”形胃
D. 胃排空速度加速或延缓
E. 袖口征

22. 龛影可见于哪些病变
A. 贲门失弛缓症
B. 胃溃疡
C. 十二指肠憩室
D. 肠结核
E. 食管静脉曲张

23. 下列胃溃疡征象，提示溃疡为活动性的有
A. 黏膜纠集
B. “B”形胃
C. 局部定点压痛
D. 蜗牛胃
E. 项圈征

24. 下列有关早期胃癌的分型中，正确的有
A. Ⅰ型：隆起型
B. Ⅱ型：浅表型
C. Ⅱa 型：浅表平坦型
D. Ⅱc 型：浅表凹陷型
E. Ⅲ型：凹陷型

25. 胃肠道淋巴瘤的 CT 和 MRI 表现
A. 胃、肠壁肿块，肿块密度或信号大体均匀，呈轻中度强化；未经治疗者，坏死和钙化少见
B. 病变肠管呈动脉瘤样扩张，虽病变段肠壁不规则环形增厚，但肠腔并非狭窄而是扩展，该征象为肠道淋巴瘤的特征性表现
C. 广泛胃周或系膜淋巴结及腹膜后淋巴结肿大，肿大的淋巴结可融合呈团块样
D. “三明治征”，即肿块和/或肿大的淋巴结相融合，包绕血管，强化明显的血管在肿块中穿行
E. 病变部位胃肠壁增厚明显，虽病变较广，但若病变发生在胃部，胃仍有一定的扩张性及柔软度，胃形态各期扫描可改变

26. 溃疡型胃癌 X 线征象包括
A. 僵硬
B. 放射状黏膜纠集
C. 项圈征
D. 裂隙征
E. 环堤

27. 胃癌的 X 线造影征象有
A. 胃壁僵硬呈直线，边缘不整齐
B. 充盈缺损
C. 整齐的巨大溃疡
D. 胃黏膜皱襞中断融合
E. 可见明显的环堤和中心不整齐的溃疡

28. 早期胃癌浅表型（Ⅱ型）的 X 线表现为

A. 肿瘤呈类圆形凸向胃腔，高度超过 5mm
B. 肿瘤表浅、平坦，沿黏膜皱襞及皱襞下层生长
C. 形态不规则，多数病变边界清楚
D. 三个亚型隆起与凹陷均不超过 5mm
E. 双重法及压迫法呈不规则颗粒状杂乱影

29. 下列关于胃癌的描述，正确的是
A. 胃癌好发于胃窦部，其次为贲门和胃小弯
B. 早期胃癌分为隆起型、浅表型、凹陷型
C. 中晚期胃癌是指浸润至肌层或超过肌层
D. 胃癌淋巴结转移常首先转移至左锁骨上淋巴结
E. 胃癌常通过门静脉转移到肝内

30. 胃癌血管性介入治疗的禁忌证有
A. 进展期胃癌　　B. 肠梗阻
C. 肠坏死　　D. 恶病质
E. 凝血机制障碍

31. 患者，女性，48 岁。中上腹不适。结合图像，最可能的诊断为
A. 正常表现　　B. 胃炎
C. 胃癌　　D. 十二指肠憩室
E. 十二指肠占位

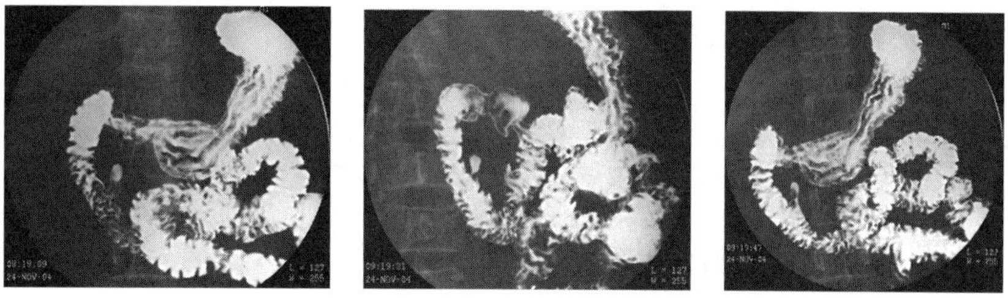

32. 关于十二指肠憩室的描述，正确的是
A. 好发于十二指肠水平段，老年人多见
B. 钡餐造影检查即可确诊
C. 憩室有内容物时，可表现为充盈缺损
D. 钡餐透视常见十二指肠黏膜突入其内，壁软，有蠕动及排空
E. 继发炎症时黏膜增粗紊乱，可有小龛影，严重者可发生穿孔

33. 溃疡性结肠炎 X 线检查可见到的征象有
A. 卵石征　　B. 绣带征

C. 袖口征
D. 靶征
E. 跳跃征

34. 下述溃疡性结肠炎晚期表现，正确的是
A. 结肠缩短
B. 肠壁僵硬，蠕动消失
C. 激惹征
D. 骶前间隙变窄
E. “纽扣样”溃疡

35. 小肠克罗恩病的 X 线征象包括
A. 鹅卵石征
B. 纵行及横行溃疡
C. 口疮样溃疡
D. 病变呈节段性
E. 病变呈连续性

36. 克罗恩病并发症有
A. 脓肿形成
B. 肠梗阻
C. 瘘管形成
D. 肠结核
E. 肠癌

37. 下列关于克罗恩病的 CT 表现，正确的是
A. 节段性肠壁增厚是 CT 的主要表现，一般厚度在 15mm 以内
B. 急性期肠壁可显示分层现象，表现为靶征或双晕征
C. 增强扫描时，处于活动期和慢性期的病变均可强化
D. CT 对窦道、瘘管等合并症的诊断价值高于钡剂造影
E. 增强扫描时肠系膜出现梳样征时提示进入慢性期

38. 克罗恩（Crohn）病好发部位是
A. 十二指肠
B. 胃
C. 回肠
D. 食管
E. 结肠

39. 克罗恩（Crohn）病后期的肠外表现有
A. 关节炎
B. 杵状指
C. 呕血
D. 肝脾肿大
E. 虹膜炎

40. 溃疡性结肠炎 X 线表现包括
A. 卵石样或息肉样充盈缺损
B. 病变进行性发展
C. 结肠边缘很多毛刺状突出，或纽扣般大小龛影
D. 常见激惹征象
E. 肠管狭缩短、变硬，如僵直的橡皮管

41. 关于结肠癌的 X 线表现，正确的是
   A. 腔内不规则龛影　　B. 腔内充盈缺损
   C. 肠管痉挛激惹呈“线样征”　　D. 龛影周围宽窄不一的环堤
   E. 病变肠壁僵硬
42. 结肠癌的 CT 表现分期
   A. 零期腔内水肿　　B. 一期只有腔内肿块而无肠壁增厚
   C. 四期有远处转移　　D. 三期侵及邻近器官
   E. 二期管壁增厚超过 10mm，但不侵犯邻近器官
43. 关于结肠癌的影像表现特点，正确的是
   A. 肠腔可见轮廓不规则的充盈缺损，病变多位于肠壁的一侧
   B. 肠管黏膜破坏，局部管壁僵硬平直，结肠袋消失
   C. 环形狭窄是浸润型结肠癌的典型表现
   D. 可表现为形态不规则、边缘不整齐的较大龛影
   E. 结肠癌Ⅱ期管壁增厚超过 10mm，并有邻近器官的侵犯

六 案例分析题

（1~4 题共用题干）

患者，男性，63 岁。出现进行性吞咽困难，偶出现胸骨后疼痛。食管吞钡检查如图所示。

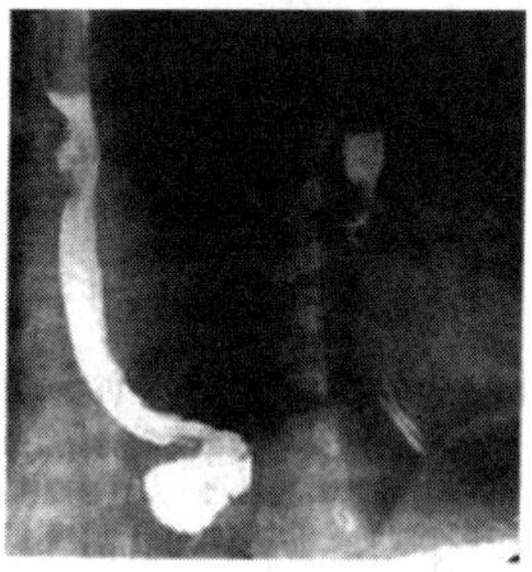

1. 该患者首先考虑
   A. 食管异物
   B. 食管贲门失弛缓症
   C. 食管癌
   D. 食管平滑肌瘤
   E. 食管静脉曲张
   F. 以上都不是
2. 该病好发于
   A. 食管入口处　　B. 食管上段
   C. 上段与中段交界区　　D. 食管中下段
   E. 与贲门交界处　　F. 以上均不是
3. 该病以下分型中，恶性程度最高的类型是
   A. 增生型　　B. 髓质型
   C. 溃疡型　　D. 硬化型
   E. 缩窄型　　F. 蕈伞型

4. 该病的基本 X 线征象包括
   A. 管腔狭窄，钡剂分流
   B. 黏膜皱襞消失、中断、破坏
   C. 管壁蠕动不对称或消失
   D. 管腔内不规则的充盈缺损
   E. 轮廓不规则的较大龛影，其长径与食管纵轴一致
   F. 纵隔内的软组织肿块

（5~8 题共用题干）

患者，女性，52 岁。上腹疼痛，不易缓解，吐咖啡色血液。上消化道造影检查示胃窦部胃壁运动僵硬。上消化道钡餐 CT 检查如图所示。

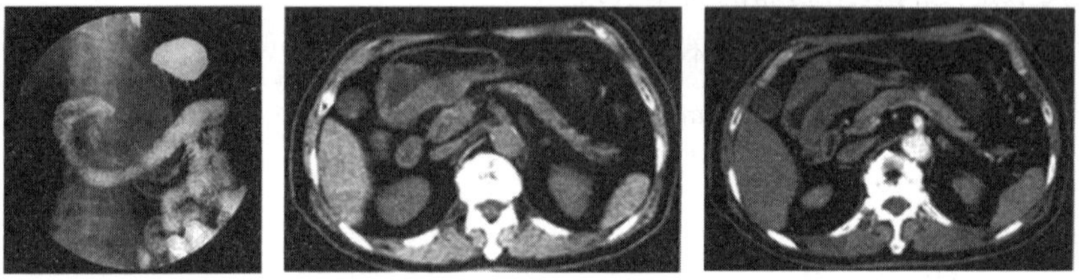

5. 该患者应首先考虑的诊断是
   A. 胃恶性间质瘤
   B. 胃溃疡
   C. 胃黑色素瘤
   D. 胃癌
   E. 胃克罗恩病
   F. 胃肉瘤
6. 关于该病转移方式的描述，不正确的是
   A. 经淋巴结转移首先可分别转移到幽门上组、下组、胃上组或脾胰组
   B. 可通过胸导管转移到肺门淋巴结或左锁骨上淋巴结
   C. 通过门静脉转移到肝内十分常见
   D. 肺、骨转移较常见
   E. 晚期可种植于腹膜、卵巢或直肠陷凹上
   F. 以上都对
7. 该疾病的早期分型中，正确的是
   A. Ⅰ型：隆起型
   B. Ⅱ型：浅表型
   C. Ⅱa 型：浅表凹陷型
   D. Ⅱb 型：浅表平坦型
   E. Ⅱc 型：浅表隆起型
   F. Ⅲ型：凹陷型
8. 下列关于该疾病的 CT 检查的说法，正确的是
   A. CT 检查的价值在于有助于分期、治疗计划的制订及疗效观察

B. Ⅰ期限于腔内肿块，无胃壁增厚，无邻近或远处转移

C. Ⅱ期胃壁厚度>1cm 但未超出胃壁

D. 凡有胃周淋巴结肿大的均属于晚期胃癌

E. Ⅲ期胃壁增厚，侵犯邻近器官，但无远处转移

F. Ⅳ期有远处转移的征象

(9~11 题共用题干)

患者，男性，76 岁。上腹部疼痛，不易缓解，吐咖啡色血液。上腹部 CT 增强扫描如下图。

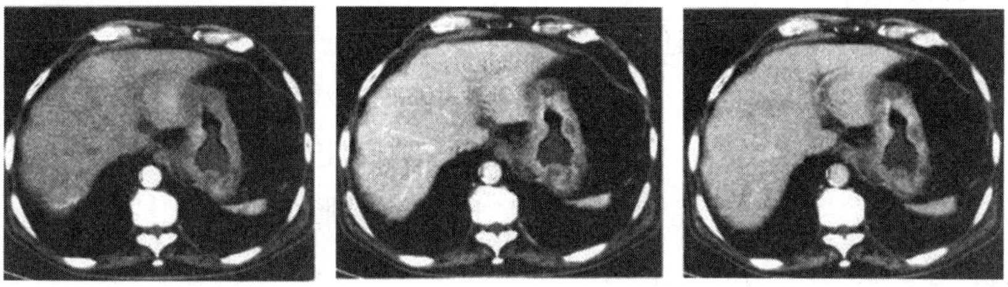

9. 该患者应首先考虑的诊断是
   A. 胃恶性间质瘤　　B. 胃溃疡
   C. 胃黑色素瘤　　D. 胃癌
   E. 胃肉瘤　　F. 胃淋巴瘤

10. 关于该病转移方式的描述，错误的是
   A. 经淋巴转移首先分别转移到幽门上组、下组，胃上组或脾胰组
   B. 通过胸导管转移到肺门淋巴结或左锁骨上淋巴结
   C. 通过门静脉转移到肝内十分常见
   D. 肺、骨转移较常见
   E. 晚期可种植于腹膜、卵巢或直肠陷凹上
   F. 以上都正确

11. CT 对该病的诊断价值，不正确的为
   A. 观察胃壁增厚的程度　　B. 发现癌肿胃壁外侵犯
   C. 常用于明确胃癌的诊断　　D. 显示肝转移和肿大淋巴结
   E. 术后复查确定复发征象　　F. 以上都不是

(12~15 题共用题干)

患者，男性，27 岁。因腹痛、腹泻就诊。查体：右下腹压痛，并可触及腹块。

12. 为明确诊断，最适宜的检查方法为

A. CT
B. MRI
C. B 超
D. 消化道造影
E. X 线平片
F. CT 仿真结肠镜

13. 提示检查发现多节段肠管呈线样狭窄，并可见多发纵行溃疡和横行裂隙，最可能的诊断为

A. 溃疡性结肠炎
B. 消化性溃疡
C. 克罗恩病
D. 小肠淋巴瘤
E. 肠结核
F. 结肠憩室
G. 慢性结肠炎

14. 如患者结核菌素试验阳性，则还需要考虑的病变是

A. 溃疡性结肠炎
B. 消化性溃疡
C. 克罗恩病
D. 小肠淋巴瘤
E. 肠结核
F. 慢性结肠炎

15. 克罗恩病影像学表现为

A. 黏膜粗乱变平
B. 肠壁边缘不规则
C. 肠管狭窄呈线样征
D. 边界锐利的肿块影
E. 充盈时肠壁边缘呈锯齿状
F. 假憩室样本袋状征象
G. 易形成瘘管或窦道
H. 主要累及末段小肠和结肠

（16~18 题共用题干）

患者，男性，71 岁。入院诊断：急性阑尾炎并行急诊阑尾切除。术后腹痛症状不改善，不排气、不排便 3 天。行钡灌肠检查，如图所示。

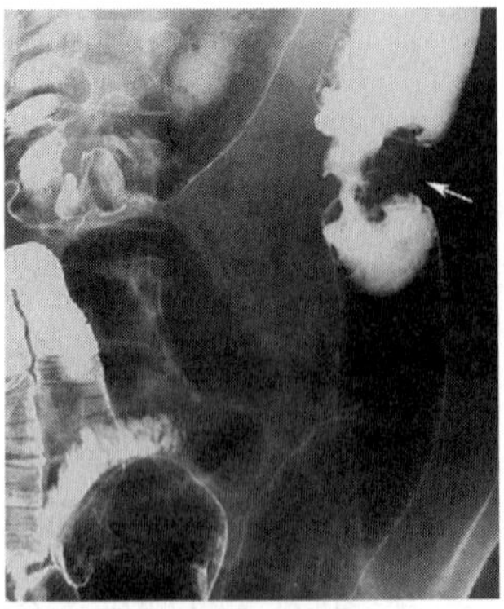

16. 该患者最可能的诊断是

A. 麻痹性肠梗阻
B. 单纯性肠梗阻
C. 绞窄性肠梗阻
D. 降结肠癌合并梗阻
E. 乙状结肠扭转
F. 肠套叠

17. 结肠癌病理分型不正确的是

A. 增生型
B. 浸润型
C. 溃疡型
D. 平坦型
E. 混合型
F. 蕈伞形

18. 关于结肠癌的描述不确切的是

A. 溃疡型多见　　B. 腺癌为主

C. 升结肠易形成腔内肿块　　D. 降结肠癌多为浸润型

E. 早期结肠癌可呈菜花状　　F. 以上都对

（19~21 题共用题干）

患者，男性，36 岁。反复上腹胀痛 3 年余，秋冬季及劳累后症状明显，进餐后症状加重，经约一小时后可缓解，伴有反酸、嗳气，无发热，腹泻等症状。查体：上腹部轻压痛，未触及肿块。

19. 根据上述病史，首先考虑为

A. 胃溃疡　　B. 慢性胃炎

C. 胆囊炎　　D. 慢性胰腺炎

E. 胃癌　　F. 胆石症

20. 为了明确诊断，应做的影像学检查有

A. 上腹部 CT 检查　　B. 上消化道钡餐

C. B 超　　D. MR 检查

E. PET　　F. DSA

21. 患者的钡餐检查表现：胃小弯有一小的三角形龛影，龛影位于胃轮廓之外，其边缘光滑整齐，溃疡口部可见黏膜线，溃疡周围可见辐辏状的黏膜皱襞，直达溃疡口部。胃内未见充盈缺损，胃壁扩张度良好。根据其影像表现，诊断为

A. 胃溃疡　　B. 慢性胃炎

C. 胃憩室　　D. 胃淋巴瘤

E. 胃癌　　F. 胃息肉

参考答案与解析

一、A1 型题

1. D【解析】龛影是指钡剂涂布的轮廓有局限性外突的影像，为消化性溃疡及肿瘤坏死性溃疡形成的腔壁凹陷，使钡剂充填滞留其内所致。

2. B【解析】食管和胃底静脉曲张，系门静脉系的胃冠状静脉、胃短静脉和腔静脉系的食管静脉、肋间静脉、奇静脉等的开放沟通。

3. C【解析】食管静脉曲张表现为管壁柔软，而食管癌表现为管壁僵硬，黏膜破坏中断。

4. D【解析】食管重度静脉曲张扩展至中、上段，甚至食管的全长。此外，管壁蠕动明显减弱，钡餐排空延迟。

5. A【解析】食管静脉曲张的 X 线造影：①轻度的静脉曲张最初局限于食管下段。黏膜皱襞稍增宽或略微迂曲，管壁边缘略不平整。②中度静脉曲张常累及食管的中段，典型表现为食管中、下段的黏膜皱襞明显增宽、迂曲，呈蚯蚓状或串珠状充盈缺损。③重度静脉曲张扩展至中、上段，甚至食管的全长。此外，管壁蠕动明显减弱，钡餐排空延迟。

6. C【解析】食管静脉曲张是门静脉高压的并发症，常由肝硬化引起，其发生率约占食管静脉曲张的 80%~90%。正常情况下，食管黏膜下层和食管周围各有一组静脉丛，汇集食管的静脉血。早期一般无明显症状（选项 C 不正确）。重者主要表现为呕血，可伴脾大、脾功能亢进、肝功能异常或腹水等症状。

7. A【解析】参见 A1 型题第 5 题解析。

8. D【解析】食管癌好发于食管下段，约占 80%。

9. C【解析】中、晚期食管癌分型：缩窄型、髓质型、蕈伞型、腔内型、未定型、溃疡型。其中髓质型恶性程度最高，约占中晚期食管癌的二分之一。此型食管癌细胞侵犯食管各层，同时向食管腔内外及食管周围结缔组织扩展。癌细胞分化程度均不一样。

10. E【解析】参见 A1 型题第 8 题解析。

11. C【解析】食管癌的 X 线表现为黏膜皱襞消失、中断、破坏；空腔狭窄，管壁僵硬，蠕动不对称或消失；大小不等的不规则的充盈缺损；中晚期食管癌髓质型，肿瘤与正常血管的移行段呈斜坡状。

12. E【解析】中晚期食管癌表现：①黏膜皱襞消失、中断、破坏；②管腔狭窄，狭窄为不对称性或呈环形，管壁僵硬，蠕动不对称或消失，狭窄一般为局限性，与正常区分界清楚，钡餐通过受阻，近端食管扩张；③表现为形状不规则、大小不等的充盈缺损；④轮廓不规则的较大龛影，其长径与食管的纵轴一致。

13. E【解析】食管癌病理形态大致分三型：①浸润型（髓质型、缩窄型）；②增生型（蕈伞型）；③溃疡型。

14. C【解析】食管平滑肌瘤的 X 线表现：钡餐检查病变处管壁仍较柔软，蠕动存在，钡餐通过可有停滞，一般无明显梗阻征象。肿瘤区黏膜皱襞被展平，无破坏中断征象。钡剂均匀涂抹在肿瘤表面，而表现为均一的“涂抹征”。肿瘤常呈边界锐利、光整的充盈缺损。切线位呈宽基底半圆形，少数病变呈分叶状或多结节状。病变与正常食管分界清楚，其夹角常为钝角。当肿瘤被清楚地勾画出来呈“环形征”时，为本病的典型表现。

15. B【解析】胃溃疡的直接征象为溃疡所致的龛影。

16. D【解析】胃穿孔是溃疡病患者最严重的并发症之一。胃穿孔主要是在胃溃疡的基础上暴饮暴食所致，暴饮暴食能引起胃酸和胃蛋白酶增加，很容易诱发胃穿孔。

17. D【解析】胃溃疡多数为单发，好发部位为胃体小弯侧或胃窦部。

18. A【解析】溃疡病时病理组织损伤至少深达黏膜层。

19. C【解析】淋巴转移是胃癌的主要转移途径，进展期胃癌的淋巴转移率高达 70%左右，早期胃癌也可有淋巴转移。胃癌的淋巴结转移通常是循序逐步渐进的，首先转移到局部淋巴结，但也可发生跳跃式淋巴转移。

20. C【解析】确诊早期胃癌首选胃镜活检。

21. E【解析】中、晚期胃癌广泛侵犯者引起胃壁僵硬，呈“皮革胃”。

22. C【解析】早期胃癌是指癌肿尚未侵及肌层。

23. E【解析】胃癌可发生在胃的任何部位，约 50%~60%发生在胃窦部，其次为贲门和胃体小弯。

24. C【解析】确诊早期胃癌首选胃镜活检。

25. B【解析】早期胃癌是指组织局限于胃黏膜层及黏膜下层，不论其范围大小和是否有淋巴结转移，均为早期胃癌。

26. D【解析】浸润型胃癌是皮革胃，是胃癌的一种类型，属于进展期胃癌。

27. D【解析】胃癌的病理分型：①蕈伞型：肿瘤向腔内生长，表面多高低不平，如菜花状。②浸润型：肿瘤沿胃壁浸润生长，常侵犯胃壁各层，使胃壁增厚、僵硬，弹性消失。③溃疡型：肿瘤常深达肌层，形成大而浅的盘状溃疡，边缘有一圈堤状隆起，溃疡型癌又称恶性溃疡。

28. E【解析】Borrmann 分型：Ⅰ型——肿块型；Ⅱ型——溃疡型；Ⅲ型——浸润溃疡型；Ⅳ型——浸润型。

29. E【解析】早期胃癌分型：Ⅰ型——隆起型；Ⅱ型——浅表型；Ⅲ型——凹陷型。

30. C【解析】十二指肠憩室 90%~95%位于降段内侧，距壶腹部 2.5cm 范围内居多，老年人多见。

31. D【解析】溃疡性结肠炎 X 线钡灌肠时，急性期肠管痉挛激惹呈“线样征”。

32. E【解析】溃疡性结肠炎 5%可发生癌变。

33. C【解析】克罗恩病特征是病变呈节段性分布、“卵石征”及纵行溃疡。

34. D【解析】食管平滑肌瘤起于食管的肌层、黏膜肌层，故肿瘤位于黏膜下壁内，好发于食管的中下段。肿瘤一般呈膨胀性生长，质地坚实，外有完整的包膜，其边界光滑，可有轻度分叶或呈结节状。肿瘤大小不一，一般在 2~5cm，较小的肿瘤多呈卵圆形，较大者可呈肾形与蹄形，少数平滑肌瘤可多发、表面偶可见有溃疡。

35. C【解析】溃疡性结肠炎影像学表现：急性期肠腔向心性狭窄，钡剂排空迅速，可出现“线样征”。乙状结肠和降结肠边缘呈连续性齿状突出，结肠袋边缘出现纽扣状龛影。

36. D【解析】结肠癌约 70%好发在直肠和乙状结肠。其次为盲、升结肠。

37. B【解析】结肠癌的病理分型：①增生型：肿瘤向腔内生长，呈菜花样，表面可有溃疡，基底较宽，肠壁增厚。②浸润型：肿瘤沿肠壁浸润，使肠壁增厚，并常绕肠壁呈环形生长，而致肠腔呈环形狭窄。③溃疡型：表现为深而不规则的溃疡。④混合型：以上述形式混合表现，多属晚期。

38. E【解析】结肠癌形成的不规则充盈缺损呈环周浸润肠壁，形成管腔不规则的环形向心性狭窄，亦可伴有不规则溃疡，在钡剂充盈相上显示状似啃剩的苹果核。

二、A2 型题

1. C【解析】早期食管癌表现：食管局部黏膜皱襞增粗、扭曲、紊乱，其中常见有 1 条或 2 条以上黏膜中断，边缘毛糙。局部可见有 0.2～0.4cm 的小龛影。局限性的小充盈缺损直径一般在 0.5cm 左右，最大不超过 3cm。

2. C【解析】该患者的临床表现为胃溃疡的表现，其黏膜柔软无破坏、中断，而胃癌表现为黏膜僵硬、中断。

3. A【解析】胃癌的消化道造影：①黏膜皱襞改变：中断或消失。②胃轮廓改变和胃腔狭窄：狭窄性梗阻，革囊袋胃。③充盈缺损：多见于息肉样胃癌，边缘不整，凹凸不平。④恶性溃疡：a. 半月综合征：龛影形状不规则，多呈半月形，外缘平直，内缘不整；龛影位于胃轮廓内；龛影周围有一圈边界清楚的透亮带（环堤）。b. 指压迹：溃疡边缘呈结节状癌性浸润。c. 尖角征：龛影边缘不规则角形尖刺影，多位于指压迹间。⑤胃蠕动改变：减低或消失。⑥肿块。

三、A3/A4 型题

1. E【解析】食管静脉曲张的典型表现为食管中、下段的黏膜皱襞明显增宽、迂曲，呈蚯蚓状或串珠状充盈缺损。

2. C【解析】食管静脉曲张早期一般无明显症状。重者主要表现为呕血，可伴脾大、脾功能亢进、肝功能异常或腹水等症状。

3. C【解析】食管癌的 X 线表现：①早期食管癌表现：食管局部黏膜皱襞增粗、扭曲、紊乱，其中常见有 1 条或 2 条以上黏膜中断，边缘毛糙。局部可见有 0.2～0.4cm 的小龛影。局限性的小充盈缺损直径一般在 0.5cm 左右，最大不超过 3cm。②中、晚期食管癌表现：a. 黏膜皱襞消失、中断、破坏；b. 管腔狭窄，狭窄为不对称性或呈环形，管壁僵硬，蠕动不对称或消失，狭窄一般为局限性，与正常区分界清楚，钡餐通过受阻，近端食管扩张；c. 表现为形状不规则、大小不等的充盈缺损；d. 轮廓不规则的较大龛影，其长径与食管的纵轴一致。

4. D【解析】早期食管癌的诊断依赖于钡餐透视与内镜检查，CT、MRI 检查能评价食管壁浸润程度和周围组织器官的关系及有无淋巴结转移等，有助于分期。

5. C【解析】参见 A3/A4 型题第 3 题解析。

6. B【解析】食管癌应与平滑肌瘤、炎性瘢痕、贲门失弛缓症、食管静脉曲张等鉴别。

7. B【解析】参见 A3/A4 型题第 4 题解析。

8. C【解析】参见 A3/A4 型题第 3 题解析。

9. E【解析】参见 A3/A4 型题第 4 题解析。

10. D【解析】参见 A3/A4 型题第 4 题解析。

11. B【解析】参见 A3/A4 型题第 3 题解析。

12. E【解析】参见 A3/A4 型题第 4 题解析。

13. B【解析】胃溃疡的临床表现：患者有上腹疼痛史，常在饮食失调、过度疲劳、季节变化后发作。疼痛的性质可为钝痛、胀痛、刺痛或灼痛，多数在进食后疼痛。直接征象为溃疡所致的龛影，多见于小弯，切线呈乳头状、锥状或其他形状，边缘光滑整齐，密度均匀，局部平整或稍不平。良性溃疡龛影口部常见黏膜水肿造成的透明带，依其范围而有不同的表现：①黏膜线：为龛影口部宽 1~2mm 的光滑整齐的透明线。②项圈征：龛影口部的透明带宽约数毫米，如一个项圈。③狭颈征：龛影口部明显狭小，使龛影犹如具有一个狭长的颈。此外，龛影口部可见黏膜纠集征象，黏膜皱襞如车轮状向龛影口部集中且到达口部边缘并逐渐变窄为良性溃疡的又一特征表现。

14. D【解析】上消化道钡餐检查时出现指压迹征应考虑胃溃疡恶变。

15. C【解析】特殊类型的溃疡包括穿透性溃疡、穿孔性溃疡、胼胝性溃疡、多发性溃疡、复合溃疡。穿透性溃疡：溃疡大而深，深度超过 1cm，口部有宽大透亮带。穿孔性溃疡：龛影大，如囊袋状，站立位可见气、液、钡分层现象。胼胝性溃疡：龛影大，直径不超过 2cm，深度不超过 1cm，口部有宽大透亮带伴黏膜纠集。多发性溃疡：胃内同时出现两个及两个以上的溃疡。复合溃疡：胃和十二指肠球部同时出现的溃疡。

16. B【解析】肠结核绝大多数病例继发于肠外结核病，主要是肺结核。临床表现为腹痛、体重下降、低热、盗汗、腹部压痛及其他体征。克罗恩病，多见于中青年人，病因不明，表现为腹痛、腹泻、肠梗阻。溃疡性结肠炎，好发于青壮年，临床表现为腹痛、腹泻、黏液脓血便、里急后重等。而结肠癌好发于老年人，主要表现为便血、腹泻或顽固性便秘。

17. B【解析】气钡双重造影检查能显示胃肠道黏膜，有助于鉴别诊断。

18. D【解析】结肠癌的钡灌肠：①肠腔可见轮廓不规则的充盈缺损，病变多位于肠壁的一侧，黏膜破坏消失，局部管壁僵硬平直，结肠袋消失，肿瘤较大时，钡剂通过受阻。②管腔狭窄，可偏于一侧，或呈环形狭窄，肠壁僵硬，黏膜破坏消失，但界限清楚，环形狭窄是浸润型结肠癌的典型表现，此型肿瘤易造成梗阻，钡剂可仅限于肿瘤的下界。③可表现为形态不规则，边缘不整齐的较大龛影，周围常有不同程度的充盈缺损或狭窄，肠壁僵硬，袋形消失，黏膜破坏。

19. D【解析】一般情况下，做肠镜可以确诊绝大多数结肠癌。

20. B【解析】淋巴转移是结肠癌最常见的转移方式。

21. A【解析】增生型结肠癌肿瘤向腔内生长，呈菜花样，表面可有溃疡，基底较宽，肠壁增厚。

22. D【解析】CT 检查的作用在于明确病变侵犯肠壁的深度、向壁外蔓延的范围和远处转移，从而进行肿瘤分期并为治疗方案提供依据。

四、B 型题

1~2 B、A【解析】胃肠钡餐造影时，早期胃癌Ⅱa 型为表浅隆起型；早期胃癌Ⅱb 型为表浅平坦型；早期胃癌Ⅱc 型为表浅凹陷型。

3. A【解析】常见于溃疡性结肠炎的征象是跳跃征。

4. D【解析】间位结肠属于正常变异。

5. B【解析】良性溃疡的征象是狭颈征。

6. E【解析】空回肠换位征是肠扭转的征象。

7. C【解析】中、晚期食管癌表现为形状不规则、大小不等的充盈缺损。

五、X 型题

1. ABD【解析】小肠的运动形式包括：①分节运动；②节律性分节运动；③蠕动。

2. BCDE【解析】食管静脉曲张：当门静脉血液受阻时，来自消化器官及脾等的同心血液不能完全进入肝，大量血液通过门静脉系统的胃冠状静脉和胃短静脉进入食管黏膜下静脉和食管周围静脉丛，经奇静脉进入上腔静脉，形成食管或/和胃底静脉曲张。

3. BE【解析】胃癌的消化道造影：①黏膜皱襞改变：中断或消失。②胃轮廓改变和胃腔狭窄：狭窄性梗阻，革囊袋胃。③充盈缺损：多见于息肉样胃癌，边缘不整，凹凸不平。④恶性溃疡：a. 半月综合征：龛影形状不规则，多呈半月形，外缘平直，内缘不整；龛影位于胃轮廓内；龛影周围有一圈边界清楚的透亮带（环堤）。b. 指压迹：溃疡边缘呈结节状癌性浸润。c. 尖角征：龛影边缘不规则角形尖刺影，多位于指压迹间。⑤胃蠕动改变：减低或消失。⑥肿块。早期食管癌表现：食管局部黏膜皱襞增粗、扭曲、紊乱，其中常见有 1 条或 2 条以上黏膜中断，边缘毛糙。局部可见有 0.2~0.4cm 的小龛影。局限性的小充盈缺损直径一般在 0.5cm 左右，最大不超过 3cm。

4. DE【解析】参见 A2 型题第 1 题解析。

5. ABCE【解析】早期食管癌根据大体病理形态分为平坦型、糜烂型、斑块型、乳头型。

6. BDE【解析】早期食管癌分为平坦型、凹陷型、隆起型。

7. ABCE【解析】参见 A3/A4 型题第 3 题解析。

8. ABCD【解析】胃肠道间质瘤的 CT 和 MRI 表现为胃肠壁起源的实性肿块；直径小于 5cm 的肿块，趋向边界清楚，肿块密度或信号也趋向均匀，呈中度或明显强化；较大的肿块，常有坏死、囊变和出血，强化不均，境界欠清，当肿瘤坏死与肠管相通时，其内可见气液平，肝脏转移较为常见。

9. ACDE【解析】CT 扫描示气管或支气管明显狭窄，后壁不规则可确定为气管受侵。

气管或支气管后壁受压推移、狭窄但轮廓仍光整者，气管黏膜受侵或未受侵约各占一半，须做支气管镜进一步检查。

10. ABCD【解析】胃溃疡恶变征象：龛影周围出现小结节状充盈缺损或小段环堤；周围黏膜皱襞呈杵状增粗或中断；龛影变为不规则或边缘出现尖角征；治疗过程中龛影增大。

11. ABC【解析】参见 A3/A4 型题第 13 题解析。

12. ABCD【解析】胃溃疡的间接征象：①痉挛性改变：表现为胃轮廓上的凹陷（又称切迹），小弯龛影，在大弯的相对处出现的手指样痉挛切迹，称“手指征”。②分泌增加：潴留液较多，钡剂不易附着于胃壁，透视有时可见液平面。③胃蠕动增强或减弱，张力增高或减低，排空加速或减慢。④龛影处常有不同程度的压痛。

13. CDE【解析】参见 X 型题第 10 题解析。

14. ABE【解析】参见 A3/A4 型题第 13 题解析。

15. AB【解析】参见 A3/A4 型题第 13 题解析。

16. CE【解析】恶性胃溃疡龛影位于胃轮廓内，龛影外围绕以宽窄不等的透明带即环堤，轮廓不规则但锐利，其中常见结节状或指压状充盈缺损，以上表现称为半月综合征。选项 A、B 均为良性胃溃疡的征象。

17. BD【解析】参见 A3/A4 型题第 13 题解析。

18. ABCE【解析】胃溃疡多数为单发，好发部位为胃体小弯侧或胃窦部。溃疡是指胃壁溃烂形成的缺损，又称壁龛。溃疡先从黏膜开始，逐渐殃及黏膜下层、肌层乃至浆膜层，形成深浅不一的壁龛。溃疡邻近的组织有不同程度的细胞浸润、纤维组织增生和水肿，逐渐向胃壁过渡，与正常胃壁分界不清。由于纤维组织增生、收缩，溃疡的黏膜皱襞以壁龛为中心，呈放射状纠集。

19. BCDE【解析】胃肠道淋巴瘤的 X 线表现：①黏膜皱襞改变，黏膜皱襞有不同程度的变平、增宽、破坏消失；②弥漫多发小结节状或肿块样充盈缺损，缺损区表面胃、肠黏膜平坦或不规则；③龛影，病变部位可有大小不等的溃疡龛影；④胃肠壁和内腔，胃肠壁多柔软，内腔狭窄不明显。

20. BDE【解析】胃溃疡特殊表现包括线形溃疡、胼胝性溃疡、穿透性溃疡。

21. BE【解析】“B”形胃：溃疡位于胃体部时，大弯可以凹入，形成“B”形胃，胃空腹滞留液较多、胃排空速度加速或延缓与良性胃溃疡有关。

22. BD【解析】胃溃疡的直接征象为溃疡所致的龛影。肠结核充盈缺损一般较为广泛，多累及盲肠及回肠末端，管腔挛缩，有激惹，可有多个尖刺样龛影。

23. BCE【解析】“B”形胃、局部定点压痛、项圈征均提示溃疡为活动性。

24. ABDE【解析】早期胃癌的分型：Ⅰ型——隆起型；Ⅱ型——浅表型；Ⅱa 型——表面隆起型；Ⅱb 型——表面平坦型；Ⅱc 型——浅表凹陷型；Ⅲ型——凹陷型。

25. ABCDE【解析】胃肠道淋巴瘤的 CT 和 MRI 表现：①病变部位胃肠壁增厚明显，虽病变较广，但若病变发生在胃部，胃仍有一定的扩张性及柔软度，胃形态各期扫描可改变；②病变肠管呈动脉瘤样扩张，虽病变段肠壁不规则环形增厚，但肠腔并非狭窄而是扩展，该征象为肠道淋巴瘤的特征性表现；③胃、肠壁肿块，肿块密度或信号大体均匀，呈轻中度强化；未经治疗者，坏死和钙化少见；④广泛胃周或系膜淋巴结及腹膜后淋巴结肿大，肿大的淋巴结可融合呈团块样；⑤“三明治征”，即肿块和/或肿大的淋巴结相融合，包绕血管，强化明显的血管在肿块中穿行。

26. ADE【解析】溃疡型胃癌：肿瘤常深达肌层，僵硬，形成大而浅的盘状溃疡，边缘有一圈堤状隆起，会有裂隙征，溃疡型癌又称恶性溃疡。

27. ABDE【解析】参见A2型题第3题解析。

28. BCDE【解析】早期胃癌浅表型Ⅱ型：肿瘤表浅、平坦，沿黏膜及黏膜下层生长，形状不规则，多数病变边界清楚，少数病变边界不清楚，其中的三个亚型隆起与凹陷均不超过5mm。在良好的双重法与加压法影像上能显示出胃小区与胃小沟破坏呈不规则颗粒状杂乱影，有轻微的凹陷与僵直，多数病灶界限清楚。

29. ABCE【解析】淋巴结转移：占胃癌转移的70%，胃下部癌肿常转移至幽门下、胃下及腹腔动脉旁等淋巴结，而上部癌肿常转移至胰旁、贲门旁、胃上等淋巴结。晚期癌可能转移至主动脉周围及膈上淋巴结。由于腹腔淋巴结与胸导管直接交通，故可转移至左锁骨上淋巴结。

30. BCDE【解析】进展期胃癌为胃癌血管性介入治疗的适应证，选项A错误。

31. BD【解析】十二指肠憩室的X线表现：钡餐显示为突向腔外的囊袋状含钡影，轮廓光滑，十二指肠黏膜突入其内，壁软、有蠕动及排空，亦可有内容物，表现为充盈缺损。继发炎症时黏膜增粗紊乱，可有小龛影。急性胃炎的诊断一般不依赖X线检查，尤其病情严重并怀疑有穿孔者，忌做胃钡制造影二病变轻微者，造影可无阳性发现。当病变发展到一定程度时，造影可显示胃黏膜增粗、排列紊乱，胃内潴留液增多。腐蚀性胃炎由于腐蚀剂停留在胃远段的时间较长，故胃窦的黏膜更为粗乱；如腐蚀深达肌层，愈合后有瘢痕形成，可表现为胃窦狭窄甚至梗阻。部分慢性胃炎患者的钡剂造影检查可无阳性表现。

32. BCDE【解析】参见A1型题第30题解析。

33. BCD【解析】溃疡性结肠炎X线检查可见到的征象包括：①绣带征；②袖口征；③靶征。

34. ABE【解析】晚期黏膜萎缩，大量瘢痕形成导致结肠缩短，管壁僵直呈铅管状，“纽扣样”溃疡。

35. ABCD【解析】克罗恩病的X线表现：①回肠末端黏膜增粗，当侵及黏膜下层出现肉芽组织时，见卵石样或息肉样充盈缺损；②并可见多发小刺状或典型的系膜侧纵行溃疡，系膜对侧可见成串的假憩室，可有激惹征；③晚期伴有管壁增厚、僵硬、狭窄，瘘管、脓肿形成。本病特征是病变呈节段性分布、“卵石征”及纵行溃疡。

36. ABC【解析】克罗恩病为胃肠道的纵行溃疡，溃疡穿破肠壁可形成腹腔内脓肿，或与邻近脏器形成内外瘘，晚期纤维化可使管腔狭窄发生肠梗阻。

37. ABCD【解析】Crohn 病肠系膜可有多种改变，脂肪增生时，肠系膜变厚，肠间距增大；炎症浸润时肠系膜脂肪密度增高；肠系膜蜂窝组织炎时，表现为混杂密度肿块，界限模糊；肠系膜内局部淋巴结肿大，一般在 3～8mm；增强扫描肠系膜血管增多、增粗、扭曲。直小动脉拉长、间隙增宽，沿肠壁梳状排列，成为梳样征，常表明 Crohn 病是活动期。

38. CE【解析】克罗恩病为非特异性炎性病变，可发生于消化道任何部位，好发于回肠末端及结肠，又称局限性肠炎。

39. ABDE【解析】克罗恩病后期的肠外表现有关节炎、杵状指、皮疹、肝脾大及虹膜炎。

40. CE【解析】溃疡性结肠炎 X 线表现为结肠边缘很多毛刺状突出，或纽扣般大小龛影，肠管狭缩短、变硬，如僵直的橡皮管。

41. ABDE【解析】结肠癌的钡灌肠：①肠腔可见轮廓不规则的充盈缺损，病变多位于肠壁的一侧，黏膜破坏消失，局部管壁僵硬平直，结肠袋消失，肿瘤较大时，钡剂通过受阻；②管腔狭窄，可偏于一侧，或呈环形狭窄，肠壁僵硬，黏膜破坏消失，但界限清楚，环形狭窄是浸润型结肠癌的典型表现，此型肿瘤易造成梗阻，钡剂可仅限于肿瘤的下界；③可表现为形态不规则，边缘不整齐的较大龛影，周围常有不同程度的充盈缺损或狭窄，肠壁僵硬，袋形消失，黏膜破坏。

42. BCDE【解析】结肠癌的 CT 表现分四期：一期只有腔内肿块而无肠壁增厚；二期管壁增厚超过 10mm，但不侵犯邻近器官；三期侵及邻近器官；四期有远处转移。

43. ABCD【解析】结肠癌二期管壁增厚超过 10mm，但不侵犯邻近器官。

六、案例分析题

1. C【解析】食管癌的 X 线表现参见 A3/A4 型题第 3 题解析。CT 表现：中晚期食管癌可表现为管壁不规则增厚、管腔内肿块、管周脂肪层消失、邻近器官受累（如食管-气管瘘），以及纵隔、肺门、颈部淋巴结转移。

2. D【解析】食管从上至下分为三段，有 50%的食管癌发生在中段食管，下段食管癌占总数的 30%，上段食管癌占总数的 20%左右。

3. BE【解析】浸润性食管癌恶性程度高，治疗难度大，应给予预防重视。浸润型包括髓质型和缩窄型。

4. BCDE【解析】参见案例分析题第 1 题解析。

5. D【解析】胃癌的消化道造影参见 A2 型题第 3 题解析。CT 表现：CT 可显示软组织肿块，胃壁增厚，胃周脂肪层消失（提示肿瘤突破胃壁）、周围器官浸润及腹膜后、腹腔淋巴结转移等。

6. DF【解析】胃癌的主要转移方式是淋巴转移。进展期胃癌的淋巴转移，高达 70%左右。

7. ABDF【解析】参见 X 型题第 24 题解析。

8. ABCEF【解析】胃癌淋巴结肿大考虑是转移，但不能说明是晚期，只能说明是中期。

9. D【解析】参见案例分析题第5题解析。

10. DF【解析】参见案例分析题第6题解析。

11. CF【解析】对于胃癌患者，采用上消化道气钡双重对比造影进行检查，并检查病理以明确诊断。

12. D【解析】克罗恩病：钡餐造影为首选检查方法。

13. C【解析】克罗恩病的临床表现：本病以青壮年肠结核为好发人群，主要有腹疼、低热、腹泻或便秘、食欲缺乏等。X线表现：①回肠末端黏膜增粗，当侵及黏膜下层出现肉芽组织时，见卵石样或息肉样充盈缺损；②并可见多发小刺状或典型的系膜侧纵行溃疡，系膜对侧可见成串的假憩室，可有激惹征；③晚期伴有管壁增厚、僵硬、狭窄，瘘管、脓肿形成。本病特征是病变呈节段性分布、“卵石征”及纵行溃疡。CT表现：可见肠壁增厚、脓肿及肠系膜异常，有利于显示穿孔后形成的肿块。

14. E【解析】克罗恩病：钡餐造影为首选检查方法，需与肠结核鉴别。结核菌素试验阳性，则考虑可能为肠结核病变。

15. ABCFGH【解析】克罗恩病以右下腹部肿块较为多见，形状为腊肠样，边界不清，比较固定。结核溃疡使肠壁呈锯齿状。

16. D【解析】参见A3/A4型题第18题解析。

17. DF【解析】参见A1型题第37题解析。

18. AF【解析】结肠癌以增生型最常见。

19. A【解析】参见A3/A4型题第13题解析。

20. ABC【解析】为了胃溃疡的明确诊断，应进行上腹部CT检查、上消化道钡餐、B超检查。

21. A【解析】胃溃疡的直接征象为溃疡所致的龛影。多见于小弯，切线呈乳头状、锥状或其他形状，边缘光滑整齐，密度均匀。局部平整或稍不平。良性溃疡龛影口部常见黏膜水肿造成的透明带，依其范围而有不同的表现：①黏膜线：为龛影口部宽约1~2mm的光滑整齐的透明线。②项圈征：龛影口部的透明带宽约数毫米，如一个项圈。③狭颈征：龛影口部明显狭小，使龛影犹如具有一个狭长的颈。此外，龛影口部可见黏膜纠集征象，黏膜皱襞如车轮状向龛影口部集中且到达口部边缘并逐渐变窄为良性溃疡的又一特征表现。间接征象：①痉挛性改变：表现为胃轮廓上的凹陷（又称切迹），小弯龛影，在大弯的相对处出现的手指样痉挛切迹，称“手指征”。②分泌增加：潴留液较多，钡剂不易附着于胃壁，透视有时可见液平面。③胃蠕动增强或减弱，张力增高或减低，排空加速或减慢。④龛影处常有不同程度的压痛。

第四十二章　肝脏病变

一 A1 型题

1. 关于细菌性肝脓肿，下列说法错误的是
   A. 通常由胆道炎症所致
   B. 脓肿可单发或多发，单房或多房
   C. 脓肿壁由炎性细胞及纤维肉芽组织构成，周围肝实质内可见水肿
   D. 可为革兰阳性菌或者阴性菌感染
   E. 下腔静脉是其主要感染途径
2. 典型肝脓肿壁出现三层环状结构，腔内可有分隔，增强扫描时强化最明显的是
   A. 水肿带　　B. 炎性坏死组织
   C. 纤维肉芽组织　　D. 脓肿内分隔
   E. 以上都不是
3. 肝脓肿 CT 扫描所出现的靶征可以是
   A. 无环　　B. 单环
   C. 双环　　D. 三环
   E. B、C、D 均可
4. 典型肝脓肿在 CT 上的表现，除中央低密度脓腔外，脓肿壁可出现三层环状结构，从内至外分别代表
   A. 纤维肉芽组织，水肿带，炎性坏死组织　　B. 水肿带，炎性坏死组织，纤维肉芽组织
   C. 炎性坏死组织，水肿带，纤维肉芽组织　　D. 炎性坏死组织，纤维肉芽组织，水肿带
   E. 纤维肉芽组织，炎性坏死组织，水肿带
5. 肝脓肿与肝癌都表现为环形强化时的鉴别点是
   A. 肝癌动脉期强化明显，肝脓肿静脉期强化明显
   B. 肝脓肿的壁较薄
   C. 肝癌的壁较厚
   D. 肝脓肿的壁为高度强化
   E. 肝癌的壁为中度强化
6. 关于肝囊肿的 CT 表现，错误的是

A. 单发或多发　　B. 圆形水样密度
C. 平扫囊壁一般不显示　　D. 边界锐利光滑
E. 增强扫描囊肿内无强化，囊壁强化而显影

7. 在我国，肝硬化最常见的病因是
A. 肝炎　　B. 酗酒
C. 药物中毒　　D. 胆汁淤积
E. 寄生虫

8. 导致肝硬化的原因不包括
A. 病毒性肝炎　　B. 酒精中毒
C. 胆汁淤积　　D. 工业毒物或药物
E. 营养不良

9. 典型肝硬化的CT表现为
A. 脾大，脾和胃底静脉曲张，肝各叶比例正常
B. 肝表面不光整，各叶比例失调，肝密度不均，脾大
C. 肝密度均匀，各叶比例失调，脾正常
D. 肝体积增大，密度均匀，各叶比例失调，腹水
E. 肝叶比例失调，肝脏密度正常，胆囊结石，腹水

10. 肝硬化的CT表现错误的是
A. 肝脏体积和肝叶比例失调
B. 肝裂增宽和肝门区扩大，胆囊常向外侧移位
C. 肝脏密度高低不均，纤维化、结节再生、变性坏死和脂肪浸润
D. 可出现继发性脾大、腹水、门静脉高压
E. 肝硬化增生结节增强后明显强化

11. MRI表现是“灯泡征”的疾病是
A. 肝癌　　B. 肝海绵状血管瘤
C. 肝腺瘤　　D. 肝局灶性结节增生
E. 肝硬化

12. 关于肝的海绵状血管瘤说法，错误的是
A. CT平扫海绵状血管瘤多数为低密度，也可为稍高密度或等密度
B. 海绵状血管瘤复查时首选超声检查
C. 多期增强扫描能提高肝海绵状血管瘤的诊断率
D. 多回波序列T_1WI出现“亮泡征”是其特征性表现
E. 1~2cm的小血管瘤，动脉期可全瘤强化

13. 关于肝脏局灶性结节增生，错误的是

A. 不属于真正的肝脏肿瘤

B. 与周围肝组织分界清楚

C. 主要由正常肝细胞和库普弗细胞组成

D. 其内含有血管和胆管组织，中心部位呈星状瘢痕组织

E. 男性明显多于女性，一般无临床症状

14. 肝局灶性结节增生（FNH）强化特点为

A. 动脉期均匀高强化，静脉期呈等密度或略低密度，延迟扫描病灶呈相对低密度

B. 早期病灶边缘呈高密度强化，增强区域进行性向中心扩展，延迟扫描病灶呈等密度充填

C. 为动脉期明显均匀强化，延迟扫描病灶逐渐变为低密度

D. 动脉期高密度，延迟扫描低密度，为快进快出

E. 晚出晚归

15. 关于肝脏囊腺瘤，下列说法正确的是

A. 常见于 30 岁以下的女性

B. 肿瘤起源于胆管，也称为胆管性囊腺瘤

C. 为良性肿瘤，肿瘤边界不清

D. 肿瘤生长较快，通常早期就有症状

E. 瘤体内可见多个囊腔，可与胆管相通

16. 国内肝细胞癌的分型包括

A. 单结节型，多结节型，弥漫型

B. 中心型，周围型，肝门型

C. 巨块型，结节型，弥漫型

D. 内生型，外生型，浸润型

E. 小肝癌型，巨块型，弥漫型

17. 肝细胞癌患者最有诊断意义的血清学指标是

A. 碱性磷酸酶

B. γ-谷氨酰转肽酶

C. 甲胎蛋白

D. 癌胚抗原

E. 酸性磷酸酶

18. 胆管细胞囊腺癌的 CT 表现，不包括

A. 实质部分为低密度且明显强化

B. 囊壁厚薄不均

C. 可见囊壁结节

D. 囊内液体密度

E. 病变囊性部分显著强化

19. 胆管细胞癌的影像特点不包括

A. CT 平扫呈低密度实性病灶，轮廓欠清

B. 部分病灶内可见不规则的钙化影，数目多而小，密度高，形态不规则

C. 增强扫描动脉期边缘较平扫清楚，病灶有不均匀强化，但明显低于肝实质

D. 静脉期病灶强化程度高于动脉期

E. 主病灶周围无小卫星灶

20. 下列说法错误的是

A. 肝血管瘤边界一般较清，增强扫描病灶由周边开始强化，并向中心扩展，延迟后呈等密度

B. 肝转移瘤常多发，可出现“牛眼征”，增强后呈边缘强化

C. 肝脓肿一般呈圆形，中央密度减低，增强扫描病灶呈环状强化，并可出现“靶征”

D. 肝硬化结节密度较正常肝组织稍高，增强扫描强化不明显，延迟后，病灶呈等密度，门静脉内无癌栓

E. 胆管细胞癌远侧不可见局部胆管扩张

21. 肝转移瘤 T_2加权像显示“靶征”中心高信号病理基础为

A. 坏死液化

B. 脂肪变性

C. 亚急性出血

D. 癌血管中的瘤栓

E. 肿瘤水肿

二 A2 型题

患者，女性，32 岁。肝区疼痛 2 周，影像学检查发现肝脏低密度病灶，下列临床资料不支持肝脓肿的诊断的是

A. 寒战、高热

B. 肝区疼痛

C. 肝脏肿大

D. 实验室检查 AFP 水平升高

E. 中性粒细胞明显增多

三 A3/A4 型题

（1~2 题共用题干）

患者，女性，53 岁。无明显诱因出现发热，体温 38.7℃，1 周以来出现肝区疼痛、上腹饱胀、食欲缺乏、乏力。CT 检查发现肝脏多发稍低密度病灶，大小不一，CT 值 30~40HU。

1. 根据以上临床及影像表现，以下疾病的可能性最小的是

A. 肝血管瘤

B. 肝细胞癌并肝内转移

C. 细菌性肝脓肿

D. 肝囊肿合并出血及感染

E. 阿米巴性肝脓肿

2. 下一步对确诊最有意义的处理应是

A. 血常规检查

B. 临床密切随访

C. 超声检查

D. CT 增强及动态扫描检查

E. 以上都不是

（3~4 题共用题干）

患者，男性，42 岁。上腹胀满、厌食。查体脾大，腹水征阳性。腹部超声示肝硬化、脾大、腹水。

3. 最可能的诊断

A. 腹膜结核
B. 肝炎
C. 肝硬化，门静脉高压症
D. 肝癌
E. 胃炎

4. 介入治疗方法

A. 脾动脉化疗
B. TIPSS
C. 食管支架
D. 肝动脉栓塞
E. PTCD

（5~6 题共用题干）

患者，男性，52 岁。乙肝表面抗原阳性，USG 发现肝内多发略低回声结节灶，CT 增强扫描动脉期病灶呈片样或环样强化，静脉期病灶密度低于周围肝组织。

5. CT 诊断为

A. 弥漫性肝癌、肝转移瘤
B. 结节性肝硬化、肝转移瘤
C. 弥漫性肝癌、结节性肝硬化
D. 结节性肝硬化、胆管细胞癌
E. 肝转移瘤、肝腺瘤

6. 以下 CT 征象中，有利于上述两种疾病的鉴别

A. 肝叶比例失调
B. 门静脉癌栓形成
C. 病灶内出血
D. 胆管扩张
E. 脾大

（7~10 题共用题干）

患者，男性，27 岁。B 超偶然发现肝右叶占位。

7. CT：肿块呈稍低密度，密度均一，境界清楚，中央有星状瘢痕。MR：T_1WI 呈等信号，T_2WI 呈等或略高信号肿块。诊断为 FNH，如图所示。关于该病变中央瘢痕的强化，最恰当的是

A. 延迟强化
B. 早期强化
C. 不强化
D. 轻度强化
E.“快进慢出”型强化
F. 明显持续强化

G. “快进快出”型强化

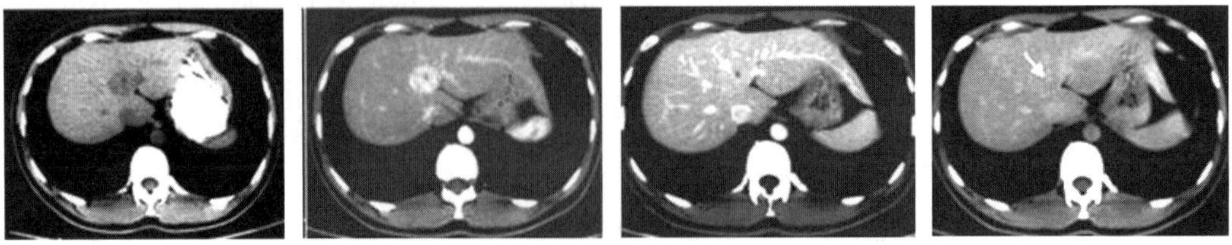

平扫　　动脉期　　门脉期　　延时期

8. 关于中央瘢痕的 MR 表现，正确的是
   A. T_1WI 呈高信号，T_2WI 呈高信号
   B. T_1WI 呈高信号，T_2WI 呈低信号
   C. T_1WI 呈低信号，T_2WI 呈高信号
   D. T_1WI 呈低信号，T_2WI 呈低信号
   E. T_1WI 呈等信号，T_2WI 呈等信号
   F. T_1WI 呈高信号，T_2WI 呈等信号
   G. T_1WI 呈等信号，T_2WI 呈低信号
9. 关于 FNH 的鉴别诊断，以下正确的是
   A. 肝细胞癌中心瘢痕 T_1WI 和 T_2WI 多均呈高信号，且强化明显
   B. MRI 反相位检查或脂肪抑制图像对肝细胞腺瘤与 FNH 鉴别无意义
   C. 纤维板层状肝细胞癌中央瘢痕多纤细，少见钙化
   D. 纤维板层状肝细胞癌强化呈“快进慢出”型，中央瘢痕无强化
   E. MRI 特异性对比剂有助于与肝细胞癌鉴别
   F. 肝细胞腺瘤中央瘢痕亦常见
   G. 注射 SPIO 后 HCC 呈低信号，与之可鉴别
10. 注射 MRI 特异性对比剂后，关于 FNH 表现错误的是
    A. 注射 SPIO 后信号明显降低
    B. 注射 Gd-BOPTA 后呈持续强化
    C. 注射 Mn-DPDP 后呈持续强化
    D. 注射 Gd-BOPTA 后表现与肝细胞腺瘤相似
    E. 注射 SPIO 后表现与肝细胞腺瘤相同
    F. 注射 Mn-DPDP 后表现与肝细胞腺瘤相似
    G. 注射 SPIO 后与 HCC 表现不同

（11～12 题共用题干）

患者，男性，72 岁。近 2 个月出现肝区疼痛、食欲缺乏、乏力。右上腹部可扪及包块，压痛；肝脏质硬。既往乙肝病史。CT 平扫发现肝内多发低密度占位性病变。

11. 最有可能的诊断是

A. 肝细胞性肝癌并肝内多发转移　　B. 胆管细胞癌
C. 脂肪肝　　D. 肝囊腺瘤
E. 肝囊肿

12. 若诊断为肝细胞性肝癌，则动态增强扫描最可能出现的影像学表现为
A. 病灶强化程度为慢升速降型　　B. 病灶强化程度为慢升慢降型
C. 病灶强化程度为速升慢降型　　D. 病灶强化程度为速升速降型
E. 以上都不是

（13~15 题共用题干）

患者，男性，73 岁。肝区偶感不适，腹胀、消瘦乏力，行 MRI 检查，如图所示。

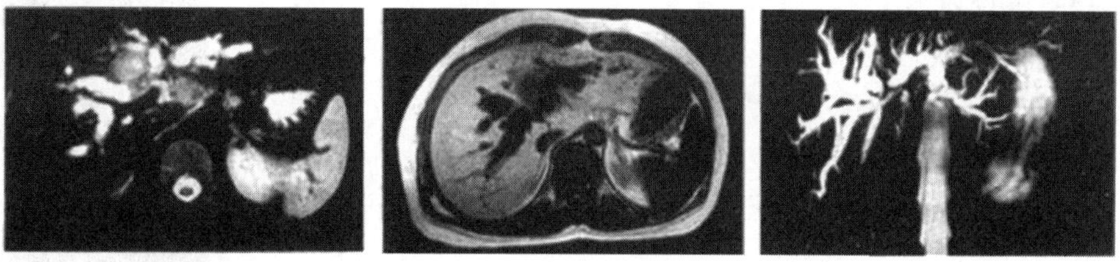

13. 该患者最可能的诊断为
A. 肝细胞癌　　B. 肝腺瘤
C. 肝血管瘤　　D. 胆管细胞癌
E. 肝内转移瘤　　F. 肝局灶性结节性增生

14. 该病典型的影像学特点是
A. 快进快出　　B. 早出晚归
C. 牛眼征　　D. 靶征
E. 病灶增强检查静脉期常高于动脉期　　F. 轨道征

15. 肝门区胆管癌（Klatskin 瘤）最常见的 MRI 表现为
A. 肝门区大肿块　　B. 肝门区胆管腔内充盈缺损
C. 肝内胆管扩张，肝总管及胆总管无扩张　　D. 胆囊明显缩小
E. 肝内及淋巴结转移病灶　　F. 周围见多个淋巴结肿大

（16~17 题共用题干）

患者，男性，46 岁。上腹部不适、食欲缺乏 2 个月入院。查体触诊可及右上腹部肿块。CT 平扫见肝左叶低密度病灶，其内可见小点状钙化影，形态不规则，增强扫描动脉期不均匀强化，静脉期强化程度高于动脉期，病灶远端肝内胆管扩张。

16. 根据以上临床及影像学资料，应首先考虑为

A. 胆管细胞癌
B. 肝细胞癌
C. 肝腺瘤
D. 肝局灶性增生结节
E. 其他

17. 影像学表现最需要鉴别诊断的是
A. 肝细胞癌
B. 肝腺瘤
C. 肝局灶性增生结节
D. 细菌性肝脓肿
E. 其他

（20~22 题共用题干）

患者，女性，63 岁。上腹不适、黄疸 1 个月，CT 检查如图所示。

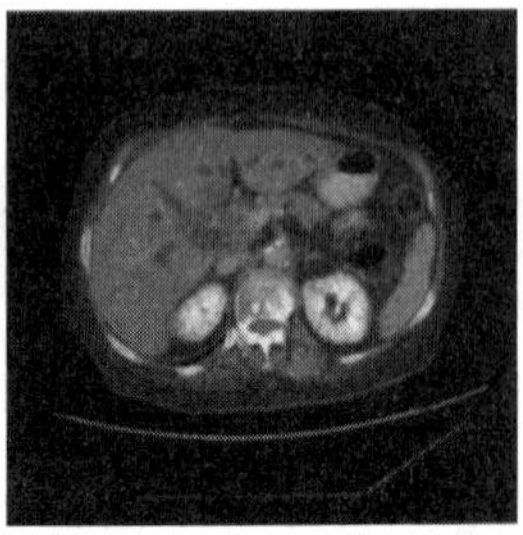

18. 胆系梗阻位置为
A. 胆总管下端
B. 胆总管中段
C. 壶腹
D. 肝门区
E. 肝内胆管

19. CT 诊断最可能为
A. 胆管结石
B. 胆管细胞癌
C. 硬化性胆管炎
D. 慢性胆管炎
E. 胰腺癌

20. 分型属于
A. 阴性结石
B. 胆管细胞癌浸润型
C. 纤维型
D. 慢性胆管炎急性发作
E. 未分化癌

（21~22 题共用题干）

患者，女性，78 岁。上腹部不适、粪便带脓性血性黏液 3 个月余。既往结肠息肉病史。现上腹部 CT 检查发现肝脏密度不均匀，其内可见数个低密度病灶，增强扫描强化程度低于肝脏，实验室检查 AFP 水平正常。

21. 结合以上临床资料，患者肝内多发病灶最有可能的诊断是
A. 肝细胞性肝癌并肝内转移
B. 胆管细胞癌
C. 肝转移瘤
D. 肝腺瘤
E. 肝血管瘤

22. 下列出现的影像学征象有助于肝转移瘤的诊断的是

A. 增强扫描病灶见填充式强化　　B. 牛眼征
C. 晕圈征　　D. 靶征
E. 以上都不是

四 B 型题

（1~5 题共用备选答案）

A. 肝转移瘤　　B. 原发性肝细胞癌
C. 肝海绵状血管瘤　　D. 肝硬化再生结节
E. 肝囊肿

1. 肝内肿块 MRI T_1WI 呈低信号，T_2WI 为极高信号，首先考虑
2. 肝内肿块 MRI T_1WI 呈低信号，T_2WI 为稍高信号，首先考虑
3. 肝内肿块 MRI T_1WI 呈稍高信号，T_2WI 为低信号，首先考虑
4. 肝内多发肿块 MRI T_1WI 呈低信号，T_2WI 为稍高信号，首先考虑
5. 肝内肿块 MRI T_1WI 呈低信号，T_2WI 为极高信号，增强后无强化，首先考虑

（6~7 题共用备选答案）

A. 肝血管瘤　　B. 肝腺瘤
C. 肝局灶性结节增生　　D. 肺癌
E. 结肠癌

6. 肝转移瘤最常见的原发肿瘤是
7. 不属于真正肝脏肿瘤的是

（8~9 题共用备选答案）

A. 晕圈征　　B. 半月征
C. 靶征　　D. 牛眼征
E. 囊中囊征

8. 肝转移瘤典型 CT 征象是
9. 肝脓肿典型 CT 征象是

五 X 型题

1. 关于正常肝脏的 MRI 表现，错误的是

A. T_1加权像信号比脾高，T_2加权像信号比脾低
B. T_1加权像信号比脾低，T_2加权像信号比脾高

C. T_1及T_2加权像信号均比脾高
D. T_1及T_2加权像信号均比脾低
E. T_1及T_2加权像信号均与脾相似

2. 肝内病变的MRI表现，正确的是
A. 肝囊肿在T_1WI上呈极低信号，T_2WI上呈明显高信号
B. 肝癌及肝血管瘤在T_1WI上均为稍低信号，而在T_2WI上肝癌为稍高信号，血管瘤为极高信号
C. 大多数肝内病变在T_1WI呈低信号，T_2WI上为高信号
D. 肝内结石或钙化在T_1WI及T_2WI上均为低信号
E. 巨块型肝癌有液化坏死或出血者以及血管瘤伴血栓形成者，常为混杂信号

3. 下列关于肝脏病变的MRI特征描述，正确的是
A. Caroli病，肝内小胆管明显扩张
B. 肝血色病，T_1WI肝脏信号一致性减低
C. 肝腺瘤，T_1WI低信号包膜
D. 肝硬化结节，T_1WI稍高信号，T_2WI低信号
E. 出血和中央坏死组织在T_2WI上为极低信号

4. 引起肝脓肿常见的细菌为
A. 大肠埃希菌
B. 金黄色葡萄球菌
C. 铜绿假单胞菌
D. 变形杆菌
E. 肠炎杆菌

5. 肝脓肿的发病原因包括
A. 胆道炎症所致
B. 经淋巴系统感染
C. 腹腔内和胃肠道感染经门静脉进入肝脏
D. 全身其他部位炎症经肝动脉进入肝脏
E. 阿米巴原虫感染

6. 典型肝脓肿CT可表现为
A. 病灶呈圆形或椭圆形高密度
B. 中心区域CT值略高于水而低于正常肝组织
C. 密度均匀或不均匀
D. 病灶周围往往出现不同密度的环形带
E. 环状结构呈不同程度的增强

7. 肝脓肿CT扫描所出现的“靶征”可以是
A. 无环
B. 单环

C. 双环　　D. 三环
E. 以上都不是

8. 肝脓肿 X 线平片检查所见有
A. 膈肌升高　　B. 肝向下增大
C. 右下肺盘状不张　　D. 结肠肝曲上移
E. 右侧胸腔积液

9. 关于囊形棘球蚴病的描述正确的有
A. 囊壁分三层　　B. 子囊由内囊生发层长出
C. 子囊头节源自母囊生发层　　D. 外囊为纤维组织，壁厚，可钙化
E. 应避免穿刺活检

10. 肝棘球蚴病 CT 表现
A. 囊肿边缘光整清晰　　B. 增强后有强化
C. 囊内囊　　D. 水百合花征
E. 可有钙化、感染

11. 肝棘球蚴病特点有
A. 人畜共患寄生虫病　　B. 约 98%为囊型棘球蚴病
C. 成虫生活在门静脉内　　D. 成虫生活在末梢胆管内
E. 与囊型棘球蚴病相比，泡型棘球蚴病坏死、钙化率高

12. 下列肝棘球蚴囊肿影像，提示有合并感染的有
A. 囊壁增厚　　B. 囊内密度增高
C. “飘带征”　　D. 囊内积气
E. 增强扫描，囊壁明显强化

13. 肝棘球蚴病的 CT 表现，不正确的是
A. 一般多发　　B. 病灶形态不规则
C. 病灶与周围正常肝组织界限不清　　D. 增强后无强化
E. 很少发生钙化

14. 根据肝棘球蚴囊肿的 CT 表现和特征，可将其分为
A. 单纯型　　B. 内囊分离型
C. 实质钙化型　　D. 实质强化型
E. 多子囊型

15. 肝棘球蚴囊肿的特征表现有
A. 子囊密度高于母囊　　B. 囊内密度均匀，增强后明显强化
C. 囊壁可呈弧形或蛋壳样钙化　　D. 母囊内出现子囊，数目不一
E. 内囊可分离，悬浮于囊液中

16. 慢性肝血吸虫病 CT 检查的主要表现为
  A. 肝内钙化
  B. 肝硬化
  C. 肝内汇管区纤维性高密度灶及中心血管影
  D. 门静脉系钙化
  E. 肠系膜、肠壁增厚钙化
17. 脂肪肝的描述正确的是
  A. 肝脏的脂肪肝含量>5%
  B. 过量的脂肪蓄积于肝细胞内
  C. 过多的脂肪浸润在肝细胞间隙
  D. 过多的脂肪主要是甘油三酯
  E. 轻度脂肪肝多无自觉症状
18. 以下关于脂肪肝病因正确的是
  A. 糖尿病
  B. 肝炎
  C. 肥胖
  D. 肝癌
  E. 营养不良
19. 脂肪肝的 CT 表现包括
  A. 肝脏密度减低，重症可呈负值
  B. 局灶性脂肪浸润周围可见正常肝脏
  C. 肝脏密度低于脾脏
  D. 肝内血管影模糊或相对高密度
  E. 增强扫描可见血管变形或移位
20. 有关肝硬化脂肪变性的描述正确的是
  A. 肝硬化脂肪变性与单纯脂肪沉积的病理基础相同
  B. 肝脏的 CT 值低于脾脏即可诊断脂肪肝
  C. CT 平扫肝实质密度下降，肝内血管影显示相对较高密度
  D. 增强后无明显强化
  E. 肝内血管有时受挤压变细，但无推移包绕现象
21. 下列关于肝硬化，正确的描述是
  A. 血吸虫性肝硬化，肝裂多增宽
  B. 肝硬化患者，肝转移癌发生率降低
  C. 结节性肝硬化有家族倾向
  D. 肝硬化结节不会癌变
  E. 肝脏体积可不同程度增大或缩小
22. 原发性胆汁性肝硬化可伴有
  A. 骨质软化
  B. 胆总管扩张
  C. 肝内胆管局限性扩张
  D. 肝门部肿块
  E. 肥大性骨关节病
23. 有关肝硬化的 CT 表现，正确的是
  A. 肝左叶及尾状叶增大较为常见
  B. 肝实质密度一般与正常肝无明显变化

C. 肝表面凹凸不平，肝缘变钝
D. 肝硬化再生结节 CT 动态增强扫描无强化
E. 胃底部可见小球形或扭曲的绦虫样影

24. 肝硬化声像图的特征有
A. 肝表面不平整
B. 边缘圆钝
C. 左叶增大，右叶缩小
D. 回声弥漫性增强、增粗
E. 肝静脉管腔可变窄

25. 肝海绵状血管瘤的影像学表现中，包括
A. 抱球征
B. 树上挂果征
C. 早出晚归征
D. 灯泡征
E. 星状瘢痕征

26. 关于肝脏海绵状血管瘤，下列说法正确的是
A. CT 平扫多为低密度，也可为稍高密度或等密度
B. 海绵状血管瘤复查时首选超声检查
C. 多期增强扫描能提高海绵状血管瘤的诊断率
D. 多回波序列 T_1WI 出现“亮灯泡征”是其特征性表现
E. 1~2cm 的小血管瘤，动脉期可全瘤强化

27. 下面哪些描述是肝海绵状血管瘤的声像图表现
A. 可呈网状或蜂窝状不均匀低回声
B. 外形规整，边界清晰
C. 肿瘤边缘回声增强
D. 肿瘤内可见低速静脉样血流
E. 周边可见低回声晕

28. 关于肝局灶性结节增生的病理改变的描述，正确的是
A. 以星状纤维瘢痕组织为核心
B. 纤维组织分隔呈辐射状、形成分房状结构
C. 纤维分隔内有血管腔及增生的胆管
D. 肿块与周围组织分界较清
E. 有包膜

29. 关于脂肪瘤的起源，下述正确的是
A. 纵隔胸膜下脂肪组织
B. 胸壁皮下脂肪组织
C. 胸腺脂肪组织
D. 结外淋巴组织
E. 淋巴未退化的胸腺组织

30. 关于肝细胞癌的 MRI 表现，正确的是
A. T_2WI 上正常肝组织信号常高于肿瘤信号
B. 质子加权像肿瘤与周围实质信号差别不大
C. 肿瘤可表现为 T_1WI、T_2WI 混杂不均匀信号

D. 肿瘤内可有脂肪变性、囊变、坏死、出血、纤维间隔等改变
E. 静脉瘤栓和假包膜较具特征性

31. 关于胆管细胞癌的说法，正确的是
A. 起源于肝内胆管的上皮细胞
B. CT 平扫易与肝细胞癌鉴别
C. 平扫呈低密度实性病灶，部分可见不规则钙化
D. 有时末梢胆管的局限性扩张是唯一表现
E. 增强后病灶显示较清楚，可呈多结节

32. 关于肝内胆管细胞癌的叙述，正确的是
A. 多见于 60 岁以上　　B. 血供多丰富
C. 与肝硬化无关　　D. 胆管及肝外门脉阻塞常见
E. 发现时肿瘤通常较大

33. 胆管细胞囊腺癌 CT 表现包括
A. 实质部分为高密度　　B. 囊壁厚薄不均
C. 可见囊壁结节　　D. 囊内液体密度
E. 病变显著强化

34. 肝脏淋巴瘤通常分型为
A. 结节型　　B. 包囊型
C. 弥漫型　　D. 巨块型
E. 癌栓型

35. 关于肝脏淋巴瘤的叙述，正确的是
A. 原发较继发少见　　B. 霍奇金淋巴瘤常表现为局灶性病变
C. T_1WI 上多表现为高信号　　D. T_2WI 上信号越高，增强越明显
E. 与肝脏转移瘤易于鉴别

36. 血供丰富的肝转移癌多表现为
A. 供血血管增粗　　B. 动静脉瘘
C. 病理血管　　D. 肿瘤染色
E. 血管受压弯曲

六 案例分析题

（1~3 题共用题干）

患者，男性，40 岁。因发热、右上腹疼痛 2 周入院。患者 2 周前无明显诱因出现发热、食欲缺乏、右上腹疼痛。查体：肝右叶体积增大，右上腹压痛明显。实验室检查：Hb 110g/L，

WBC 13.8×10^{12}/L，N 78%。X 线检查见右膈抬高，右侧胸腔少量积液。上腹部 CT 平扫见肝右叶大小约 5.2cm×4.5cm×3.7cm 低密度病灶，边界欠清晰，密度不均匀，CT 值为 15~52HU，病灶中心可见低密度区。

1. 根据以上临床资料及影像学检查，可基本排除
   A. 肝囊肿
   B. 细菌性肝脓肿
   C. 肝细胞性肝癌
   D. 胆管细胞癌
   E. 阿米巴性肝脓肿
   F. 先天性胆管囊性扩张
   G. 局灶性脂肪肝
2. CT 平扫病灶出现低密度区最大可能性是因为
   A. 病灶中心液化坏死
   B. 病灶中心脂肪变性
   C. 病灶中心出血
   D. 病灶内部组织成分不同
   E. 病灶内部含有正常肝组织
   F. 以上都不是
3. 出现以下影像学征象则支持细菌性肝脓肿的诊断有
   A. 病灶边缘不清楚
   B. 环征或靶征
   C. 增强扫描病灶周围结构均有不同程度的强化，强化程度常高于肝组织
   D. 增强扫描病灶内部可见分隔状强化，病灶低密度区未见强化
   E. 增强扫描动脉期病灶周边呈结节状明显强化，静脉期强化范围增大，向中央呈填充式强化，延迟期呈等密度灶
   F. 病灶内出现空气影

（4~6 题共用题干）

患者，女性，35 岁。上腹部胀痛不适，B 超发现肝内占位。

4. 依据上述临床表现，患者可能患
   A. 肝海绵状血管瘤
   B. 肝细胞腺瘤
   C. 肝局灶性结节性增生
   D. 错构瘤
   E. 肝脏恶性肿瘤
   F. 肝血管肉瘤
5. 还应该做的检查有
   A. MRI
   B. CT
   C. US
   D. DSA
   E. ECT
   F. 行 AFP 与 CEA 检查
6. 患者做了 MR 平扫和动态增强扫描，如图所示，应考虑为
   A. 肝海绵状血管瘤
   B. 肝脓肿
   C. 肝细胞腺瘤
   D. 肝细胞性肝癌

E. 肝脏淋巴瘤　　　　F. 肝局灶性结节性增生

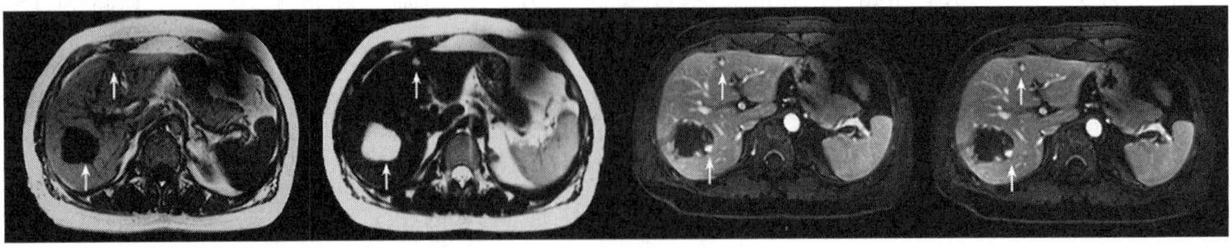

（7~8 题共用题干）

患者，女性，38 岁。体检 B 超发现肝内占位，无临床症状。CT 检查如图所示。

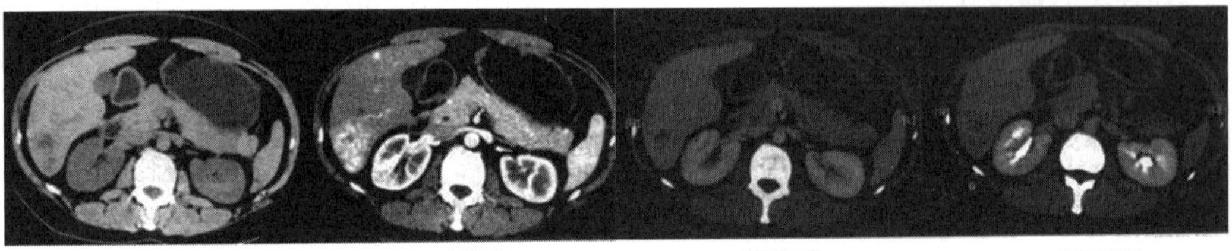

CT平扫　　动脉期　　静脉期　　延迟期

7. 首先诊断
   A. 肝癌　　　　B. 肝血管瘤
   C. 肝细胞腺瘤　　　　D. 肝脓肿
   E. 肝局灶性结节增生
8. 对该病描述正确的是
   A. 男性多见，偶见于儿童
   B. 一般无临床症状，肿瘤较大时可破裂出血
   C. 肿块有包膜
   D. 病灶中央为星状纤维瘢痕，向周围放射状分布
   E. 延迟扫描中央瘢痕可见强化

（9~11 题共用题干）

患者，女性，29 岁。右上腹部包块，B 超发现肝内占位。

9. 患者进一步做了 MR 平扫和动态增强扫描，如图所示，应考虑为
   A. 肝海绵状血管瘤　　　　B. 肝脓肿
   C. 肝细胞腺瘤　　　　D. 肝细胞性肝癌
   E. 肝脏淋巴瘤　　　　F. 肝局灶性结节性增生

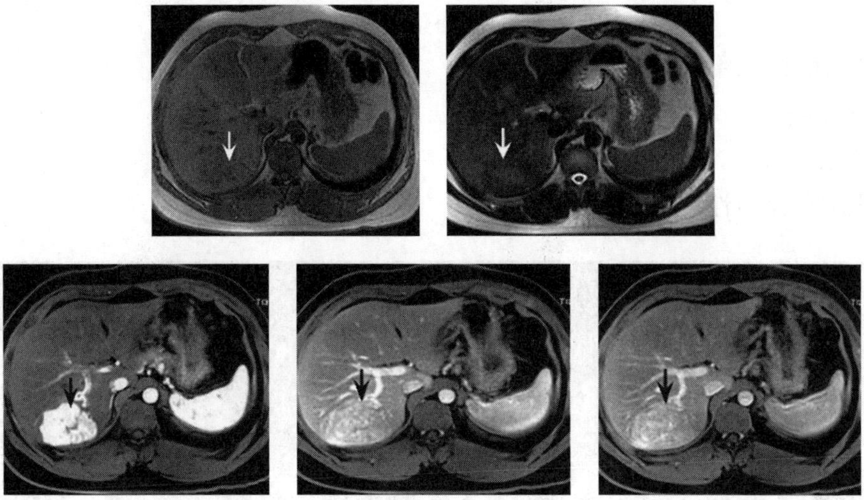

10. 诊断依据是
    A. 中年女性，出现腹部包块
    B. T_1WI 和 T_2WI 肿瘤接近等信号，多数能与正常肝分辨
    C. 肿块内“星状瘢痕征”，T_1WI 为高信号，T_2WI 为低信号的放射状分隔
    D. 增强扫描动脉期肿块表现明显均匀增强
    E. 增强扫描静脉期增强密度逐渐下降，最终呈较低密度
    F. 中央的瘢痕组织和向周围放射状分布的分隔纤维无强化而呈低密度区
11. 该病需与哪种疾病鉴别
    A. 肝海绵状血管瘤　　B. 慢性肝脓肿
    C. 肝转移瘤　　D. 肝细胞腺瘤
    E. 肝细胞癌　　F. 肝局灶性结节性增生

（12~17 题共用题干）

患者，男性，25 岁。乏力、上腹痛 3 个月，近来加剧。疼痛以夜间为重，坐起可缓解，向背部放射。食欲差，近期体重下降。实验室检查正常。

12. 从题干所给表现最可能的病变为
    A. 胰腺炎　　B. 胆囊炎
    C. 心肌炎　　D. 肝占位性病变
    E. 肾占位性病变　　F. 肺炎
13. 应做的检查有
    A. CT　　B. MRI
    C. MRCP　　D. US

E. DSA　　F. X 线透视

14. 患者所做检查如图所示，应考虑为

A. 肝细胞癌　　B. 肝囊肿

C. 肝胆管细胞癌　　D. 肝脓肿

E. 肝局灶性结节性增生　　F. 肝脏淋巴瘤

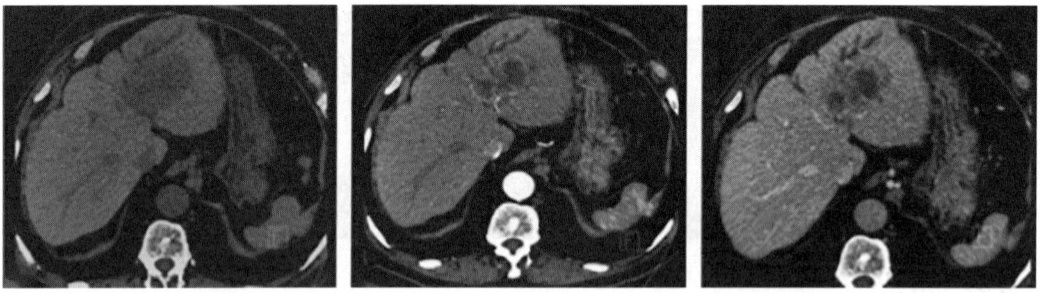

15. 诊断依据是

A. 胆管细胞癌是在肝硬化基础上发生的

B. 多发生于青壮年，可出现上腹不适、疼痛、上腹包块的表现

C. 病变呈低密度实性病灶，形态不规则，部分病灶内见钙化影

D. 增强扫描动脉期病灶有不均质强化，强化程度低于正常肝实质，静脉期病灶强化程度高于动脉期

E. 病灶周围见小的卫星灶，病变远侧有局部肝内胆管扩张

F. 附近肝叶萎缩和门静脉分支闭塞

16. 病变来源于下列哪些组织或细胞

A. 肝细胞　　B. 肝内胆管上皮细胞

C. 肝间叶细胞　　D. 肝纤维组织

E. 胆管　　F. 肝外组织

17. 本病需与哪些疾病相鉴别

A. 原发性肝细胞癌　　B. 肝转移瘤

C. 肝脓肿　　D. 肝硬化

E. 肝血管瘤　　F. 肝脏淋巴瘤

参考答案与解析

一、A1 型题

1. E【解析】肝脓肿为肝组织局限性化脓性炎症，可为细菌性或阿米巴性，以前者多见。感染途径主要有三种：①经胆管感染；②经血行感染；③邻近组织感染直接蔓延。

2. C【解析】如果脓肿壁内层由坏死组织构成不出现增强，而外层由纤维肉芽组织构成则明显强化，则可见脓腔外周的低密度环和周围低密度的水肿带之间有一增强的脓肿壁外环，即所谓的“三环征”。

3. E【解析】肝脓肿 CT 扫描所出现的靶征可以是单环、双环或三环。

4. D【解析】肝脓肿三环表明除外周水肿带外，脓肿壁有两层结构，内层由坏死组织构成无强化，而外层由纤维肉芽组织构成明显强化。

5. A【解析】肝脓肿静脉期强化明显，部分病例在动脉期可见病变所属肝段出现一过性强化。肝细胞癌 CT 或 MRI 多期增强检查时动脉期通常表现为“快进快出”，常有肿瘤周边假包膜等，与肝脓肿不同。

6. E【解析】肝囊肿 CT 增强扫描囊肿内及囊肿壁均无强化。

7. A【解析】肝硬化常见病因包括病毒性肝炎、酗酒、药物中毒、胆汁淤积、肝淤血、某些代谢性疾病和寄生虫病等。我国以病毒性肝炎所致肝硬化最为常见，尤以乙型肝炎多见；而在国外，特别是北美、欧洲，以酒精性肝硬化更多见。

8. E【解析】参见 A1 型题第 7 题解析。

9. B【解析】轻度、中度肝硬化者，肝密度可无明显变化。重度肝硬化肝密度高、低不均。增强扫描动脉期显示肝密度不均匀可能甚于平扫，但在门静脉期和延迟期往往显示趋于均匀，各业比例失调，表面不均匀。

10. E【解析】肝硬化良性结节 CT 征象无明显强化信号，但恶性结节 CT 检测表现为“快进快出”强化模式。

11. B【解析】肝海绵状血管瘤的 MRI 表现：平扫呈圆形或类圆形、边界清晰肿块影，T_1WI 呈低信号，T_2WI 呈非常高信号，称“灯泡征”，且多回波 T_2WI 序列显示，随着 TE 延长，病灶的信号逐渐增高。Gd-DTPA 增强扫描病灶的强化方式与 CT 表现相似。

12. D【解析】参见 A1 型题第 11 题解析。

13. E【解析】肝局灶性结节增生的临床表现：女性明显多于男性。一般无临床症状，通常是在检查其他疾病时偶然发现。肿块较大时，可出现上腹不适，上腹扪及肿块。

14. A【解析】肝局灶性结节增生的 CT 表现：平扫显示肿块密度均匀，呈略低密度或等密度。中心瘢痕组织呈低密度或略低密度。多期增强扫描动脉期多呈均匀明显强化。有些病灶可见粗大供血动脉，位于病灶周边或中心。中心瘢痕组织无强化，表现为低密度，周围条索状纤维分隔在强化实质衬托下，呈放射状低密度条影；门静脉期和延迟期病灶强化程度下降，呈等密度或略低密度，中心瘢痕可有延迟强化。

15. B【解析】肿瘤起源于胆管，也称胆管性囊腺瘤，属少见肝肿瘤。病因不详。肿瘤呈囊实性，包膜完整，边界清晰。瘤体内可见多个囊腔，囊腔内含有液体，囊腔之间间隔由纤维基质构成，囊壁由纤维组织和上皮组织组成。囊腔与胆管不通。常见于 30 岁以上女性。肿瘤生长缓慢，病史长。早期一般无症状，肿瘤较大时，可扪及上腹部肿块。囊内出血时，可产生急腹症症状，可分为良、恶性，即良性的囊腺瘤和恶性的囊腺癌。

16. C【解析】肝细胞癌的病理分型：①巨块型：直径≥5cm，由单个结节或多个结节融合而成。②结节型：直径<5cm，单个或多个结节组成。③弥漫型：多为 1cm 以下小结节，弥漫分布于全肝。

17. C【解析】实验室检查甲胎蛋白明显升高是肝细胞癌的特征。

18. E【解析】胆管细胞囊腺癌的 CT 表现：平扫显示病灶呈多房性囊性占位，实质部分为低密度，囊内呈液体密度，其囊壁、囊内间隔厚薄不均，可见乳头状软组织肿块向囊内突出。增强后囊壁、囊内间隔和乳头状肿块可见增强。

19. E【解析】胆管细胞癌的 CT 表现：①CT 平扫：病灶表现为类圆形或不规则、分叶状肿块，呈低密度实性病灶，轮廓不清。低密度病灶内可见更低密度区，与肿块内部散在坏死、囊变及黏液聚集有关。部分病灶内可见不规则高密度钙化影，数目多而小，形态不规则。肿块内或远侧可伴有胆管扩张。主病灶周围可见小的卫星灶。②CT 增强扫描：多数周围型胆管细胞癌表现为少血供肿瘤，动脉期和门静脉期病灶周边出现薄层环状强化，中央低密度区无明显强化，主要与肿瘤间质丰富，对比剂在其中弥散缓慢有关。延迟期扫描强化范围由周边向中心延伸充填，病灶中心可呈相对高密度，与对比剂在肿瘤间质内弥散缓慢、廓清缓慢有关。

20. E【解析】胆管细胞癌肿块内或远侧可伴有胆管扩张。

21. A【解析】肝转移瘤 T_2加权像显示“靶征”中心高信号病理基础为坏死液化。

二、A2 型题

D【解析】AFP 升高多见于肝癌，不支持肝脓肿的诊断。

三、A3/A4 型题

1. B【解析】肝细胞癌可通过血行转移或通过淋巴系统转移，但通常以血行转移多见，常见转移部位依次为肺、肾上腺、骨、肾、脑等。少数情况下，可种植转移。肝脓肿可发生于各肝叶，但以右叶多见，可单发或多发，大小不等。肝内低密度占位，CT 值-10~35HU，肝细胞癌并肝内转移可能性较小。

2. D【解析】CT 增强及动态扫描是必需的，也是必不可少的。对比剂增强的目的是增强病灶和血管与周围组织的对比，以利于发现病灶或更清晰地显示病灶的范围和性质，对病变的定性诊断提供有价值的信息。

3. C【解析】肝硬化的临床表现：早期由于肝代偿功能较强，可无明显不适。后期则有多系统受累，以不同程度的肝功能损害和门静脉高压为主要表现，并出现消化道出血、肝性脑病、癌变等严重并发症。CT 表现：①轻度、中度肝硬化，肝密度可无明显变化。重度肝硬化，肝密度高、低不均。增强扫描动脉期显示肝密度不均匀可能甚于平扫，但在门静脉期和延迟期往往显示趋于均匀。再生结节强化方式与正常肝实质相同，以门静脉供血为主。②继发性改变，严重肝硬化往往伴有门静脉高压、脾大和腹水。CT 表现为门静脉主干扩张，侧支血管扩张和扭曲，常位于食管下段、胃底贲门区和脾门附近。平扫表现为团状或结节状或蚯蚓状软组织影，增强扫描显示血管样强化。门静脉或侧支血管内血栓形成时，增强扫描表现为增强血管内低密度充盈缺损。

4. B【解析】TIPSS：经颈静脉肝内门腔静脉分流术，采用特殊的介入治疗器材，在 X 线透视引导下，经颈静脉入路，在肝内建立一个肝静脉与门静脉之间的人工分流通道，使部分门静脉血流直接分流入下腔静脉，从而使门静脉降低，控制和预防食道胃底静脉曲张破裂出血，促进腹水吸收。

5. C【解析】弥漫性肝癌临床上又称浸润性肝癌，此种肝细胞癌于非癌组织缺乏明确的界限。肿瘤形状不规则，无包膜。癌灶大小不一，可以相互融合。弥漫性肝癌的症状众多，早期多不明显，常见症状有肝区疼痛、上腹胀满、上腹肿块等。肝区疼痛可为间歇性或持续性，呈刺痛、胀痛、钝痛。可引起肩背、腰背胀痛，癌瘤破裂则引起剧痛。食欲缺乏、恶心、呕吐、腹泻、发热、出血、腹胀、腹水、黄疸等均可出现。病情发展出现乏力消瘦、恶病质，并发症有肿瘤破裂大出血、消化道出血、肝昏迷，乙肝病毒 e 抗原阳性的。肝硬化再生结节由于胆汁淤积、脂肪变性、胆色素及含铁血黄素沉积，T_1WI 呈等、低或稍高信号，T_2WI 呈等或稍低信号，且信号均匀，无包膜。增强扫描显示无异常强化。T_2WI 显示低信号结节内出现高信号区，则提示有癌变可能。再生结节强化方式与正常肝实质相同，以门静脉供血为主。

6. B【解析】肝硬化的鉴别诊断：①大结节型肝硬化需与弥漫性肝癌鉴别；②肝硬化在肝门静脉期可以均匀强化，而弥漫性肝癌在增强扫描时可见多发的小结节状坏死；③MR 扫描二者的信号差异显著，弥漫性肝癌在 T_2WI 呈稍高信号。肝硬化结节密度较正常肝组织稍高，增强扫描动脉期强化不明显，延迟后病灶呈等密度，门静脉无癌栓。

7. A【解析】FNH 中心瘢痕组织 CT 平扫呈低密度或略低密度，增强扫描动脉期中心瘢痕组织无强化，门静脉期和延迟期中心瘢痕可有延迟强化。中心瘢痕在 T_1WI 呈低信号，T_2WI呈高信号，增强扫描有延迟强化。

8. C【解析】参见 A3/A4 型题第 7 题解析。

9. E【解析】FNH 的鉴别诊断：①肝细胞癌，无中心瘢痕延迟强化，可有假包膜并可有延迟强化；注射 SPIO 后 HCC 呈高信号，FNH T_2WI 信号显著降低；②肝细胞腺瘤，无中心瘢痕，MRI 反相位检查或抑脂图像中有信号降低；③纤维板层状肝细胞癌，中央瘢痕粗大，并可见斑点状钙化；增强扫描呈“快进快出”，中央瘢痕无强化；MRI 特异性对比剂可行鉴别。

10. E【解析】注射 SPIO 后 T_2WI 信号显著降低，肝细胞腺瘤 T_2WI 呈稍高信号，两者不同。

11. A【解析】肝细胞癌的 CT 表现：①多有肝硬化背景。②多呈低密度病灶，CT 值 21~37HU，密度均匀或不均匀。③病灶周围可见环形低密度带，即肿瘤包膜。④增强特点为“快进快出”式，肿瘤内可见杂乱血管影。⑤其他恶性征象：静脉系统癌栓、动-静脉分流、淋巴结或其他器官转移等。⑥纤维板层样肝细胞癌：左叶多见，肿瘤内出现钙化是其特点。

12. D【解析】肝癌在多期 MR 增强扫描时可表现为速升速降型、速升缓降型、缓慢上升型和轻微强化型四种强化模式，该患者最可能出现的为速升速降型。

13. D【解析】胆管细胞癌的 MRI 表现：①MRI 平扫：T_1WI 多表现为低信号，坏死及黏液聚集区信号更低；T_2WI 呈稍高信号，坏死及黏液聚集区信号更高。病灶信号一般不均匀。肿块无明显包膜，边界不清。②MRI 增强扫描：增强动脉期及门静脉期往往显示病灶呈轻度至中度周边强化，强化程度不如肝细胞癌；随着时间延长，病灶中心逐渐出现延迟强化。

14. E【解析】参见 A3/A4 型题第 13 题解析。

15. C【解析】肿块内或远侧伴有胆管扩张。

16. A【解析】参见 A1 型题第 19 题解析。

17. D【解析】胆管细胞瘤与肝脓肿的鉴别：一般具有特征性临床症状。病灶一般呈圆形。病灶周围围绕不同程度水肿带。增强扫描病灶呈环状强化，可出现“靶征”。

18. D【解析】如图所示，该患者胆系梗阻位置为肝门区。

19. B【解析】参见 A3/A4 型题第 16 题解析。

20. B【解析】胆管癌大体形态可分为三型：①管壁浸润型最为多见，可见于胆管的任何部位，受累的管壁增厚，管腔变小或狭窄，进而可发生阻塞征象。②结节硬化型，较管壁浸润型少见，可见于较晚期的胆管癌，癌结节直径可达 1.5~5.0cm。③腔内乳头状型，最少见，可见于胆管的任何部位，但汇合部更为少见，此型可将胆管腔完全阻塞；癌组织除主要向管腔内生长外，亦可进一步向管壁内浸润生长。

21. C【解析】肝转移瘤的 CT 表现：①直接征象：a. 平扫，呈低密度影，病灶内密度不均，可见坏死、囊变、出血及钙化。部分病灶边缘模糊，部分清晰。b. 增强扫描，表现与肿瘤血供有关，富血供转移瘤表现为一过性明显结节样强化；但更多见的是肿瘤边缘环状强化，而中央坏死区无强化，呈“牛眼征”表现；乏血供转移瘤则表现强化不明显或有延迟强化。②间接征象：a. 可查出其他部位原发性恶性肿瘤。b. 同时还可能显示其他部位的转移瘤。

22. B【解析】肝转移瘤的 MRI 表现：肿瘤组织实性部分 T_1WI 多表现为稍低信号，T_2WI多呈稍高信号。形成明显中心坏死区后，坏死区 T_1WI 呈低信号，T_2WI 为高信号，形成典型“牛眼征”。

四、B 型题

1. C【解析】参见 A1 型题第 11 题解析。

2. B【解析】肝细胞癌的 MRI 表现：T_1WI 上病灶一般呈边界不清的稍低信号，T_2WI 上表现为稍高信号。

3. D【解析】肝硬化再生结节由于胆汁淤积、脂肪变性、胆色素及含铁血黄素沉积，T_1WI呈等、低或稍高信号，T_2WI 呈等或稍低信号，且信号均匀，无包膜。

4. A【解析】参见 A3/A4 型题第 22 题解析。

5. E【解析】肝内肿块 MRI T_1WI 呈低信号，T_2WI 为极高信号，增强后无强化，首先考虑肝囊肿。

6. E【解析】肝转移瘤最常见的原发肿瘤是结肠癌。

7. C【解析】肝脏局灶性结节样增生的发病原因尚不明确，因此很多人认为其不属于肿瘤，而且由于其很少出现出血症状，所以不怀疑出现恶变的可能。

8. D【解析】参见 A3/A4 型题第 22 题解析。

9. C【解析】肝脓肿的诊断要点：①脓肿壁呈环形明显增强，表现为“环征”或“靶征”。②脓肿内可出现气泡。

五、X 型题

1. BCDE【解析】正常肝脏的 MRI 表现为 T_1加权像信号比脾高，T_2加权像信号比脾低。

2. ABCE【解析】大多数肝内病变在 T_1WI 呈低信号，T_2WI 上为高信号，结石在 T_1WI 呈高信号。

3. ABCD【解析】中心坏死组织在 T_1WI 低信号、T_2WI 高信号。

4. AB【解析】肝脓肿常见的致病菌有大肠埃希菌、金黄色葡萄球菌，少见的有肠炎杆菌、变形杆菌、铜绿假单胞菌。

5. ACDE【解析】肝脓肿的病因：①细菌性肝脓肿：a. 全身各部化脓性感染尤其是腹腔内感染，均可导致肝脓肿；b. 感染源的细菌及其脓毒栓子，通过肝门静脉、肝动脉、胆道扩散或直接侵犯等途径到达肝，引起局限性化脓性炎症，形成细菌性肝脓肿。②阿米巴性肝脓肿：继发于肠阿米巴病，溶组织阿米巴原虫经肝门静脉系统进入肝。

6. BCDE【解析】肝脓肿的直接征象：脓腔可表现为肝实质内低密度区，其内可有分隔，也可有小气泡或气液平面。

7. BCD【解析】参见 A1 型题第 3 题解析。

8. ABCE【解析】肝脓肿时推移结肠肝曲，应下移而非上移。

9. BCDE【解析】棘球蚴囊肿一般有内、外两层囊，内囊为棘球蚴本身形成的囊，含内侧的生发层和外侧的角质层，生发层可向腔内生出生发囊、头节和子囊；外囊为包围囊虫的肝组织形成的纤维层，部分可出现钙化。

10. ACDE【解析】肝棘球蚴病的 CT 表现：①平扫显示囊壁密度略高于肝组织；②囊壁在增强扫描无强化，但囊壁在增强的肝组织衬托下可以显示；③母囊内可见子囊，子囊的数目和大小不一，而且无钙化的子囊密度总是低于母囊，近周边部新生子囊密度常低于中心部较陈旧子囊，多个子囊充满母囊时，呈多房状或蜂窝状改变；④通常在病灶区内可见钙化，外囊壁钙化呈弧形或蛋壳状，厚薄可以不规则；囊内容物钙化常呈无定形的条片状或片状。肝棘球蚴病的诊断要点：①棘球绦虫的幼虫寄生于肝脏而发生的寄生虫病；②肝内囊性病灶，囊壁可见薄壳状、弧形、碎块状钙化；③囊内囊为其特征性表现；④囊内分离表现，双边征、飘带征、水上百合征；⑤无强化。

11. ABE【解析】肝棘球蚴病是人畜共患寄生虫，约 98% 为囊性棘球蚴病，与囊型棘球蚴病相比，泡型棘球蚴病坏死、钙化率高。肝棘球蚴是幼虫寄生于肝脏。

12. ABDE【解析】A、B、D、E 选项均为感染征象，飘带征为肝棘球蚴病的细粒棘球蚴囊的表现征象。

13. ABCE【解析】参见 X 型题第 10 题解析。

14. ABCE【解析】肝棘球蚴囊肿根据棘球蚴囊 CT 表现特征，分为单纯型、内囊分离型、实质钙化型和多子囊型。

15. CDE【解析】参见 X 型题第 10 题解析。

16. ABDE【解析】肝血吸虫病的 CT 表现：①肝硬化和肝门静脉高压改变。②肝内钙化：线状、蟹足状、地图状钙化。③肝内汇管区纤维性低密度灶及中心血管影。④常见脾静脉、肝门静脉、肠系膜上静脉血管壁呈线状、环状钙化。⑤肝内低密度结节动脉期无供血血管，静脉期为边缘强化，延迟无明显强化。⑥肠系膜、肠壁增厚、钙化。

17. ABDE【解析】脂肪肝是指肝的代谢和功能异常导致大量脂肪在肝细胞内异常沉积，以三酰甘油的过度沉积最为重要。

18. ABCE【解析】脂肪肝的发生与下列疾病和因素有关：肝炎、早期肝硬化、糖尿病、库欣病、高血脂、酗酒、肥胖、营养不良、妊娠、化疗、激素治疗等。

19. ABCD【解析】脂肪肝的 CT 表现：①密度减低，低于脾 CT 值；②轻度时肝内血管模糊不清，严重平扫血管呈相对高密度；③增强扫描，均匀强化，低于增强后的脾，肝内血管显影特别清晰；④局灶性脂肪肝；⑤肝岛。脂肪肝时，血管走行正常、自然。

20. BCE【解析】肝硬化脂肪变性与单纯脂肪沉积的病理基础不同，增强特征与正常肝脏一致，但仍低于增强后的脾脏。

21. ABCE【解析】肝硬化再生结节由于胆汁淤积、脂肪变性、胆色素及含铁血黄素沉积，T_1WI 呈等、低或稍高信号，T_2WI 呈等或稍低信号，且信号均匀，无包膜。增强扫描显示无异常强化。T_2WI 显示低信号结节内出现高信号区，则提示有癌变可能。

22. AE【解析】原发性胆汁性肝硬化可伴有骨质软化及肥大性骨关节病。

23. ABCE【解析】肝硬化再生结节 CT 动态增强扫描可有中度强化。

24. ABCD【解析】肝硬化 CT 表现为门静脉主干扩张，侧支血管扩张和扭曲，常位于食管下段、胃底贲门区和脾门附近。

25. ABCD【解析】肝海绵状血管瘤的影像学表现中，包括抱球征、树上挂果征、早出晚归征及灯泡征。

26. ABCE【解析】参见 A1 型题第 11 题解析。

27. ABCD【解析】肝血管瘤良性病变弱回声型少见，周边的强回声光带是其重要特征。

28. ABCD【解析】肝局灶性结节增生病灶以星状纤维瘢痕组织为核心，向周围放射状分隔。FNH 实质内由血管、胆管等组成。肿块无包膜，但与周围肝实质分界清楚。

29. ABC【解析】脂肪瘤是一种少见的肝脏良性间叶性肿瘤，起源于肝窦周围有蓄积脂类能力的干细胞。

30. BCDE【解析】肝细胞癌的 MRI 表现：T_1WI 上病灶一般呈边界不清的稍低信号，T_2WI上表现为稍高信号。较大的瘤灶内可有脂肪变性、出血、坏死、囊变等，在 T_1WI 上呈不均匀低信号为主，内混杂高、低信号区；T_2WI 为不均匀稍高信号为主。假包膜在各个序列上均为低信号。部分结节型肝癌内部可见小结节，表现为“结节内结节”，为肝硬化结节癌变的典型表现。

31. ACDE【解析】胆管细胞癌 CT 平扫表现为胆管不同程度扩张，不规则的胆管狭窄或发现胆管内软组织肿块影，胆管壁增厚，平扫难以与肝细胞癌鉴别。胆管细胞癌包埋血管，引起管壁不规则或管腔狭窄多见，门静脉或肝静脉癌栓较肝癌少见。

32. CDE【解析】胆管细胞癌的病理：左叶多见；常较大，质地较硬，无包膜；中心有致密的纤维条索，坏死、出血少见，囊变罕见；可以有卫星灶；未分化或分化很差的腺癌，可分泌黏液，常伴钙化；缺乏血供。临床表现：男女性别无明显差异，多发生于 30~50 岁的青壮年。临床上早期可无症状，随病情进展，可出现上腹不适、疼痛、上腹部包块等表现。如出现胆系梗阻，可出现皮肤及巩膜黄染。甲胎蛋白及癌胚抗原多在正常范围。

33. BCD【解析】胆管细胞癌的 CT 表现：平扫显示病灶呈多房囊性占位，囊内呈液体密度，其囊壁、囊内间隔厚薄不均，可见乳头状软组织肿块向囊内突出。增强后囊壁、囊内间隔和乳头状肿块可见强化。

34. AC【解析】肝脏淋巴瘤通常分结节型和弥漫型。

35. ABCE【解析】肝脏淋巴瘤 T_2WI 上信号强度与增强后的信号强度无直接关系。

36. ABCD【解析】血供丰富的肝转移癌多表现为供血血管增粗、病理血管、肿瘤染色、动静脉瘘等类似肝细胞癌的表现。少血供的转移瘤表现为血管受压弯曲，典型者呈手握球征，肿瘤血管不明显，门静脉期可表现大小不等的充盈缺损。

六、案例分析题

1. AFG【解析】肝脓肿为肝组织局限性化脓性炎症，根据致病微生物的不同，分为细菌性肝脓肿、阿米巴性肝脓肿、真菌性肝脓肿、结核性肝脓肿等，以细菌性、阿米巴性肝脓肿多见。致病菌到达肝脏产生局部炎性反应，肝组织充血、水肿、液化坏死，形成脓腔，周围肉芽组织增生则形成脓肿壁，脓肿壁周围肝组织可有水肿。临床表现为肝大、肝区疼痛和全身炎症反应。

2. A【解析】肝脓肿的 CT 表现：直接征象①平扫，脓腔可表现为肝实质内低密度区，其内可有分隔，也可有小气泡或气液平面；②脓肿壁环绕脓腔周围，密度低于肝而高于脓腔；③增强检查，脓肿壁呈环形明显强化，分隔也明显强化，而脓腔无强化。

3. ABCDF【解析】参见案例分析题第 2 题解析。

4. ABCDE【解析】肝血管肉瘤的临床特征：①60～70 岁男性多见；②40%者有二氧化钍、氯乙烯、砷剂或放射性镭的长期接触史；③临床表现无特异性，AFP 阴性；④常多发，恶性度高，临床进展迅速，预后极差，多在 1 年内死亡。

5. ABF【解析】该患者还应进行 MRI、CT 及 AFP 与 CEA 检查进一步确认。

6. A【解析】参见 A1 型题第 11 题解析。

7. E【解析】肝局灶性结节增生的 CT 表现：平扫显示肿块密度均匀，呈略低密度或等密度。中心瘢痕组织呈低密度或略低密度。多期增强扫描动脉期多呈均匀明显强化。有些病灶可见粗大供血动脉，位于病灶周边或中心。中心瘢痕组织无强化，表现为低密度，周围条索状纤维分隔在强化实质衬托下，呈放射状低密度条影；门静脉期和延迟期病灶强化程度下降，呈等密度或略低密度，中心瘢痕可有延迟强化。

8. BDE【解析】肝局灶性结节增生的临床表现：女性明显多于男性。一般无临床症状，通常是在检查其他疾病时偶然发现，选项 A 错误。肿块与周围肝组织分界清楚，多无纤维包膜，选项 C 错误。

9. F【解析】肝局灶性结节增生的 MRI 表现：肿块在 T_1WI 呈等信号或稍低信号，T_2WI 呈等信号或稍高信号。中心瘢痕在 T_1WI 呈低信号，T_2WI 呈高信号。无包膜。多期增强扫描病灶强化方式与 CT 增强扫描相似：动脉期明显强化，门静脉期及延迟期病灶强化程度下降，而中心瘢痕有延迟强化。使用 SPIO 增强扫描，病灶产生与肝组织相似的负性强化。莫迪司等对比剂，产生与正常肝组织相似的延迟强化。

10. ABDEF【解析】参见案例分析题第 9 题解析。

11. DE【解析】肝局灶性结节增生的鉴别诊断：①肝细胞腺瘤；②肝细胞癌。

12. ABD【解析】根据题干，该患者上腹痛，以夜间为重，坐起可缓解，食欲差，近期体重下降，实验室检查正常，可能的病变为胰腺炎、胆囊炎或肝占位性病变。

13. ABD【解析】为进一步确诊应做的检查有 CT、MRI 及 US。

14. C【解析】“胆管细胞癌的 CT 表现”参见 X 型题第 35 题解析。“胆管细胞癌的 MRI 表现”参见 A3/A4 型题第 13 题解析。

15. BCDEF【解析】肝炎病史也是胆管细胞癌的高危因素，但是胆管细胞癌的发生无须经过肝硬化阶段，肝细胞癌多在肝硬化的基础之上发生。

16. B【解析】胆管细胞癌又称胆管细胞性肝癌，是原发性肝癌的一种组织类型。是指起源于肝内胆管上皮细胞的恶性肿瘤，是肝第二位高发的原发恶性肿瘤。

17. ABC【解析】胆管细胞癌的鉴别诊断：①肝细胞肝癌：肝细胞肝癌是最常见的肝恶性肿瘤。常在肝硬化基础上发生，甲胎蛋白阳性率高。增强扫描动脉期病灶不均匀明显强化，静脉期及延迟期病灶内对比剂迅速廓清，呈相对低密度，增强方式呈“快进快出”。胆管细胞性肝癌在动脉期及门静脉期强化不明显，延迟期强化明显，表现为缓慢逐渐强化模式。②肝转移瘤：大部分患者有原发恶性肿瘤病史。病灶一般多发。典型病灶在增强扫描可出现“牛眼征”。病灶周围一般不常出现胆管扩张。③肝脓肿：一般具有特征性临床症状。病灶一般呈圆形。病灶周围围绕不同程度水肿带。增强扫描病灶呈环状强化，可出现“靶征”。

胆道病变（1）

第四十三章 胆道病变

胆道病变（2）、
胰腺病变

一 A1 型题

1. 在胆囊结石中，密度最低的结石为
   A. 胆固醇类结石　　B. 胆色素类结石
   C. 混合类结石　　D. 草酸钙结石
   E. 磷酸钙结石
2. 慢性胆囊炎的 CT 特征性表现是
   A. 胆囊大，囊壁水肿，密度低　　B. 胆囊正常大小，肝内胆管扩张
   C. 胆囊小，囊壁增厚　　D. 胆囊大，胆总管扩张
   E. 以上都不是
3. 不符合胆囊癌影像表现的是
   A. 分为胆囊壁增厚型、腔内型和肿块型
   B. 胆囊壁增厚型表现为胆囊壁不规则增厚，局限性或弥漫性厚度常大于 10mm
   C. 腔内型表现为胆囊腔内肿块，基底部胆囊壁增厚
   D. 肿块型表现为胆囊由一软组织充填或代替
   E. 增强后多早期较明显强化，且持续时间短

二 A2 型题

1. 患者，女性，42 岁。右上腹隐痛半年余，伴黄疸 1 个月。CT 示肝内胆管轻度扩张，胆囊区见软组织肿块，增强扫描肿块轻度强化。最可能的诊断是
   A. 急性胆囊炎　　B. 慢性胆囊炎
   C. 胆囊结石　　D. 肝癌
   E. 胆囊癌
2. 患者，女性，63 岁。上腹部隐痛不适伴进行性黄疸 1 周，CT 检查发现肝门部胆管壁不规则增厚，诊断为胆管癌。下列对于胆管癌的描述不正确的是
   A. 多发生于较大的胆管
   B. 病理多为腺癌

C. 胆囊管和肝总管汇合处和胆总管壶腹部最多见

D. 胆管表现为突然中断，中断部位可见局限于腔内或腔内与腔外软组织小肿块

E. 增强扫描早期明显强化

三 A3/A4 型题

（1~3 题共用题干）

患者，男性，30 岁。间断性右上腹痛，近期加重，厌食油腻，无发热，一般状况良好。查体：墨菲（Murphy）征阳性。血、尿淀粉酶（-）。

1. 首选的检查方法为

A. CT

B. MRI

C. B 超

D. 血常规

E. 尿常规

2. 最可能的诊断为

A. 急性胆囊炎

B. 慢性胆囊炎

C. 胰腺炎

D. 胆管炎

E. 肝脓肿

3. 最有可能的影像学表现为

A. 胆囊床邻近肝组织出现动脉期一过性斑片状强化

B. 胆囊壁局限性增厚

C. 肝内外胆管扩张

D. 胆囊内肿块影

E. “囊壁-结石-声影”三合征

（4~7 题共用题干）

患者，男性，27 岁。体检发现胆囊病变。查体：巩膜、皮肤无黄染，心肺无异常，腹软，肝脾（-）。X 线胸透心肺无异常。实验室检查：白细胞计数及分类正常。本病初拟诊为：胆囊胆固醇性息肉。

4. 此病主要的病因可能为

A. 慢性炎症

B. 急性炎症

C. 胆结石

D. 胆固醇代谢紊乱

E. 以上均是

5. 此病最初如何发现

A. 上腹不适就诊

B. 上腹肿块

C. 体检 B 超偶尔发现

D. 腹透发现

E. CT 发现

6. 最后如何确诊

A. CT 增强　　B. SPECT

C. ECT　　D. 彩色多普勒超声检查

E. 手术后送病检

7. 不符合胆囊胆固醇性息肉超声特点是

A. 胆囊大小正常　　B. 胆囊内多个乳头状强回声

C. 不随体位改变　　D. 胆囊壁明显增厚

E. 一般小于 10mm

（8~10 题共用题干）

患者，男性，61 岁。主因右上腹不适伴黄疸入院。

8. 超声示胆囊内强回声团，后方伴声影。超声表现提示患者存在

A. 急性胆囊炎　　B. 慢性胆囊炎

C. 胆囊结石　　D. 胆囊息肉

E. 肝炎　　F. 胆囊癌

G. 胆囊腺肌症

9. 除强回声团及声影，超声还可见胆囊增大，壁增厚，回声增强。为进一步明确诊断，该患者目前最恰当的检查方法为

A. MRI　　B. CT

C. 多普勒　　D. 腹平片

E. ERCP　　F. 胆囊造影

10. CT 示胆囊壁呈局限性不规则增厚，厚度>10mm，增强扫描呈持续明显强化。最可能的诊断为

A. 急性胆囊炎　　B. 慢性胆囊炎

C. 胆囊结石　　D. 胆囊息肉

E. 胆囊癌　　F. 胆囊腺肌症

（11~12 题共用题干）

患者，女性，51 岁。右上腹痛，向肩胛部放射，伴有消瘦、乏力。查体：皮肤巩膜黄染，墨菲（Murphy）征阳性。CT 示胆囊壁不规则增厚（如图所示）。

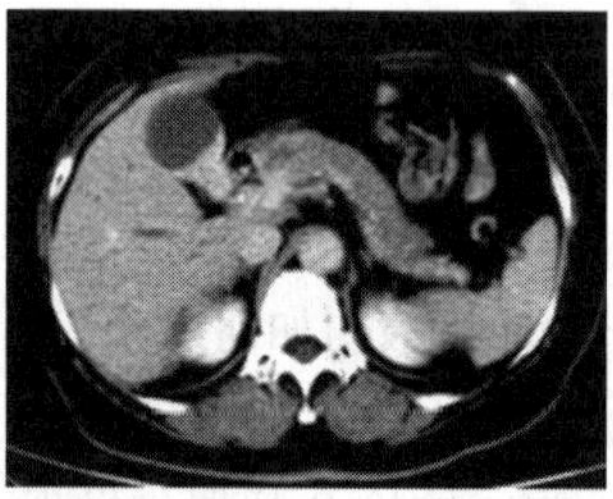

11. 最可能的诊断为

A. 胆囊炎

B. 胆囊结石

C. 胆管炎

D. 胆囊癌

E. 胆囊腺肌症

12. 该病 CT 增强检查的表现为

A. 持续明显强化趋势　　B. 斑片状强化

C. 呈“快进快出”　　D. 延时期强化

E. 未见明显强化

四 X 型题

1. 下列有关色素性胆结石描述中，错误的有

A. 主要成分为胆红素钙　　B. 胆固醇含量达 70%以上

C. 呈泥沙样或颗粒状　　D. 剖面常呈多面体影

E. 剖面见分层状、结石多发

2. 胆石症的 CT 表现有

A. 高密度结石表现为单发或多发，圆形、多边形或泥沙状的高密度影

B. 胆结石分为高密度、等密度和低密度 3 种类型

C. 肝内胆管结石呈点状、结节状、规则状表现，常伴周围胆道扩张

D. 胆总管结石时上部胆管扩张，结石部位的层面扩张的胆管突然消失

E. 胆结石的 CT 值测定大致反映结石化学成分的含量

3. MRCP 在诊断胆道结石时常遇到的误诊因素是

A. 胆道内的气泡

B. 胆道内的血凝块

C. 右肝动脉或胃十二指肠动脉外压造成的充盈缺损

D. 胆囊窝内的金属夹

E. 以上各项均不正确

4. 下述一组病变的 MRI 表现，正确的为

A. 腹水在 T_1WI 呈低信号　　B. 胆汁在 T_2WI 呈低信号

C. 血性腹水在 T_1WI 为稍高信号　　D. 胆结石在 T_1WI 为低信号

E. 肝囊肿在 T_1WI 为低信号

5. 胆石症的 CT 表现

A. 胆管结石以高密度结石多见

B. 胆总管结石时上部胆管扩张，结石部位的层面，呈“环靶”征或“半月”征

C. 等、低密度结石在胆囊造影 CT 表现胆囊内的充盈缺损，其位置可随体位变换而改变

D. 肝内胆管结石，与肝管走向一致，常伴有周围胆管扩张

E. 高密度结石（CT值>25HU）CT平扫易显示，单发或多发类圆形状高密度影

6. “慢性胆囊炎”患者，“口服胆囊造影”的表现有

A. 胆囊显影延迟

B. 胆囊显影浅淡

C. 胆囊壁钙化

D. 脂餐后胆囊收缩率60%

E. 胆囊结石

7. 慢性胆囊炎的CT表现为

A. 容易穿孔并在肝内形成脓肿

B. 胆囊缩小

C. 胆囊增大

D. 均合并结石

E. 胆囊壁增厚可钙化

8. 右上腹痛伴黄疸，可能的诊断为

A. 胆囊癌

B. 胆囊结石

C. 急性胆囊炎

D. 胰腺炎

E. 肝血管瘤

9. 胆囊癌的特点包括

A. 胆囊壁呈局限性或弥漫性不规则增厚

B. 胆囊窝内不规则软组织肿块，不均匀斑片状强化

C. “囊壁、结石、声影”三合征

D. 胆总管截断，近端胆管扩张

E. 胆囊床邻近肝组织动脉期一过性斑片状强化

10. 以下临床或影像表现符合原发性硬化性胆管炎的是

A. 肝内外胆管弥漫性扩张

B. 肝内胆管扩张呈不对称性或局限性分布

C. 增强检查，呈“靶征”

D. 胆管节段性狭窄及串珠样改变

E. 胆管扩张呈跳跃性

11. 有关胆道疾病的MRI表现，正确的是

A. 正常胆汁在T_1WI上可以呈高信号，也可以是低信号

B. MRCP在胆道完全梗阻和狭窄的判断上准确率为100%

C. 胆囊结石在T_1WI和T_2WI以及MRCP图像上均呈无信号或低信号改变

D. 正常胆汁T_2WI和MRCP图像上均呈高信号

E. MRCP可显示肝内胆管及未扩张的胰管，是梗阻性黄疸的首选影像学检查方法

参考答案与解析

一、A1 型题

1. A【解析】最低密度胆结石是胆固醇类结石，最高密度胆结石是胆色素类结石。

2. C【解析】慢性胆囊炎 CT 主要表现为：胆囊缩小，为胆囊萎缩所致；也可增大，由胆囊积水引起。胆囊壁均匀或不均匀性增厚，可有钙化。增强扫描增厚的胆囊壁出现均匀增强。

3. E【解析】胆囊癌增强后多早期较明显强化，且持续时间长。

二、A2 型题

1. E【解析】胆囊癌的 CT 表现：①肿块型：表现为胆囊由一软组织肿块充填或代替，病灶多为动脉期明显强化，且持续时间长；肿瘤可以侵犯邻近肝组织，表现为肝内边界不清低密度区。②厚壁型：胆囊壁局限性或弥漫性不规则增厚。③结节型：单发或多发结节突向腔内，呈乳头状或菜花状，增强扫描明显强化。

2. E【解析】参见 A1 型题第 3 题解析。

三、A3/A4 型题

1. C【解析】B 超检查能发现慢性胆囊炎，而且确诊率较高。

2. B【解析】慢性胆囊炎的临床表现：患者可无不适，或有右上隐痛及轻度消化道症状，也可有局部压痛、厌油等。急性发作时与急性胆囊炎临床表现一致。CT/MRI 表现：①胆囊壁增厚是慢性胆囊炎的主要表现之一。充盈良好时，厚度≥3mm 有一定诊断意义。②少数可见胆囊壁钙化。瓷胆囊是慢性胆囊炎的典型改变之一。③胆囊多缩小，为胆囊纤维化改变。④少数胆囊可显著增大，可合并胆囊结石。⑤增强扫描显示胆囊壁及周围组织往往不同程度强化。

3. E【解析】参见 A3/A4 型题第 2 题解析。

4. D【解析】胆囊息肉的临床与病理：胆囊息肉是指各种胆囊黏膜良性隆起的简称。多发较常见，大小 2~4mm，常有蒂与黏膜相连，触之易脱落。镜检黏膜固有层内大量泡沫细胞积聚，突出表面覆盖有柱状上皮。常无明显症状，少数患者可出现上腹不适。影像学表现：超声检查往往可以诊断，而且较 CT、MRI 更有优势。CT 表现为胆囊壁小结节灶，CT 值低于含钙结石，而高于胆汁和胆固醇结石。可以合并有胆石症。胆囊壁无增厚，对比增强可见强化。

5. C【解析】胆囊息肉一般通过 B 超或彩超检查时发现，根据大小可以无症状或有腹胀、恶心等胃肠道症状。

6. E【解析】胆囊息肉需手术后送病检确诊。

7. D【解析】参见 A3/A4 型题第 4 题解析。

8. C【解析】超声显示胆囊内强回声团，随体位改变而移动，其后有声影，即可确诊为胆囊结石。

9. B【解析】明确胆囊结石的诊断选用 CT。

10. E【解析】胆囊癌的 CT 表现：①肿块型：表现为胆囊由一软组织肿块充填或代替，病灶多为动脉期明显强化，且持续时间长；肿瘤可以侵犯邻近肝组织，表现为肝内边界不清低密度区。②厚壁型：胆囊壁局限性或弥漫性不规则增厚。③结节型：单发或多发结节突向腔内，呈乳头状或菜花状，增强扫描明显强化。MRI 表现：肿瘤组织在 T_1WI 表现为不均匀低信号，T_2WI 呈不均匀高信号。增强扫描明显不均匀强化。侵犯肝时，与受累肝组织分界不清。

11. D【解析】参见 A3/A4 型题第 10 题解析。

12. A【解析】参见 A3/A4 型题第 10 题解析。

四、X 型题

1. BD【解析】色素性胆结石主要成分为胆红素钙，胆固醇含量低于 25%，呈泥沙样或颗粒状，剖面见分层状，结石多发。

2. ABDE【解析】肝内胆管结石呈点状、结节状、不规则状表现，常伴周围胆道扩张。

3. ABCD【解析】胆道内的气泡、胆道内的血凝块、右肝动脉或胃十二指肠动脉外压造成的充盈缺损及胆囊窝内的金属夹均可造成误诊。

4. ACE【解析】胆汁在 T_2WI 呈高信号；胆结石在 MRI 上是无信号的。

5. ABCDE【解析】胆石症的 CT 表现：①高密度结石（CT 值>25HU）CT 平扫易显示，单发或多发类圆形状高密度影。②等、低密度结石在胆囊造影 CT 表现胆囊内的充盈缺损，其位置可随体位变换而改变。③胆管结石以高密度结石多见。④肝内胆管结石，与肝管走向一致，常伴有周围胆管扩张。⑤胆总管结石时上部胆管扩张，结石部位的层面，呈“环靶”征或“半月”征。

6. ABCE【解析】“口服胆囊造影”脂餐后胆囊收缩率 50%。

7. BE【解析】参见 A3/A4 型题第 2 题解析。

8. ABC【解析】急性胆囊炎常有胆绞痛发作史，主要症状为右上腹痛，向右肩胛区放射。严重者可有高热、畏寒和轻度黄疸。胆囊癌早期症状多不明显。患者多有长期慢性胆囊炎病史。后期有进行性体重减轻、持续性右上腹痛等。胆管阻塞后可出现黄疸，且进行性加重。胆囊结石可以引起阻塞性黄疸，丙肝阳性可以引起病毒性黄疸型肝炎。

9. AB【解析】胆囊癌的特点：胆囊壁呈局限性或弥漫性不规则增厚，胆囊窝内不规则软组织肿块，不均匀斑片状强化。

10. DE【解析】原发性硬化性胆管炎肝内外胆管无明显扩张；狭窄病变呈局限性或弥漫性，也可呈节段性改变；胆管造影示“枯枝征”。

11. ACDE【解析】MRCP 对胆道梗阻的存在和胆道梗阻部位的判定准确率为 100%。

第四十四章　胰腺病变

一 A1型题

1. 关于胰腺炎，错误的是
   A. 急性胰腺炎病理改变为胰腺水肿、出血和坏死
   B. 急性胰腺炎包括急性水肿型和出血坏死型
   C. 急性胰腺炎常表现为上腹部疼痛，常放射到胸背部，伴发热、恶心和呕吐
   D. 慢性胰腺炎在国内多与长期饮酒和营养不良有关
   E. 慢性胰腺炎常有假性囊肿形成，可有钙化
2. 下列表现与急性胰腺炎无关的是
   A. 门静脉血栓　　B. 胆总管梗阻
   C. 胰腺内外“液体潴留”　　D. 胰腺假囊肿
   E. 胰腺囊腺瘤
3. 急性胰腺炎强化扫描的主要目的是
   A. 判断有无胰腺坏死灶及其范围，推断病变的程度
   B. 观察胰腺与十二指肠的关系
   C. 观察胰腺与肾前筋膜的关系
   D. 观察胰腺与结肠肝曲及脾曲的关系
   E. 观察胰腺与脾静脉的关系
4. 急性出血坏死型胰腺炎的并发症不包括
   A. 蜂窝织炎　　B. 脓肿
   C. 假性囊肿　　D. 胰腺管扩张
   E. 门静脉系统血管闭塞和血栓形成
5. 急性胰腺炎，CT发现肿大胰腺周围出现气体影提示
   A. 消化道穿孔　　B. 肠麻痹
   C. 脓肿形成　　D. 口服对比剂，肠道未充盈
   E. 以上全不是
6. 急性胰腺炎常见的MRI表现是

A. 胰腺肿大出现形态学改变
B. T_1WI 为低信号
C. T_2WI 为高信号
D. 胰周常出现炎症性改变
E. 以上各项均正确

7. 急性胰腺炎的可能病因包括
A. 胆石症与胆道疾病
B. 大量饮酒和暴饮暴食
C. 感染、手术与创伤
D. 内分泌与代谢障碍
E. 以上都是

8. 关于胰腺病变，下列说法无关的是
A. 慢性胰腺炎多表现为胰腺萎缩
B. 胰腺肿瘤多表现为胰腺局限性增大
C. 部分胰头癌可表现为胰头肿块与胰体尾部萎缩
D. 急性胰腺炎多表现为胰腺弥漫性肿大
E. 慢性胰腺炎不表现为局限性炎性肿块

9. 慢性胰腺炎较具特征性的表现是
A. 胰管、胆管扩张形成“双管征”
B. 动态增强扫描动脉期为低密度
C. 胰腺萎缩、胰腺内钙化并假囊肿形成
D. 胰腺肿胀，胰周脂肪间隙模糊
E. 肾筋膜增厚、肾前间隙、小网膜囊内肾后间隙积液

10. X线平片提示可能存在慢性胰腺炎的征象是
A. 胰腺区多发性小结石和钙化
B. 十二指肠环增大、淤张、充气
C. 十二指肠黏膜皱襞增粗，降段内缘受压
D. 结肠充气，结肠切断征
E. 胸腔积液

11. 慢性胰腺炎具有诊断特征性的CT表现是
A. 胰腺增大
B. 胰腺萎缩缩小
C. 胰管扩张
D. 局部软组织肿
E. 胰腺和胰管钙化

12. 下列关于胰腺癌的描述，错误的是
A. 起源于腺管或腺泡细胞
B. 大多数肿块边缘不清
C. 胰头癌以“围管浸润”方式侵犯胆总管
D. 常形成乳头状息肉突入胆总管内
E. 胰腺癌较其他肿瘤转移早

13. 胰腺癌时CT影像中出现的“双管征”是指扩张的
A. 门静脉和肝动脉
B. 肝内胆管和胆总管
C. 胆总管和主胰管
D. 胰导管和肝内胆管
E. 主胰管和副胰管

二 A2 型题

1. 患者，男性，27 岁。腹痛、呕吐。CT 示胰腺弥漫性增大，结构不清，胰周有较多渗液，部分包裹，局部可见气泡影。诊断为
   A. 急性水肿性胰腺炎
   B. 急性坏死性胰腺炎
   C. 急性胰腺炎，假囊肿形成
   D. 急性胰腺炎，脓肿形成
   E. 急性胰腺炎，伴有出血
2. 患者，男性，39 岁。反复上腹部疼痛 5 年余，平卧时加重，弯腰可减轻。查体：上腹部轻压痛。X 线腹部片左上腹部钙化。可能的诊断为
   A. 慢性胃炎
   B. 慢性胆囊炎
   C. 慢性胰腺炎
   D. 慢性十二指肠球炎
   E. 慢性肝炎
3. 患者，男性，35 岁。腹痛半年。CT 示胰腺略小并见较多细小钙化灶，胰管轻度扩张。最可能的诊断是
   A. 胰腺结核
   B. 慢性胰腺炎
   C. 急性胰腺炎
   D. 胰腺癌
   E. 以上都不是
4. 胆总管重度扩张并且在胰头下方突然截断消失，考虑为
   A. 胆总管炎症
   B. 胰腺（头）癌
   C. 慢性胰头炎
   D. 胆总管囊肿
   E. 十二指肠憩室
5. 患者，男性，48 岁。腹痛 1 个月余伴黄疸 1 周，体重减轻 5kg。CT 检查发现胰腺占位，肿块边缘呈分叶状，胰腺正常光滑连续的轮廓曲线被中断。诊断为胰腺癌。一般情况下不出现的影像学表现是
   A. 平扫时肿瘤与胰腺实质呈等密度或略低密度
   B. 肿瘤内可有不规则边界模糊的低密度液化坏死区
   C. 增强扫描大多数肿块早期明显强化而呈高密度，周围正常胰腺组织强化较慢
   D. 肿块侵犯胰内胆总管和主胰管可引起阻塞，出现胆管和胰管扩张，呈现双管征
   E. 上消化道钡餐表现为十二指肠内缘黏膜皱襞受压变平或呈异常的毛刷状，以及十二指肠腔内出现充盈缺损或内缘出现双边压迹

三 A3/A4型题

（1~3题共用题干）

患者，男性，48岁。上腹隐痛1个月余，向腰背部放射，并出现进行性黄疸。CT平扫发现胰头体积增大，形态失常，并可见低密度肿块影，肝内外胆管扩张，胆囊体积增大。

1. 根据以上病史，最可能的诊断是
   A. 慢性胰腺炎
   B. 胰腺癌
   C. 胰岛细胞瘤
   D. 胰腺囊腺瘤
   E. 急性胰腺炎
2. 如果考虑为胰腺癌，影像学表现不可能出现的是
   A. 上消化道造影见十二指肠降部呈反“3”字征
   B. 胰管扩张
   C. 增强扫描早期病变可见明显均匀强化
   D. 增强扫描早期病变强化程度低于正常胰腺
   E. 周围血管被病变包绕
3. 关于胰腺癌的治疗预后，错误的是
   A. 早期诊断对治疗预后影响关键
   B. 目前治疗仍以手术根治为主
   C. 晚期或手术前后均可进行化疗、放疗和对症支持治疗
   D. 随着放疗技术的进展，放疗可延长患者的存活期
   E. 本病预后较好，在症状出现后平均寿命为2年以上

（4~5题共用题干）

患者，男性，55岁。上腹不适3个月，CT检查如图所示。

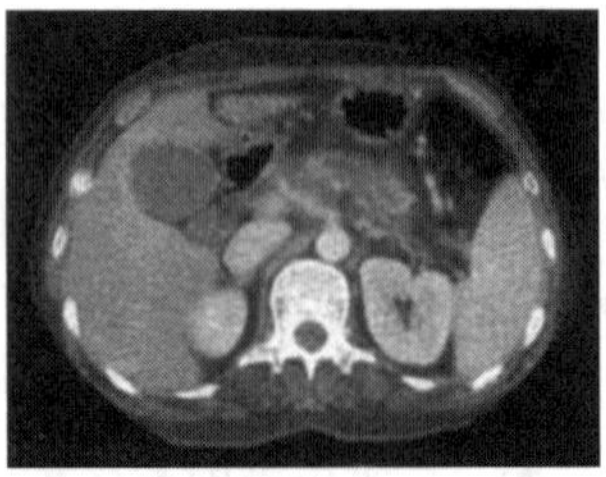

4. CT诊断最可能为
   A. 胰腺癌
   B. 胰腺囊肿
   C. 慢性胰腺炎
   D. 胰腺假囊肿
   E. 急性胰腺炎
5. CT诊断的主要依据是
   A. 胰腺肿块+肿块远侧胰管扩张
   B. 胰腺囊性病灶+肿块远侧胰腺萎缩
   C. 胰腺肿块+肿块远侧胰腺萎缩
   D. 胰管扩张+胰腺萎缩
   E. 胰腺内低密度灶+腹水

四 X 型题

1. 胰腺 CT 解剖描述，正确的有
   A. 胰位于腹膜后肾前间隙中，前为腹膜壁层，后为肾前筋膜
   B. 正常胰头宽径最大范围不应超过同层面上椎体的横径
   C. 胰体、尾层面高于胰头，钩突最低
   D. 胰体、胰尾宽径不得大于同层面椎体横径的 2/3，也不应小于它的 1/3
   E. 胰头在十二指肠内呈圆形或分叶状，十二指肠球部在其右缘，下腔静脉在其后方，这是确定胰头的标志
2. 关于胰腺在 CT 图像上的识别标志，正确的为
   A. 十二指肠水平部横跨于下腔静脉和腹主动脉前方，标志着胰头消失
   B. 腹主动脉左前壁是区分胰颈与胰体的标志
   C. 门静脉或肠系膜上静脉右壁是区分胰头与胰颈的标志
   D. 一般认为钩突向左延伸部分超过肠系膜上动脉属异常
   E. 钩突位于肠系膜上动静脉与下腔静脉之间
3. 关于胰腺 MRI 检查的描述，正确的是
   A. 十二指肠内液体常表现为较高信号，构成胰头部的外侧缘
   B. 正常胰腺信号与肝的信号相似
   C. 脾静脉为无信号血管影，勾画出胰腺的后缘可作为识别胰腺的标志
   D. 在 T_1WI 和 T_2WI 上正常胰腺表现为均匀的较低信号结构
   E. 腹膜后脂肪组织为低信号，描绘出胰腺的前缘
4. 关于胰腺的解剖及 MRI 的表现，说法正确的是
   A. 胰腺分为头、体、尾三个部分
   B. 胰头、体、尾位于腹膜后
   C. 钩突是胰头的一部分
   D. 脾静脉位于胰体、尾后方
   E. 胆总管下端位于胰头后方
5. 急性单纯性胰腺炎的 CT 表现有
   A. 少数轻型患者，CT 可无阳性表现
   B. 胰腺体积呈弥漫性增大
   C. 胰腺密度正常或轻度下降
   D. 胰腺轮廓清楚或模糊
   E. 增强扫描胰腺不均匀增强，有坏死区域
6. 关于急性胰腺炎 MRI 的表现，说法正确的是
   A. T_1WI 和 T_2WI 胰腺均可表现为高信号
   B. T_1WI 胰腺信号减低，T_2WI 则增高
   C. 胰腺增大，轮廓不清

D. T_1WI 胰腺信号增高 T_2WI 则减低

E. T_1WI 和 T_2WI 胰腺均可表现为低信号

7. 急性胰腺炎 MRI 的表现为

A. 轻度胰腺炎的形态和信号均可无异常改变

B. 胰腺内、外积液 T_1WI 信号减低，T_2WI 则增高

C. 胰腺局限性或弥漫性增大，轮廓不清

D. 动态增强扫描有助于显示胰腺坏死灶，与增强的正常胰腺相比，坏死灶为高信号

E. 合并出血时 T_1WI 和 T_2WI 胰腺均可表现为高信号

8. 酒精性慢性胰腺炎的特点有

A. 大导管扩张，小导管正常

B. 管腔内有蛋白类物质或栓子

C. 胰管结石和胰体钙化

D. 小导管和主导管均扩张

E. 管腔内无堵塞物且很少钙化

9. 急性出血坏死性胰腺炎主要 CT 征象为

A. 胰腺体积常有明显增大，且为弥漫性

B. 胰腺密度改变与胰腺病理变化密切相关

C. 胰腺周围的脂肪间隙消失，胰腺边界不清

D. 胰周脂肪坏死和胰周或胰腺外积液

E. 胰腺体积增大与临床严重程度不一致

10. 属于慢性胰腺炎的 CT 征象有

A. 轻型患者 CT 可完全正常

B. 胰腺大小正常、缩小但不会增大

C. 胰管不同程度的扩张

D. 胰管结石和胰腺实质钙化

E. 可有假性囊肿存在

11. 慢性胰腺炎 MRI 的表现包括

A. 胰腺肿大

B. 胰腺萎缩

C. 胰腺钙化

D. 胰管扩张

E. 胰周淋巴结肿大

12. 下列胰腺疾病中，常显示钙化影的有

A. 急性胰腺炎

B. 胰腺囊肿

C. 慢性胰腺炎

D. 胰岛细胞瘤

E. 胰腺癌

13. 血管活性肠肽瘤的影像学表现包括

A. 增强后可出现强化

B. 有时肿瘤位于胰尾部，平扫时可类似增大变异的胰尾

C. 90%肿瘤发生于胰腺；一半为恶性、并可发生转移，最常见的转移部位为肝脏和局

部淋巴结

D. 多数肿瘤直径>3cm，约 80%的肿瘤发生在胰腺体尾部

E. 平扫时大多表现为等或稍低密度（信号）

14. 下列关于肝血管瘤的描述，正确的是

A. 女性多于男性

B. 肉眼呈紫红色，质地较软

C. 一般有包膜

D. 瘤内呈囊状或筛状，犹如海绵

E. 是最常见的肝脏肿瘤

15. 胰腺癌的影像学表现为

A. 上消化道造影检查可出现十二指肠圈扩大，降部内缘出现反“3”字征

B. CT 可出现“双管征”

C. CT 可表现为胰腺增大或肿块

D. 血行转移以脾脏最为常见

E. 增强扫描，病灶强化程度较周围胰腺组织低

16. 胰腺癌的 MRI 的影像表现有

A. MRCP 可以清楚显示胰管梗阻的部位形态程度

B. T_1WI 上肿瘤信号稍低于正常胰腺和肝，其中坏死区信号更低

C. 胰腺癌在 MRI 上可见胰腺局限性增大，该处轮廓不规则

D. 肝内胆管和胰管扩张是诊断胰头癌的重要依据，在 T_1WI 上显示为高信号，T_2WI 上显示为低信号

E. T_2WI 上肿瘤信号稍高且不均匀，坏死区则显示信号更高

17. 关于功能性内分泌肿瘤的病理，正确的有

A. 肿瘤通常较大，呈圆形或类圆形

B. 表面大多数光整，可呈分叶状

C. 肿瘤与胰腺组织常有明显的分界

D. 常向胰腺外生长

E. 在大体上可分为实性、囊性和混合性 3 种

18. 下述胰腺囊腺瘤的特点，正确的是

A. 浆液性囊腺瘤：恶性或潜在恶性肿瘤

B. 黏液性囊腺瘤：恶性或潜在恶性肿瘤

C. 黏液性囊腺瘤：瘤体较大，单房或多房

D. 浆液性囊腺瘤：无恶变倾向

E. 浆液性囊腺瘤：瘤体较小，囊实性，可有钙化

五 案例分析题

（1~4 题共用题干）

患者，男性，38 岁。因腹胀、腹痛、呕吐 2 天由朋友扶送入院。患者发病前曾与该朋

友在某酒店就餐饮酒，呕吐物为宿食。查体：上腹局部稍硬，上腹明显压痛，有轻微反跳痛。既往有十二指肠溃疡病史。门诊血常规：Hb 109g/L，WBC 11.2×10^{12}/L，N 70%，LYM 30%。

1. 该患者可能诊断为
   A. 急性胰腺炎
   B. 急性食物中毒
   C. 急性胃炎
   D. 急性肠梗阻
   E. 胃十二指肠穿孔
   F. 急性胆囊炎
2. 入院后影像学检查包括
   A. 血、尿淀粉酶
   B. 胰腺 B 超
   C. 腹部立位片
   D. 上腹部 CT
   E. 上腹部 MR
   F. 上消化道钡餐
3. 该患者检查后被诊断为急性胰腺炎，该病的 CT 表现可为
   A. 胰腺弥漫性肿大、轮廓模糊
   B. 胰腺密度不均，可见片状低密度区
   C. 肾前筋膜增厚
   D. 胰周积液
   E. 假性囊肿
   F. 胰腺囊腺瘤
4. 十年后，该患者以腹痛、腹胀第二次入院，如要考虑慢性胰腺急性发作，CT 表现可为
   A. 胰腺增大
   B. 胰管呈串珠状扩张
   C. 胰腺内高密度钙化影
   D. 假性囊肿
   E. 胰腺表面光滑
   F. 胰头局限增大、内见不强化低密度影

（5~7 题共用题干）

患者，女性，32 岁。既往有胆囊结石，突发上腹部疼痛，发热、恶心。CT 检查如图所示。

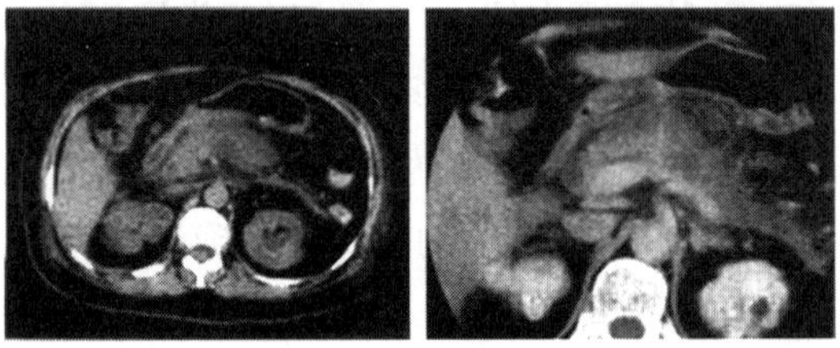

5. 该患者结合临床和影像应考虑为
   A. 急性胰腺炎
   B. 慢性胰腺炎
   C. 胰腺癌
   D. 胰腺囊性肿瘤
   E. 胰岛细胞瘤
   F. 胰腺转移瘤
6. 该病常见的并发症不包括
   A. 蜂窝织炎
   B. 脓肿
   C. 假性囊肿
   D. 癌变
   E. 门静脉系统血管闭塞和血栓形成
   F. 以上都是

7. 下列不是急性胰腺炎 CT 表现的是

A. 胰腺局部或弥漫肿大

B. 胰周蜂窝织炎和假囊肿

C. 胰腺及胰管的条状钙化

D. 吉氏筋膜增厚

E. 假囊肿内气泡，脓肿形成

F. 周围水肿

（8～13 题共用题干）

患者，男性，26 岁。大量饮酒后中上腹疼痛 5 小时，同时伴恶心呕吐 1 小时，呕吐物为胃内容物，含有胆汁样物，无咖啡样液，呕吐后不缓解，并感腹痛逐渐扩散至全腹，逐渐出现腹胀，发热，来院就诊。

8. 从临床表现应考虑为

A. 急性胃炎

B. 急性胆囊炎

C. 急性胰腺炎

D. 胃十二指肠急性穿孔

E. 急性肾绞痛

F. 急性肾炎

9. 应做的影像学检查有

A. MRI

B. US

C. ECT

D. CT

E. X 线数字减影血管造影

F. 消化道造影

10. 患者所做 CT 图像如下，应考虑为

A. 腹膜后脂肪瘤

B. 腹膜后脂肪肉瘤

C. 平滑肌肉瘤

D. 急性胰腺炎

E. 腹膜炎症

F. 慢性胆囊炎急性发作

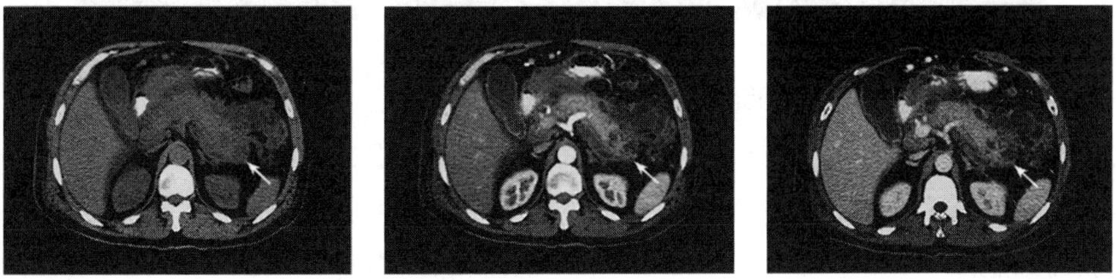

11. 诊断依据是

A. 患者过量饮酒，伴上腹疼痛、恶心呕吐 1 小时

B. 胰腺外形增大，密度不均，边界模糊，与周围组织分界不清

C. 胰腺周围有少量水样低密度影

D. 胰体外形缩小，密度不均呈团块影

E. 肾周筋膜增厚

F. MRI 对胰腺假囊肿、出血的定位和大小、形态的判断优于 CT

12. 还应做的检查有

A. 实验室检查：①血白细胞；②血、尿淀粉酶

B. AFP 与 CEA

C. 胃淀粉酶测定

D. 血糖测定

E. 心肌酶测定

F. 胰岛素水平测定

13. 该病出现的并发症有

A. 早期多为休克，后期以感染性并发症为突出

B. 局部常见脓肿、假囊肿、腹水等

C. 局部可出现软组织肿块

D. 出现全身性黄疸

E. 胰管扩张

F. 腹部可见腹壁静脉曲张

（14~16 题共用题干）

患者，男性，53 岁。无痛性黄疸 1 个月，超声提示胰头部占位。CT 检查如图所示。

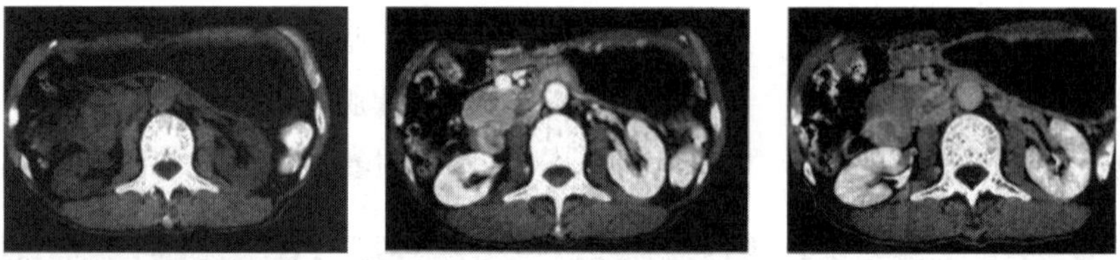

14. 结合临床及影像表现应该诊断为

A. 急性胰腺炎　　B. 慢性胰腺炎

C. 胰腺癌　　D. 胰腺囊性肿瘤

E. 胰岛细胞瘤　　F. 胰腺转移瘤

15. 该疾病影像表现描述不正确的是

A. 上消化道造影检查可出现十二指肠圈扩大，降部内缘出现反“3”字征

B. 胰胆管造影可表现为胰管的阻塞，可呈截然中断，末端可出现线样变细，可表现为偏心性充盈缺损

C. CT 检查可出现“双管征”

D. CT 检查可表现为胰腺的增大或肿块

E. 血行转移以脾脏最为常见

F. 增强后强化程度较周围胰腺组织低

16. 下列关于胰腺癌的描述，不正确的是

A. 起源于腺管或腺泡细胞

B. 大多数肿块边缘不清

C. 胰头癌以“围管浸润”方式侵犯胆总管

D. 常形成乳头状息肉突入胆总管内

E. 胰腺癌较其他肿瘤转移早

F. 以上都不是

参考答案与解析

一、A1 型题

1. A【解析】急性胰腺炎的病理：①急性水肿型：最为多见，表现为胰腺肿胀，间质充血水肿，中性粒细胞浸润。②出血坏死型：胰腺腺泡和间质局限性或弥漫性出血坏死，腺泡及小叶结构模糊不清，胰腺内、胰腺周同、肠系膜、网膜及后腹膜脂肪组织不同程度坏死。临床表现：急性胰腺炎发病急，均有不同程度的上腹部剧痛及向腰背部放射，伴有恶心、呕吐、腹胀、体温升高及腹膜炎体征等。腹痛为持续性并阵发性加重。坏死性胰腺炎病情较为严重，可伴有休克。慢性胰腺炎病理改变主要为胰腺广泛纤维组织增生，腺泡和胰岛均有不同程度萎缩、减少，胰腺质地变硬、体积缩小；常有假性囊肿形成，胰腺内可有钙化；在国内多与长期饮酒和营养不良有关。

2. E【解析】胰腺囊腺瘤较小时常无明显临床症状和体征，肿瘤较大时可出现腹痛和腹部不适，腹部扪及肿块，与急性胰腺炎无关。

3. A【解析】胰腺炎增强扫描的目的主要是判断有无胰腺坏死灶及其范围，推断病变的程度，指导临床治疗。

4. D【解析】急性出血坏死型胰腺炎的并发症包括蜂窝织炎、脓肿、假性囊肿、门静脉系统血管闭塞和血栓形成。胰腺管扩张多见于慢性胰腺炎或为胰头癌的间接征象。

5. C【解析】急性胰腺炎脓肿形成时比较可靠的征象为病灶区域出现散在小气泡，提示产气荚膜梭菌感染，脓肿形成。

6. E【解析】急性胰腺炎的 MRI 表现：①常规平扫：胰腺体积增大，形态不规则，边缘模糊不清，T_1WI 上胰腺信号减低，T_2WI 呈高信号，腺体内如有出血，T_1WI 上表现为高信号。②Gd-DTPA 增强扫描：呈不均匀强化，坏死组织区不强化。当炎症扩散至腹膜后，在 T_1WI 上，该处高信号的脂肪层消失，代之以低信号改变，两者界限不清。胰腺假性囊肿、

胰周积液在 T_1WI 像表现为低信号，T_2WI 呈高信号。

7. E【解析】急性胰腺炎的病因复杂，一般认为，胆汁和胰液逆流和胰酶损害胰腺组织在发病中起着重要作用。半数以上病例伴有胆管疾患，如结石、炎症和狭窄等；还可以由感染、创伤、十二指肠疾患、药物、代谢因素及饮酒所致。

8. E【解析】慢性胰腺炎反复发生形成纤维化可引起炎性肿块，而局限性炎性肿块也可加重形成弥漫性胰腺炎。

9. C【解析】慢性胰腺炎病理改变主要为胰腺广泛纤维组织增生，腺泡和胰岛均有不同程度萎缩、减少，胰腺质地变硬体积缩小。常有假性囊肿形成，胰腺内可有钙化。胰腺被膜增厚，表面呈结节状。胰管一处或多处狭窄，狭窄远段扩张，可有胰腺钙化或结石形成。

10. A【解析】慢性胰腺炎腹部 X 线平片可出现胰腺钙化和胰腺结石形成，钙化位于胰腺实质，呈斑点状，沿胰腺走行分布；胰石多位于主胰管内，大小不等。

11. E【解析】慢性胰腺炎的 CT 表现：胰腺大小可以正常、缩小或增大，胰腺缩小表示有萎缩，可以呈局灶性，亦可为完全性；增大表明有炎症水肿、囊肿或纤维化。胰管扩张，可呈串珠状，亦可扩张与狭窄交替存在。胰腺钙化和胰腺结石形成。假性囊肿形成，常位于胰腺内，胰头区常见，常多发，囊壁较厚，可伴钙化，具有诊断特征性的 CT 表现是胰腺和胰管钙化。

12. D【解析】胰腺癌常形成乳头状息肉突入胆总管腔内或侵犯一侧管壁而使管腔变形。

13. C【解析】胰头癌多同时并有胰管和胆总管扩张，形成所谓“双管征”，可有胰腺体、尾部萎缩或胰内潴留性假性囊肿，还可并有急性胰腺炎表现。

二、A2 型题

1. D【解析】急性胰腺炎的 CT 表现：①急性水肿型胰腺炎：胰腺肿大，多为弥漫性，胰腺密度正常或轻度减低，密度均匀或不均匀，胰腺轮廓清楚或模糊，可有胰周积液。增强扫描胰腺均匀强化。②急性出血坏死型胰腺炎：胰腺弥漫性明显肿大，胰腺密度不均匀，坏死和积液区呈低密度，出血区可呈略高密度，并可形成小脓肿，增强扫描可见胰腺内的坏死和脓肿形成区。胰腺周围脂肪层模糊。胰腺周围液体渗出，表现为肾筋膜增厚及肾前间隙、小网膜囊内、肾后间隙内液体潴留，甚至腹腔及胸腔积液。

2. C【解析】慢性胰腺炎的 X 线表现：①腹部 X 线平片可出现胰腺钙化和胰腺结石形成，钙化位于胰腺实质，呈斑点状，沿胰腺走行分布；胰石多位于主胰管内，大小不等。②消化道钡餐造影表现可出现急性胰腺炎消化道钡餐造影的各种表现；十二指肠降部内缘黏膜皱襞可有稀疏、平坦和侵蚀改变，管腔有狭窄和激惹征象；十二指肠降部内缘可出现反“3”字征。③胰胆管造影主胰管僵直、扭曲、扩张与狭窄交替存在，形成串珠状，并有钙化和阻塞。胰管分支扩张、粗细不均，可呈小囊状。胰腺腺泡显影，边界模糊。胰管内胰石形成。

3. B【解析】慢性胰腺炎的 CT 表现：①平扫检查：胰腺大小可以正常、缩小或增大，胰腺缩小表示有萎缩，可以呈局灶性，亦可为完全性；增大表明有炎症水肿、囊肿或纤维化。胰管扩张，可呈串珠状，亦可扩张与狭窄交替存在。胰腺钙化和胰腺结石形成。假性囊肿形成，常位于胰腺内，胰头区常见，常多发，囊壁较厚，可伴钙化。②增强检查：胰腺实质可强化不均，纤维化强化程度较低。

4. B【解析】胰腺癌的 CT 表现：①直接征象：a. 平扫检查，肿块密度常与邻近胰腺组织相似，较小者不易发现，较大者则表现为胰腺局部增大，少数肿块内有坏死性低密度灶；b. 增强检查，胰腺癌为乏血供肿瘤，强化不明显，呈相对低密度，可有一定程度延迟强化。②间接征象：肿块上游胰管常扩张；胰头癌多同时并有胰管和胆总管扩张，形成所谓“双管征”，可有胰腺体、尾部萎缩或胰内潴留性假性囊肿，还可并有急性胰腺炎表现；周围血管受侵表现为胰腺与血管间脂肪层消失；血管被肿块部分或全部包绕；胰周、肝门和腹膜后淋巴结转移时，相应部位可见多发软组织密度结节，还可检出低密度的肝转移灶。

5. C【解析】胰腺癌增强检查，胰腺癌为乏血供肿瘤，强化不明显，呈相对低密度，可有一定程度延迟强化。

三、A3/A4 型题

1. B【解析】参见 A2 型题第 4 题解析。

2. C【解析】参见 A2 型题第 5 题解析。

3. E【解析】胰腺癌晚期出现昏迷者最多能生存一年。胰腺癌是一种非常严重的恶性肿瘤，胰腺癌发展的是很快的，而且预后较差。

4. A【解析】参见 A2 型题第 4 题解析。

5. A【解析】CT 诊断胰腺癌的主要依据为胰腺肿块和肿块远侧胰管扩张。

四、X 型题

1. ABCD【解析】下腔静脉在胰头后方，胃、十二指肠动脉位于胰头前外侧缘，胆总管标记出胰头后侧缘是胰头的解剖标志。

2. ACDE【解析】肠系膜上静脉或肝门静脉右壁是区分胰头与胰颈的标志，左壁是区分胰颈与胰体的标志。

3. ABCD【解析】胰腺腹膜后脂肪组织为高信号，描绘出胰腺的前缘。

4. ACDE【解析】胰尾位于膈脾韧带之内，因此位于腹腔内。

5. ABCD【解析】急性水肿型胰腺炎胰腺肿大，多为弥漫性，胰腺密度正常或轻度减低，密度均匀或不均匀，胰腺轮廓清楚或模糊，可有胰周积液。增强扫描胰腺均匀强化。

6. ABC【解析】参见 A1 型题第 6 题解析。

7. ABCE【解析】参见 A1 型题第 6 题解析。

8. BCD【解析】酒精性慢性胰腺炎：小导管和主导管均扩张，管腔内有物质或栓子，并有碳酸盐沉着，胰管结石和胰体钙化常见。

9. ABCD【解析】急性出血坏死型胰腺炎胰腺弥漫性明显肿大，胰腺密度不均匀，坏死和积液区呈低密度，出血区可呈略高密度，并可形成小脓肿，增强扫描可见胰腺内的坏死和脓肿形成区。胰腺周围脂肪层模糊。胰腺周围液体渗出，表现为肾筋膜增厚及肾前间隙、小网膜囊内、肾后间隙内液体潴留，甚至腹腔及胸腔积液。胰腺体积弥漫性明显增大，通常与临床严重程度一致；胰腺密度改变与病理相关，水肿则 CT 值降低，坏死区 CT 值更低。

10. ACDE【解析】参见 A1 型题第 11 题解析。

11. ABCD【解析】慢性胰腺炎的 MRI 表现：①平扫：胰腺大小可以正常、增大或缩小，腺体内信号正常或不均匀的低信号或中等信号，主胰管扩张及胰腺周围筋膜增厚，钙化呈黑色低信号，但微小钙化在 MRI 上难以识别。合并假囊肿形成时表现为局部圆形 T_1WI 低信号，T_2WI 高信号区。②Gd-DTPA 增强扫描：囊肿边缘更清楚，囊内无强化。

12. BCE【解析】胰腺囊性肿瘤浆液性囊腺瘤内有多个分隔，呈蜂窝状表现，中央的纤维组织和分隔有时可见“星芒状钙化”。慢性胰腺炎胰管一处或多处狭窄，狭窄远段扩张，可有胰腺钙化或结石形成。胰腺癌也常显示钙化影。

13. ABCDE【解析】血管活性肠肽瘤的影像学表现：①平扫时大多表现为等或稍低密度（信号）；②增强后可出现强化；③有时肿瘤位于胰尾部，平扫时可类似增大变异的胰尾。90%的发生于胰腺；一半为恶性，并可发生转移，最常见的转移部位为肝脏和局部淋巴结；多数肿瘤直径>3cm，约 80%的肿瘤发生在胰腺体尾部。

14. ABDE【解析】肝血管瘤一般无包膜。

15. ABCE【解析】胰腺癌血行转移以肝脏最为常见。

16. ABCE【解析】胰腺癌的 MRI 表现：①胰腺轮廓发生改变，局部不规则肿大；②肿瘤 T_1WI 上多数呈低信号，与正常胰腺组织分界不清，T_2WI 上呈不均匀高信号；③Gd-DTPA 增强扫描早期肿瘤强化不明显，与强化的正常胰腺组织形成明显对比；④胰头癌压迫侵犯主胰管和胆总管下端造成梗阻，梗阻部位以上胰管、胆管和胆囊扩张；⑤MRCP 可显示胰头段胆总管狭窄、中断，同时伴有病变段以上胆系和胰管均匀性的扩张。

17. ABCDE【解析】功能性内分泌肿瘤的病理：①在大体上可分为实性、囊性和混合性 3 种；②肿瘤通常较大，呈圆形或类圆形；③表面大多数光整，可呈分叶状；④肿瘤与胰腺组织常有明显的分界，并常向胰腺外生长。

18. BCDE【解析】浆液性囊腺瘤为良性，大小为 1～12cm，平均 5cm，边缘规整或分叶，切面呈蜂窝状，内含多个小囊，有时有一个中央瘢痕，有时合并 Von Hippel-Lindau 病。黏液性囊腺瘤或囊腺癌囊内充满黏液，多位于胰腺体、尾部。常较大，平均 10cm，多有分叶和包膜，常可侵犯邻近器官。有恶性倾向或恶性，小的肿瘤可为实性。内有小囊，与浆液性囊腺瘤较难鉴别。

五、案例分析题

1. AE【解析】急性胰腺炎的临床表现：急性胰腺炎发病急，均有不同程度的上腹部剧痛及向腰背部放射，伴有恶心、呕吐、腹胀、体温升高及腹膜炎体征等。腹痛为持续性并阵发性加重，坏死性胰腺炎病情较为严重，可伴有休克。腹部 X 线平片可表现为局限性腹膜炎引起的胃、结肠和小肠胀气和积液；可引起横结肠中段以下肠管不含气，称为“结肠切断”征；胃十二指肠受压移位，出现胃结肠分离征；有时可以出现左侧膈肌抬高和双侧胸膜炎改变。十二指肠穿孔发生之前数天往往上腹痛加重，一旦溃疡突然穿破，患者顿觉上腹部剧痛，疼痛难以忍受，疼痛可放散至后背或右肩。刺激横膈的顶部，患者觉肩部酸痛；刺激胆囊后方的膈肌与腹膜，患者觉右肩胛骨下方疼痛；刺激小网膜腔，患者仅觉相应下背痛。当胃肠内容弥散至全腹时，则引起全腹持续性剧痛。由于大量胃肠内容是沿右结肠旁沟流至右髂窝，故此处的症状特别明显，易误诊为阑尾炎。疼痛发作后，伴随恶心、呕吐；若吐出物中带有鲜血，对诊断溃疡穿孔有提示意义。

2. BCD【解析】为进一步进行诊断，入院后还应该进行胰腺 B 超、腹部立位片及上腹部 CT 检查。

3. ABCD【解析】参见 A2 型题第 1 题解析。

4. ABCD【解析】参见 A2 型题第 3 题解析。

5. A【解析】参见案例分析题第 3 题解析。

6. DF【解析】急性胰腺炎的并发症包括急性呼吸衰竭、急性肾衰竭、脓肿、假性囊肿、心力衰竭、消化道出血、胰性脑病、蜂窝织炎、败血症等。

7. C【解析】参见案例分析题第 3 题解析。

8. BCD【解析】急性胆囊炎的临床表现：急性胆囊炎常有胆绞痛发作史，主要症状为右上腹痛，向右肩胛区放射。严重者可有高热、畏寒和轻度黄疸。查体可见右上腹压痛、肌紧张和 Murphy 征阳性。急性胰腺炎发病急，均有不同程度的上腹部剧痛及向腰背部放射，伴有恶心、呕吐、腹胀、体温升高及腹膜炎体征等。腹痛为持续性并阵发性加重，坏死性胰腺炎病情较为严重，可伴有休克。十二指肠穿孔发生之前数天往往上腹痛加重，一旦溃疡突然穿破，患者顿觉上腹部剧痛，疼痛难以忍受，疼痛可放散至后背或右肩。刺激横膈的顶部，患者觉肩部酸痛；刺激胆囊后方的膈肌与腹膜，患者觉右肩胛骨下方疼痛；刺激小网膜腔，患者仅觉相应下背痛。当胃肠内容弥散至全腹时，则引起全腹持续性剧痛。由于大量胃肠内容是沿右结肠旁沟流至右髂窝，故此处的症状特别明显，易误诊为阑尾炎。疼痛发作后，伴随恶心、呕吐；若吐出物中带有鲜血，对诊断溃疡穿孔有提示意义。

9. B【解析】US 检查价钱便宜，成像速度快，准确性高，无副作用，都是至今超声在腹部常规检查中不可替代原因。

10. D【解析】参见案例分析题第 3 题解析。

11. ABCEF【解析】参见案例分析题第 3 题解析。

12. AD【解析】为进一步确诊，还应进行的检查有血白细胞检查，血、尿淀粉酶及血糖的检查。

13. ABE【解析】参见案例分析题第 6 题解析。

14. C【解析】参见 A2 型题第 4 题解析。

15. E【解析】胰腺癌血行转移以肝脏最为常见。

16. DEF【解析】胰腺癌恶性度高，病程短，一般出现症状时已属晚期，并很快发生转移，侵犯邻近脏器。胰头癌多同时并有胰管和胆总管扩张，形成所谓“双管征”，可有胰腺体、尾部萎缩或胰内潴留性假性囊肿，还可并有急性胰腺炎表现；周围血管受侵表现为胰腺与血管间脂肪层消失。

第四十五章 脾脏病变

一 A1 型题

1. 关于脾外伤 CT 检查，下列说法错误的是
   A. 伤后即刻做 CT 平扫检查阴性，可除外脾破裂
   B. 脾内血肿的密度随时间而变化
   C. 应增强扫描以发现包膜下血肿
   D. 脾撕裂伤时可见脾边缘裂纹
   E. 脾破裂出血多储积于左侧结肠旁沟
2. 脾大最常见的原因是
   A. 门静脉高压
   B. 白血病
   C. 淀粉样变性
   D. 类肉瘤病
   E. 脾外伤
3. 脾大的诊断标准是
   A. 上下>12cm，前后>5 个肋单元
   B. 上下>15cm，前后>5 个肋单元
   C. 上下>14cm，前后>6 个肋单元
   D. 上下>15cm，前后>6 个肋单元
   E. 上下>14cm，前后>4 个肋单元
4. 脾脏最常见的良性肿瘤是
   A. 脾淋巴管瘤
   B. 脾错构瘤
   C. 脾血管瘤
   D. 脾脂肪瘤
   E. 以上都不是
5. 下列关于脾血管瘤的错误说法是
   A. 均匀的低或高密度肿块
   B. 可以有大小不等的囊变区
   C. 边缘钙化常为薄蛋壳样
   D. 增强扫描肿块明显增强
   E. 常合并淋巴管瘤及囊肿
6. 下列关于脾淋巴瘤的描述，错误的是
   A. 是最常见的脾脏肿瘤
   B. 病理上分为均质增大、粟粒结节、多发肿块和单发肿块四型
   C. CT 上有特征性改变

D. 增强扫描有助于发现病灶

E. 合并腹膜后淋巴结肿大有助于诊断

7. 关于脾脏病变错误的是

A. 脾脏血管肉瘤增强扫描时表现似血管瘤，先从病灶边缘强化，然后逐渐向中央填充

B. 脾脏转移瘤增强扫描后病灶呈不均匀强化，强化程度较正常脾实质差

C. 脾脏血管瘤的增强后周围见结节状强化，并逐渐向中心填充，延迟扫描病灶大部分完全填充

D. 脾脓肿增强后脓肿壁明显强化，中央坏死区无改变

E. 脾梗死后增强病灶可有强化，且轮廓较平扫时清楚

二 A2 型题

患者，男性，21 岁。疲乏，贫血貌。CT 示脾前缘近切迹处多发小片状低密度区，部分略呈小锥形。最可能的诊断是

A. 脾钝挫伤　　B. 脾血管瘤

C. 脾淋巴瘤　　D. 脾梗死

E. 脾脏囊肿

三 A3/A4 型题

（1~3 题共用题干）

患者，男性，31 岁。1 个月前左季肋部刀刺伤，日前左上腹部疼痛加剧，并出现发热，体温最高达 39.5℃。查体：左上腹部皮肤淤血，有触痛，并可触及肿块。血常规：白细胞 $14\times10^9/L$，中性粒细胞 0.85。

1. 最可能的诊断是

A. 脾血管瘤　　B. 脾结核

C. 脾内血肿　　D. 脾梗死

E. 脾脓肿

2. 最具有确诊意义的检查方法是

A. CT 平扫+增强　　B. 腹部 B 超

C. MRI　　D. 腹部 X 线平片

E. 动脉造影

3. 为该患者实施动脉造影，不符合影像学表现的是

A. 缺血供性

B. 动脉早期出现棉花团状浓影

C. 毛细血管期肿块呈现边缘不规则而模糊的充盈缺损
D. 脾血管移位、变直
E. 无血管区的膨胀性肿块

（4~5 题共用题干）

患者，女性，52 岁。体检 B 超发现脾占位。临床表现无特殊。

4. 首选检查方法为
A. 腹部 CT 平扫+增强
B. MRI
C. 核素扫描
D. 腹部平片
E. 血管造影

5. 如果腹部 CT 提示早期仅见病灶周边结节样强化，延迟期呈均匀等密度强化。则最可能的诊断是
A. 脾淋巴瘤
B. 脾错构瘤
C. 脾血管瘤
D. 脾淋巴管瘤
E. 脾转移瘤

（6~7 题共用题干）

患者，男性，63 岁。胸闷、体重下降 2 个月。CT 检查如图。

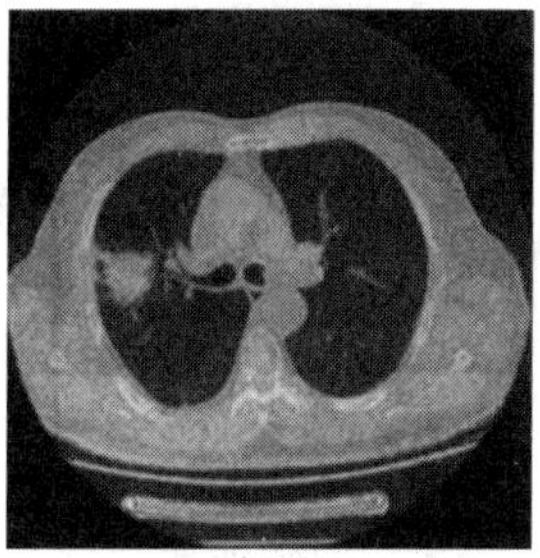

6. 最可能的 CT 诊断为
A. 周围型肺癌
B. 炎性假瘤
C. 结核
D. 错构瘤
E. 增殖性炎症

7. 进一步明确诊断应首选的检查是
A. 高分辨率 CT 检查
B. CTA
C. CT、MR
D. USG
E. CT 增强检查

（8~9 题共用题干）

患者，男性，46 岁。腰部不适 9 个月。CT 检查：双肾分别见直径约 8cm 大小肿块，病灶边界清楚，内部密度不均，CT 值 42. 4~47. 6HU。

8. 首先考虑
A. 肾癌
B. 肾腺瘤

C. 错构瘤　　D. 肾结核
E. 多发肾囊肿

9. 可能出现伴发病变是
A. 结节性硬化症　　B. MS
C. 肺错构瘤　　D. 肺结核
E. 骨转移

（10~13 题共用题干）

患者，男性，46 岁。间断低热 2 个月。查体发现脾肿大；腋窝可触及多个结节，质硬，可推动。

10. 为明确诊断，不需要检查的项目是
A. 血常规　　B. 结核菌素试验
C. 胸部 X 线　　D. 腹部平片
E. 腹部 CT

11. 胸部 X 线提示未见异常。血白细胞 $7\times10^9/L$，淋巴细胞比例 0.80。结核菌素试验（-）。可以排除的诊断是
A. 霍奇金淋巴瘤　　B. 非霍奇金淋巴瘤
C. 脾淋巴瘤　　D. 脾血管瘤
E. 脾转移瘤

12. 腹部 CT 提示脾内多个结节样低密度影，腹膜后可见多发增大淋巴结。为进一步明确诊断，有助于确诊的检查是
A. 腹部 B 超　　B. 腹部 MRI 平扫
C. 腹部 MRI 增强　　D. 腹部 CT 增强
E. 血管造影

13. 该患者进行了 PET-CT 检查，病变高度摄取 ^{18}F-FDG。最终诊断是
A. 脾脓肿　　B. 脾结核
C. 脾淋巴瘤　　D. 脾血管瘤
E. 脾转移瘤

四 X 型题

1. 下列脾脏病变中，可以出现钙化的有
A. 皮样囊肿　　B. 脾脏血管瘤
C. 脾梗死早期　　D. 贫血
E. 结节病

2. 关于脾结核的描述，错误的是

A. 临床表现与脾淋巴瘤不易鉴别

B. 多由脾外结核灶播散而来

C. 增强后多不强化或边缘环形强化

D. CT 增强典型表现为“靶心征”

E. MRI 对于诊断有特异性

3. 关于脾血管瘤的说法，以下正确的是

A. 可单发或多发

B. T_1WI 呈边界清晰的低至等信号

C. T_2WI 呈高信号

D. 延迟扫描均匀强化

E. 增强扫描早期呈典型的结节状强化

4. 脾内原发囊性病变可见于

A. 脾错构瘤

B. 脾囊肿

C. 脾淋巴管瘤

D. 脾淋巴瘤

E. 脾血管瘤

5. 脾血管瘤的影像学表现包括

A. 动态增强早期呈弥漫不均匀斑块状强化，随时间推移呈渐进性均匀强化，并呈延迟强化

B. B 超表现为边缘清楚的强回声病灶，其内可含有多个囊性区

C. T_1WI 低信号，T_2WI 高信号，T_2WI “亮灯泡征” 有特异性

D. ^{99m}Tc 标记红细胞核素扫描可见放射活度缺损区

E. 动脉造影表现为棉花团状浓影

6. 下面关于脾梗死的说法，正确的是

A. 多发生于脾边缘包膜下

B. 梗死灶可出现增强

C. 大小不等，单发或多发

D. 病灶基底部贴近被膜，尖端向脾门

E. 梗死后可致脾轮廓变形

7. 下列属于脾梗死 CT 表现的是

A. 尖端朝向脾门的楔形高密度

B. 尖端朝向脾门的楔形低密度

C. 脾脏轮廓收缩变形

D. 增强扫描明显强化

E. 可以为多发病灶

五 案例分析题

（1~3 题共用题干）

患者，女性，17 岁。反复发作黄疸、胆道感染，行 CT 检查，如图所示。

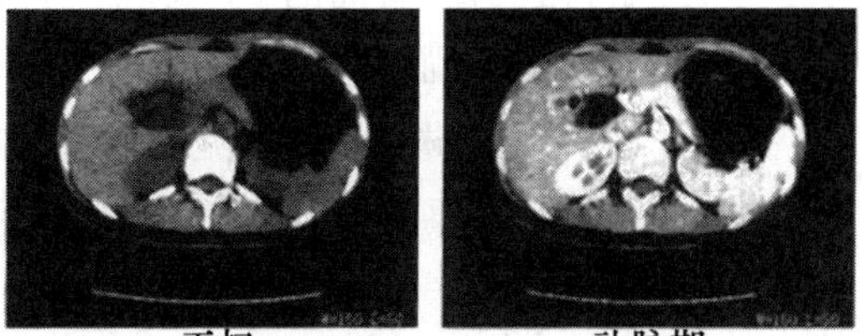

平扫　　动脉期

1. 对该病的描述不正确的是

A. 女性多见，2/3 见于婴幼儿

B. 临床上以黄疸、腹痛、腹部包块、间歇发热为主

C. 囊肿壁只含纤维组织，缺少上皮及平滑肌，囊肿壁厚薄不等

D. 分为囊状型、节段型、梭状型

E. 很少有并发症

F. 以上都不是

2. 该患者结合临床和影像应考虑

A. 脾脓肿　　B. 脾梗死

C. 脾囊肿　　D. 脾转移瘤

E. 脾淋巴瘤　　F. 脾血管瘤

3. 对该病的描述不正确的是

A. 常为败血症脓栓的结果，另常见脾外伤、脾囊肿、脾梗死液化等继发感染

B. 多数患者有弥漫性全腹隐痛

C. 常有败血症症状，寒战、高热、恶心、呕吐及白细胞计数升高

D. 脓肿内偶可见小气泡或气液平面，为特异性表现

E. B 超或 CT 引导下脓肿穿刺引流可确诊

F. 以上都是

参考答案与解析

一、A1 型题

1. A【解析】脾外伤伤后立即做 CT 平扫和增强检查，结果正常不能完全除外脾破裂。

2. A【解析】脾增大的原因包括感染性病变、血液系统病变、肝硬化及门静脉高压，以及结缔组织病、糖尿病、Gaucher 病等。

3. B【解析】CT 横断面上脾外缘正常为 5 个以下肋单元，即 2 个肋骨和 3 个间隙，或 3 个肋骨和 2 个间隙。大于 5 个肋单元则视为脾大。上下>15cm、前后>5 个肋单元为脾大的诊断标准。

4. C【解析】脾血管瘤是脾脏最常见的良性肿瘤。

5. A【解析】脾血管瘤的 CT 表现：平扫为边界清楚的低或等密度区；增强扫描示强化差异较大，多数明显强化，个别可强化不明显。

6. A【解析】脾淋巴瘤是常见的恶性脾脏肿瘤，脾血管瘤是脾脏最常见的良性肿瘤。

7. E【解析】脾梗死后增强扫描病灶无强化表现，但轮廓较平扫时清楚。

二、A2 型题

D【解析】脾梗死的 CT 表现：①早期平扫表现为脾内三角形低密度灶，基底位于外缘，

尖端指向脾门，病灶边缘模糊，无占位征象；②增强后病灶无强化，与明显强化脾实质形成明显对比，轮廓较平扫时清晰；③多数梗死灶在中央区域可见囊变，晚期梗死灶范围缩小，轮廓可呈分叶状。

三、A3/A4 型题

1. E【解析】脾脓肿患者表现为寒战、高热、恶心、呕吐，并出现腹部疼痛。检查时可出现左上腹部压痛、脾大等。实验室检查示血白细胞计数明显升高，血培养呈阳性。

2. A【解析】CT 平扫和增强扫描对脾疾病具有确诊意义。

3. B【解析】脾脓肿早期无特殊表现，大部分患者均有某种先驱感染史，以后出现败血症。

4. A【解析】参见 A3/A4 型题第 2 题解析。

5. C【解析】脾血管瘤的 CT 表现：平扫为边界清楚的低或等密度区，增强扫描示强化差异较大，多数明显强化，个别可强化不明显；多数在增强早期显示病灶周边结节状强化，延迟扫描对比剂逐渐向中心充填，增强范围扩大，最后病灶呈等密度，偶尔可见病变中心始终不被对比剂充填，呈低密度区，表示血管瘤内血栓形成或坏死、囊变等；少数整个病灶可呈均匀强化，延迟期大多仍呈低密度。

6. D【解析】脾错构瘤的 CT 表现：①低密度实质性单发占位性病灶，偶为多发，病灶轮廓清楚或不清；②中央偶可见星状或团块状粗糙钙化；③内部可含脂肪组织，具有特征性；④动态增强多呈弥漫渐进性强化，并呈延迟增强现象，也可明显强化但强化不均匀。

7. E【解析】参见 A3/A4 型题第 2 题解析。

8. C【解析】参见 A3/A4 型题第 6 题解析。

9. A【解析】脾错构瘤可出现结节性硬化症。

10. D【解析】腹部平片不适宜脾部疾病。

11. D【解析】脾淋巴瘤的伴随征象：全身恶性淋巴瘤脾浸润还伴有脾大、邻近淋巴结肿大和全身淋巴瘤表现。脾脏转移瘤，多数患者有原发恶性肿瘤病史，并出现恶病质、消瘦、乏力、低热、贫血等症状。

12. D【解析】参见 A3/A4 型题第 2 题解析。

13. C【解析】脾淋巴瘤：①脾内单发或多发低密度灶，或仅表现为脾大；②增强后轻度强化，与正常脾界限更清晰；③^{18}F-FDG PET-CT 显示肿瘤异常高度摄取^{18}F-FDG 可确定诊断；④多同时伴有腹腔和/或腹膜后淋巴结肿大，尤其是肾门以下水平腹膜后淋巴结增大时提示淋巴瘤的诊断；⑤临床表现、血象、骨髓象可鉴别。

四、X 型题

1. AB【解析】皮样囊肿属先天性疾患，是错构瘤的一种，可有钙化。脾血管瘤可以多发，也可单发。瘤内可有栓塞、出血、纤维化、钙化成分。

2. DE【解析】脾结核的 MRI 表现：无特异性，T_1WI 低信号，T_2WI 高信号；增强轻中度边缘强化，选项 E 错误。脾结核好发于 20～50 岁，多数伴结核毒血症状，平扫见脾内弥漫性低密度灶，直径多在 20mm 以内，增强后病灶无强化，多伴有后腹膜、肝门区等淋巴结肿大、钙化或周边环状强化，可伴其他脏器结核，脾内散在斑点样钙化灶。

3. ABCD【解析】脾血管瘤在增强早期边缘强化，逐渐向病灶中央充填，但小病灶也可在增强早期即表现为均匀强化。

4. BCE【解析】脾囊肿、脾淋巴管瘤及脾血管瘤均可见脾内原发囊性病变。

5. BCDE【解析】脾血管瘤是最常见的良性脉管性肿瘤，以海绵状血管瘤多见，平扫多为低密度，增强早期呈边缘结节状明显强化或均匀强化，而不呈弥漫性均匀或斑块状强化可资鉴别。

6. ACDE【解析】脾梗死常发生于前缘近脾切迹处，梗死灶呈锥形，不可增强，底部位于被膜，尖端指向脾门，病变区内可见坏死细胞，随后被纤维组织取代。

7. BCE【解析】脾梗死的 CT 表现：①早期平扫表现为脾内三角形低密度灶，基底位于外缘，尖端指向脾门，病灶边缘模糊，无占位征象，选项 A 错误；②增强后病灶无强化，与明显强化脾实质形成明显对比，轮廓较平扫时清晰，选项 D 错误；③多数梗死灶在中央区域可见囊变，晚期梗死灶范围缩小，轮廓可呈分叶状。

五、案例分析题

1. EF【解析】未治脓肿的并发症有脓肿腔内出血，脓肿溃破入腹腔、肠、气管或胸腔。

2. A【解析】脾脓肿的 CT 表现：早期脾脏弥漫性增大，密度均匀减低，当组织液化坏死后，脾内出现单个或多个圆形或椭圆形低密度灶，边界不清。增强后脓肿壁明显强化，中央坏死区无改变。壁外有时可见水肿带环绕引起的低密度带。少数病灶内可出现气体或液气平面。MRI 表现：早期脾脏轻度增大，信号轻微异常改变。当组织液化坏死后形成脓肿后，在 T_1WI 表现为低信号，在 T_2WI 表现为明显高信号，信号不均匀，灶周见界限不清的水肿区域，增强后脓肿壁环形强化，中央坏死区无强化。

3. BF【解析】脾脓肿少见，临床表现多不典型，常缺乏特异性症状，主要症状为亚急性起病的发热和左侧疼痛。

第四十六章　腹膜腔和腹膜后病变

一 A1 型题

1. 腹腔积气立位透视可见
   A. 无明显异常
   B. 膈下新月形气影
   C. 胃肠腔内积气
   D. 腹内高密度影
   E. 腹部密度普遍增高
2. 急性腹膜炎的 X 线表现，不包括
   A. 小肠、大肠充气和淤张
   B. 腹脂线增宽、密度增高或消失
   C. 肠壁增厚与肠管活动受限
   D. 腹肌松弛
   E. 腹水

二 A3/A4 型题

（1~3 题共用题干）

患者，男性，23 岁。因腰骶部及股部酸痛半年余，腹胀 1 个月余入院。腹部 CT 显示腹腔内可见软组织肿块影，胰腺受推挤向上移位，肠管受推挤向前移位。

1. 该病变的定位为
   A. 腹腔
   B. 胰腺
   C. 肠管内
   D. 腹膜后
   E. 肠系膜
   F. 脊柱旁
2. 三维重组图像显示病变包绕腹主动脉、下腔静脉，使其向前移位。根据上述特点，可以排除的诊断为
   A. 腹膜后淋巴瘤
   B. 腹膜后转移瘤
   C. 腹膜后纤维化
   D. 原发性腹膜后肿瘤
   E. 腹膜后良性肿瘤
   F. 腹膜后恶性肿瘤
3. PET-CT 显示异常高度摄取^{18}F-FDG。该患者最可能的诊断为
   A. 腹膜后淋巴瘤
   B. 腹膜后转移瘤
   C. 腹膜后纤维化
   D. 原发性腹膜后肿瘤

E. 腹膜后良性肿瘤

F. 腹膜后恶性肿瘤

三 X型题

1. 提示病变来自腹膜后的表现是
   A. 病变常累及双侧输尿管
   B. 肿瘤与腹膜内器官间脂肪间隔存在
   C. 腹膜后器官（如胰腺、肾脏等）受压向前移位
   D. 肿瘤与相邻后腹壁或盆腔肌肉脂肪间隙清晰
   E. 肿瘤包裹腹主动脉或下腔静脉，腹部大血管向前及向对侧移位
2. 结核性腹膜炎的X线表现有
   A. 小肠广泛分布的分节、舒张、胀气和动力减退
   B. 大量腹水时，腹部密度普遍增高，肠袢间距增宽，如漂浮状
   C. 粘连多而重者可见肠袢的扩张和逆动等梗阻现象
   D. 多数有瘘管形成者见肠腔外异样钡剂阴影，位于空回肠肠袢之间
   E. 腹膜结核常与肠管结核的表现并存
3. 腹腔脓肿的主要X线表现有
   A. 脓肿有气体时可见气液空腔或气泡征象
   B. 脓腔有气体时表现软组织肿块
   C. 脓肿相邻器官受压移位
   D. 脓肿周围炎性浸润
   E. 炎症扩散时呈腹膜炎改变
4. 常见的腹膜后肿瘤包括
   A. 平滑肌肉瘤
   B. 成神经细胞瘤
   C. 脂肪肉瘤
   D. 畸胎瘤
   E. 恶性纤维组织细胞瘤
5. 关于腹膜后恶性淋巴瘤的叙述，正确的是
   A. T_2WI常表现为低信号
   B. 非霍奇金淋巴瘤最多见
   C. 主要侵犯淋巴结及结外网状组织
   D. 肿大的淋巴结常融合成团
   E. 是腹膜后最常见的恶性肿瘤

参考答案与解析

一、A1 型题

1. B【解析】腹腔积气立位透视可见膈下新月形气影。

2. D【解析】急性腹膜炎的 X 线表现：平片很少用于检查急性腹膜炎。可显示肠管充气、扩张；胁腹线增宽、密度增高或消失；可有腹水征象；若为胃肠道穿孔，还可见腹腔内游离气体。

二、A3/A4 型题

1. D【解析】根据题意，该患者病变定位为腹膜后。

2. C【解析】腹膜后纤维化又称特发性腹膜后纤维化，是指腹膜后的筋膜与脂肪组织的慢性非特异性炎症逐渐演变为纤维增生性疾病，病变可发展至腹腔、盆腔等组织，使腹膜后的空腔脏器受压而发生梗阻。

3. A【解析】淋巴瘤的 MRI 表现：①T_1WI 为等或稍低信号，略高于肌肉而低于脂肪；②T_2WI 上呈稍高信号，明显高于肌肉信号，并与周围脂肪信号类似；③抑脂像上淋巴结仍呈较高信号，有助于检出小的病变淋巴结；④PET-CT 显示异常高度摄取^{18}F-FDG 高度提示淋巴瘤。

三、X 型题

1. ABCE【解析】肿瘤与相邻后腹壁或盆壁肌肉脂肪间隙不清晰或消失，主要见于下腹部和盆腔肿瘤。

2. ABCE【解析】少数有瘘管形成者可见肠腔外异样钡剂阴影，位于空回肠肠袢之间。

3. ACDE【解析】脓腔无气体时表现软组织肿块。

4. ACE【解析】常见的腹膜后肿瘤包括平滑肌肉瘤、脂肪肉瘤及恶性纤维组织细胞瘤。

5. BCDE【解析】参见 A3/A4 型题第 3 题解析。

第七篇

骨关节系统

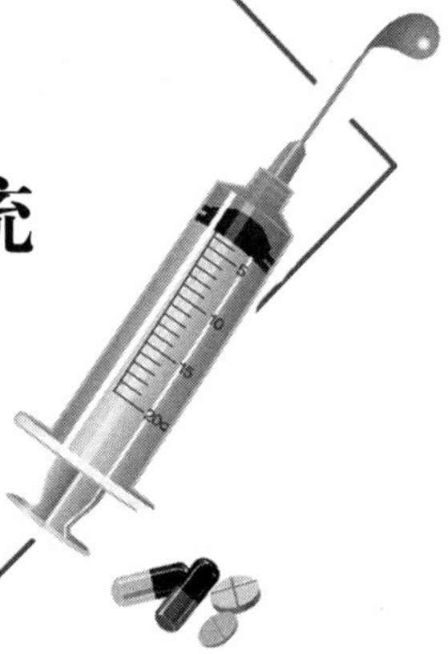

第四十七章　骨关节系统正常影像表现

一　A1 型题

1. 关于椎间孔的叙述，下列正确的是
   A. 颈、腰椎椎间孔均在斜位上显示最清楚
   B. 颈椎椎间孔在侧位上显示最清楚
   C. 腰椎椎间孔在斜位显示最清楚
   D. 颈、腰椎椎间孔均在侧位显示最清楚
   E. 颈椎椎间孔在斜位显示清楚，腰椎椎间孔在侧位显示清楚
2. 观察儿童骨龄最常用的摄片部位是
   A. 膝关节
   B. 踝关节
   C. 腕关节
   D. 肘关节
   E. 髋关节

二　X 型题

1. 脊柱易发生肥厚和钙化，并引起相应临床症状的韧带有
   A. 棘上韧带
   B. 棘间韧带
   C. 前纵韧带
   D. 后纵韧带
   E. 黄韧带
2. 关于黄韧带的断层解剖，正确的是
   A. 宽度不超过 5mm
   B. 黄韧带位于关节突和椎板的外侧缘
   C. 呈尖端向后的“V”形线条影
   D. 黄韧带后缘紧贴椎管内缘
   E. 前方与硬膜囊之间隔以低密度的脂肪组织
3. 对于侧隐窝的描述，正确的有
   A. 其前界是椎体和椎间盘的后缘，侧缘是椎弓根内缘，后界是上关节突前内缘
   B. 侧隐窝是椎管内神经根通向椎间孔的部位，又称神经管
   C. 侧隐窝前后宽度即椎弓根高度
   D. 测量侧隐窝宽度的正确方法是测量椎管前缘到关节突关节前内方的距离
   E. 侧隐窝的宽度若在 3mm 以上即不存在狭窄
4. 关节间隙结构组成有

A. 骨性关节面上的软骨
B. 关节腔
C. 滑膜
D. 骨性关节面
E. 干骺端

参考答案与解析

一、A1 型题

1. E【解析】颈椎椎间孔在斜位显示清楚，腰椎椎间孔在侧位显示清楚。

2. C【解析】观察儿童骨龄最常用的摄片部位是腕关节。

二、X 型题

1. DE【解析】脊柱易发生肥厚和钙化，后纵韧带及黄韧带可引起相应临床症状。

2. ACDE【解析】黄韧带宽度不超过5mm，位于关节突和椎板的内侧缘，是连接相邻椎弓板之间的韧带。呈尖端向后的“V”形线条影，前方与硬膜囊之间隔以低密度的脂肪组织，后缘紧贴椎管内缘。

3. ABCD【解析】侧隐窝的宽度若在5mm以上即不存在狭窄。

4. ABCD【解析】关节间隙由骨性关节面上的软骨、关节腔、滑膜及骨性关节面构成。

第四十八章　骨关节系统基本病变表现

一 A1 型题

1. 骨样组织的钙盐沉积发生障碍见于
   A. 骨质破坏　　B. 骨质疏松
   C. 骨质软化　　D. 骨质增生
   E. 骨膜反应
2. 关于骨质疏松描述，错误的是
   A. 骨的单位体积内正常钙化的骨组织减少，钙盐含量与有机成分的比例失常
   B. 成骨不全、甲状旁腺功能亢进均可引起全身性骨质疏松
   C. 长期服用激素可引起骨质疏松
   D. 严重骨质疏松时，椎体呈鱼椎骨状
   E. 骨皮质变薄、骨小梁变细
3. 骨膜增生的 X 线表现中，没有的形状是
   A. 条状　　B. 放射状
   C. 花边状　　D. 斑点状
   E. 洋葱皮状
4. 关于骨质疏松的 X 线表现，下列正确的是
   A. 骨骼变形　　B. 骨质破坏
   C. 骨小梁模糊　　D. 假性骨折线出现
   E. 骨密度减低
5. 骨质破坏的基本 X 线表现是
   A. 骨密度减低　　B. 骨小梁模糊
   C. 骨小梁变细　　D. 骨结构紊乱
   E. 骨结构消失

二 A2 型题

关节破坏的定义为

A. 关节软骨及其下方的骨质被病理组织所侵犯、代替
B. 关节骨端由骨组织或纤维组织连接
C. 关节间隙变窄
D. 关节囊及其周围软组织充血、水肿
E. 关节两个骨端相对位置发生移位

三 X 型题

1. 骨骼的基本病变包括
A. 骨质疏松
B. 骨质增生
C. 骨质破坏
D. 矿物质沉积
E. 骨折

2. 骨质疏松的 X 线表现有
A. 呈鱼尾状椎体
B. 骨皮质变薄
C. 骨小梁变细减少
D. 椎间隙变窄
E. 骨质密度减低

3. 骨骼病变描述，正确的是
A. 骨质疏松 X 线平片主要表现是骨密度减低
B. 骨质疏松 X 线平片在长骨可见骨小梁变细、减少，但边缘模糊
C. 骨质软化 X 线平片主要表现是骨密度减低，以腰椎和骨盆为明显
D. 骨质软化 X 线平片骨小梁和骨皮质边缘清晰
E. 骨质破坏 X 线平片表现为骨质局限性密度减低，骨小梁稀疏消失，正常骨结构消失

4. 易形成关节强直的关节病为
A. 化脓性关节炎
B. 神经营养性关节炎
C. 类风湿关节炎
D. 血友病性关节炎
E. 痛风性关节炎

5. 属于关节退行性变的 X 线表现有
A. 骨性关节面边缘骨不规整
B. 软骨下骨质囊变
C. 关节间隙狭窄
D. 关节间隙增宽
E. 以上都不是

参考答案与解析

一、A1 型题

1. C【解析】骨质软化常见骨样组织的钙盐沉积。

2. A【解析】骨质疏松是指一定单位体积内正常钙化的骨组织减少，钙盐和有机成分地比例正常。

3. D【解析】骨膜增生 X 线表现的形状为条状、放射状、花边状及洋葱皮状。

4. E【解析】骨质疏松 X 线平片的主要表现：骨密度减低；在长骨可见骨小梁变细、减少，但边缘清晰，小梁间隙增宽，骨皮质出现分层和变薄现象。

5. E【解析】骨质破坏 X 线平片表现为骨质局限性密度减低，骨小梁稀疏消失，正常骨结构消失。

二、A2 型题

A【解析】关节破坏是关节软骨及下方骨性关节面为病理组织所取代。

三、X 型题

1. ABCD【解析】骨骼的基本病变包括骨质疏松、骨质增生、骨质破坏及矿物质沉积。

2. ABCE【解析】骨质疏松的 X 线平片主要表现为骨密度减低；在长骨可见骨小梁变细、减少，但边缘清晰，小梁间隙增宽，骨皮质出现分层和变薄现象；在脊椎，椎体内结构呈纵行条纹，周围骨皮质变薄，严重时，椎体内结构消失，椎体变扁，其上下缘内凹，而椎间隙增宽，呈梭形，致椎体呈鱼脊椎状；疏松的骨骼易发生骨折，椎体可压缩呈楔状。

3. ACE【解析】骨质疏松的 X 线平片主要表现为骨密度减低，在长骨可见骨小梁变细、减少，但边缘清晰，选项 A 正确、B 错误。骨质软化 X 线平片主要表现是骨密度减低，以腰椎和骨盆为明显；与骨质疏松不同的是骨小梁和骨皮质边缘模糊，系骨组织内含有大量未经钙化的骨样组织所致，选项 C 正确、D 错误。骨质破坏 X 线平片表现为骨质局限性密度减低，骨小梁稀疏消失，正常骨结构消失，选项 E 正确。

4. AC【解析】化脓性关节炎及类风湿关节炎均是易形成关节强直的关节病。

5. ABC【解析】关节退行性变的 X 线平片：关节退行性变的早期 X 线表现主要是骨性关节面模糊、中断、消失；中晚期表现为关节间隙狭窄（尤其在关节负重部位）、软骨下骨质囊变和关节非负重部位形成明显的骨赘，严重者可导致关节变形，不发生明显骨质破坏，一般无骨质疏松。

第四十九章　脊柱、脊髓先天畸形

一 A1 型题

1. 与脊柱、脊髓 MRI 检查技术无关的是
   A. 询问患者体内有无金属器物
   B. 线圈：脊柱表面线圈
   C. 颈椎 MRI 对颈前、后应加局部饱和
   D. 扫描序列矢状位 TSE（SE）-T_1WI；矢状位 TSE（SE）-T_2WI；横轴位 TSE（SE）-T_2WI；横轴位 T_1WI
   E. 胸椎 MRI，常规在靠近胸椎左右加局部饱和
2. 开放性神经管闭合不全伴随的畸形包括
   A. Chiari 畸形
   B. 脊髓积水
   C. 脑脊髓膨出
   D. 骈胝体发育不全及脊髓纵裂
   E. 以上都是
3. 有关原发性脊髓栓系综合征，错误的是
   A. MRI 检查有助于诊断
   B. 终丝直径应大于 2mm
   C. 脊髓信号：T_1WI 低信号，T_2WI 中高信号
   D. 椎体形态无变化
   E. MRI 比 CT 诊断更有利

二 X 型题

1. 脊膜膨出 MRI 影像特点描述，正确的有
   A. T_2WI 上囊内液信号增高，而其内脊髓组织信号较低
   B. T_1WI 呈高信号，而相应脊髓组织的信号较低
   C. MRI 能同时发现伴发其他畸形的情况
   D. 骶椎发育不全时，脊椎可向前方膨出
   E. 脂肪脊髓脊膜膨出则在膨出物中可见到明显高信号的脂肪结构

2. 隐性神经管闭合不全包括

A. 脊膜膨出
B. 脊髓脊膜膨出
C. 脂肪脊髓脊膜膨出
D. 脊髓栓系综合征
E. 脊髓膨出

参考答案与解析

一、A1 型题

1. E【解析】胸椎 MRI，常规在靠近胸椎前加局部饱和。

2. E【解析】开放性神经管闭合不全伴随的畸形包括 Chiari 畸形、脊髓积水、脑脊髓膨出、胼胝体发育不全及脊髓纵裂。

3. C【解析】原发性脊髓栓系综合征做 MRI 检查有助于诊断，终丝直径大于 2mm，椎体形态无变化，蛛网膜下腔可扩大，脊髓信号在 T_1WI、T_2WI 均正常。

二、X 型题

1. ACDE【解析】脊膜膨出 T_1WI 呈低信号，而相应脊髓组织的信号较高。

2. AC【解析】隐性神经管闭合不全包括脊膜膨出及脂肪脊髓脊膜膨出。

第五十章　骨　损　伤

一　A1 型题

1. 横突骨折最常见于
A. 颈椎　　B. 胸椎
C. 腰椎　　D. 颈胸椎
E. 骶椎

2. 对骨折的评估应包含骨折的对位和对线关系，以下改变中属于这一范畴的内容是
A. 断端移位　　B. 断端重叠
C. 断端分离　　D. 断端成角
E. 以上都是

3. 下列骨折发生后，容易发生缺血性骨坏死的是
A. 股骨颈骨折　　B. 股骨转子间骨折
C. 股骨干骨折　　D. 股骨远端骨折
E. 胫骨平台骨折

4. 股骨颈骨折最严重和常见的并发症是
A. 骨折不愈合　　B. 骨折畸形愈合
C. 骨折延迟愈合　　D. 股骨头缺血坏死
E. 骨性关节炎

5. 关于 Colles 骨折的描述，正确的是
A. 骨折远端向掌侧移位，向背侧成角　　B. 骨折远端向背侧移位，向背侧成角
C. 骨折远端向背侧移位，向掌侧成角　　D. 骨折远端向掌侧移位，向掌侧成角
E. 骨折远端向桡侧移位，向背侧成角

6. 关于桡骨远端骨折（Colles 骨折）的描述，错误的是
A. 桡骨远端 2~3cm 以内骨折　　B. 远侧断端向背侧桡侧移位
C. 骨折段向掌侧成角畸形　　D. 骨折段向背侧成角畸形
E. 常伴尺骨茎突骨折

7. 可引起寰枢关节半脱位的原因是
A. 上呼吸道感染　　B. 强直性脊柱炎

C. 喉部手术
D. 类风湿关节炎
E. 以上都是

二 A3/A4 型题

（1~2 题共用题干）

患者，男性，63 岁。走路时，不慎摔倒。查体：左下肢缩短，外旋 50°畸形。

1. 该患者最可能的诊断为
   A. 左粗隆间骨折
   B. 左股骨颈骨折
   C. 左髋关节脱位
   D. 左髋软组织挫伤
   E. 左髋臼骨折
2. 为明确诊断，首先应进行的检查为
   A. CT 检查
   B. 核素骨扫描
   C. X 线检查
   D. MRI 检查
   E. 关节造影

（3~5 题共用题干）

患儿，男，14 岁。跌倒时手掌撑地。查体：肘关节半屈状，肘肿胀压痛，外突畸形，肘后三角存在，桡动脉搏动正常。

3. 摄 X 线片后，最可能的诊断是
   A. 肘关节脱位
   B. 伸直型肱骨髁上骨折
   C. 屈曲型肱骨髁上骨折
   D. 桡骨小头半脱位
   E. 尺骨鹰嘴骨折
4. 最适当的治疗方法是
   A. 立即切开筋膜减压
   B. 切开复位、内固定
   C. 手法复位，石膏固定
   D. 手法复位即可
   E. 手术探查肱动脉，同时行骨折复位、内固定
5. 该患者首先应做的肘部辅助检查为
   A. X 线检查
   B. 超声检查
   C. 关节造影术
   D. DSA
   E. MRI

三 X 型题

1. 关于骨折的 CT 诊断的说法，正确的为

A. CT 是平片的重要补充，可发现平片上不能发现的隐匿骨折
B. 结构复杂和有骨性重叠部位的骨折，CT 较平片能更精确显示骨折移位情况
C. 不易观察骨折的整体情况，但三维重建则可全面直观地了解骨折情况
D. 单凭 CT 就能确定有无骨折
E. 以上均对

2. Colles 骨折的 X 线表现为
A. 指桡骨远端距离远端关节面 5cm 以内的骨折
B. 常伴远侧断段向背侧移位和向掌侧成角
C. 骨折线常为横行，有时为粉碎性骨折
D. 常合并尺骨茎突骨折和下尺桡关节分离
E. 桡骨远端骨骺未联合前常发生桡骨远端骨骺分离

3. 关于旋转性寰枢关节半脱位的 CT 诊断，正确的为
A. 儿童多见，预后良好
B. 上呼吸道感染、微小的创伤、先天性畸形、强直性脊柱炎和类风湿关节炎等均可致病
C. 薄层 CT 横断面扫描并矢状面和冠状面重建可精确显示寰枢椎的相互关系
D. CT 是诊断本病的最佳方法
E. 儿童寰椎前结节后缘与枢椎齿状突前缘的距离大于 2mm，提示横韧带撕裂

四 案例分析题

（1~2 题共用题干）

患者，男性，28 岁。不慎摔倒后手掌撑地，右腕部疼痛 1 小时。拍摄腕关节正侧位片，如图所示。

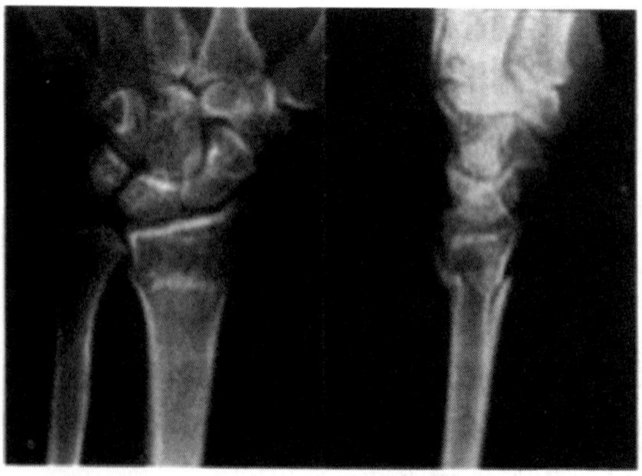

1. 下列正确的是
A. 桡骨远端完全性骨折
B. Smith 骨折
C. Colles 骨折
D. 青枝骨折
E. 孟氏骨折
F. 盖氏骨折

2. 下列描述正确的是
A. Smith 骨折的骨折两端向掌侧成角
B. Colles 骨折的骨折两端向背侧成角
C. Colles 骨折的骨折远端向桡侧移位
D. Colles 骨折的骨折远端向背侧移位

E. Smith 骨折又称反 Colles 骨折　　F. Colles 骨折典型者伤手呈银叉畸形

（3~6 题共用题干）

患者，男性，68 岁。因肝癌入院，准备行肝移植手术。住院期间因腰扭伤而腰痛，故行腰椎 MRI 检查，如右图所示。

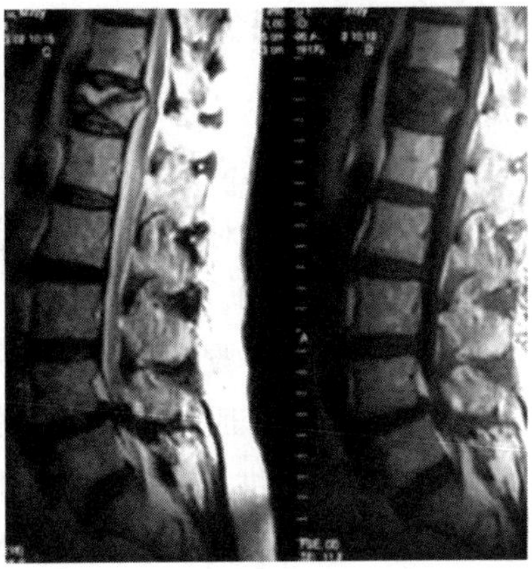

3. 关于本例中压缩性骨折椎体的特点，描述正确的是
   A. 椎体后缘平直
   B. 椎体后缘弧形后凸
   C. 椎体后缘局部信号正常
   D. 椎体内可见长 T_1 长 T_2 液体信号影
   E. 椎体后上角后凸，压迫硬膜囊
   F. 椎体前后缘呈弧形突出，且前后径明显加长
4. 观察上面的影像后，正确的是
   A. 基本可以明确 T_{12} 椎体为骨质疏松性压缩性骨折
   B. 基本可以明确 T_{12} 椎体为转移瘤
   C. 必须再行 CT 检查，观察有无骨质破坏
   D. DWI 序列可以进一步提供鉴别椎体良恶性骨折的有价值信息
   E. 必须再进行 MRI 增强检查
   F. 必须再进行 CT 增强检查
5. 正确的诊断为
   A. 肝癌椎体转移　　B. 椎体骨质疏松性压缩性骨折
   C. 单发椎体浆细胞瘤　　D. 单发椎体结核
   E. 椎体嗜酸性肉芽肿　　F. 佩吉特（Paget）病
6. 鉴别椎体良、恶性压缩性骨折，支持良性病变的征象有
   A. 椎体前后径加长　　B. 椎体后缘弧形后凸
   C. 椎体内较均匀信号异常　　D. 椎体后缘平直
   E. 椎体后上角后翘　　F. 椎体内可见长 T_1 长 T_2 液体信号影
   G. DWI 序列椎体呈低信号　　H. DWI 序列椎体呈高信号

参考答案与解析

一、A1 型题

1. C【解析】横突骨折最常见于腰椎。

2. E【解析】对骨折的评估应包含骨折的对位和对线关系包括断端移位、断端重叠、断端分离及断端成角。

3. A【解析】股骨颈骨折容易发生缺血性骨坏死。

4. D【解析】股骨颈骨折可发生于股骨头下、股骨颈中部或基底部。断端常有错位或嵌插。股骨头的血供几乎均来自股骨颈基底部，头下骨折影响了对股骨头及颈的血供，致骨折愈合缓慢，甚至发生股骨头缺血性坏死。

5. C【解析】Colles 骨折又称伸直型桡骨远端骨折，为桡骨远端 3cm 以内的横行或粉碎性骨折，骨折远段向背侧移位，断端向掌侧成角畸形，可伴尺骨茎突骨折。

6. D【解析】参见 A1 型题第 5 题解析。

7. E【解析】可引起寰枢关节半脱位的原因：①上呼吸道感染；②强直性脊柱炎；③喉部手术；④类风湿关节炎。

二、A3/A4 型题

1. B【解析】参见 A1 型题第 4 题解析。

2. C【解析】对股骨颈骨折，X 线平片能发现其中大多数骨折，但约有 10%为嵌入性骨折而难以检出，此时需结合临床表现，进一步行 CT 或 MRI 检查。

3. B【解析】肱骨髁上骨折多见于儿童。骨折线横过喙突窝和鹰嘴窝，远侧端多向背侧移位。

4. C【解析】X 线平片易于发现 Colles 骨折、肱骨髁上骨折的骨折线，并可确定骨折移位、成角等改变，复位后还可评估骨折对位、对线情况。

5. A【解析】参见 A3/A4 型题第 4 题解析。

三、X 型题

1. ABC【解析】当骨折线与 CT 扫描面平行时，则可能遗漏骨折，因此单凭 CT 不能排除骨折，一定要结合平片进行诊断。

2. BCDE【解析】参见 A1 型题第 5 题解析。

3. ABCD【解析】寰椎前结节后缘与枢椎齿状突前缘的距离成人大于 3mm、儿童大于 4mm 则说明有横韧带的撕裂。

四、案例分析题

1. AC【解析】参见 A1 型题第 5 题解析。

2. CDEF【解析】Colles 骨折又称伸直型桡骨远端骨折，为桡骨远端 3cm 以内的横行或粉碎性骨折，骨折远段向背侧移位，断端向掌侧成角畸形，可伴尺骨茎突骨折，选项 B 错误。骨折局部形成血肿，骨折线可处于关节外亦可波及关节面。关节外骨折，骨折块较大，向掌侧移位并向背侧成角，背侧骨膜连续性中断，掌侧骨质可以有粉碎而骨膜连续性常保持，选项 A 错误。

3. ACDE【解析】压缩性骨折椎体后缘平直，后缘局部信号正常，上角后凸，压迫硬膜囊，椎体内可见长 T_1长 T_2液体信号影，椎体后缘平直，且前后径明显加长。

4. AD【解析】骨质疏松性压缩骨折椎体内有残留部分脂肪信号，故信号不均匀。椎体后缘孤僻至多连续完整、平直或轻度前凹。DWI 可以反映水分子扩散受限程度，良性骨折水肿出血，细胞外较多液体，水分子扩散轻度受限或不受限，DWI 呈低信号。恶性骨折肿瘤组织浸润，较高的细胞密度和较少的细胞外水分子扩散明显受限，DWI 常呈高信号。

5. B【解析】骨质疏松常可导致胸腰椎骨折，影像学表现如下：①X 线：主要表现为压缩性骨折，椎体呈压扁状。②CT：除呈现椎体压扁状外，可伴有骨折线。③MRI：也呈现压扁状的压缩性骨折，但可通过信号改变区分骨折为陈旧性或新鲜骨折。与陈旧性骨折不同，新鲜骨折伴有信号改变，信号有高有低，强度不同，可弥补 X 线和 CT 的不足，为主要检查方式。

6. DEFG【解析】参见案例分析题第 4 题解析。

第五十一章　关节创伤

一　A1 型题

1. 肩关节脱位的方向最常见的是
   A. 前下方
   B. 前上方
   C. 后下方
   D. 肩关节盂中央脱位
   E. 后方
2. 髋关节不能做的运动是
   A. 屈伸
   B. 外展
   C. 外旋
   D. 背屈
   E. 跳跃
3. 有关髋关节前后位摄影的叙述，正确的是
   A. 髋关节定位点：被检侧髂前上棘与耻骨联合上缘连线中点向内下作垂线 5cm 处
   B. 股骨颈及闭孔无投影变形
   C. 申通线不能显示
   D. 双下肢稍外旋
   E. 患者屈髋屈膝

二　A3/A4 型题

（1~2 题共用题干）

患者，男性，43 岁。右膝关节疼痛 1 年，有外伤史，活动时有弹响，并伴关节绞锁现象。

1. 本病例最可能诊断为
   A. 创伤性关节炎
   B. 类风湿关节炎
   C. 半月板损伤
   D. 增生性关节炎
   E. 化脓性关节炎
2. 患者做哪项无创检查最有诊断意义
   A. X 线平片
   B. 膝关节造影

C. CT　　D. MRI
E. 膝关节镜

(3~5 题共用题干)

患者，男性，22 岁。足球赛后右膝关节疼痛，行走时绞锁。查体：右膝关节肿胀，外侧压痛明显。

3. 根据描述，最可能的诊断是
A. 骨折　　B. 肌肉挫伤
C. 半月板损伤　　D. 骨肿瘤
E. 皮下血肿
4. 诊断该疾病准确率较高的是
A. CT 平扫　　B. MRI
C. 超声　　D. X 线
E. ECT
5. 诊断该疾病的较典型表现为
A. CT 表现为膝关节高密度影
B. CT 表现为半月板低密度影
C. X 线表现为肌肉高密度影
D. MRI 冠状面和矢状面上都看到肌肉内异常信号影
E. MRI 冠状面和矢状面上都看到半月板内异常信号影

三 X 型题

1. 对显示骨髓病变较敏感的 MRI 扫描序列为
A. SE-T_1WI　　B. FE-T_2WI
C. STIR　　D. FSE-PDWI
E. MRI 增强检查
2. 有关半月板撕裂的 MRI 表现有
A. T_2WI 加脂肪抑制显示半月板好　　B. T_2WI 低信号半月板内有线样高信号
C. 魔角现象可引起假阳性　　D. MRI 诊断半月板撕裂的特异性为 94%
E. T_2WI 高信号半月板内有点状低信号
3. 关于膝关节半月板撕裂影像检查的说法，正确的有
A. X 线平片无助于半月板撕裂的诊断
B. 膝关节造影可作出诊断，但操作繁杂，且伪影较多
C. 半月板的 MRI 检查常用 SE 序列，主要采用矢状面和横断面

D. CT上正常半月板呈软组织密度影，内侧半月板为“C”形，外侧半月板为“O”形
E. CT只能对半月板行横断扫描，显示半月板横行撕裂的敏感性较高

4. 膝关节的构成包括
A. 韧带：前交叉韧带、后交叉韧带、胫侧副韧带和腓侧副韧带
B. 股骨与髌骨构成的髌股关节
C. 内侧半月板
D. 外侧半月板
E. 股骨下端与胫骨上端构成的内、外侧胫股关节

5. 肩关节前脱位常见的类型有
A. 喙突下型
B. 肩胛骨下型
C. 盂下型
D. 肩峰下型
E. 锁骨下型

6. 肩袖完全撕裂的MRI间接征象有
A. 冈上肌和其他肩袖肌萎缩
B. 肩峰下-三角肌滑囊内有长T_2高信号
C. T_1WI肩峰下-三角肌下脂肪平面消失
D. T_2WI肌腱全层出现高信号
E. T_1WI或PDWI损伤处为局限性高信号

7. 肩关节MRI T_1加权像，正确的为
A. 肱骨头及关节盂的透明软骨呈低信号
B. 肱骨头松质骨为高信号
C. 关节盂缘为均匀性低信号
D. 肌腱、韧带附着处无信号
E. 肱骨皮质无信号

8. 髋关节脱位或半脱位的测量有多种方法，在股骨头骨骺出现之前用
A. 泪滴距
B. Calve线
C. Shenton线
D. Perkin方格
E. C-E角

9. 有关髋臼的解剖，正确的表述为
A. 由髂骨、坐骨和耻骨的体部共同合成
B. 髂骨体构成髋臼的上2/5
C. 坐骨体构成髋臼的下2/5
D. 耻骨体构成髋臼的后下1/5
E. 耻骨体构成髋臼的前下1/5

参考答案与解析

一、A1型题

1. A【解析】肩关节脱位的方向最常见的是前下方。

2. E【解析】髋关节不能做跳跃运动。

3. B【解析】髋关节前后位摄影：患者仰卧，下肢伸直（选项 E 错误）；双下肢稍外展（选项 D 错误），足尖内旋并拢。髋关节的定位点是：被检侧髂前上棘与耻骨联合上缘连线中点向外下作垂线 5cm 处（选项 A 错误），申通线光滑锐利，清晰显示（选项 C 错误）。

二、A3/A4 型题

1. C【解析】半月板损伤后的常见临床表现包括局限性疼痛、关节肿胀、弹响和绞锁、股四头肌萎缩、打软腿，以及在膝关节间隙或半月板部位有明确的压痛。

2. D【解析】半月板损伤的诊断是需要核磁的，复查时也需要用核磁来进行对比。

3. C【解析】参见 A3/A4 型题第 1 题解析。

4. B【解析】参见 A3/A4 型题第 2 题解析。

5. E【解析】半月板损伤 MRI 冠状面和矢状面上都看到半月板内异常信号影。

三、X 型题

1. ACE【解析】对显示骨髓病变较敏感的 MRI 扫描序列为：SE-T_1WI、STIR、MRI 增强检查。

2. ABCD【解析】半月板撕裂 T_2WI 低信号半月板内有线样高信号。

3. ABCD【解析】膝关节半月板撕裂 CT 只能对半月板行横断扫描，仅可显示半月板纵行撕裂且敏感性较低，表现受伤的半月板内出现线状低密度影。

4. ABCDE【解析】膝关节的构成：①股骨下端与胫骨上端构成的内、外侧胫股关节。②股骨与髌骨构成的髌股关节。③韧带：前交叉韧带、后交叉韧带、胫侧副韧带和腓侧副韧带。④半月板：内侧半月板和外侧半月板。

5. ACE【解析】肩关节脱位的种类：①肱骨头前脱位常见，多同时向下移位，位于肩胛盂的下方，称为盂下脱位；也可向上移位，位于喙突下方或锁骨下方，分别称之为喙突下或锁骨下脱位；肩关节脱位常并发肱骨大结节或肱骨颈骨折。②肱骨头后脱位少见，只有侧位才能发现肱骨头在肩胛盂的后方，正位易漏诊。

6. ABC【解析】肩袖完全撕裂的 MRI 间接征象有冈上肌和其他肩袖肌萎缩，肩峰下-三角肌滑囊内有长 T_2高信号，T_1WI 肩峰下-三角肌下脂肪平面消失。

7. BCDE【解析】肩关节 MRI T_1加权像肱骨头及关节盂的透明软骨呈高信号。

8. ABC【解析】髋关节脱位或半脱位的测量有多种方法，在股骨头骨骺出现之前用泪滴距、Calve 线及 Shenton 线。

9. ABCE【解析】髋臼由髂骨、坐骨和耻骨的体部共同合成，髂骨体构成髋臼的上 2/5，坐骨体构成髋臼的下 2/5，耻骨体构成髋臼的前下 1/5。

第五十二章　骨关节化脓性感染

一　A1 型题

1. 急性化脓性骨髓炎对骨质的最大危害是指
   A. 病变发展快
   B. 骨破坏广泛
   C. 骨增生硬化严重
   D. 骨内外脓肿形成
   E. 易发展为慢性病变
2. 急性化脓性骨髓炎发病 10 天内 X 线平片检查可见
   A. 新生骨形成
   B. 明显的骨质破坏
   C. 骨骼无明显变化
   D. 出现死骨
   E. 骨膜增生
3. 下列不是急性化脓性骨髓炎特点的是
   A. 骨质破坏
   B. 骨膜反应
   C. 死骨
   D. 软组织肿块
   E. 发热
4. 关于急性化脓性骨髓炎，说法错误的是
   A. 开放性骨折直接感染和关节感染直接蔓延均可引起骨髓炎
   B. 骨的破坏与骨增生伴随存在
   C. 有时与骨肉瘤不易鉴别
   D. 血源感染是最常见的感染途径
   E. 起病急，发病数天后 X 线平片就可发现骨质破坏
5. 急性化脓性骨髓炎形成大块死骨的主要原因不包括
   A. 骨皮质血供中断
   B. 累及关节，中断营养血供
   C. 营养血管中断
   D. 发生多处骨折
   E. 骨痂形成迟缓
6. 慢性化脓性骨髓炎的主要 X 线表现为
   A. 骨质硬化增生
   B. 骨膜增生
   C. 死骨出现
   D. 骨皮质增厚
   E. 以上都是

7. 慢性化脓性骨髓炎最主要的影像学表现是
   A. 软组织肿胀
   B. 骨质增生硬化和死骨
   C. 层状、花边状骨膜反应
   D. 骨膜下脓肿
   E. 骨质破坏
8. 关于慢性化脓性骨髓炎，说法错误的是
   A. 可由急性化脓性骨髓炎转化而来
   B. 常见死骨
   C. 可见骨包壳形成
   D. Garre 骨髓炎最初为慢性过程
   E. 骨膜反应不如急性明显
9. 慢性化脓性骨髓炎 MRI 的影像表现，错误的是
   A. 骨质增生硬化、骨皮质增厚表现为骨髓腔内 T_1WI 与 T_2WI 低信号
   B. 骨质破坏区表现为 T_1WI 低信号与 T_2WI 高信号区
   C. 死骨表现为 T_1WI 均匀或不均匀低信号，T_2WI 为中到高信号
   D. 周围环以肉芽组织和脓肿形成的 T_1WI 呈高信号、T_2WI 呈低信号带
   E. 压脂序列有利于小的骨质破坏区的显示
10. 早期化脓性关节炎的 X 线征象为
    A. 关节间隙增宽
    B. 关节间隙变窄
    C. 关节纤维性强直
    D. 关节面破坏
    E. 骨性关节面下囊变
11. 关于慢性化脓性骨髓炎的 MRI 表现，不正确的是
    A. 周围环以肉芽组织和脓肿形成的 T_2WI 呈低信号、T_1WI 呈高信号带
    B. 内骨质破坏区表现为 T_1WI 低信号与 T_2WI 高信号区
    C. 死骨表现为 T_1WI 均匀或不均匀低信号，T_2WI 为中到高信号
    D. 压脂序列有利于小的骨质破坏区的显示
    E. 骨质增生硬化、骨皮质增厚表现为骨髓腔内 T_1WI 与 T_2WI 低信号
12. 化脓性关节炎与结核性关节炎的主要 X 线不同点为
    A. 是否有关节周围软组织肿胀
    B. 是否有骨质疏松
    C. 是否可产生关节强直
    D. 是否很快出现关节间隙变窄
    E. 是否有瘘管形成

二、A2 型题

患者，女性，17 岁。7 天前突发左髋剧痛，左下肢活动受限，伴畏寒、高热、全身不适及食欲缺乏。急重病容，体温 38.7℃，脉搏 100 次/分，左股近端肿胀，皮温升高，腹股沟韧带中点稍下方深压痛。最可能的诊断是
A. 左髋关节急性风湿性关节炎
B. 左髋关节急性化脓性关节炎

C. 左髋关节结核
D. 左股软组织炎症
E. 左股骨近端恶性肿瘤

三 A3/A4 型题

（1~3 题共用题干）

患儿，男，8 岁。右前臂肿痛 20 天，发病时皮温较高，体温达 39℃。实验室检查：WBC 12.05×10^9/L，中性粒细胞 79%。右尺桡骨正侧位 DR 片如图。

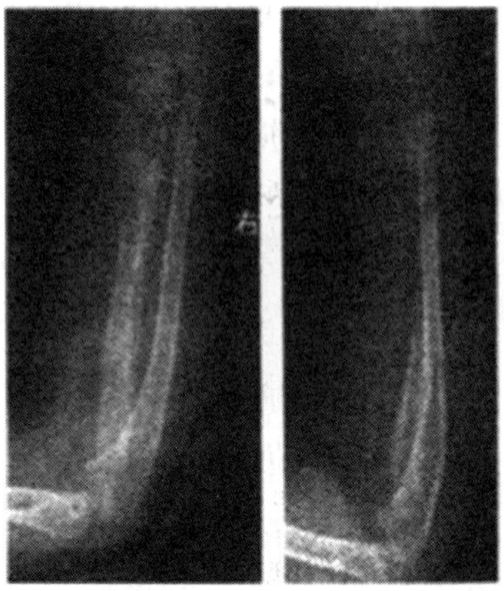

1. 最可能的诊断是
   A. 骨结核
   B. 溶骨型骨肉瘤
   C. 软骨肉瘤
   D. 骨纤维异常增殖症
   E. 急性化脓性骨髓炎
2. 本例主要需与何种疾病加以鉴别
   A. 骨结核
   B. 骨肉瘤
   C. 尤因肉瘤
   D. 软骨肉瘤
   E. 骨母细胞瘤
3. 诊断困难时，可采用什么方法进行鉴别
   A. 骨穿刺活检
   B. 试验性放射治疗
   C. ECT
   D. MRI
   E. 超声成像

四 X 型题

1. 诊断急性化脓性骨髓炎，MRI 不优于常规 X 线和 CT 的方面是
   A. 显示小破坏区和死骨方面
   B. 显示骨质破坏和死骨方面
   C. 早期确定急性化脓性骨髓炎方面
   D. 显示骨膜下脓肿方面
   E. 确定髓腔侵犯和软组织感染的范围方面
2. MRI 在诊断急性化脓性骨髓炎方面，影像学表现有
   A. 在确定髓腔受侵犯和软组织感染范围方面 MRI 优于常规 X 线和 CT
   B. 在 T_2WI 上充血水肿的肌肉和脓肿呈高信号，增强后脓肿壁明显强化
   C. 骨髓的充血、水肿、渗出和坏死在 T_1WI 上均表现为低信号
   D. 在病变早期的 T_1WI 上，病变在与正常骨髓分界模糊、出现骨质破坏后，分界趋向

清楚

E. 充血的骨髓在 T_1WI 上为高信号，水肿、渗出和坏死则均表现为低信号

3. 化脓性关节炎的 X 线、CT 表现包括

A. 随后出现软骨下骨性关节面破坏，以持重部位出现早而明显

B. 晚期可出现关节骨性强直

C. 关节软骨破坏表现为关节间隙变窄

D. 严重的关节破坏可使关节脱位

E. 早期表现为关节肿胀，关节积液使关节间隙增宽

五 案例分析题

（1~3 题共用题干）

患者，男性，16 岁。主诉发热头痛半个月，右小腿胀痛 20 天。X 线片示右小腿软组织肿胀，内有网状阴影，层次不清，胫骨上端骨质疏松，骨小梁模糊，似有斑点状透亮区。

1. 首先诊断为

A. 右膝关节结核　　B. 尤因肉瘤

C. 急性化脓性骨髓炎　　D. 骨肉瘤

E. 类风湿关节炎　　F. 骨脓肿

2. 急性化脓性骨髓炎常需要与下列哪些疾病鉴别

A. 尤因肉瘤　　B. 骨肉瘤

C. 骨梅毒　　D. 骨结核

E. 骨纤维异常增殖症　　F. 骨巨细胞瘤

3. 关于急性化脓性骨髓炎，说法正确的是

A. 绝大多数是经血源性感染的

B. 婴幼儿和儿童的骨髓炎发病较慢，全身中毒症状轻

C. 婴幼儿和儿童的骨髓炎容易造成软骨或大块骨坏死，骨生长障碍，干骺端早期闭合和骨发育畸形

D. 成人化脓性骨髓炎无明显症状，预后较好

E. 化脓性骨髓炎哪里有骨膜下脓肿，哪里就将发生骨质破坏

F. 骨质增生常较轻微，表现为骨破坏周围密度增高

参考答案与解析

一、A1 型题

1. B【解析】急性骨髓炎临床起病急，全身症状明显，骨质破坏范围大，可有明显死骨形成。

2. C【解析】急性化脓性骨髓炎发病 10 天内仅有软组织改变，骨质改变不明显。

3. D【解析】急性化脓性骨髓炎的临床表现：急骤寒战、高热；局部红、肿、热、痛；血白细胞尤其是中性粒细胞计数增多。X 线表现：①软组织肿胀；②骨质破坏；③死骨形成；④骨膜增生或骨膜反应；⑤骨质增生常较轻微。

4. E【解析】急性化脓性骨髓炎起病急，X 线表现为骨质破坏。发病 10 多天后，可出现局部骨质疏松；继而出现多数分散的斑点状边缘模糊的骨质破坏区，可融合形成大片骨质破坏区；病变范围可较大，可累及骨干大部或全部。

5. E【解析】急性化脓性骨髓炎形成大块死骨的主要原因为：①骨皮质血供中断；②累及关节，中断营养血供；③营养血管中断；④发生多处骨折。

6. E【解析】慢性化脓性骨髓炎的 X 线、CT 表现：骨破坏周围广泛的增生硬化；可见脓腔和死骨；骨内膜增生使骨髓腔变窄或消失，骨外膜增生使骨干增粗，骨外缘不规则；在 CT 上更易显示骨质硬化掩盖下的骨质破坏、脓腔和死骨。

7. B【解析】参见 A1 型题第 6 题解析。

8. E【解析】慢性化脓性骨髓炎的原因：①急性化脓性骨髓炎治疗不及时或不彻底，骨内残留死骨或脓腔，从而转为慢性；②感染的细菌毒力低或身体抵抗力强，则最初即可为慢性发病，形成 Garre 骨髓炎（慢性硬化性骨髓炎）、Brodie 脓肿（慢性局限性骨脓肿）等。慢性化脓肿骨髓炎主要影像表现为广泛的增生硬化，骨内膜、骨外膜均明显增生，可形成骨包壳，常见脓腔和死骨，骨膜反应比急性明显。

9. D【解析】慢性化脓性骨髓炎的 MRI 表现：骨质增生硬化、骨皮质增厚，表现为骨髓腔内 T_1WI 与 T_2WI 低信号，其内骨质破坏区表现为 T_1WI 低信号与 T_2WI 高信号区，压脂序列有利于小的骨质破坏区的显示。死骨表现为 T_1WI 均匀或不均匀低信号，T_2WI 为中到高信号，周围环以肉芽组织和脓肿形成的 T_1WI 呈低信号、T_2WI 呈高信号带。

10. A【解析】化脓性关节炎的 X 线表现：早期表现为关节肿胀，关节积液使关节间隙增宽；关节软骨破坏表现为关节间隙变窄；随后出现软骨下骨性关节面破坏，以持重部位出现早而明显；严重的关节破坏可使关节脱位；愈合期出现骨质硬化；晚期可出现关节骨性强直。

11. A【解析】参见 A1 型题第 9 题解析。

12. D【解析】化脓性关节炎先有关节面模糊、负重区骨质破坏和早期关节间隙增宽，很快发展为关节间隙变窄。结核性关节炎出现关节间隙变窄较晚。

二、A2 型题

1. B【解析】急性化脓性骨髓炎的临床表现：急骤寒战、高热；局部红、肿、热、痛；血白细胞尤其是中性粒细胞计数增多。X 线表现：①软组织肿胀：发病 10 天内仅有软组织改变，骨质改变不明显。②骨质破坏：发病 10 多天后，可出现局部骨质疏松；继而出现多数分散的斑点状边缘模糊的骨质破坏区，可融合形成大片骨质破坏区；病变范围可较大，可累及骨干大部或全部。③死骨形成：表现为小片或长条状高密度致密影，周围有低密度脓液或肉芽组织环绕。④骨膜增生或骨膜反应：呈层状、花边状高密度影，多与骨长轴平行。⑤骨质增生常较轻微，表现为骨破坏区周围密度增高。

三、A3/A4 型题

1. E【解析】急性化脓性骨髓炎的 X 线表现参见 A2 型题第 1 题解析。CT 表现：能很好显示软组织感染、骨膜下脓肿、骨髓内的炎症、骨质破坏，特别是能显示平片难以显示的小的骨质破坏、小死骨及轻微的软组织改变。MRI 表现：对周围软组织水肿和脓肿形成的情况显示较 CT 理想；骨质增生硬化表现为骨髓腔内 T_1WI 与 T_2WI 均呈低信号区，骨皮质增厚；其内骨质破坏区表现为 T_1WI 低信号与 T_2WI 高信号区，压脂序列有利于小的骨质破坏区的显示。死骨表现为 T_1WI 均匀或不均匀低信号，T_2WI 为中到高信号，周围绕以肉芽组织和脓肿形成的 T_1WI 呈低信号、T_2WI 呈高信号带。

2. C【解析】急性化脓性骨髓炎的鉴别诊断：主要应与尤因肉瘤鉴别，两者影像学表现类似，但急性骨髓炎临床起病急，全身症状明显，骨质破坏范围大，可有明显死骨形成；尤因肉瘤起病慢，骨质破坏呈筛孔状，一般无死骨形成，常可见葱皮样骨膜反应，周围软组织肿块为实性肿块。

3. B【解析】诊断困难时，常采用试验性放射治疗鉴别急性化脓性骨髓炎。

四、X 型题

1. AB【解析】诊断急性化脓性骨髓炎，MRI 不优于 CT 的方面：①显示小破坏区和死骨方面；②显示骨质破坏和死骨方面。在确定髓腔受侵犯和软组织感染范围方面 MRI 优于常规 X 线和 CT。

2. ABCD【解析】急性化脓性骨髓炎的 MRI 表现：对周围软组织水肿和脓肿形成的情况显示较 CT 理想；骨质增生硬化表现为骨髓腔内 T_1WI 与 T_2WI 均呈低信号区，骨皮质增厚；其内骨质破坏区表现为 T_1WI 低信号与 T_2WI 高信号区，压脂序列有利于小的骨质破坏区的显示。死骨表现为 T_1WI 均匀或不均匀低信号，T_2WI 为中到高信号，周围绕以肉芽组织和脓肿形成的 T_1WI 呈低信号、T_2WI 呈高信号带。骨髓充血、水肿、渗出、坏死，T_1WI 上呈低信号；受累周围组织：软组织肿胀，肌间隙和皮下脂肪模糊不清，在 T_2WI 上呈高信号。

3. ABCDE【解析】化脓性关节炎的 X 线表现参见 A1 型题第 10 题解析。CT 可直接显示关节积液，显示关节肿胀和骨质破坏好于平片。

五、案例分析题

1. C【解析】参见 A2 型题第 1 题解析。

2. ABCD【解析】急性化脓性骨髓炎的鉴别诊断：①尤因肉瘤；②骨肉瘤；③骨梅毒；④骨结核。

3. ACDEF【解析】急性化脓性骨髓炎多发病急，常先有全身不适。

第五十三章　骨与关节结核

一　A1 型题

1. 诊断成人脊柱结核最可靠的依据
   A. 有低热、盗汗史
   B. 红细胞沉降率（血沉）快
   C. 结核菌素试验（+）
   D. X 线摄片显示椎间隙狭窄，相邻椎体边缘模糊及椎旁脓肿形成
   E. 全身虚弱、贫血
2. 脊柱结核好发于
   A. 颈椎　　B. 胸椎
   C. 腰椎　　D. 骶椎
   E. 尾椎
3. 成人椎体结核与肿瘤 X 线片的主要鉴别点是
   A. 椎体破坏程度　　B. 椎间隙是否变窄或消失
   C. 死骨形成　　D. 椎旁软组织阴影
   E. 以上都是
4. 对脊柱结核的检查，CT 优于平片在于能够显示
   A. 骨质破坏　　B. 椎间隙变窄
   C. 骨质增生　　D. 钙化
   E. 椎管内脓肿
5. 符合脊柱结核 MRI 信号表现的是
   A. T_1WI 和 T_2WI 均为低信号　　B. T_1WI 为低信号，T_2WI 为不均匀等高信号
   C. T_1WI 和 T_2WI 均为高信号　　D. T_1WI 为高信号，T_2WI 为低信号
   E. T_1WI 和压脂序列均为低信号
6. 脊柱结核可引起背部寒性脓肿的是
   A. 椎体中心型　　B. 边缘型
   C. 韧带下型　　D. 附件型
   E. 以上均可引起

7. 儿童短骨骨结核最具特征的X线表现为
   A. 骨质破坏
   B. 死骨形成
   C. 骨质增生
   D. 骨气臌
   E. 葱皮状的骨膜反应
8. 长骨结核的影像表现不包括
   A. 骨骺和干骺结核最多见
   B. 病灶不跨越骨骺板
   C. 破坏区内可见泥沙状死骨
   D. 骨干结核可见明显增生硬化
   E. 骨骺和干骺结核的骨膜反应轻微
9. 关节结核的描述不包括
   A. 多继发于肺结核
   B. 多见于成年人
   C. 好发于持重的大关节
   D. 关节间隙变窄出现较晚
   E. 晚期可发生关节纤维性强直
10. 关节结核最多见于
   A. 踝关节
   B. 膝关节
   C. 髋关节
   D. 肘关节
   E. 腕关节

二 A3/A4型题

（1~4题共用题干）

患者，男性，32岁。发热，乏力，食欲缺乏，腰部钝痛，且有腰部棘突压痛及叩击痛。腰椎平片示：L_3椎体下缘及L_4椎体上缘终板骨质模糊不规则，$L_{3\sim4}$椎间隙正常，腰大肌增厚。腰部CT示：L_3椎体下部及L_4椎体上部溶骨性骨质破坏，之中可见散在细小钙化，邻近椎体骨质疏松，$L_{3\sim4}$椎间隙正常，$L_{3\sim4}$椎旁软组织肿胀。

1. 最可能的诊断是
   A. 脊柱化脓性骨髓炎
   B. 脊柱结核
   C. 脊柱转移瘤
   D. 多发骨髓瘤
   E. 嗜酸细胞肉芽肿
2. 脊柱结核的X线表现不包括
   A. 相邻椎体破坏
   B. 椎间隙变窄、消失、椎体融合
   C. 边缘性、虫蚀样骨质破坏
   D. 腰大肌影增宽，可有钙化
   E. 骨赘、骨桥形成
3. 成人的椎体结核和椎体肿瘤在X线片上的主要鉴别点是
   A. 椎体破坏程度
   B. 是否有死骨形成
   C. 椎旁软组织肿块
   D. 椎体骨质疏松程度

E. 椎间隙是否变窄或消失

4. 发生椎旁脓肿概率最高的是

A. 颈椎结核　　B. 胸椎结核

C. 腰椎结核　　D. 胸腰椎结核

E. 腰骶椎结核

（5~6 题共用题干）

患者，男性，60 岁。右髋关节疼痛、活动受限 1 年。右髋关节压痛，右下肢纵向叩击痛，右下肢短缩 3cm，右 Thomas 征（+），“4”字征（+），右髋关节内外旋活动受限。血常规：WBC 6.01×10^9/L，中性粒细胞 0.7，单核细胞 16.3%，ESR 85mm/h，C 反应蛋白（CRP）80mg/L。

5. 结合骨盆平片和骨盆 MRI 片，右髋部病变应首先考虑为

A. 化脓性关节炎　　B. 关节结核

C. 股骨头缺血性坏死　　D. 软骨肉瘤

E. 骨转移瘤

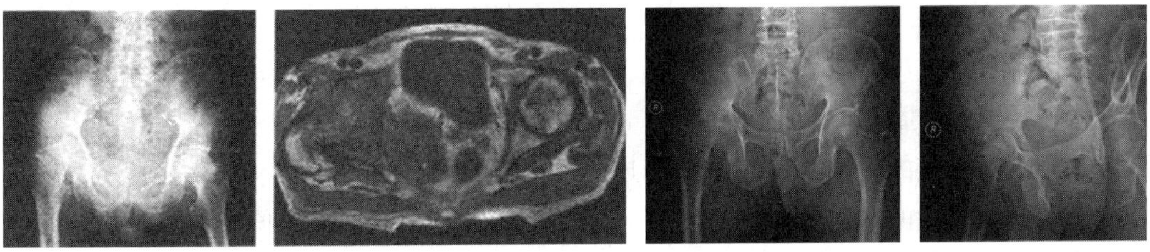

6. 该患者有糖尿病史，左股骨头异常改变最可能为

A. 化脓性关节炎　　B. 关节结核

C. 股骨头缺血性坏死　　D. 骨髓炎

E. 骨转移瘤

（7~8 题共用题干）

患者，女性，38 岁。右膝关节肿胀疼痛 2 年。X 线示膝关节股骨和胫骨非承重面虫噬样骨质破坏，骨质密度低，关节肿胀。

7. 应诊断为

A. 关节结核　　B. 化脓性关节炎

C. 类风湿关节炎　　D. 退行性骨关节病

E. 神经性关节病

8. 哪种检查方法显示关节积液最敏感

A. 平片
B. DSA
C. CT 平扫
D. MRI
E. 增强 CT 扫描

三 B 型题

（1~2 题共用备选答案）

A. 急性化脓性关节炎
B. 关节退行性变
C. 关节滑膜结核
D. 类风湿关节炎
E. 关节脱位

1. 软骨破坏多开始于关节边缘，逐渐累及骨质的是
2. 骨质破坏多开始于关节的承重面的是

四 X 型题

1. 脊柱结核的感染途径有

A. 直接扩散
B. 消化系统传播
C. 血行播散
D. 淋巴系统传播
E. 沿蛛网膜下隙播散

2. CT 诊断脊椎结核的优于 X 线平片的表述中，正确的为

A. 容易显示轻微的骨质破坏
B. 容易显示轻微的椎间隙狭窄
C. 容易显示椎旁脓肿
D. 容易显示椎管是否受累
E. 增强扫描可以显示椎旁脓肿有环形强化

3. 椎体结核愈合的征象有

A. 椎体内溶骨性破坏区周围无硬化环
B. 椎旁脓肿内致密而广泛的钙化
C. 椎间隙变窄甚至消失，形成骨性融合
D. 椎体骨质密度增加
E. 脊柱侧弯后凸畸形

4. 以下病变中不出现“泥沙”状死骨的有

A. 胫骨结节骨软骨病
B. 慢性化脓性骨髓炎
C. 长骨结核
D. 扁骨结核
E. 急性化脓性骨髓炎

参考答案与解析

一、A1 型题

1. D【解析】脊柱结核患者典型的临床表现有脊柱疼痛和其他慢性疾病的全身症状。X 线片可见受累椎体密度不均、变窄，以及不同形状的椎旁脓肿，特征性的改变是椎间隙变窄或消失。

2. C【解析】脊柱结核在骨关节结核中最为多见，易发于儿童和青年。发病部位以腰椎最多。

3. B【解析】椎体结核在 X 线片上表现以骨质破坏和椎间隙狭窄为主。椎体肿瘤 X 线片可见骨破坏累及椎弓根，椎间隙高度正常。

4. E【解析】对脊柱结核的检查，CT 优于平片在于能够显示椎管内脓肿。

5. B【解析】脊柱结核 MRI 信号表现为 T_1WI 为低信号，T_2WI 为不均匀等高信号。

6. E【解析】脊柱结核可引起椎体中心型、边缘型、韧带下型及附件型背部寒性脓肿。

7. D【解析】短骨结核多见于 5 岁以下儿童，好发于近节指（趾）骨、掌（跖）骨，常为双侧多发。早期仅见局部软组织肿胀和骨质疏松，继而骨干内出现囊性骨破坏，骨皮质变薄，向外明显膨胀呈梭形，又称骨气臌，此为短骨结核最具特征的表现。病灶内可见残存骨嵴，但死骨很少见，病灶边缘可见层状骨膜增生。本病很少侵及邻近关节。

8. B【解析】长骨结核的影像学表现：①长骨骺与干骺结核：在长骨结核中最为多见，表现为骨骺内或干骺端骨松质内类圆形边缘清楚的骨质破坏区，常跨越骨骺板累及骨骺及干骺，破坏区内可见泥沙状或碎屑状死骨，骨膜反应无或轻微，周围骨质疏松，无明显骨质增生硬化。②长骨骨干结核：发展缓慢者表现以增生硬化为主，骨髓腔密度增高，夹杂少许骨质破坏区，可有轻微骨膜反应。幼儿或老年患者等抵抗力低者病变发展迅速，表现以囊状骨质破坏为主，伴有骨皮质膨胀，与短管骨结核的“骨气臌”相仿，不会出现“泥沙”状死骨。

9. B【解析】关节结核多见于儿童和少年，好发于持重的大关节，最多见于髋、膝关节，一般为单发。

10. C【解析】参见 A1 型题第 9 题解析。

二、A3/A4 型题

1. B【解析】脊柱结核的 X 线、CT 表现：①中心型主要表现为椎体骨质破坏、塌陷，可为相邻的多个椎体受累，其内可见小死骨形成；后期椎间隙变窄；CT 显示小的骨质破坏和椎旁冷脓肿优于平片。②边缘型主要表现为椎体前缘或上、下缘骨质破坏，常累及两个椎体，相应椎间隙狭窄，椎旁冷脓肿形成，椎旁脓肿内可见钙化。后期可见椎体融合和脊柱后突畸形。③韧带下型开始仅可见椎旁冷脓肿，继而逐渐出现椎体边缘骨质破坏，最后可出现椎体骨质破坏和椎间隙狭窄。④附件结核表现为椎弓的骨质破坏及其周围的冷脓肿形成，椎体和椎间隙可无明显异常改变。

2. E【解析】参见 A3/A4 型题第 1 题解析。

3. E【解析】参见 A1 型题第 3 题解析。

4. C【解析】腰椎结核是发生椎旁脓肿概率最高的类型。

5. B【解析】关节结核的 MRI 表现：可以早期显示关节囊积液情况、关节软骨的破坏和软骨下骨质破坏的位置和范围，增强扫描能很好地显示关节滑膜的增厚和周围软组织脓肿。

6. C【解析】糖尿病患者，左股骨头异常改变最可能为股骨头缺血性坏死。

7. A【解析】关节结核的 X 线、CT 表现：滑膜型关节结核表现为早期关节周围软组织肿胀，普遍性骨质疏松；病变发展，先引起关节边缘非持重部位的虫蚀样骨质破坏；关节间隙变窄出现较晚；关节周围冷脓肿形成，可穿破关节囊形成瘘管；晚期关节半脱位，纤维性强直。骨型关节结核早期表现为骺、干骺结核，侵及关节后引起关节肿胀和关节间隙狭窄。

8. D【解析】MRI 检查显示关节积液最敏感。

三、B 型题

1. C【解析】软骨破坏多开始于关节边缘，逐渐累及骨质的是关节滑膜结核。

2. A【解析】急性化脓性关节炎的骨质破坏多开始于关节的持重面。

四、X 型题

1. ACE【解析】脊柱结核的感染途径包括直接扩散、血行播散及沿蛛网膜下腔播散。

2. ACDE【解析】CT 显示椎体及附件的骨质破坏、死骨和椎旁脓肿等优于 X 线平片。椎体骨质破坏可引起椎体塌陷后突，造成椎管狭窄。CT 能显示椎管内硬膜外脓肿。增强扫描可以显示椎旁脓肿周缘有环形强化。

3. BCD【解析】椎体结核愈合的征象：①椎旁脓肿内致密而广泛的钙化；②椎间隙变窄甚至消失，形成骨性融合；③椎体骨质密度增加。

4. ABDE【解析】参见 A1 型题第 8 题解析。

第五十四章 骨关节病

一 A1型题

1. 关于退行性骨关节病，说法错误的是
   A. 常见于承重的大关节如髋关节和脊柱，其次为肩、膝和指间关节
   B. 可分为原发性和继发性两种类型
   C. 原发性退行性骨关节病是与新陈代谢有关的老年性生理改变，发病年龄多在40岁以上，女性多于男性
   D. 继发性退行性骨关节病是由于外伤、感染、先天畸形等原因所致
   E. 退行性骨关节病是关节软骨发生变性后，继之以邻近软骨增生，骨化及骨质增生、硬化而形成的关节病变
2. 关节退行性变的中晚期X线表现，描述最典型的是
   A. 骨性关节面模糊、中断、消失
   B. 关节间隙变窄，软骨下骨质囊变，骨性关节面骨赘形成
   C. 骨质疏松
   D. 关节破坏
   E. 关节强直
3. 痛风性关节炎的早期病变发生于
   A. 软骨下骨组织
   B. 关节软骨
   C. 关节滑膜
   D. 关节周围肌腱、韧带
   E. 关节周围皮下软组织
4. 对类风湿关节炎患者，正确的摄影体位是
   A. 双手正位
   B. 单侧腕关节正位
   C. 双侧腕关节正位
   D. 单手正位，包括腕关节
   E. 双手正位，包括腕关节
5. 关于类风湿关节炎，说法错误的是
   A. 多见于中年女性
   B. 对称性梭形软组织肿胀常见于近侧指间关节
   C. 对称性梭形肿胀常见于远侧指间关节

D. 关节间隙增宽

E. 关节间隙狭窄

6. 类风湿关节炎最常见的起始部位

A. 对称的远侧指间关节
B. 对称的近侧指间关节
C. 对称的掌指关节
D. 双腕关节
E. 双侧骶髂关节

7. 类风湿关节炎最常侵犯

A. 脊柱
B. 膝关节
C. 手和足
D. 骶髂关节
E. 肘关节

8. 以下不是类风湿关节炎特点的是

A. 好发于 20~40 岁，为自身免疫性疾病
B. 早期为关节滑膜炎性反应，X 线摄片可无骨质改变
C. 最常见于近侧指间关节，关节周围呈对称性梭形软组织肿胀
D. 男性较女性好发
E. 晚期关节可纤维性强直或骨性强直

9. 强直性脊柱炎应拍摄

A. 腰椎前后位、骶髂关节前后位
B. 颈椎前后位、侧位
C. 胸椎前后位、侧位
D. 腰椎前后位、侧位、斜位
E. 骶椎前后位、侧位

10. 强直性脊柱炎首先累及

A. 腰椎
B. 胸椎
C. 颈椎
D. 髋关节
E. 骶髂关节

11. 幼年性强直性脊柱炎的症状和 X 线异常最早出现于

A. 髋关节
B. 骶髂关节
C. 耻骨联合
D. 颈椎
E. 腰椎

12. 强直性脊柱炎的影像学表现不对的是

A. 本病往往自骶髂关节开始，双侧发病常见
B. 骶髂关节改变从骶髂关节的下 2/3 处开始，早期关节边缘模糊，主要发生在关节的髂骨侧，骶骨侧改变轻微
C. 病变晚期，骶髂关节发生骨性强直
D. 椎体变方，病变晚期脊椎呈竹节状强直

E. 髋关节是强直性脊柱炎最常侵犯的外周关节，多为单侧受累

13. 以下不是强直性脊柱炎影像特点的是

A. 早期骶髂关节面侵蚀破坏，关节间隙假性增宽

B. 椎体前部角隅处发生骨炎、骨质破坏和硬化，椎体呈方形改变

C. 骶髂关节髂骨面明显硬化，骶骨面正常

D. 椎旁软组织钙化和椎体间骨桥形成

E. 脊柱常后凸畸形，多发生在胸腰段交界处

14. 色素沉着绒毛结节性滑膜炎的最佳影像检查方法是

A. X线关节造影　　B. X线摄片

C. CT　　D. MPR

E. MRI

15. 色素沉着绒毛结节性滑膜炎的X线及CT表现不正确的是

A. 下肢关节最易受累，尤多见于膝关节

B. 早期显示关节周围软组织肿胀及关节积液征

C. 关节软骨受破坏时，出现关节间隙变窄

D. 通常伴有骨质疏松

E. CT更有利于显示骨端侵蚀、破坏及突入关节腔内的滑膜结节或肿块

二　A2 型题

1. 患者，男性，62岁。双侧四肢关节肿胀疼痛20余年，10年前逐渐出现关节畸形，疼痛部位有结节沉着。实验室检查：尿酸574.21μmol/L，血常规未见异常。X线摄片发现双手腕多关节畸形，轻度骨质疏松改变，大部分腕掌指骨广泛侵蚀破坏，呈穿凿状或虫咬状、蜂窝状骨质缺损，形成大小不一、多为圆形或长轴与骨干相一致的卵圆形骨缺损，关节周围软组织肿胀。最可能的诊断是

A. 类风湿关节炎　　B. 结核性关节炎

C. 风湿性关节炎　　D. 痛风性关节炎

E. 松毛虫性关节炎

2. 患者，男性，28岁。左膝关节间歇性肿痛1年余。CT显示左膝关节腔内数个软组织密度的结节影，关节腔积液，骨端可见囊状骨质破坏区。关节抽出液呈巧克力色。该患者可能患有

A. 滑膜肉瘤　　B. 血友病性关节病

C. 类风湿关节炎　　D. 色素沉着绒毛结节性滑膜炎

E. 结核性关节炎

三 A3/A4 型题

（1~2 题共用题干）

患者，男性，74 岁。右足第 1 跖趾关节和踇趾趾间关节疼痛 3 天，局部红肿，每于夜间痛醒，半年前有类似发作史。

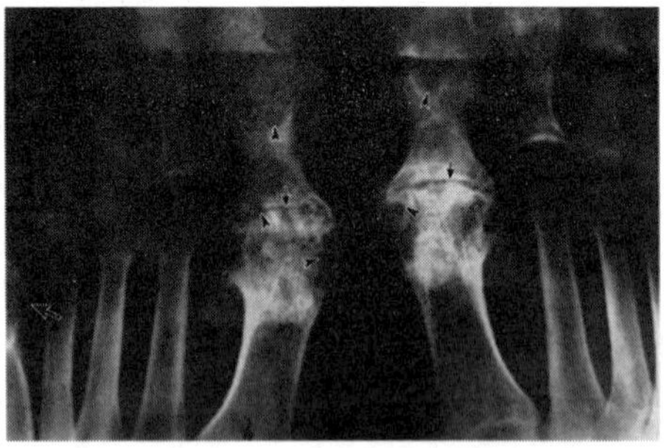

1. 结合右足正斜位片，最可能的诊断是
   A. 关节结核
   B. 化脓性关节炎
   C. 痛风性关节炎
   D. 类风湿关节炎
   E. 牛皮癣性关节炎
2. 为进一步明确诊断，尚需再首选何种实验室检查
   A. PPD 试验　　B. 血常规检查
   C. 红细胞沉降率　　D. 类风湿因子测定
   E. 血尿酸检测

（3~4 题共用题干）

患者，男性，52 岁。双手及双足小关节肿胀、疼痛，反复发作 10 年。X 线片示双侧第一跖趾关节间隙变窄，边缘有小囊状骨质破坏伴骨端骨质增生。

3. 应首先考虑的诊断是
   A. 类风湿关节炎　　B. 痛风
   C. 退行性骨关节病　　D. 银屑病性关节炎
   E. 着色性绒毛结节性滑膜炎
4. 根据以上情况，进一步证实诊断的检查手段是
   A. 穿刺活检　　B. MRI
   C. 查类风湿因子　　D. 查血尿酸
   E. 不需要其他检查即可诊断

（5~9 题共用题干）

患者，女性，53 岁。右膝关节痛。实验室检查：类风湿因子阴性。除外膝关节类风湿关节炎。X 线检查结果如图。

5. X 线平片表现不包括
   A. 关节边缘骨赘形成　　B. 关节边缘骨侵蚀
   C. 关节间隙不均匀变窄　　D. 关节囊肿胀

E. 股骨内侧髁关节面下局限性硬化

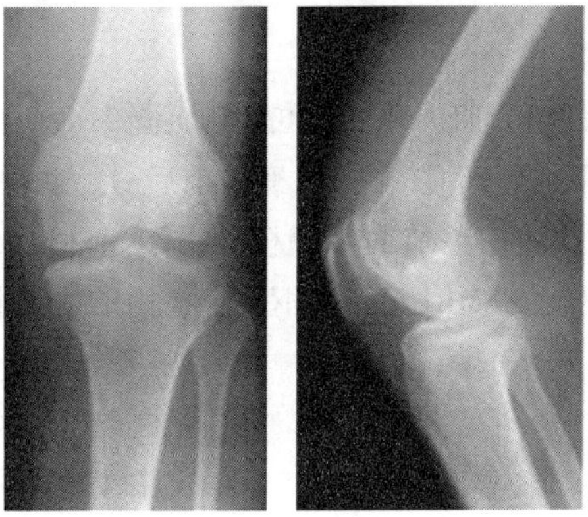

6. 观察 X 线平片后，最可能的诊断是

A. 膝关节退行性骨关节炎

B. 膝关节类风湿关节炎

C. 膝关节色素沉着绒毛结节性滑膜炎

D. 膝关节滑膜型结核

E. 血清阴性脊椎关节炎膝关节侵犯

7. MRI 结果如下图，应诊断为

A. 膝关节退行性骨关节炎

B. 膝关节类风湿关节炎

C. 膝关节色素沉着绒毛结节性滑膜炎

D. 膝关节滑膜型结核

E. 血清阴性脊椎关节炎膝关节侵犯

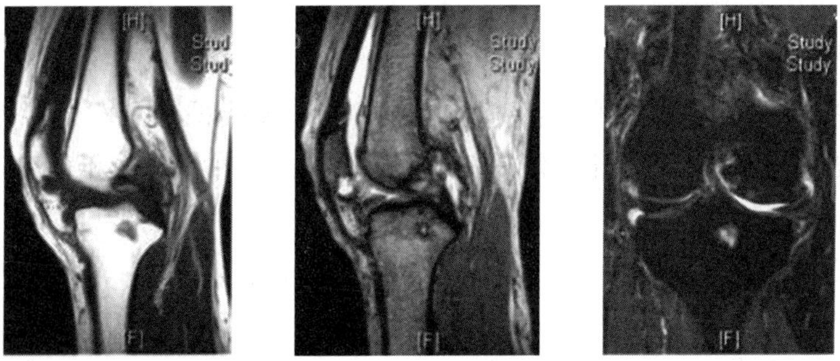

8. 类风湿关节炎早期的病理改变是

A. 关节软骨变性

B. 关节滑膜增生

C. 滑膜血管翼形成

D. 关节强直

E. 关节边缘骨侵蚀

9. 判断类风湿关节炎活动性的检查方法是

A. CR

B. CT

C. MRI

D. MRI 增强检查

E. 动态增强 MRI

（10~12 题共用题干）

患者，女性，41 岁。低热，肌肉酸痛，红细胞沉降率（血沉）增快，双手小关节肿痛，后出现颈部僵硬，活动受限。颈部 CT 显示：寰椎前后弓、侧块，枢椎齿状突、双侧枕骨髁边缘出现虫蚀样骨质破坏，寰枢关节面毛糙模糊，C1 前弓后缘与齿状突前关节的距离 > 3mm，钩椎关节面亦模糊。颈部 MRI 显示寰枢关节及钩椎关节滑膜增厚。

10. 最有可能的诊断是

A. 强直性脊柱炎
B. 脊柱类风湿关节炎
C. 脊柱结核
D. 化脓性脊柱炎
E. 脊柱血管瘤

11. 类风湿关节炎初期主要病变在

A. 关节软骨
B. 骨组织
C. 关节韧带
D. 滑膜组织
E. 邻近软组织

12. 与类风湿关节炎无关的是

A. 骨性强直
B. 关节间隙变窄
C. 骨质疏松
D. 关节旁软组织萎缩
E. 关节梭形肿胀

（13~15 题共用题干）

患者，男性，25 岁。进行性腰部疼痛、僵硬 5 年。X 线平片示双侧骶髂关节髂骨侧关节面呈锯齿状破坏，周围骨质硬化，骶髂关节间隙变窄，脊柱呈方形椎改变。

13. 最有可能的诊断是

A. 类风湿关节炎
B. 强直性脊柱炎
C. 痛风性关节炎
D. 甲状旁腺功能亢进症
E. 退行性骨关节病

14. 以下实验室检查最有可能是阳性的是

A. 类风湿因子
B. 本周蛋白
C. HLA-B27
D. 抗双链 DNA 抗体
E. 抗 Sm 抗体

15. 该病最常侵犯的外周关节是

A. 髋关节
B. 肩关节
C. 肘关节
D. 膝关节

E. 踝关节

（16~18 共用题干）

患者，男性，17 岁。下背痛和晨起僵硬 1 个月余，活动后减轻，伴乏力、低热。

16. 影像学检查路线宜首选何种检查

A. 腰椎正侧位 X 线片
B. 腰椎 CT 平扫
C. 腰椎 MRI 平扫
D. 骶髂关节 X 线平片
E. 骶髂关节 MRI 增强扫描

17. 若骶髂关节 X 线平片显示双侧骶髂关节间隙变窄，边缘模糊，关节面下囊性变，关节两侧硬化，则最可能的诊断为

A. 类风湿关节炎
B. 强直性脊柱炎
C. 骶髂关节结核
D. 骶髂关节化脓性炎症
E. 银屑病关节炎

18. 为进一步明确诊断，以下实验室检查最有价值的是

A. 血清类风湿因子检测
B. 血清 HLA-B27 检测
C. 血冷凝集试验
D. 血常规
E. 红细胞沉降率

（19~20 题共用题干）

患者，男性，18 岁。腰背痛 3 个月，近来右髋疼痛。骨盆 X 线片显示：右髋关节间隙轻度变窄，双侧骶髂关节间隙模糊。

19. 可能的诊断是

A. 类风湿关节炎
B. 关节结核
C. 一过性滑膜炎
D. 腰椎间盘突出
E. 强直性脊柱炎

20. 根据以上情况，进一步证实诊断的检查是

A. 红细胞沉降率（血沉）
B. OT 试验
C. 腰椎 CT
D. 类风湿因子
E. HLA-B27

四 B 型题

（1~3 题共用备选答案）

A. 较早出现关节间隙变窄
B. 非承重部位骨质破坏明显
C. 双侧小关节对称性发病
D. 关节内大量桑葚样游离体

E. 关节内出现气体影

1. 类风湿关节炎
2. 化脓性关节炎
3. 关节滑膜骨软骨瘤病

五 X 型题

1. 下述疾病中可见关节内游离体的是
   A. 色素沉着绒毛结节性滑膜炎
   B. 滑膜骨软骨瘤病
   C. 神经性关节病
   D. 非骨化性纤维瘤
   E. 退行性骨关节病
2. 退行性骨关节病中四肢大关节的 X 线表现是
   A. 承重区变凹变扁
   B. 关节面下囊肿
   C. 非承重区骨质增生
   D. 关节腔有游离体
   E. 关节间隙变宽
3. 脊椎退行性变的病理改变中，包括
   A. 椎间盘退行性变
   B. 椎间关节退行性变
   C. 韧带退行性变
   D. 脊椎骨骼改变
   E. 脊椎结核、肿瘤病变
4. 痛风的 X 线表现有
   A. 早期为关节周围软组织肿胀
   B. 骨皮质出现硬化或多处波浪状凹陷
   C. 关节周围软组织出现结节状钙化影
   D. 骨性关节面不规则或穿凿状破坏
   E. 关节间隙变窄，甚至纤维性或骨性强直
5. 类风湿关节炎早期 X 线表现有
   A. 骨膜增厚和骨化
   B. 关节邻近骨质疏松
   C. 关节周围软组织肿胀
   D. 关节间隙增宽
   E. 骨质侵蚀和假囊形成
6. 类风湿关节炎早期 MRI 表现中，正确的有
   A. 关节积液
   B. 滑膜增厚
   C. 滑膜强化
   D. 关节面软骨消失
   E. 早期位于关节间隙边缘部呈长 T_1、长 T_2信号
7. 骨盆 X 线片上，强直性脊柱炎与致密性髂骨炎主要鉴别点为
   A. 强直性脊柱炎，关节间隙及双侧关节面不受累
   B. 致密性髂骨炎，关节间隙及双侧关节面不受累
   C. 致密性髂骨炎仅累及髂骨，骶骨骨质正常

D. 强直性脊柱炎，关节间隙及双侧关节面均受累

E. 致密性髂骨炎，关节间隙及双侧关节面均受累

8. 强直性脊柱炎 MRI 诊断，正确的为

A. 病变均累及骶髂关节

B. 骶髂关节间隙血管翳呈长 T_1、长 T_2信号

C. 增强扫描，血管翳无明显强化，与骨侵蚀灶相延续

D. 平扫加增强可以 100%诊断骶髂关节炎症

E. MRI 发现强直后脊椎骨折比平片敏感

9. 下列有关色素沉着绒毛结节性滑膜炎的描述中，正确的有

A. 软组织内有蛋壳样钙化

B. 主要累及关节滑膜、关节囊和腱鞘

C. 本病好发生于青壮年

D. 动脉造影可显示富于血管的关节内肿块

E. 膝关节最易受累

10. 血友病性关节病的病因及病理

A. Ⅸ因子缺乏→血友病 B

B. 早期：单纯关节囊内出血、关节内压力增高

C. Ⅷ因子缺乏→血友病 A

D. Ⅺ因子缺乏→血友病 C，此型很少关节内出血

E. 关节炎期：纤维素、含铁血黄素及其他血中化学物质的侵袭，使滑膜增生肥厚，破坏关节软骨，继发骨性关节炎

六 案例分析题

（1~3 题共用题干）

患者，男性，53 岁。左足肿痛 2 年。

1. X 线平片检查如图，考虑为何病

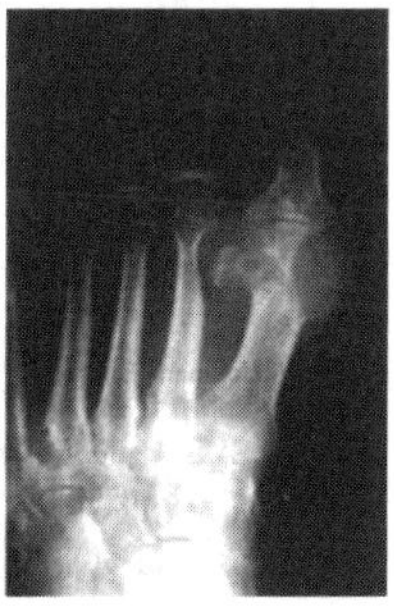

A. 痛风性关节炎

B. 结核性关节炎

C. 类风湿关节炎

D. 化脓性关节炎

E. 松毛虫性关节炎

F. 风湿性关节炎

2. 为了明确诊断，最需要的检查有

A. 红细胞沉降率（血沉）

B. 血常规

C. CT 检查

D. 血尿酸

E. MR 检查　　　　F. 类风湿因子

3. 关于痛风性关节炎描述，正确的有

A. 95%男性发病，有家族遗传倾向

B. 血清及体液中尿酸增加

C. 潜伏期常有明显症状

D. 关节肿痛呈非对称性结节样肿胀

E. 皮下有痛风结节

F. 常首先出现于第一跖趾关节，关节端出现边缘锐利的小囊状或穿凿状圆形或椭圆形骨缺损区，其边缘翘起突出颇具特征

（4~7 题共用题干）

患者，女性，52 岁。双髋关节痛。双髋关节 CT 平扫冠状重组影像如图所示。

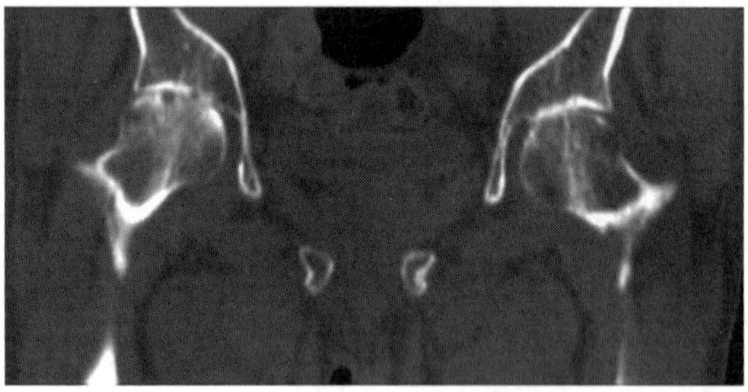

4. 对定性诊断有价值的征象包括

A. 双髋关节间隙对称性均匀狭窄

B. 右侧股骨头关节面可见小囊状透亮影

C. 双髋关节骨质疏松

D. 双髋关节未见骨赘

E. 双髋关节囊肿胀

F. 双髋关节面下无骨质硬化

5. 可能的诊断为

A. 右侧股骨头缺血性坏死，左髋关节退行性变

B. 双髋关节退行性变

C. 双髋关节类风湿关节炎

D. 强直性脊柱炎累及双髋关节

E. 右髋关节退行性变，左髋关节未见异常

F. 双髋关节结核性关节炎

G. 双髋关节滑膜炎

6. CR、MRI 结果如下图，根据影像学，应诊断为

A. 右侧股骨头缺血性坏死，左髋关节退行性变

B. 双髋关节退行性变

C. 双髋关节类风湿关节炎

D. 强直性脊柱炎累及双髋关节

E. 右髋关节退行性变，左髋关节未见异常

F. 双髋关节滑膜炎

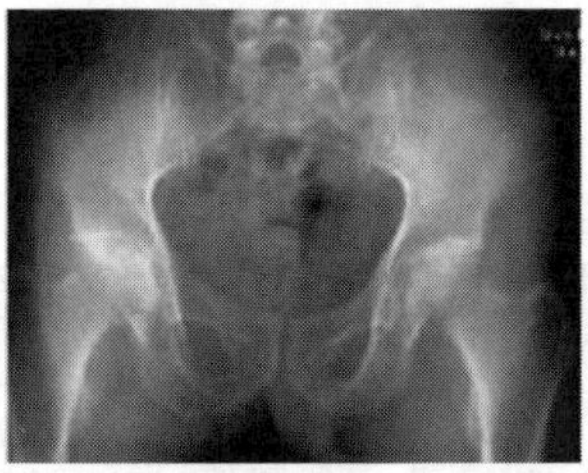
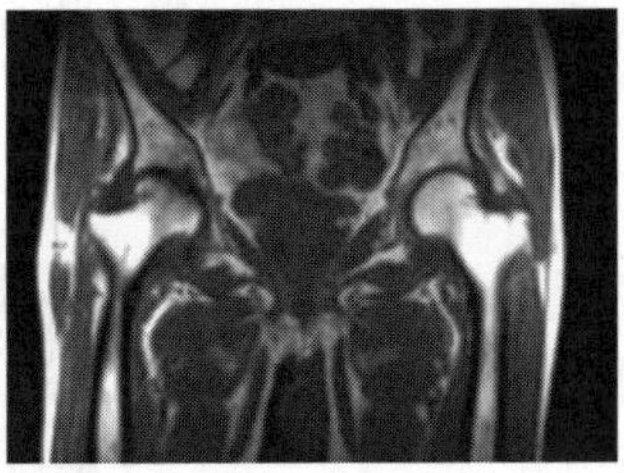
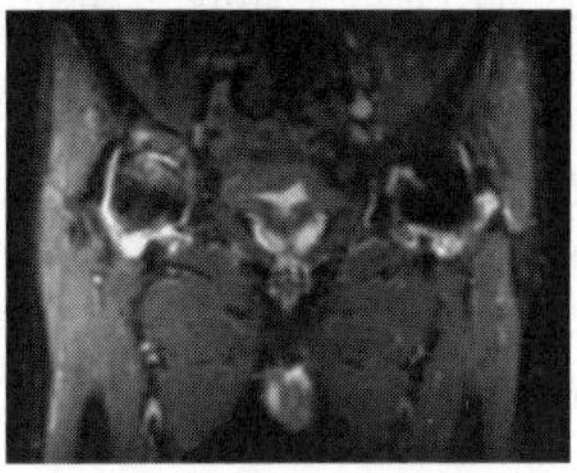

7. 髋关节类风湿关节炎的表现包括

A. 关节间隙均匀性狭窄　　B. 关节边缘骨赘形成
C. 关节周围骨质疏松　　D. 股骨头轴向移位
E. 关节表面骨侵蚀　　F. 关节腔滑膜增生
G. MRI 动态增强检查可以判断病变的活动性　　H. 关节面下增生、硬化

（8~11 题共用题干）

患者，女性，48 岁。双手晨僵感一年余，关节肿胀 3 个月余。

8. 从患者临床表现看，应考虑为

A. 风湿性关节炎　　B. 类风湿关节炎
C. 化脓性关节炎　　D. 骨关节结核
E. 骨肿瘤　　F. 骨性关节炎

9. 为了明确诊断应还需要做的检查有

A. 双手 X 线平片检查　　B. CT
C. MRI　　D. 放射性核素扫描
E. 血清类风湿因子检查　　F. 红细胞沉降率（血沉）

10. 双手 X 线平片如下图，类风湿因子阳性，抗“O”轻度增高，红细胞沉降率（血沉）为 25mm/h。该病最可能的诊断是

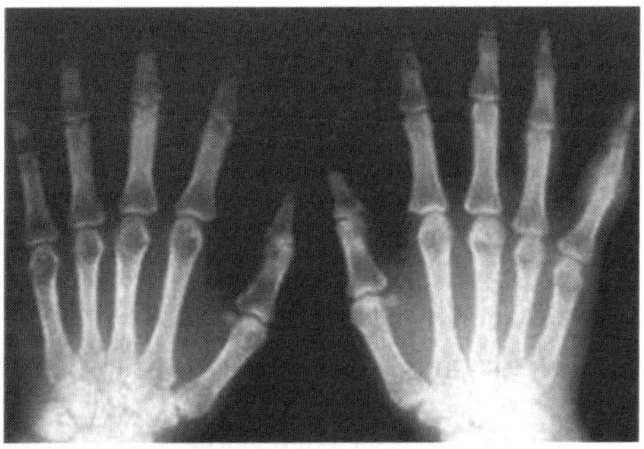

A. 风湿性关节炎
B. 类风湿关节炎
C. 化脓性关节炎
D. 骨关节结核
E. 骨肿瘤
F. 骨性关节炎

11. 诊断依据有

A. 患者为女性，处于好发年龄　　B. 晨僵一年余

C. 双手多个小关节病变　　D. 类风湿因子阳性

E. 指间关节狭窄，关节肿胀　　F. 以上都是

（12～14 题共用题干）

患者，男性，27 岁。腰部疼痛不适一年余，脊柱活动受限。血清类风湿因子阴性，X 线平片如图所示。

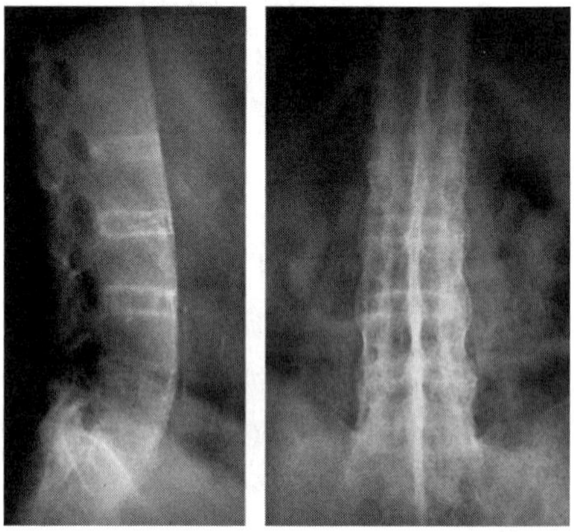

12. 初步诊断为
    A. 双侧髂骨致密性骨炎
    B. 腰椎退行性骨关节病
    C. 类风湿关节炎
    D. 强直性脊柱炎（AS）
    E. 骶髂关节退变
    F. 脊柱结核
13. 下列支持诊断为 AS 的有
    A. 好发于 40 岁左右
    B. 常从腰椎开始向下，双侧骶髂关节对称受累
    C. 可以累及四肢大关节，以髋关节最易受累
    D. 类风湿因子常为阴性，但也可有极少数病例为阳性
    E. HLA-B27 常为阳性
    F. 脊柱旁韧带骨化形成方椎、竹节状椎
14. 下列疾病属于血清类风湿因子阴性脊柱关节病的有
    A. 莱特尔（Reiter）综合征　　B. 银屑病关节炎
    C. 类风湿关节炎　　D. 炎症性肠病
    E. 幼年型脊柱关节病　　F. 强直性脊柱炎

（15～18 题共用题干）

患者，男性，33 岁。外伤后行腰椎 CR 检查，如图所示。

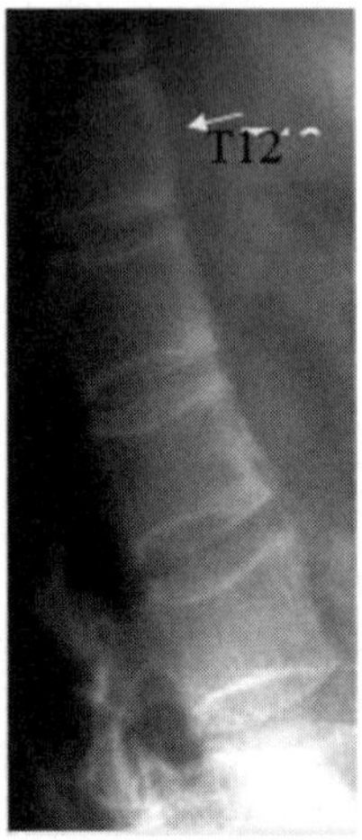

15. 观察此张 X 线片，正确的是
    A. 所示椎体未见异常
    B. T_{12}、L_1、L_2椎体前缘毛糙
    C. L_1椎体可疑压缩性骨折
    D. 所见椎体密度增高
    E. 所见椎体密度减低

F. 建议 CT 检查，观察椎小关节及骶髂关节

G. 建议 MRI 检查，观察椎体有无异常

16. 观察所给出的 CT 图像，应诊断为

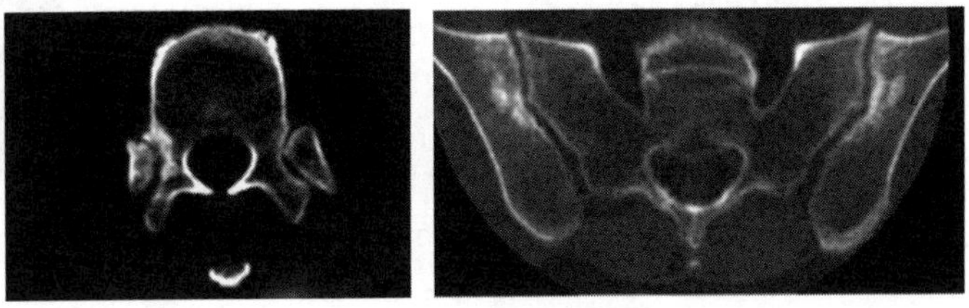

A. 右侧椎肋关节面骨侵蚀

B. 椎体前缘骨炎

C. 椎体前缘仅仅表现为轻度骨质增生

D. 骶髂关节未见异常改变

E. 骶髂关节面毛糙

F. 骶髂关节间隙模糊

17. 观察所给出的 MRI 图像，应诊断为

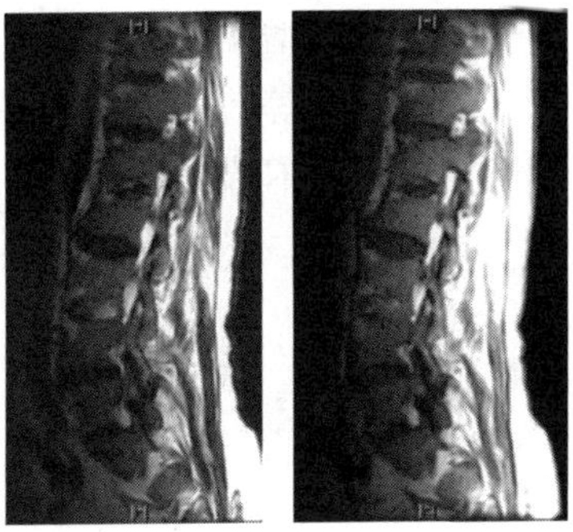

A. 椎体边缘多发 T_1WI、T_2WI 高信号影，考虑为椎间盘退变所致椎体终板改变Ⅱ型

B. 椎体前部上下缘的韧带下骨炎

C. $L_{1\sim2}$、$L_{3\sim4}$椎间盘信号异常，考虑为椎体结核

D. $L_{1\sim2}$、$L_{3\sim4}$椎间盘信号异常，考虑为椎体化脓性炎症

E. 腰椎退行性改变

F. 类风湿关节炎累及椎体

G. 强直性脊柱炎

18. 强直性脊柱炎的主要病理改变为

A. 附丽病

B. 滑膜炎

C. 关节囊、韧带附着处纤维软骨增生肥大、骨赘形成

D. 大量新生骨形成和骨旁骨化

E. 广泛滑膜增生伴出血、含铁血黄素沉积

F. 异位骨化或钙化

（19～21 题共用题干）

患者，女性，28 岁。左膝关节疼痛、肿胀半年余，关节周围可触及肿块。

19. 为了进一步诊断，需要做的检查有

A. X 线平片

B. CT

C. MRI

D. 放射性核素扫描

E. B 超检查

20. MRI 检查如图，考虑为

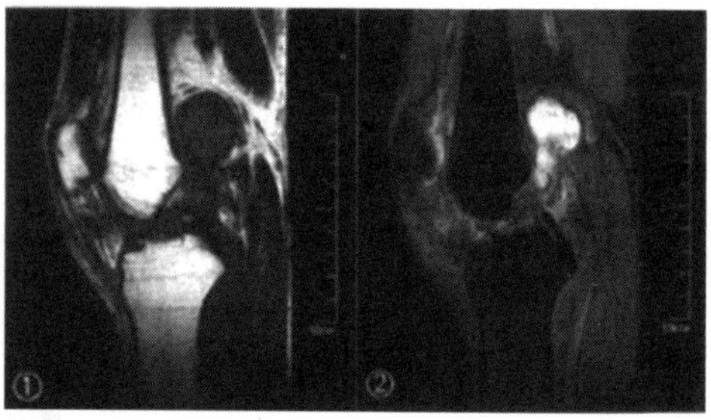

A. 色素沉着绒毛结节性滑膜炎
B. 滑膜肉瘤
C. 滑膜软骨瘤病
D. 类风湿关节炎
E. 关节结核

21. 以下属于该病表现的是
A. 好发于青壮年，30~40 岁为发病高峰期，男女间发病率无明显差异
B. 可发生于任何滑膜关节，通常为单关节发病，髋关节最易受累
C. 浮髌试验可阳性，关节穿刺可抽出血性或咖啡色液体，内含大量胆固醇
D. 不规则增厚滑膜和多发绒毛结节。增厚滑膜和绒毛结节在 T_1WI 部分表现为低信号，部分呈等信号，T_2WI 均为低信号
E. 均可见不等程度的关节腔积液

参考答案与解析

一、A1 型题

1. C【解析】退行性骨关节病是关节软骨发生变性或损伤后引起的关节病变，分为原发性和继发性。前者多见于40岁以上患者，是由于新陈代谢减退导致关节软骨退化变性，好发于承重关节，男性多于女性；后者是由于关节外伤、感染、先天性畸形或局部缺血等，使关节软骨发生损伤变性，发病年龄较小。

2. B【解析】退行性骨关节病的 X 线、CT 影像学表现：①关节间隙变窄。②关节边缘出现唇样骨质增生，关节面骨质致密硬化。关节骨皮质下可出现小圆形穿凿样稀疏区或出现不规则骨质破损区，周围伴有硬化边。③关节边缘的骨赘碎裂后，可出现边缘光整的小骨块影，并可形成关节游离体。④关节囊可钙化，关节可发生半脱位。⑤通常不伴有骨质疏松。

3. C【解析】痛风性关节炎的早期病变发生于关节滑膜。

4. E【解析】类风湿关节炎是一种胶原系统疾病，累及全身的结缔组织，应摄取双手标准正位，包括腕关节。

5. C【解析】类风湿关节炎关节周围软组织肿胀，呈对称性梭形，最常见于近侧指间关节，其次为掌指关节和腕关节的尺侧。

6. B【解析】类风湿关节炎关节侵犯最常起于近侧指间关节，常为对称性。

7. C【解析】类风湿关节炎最常侵犯手和足。

8. D【解析】类风湿关节炎以 20~40 岁为常见，女：男为 3：1。

9. A【解析】强直性脊柱炎往往先累及骶髂关节、腰椎诸关节，所以应拍摄腰椎前后位、骶髂关节前后位。

10. E【解析】参见 A1 型题第 9 题解析。

11. B【解析】强直性脊柱炎通常骶髂关节最先累及，病变后期可导致脊柱周围韧带钙化而致骨性强直，病变呈不可逆性，致残率高。

12. E【解析】髋关节是强直性脊柱炎最常侵犯的外周关节，多为双侧受累。

13. C【解析】骶髂关节髂骨面明显强化，髂骨面正常是致密性骨炎的特点。

14. E【解析】色素沉着绒毛结节性滑膜炎的最佳影像检查方法是 MRI。

15. D【解析】色素沉着绒毛结节性滑膜炎的 X 线、CT 影像学表现：①膝关节最易受累，其次为髋、踝、肩、肘、足跗间及腕关节；②早期显示关节周围软组织肿胀及关节积液征，以 CT 显示清楚；③关节软骨受破坏时，出现关节间隙变窄；④软骨下骨的改变系因滑膜病变直接侵蚀及压迫性骨吸收共同造成的，表现为关节骨端边缘部骨侵蚀破坏，伴边界不清的小囊状透亮区。

二、A2 型题

1. D【解析】痛风性关节炎的影像学表现：①X 线：a. 早期：可无阳性发现。b. 进展期：第 1 跖趾关节（掌指关节）处软组织肿胀；边缘锐利的关节周围及关节侵蚀，伴"悬挂边缘"表现；关节间隙部分保留；破坏区周围可有骨硬化；非对称性关节受累，无骨质疏松。②CT：a. 骨质改变同 X 线平片。b. 易于显示骨旁软组织内的痛风结节。

2. D【解析】参见 A1 型题第 15 题解析。

三、A3/A4 型题

1. C【解析】参见 A2 型题第 1 题解析。

2. E【解析】正常情况下，体内的尿酸大约有 1200mg，每天新生成约 600mg，同时排泄掉 600mg，处于平衡状态。但如果体内产生过多来不及排泄或者尿酸排泄机制退化，则体内尿酸潴留过多，当血液尿酸浓度大于 7mg/dl，则使人体体液变酸，影响人体细胞的正常功能，长期置之不理将会引发痛风。

3. A【解析】参见 A2 型题第 1 题解析。

4. C【解析】患者早期的一些症状和体征都不严重，那么这种情况下，也不一定就有风湿病，所以在类风湿因子阳性的情况下，可以配合查一下红细胞沉降率、早期抗类风湿抗体、风湿全套。

5. B【解析】如图所示，该患者的 X 线片表现为关节边缘骨赘形成，关节间隙不均匀变窄，关节囊肿胀，股骨内侧髁关节面下局限性硬化。

6. A【解析】参见 A1 型题第 2 题解析。

7. B【解析】类风湿关节炎的 MRI 表现：①血管翳：早期位于关节间隙边缘部，呈长

T_1、长 T_2信号，间歇期或后期，血管翳内纤维成分增多，T_1WI 和 T_2WI 上均呈中等信号。②腱鞘炎：50%～64%患者有腕背侧腱鞘炎。正常肌腱周围腱鞘内可有少量液体，但不超过 1mm，宽度大于 1mm 以上即为腱鞘积液。③关节软骨改变：脂肪抑制质子密度加权及 T_2WI 上，关节软骨连续性中断或出现局限性缺损，中晚期则关节软骨破坏消失。

8. B【解析】类风湿关节炎是以关节病变为主的慢性全身性自身免疫性疾病，病变侵犯全身结缔组织，以关节滑膜为主。

9. E【解析】MRI 检查可以判断类风湿关节炎的活动性。

10. B【解析】类风湿关节炎的 X 线、CT 影像学表现：①关节周围软组织肿胀：呈对称性梭形，最常见于近侧指间关节；其次为掌指关节和腕关节的尺侧。②关节邻近骨质疏松。③骨膜增生：起初呈层状新骨形成，继而呈一致性增厚，并与骨皮质融合，通常限于邻近关节部。④关节间隙变窄：是关节软骨破坏的结果，常见于指间、腕、膝和肘关节。⑤骨侵蚀和假囊肿形成：骨侵蚀常显示为关节皮质面的边缘性破坏、表浅性侵蚀、中断，近侧指间关节出现最早。手骨的改变对早期诊断十分重要。假囊肿最常见于关节软骨下方，常呈多发、较小的透亮影，周边有骨硬化，最后可为骨质充填。⑥关节脱位与半脱位：寰枢椎半脱位常见，并可是早期唯一的表现。脱位以指间关节、掌指关节和肘关节为著，常造成手指向尺侧偏斜畸形，是本病的典型晚期表现。⑦滑膜囊肿：常见于膝、髋和肩，其他关节亦可发生。滑膜囊肿为正常滑膜之延伸，或为关节囊破裂的结果。

11. D【解析】参见 A3/A4 型题第 8 题解析。

12. A【解析】类风湿关节炎可引起关节纤维性强直，骨性强直很少见。骨质疏松是类风湿关节炎重要特点之一。早期关节周围对称性梭形软组织肿胀，进而关节间隙变窄。

13. B【解析】强直性脊柱炎的 X 线、CT 影像学表现：①本病多自骶髂关节开始，为双侧对称性受累，向上逐渐扩展至脊柱。少数病变自颈椎或下段胸椎开始，向下扩延。②骶髂关节改变：从骶髂关节的中下 2/3 处开始，早期关节边缘模糊，主要发生在关节的髂骨侧，骶骨侧改变较轻。③脊椎改变：往往于椎体前部角隅处发生骨炎、骨质破坏和硬化，致椎体"变方"。关节突间小关节有糜烂和软骨下骨硬化。④髋关节改变：髋关节是强直性脊柱炎最常侵犯的外周关节，多为双侧受累。X 线表现为髋关节间隙变窄，关节面有骨质破坏，股骨头轴性移位，关节面外缘特别在股骨头与股骨颈交界处有骨赘形成，最终可发生骨性强直。⑤胸骨改变：胸骨柄、体间关节病理改变与骶髂关节改变相似，有边缘糜烂，并可发生骨性强直。⑥耻骨联合和坐骨结节改变。⑦附丽病。

14. C【解析】HLA-B27 是人类白细胞抗原的位点，是遗传标志，临床中可以通过血清学检查发现。90%以上强直性脊柱炎患者 HLA-B27 阳性。

15. A【解析】强直性脊柱炎是一种以累及中轴骨关节为主的全身性慢性炎症性疾病，早期侵犯骶髂关节，然后逐渐向上蔓延。主要侵犯骶髂关节、脊柱骨突、脊柱旁软组织及外周关节，并可伴关节外表现，严重者可发生脊柱畸形和关节僵直。

16. D【解析】该患者可能为强直性脊柱炎，应进一步进行骶髂关节 X 线平片检查。

17. B【解析】参见 A3/A4 型题第 13 题解析。

18. B【解析】参见 A3/A4 型题第 14 题解析。

19. E【解析】参见 A3/A4 型题第 13 题解析。

20. E【解析】参见 A3/A4 型题第 14 题解析。

四、B 型题

1. C【解析】类风湿关节炎关节侵犯最常起于近侧指间关节，常为对称性。

2. A【解析】化脓性关节炎较早出现关节间隙变窄。

3. D【解析】关节滑膜骨软骨瘤病关节内有大量桑葚样游离体。

五、X 型题

1. ABCE【解析】非骨化性纤维瘤是良性骨肿瘤，好发于四肢长骨距骺板 3~4cm 的干骺部，不会出现关节内游离体。

2. ABCD【解析】参见 A1 型题第 2 题解析。

3. ABCD【解析】脊椎退行性变的病理改变：椎间盘退行性变、椎间关节退行性变、韧带退行性变、脊椎骨骼改变、继发性改变（狭窄）。

4. ABCD【解析】痛风引起关节间隙减小，走路不能完全伸直，关节强直罕见。

5. ABCE【解析】参见 A3/A4 型题第 10 题解析。

6. ABCE【解析】参见 A3/A4 型题第 7 题解析。

7. BCD【解析】强直性脊柱炎多自骶髂关节开始，为双侧对称性受累，向上逐渐扩展至脊柱。从骶髂关节的中下 2/3 处开始，早期关节边缘模糊，主要发生在关节的髂骨侧，骶骨侧改变较轻。因关节面的侵蚀破坏致关节间隙增宽（假性增宽）。继而关节面呈锯齿状或串珠状破坏，周围骨质硬化。致密性髂骨炎，关节间隙及双侧关节面不受累。

8. ABDE【解析】强直性脊柱炎增强扫描，血管翳明显强化，与骨侵蚀灶相延续。

9. BCDE【解析】色素沉着绒毛结节性滑膜炎是一种原因不明的炎症病变，本病主要累及滑膜、黏液囊及腱鞘。多发生于青壮年，男性略多于女性。通常为单一关节受累，好发于下肢关节，尤以膝关节为多见。动脉造影可显示富于血管的关节内肿块。

10. ABCDE【解析】血友病性关节病的病因及病理：①Ⅷ因子缺乏→血友病 A。②Ⅸ因子缺乏→血友病 B。③Ⅺ因子缺乏→血友病 C，此型很少关节内出血。④早期：单纯关节囊内出血、关节内压力增高。⑤关节炎期：纤维素、含铁血黄素及其他血中化学物质的侵袭，使滑膜增生肥厚，破坏关节软骨，继发骨性关节炎。

六、案例分析题

1. A【解析】参见 A2 型题第 1 题解析。

2. D【解析】痛风性关节炎是由于尿酸盐沉积在关节囊、滑囊、软骨、骨质和其他组织中而引起病损及炎性反应，应该进行血尿酸检查。

3. ABDEF【解析】痛风性关节炎早期为无症状期，仅有高尿酸血症。

4. ACDF【解析】如图所示，可见双髋关节间隙对称性均匀狭窄，双髋关节骨质疏松，双髋关节未见骨赘，双髋关节面下无骨质硬化。

5. CD【解析】参见A3/A4型题第10、13题解析。

6. CF【解析】类风湿关节炎的MRI表现参见A3/A4型题第7题解析。滑膜炎MRI：滑膜增厚，关节腔积液，关节周围软组织肿胀，关节破坏、畸形、强直；增厚的滑膜和血管翳均可明显强化；晚期关节间隙狭窄，骨性关节面侵蚀破坏。

7. ACDEFG【解析】髋关节类风湿关节炎的关节间隙均匀性狭窄，关节周围骨质疏松，股骨头轴向移位，关节表面骨侵蚀，关节腔滑膜增生。MRI动态增强检查可以判断病变的活动性，关节面下增生、硬化。

8. B【解析】类风湿关节炎的临床表现：①本病以20~40岁为常见，女：男为3：1。②多发生在咽峡炎、流感或扁桃体炎之后。③关节症状包括关节梭形肿胀、疼痛、活动受限，并呈过伸、过屈性挛缩和半脱位。④约1/4患者出现典型的皮下结节，常见于腕、尺骨鹰嘴和踝部。⑤关节侵犯最常起于近侧指间关节，常为对称性。⑥实验室检查：血清类风湿因子在本病中大多数为阳性。

9. ABCEFG【解析】放射性核素扫描是将具有放射性的药物导入体内，并进行扫描的一种检查手段。不同的检查目的，所导入的放射性药物是不同的，目前放射性核素扫描临床应用范围比较广泛，常用于心血管系统、呼吸系统、消化系统、泌尿系统、神经系统及骨骼系统，依靠放射性药物在正常组织与异常病灶内异常浓聚的程度来鉴别病变的性质。此检查不适用于类风湿关节炎。

10. B【解析】参见A3/A4型题第10题解析。

11. F【解析】参见案例分析题第8题解析。

12. D【解析】参见A3/A4型题第13题解析。

13. CDEF【解析】强直性脊柱炎的临床表现：①本病多发生于30岁以下，男性多于女性；②发病隐匿，下腰部疼痛不适为主要症状，脊柱活动受限，晨僵；③晚期出现脊柱和关节强直，形成驼背及关节屈曲畸形，胸廓关节强直可使呼吸运动受限。本病多自骶髂关节开始，为双侧对称性受累，向上逐渐扩展至脊柱。

14. ABDEF【解析】血清阴性脊柱关节病指血清中类风湿因子阴性，其阳性率与正常人群相同。这组疾病既可影响脊柱，又有不同程度的累及周围关节，故称为血清阴性脊柱关节病。包括强直性脊柱炎、Reiter综合征、银屑病关节炎、炎性肠病关节炎、反应性关节炎及部分少年型强直性脊柱炎。类风湿关节炎类风湿因子阳性率虽低，但可以有阳性，不属于血清阴性脊柱关节病。

15. BFG【解析】胸腰段曲度变直，T_{12}、L_1、L_2椎体前缘毛糙，椎体骨质密度未见异常。

16. ABEF【解析】骶髂关节面毛糙，关节间隙模糊，椎体前缘毛糙右侧椎的关节面骨侵蚀。

17. BG【解析】如图所示，该患者的 MRI 表现为椎体前部上下缘的韧带下骨炎、强直性脊柱炎。强直性脊柱炎的 MRI 影像学表现：①骶髂关节滑膜炎：主要表现为关节积液，呈长 T_1、长 T_2信号。②关节软骨破坏：软骨表面不规则，软骨连续性中断。软骨破坏后可继发骶髂骨骨髓水肿，表现为关节面周围髓腔斑片状长 T_1、长 T_2信号。③软骨下骨侵蚀：骨质缺损区呈长 T_1、长 T_2信号。

18. AB【解析】强直性脊柱炎的主要病理改变为附丽病及滑膜炎。

19. ABC【解析】该患者可能为关节炎疾病，应进行 X 线平片、CT 及 MRI 检查。

20. A【解析】色素沉着绒毛结节性滑膜炎的 MRI 影像学表现：①关节滑膜呈结节状或/和弥漫性增厚，T_1WI 与肌肉信号相似，T_2WI 高信号或不均匀的高低混杂信号。由于含铁血黄素沉积，在 T_2WI 上见有霉斑样或胡须样低信号，为本病特征性表现。②滑囊、腱鞘或关节腔内积液呈长 T_1、长 T_2信号。③压迫性骨吸收，病变边界清楚，与邻近正常骨之间出现长 T_1、短 T_2硬化线。

21. ACDE【解析】参见 X 型题第 9 题解析。

第五十五章　骨缺血性疾病

一　A1 型题

1. 成人股骨头缺血坏死后股骨头密度增高，其病理基础是

A. 骨小梁断裂嵌插
B. 骨小梁表面新骨沉积
C. 骨髓钙化
D. 骨皮质增厚
E. 骨质吸收

2. 下列不是月骨缺血坏死 X 线征象的是

A. 密度增高，有时可见囊性变
B. 关节面不规则裂隙
C. 外形不规则，体积增大
D. 囊性变，周边硬化
E. 附近骨质疏松

3. 正常椎体骨骺的骨化中心出现于

A. 6~11 岁
B. 7~12 岁
C. 8~13 岁
D. 9~14 岁
E. 10~15 岁

4. 关于椎体骺板缺血坏死的描述，不正确的是

A. 椎体骨骺出现迟缓，呈分节状，密度增高，轮廓不清，形态不规则
B. 椎体前部楔形改变，驼状脊柱后突
C. 椎体前部上下缘呈阶梯状改变
D. 椎间隙变窄
E. 脊柱后突畸形永久存在

二　A2 型题

患者，男性，38 岁。摔伤后，右腕疼痛、活动障碍 2 个月。经拍片发现，月骨变形，呈扁平状，体积较小，密度增高。首先考虑为

A. 腕月骨缺血坏死
B. 月骨结核
C. 月骨骨折
D. 类风湿关节炎
E. 月骨骨髓炎

三 B 型题

（1~3 题共用备选答案）

A. 股骨头呈蘑菇头状
B. 股骨皮质下骨折，新月征
C. 髋关节间隙正常，股骨头变形
D. 股骨头内有增生硬化或大小不等透光区
E. X 线无阳性发现

1. 成人股骨头缺血坏死Ⅲ期
2. 成人股骨头缺血坏死Ⅳ期
3. 成人股骨头缺血坏死Ⅴ期

四 X 型题

1. 成人股骨头缺血坏死股骨头塌陷的 X 线征象是
A. 股骨头皮质成角
B. 台阶征
C. 双边征
D. 新月形轮廓变形或消失
E. 股骨头节裂

2. 引起成人股骨头缺血坏死的常见原因为
A. 外伤
B. 皮质激素治疗
C. 酒精中毒
D. 减压病
E. 肾移植

3. 成人股骨头缺血坏死股骨头密度增高的病理基础为
A. 骨小梁断裂嵌插
B. 骨小梁表面新骨沉积
C. 骨髓钙化
D. 骨皮质增厚
E. 骨质吸收

4. 股骨头缺血坏死的 CT 表现为
A. 星状征消失
B. 点片状密度增高影
C. 球钩形
D. 双边征
E. 股骨头碎裂

5. 下述与椎体骺板缺血坏死为同一种疾病的有
A. 椎骺骨软骨病
B. 青年性脊椎后突畸形
C. 青年驼背症
D. Scheuermann 病
E. 椎体骨软骨炎

五 案例分析题

（1~3 题共用题干）

患者，男性，45 岁。左髋部疼痛及压痛 6 个月，“4”字试验阳性。左髋关节内、外旋活动受限。查体：左髋关节活动轻度受限，大腿上部轻压痛。血常规检查正常。髋关节 CT 及 MRI 如下图。

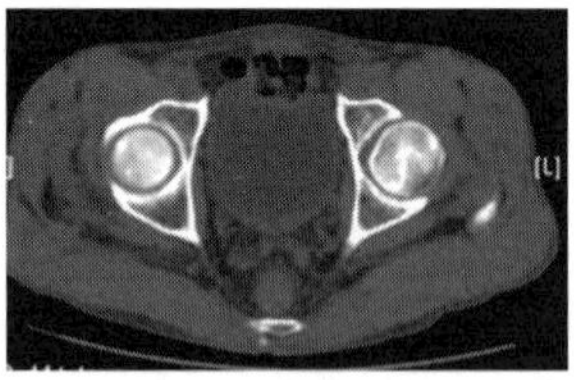

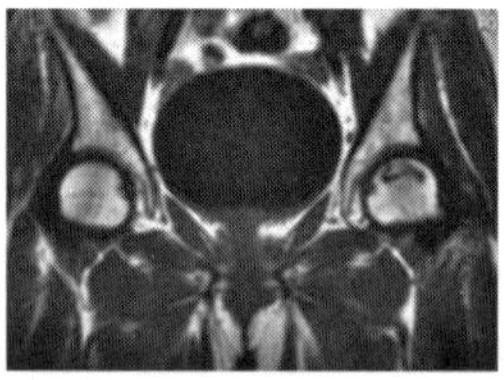

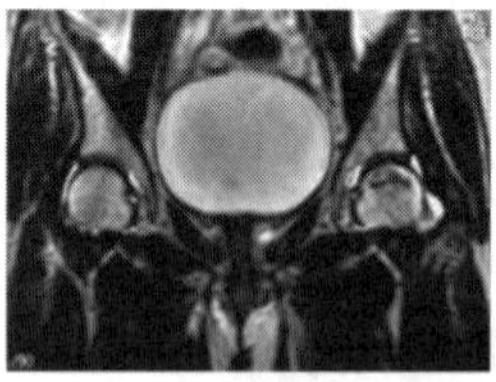

1. 根据髋关节 CT 和 MR 影像，此病例的影像学表现有
   A. CT 检查未见异常
   B. 左侧股骨头内可见线样高密度影
   C. 左股骨头塌陷变扁，其内可见条带状硬化
   D. 左股骨头内见蜿蜒走行的 T_1、T_2低信号条带影
   E. 左髋关节腔内可见弧状长 T_1、长 T_2信号
   F. 左髋关节间隙变窄
2. 对本病例，首先考虑的诊断是
   A. 骨髓炎　　B. 左股骨头缺血性坏死
   C. 退行性关节病　　D. 关节结核
   E. 骨岛　　F. 左髋关节腔积液
3. 股骨头缺血性坏死早期诊断的最佳影像学检查方法是
   A. CT　　B. MRI
   C. X 线平片　　D. ECT
   E. USG　　F. PET-CT

（4~6 题共用题干）

患者，男性，43 岁。每日大量饮酒多年，近期觉双侧髋关节疼痛，并放射痛。

4. 影像学首先应做的检查有
   A. X 线平片　　B. CT
   C. MRI　　D. ECT
   E. MRA　　F. PET

5. CT 片如图所示，最有可能的诊断是

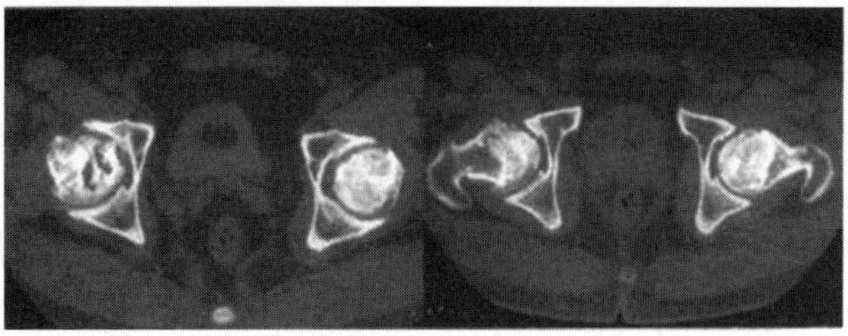

A. 强直性脊柱炎
B. 退行性骨关节病
C. 类风湿关节炎
D. 髋关节结核
E. 股骨头肿瘤
F. 股骨头缺血坏死

6. 属于该病表现的有

A. 常可发生于外伤后、激素治疗后、酒精中毒、减压病等
B. 关节间隙常变窄
C. X 线见股骨头皮质下方可出现新月状透亮影以及条带状和斑片状硬化
D. X 线见股骨头塌陷、扁平，轮廓不规则；股骨头基底外侧出现平行的双皮质影（双边征）
E. CT 见股骨头塌陷碎裂，股骨头内见斑片状、条带状钙质样高密度硬化和软组织密度透光区
F. 该病常伴有病理性骨折

参考答案与解析

一、A1 型题

1. B【解析】成人股骨头缺血坏死后股骨头密度增高，其病理基础是骨小梁表面新骨沉积。

2. C【解析】腕月骨缺血坏死的 X 线、CT 表现：早期月骨靠近桡侧边缘软骨下出现一裂隙，之后常可见到数条细小的横行骨质疏松线，并呈碎裂现象。典型表现为月骨正常的新月形轮廓变形或消失，外形扁平，体积缩小，骨密度增高，正常骨小梁消失，有时出现囊变。邻近腕骨密度正常或骨质疏松。周围相邻关节间隙常增宽。晚期出现退行性骨关节病改变。

3. C【解析】正常椎体骨骺的骨化中心于 8~13 岁出现，18 岁左右闭合。

4. D【解析】椎体骺板缺血坏死的 X 线、CT 表现：椎体骨骺出现迟缓，呈分节状，密度增高，轮廓不清，形态不规则。椎体前部楔形变致典型圆驼状脊柱后突。椎体前部上下缘亦可局限性凹陷，呈阶梯状变形，椎体前缘亦可不整齐。椎间隙正常或前部加宽。椎体相邻面常可见 Schmorl 结节。恢复期，骺板与椎体融合，但椎体仍呈楔形或阶梯状，脊柱后突畸形亦永久存在。

二、A2 型题

A【解析】参见 A1 型题第 2 题解析。

三、B 型题

1. B【解析】成人股骨头缺血坏死Ⅲ期股骨皮质下骨折，新月征。

2. C【解析】成人股骨头缺血坏死Ⅳ期髋关节间隙正常，股骨头变形。

3. A【解析】成人股骨头缺血坏死Ⅴ期股骨头呈蘑菇头状。

四、X 型题

1. ABCE【解析】成人股骨头缺血坏死的 X 线影像学表现：①初期：股骨头皮质下方可出现新月状透亮影（新月征），以及条带状和/或斑片状硬化。②中期：股骨头塌陷、扁平，轮廓不规则。股骨头皮质呈台阶样断开（台阶征）、成角和股骨头基底外侧出现平行的双皮质影（双边征）亦为股骨头塌陷的征象。③晚期：股骨头明显变扁或呈蕈状变形，内为弥漫或局限性不规则硬化或透光区，股骨颈增粗，可伴有髋关节半脱位和退变。CT 影像学表现：①早期：股骨头外形完整无碎裂，但股骨头星芒状结构变形，股骨头内可有点片状或条带状密度增高影，周边部分呈丛状改变或相互融合。②晚期：股骨头塌陷、碎裂，股骨头内星芒状结构消失，代之以斑片状、条带状钙质样高密度硬化和软组织密度透光区。

2. ABC【解析】引起股骨头缺血性坏死的常见病因有创伤、激素、酒精及特发性股骨头坏死。

3. ABC【解析】成人股骨头缺血坏死股骨头密度增高的病理基础为骨小梁断裂嵌插，骨小梁表面新骨沉积及骨髓钙化。

4. ABDE【解析】参见 X 型题第 1 题解析。

5. ABCD【解析】椎体骺板缺血坏死亦称舒尔曼（Scheuermann）病、椎骺炎、青年性脊柱后弯、青年性驼背症等。本病常发生于青少年，早期症状较轻，容易忽视，易诱发畸形。本病病因不明，一般认为与外伤有关，即骨骺板遭受损伤，髓核穿过骨板突入椎体内，使软骨板受压过重所致。

五、案例分析题

1. BDE【解析】左侧股骨头形态尚可，股骨头内见线样高密度影，核磁表现为蜿蜒走行的 T_1WI、T_2WI 低信号条带影；左髋关节腔内见弧形 T_1WI 低信号，T_2WI 高信号影，左髋关节间隙未见狭窄，显示增宽。

2. BF【解析】“成人股骨头缺血坏死的 CT 影像学表现”参见 X 型题第 1 题解析。MRI 影像学表现：股骨头内地图样或半月形异常信号，坏死区边缘呈现线样长 T_1 和长或短 T_2 信号，称为“线样征”或“双线征”，为股骨头缺血坏死的特异性表现。髋关节积液应用超声可检查出髋关节腔的积液及滑膜病变。髋关节滑膜炎 X 线检查，主要表现为髋关节囊阴影膨隆，关节腔积液严重时，可见股骨头向外侧移位，关节间隙增宽。磁共振检查髋关节间隙

内见少量长 T_1、长 T_2积液影。

3. B【解析】股骨头缺血性坏死早期诊断的最佳影像学检查方法是 MRI 检查。

4. ABC【解析】髋关节疾病影像学首先应做 X 线平片、CT 及 MRI 检查。

5. F【解析】参见 X 型题第 1 题解析。

6. ACDE【解析】成人股骨头缺血坏死关节间隙一般无改变，选项 B 错误。股骨头缺血坏死不常伴有病理性骨折，选项 F 错误。

第五十六章　内分泌及代谢性骨病

一 A1 型题

1. 关于痛风，下列描述不正确的是
   A. 血尿酸水平常增高
   B. 初期尿酸钠沉积于关节内，刺激滑膜增生，肉芽组织形成
   C. 关节周围软组织尿酸钠沉积形成痛风结节
   D. 男性发病明显多于女性，有家族遗传倾向
   E. 多累及膝、踝等大关节
2. 以下有关原发性甲旁亢骨改变的 X 线表现，叙述不正确的是
   A. 骨膜下骨吸收：好发于中节指骨桡侧、牙硬板具有特征性
   B. 软骨下骨吸收：见于锁骨肩峰端、耻骨联合、骶髂关节
   C. 皮质内骨吸收：皮质条纹征，最易见于第 2 掌骨骨皮质
   D. 骨内膜性骨吸收：即棕色瘤，多见于长骨、下颌骨，单发/多发囊状透亮区，边界清楚
   E. 韧带下骨吸收：常见于肱骨大小结节、股骨大小粗隆、坐骨结节
3. 以下肾性骨病的影像学表现，不正确的是
   A. 佝偻病和骨软化　　B. 骨质软化
   C. 软组织广泛的钙化　　D. 泌尿系结石
   E. 继发性甲状旁腺亢进症

二 X 型题

1. 肾小管性骨病的主要 X 线表现为
   A. 骨质密度普遍性降低　　B. 骨关节畸形
   C. 假骨折　　D. 骨质硬化
   E. 继发性甲状旁腺功能亢进表现
2. 以下有关痛风临床表现的叙述，错误的是
   A. 男性发病多见，有家族遗传倾向

B. 痛风临床上分为潜伏期、急性关节炎发作期、慢性痛风性关节炎期三期
C. 常无不适，也可出现肾绞痛及血尿酸增多，属于痛风慢性痛风性关节炎期临床表现
D. 出现关节疼痛，多累及手、足小关节，最常见于第 1 跖趾关节，剧痛伴红、肿属于痛风急性关节炎发作期临床表现
E. 症状可自行消退、多次反复发作，受累关节也逐渐增多属于痛风慢性痛风性关节炎期临床表现

参考答案与解析

一、A1 型题

1. E【解析】痛风多累及手、足小关节，最常见于第 1 跖趾关节，剧痛伴红、肿。

2. D【解析】原发性甲旁亢骨改变的 X 线表现：①骨膜下骨吸收：好发于中节指骨桡侧、牙硬板，具有特征性。②软骨下骨吸收：见于锁骨肩峰端、耻骨联合、骶髂关节。③皮质内骨吸收：皮质条纹征，最易见于第 2 掌骨骨皮质。④骨内膜性骨吸收：皮质内面局限性囊状骨缺损，很少单独出现骨小梁性骨吸收。⑤韧带下骨吸收：常见于肱骨大小结节、股骨大小粗隆、坐骨结节。⑥局限性囊性骨破坏：即棕色瘤，多见于长骨、下颌骨，单发/多发囊状透亮区，边界清楚。

3. B【解析】肾性骨病的影像学表现：①佝偻病和骨软化；②继发性甲旁亢；③骨质硬化；④软组织广泛的钙化和泌尿系结石。

二、X 型题

1. ABCD【解析】肾小管性骨病的主要 X 线表现为骨质密度普遍性降低，骨关节畸形，假骨折，骨质硬化。

2. CE【解析】痛风的临床表现分三期：①潜伏期：常无不适，也可出现肾绞痛及血尿酸增多。②急性关节炎发作期：出现关节疼痛，多累及手、足小关节，最常见于第 1 跖趾关节，剧痛伴红、肿；症状可自行消退、多次反复发作，受累关节也逐渐增多，可有痛风结节、肾绞痛或鹰嘴黏液囊炎，血尿酸高，约 1/3 病例显示 X 线变化。③慢性痛风性关节炎期：关节肿痛持续存在，呈非对称性结节样肿胀，不同于类风湿关节炎对称性梭形肿胀，皮下痛风结节可溃破流出尿酸盐结晶，常出现慢性肾炎、肾绞痛及心血管病变。

第五十七章　脊柱病变

一 A1 型题

1. 有关椎间盘变性的叙述，错误的是
   A. 多发生于中老年人
   B. 髓核含水量增加
   C. 椎间盘以低信号为主
   D. 椎间盘内信号可不均匀
   E. 可伴有椎间盘突出
2. 不属于脊柱退行性改变的征象是
   A. 椎间隙狭窄
   B. 椎小关节骨质增生
   C. 前纵韧带增厚
   D. 椎旁软组织肿胀
   E. 椎间孔狭窄
3. 获得性椎管狭窄的病因不包括
   A. 软骨发育不全性椎管狭窄
   B. 退变性
   C. 脊柱滑脱
   D. 混合性
   E. 椎间盘突出
4. 脊柱退行性变主要是椎间盘的改变，下列属于椎间盘改变的是
   A. 纤维环变性并出现裂隙
   B. 软骨板变薄和玻璃样变
   C. “真空” 征象
   D. 椎间盘形成施莫尔（Schmorl）结节
   E. 以上都是
5. 化脓性脊柱炎的临床表现，错误的是
   A. 糖尿病、免疫缺陷患者和静脉内滥用药物者易患本病
   B. 急性症状包括高热、谵妄、昏迷
   C. 脊柱剧痛，活动受限，肌肉痉挛
   D. 神经根及脊髓受压的表现
   E. 50~60 岁多发
6. 关于脊椎滑脱症，下列描述不正确的是
   A. 滑脱椎体的移位方向是以下部椎体为基准
   B. 滑脱的程度按 Meyerding 法，可分为四度
   C. 脊椎滑脱程度的测量方法，常用的有 Meschan 法和 Meyerding 法

D. 均有椎弓峡部断裂，一般以斜位片显示为佳

E. CT 横断扫描可见“双边征”和“双关节征”

7. 椎管呈三叶草样改变见于

A. 钩椎关节钩突骨质增生

B. 椎体后缘骨质增生

C. 黄韧带肥厚

D. 腰椎小关节突增生

E. 椎间盘突出

8. 下腰椎黄韧带增厚并钙化主要引起

A. 脊髓受压

B. 神经受压

C. 椎板受压

D. 椎管狭窄

E. 椎间孔狭窄

9. 下列改变中不能引起继发性椎管狭窄的有

A. 黄韧带肥厚

B. 椎间盘向后膨隆

C. 椎间盘后缘骨质增生

D. 椎小关节增生

E. 强直性脊柱炎

二 X 型题

1. 能够作出椎间盘突出诊断的检查方法为

A. CT

B. MRI

C. ECT

D. X 线平片

E. 脊髓造影

2. 椎间盘突出的 CT 直接征象包括

A. 椎间盘后缘向椎管内局限性突出，密度与相应椎间盘一致

B. 突出的椎间盘可有钙化，多与椎间盘相连

C. 髓核游离，多位于硬膜外

D. 硬膜外脂肪间隙变窄、移位或消失

E. 硬膜囊前缘或侧方及神经根受压移位

3. MRI 诊断椎间盘突出的重要意义在于

A. 观察椎间盘突出形态与程度

B. 突出的椎间盘与脊髓的关系

C. 黄韧带钙化

D. 椎管狭窄

E. 椎间盘真空现象

4. 椎间盘突出的 MRI 间接征象有

A. 髓核突出

B. 髓核游离

C. 施莫尔（Schmorl）结节

D. 硬膜外静脉丛受压、迂曲

E. 硬膜囊、脊髓或神经根受压

5. 椎管狭窄的影像诊断标准包括
   A. 胸椎：椎体后下角至下位脊椎上关节突前缘的距离；正常>10mm，<10mm 为狭窄椎管
   B. 矢状径：正常>17mm，15～17mm 为狭小椎管，<20mm 为狭窄椎管
   C. 横径：正常>22mm，20～22mm 为狭小椎管，<20mm 为狭窄椎管
   D. 正常侧隐窝前后径>5mm，2～5mm 为侧隐窝狭小，<2mm 为侧隐窝狭窄
   E. 颈椎：矢状径（椎体后缘至棘突椎板间的最短距离）；正常>13mm，10～13mm 为狭小椎管，<10mm 为狭窄椎管
6. 下列符合脊椎滑脱的叙述有
   A. 分真性滑脱和假性滑脱两种
   B. 假性滑脱即退变性脊椎滑脱，椎弓（峡部）骨质无断裂
   C. 包括前滑脱、后滑脱及侧方滑脱，其中以前滑脱少见
   D. 滑脱程度的测量以 Meyerding 法较适用，分为四度
   E. 真性滑脱指椎体滑脱的同时伴有椎弓（峡部）骨质缺损
7. 退变性脊椎滑脱 X 线、CT 特点为
   A. 椎体移位程度较轻
   B. 椎间关节退行性骨关节炎程度较重
   C. 椎管狭窄较重
   D. 椎弓峡部骨质无断裂
   E. 多有外伤史
8. 椎弓崩裂性脊椎滑脱 X 线、CT 特点为
   A. 椎体移位程度较轻
   B. 多有外伤史
   C. 椎弓峡部单侧断裂
   D. 椎弓峡部双侧断裂
   E. 椎间关节无明显退行性骨关节炎改变
9. 椎管狭窄症包括
   A. 椎管狭窄
   B. 椎间盘疝
   C. 侧隐窝狭窄
   D. 椎间孔狭窄
   E. 椎间盘变性
10. 椎管狭窄时，CT 可出现
   A. 椎体边缘骨质增生
   B. 椎间盘膨出或突出
   C. 脊椎滑脱
   D. 椎间关节增生
   E. 前纵韧带及黄韧带肥厚、钙化
11. 椎管狭窄的 MRI 表现中，正确的有
   A. 椎管、椎间孔及侧隐窝狭窄、变形
   B. 硬膜内脂肪受压、变形或消失
   C. 硬膜囊或侧后缘受压、变形或移位
   D. 椎管内占位性病变或邻近结构的病变侵入椎管内

E. 脊髓受压、移位，重者可出现缺血、坏死、囊变

三 案例分析题

（1~3 题共用题干）

患者，女性，53 岁。下腰痛，左下肢活动不利。

1. 患者 MRI 平扫影像如图所示，病变的位置是

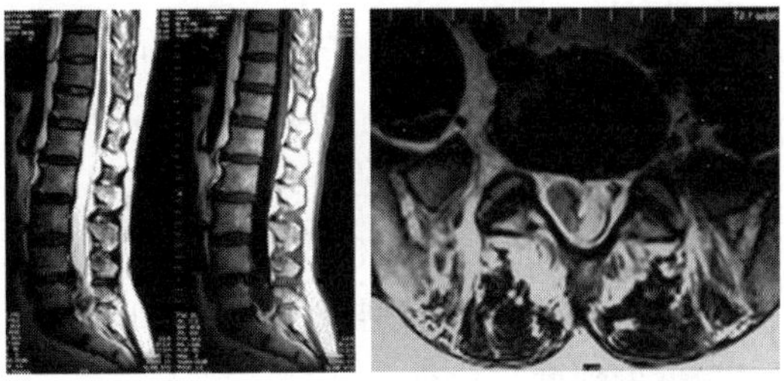

A. 位于硬膜下腔

B. 位于硬膜外腔

C. 位于髓外硬膜内

D. 起源于神经

E. 向椎间孔延伸

F. 病变被硬膜外脂肪包绕

2. 关于增强检查的影像的描述，正确的是

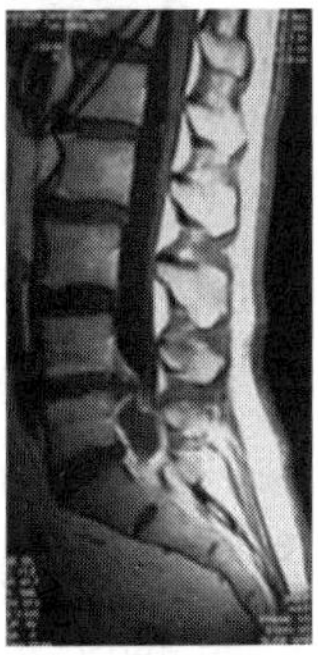

A. 病变明显环形强化

B. 病变本身无强化，周围结缔组织强化

C. 病变将硬膜外脂肪组织向后方推移

D. 病变起源于神经

E. 病变起源于椎间盘

F. 病变源于硬脊膜

3. 根据上述分析，最后的诊断应为

A. 神经鞘瘤　　B. 神经纤维瘤

C. 椎间盘脱出，伴髓核向下游离　　D. 转移瘤

E. 脊膜瘤　　F. 淋巴瘤

参考答案与解析

一、A1 型题

1. B【解析】椎间盘退变时髓核含水量减少。

2. D【解析】脊柱退行性变的 X 线影像学表现：①椎体边缘骨刺形成。②椎间隙狭窄。③Schmorl 结节。④髓核和韧带钙化。⑤椎间盘真空现象。⑥小关节间隙常变窄，关节面的骨质密度增高，小关节和邻近椎体后缘的骨质增生形成及间隙变窄，可使椎间孔的横径和上下径均缩小。脊椎退行性改变无椎旁软组织肿胀。

3. A【解析】获得性椎管狭窄的病因：①退变性。②混合性：先天性、退变性及椎间盘突出，三者之中两种混合。③脊柱滑脱。④其他，如 Peget 病、氟骨症等。

4. E【解析】椎间盘突出的病理：①纤维环退变出现裂隙；②纤维环真正断裂；③椎间盘突出物突破韧带。直接征象：①髓核突出；②髓核游离；③Schmorl 结节。

5. E【解析】化脓性脊柱炎的临床表现：①20~40 岁多发，糖尿病、免疫缺陷患者和静脉内滥用药物者易患本病；②急性症状包括高热、谵妄、昏迷等；③脊柱剧痛，活动受限，肌肉痉挛；④神经根及脊髓受压的表现。

6. D【解析】脊椎滑脱不一定都有椎弓峡部的断裂。

7. D【解析】椎管呈三叶草样改变见于腰椎小关节突增生。

8. D【解析】下腰椎黄韧带增厚并钙化主要引起椎管狭窄。

9. E【解析】黄韧带肥厚、椎间盘向后膨隆、椎间盘后缘骨质增生及椎小关节增生均可引起继发性椎管狭窄。

二、X 型题

1. ABE【解析】CT、MRI 及脊髓造影均能够诊断椎间盘突出。

2. ABC【解析】椎间盘突出的 MRI 影像学表现：①直接征象：a. 髓核突出：髓核突出于低信号纤维环之下，呈扁平形、圆形、卵圆形或不规则形，突出与未突出部分之间多有一“窄颈”相连；椎间盘信号强度依髓核变性程度而异，一般呈等 T_1、中长 T_2信号，变性明显者呈短 T_2信号。b. 髓核游离：髓核突出于低信号的纤维环之外，突出部分与髓核本体无联系；游离部分可位于椎间盘水平，也可移位于椎间盘上或下方的椎体后方。c. Schmorl 结节：为一特殊类型的椎间盘突出，表现为椎体上/下缘半圆形或方形压迹，其内容与同水平髓核等信号，周边多绕一薄层低信号带。②间接征象：a. 硬膜囊、脊髓或神经根受压，表现为局限性弧形受压，与突出的髓核相对应，局部硬膜外脂肪变窄或消失。b. 受压节段脊髓内等或长 T_1、长 T_2异常信号，为脊髓内水肿或缺血变性改变。c. 硬膜外静脉丛受压、纡曲，表现为突出层面椎间盘后缘与硬膜囊之间出现短条或弧状高信号。

3. AB【解析】MRI 诊断椎间盘突出的重要意义在于观察椎间盘突出形态与程度，突出的椎间盘与脊髓的关系。

4. DE【解析】参见 X 型题第 2 型题解析。

5. ACDE【解析】椎管狭窄的影像诊断标准：①颈椎：矢状径（椎体后缘至棘突椎板间的最短距离）正常>13mm，10~13mm 为狭小椎管，<10mm 为狭窄椎管。②胸椎：椎体后下角至下位脊椎上关节突前缘的距离，正常>10mm，<10mm 为狭窄椎管。③腰椎：a. 矢状径：正常>17mm，15~17mm 为狭小椎管，<15mm 为狭窄椎管；b. 横径：正常>22mm，20~22mm 为狭小椎管，<20mm 为狭窄椎管。④侧隐窝：正常侧隐窝前后径>5mm，2~5mm 为侧隐窝狭小，<2mm 为侧隐窝狭窄。

6. ABDE【解析】脊椎滑脱是指上位椎体的位置相对于下位椎体发生移位而言，广义上包括前滑脱、后滑脱和侧方滑脱，其中以前滑脱为多见。

7. ABCD【解析】脊椎滑脱症的 X 线表现：①脊椎滑脱前移：侧位片显示滑脱椎体移向前方或前下方，使椎体前、后缘连线的连续性中断、错位。脊椎滑脱前移程度常用 Meyerding 法测量：将下位椎体上缘分成四等份，以此来衡量上位椎体滑脱前移的程度。上位椎体后下缘超过下位椎体上面的 1/4、2/4、3/4 和完全超过者，分别为Ⅰ、Ⅱ、Ⅲ、Ⅳ度滑脱，重度滑脱者除向前移位外，并向下移位。

②脊椎椎弓峡部改变：椎弓崩裂者可见椎弓峡部有裂隙，断端骨质可硬化增生，滑脱严重者，断裂间隙明显增宽，一般以斜位片显示为佳。退变性滑脱，椎弓峡部正常，但小关节面明显增生肥大，关节间隙变狭，椎体亦有增生改变，整个脊椎前移。CT 表现：CT 横断扫描时，由于椎体前移，造成上、下椎体的相邻终板在同一层面前后错位显示，呈“双终板”征或“双边征”。椎弓崩裂者，横断 CT 可见“双关节征”，CT 矢状位多平面重组（MPR）可直接显示椎弓峡部的裂隙。

8. BCDE【解析】椎弓崩裂性脊椎滑脱 X 线、CT 特点：①椎体移位程度较重；②多有外伤史；③椎弓峡部单侧断裂；④椎弓峡部双侧断裂；⑤椎间关节无明显退行性骨关节炎改变。

9. ACD【解析】椎管狭窄症包括椎管狭窄、侧隐窝狭窄及椎间孔狭窄。

10. ABCD【解析】椎管狭窄时，椎体边缘骨质增生，椎间盘膨出或突出，脊椎滑脱，椎间关节增生，后纵韧带及黄韧带肥厚、钙化。

11. ACDE【解析】椎管狭窄硬膜外脂肪受压、变形或消失。

三、案例分析题

1. BF【解析】如图中所示，该患者病变位置位于硬膜外腔，病变被硬膜外脂肪。

2. BCE【解析】该患者可能为椎间盘突出，病变本身无强化，周围结缔组织强化，硬膜外脂肪组织向后方推移，起源于椎间盘。

3. C【解析】椎间盘突出的 CT 表现：①椎间盘膨出：椎间盘向四周均匀性膨大，明显超出椎体外缘，椎间盘后纵韧带处内凹消失并向外凸，侧隐窝狭窄。②椎间盘突出：椎间盘向后侧方或后正方局限性突出，基底较宽，边缘光滑清楚，提示纤维环外层并未破裂。③椎间盘突出：椎间盘向后侧方或后正方局限性突出，基底可宽可窄，边缘模糊，脱出物边缘不光滑，可成角度，提示纤维环外层破裂。④椎间盘游离：椎管内见到游离的髓核，与突出的间盘分离。MRI 影像学表现：①直接征象：a. 髓核突出：髓核突出于低信号纤维环之下，呈扁平形、圆形、卵圆形或不规则形，突出与未突出部分之间多有一“窄颈”相连；椎间盘信号强度依髓核变性程度而异，一般呈等 T_1、中长 T_2 信号，变性明显者呈短 T_2 信号。b. 髓核游离：髓核突出于低信号的纤维环之外，突出部分与髓核本体无联系；游离部分可位于椎间盘水平，也可移位于椎间盘上或下方的椎体后方。c. Schmorl 结节：为一特殊类型的椎间盘突出，表现为椎体上/下缘半圆形或方形压迹，其内容与同水平髓核等信号，周边多绕一薄层低信号带。②间接征象：a. 硬膜囊、脊髓或神经根受压，表现为局限性弧形受压，与突出的髓核相对应，局部硬膜外脂肪变窄或消失。b. 受压节段脊髓内等或长 T_1、长 T_2异常信号，为脊髓内水肿或缺血变性改变。c. 硬膜外静脉丛受压、纡曲，表现为突出层面椎间盘后缘与硬膜囊之间出现短条或弧状高信号。

第五十八章　骨肿瘤和肿瘤样病变概论

一 A1 型题

1. 关于骨肿瘤的影像学表现，错误的是
   A. 骨巨细胞瘤见骨端膨胀性溶骨性破坏
   B. 内生软骨瘤见短骨膨胀，有蜂窝状骨吸收区夹杂钙化斑块
   C. 骨肉瘤见长骨干骺端破坏和日光射线现象，可有 Codman 三角
   D. 尤因肉瘤见骨膜板层状或“葱皮状”反应性骨形成和骨破坏
   E. 骨软骨瘤见自短骨干骺端突出的骨性病损
2. 下列不是骨肿瘤的基本 X 线征象的是
   A. 骨质破坏　　B. 软骨破坏
   C. 椎旁脓肿　　D. 瘤骨和瘤软骨
   E. 肿瘤的反应骨
3. 骨肿瘤的影像诊断依据是
   A. 发病部位　　B. 病变数目
   C. 骨质变化　　D. 骨膜新生骨
   E. 以上都是
4. 对骨肿瘤影像诊断的要求包括
   A. 如属肿瘤，是良性或恶性　　B. 属原发还是继发
   C. 肿瘤的组织类型　　D. 肿瘤的侵犯范围
   E. 以上都是
5. 关于良性骨肿瘤的 X 线表现，错误的是
   A. 膨胀性骨质破坏　　B. 病变边缘骨硬化
   C. 骨膜反应　　D. 骨皮质连续性中断
   E. 病变边缘清楚

二 X 型题

1. 骨肿瘤的 MRI 影像特点有

A. 肿瘤在 T_1WI 上多呈低或中等信号强度，在 T_2WI 上多为高信号
B. 肿瘤内出血在 T_1WI 和 T_2WI 上均为低信号
C. 坏死囊变区在 T_1WI 上信号较低，而在 T_2WI 上呈高信号
D. 液-液平面在 T_1WI 下部信号高于上部，而在 T_2WI 上则相反
E. 肿瘤内含铁血黄素区则在 T_1WI 和 T_2WI 上均为低信号

2. 骨肿瘤的发病部位有一定的规律性，正确的是
A. 成软骨细胞瘤好发于骨骺
B. 骨巨细胞瘤好发于干骺愈合后的骨端
C. 骨肉瘤好发于长骨干骺端
D. 尤因肉瘤好发于长骨骨干
E. 骨髓瘤好发于四肢末端骨骼

3. 关于恶性骨肿瘤描述，正确的有
A. 生长快，常侵及邻近组织
B. 可发生肺部或骨转移
C. 骨皮质或髓腔有破坏缺损区
D. 与正常组织有明显界限，边界清晰
E. 骨膜常受累，呈葱皮状、针样、放射状、三角形

4. 关于良性骨肿瘤的描述正确的有
A. 生长缓慢
B. 大多接近正常组织
C. 一般骨皮质保持完整或有受压膨胀性改变
D. 无转移
E. 有骨膜反应

5. 骨膜反应可见于下列哪些骨疾病
A. 骨髓炎
B. 骨折
C. 骨瘤
D. 骨肉瘤
E. 尤因肉瘤

参考答案与解析

一、A1 型题

1. E【解析】骨软骨瘤为见自长骨干骺端突出的骨性病损。

2. C【解析】椎旁脓肿是脊柱结核的 X 线征象，在骨肿瘤中为软组织肿块而不是脓肿，其余皆为骨肿瘤的基本 X 线征象。

3. E【解析】在观察骨肿瘤的影像时，A、B、C、D 选项都应注意。需结合临床，综合分析。

4. E【解析】对骨肿瘤影像诊断的要求：①如属肿瘤，是良性或恶性；②属原发还是继

发；③肿瘤的组织类型；④肿瘤的侵犯范围；⑤判断骨骼病变是否为肿瘤。

5. D【解析】恶性骨肿瘤：肿块呈浸润性生长，破坏骨皮质向外扩散，致骨皮质连续中断或变薄，骨膜增厚或断裂。

二、X 型题

1. ACDE【解析】肿瘤内出血在 T_1WI 和 T_2WI 上均为高信号。

2. ABCD【解析】骨髓瘤好发于中轴骨及四肢近侧长骨。

3. ABCE【解析】恶性骨肿瘤与正常组织无明显界限，边界不清。

4. ABCD【解析】良性骨肿瘤生长缓慢，大多接近正常组织，一般骨皮质保持完整或有受压膨胀性改变，无转移，一般无骨膜反应。

5. ABDE【解析】骨膜反应是指骨膜受到刺激时产生的骨膜新生骨，常见于炎症、肿瘤、外伤和骨膜下血肿。骨瘤为良性肿瘤，不发生骨膜反应。

第五十九章　良性骨肿瘤

一 A1 型题

1. 骨瘤的好发部位是
   A. 长骨
   B. 短骨
   C. 椎骨
   D. 颅面骨
   E. 髂骨
2. 夜间痛明显，服用水杨酸后疼痛缓解是下列哪种肿瘤的特点
   A. 软骨母细胞瘤
   B. 软骨瘤
   C. 骨瘤
   D. 骨样骨瘤
   E. 骨软骨瘤
3. 外生骨疣是指
   A. 致密型骨瘤
   B. 海绵型骨瘤
   C. 骨软骨瘤
   D. 骨样骨瘤
   E. 骨母细胞瘤
4. 关于骨软骨瘤的叙述错误的是
   A. 生长缓慢，但症状多明显
   B. 好发于四肢长骨的干骺附近，特别是股骨下端、胫骨上端及肱骨上端
   C. 又称骨软骨性外生骨疣
   D. X 线摄片显示有正常骨组织的疣状肿物，界限清楚
   E. 多见于儿童
5. 下列骨的良性肿瘤发病率最高的是
   A. 软骨瘤
   B. 骨瘤
   C. 骨软骨瘤
   D. 成骨细胞瘤
   E. 骨巨细胞瘤
6. 骨软骨瘤的临床表现
   A. 生长较快，伴明显疼痛
   B. 肿块明显，表面皮肤有静脉怒张
   C. X 线可见骨膜反应
   D. 本身无症状，但可压迫周围组织，影响功能
   E. 肿物与周围界限不清

7. 关于骨软骨瘤，错误的是
   A. 是最常见的良性骨肿瘤，不发生恶变
   B. 好发于膝关节附近的长骨干骺端
   C. 常无明显临床症状
   D. 多发性骨软骨瘤有家庭遗传倾向
   E. 好发于青壮年
8. 关于软骨瘤的描述，错误的是
   A. 肿瘤呈膨胀性生长，有纤维包膜
   B. 易发生于青年人
   C. 可分为皮质型和骨膜型两种类型
   D. 常见于短管状骨
   E. 有硬化边
9. 软骨瘤的特点是
   A. 为具有软骨帽的骨性突出物
   B. 常见于长骨干骺端表面
   C. 发生于指骨髓质内最多见，可分为内生型和外生型
   D. 致密的骨性突起，边缘光滑
   E. 多见于股骨及胫骨的骨干、脊柱的椎弓、距骨
10. 下列疾病常常无骨膜反应的是
   A. 内生软骨瘤
   B. 慢性化脓性骨髓炎
   C. 骨肉瘤
   D. 动脉瘤样骨囊肿
   E. 尤因（Ewing）肉瘤
11. 非骨化性纤维瘤描述，错误的是
   A. 肿瘤由坚韧的纤维结缔组织构成
   B. 好发于青少年的长骨
   C. 病变的长轴与长骨垂直
   D. 可多骨发生
   E. 少数病例可以自愈
12. 以下不是非骨化性纤维瘤特点的是
   A. 由骨髓结缔组织发生的良性肿瘤
   B. 易发生恶变
   C. 好发于 8~20 岁的青少年
   D. 多发生于四肢长骨骨干
   E. 呈边界清楚有薄层硬化边的圆形或卵圆形骨质破坏区
13. “皂泡影”常见于
   A. 软骨瘤
   B. 软骨母细胞瘤
   C. 骨样骨瘤
   D. 骨瘤
   E. 骨巨细胞瘤
14. 关于骨肿瘤的好发部位，错误的是
   A. 骨巨细胞瘤好发于长骨的干骺端
   B. 骨肉瘤好发于长骨的干骺端
   C. 骨髓瘤好发于扁骨
   D. 骨瘤好发于颅骨
   E. 非骨化性纤维瘤好发于骨皮质

15. 有潜在恶性倾向的良性骨肿瘤是
A. 骨囊肿
B. 骨样骨瘤
C. 动脉瘤样骨囊肿
D. 非骨化性纤维瘤
E. 骨巨细胞瘤

16. 下列描述不符合骨巨细胞瘤表现的是
A. 长骨骨端关节面下出现溶骨性破坏区
B. 破坏区内出现肥皂泡样骨性间嵴
C. 骨皮质菲薄向外膨胀，肿瘤常呈横向生长
D. 骨膜增生明显
E. 病变处容易发生病理性骨折

17. 骨巨细胞瘤的典型X线征象有
A. 位于骨骺处多发性骨质破坏，内有钙化
B. 干骺端的囊性破坏区，其透亮区模糊，皮质变薄
C. 长骨干骺端的偏心性囊性骨质破坏，边缘硬化
D. 骨干的中心性囊性骨质破坏，常伴有病理性骨折
E. 位于骨端的膨胀性偏心性囊性骨质破坏，内有皂泡样骨间隔

18. 良性骨巨细胞瘤的X线所见，下面描述错误的是
A. 早期常呈偏心性骨质破坏
B. 邻近有针样瘤骨
C. 周边可见薄层骨壳形成
D. 典型者呈皂泡样多房性改变
E. 好发于四肢长骨的骨端

二 A2型题

1. 患者，男性，17岁。洗澡时无意中触及右股下端内侧硬性突起，无疼痛，膝关节运动良好。最可能的诊断是
A. 骨软骨瘤
B. 软骨瘤
C. 骨化性肌炎
D. 骨巨细胞瘤
E. 骨囊肿

2. 患者，男性，33岁。自述膝关节间歇性隐痛、肿胀7个月余。查体：右胫骨上端内侧肿胀，触摸如乒乓球感。X线片上右胫骨上端内侧呈膨胀性皂泡样骨质破坏，横径大于纵径。最大可能诊断为
A. 骨巨细胞瘤
B. 骨母细胞瘤
C. 溶骨型骨肉瘤
D. 动脉瘤样骨囊肿
E. 骨囊肿

三 A3/A4 型题

（1~3 题共用题干）

患者，男性，18 岁。右股外侧间歇性疼痛逐渐加重近 3 个月，夜间为重。X 线片及 CT 示右股骨干下段外侧骨皮质梭形增厚硬化，增厚的骨皮质中心隐约可见小圆形低密度灶，骨髓腔未闭合，无外伤史。

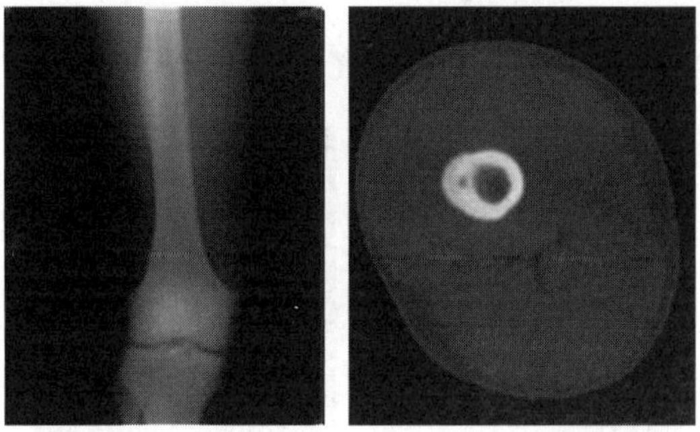

1. 最可能的诊断是
   A. 成骨细胞瘤
   B. 骨软骨瘤
   C. 骨样骨瘤
   D. 骨肉瘤
   E. 非骨化性纤维瘤
2. 为进一步确诊首选的影像学检查方法是
   A. 增强 CT　　B. 薄层高分辨 CT
   C. MRA　　D. DSA
   E. ECT
3. 与此病变相鉴别的疾病主要是
   A. 骨肉瘤　　B. 骨结核
   C. 骨岛　　D. 疲劳骨折
   E. 骨巨细胞瘤

（4~6 题共用题干）

患者，男性，29 岁。偶尔发现右手第 5 近节指骨肿胀。查体：右手掌肿块，质硬，无明显压痛，无发热。进行了右手 X 线平片检查。

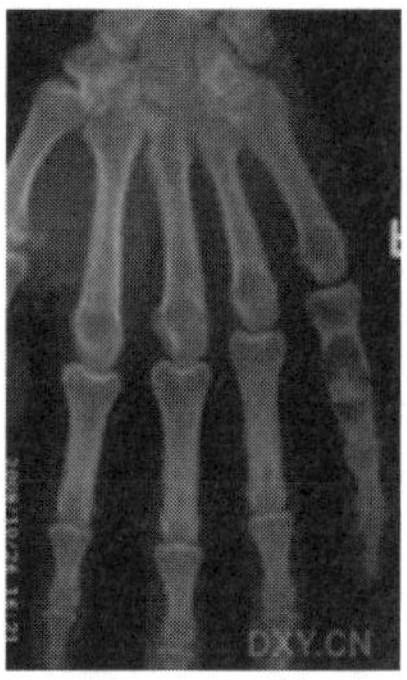

4. 病变发生部位在
   A. 近节指骨骨端
   B. 近节指骨骨干
   C. 近节指骨骨骺
   D. 近节指骨干骺端
   E. 指骨周围软组织
5. 对于此病变影像学征象的描述，不正确的是
   A. 右手小指骨干囊性膨胀性溶骨破坏　　B. 边缘清楚可见硬化缘
   C. 病灶内可见不规则钙化　　D. 可见骨膜反应
   E. 病变为偏心性生长

6. 此病变最可能的诊断是

A. 骨囊肿　　B. 内生软骨瘤

C. 骨结核　　D. 成软骨细胞瘤

E. 骨巨细胞瘤

（7～10 题共用题干）

患者，男性，17 岁。右膝 X 线平片和 CT 检查如下图。

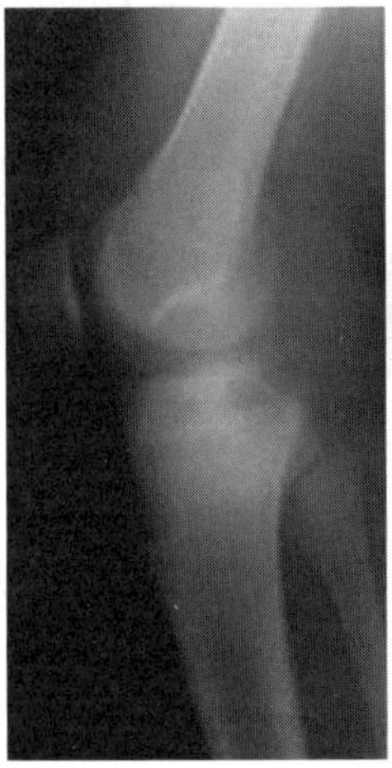
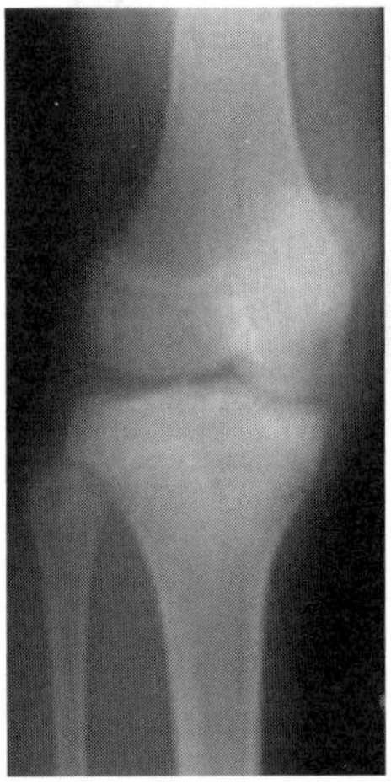
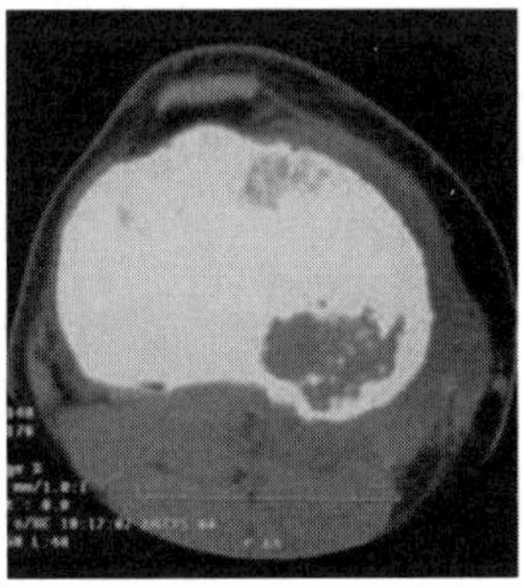
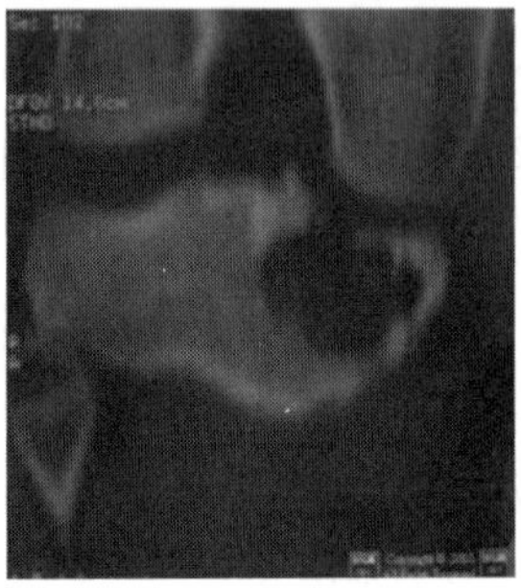

7. 病变发生部位是

A. 骨端　　B. 干骺端

C. 骨骺　　D. 骨干

E. 关节腔

8. 对于此病变的征象，描述不正确的是

A. 右胫骨内侧平台近关节面下不规则溶骨性破坏

B. 边缘可见硬化缘

C. 病灶内可见多发细小点状钙化

D. 可见骨膜反应

E. 病变为偏心性生长

9. 根据此病灶内部多发钙化，对其定性诊断的提示是

A. 良性　　B. 骨源性

C. 软骨源性　　D. 纤维源性

E. 恶性

10. 此病变最可能的诊断是

A. 骨巨细胞瘤
B. 内生软骨瘤
C. 骨结核
D. 成软骨细胞瘤
E. 软骨黏液样纤维瘤

（11~13 题共用题干）

患者，男性，52 岁。行椎体正位 X 线平片及骨扫描检查。

11. 椎体 X 线片显示椎体呈骨硬化改变，即“象牙椎”，应鉴别诊断的疾病不包括
A. 成骨性骨转移瘤
B. 淋巴瘤
C. 骨巨细胞瘤
D. 畸形性骨炎（Paget 病）
E. 椎体结核

12. 如伴有 T_1WI 椎体前后径增大，可能性最大的诊断为
A. 成骨性骨转移瘤
B. 淋巴瘤
C. 脊索瘤
D. 畸形性骨炎（Paget 病）
E. 椎体结核

13. 关于畸形性骨炎（Paget 病）的诊断依据，描述正确的是
A. 椎体显示修复性骨硬化改变
B. 病变只累及椎体，不累及附件
C. 椎体不发生骨质破坏
D. 骨扫描显示椎体及附件均出现核素摄取增加，证明此病变肯定为恶性病变
E. 血清碱性磷酸酶水平升高对诊断具有特异性

四　B 型题

（1~2 题共用备选答案）

A. 夜间痛明显，服用水杨酸类药物可缓解
B. 血尿酸水平升高，皮下尿酸盐结晶沉积
C. 血清碱性磷酸酶水平升高，血清钙升高，血清磷降低
D. 维生素 D 水平降低
E. 本周蛋白尿

1. 多发性骨髓瘤
2. 骨样骨瘤

（3~5题共用备选答案）

A. 骨软骨瘤
B. 非骨化性纤维瘤
C. 骨样骨瘤
D. 骨嗜酸细胞肉芽肿
E. 动脉瘤样骨囊肿

3. 最常见的良性骨肿瘤是
4. 好发于长骨骨干靠近干骺端骨皮质区域的是
5. 发生部位以颅骨最多的是

（6~8题共用备选答案）

A. 良性骨肿瘤
B. 恶性骨肿瘤
C. 肿瘤样病变
D. 继发性骨肿瘤
E. 潜在恶性骨肿瘤

6. 软骨瘤属于
7. 骨囊肿属于
8. 骨巨细胞瘤Ⅱ级属于

五 X型题

1. 骨样骨瘤与成骨细胞瘤的鉴别点包括
A. 骨样骨瘤夜间疼痛，服水杨酸制剂缓解，而成骨细胞瘤无此特点
B. 骨样骨瘤瘤巢直径多小于5cm，而成骨细胞瘤直径多大于3cm
C. 骨样骨瘤有自愈倾向，而成骨细胞瘤倾向进展，少数可恶变
D. 骨样骨瘤周围反应性增生硬化明显
E. 骨样骨瘤很少突破骨皮质形成周围软组织肿块，成骨细胞瘤可突破骨皮质，侵犯邻近软组织

2. 下列需与非骨化性纤维瘤鉴别的肿瘤或肿瘤样病变有
A. 骨样骨瘤
B. 骨巨细胞瘤
C. 纤维性骨皮质缺损
D. 骨纤维结构不良
E. 良性间叶瘤

3. 骨基质发生的良性肿瘤为
A. 骨肉瘤
B. 骨旁骨瘤
C. 骨样骨瘤
D. 成骨细胞瘤
E. 髓性骨肉瘤

4. 软骨组织发生的良性肿瘤是
A. 骨软骨瘤
B. 成软骨细胞瘤

C. 皮质旁软骨瘤
D. 甲下骨瘤
E. 成骨细胞瘤

5. 骨软骨瘤的恶变征象包括
A. 成人骨软骨瘤的软骨帽厚度>3cm
B. 停止生长的肿瘤突然迅速长大
C. 钙化灶边缘清晰
D. 肿瘤基底的骨质出现不规则破坏
E. 出现软组织肿块

6. 下列良性骨肿瘤呈多发性表现的是
A. 血管瘤
B. 骨软骨瘤
C. 骨样骨瘤
D. 软骨瘤
E. 神经末梢瘤

7. 多发性骨软骨瘤出现哪些情况应高度怀疑恶变
A. 软骨帽增厚，发生于长骨者超过 1cm
B. 钙化软骨帽密度变淡，边界清晰
C. 瘤体内出现透亮区
D. 远处出现转移性病灶
E. 30 岁以上的患者肿瘤体积突发性增大

8. 骨肿瘤常见钙化的有
A. 骨瘤
B. 骨肉瘤
C. 骨巨细胞瘤
D. 软骨瘤
E. 软骨肉瘤

9. 多发性内生软骨瘤恶变的征象包括
A. 骨皮质受压变薄，内缘呈波浪状
B. 短期内肿瘤迅速增大，病灶周围出现虫蚀样骨破坏
C. 肿瘤突破骨皮质侵犯软组织，形成软组织肿块
D. 肿瘤内原有钙化骨被吸收，消失或境界变模糊
E. 肿瘤内出现长短不一粗大骨针

10. 成软骨细胞瘤应与下述哪些疾病变相鉴别
A. 骨巨细胞瘤
B. 内生软骨瘤
C. 软骨黏液样纤维瘤
D. 多发性骨软骨瘤
E. 骨骺、干骺结核

11. 来源于纤维组织的良性骨肿瘤的是
A. 神经纤维瘤
B. 韧带样纤维瘤
C. 纤维肉瘤
D. 非骨化性纤维瘤
E. 神经纤维肉瘤

12. 骨巨细胞瘤的典型征象是
A. 偏心性膨胀性骨破坏，皂泡样改变，边缘清楚

B. 远离骨干骺端的偏心性囊性骨破坏，边缘硬化

C. 骨端的囊性破坏区，其透光区模糊，皮质变薄

D. 近距骨干骺端的中心性囊性骨质破坏，常伴有病理性骨折

E. 位于骨骺的多发性骨质破坏，内有钙化

13. 提示恶性骨巨细胞瘤的临床、影像征象包括

A. 骨破坏区与正常骨交界处模糊，呈虫蚀状、筛孔状

B. 骨性包壳和骨嵴残缺不全

C. 骨膜增生较显著，出现 Codman 三角

D. 软组织肿块较小

E. 肿瘤突然生长迅速并有恶病质

14. 恶性骨巨细胞瘤或良性骨巨细胞瘤恶变的 CT 表现为

A. 病灶明显强化　　B. 有骨膜反应

C. 病变边界模糊　　D. 病灶向骨外扩展

E. 有软组织肿块

15. 骨巨细胞瘤 CT 征象包括

A. 显示肿瘤周围的软组织情况及与周围神经、血管的关系

B. 骨壳内面凹凸不平，肿瘤内并无真正的骨性间隔

C. 肿瘤内密度不均，有时可见液-液平面

D. 肿瘤与松质骨的交界多清楚，但无骨质增生硬化

E. 大多数肿瘤的骨壳并不完整连续，但无包壳外的软组织肿块影

16. 关于骨巨细胞瘤的临床、病理及 MR 表现，错误的是

A. 好发于 10~20 岁　　B. 多位于骨干

C. 起源于纤维组织　　D. 无恶性者

E. 偶见液-液平面四肢长骨骨端和骨突部，股骨下端最常见，次为胫骨上端和桡骨下端。MRI 或 CT 上，肿瘤内信号（密度）不均，坏死区有时可见液-液平面。

六 案例分析题

（1~3 题共用题干）

患者，男性，23 岁。长期存在骨和关节变形，近期出现右肘关节疼痛，进行性加重。行右肘关节 X 线正侧位片检查，如图所示。

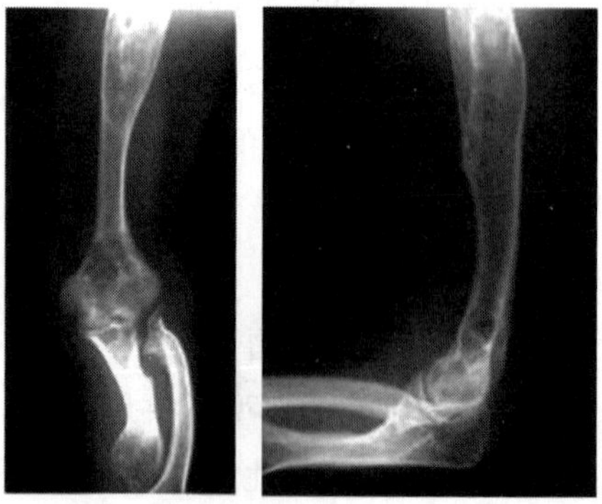

1. 病变显示的征象包括

A. 累及干骺、骨干

B. 累及多骨

C. 髓腔内混杂密度影，病灶内含钙化
D. 骨破坏形成软组织肿块
E. 出现骨变形
F. 受累骨未见骨膜反应

2. 如患者无家族史，呈单侧发病，智力正常，则首选诊断为
A. 内生软骨瘤病（Ollier 病）　　B. 遗传性多发性外生骨疣
C. 神经纤维瘤病　　D. 进行性骨干发育不良
E. 干骺发育不良　　F. Albright 综合征

3. 有关内生软骨瘤病（Ollier 病），描述正确的是
A. 不属于遗传性病变
B. 不伴发其他病变
C. 常见于女性青少年
D. 出现关节疼痛进行性加重对诊断无重要意义
E. 伴发软骨发育障碍
F. 具有单侧发病倾向

（4~6 题共用题干）

患者，男性，31 岁。因右大腿上段隐痛半年入院。查体：右股表面无明显异常。X 线平片如图所示。

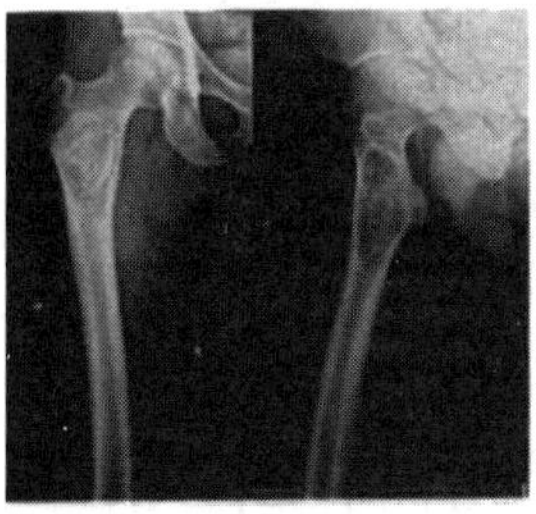

4. 诊断
A. 骨软骨瘤
B. 内生软骨瘤
C. 骨样骨瘤
D. 骨结核
E. 骨肉瘤
F. 骨纤维异常增殖症

5. 诊断依据
A. 青年人　　B. 中心性生长、有硬化边
C. 有软组织肿块　　D. 有肿瘤骨形成
E. 有死骨　　F. 病灶内部有点状，弧形、环状钙化影

6. 多发性软骨瘤并发下列哪种病变时称为 Maffucci 综合征
A. 软骨发育障碍　　B. 色素痣
C. 神经纤维瘤　　D. 软组织血管瘤
E. 成骨不全　　F. 性早熟

（7~12题共用题干）

患者，女性，22岁。右小腿上端局部酸痛，无发热，血常规正常。

7. 本例宜首选何种影像学检查

A. X线平片
B. CT
C. MRI
D. 超声成像
E. ECT
F. DSA

8. 患者行小腿X线、CT平扫，主要图像如下，最可能的疾病是

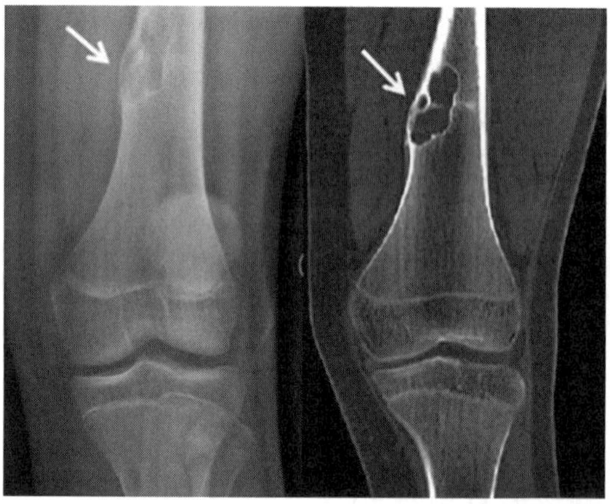

A. 软骨肉瘤
B. 皮质旁骨肉瘤
C. 尤因肉瘤
D. 非骨化性纤维瘤
E. 骨巨细胞瘤
F. 慢性骨脓肿

9. 上题诊断依据有

A. 非骨化性纤维瘤好发于8~20岁青少年，症状轻微，局部酸痛、肿胀
B. 多发生于四肢长骨干骺部，以胫骨、股骨和腓骨多见
C. 骨皮质内囊状膨胀性骨缺损区并向骨髓腔扩展
D. 边缘有硬化，以髓腔侧明显，无骨膜反应
E. 周围软组织无肿胀
F. 增强扫描明显强化

10. 本病最好发的部位为

A. 脊椎附件
B. 四肢长骨干骺部，距骺板3~4cm
C. 干骺愈合前的骨骺
D. 干骺愈合后的骨端
E. 颅骨
F. 四肢长骨干骺部，距骺板5~7cm

11. 本病可发生的继发性改变有

A. 肺转移
B. 肝脏转移
C. 病理性骨折
D. 恶变为纤维肉瘤
E. 病灶部位瘘管形成
F. 周围软组织浸润

12. 若患者无症状，病灶较小、无膨胀，未向骨髓腔侵犯，则应首先考虑为

A. 骨囊肿
B. 嗜酸细胞肉芽肿

C. 内生软骨瘤　　D. 骨结核

E. 纤维性骨皮质缺损　　F. 成骨细胞瘤

（13～15 题共用题干）

患者，女性，33 岁。左膝关节隐痛 1 年余，近 1 周加重，活动后明显疼痛。查体：左股骨下端外侧肿胀、压痛。行左膝关节正侧位 CR，并行左膝关节 CT 扫描，如下图。

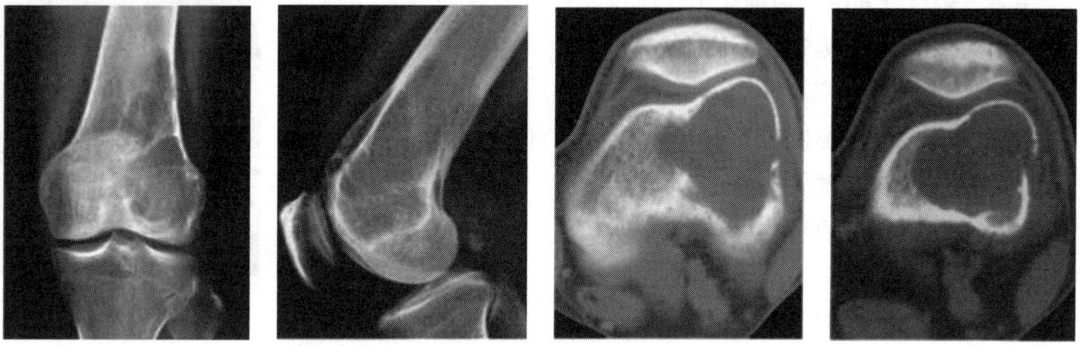

13. 根据膝关节 CR 和 CT 影像，此病例的影像学表现有
 A. 左股骨外髁溶骨性骨质破坏
 B. 病灶呈明显膨胀
 C. 病变边缘清晰，有明显硬化缘
 D. CT 示左股骨外髁骨皮质不完整
 E. 病灶边缘可见骨膜反应，Codman 三角形成
 F. 病灶周围软组织肿胀

14. 对本病例，应首先考虑的诊断是
 A. 动脉瘤样骨囊肿　　B. 骨囊肿
 C. 成软骨细胞瘤　　D. 骨结核
 E. 骨巨细胞瘤　　F. 非骨化性纤维瘤

15. 依据此病变的 CT 表现，正确的是
 A. 病变边缘清晰
 B. CT 示左股骨外髁骨皮质不完整，提示病变为恶性或生长活跃
 C. 病灶内部密度不均
 D. 病灶周围可见软组织肿胀，提示为炎性病变
 E. 病灶无明显硬化缘
 F. 病灶呈中心性生长

（16~19 题共用题干）

患者，男性，27 岁。一年前有外伤史，现腕部有压痛。

16. 影像学首先应做的检查有

A. X 线平片　　B. CT

C. MRI　　D. ECT

E. MRA　　F. PET

17. 患者所做检查如图，请描述图片所见

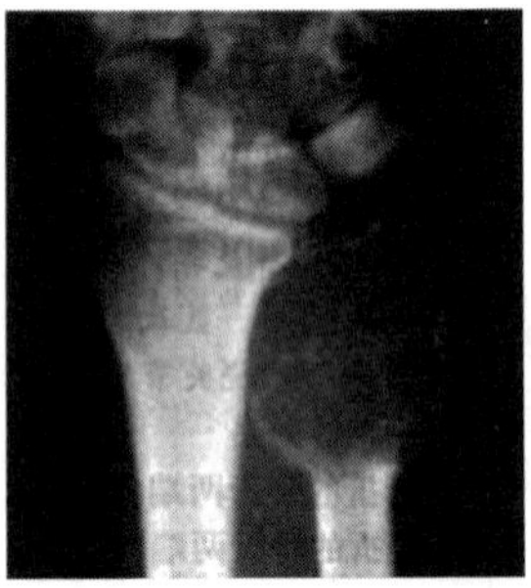

A. 病灶位于尺骨远端关节面下

B. 囊状膨胀性占位

C. 可见薄的骨壳形成，其内可见较纤细的骨嵴，呈皂泡状改变

D. 病变未突破远端关节面

E. 局部软组织肿块形成

18. 最可能的诊断是

A. 尺骨单纯性骨囊肿　　B. 骨巨细胞瘤

C. 溶骨性骨肉瘤　　D. 骨结核

E. 骨转移瘤　　F. 动脉瘤样骨囊肿

19. 该病最需要与哪种疾病鉴别

A. 尺骨单纯性骨囊肿　　B. 骨巨细胞瘤

C. 溶骨性骨肉瘤　　D. 骨结核

E. 骨转移瘤　　F. 动脉瘤样骨囊肿

（20~25 题共用题干）

患者，男性，23 岁，主因左膝关节肿胀疼痛半年余。实验室检查正常。

20. 从患者临床表现，应考虑是

A. 风湿性关节炎　　B. 类风湿关节炎

C. 骨肿瘤　　D. 化脓性关节炎

E. 化脓性骨髓炎

21. 首先要做的影像学检查是

A. X 线平片　　B. CT

C. MRI　　D. ECT

E. 放射性同位素骨扫描

22. 患者进行 CT 扫描和重建，如下图，应考虑是

A. 骨结核　　B. 骨肉瘤

C. 骨软骨瘤　　D. 骨样骨瘤

E. 骨巨细胞瘤

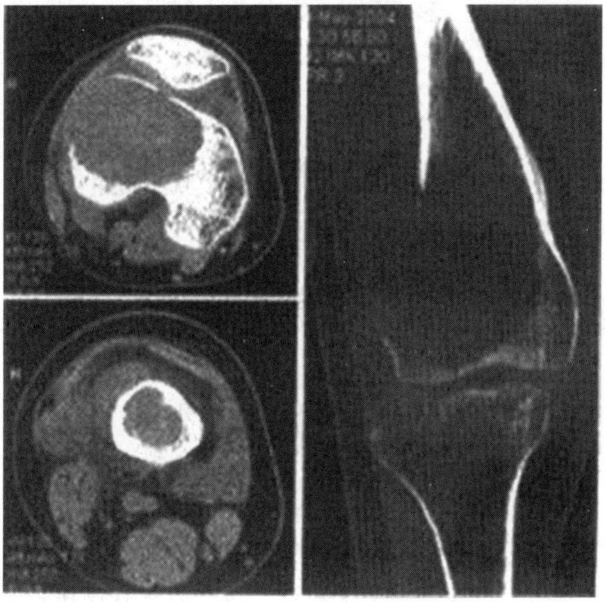

23. 诊断依据有

A. 男，25 岁，左膝关节肿胀疼痛

B. 病变发生于股骨的远端，有向毗邻关节下骨质发展的趋势

C. 病变部位有层状骨膜反应和瘤骨形成伴软组织肿块

D. 地图样的溶骨性病变，边缘清楚，无硬化

E. MRI 显示骨质破坏、皮质或骨壳改变的敏感性优于 X 线平片及 CT

24. 还应与哪种病变鉴别

A. 骨囊肿　　B. 动脉瘤样骨囊肿

C. 成骨肉瘤　　D. 骨关节结核

E. 皮质旁骨肉瘤

25. 如病变部位出现筛孔样骨质破坏伴骨膜增生形成骨膜三角，应考虑

A. 结核性病变　　B. 提示病变部位有恶性变

C. 病变部位出现化脓性改变　　D. 病变部位为良性改变

E. 病变为缺血性改变

参考答案与解析

一、A1 型题

1. D【解析】骨瘤主要发生于膜内化骨的骨骼，多见于颅面骨。

2. D【解析】骨样骨瘤的临床表现：病灶部位疼痛，夜间痛明显，服用水杨酸类药物可解除疼痛。

3. C【解析】骨软骨瘤又称外生骨疣，为具有软骨帽的骨性突出物，常见于长骨干骺端的表面，只发生于软骨化骨的骨骼。

4. A【解析】骨软骨瘤的临床表现：骨软骨瘤又称外生骨疣，儿童和少年多见，好发于股骨远端和胫骨近端。肿瘤生长慢，成年时停止生长，一般无明显临床症状，肿瘤较大时可有疼痛和局部畸形，多发性骨软骨瘤有家庭遗传倾向。

5. C【解析】骨软骨瘤为发病率最高的良性肿瘤。

6. D【解析】骨软骨瘤生长缓慢，多无症状，仅当骨软骨瘤压迫附近的神经、肌腱时，可引起疼痛和关节活动障碍。骨软骨瘤有骨骺板，患者成年后，瘤体一般自行停止生长；如继续生长，体积短期内增大，应考虑恶变。X 线摄片显示有正常骨组织的疣状肿物，界限清楚。

7. A【解析】骨软骨瘤位于扁骨或不规则骨如肩胛骨、骨盆者多形态不规则、基底较宽，易恶变为软骨肉瘤，恶变时表现为软骨帽钙化溶解减少或消失，瘤体出现骨质破坏，周围形成软组织肿块。

8. C【解析】根据软骨瘤的影像表现可以分为内生软骨瘤和外生软骨瘤两种类型。

9. C【解析】骨软骨瘤又称外生骨疣，为具有软骨帽的骨性突出物，常见于长骨干骺端的表面。软骨瘤根据发生部位可分为内生软骨瘤和外生软骨瘤。软骨瘤的 X 线及 CT 表现：①内生软骨瘤：常见于短管骨，表现为中心性生长的、椭圆形或分叶状骨质破坏区，边缘整齐，有硬化边；内部可见钙化，骨皮质膨胀菲薄。②外生软骨瘤：少见，易发于短管骨，表现为骨干皮质旁由外向内的压迹或缺损，边缘硬化，内部散在钙化点。

10. A【解析】内生软骨瘤常见于短管骨，表现为中心性生长的、椭圆形或分叶状骨质破坏区，边缘整齐，有硬化边；内部可见钙化，骨皮质膨胀菲薄，一般无骨膜反应。

11. C【解析】非骨化性纤维瘤的 X 线、CT 表现：①多发生于四肢长骨的一侧，基底位于皮质，距骺板 3~4cm，并随年龄增长向骨干侧移位；胫骨、股骨、腓骨多见，可多骨多发。②呈边界清楚、有薄层硬化边的圆形或卵圆形的骨质破坏区，边缘膨胀，常多个病灶毗连呈串珠或泡沫状，病变区域的长轴与长骨平行。

12. B【解析】非骨化性纤维瘤是一种由骨髓结缔组织发生的良性肿瘤，由于无成骨活动，故称非骨化性纤维瘤。肿瘤由坚韧的纤维结缔组织构成。好发于 8~20 岁的青少年的长骨，无症状或症状轻微，偶有酸痛和肿胀。骨骼发育趋于成熟时，可自行消失。“非骨化性纤维瘤的 X 线、CT 表现”参见 A1 型题第 11 题解析。

13. E【解析】皂泡影为骨巨细胞瘤的较特征性 X 线表现。

14. A【解析】骨巨细胞瘤的好发部位：①关节附近，尤其膝关节附近；②胫骨近端和股骨远端；③肱骨近端或桡骨远端；④其他部位，包括脊柱、肩胛骨等。

15. E【解析】骨巨细胞瘤提示恶性的征象：病变与正常交界区见到筛孔样骨质破坏；骨皮质破坏中断，并形成软组织肿块；骨膜增生并中断形成骨膜三角；病变增大迅速。

16. D【解析】骨巨细胞瘤可发生病理性骨折，如发生病理性骨折可有骨膜反应，但一般情况下骨膜增生不明显。

17. E【解析】骨巨细胞瘤 X 线及 CT 表现：①多发生于 20~40 岁。②多位于骨骺闭合后的长骨骨端；累及至关节面下是典型特点；常见于膝关节周围的胫骨上端、股骨下端、腓骨上端，桡骨下端也较多见。③多表现为偏心性骨质破坏区，有横向发展的趋势，边界清楚但无硬化边。④膨胀性生长，骨皮质变薄。⑤病变低密度区内可见到不完整的骨嵴。⑥除非发生病理骨折，一般无骨膜反应。⑦提示恶性的表现：病变与正常交界区见到筛孔样骨质破坏；骨皮质破坏中断，并形成软组织肿块；骨膜增生并中断形成骨膜三角；病变增大迅速。

18. B【解析】骨巨细胞瘤好发于四肢长骨干骺愈合的骨端，多呈膨胀性偏心性骨破坏。骨壳较薄，其轮廓一般完整，其内可见骨嵴，构成分房状。有的肿瘤膨胀很明显甚至可将关节对侧的骨端包绕起来，这是该瘤的特征之一。肿瘤常直达骨性关节面下，以至骨性关节面是肿瘤的部分骨性包壳，此亦为其特征之一。其最大径线常与骨干垂直。典型者呈皂泡样多房性改变，骨破坏区与正常骨交界清楚但并不锐利，无硬化边。骨破坏区内无钙化和骨化影，一般无骨膜反应。

二、A2 型题

1. A【解析】骨软骨瘤的临床表现：儿童和少年多见，好发于股骨远端和胫骨近端。肿瘤生长慢，成年时停止生长，一般无明显临床症状，肿瘤较大时可有疼痛和局部畸形，多发性骨软骨瘤有家庭遗传倾向。

2. A【解析】参见 A1 型题第 17 题解析。

三、A3/A4 型题

1. C【解析】骨样骨瘤的 X 线、CT 表现：多见于股骨及胫骨的骨干、脊柱的椎弓、距骨，表现为 0.1~1.5cm 的瘤巢透亮区及周围明显的骨质硬化，瘤巢内常见小点状钙化。CT 对显示骨质硬化掩盖下的瘤巢及其内的点状钙化，特别对于显示脊柱椎弓和距骨的病变有明显的优越性。

2. B【解析】高分辨率 CT 具有极好的空间分辨力，能清晰地显示肺组织的细微结构，几乎达到能显示与大体标本相似的形态学改变。

3. D【解析】骨样骨瘤的鉴别诊断：①骨皮质脓肿；②硬化性骨髓炎；③成骨细胞瘤；④疲英骨折。

4. B【解析】如图所示，该患者的病变发生部位在近节指骨骨干。

5. E【解析】内生软骨瘤常见于短管骨，表现为中心性生长的、椭圆形或分叶状骨质破坏区，边缘整齐，有硬化边；内部可见钙化，骨皮质膨胀菲薄。

6. B【解析】参见 A3/A4 型题第 5 题解析。

7. C【解析】如图所示，该患者的病变发生部位在骨骺。

8. D【解析】成软骨细胞瘤无骨膜反应。

9. C【解析】成软骨细胞瘤病灶内部多发钙化，对其定性诊断的提示为软骨源性。

10. D【解析】成软骨细胞瘤的 X 线表现：①病灶位于长骨骨骺；②囊状透亮区，边缘清楚，有硬化缘；③内散在斑点状钙化，且钙化具有发生于病灶周围的倾向。CT 表现：①呈单房类圆形骨质破坏，可呈偏心性生长，邻近骨皮质无膨胀或有轻中度膨胀；②病灶内有浅淡钙化影，呈斑点状、片絮状，较具特征性，CT 可显示平片上难以显示的病灶边缘硬化或病灶内的细小钙化；③多有边缘锐利的完整或不完整硬化带；④部分骨皮质断裂，骨片可陷入病灶内或外突；⑤病变穿破皮质则有软组织肿块，侵犯关节则可有关节囊肿胀、积液，CT 可准确地评估皮质的完整性和是否存在软组织肿块。

11. C【解析】“骨巨细胞瘤的 X 线、CT 表现”参见 A2 型题第 2 题解析。CT 可显示骨巨细胞瘤边缘有嵴状突起，增强扫描肿瘤明显强化，囊变区可见液-液平面。

12. D【解析】如伴有 T_1WI 椎体前后径增大，可能性最大的诊断为畸形性骨炎。

13. A【解析】畸形性肾炎可累及附件，选项 B 错误。骨质破坏与骨修复共存，选项 C 错误。骨扫描高摄取并不一定是恶性病变，选项 D 错误。血清碱性磷酸酶不具诊断特异性，选项 E 错误。

四、B 型题

1. E【解析】多发性骨髓瘤成年人多见，早期临床表现通常是疼痛，部位主要集中于脊柱、骨盆和胸廓，白天明显，卧床可缓解，有本周蛋白尿。

2. A【解析】参见 A1 型题第 2 题解析。

3. A【解析】骨软骨瘤是最常见的良性肿瘤。

4. B【解析】非骨化性纤维瘤多发生于四肢长骨的一侧，基底位于皮质，距骺板 3～4cm，并随年龄增长向骨干侧移位；胫骨、股骨、腓骨多见，可多骨多发。

5. D【解析】骨嗜酸细胞肉芽肿是一种瘤样病变。溶骨病损内含有组织细胞和嗜酸性粒细胞累积，好发年龄为青少年，好发部位为颅骨、肋骨、脊柱、肩胛骨等。

6. A【解析】软骨瘤是一种常见的良性骨肿瘤。

7. C【解析】骨囊肿属于肿瘤样病变。

8. E【解析】骨巨细胞瘤Ⅱ级属于潜在恶性骨肿瘤。

五、X 型题

1. ACDE【解析】骨样骨瘤瘤巢直径多小于 2cm，而成骨细胞瘤直径多大于 2cm。

2. ABC【解析】非骨化性纤维瘤的鉴别诊断：①骨样骨瘤；②骨巨细胞瘤；③纤维性骨皮质缺损。

3. BCD【解析】骨肉瘤是恶性肿瘤。

4. ABCD【解析】成骨细胞瘤属于骨组织来源的肿瘤。

5. BDE【解析】骨软骨瘤的恶变征象：①成人骨软骨瘤的软骨帽厚度>1cm；②停止生长的肿瘤突然迅速长大；③钙化灶边缘变模糊甚至消失；④肿瘤基底的骨质出现不规则破坏；⑤出现软组织肿块。

6. BDE【解析】血管瘤、骨样骨瘤多为单发。

7. ACDE【解析】多发性骨软骨瘤高度怀疑恶变的情况：①软骨帽增厚，发生于长骨者超过 1cm；②钙化软骨帽密度变淡，边界不清；③瘤体内出现透亮区；④远处出现转移性病灶；⑤30 岁以上的患者肿瘤体积突发性增大。

8. DE【解析】软骨肉瘤是起源于软骨组织的恶性肿瘤，呈半透明分叶状肿物，常含软骨，呈灰白色或灰蓝色，实质内可有不规则的钙化和骨化，高度恶性的软骨肉瘤钙化不明显。软骨瘤的 X 线及 CT 表现参见 A1 型题第 9 题解析。

9. BCDE【解析】参见 A1 型题第 9 题解析。

10. ABCE【解析】成软骨细胞瘤的鉴别诊断：①软骨黏液性纤维瘤；②骨巨细胞瘤；③内生软骨瘤；④软骨肉瘤；⑤骨骺、干骺结核。

11. BD【解析】骨韧带样纤维瘤很少见，占全部骨肿瘤的 0.06%。本病属良性肿瘤，但局部侵袭能力很强，且切除后复发率很高。非骨化性纤维瘤是一种由骨髓结缔组织发生的良性肿瘤，由于无成骨活动，故称非骨化性纤维瘤。纤维肉瘤属于恶性疾病，选项 C、E 错误。神经纤维瘤病为常染色体显性遗传病，是基因缺陷使神经嵴细胞发育异常导致多系统损害。如发现肿物短期迅速增大，可能有恶变，选项 A 错误。

12. AC【解析】参见 A2 型题第 2 题解析。

13. ABCE【解析】参见 X 型题第 12 题解析。

14. BCE【解析】恶性骨巨细胞瘤或良性骨巨细胞瘤恶变的 CT 表现为骨破坏、骨膜反应、软组织肿块、病变边缘常模糊。

15. BCDE【解析】“骨巨细胞瘤的 X 线、CT 表现”参见 A2 型题第 2 题解析。CT 可显示骨巨细胞瘤边缘有嵴状突起，增强扫描肿瘤明显强化，囊变区可见液-液平面。骨巨细胞瘤 CT 不能显示肿瘤周围的软组织情况及与周围神经、血管的关系。

16. ABCD【解析】骨巨细胞瘤又称破骨细胞瘤，起源于骨结缔组织间充质细胞，大部分为良性，少数为恶性。肿瘤主要由单核基质细胞和多核巨细胞构成，根据其特点，可分为三级：Ⅰ级为良性，Ⅱ级为过渡类型，Ⅲ级为恶性。好发于20~40岁成人，多见于四肢长骨骨端和骨突部，股骨下端最常见，次为胫骨上端和桡骨下端。MRI或CT上，肿瘤内信号（密度）不均，坏死区有时可见液-液平面。

六、案例分析题

1. ABCEF【解析】并未在该题图像上看见软组织肿块。

2. A【解析】参见A1型题第9题解析。

3. AEF【解析】内生性软骨瘤若发生在骨内称为中心型，发生在骨表面称为边缘型（骨膜软骨瘤）。本病可以是单一病灶，也可以是多发病灶（内生软骨瘤病）。本病也可伴有软组织血管瘤（Maffucci综合征）。出现关节疼痛进行性加重为其诊断的依据。多发生在10~30岁，男女比例相当。

4. B【解析】参见案例分析题第2题解析。

5. ABF【解析】内生软骨瘤的诊断依据：①多发生在10~30岁，男女比例相当；②内生性软骨瘤若发生在骨内称为中心型，发生在骨表面称为边缘型（骨膜软骨瘤）；③X线表现为圆形或卵圆形、不规则、结节样低密度病灶，内有点状钙化，与皮质的交界处呈不规则的“扇贝样”透亮区。

6. A【解析】Maffucci综合征即软骨营养障碍-血管瘤综合征，又称伴多发性血管瘤的软骨发育不良、内生软骨瘤综合征、多发性内生软骨瘤病、Ollier综合征、进行性软骨发育障碍和多发性血管瘤、Kast综合征软骨发育不全、软骨发育不良并发血管瘤、软骨营养不良并发血管错构瘤。

7. A【解析】该患者可能为关节疾病，应首选X线平片检查。

8. D【解析】参见A1型题第11题解析。

9. ABCDE【解析】非骨化性纤维瘤好发于8~20岁的青少年的长骨，无症状或症状轻微，偶有酸痛和肿胀。骨骼发育趋于成熟时，可自行消失。X线、CT表现参见A1型题第11题解析。增强扫描病灶呈不均匀强化，硬化边未见强化，病灶周围骨髓及软组织信号未见改变。

10. B【解析】参见A1型题第11题解析。

11. AC【解析】非骨化性纤维瘤可发生病理性骨折等继发性病变。

12. E【解析】纤维性骨皮质缺损为一种生长在长骨干骺端的表浅性、界限清楚、主要累及骨皮质的非肿瘤性、纤维性病变。好发于儿童，一般无明显症状，少数有局部疼痛和轻微肿胀及压痛。

13. ABDF【解析】该影像上显示病变边界清楚但无硬化边，无骨膜反应。

14. E【解析】“骨巨细胞瘤的X线、CT表现”参见A2型题第2题解析。CT可显示骨巨细胞瘤边缘有嵴状突起，增强扫描肿瘤明显强化，囊变区可见液-液平面。

15. ABCE【解析】参见案例分析题第14题解析。

16. ABC【解析】该患者可能为骨关节病变，需要进行 X 线平片、CT 及 MRI 等检查。

17. ABCD【解析】如图所示，未见到软组织肿块形成。

18. B【解析】参见案例分析题第 14 题解析。

19. F【解析】骨巨细胞瘤的鉴别诊断：①成软骨细胞瘤：肿瘤多发生于干骺愈合前的骨骺，病变边缘有硬化，骨壳较厚且破坏区内可见钙化影。②动脉瘤样骨囊肿：发生于长骨者多位于干骺端，常有硬化边。其内可有不规则钙化或骨化影。

20. C【解析】疼痛为骨肿瘤早期出现的主要症状，病初较轻，呈间歇性，随病情的进展，疼痛可逐渐加重，发展为持续性。

21. A【解析】骨肿瘤的确诊有赖于病理组织学检查，通常经活检术取得组织样品，病理检查必须结合临床及 X 线检查结果。

22. E【解析】参见案例分析题第 14 题解析。

23. ABD【解析】病变部位无骨膜反应和软组织肿块，选项 C 错误。MRI 对骨皮质的显示不及 X 线和 CT，选项 E 错误。

24. AB【解析】参见案例分析题第 19 题解析。

25. B【解析】参见 A1 型题第 15 题解析。

第六十章　恶性骨肿瘤

一　A1 型题

1. 骨肉瘤的成分不包括
   A. 肿瘤性成骨细胞
   B. 肿瘤性骨样组织
   C. 肿瘤性基质细胞
   D. 肿瘤性软骨组织
   E. 肿瘤骨
2. 骨肉瘤好发于
   A. 婴幼儿
   B. 11~20 岁
   C. 20~25 岁
   D. 20~40 岁
   E. 40 岁以上
3. 最常见的原发性恶性骨肿瘤是
   A. 骨肉瘤
   B. 软骨肉瘤
   C. 骨髓瘤
   D. 骨纤维肉瘤
   E. 骨淋巴瘤
4. 关于骨肉瘤的叙述，正确的是
   A. 起源于原始分化不良的细胞，即原始间充质细胞
   B. 高度恶性肿瘤
   C. 多见于骨生长最活跃部位，如股骨远端，胫骨、腓骨和肱骨近端的干骺端
   D. 年轻人多见
   E. 以上叙述都正确
5. 骨肉瘤最早发生转移的部位多为
   A. 骨
   B. 肝
   C. 淋巴结
   D. 肺
   E. 心包
6. 关于骨髓瘤的描述，下列错误的是
   A. 起源于骨髓网织细胞
   B. 多有骨质增生和骨膜增生
   C. 多发性骨质破坏
   D. 常见软组织肿块和病理性骨折
   E. 常见弥漫性骨质疏松

7. 骨髓瘤最有价值的诊断依据是
   A. 50 岁以上的男性
   B. 进行性贫血
   C. 血清钙及球蛋白水平升高
   D. 全身性疼痛
   E. 尿中出现本周（Bence-Jones）蛋白
8. 多发性骨髓瘤的 X 线表现，下列错误的是
   A. 多骨，多发
   B. 骨破坏呈穿凿状
   C. 骨质疏松
   D. 有骨质增生和骨膜增生
   E. 常伴病理性骨折
9. 骨髓瘤的 X 线表现中，错误的是
   A. 好发于颅骨、脊柱、骨盆、肋骨等部位
   B. 骨质普遍稀疏
   C. 颅骨呈多发性穿凿状骨质破坏
   D. 脊柱侵蚀常破坏椎弓
   E. 肋骨呈膨胀性分房状骨质破坏
10. 关于脊索瘤的描述，错误的是
   A. 通常位于斜坡中线附近和蝶鞍后部
   B. 多引起广泛的颅底骨质破坏
   C. 一般不形成软组织肿块
   D. CT 平扫肿瘤多表现为高密度影，边界清，内可见点状散在钙化灶或残存碎骨片
   E. 肿瘤大多伴有出血和囊变，半数以上有散在结节状钙化
11. 下列斜坡鞍区肿瘤 CT 平扫呈混杂密度影的是
   A. 动脉瘤
   B. 垂体瘤
   C. 颅咽管瘤
   D. 脑膜瘤
   E. 脊索瘤
12. 属于骨恶性肿瘤的是
   A. 神经节细胞瘤
   B. 皮质旁软骨瘤
   C. 脂肪瘤
   D. 脊索瘤
   E. 骨黄色纤维瘤
13. CT 示颅底中线占位病变，斜坡及鞍背骨质破坏，瘤体密度不均，可见钙化和/或骨质成分，应考虑为
   A. 脊索瘤
   B. 垂体瘤
   C. 脑膜瘤
   D. 髓母细胞瘤
   E. 颅咽管瘤
14. 有关脊索瘤的描述中，错误的是
   A. 肿瘤好发于颅底至尾椎的中轴骨，骶尾部发病最多
   B. 常为膨胀性溶骨性破坏，其中可残存碎骨片或小梁间隔

C. 病变周围可出现软组织块影
D. 颅底部脊索瘤一般无钙化
E. 颅底部脊索瘤多发生于斜坡

15. 下列病变起源于骨髓及造血组织的是
A. 骨巨细胞瘤
B. 骨样骨瘤
C. 骨软骨瘤
D. 尤因肉瘤
E. 动脉瘤样骨囊肿

16. 关于尤因（Ewing）肉瘤的描述，错误的是
A. 半数以上发生于四肢长骨
B. 早期即可发生肺部转移
C. 对放射线敏感
D. 常需要与骨髓炎鉴别
E. 不会产生放射状骨针

17. 最常见的恶性骨肿瘤是
A. 骨肉瘤
B. 骨髓瘤
C. 软骨肉瘤
D. 骨母细胞瘤
E. 骨转移瘤

18. 关于骨转移瘤，说法错误的是
A. 是最常见的骨的恶性肿瘤
B. 血清碱性磷酸酶水平可明显增高
C. 松质骨内虫蚀状、斑片状破坏
D. 前列腺癌多表现为成骨性转移
E. 腰椎转移时椎弓常不受累

二 A2 型题

1. 患者，男性，72 岁。腰背痛 3 个月余，尿本周蛋白阳性。CT 示腰椎多个椎体有大小不等的圆形或不规则低密度病灶。首先考虑为
A. 骨质疏松
B. 多发性骨髓瘤
C. 淋巴瘤
D. 血管瘤
E. 转移瘤

2. 患者，男性，31 岁。腰骶部疼痛 2 年余。CT 显示骶椎 3～4 破坏伴肿块及斑片样钙化。诊断为
A. 巨细胞瘤
B. 包囊虫
C. 转移瘤
D. 骨髓瘤
E. 脊索瘤

3. 患者，女性，61 岁。左上肺癌切除后 8 个月发现腰痛。X 线平片见第 2、4 腰椎体及椎弓根有骨质破坏，第 2 腰椎体压缩骨折。首先考虑为
A. 老年性骨质疏松
B. 多发性骨髓瘤

C. 骨转移瘤
D. 腰椎退行性骨关节病
E. 脊索瘤

三 A3/A4 型题

（1~5 题共用题干）

患者，男性，23 岁。逐渐进展的背部疼痛，服用镇痛药不缓解，以后逐渐出现脊髓压迫症状。胸椎 CT 示：TW 椎体及附件表现为溶骨性骨质破坏，并突破骨皮质形成椎旁及椎骨内软组织肿块，椎体骨质破坏区出现边界模糊的象牙状高密度影，此高密度的中央密度高于周边密度，该椎体边缘可见骨膜反应。

1. 最可能的诊断是
   A. 骨肉瘤
   B. 纤维肉瘤
   C. 软骨肉瘤
   D. 尤因肉瘤
   E. 脊索瘤
2. 骨肉瘤的好发年龄是
   A. 15 岁以下
   B. 20 岁以下
   C. 婴幼儿
   D. 20~40 岁
   E. 40 岁以上
3. 骨肉瘤最早发生转移的部位为
   A. 肺
   B. 骨
   C. 心包
   D. 肝脏
   E. 淋巴结
4. 骨肉瘤的主要转移途径为
   A. 血行转移
   B. 淋巴转移
   C. 跳跃式转移
   D. 种植转移
   E. 消化道转移
5. 骨肉瘤的病理类型中，较少见的类型是
   A. 成骨细胞型
   B. 成软骨细胞型
   C. 成纤维细胞型
   D. 血管扩张型
   E. 混合型

（6~7 题共用题干）

患者，男性，16 岁。右股骨下端疼痛 3 个月，逐渐加重。查体：右股下段增粗，有压痛，其表面有增粗的血管，皮温高。X 线见股骨干骺端溶骨性骨质破坏，骨膜增生在病灶边缘形成三角形，骨质破坏周围有软组织肿块。

6. 应诊断为
   A. 骨巨细胞瘤　B. 骨结核
   C. 骨肉瘤　D. 慢性骨髓炎
   E. 骨软骨瘤
7. 在手术前需确定恶性肿瘤的范围，应采用的检查方法是
   A. 平片　B. DSA 血管造影
   C. CT　D. MRI
   E. 超声检查

（8~10 题共用题干）

患者，男性，32 岁。右肩部疼痛，巨大肿块，活动受限。

8. 结合图像，最可能的诊断是
   A. 骨肉瘤　B. 软骨瘤
   C. 骨软骨瘤　D. 软骨肉瘤
   E. 骨转移瘤

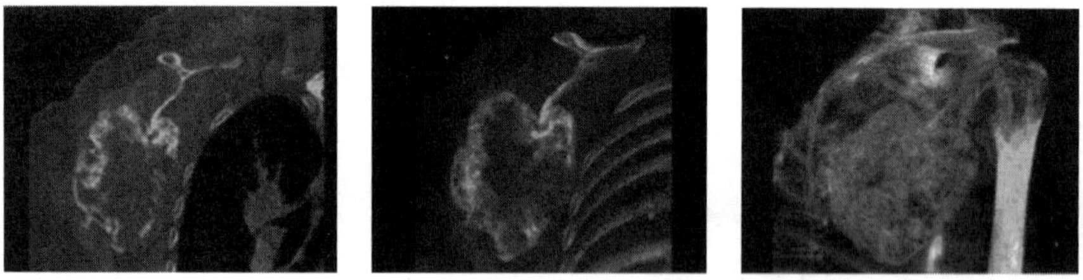

9. 下列关于该病的描述，错误的是
   A. 原发性者，起源于残留的胚胎软骨　B. 软组织肿块，可有钙化
   C. 继发性者，年龄较大　D. 继发性者，起源于骨瘤
   E. 中心型者，少数可有骨膜反应
10. ①骨肉瘤，②软骨肉瘤，③纤维肉瘤，④脊索瘤，⑤尤因肉瘤，其中可产生瘤骨的是
   A. ①②④　B. ①③⑤
   C. ①②⑤　D. ①③④
   E. ①②③

（11~13 题共用题干）

患者，男性，61 岁。贫血、腰背部及胸骨疼痛并慢性肾衰竭 2 年余。头颅 X 线平片和胸椎 CT 显示骨质疏松和多发骨质破坏。

11. 最可能的诊断是

A. 骨转移瘤
B. 白血病
C. 类风湿关节炎
D. 多发性骨髓瘤
E. 原发性骨质疏松

12. 若为多发性骨髓瘤，MRI SE-T_1WI 上最典型的征象是
A. “椒盐”征
B. 弥漫性高信号
C. 椎体压缩骨折
D. 合并椎旁脓肿
E. 只限于椎弓根受累

13. 确诊本病，最需要做的检查是
A. MRI 增强扫描
B. CT 增强扫描
C. 核素扫描
D. 骨髓穿刺活检
E. 尿常规

（14~19 题共用题干）

患者，男性，57 岁。右肘关节疼痛 3 个月来诊。查体：右前臂近肘关节外侧压痛，右肘关节活动自如，局部未见明显红肿及静脉怒张。

14. 该患者首选影像检查方法为
A. MRI
B. 血管造影
C. CT
D. X 线平片
E. 体层摄影

15. 影像显示右桡骨粗隆不规则骨质破坏，边缘呈虫蚀状，未见骨膜反应及肿瘤骨，最可能诊断为
A. 多发骨髓瘤
B. 转移瘤
C. 骨肉瘤
D. 骨髓炎
E. 骨结核

16. 询问患者病史：有咳嗽，曾有痰中带血丝。可建议患者行下列哪项检查
A. 手术探查
B. 专家体检
C. 放射性核素扫描
D. 支气管镜
E. X 线胸片

17. 该检查显示左肺门增大，右侧膈肌抬高，纵隔向左侧移位，肺内首先考虑
A. 转移瘤
B. 周围型肺癌
C. 中央型肺癌
D. 支气管扩张
E. 肺结核

18. 下列检查方法首选
A. MRI 平扫
B. 血管造影

C. CT 平扫　　D. 超声

E. 体层摄影

19. 若患者胸部影像显示左肺门结构紊乱，局部血管、纵隔及不张的左肺下叶结构不清，左肺下叶支气管呈“鼠尾状”狭窄、闭塞，则应建议患者行下列检查中的

A. MRI 平扫　　B. 血管造影

C. CT 增强　　D. CT 平扫

E. MRI 增强

四 B 型题

（1~4 题共用备选答案）

A. 骨结核　　B. 骨肉瘤

C. 骨坏死　　D. 骨巨细胞瘤

E. 骨软骨瘤

1. 局部肿块，无触痛，常外伤后始发现，见于
2. 骨端偏心的膨胀性破坏，X 线呈肥皂泡样改变，见于
3. Codman 三角常见于
4. X 线片上的“日光放射”征象见于

五 X 型题

1. 骨肉瘤的主要 X 线征象包括

A. 骨质破坏　　B. 软组织肿块

C. 软骨钙化　　D. 软骨破坏

E. 肿瘤骨

2. 骨肉瘤的主要成分有

A. 肿瘤骨　　B. 肿瘤性骨样组织

C. 肿瘤性成骨细胞　　D. 肿瘤性软骨组织

E. 肿瘤性纤维组织

3. 软骨肉瘤的 X 线表现包括

A. 中心型软骨肉瘤髓腔内呈溶骨性破坏

B. 邻近骨皮质不同程度膨胀、变薄，骨皮质破坏形成软组织肿块

C. 骨破坏区和软组织肿块内可见环形、半环形或砂粒样钙化影

D. 偶见骨膜反应和 Codman 三角

E. 周围型软骨肉瘤多由骨纤维异常增殖症恶变而来

4. 骨髓瘤好发于

A. 肱骨
B. 脊椎
C. 肋骨
D. 骨盆
E. 胸骨

5. 骨髓瘤的 X 线表现包括

A. 软组织肿块
B. 多发性骨质破坏
C. 骨质硬化
D. 广泛性骨质疏松
E. 骨质破坏与骨质硬化并存

6. 下列恶性骨肿瘤中呈多发性表现的是

A. 软骨肉瘤
B. 骨肉瘤
C. 转移瘤
D. 骨髓瘤
E. 纤维肉瘤

7. 关于骨髓瘤的分型，正确的是

A. 按发病数目可分为单发性和多发性骨髓瘤
B. 按是否分泌免疫球蛋白可分为分泌型和非分泌型骨髓瘤
C. 分泌型骨髓瘤少见
D. 非分泌型骨髓瘤多见
E. 分泌型骨髓瘤中，以 IgG 型多见

8. 关于骨髓瘤 MRI 表现，正确的有

A. MRI 对检出病变、确定范围非常敏感，明显优于 X 线平片及 CT
B. 骨质破坏或骨髓浸润区多位于中轴骨及四肢骨近端
C. T_1WI 呈边界清楚的高信号，病变弥漫时呈特征性“椒盐状”改变
D. T_2WI 呈高信号
E. 脂肪抑制 T_2WI 及 STIR 序列上，病灶显示较 T_2WI 更明显

9. 脊索瘤的好发部位是

A. 骶尾部
B. 蝶枕联合
C. 颈椎
D. 胸椎
E. 腰椎

10. 有关尤因肉瘤叙述，正确的是

A. 病变好发于长骨的骨干或干骺端
B. 髓腔内出现斑片状骨质破坏
C. 骨膜呈葱皮样改变
D. 对放射治疗相当敏感
E. 破坏区周围骨质常无反应性骨硬化

11. 尤因肉瘤不会出现的征象是

A. 边缘骨硬化
B. 病变处骨皮质膨隆

C. 骨包壳形成

D. 软组织肿块内针状瘤骨

E. 骨膜反应

12. 常见于骨干的病变，不包括

A. 骨囊肿

B. 骨巨细胞瘤

C. 尤因肉瘤

D. 脊索瘤

E. 骨肉瘤

13. 骨转移瘤最多见于

A. 骨盆

B. 膝以下

C. 脊柱

D. 肘以下

E. 颅骨

14. 骨转移瘤较常见的影像学征象为

A. 多发棉絮状成骨

B. 骨膜反应

C. 骨质破坏

D. 病理骨折

E. 脊椎转移时，椎间隙（盘）多保持完整

15. 关于骨转移瘤的影像表现，描述正确的有

A. X 线平片显示的骨转移瘤可分为溶骨型、成骨型和混合型

B. MRI 能发现尚未引起明显骨质破坏的骨转移瘤

C. MRI 能检出 X 线平片、CT 甚至核素骨显像不易发现的转移灶

D. CT 显示骨转移瘤较 X 线平片敏感，能显示局部软组织肿块，大小及与邻近脏器的关系

E. 大多数骨转移瘤在 T_1WI 上呈高信号，在 T_2WI 上呈低信号

六 案例分析题

（1~2 题共用题干）

患者，女性，33 岁，右股疼痛半年余。行右股骨干 X 线平片、CT 和 MR 检查，结果如下图。

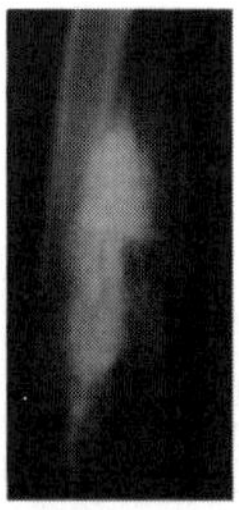

右股骨后部侧位 X 线片

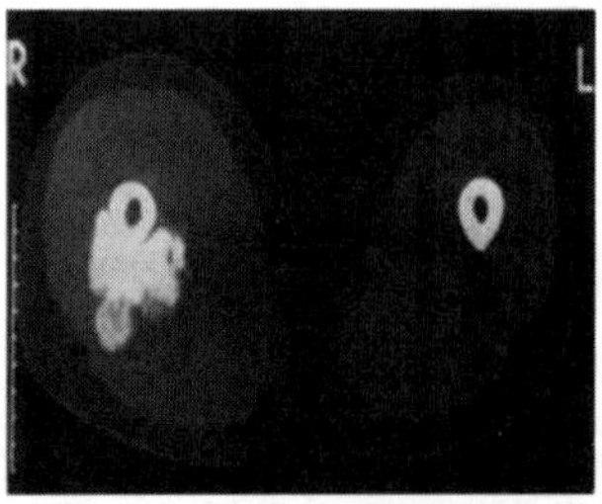

双侧股骨 CT 像

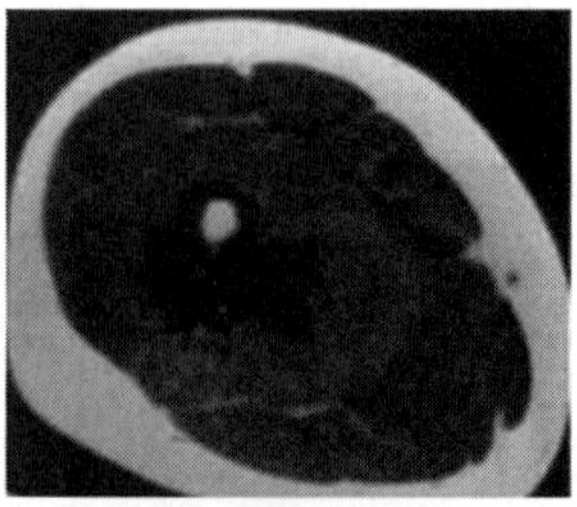

右股骨 MR 平扫横断面 T_1WI

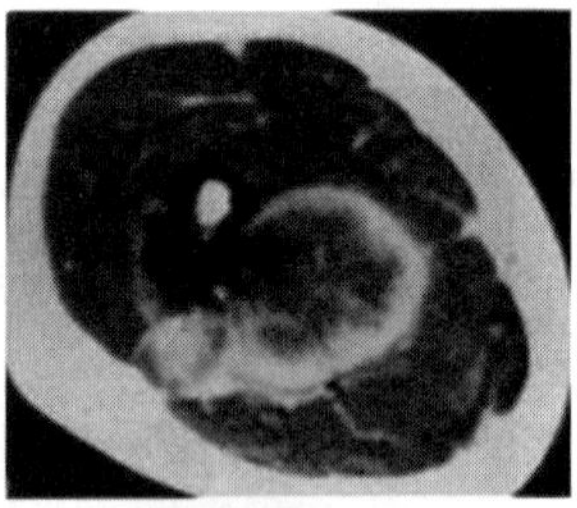

右股骨 MR 增强扫描像

1. 影像学征象包括
   A. X线侧位片显示股骨干大范围骨破坏伴软组织肿块，呈广泛的骨化
   B. CT像显示肿块起自右股骨后方，其间有“蒂”相连接，两侧对股骨后部呈包绕状，可见与股骨间的透亮线影
   C. MR平扫横断面 T_1WI中肿块骨化区表面可见覆盖中等信号的“帽状区”
   D. MR增强扫描显示“帽状区”明显强化
   E. MR像显示病变起自骨髓腔
   F. 病变明显强化
2. 有关骨旁型骨肉瘤的描述，正确的是
   A. 此型病变多属低度恶性
   B. 此型病变多属高度恶性
   C. 可侵犯骨髓腔
   D. 瘤体与骨皮质间可见裂隙样透亮影并有“蒂”连于其间，逐渐包绕骨干生长，对诊断有提示意义
   E. 生长过程中一般无骨膜反应
   F. 生长过程中一般出现明显骨膜反应

（3~6题共用题干）

患者，男性，21岁。左膝关节疼痛2个月余。查体：左股骨下端肿胀、压痛，左膝运动功能受限。体温37.8℃。

3. 初步考虑
   A. 骨结核
   B. 化脓性骨髓炎
   C. 骨囊肿
   D. 骨肉瘤
   E. 风湿性关节炎
   F. 骨折
   G. 尤因肉瘤
4. 进一步诊断可选用的检查有
   A. X线平片
   B. CT
   C. MRI
   D. ECT
   E. MRA
   F. PET
   G. 血常规

5. 患者 X 线平片及 CT 重建图像如图，诊断为

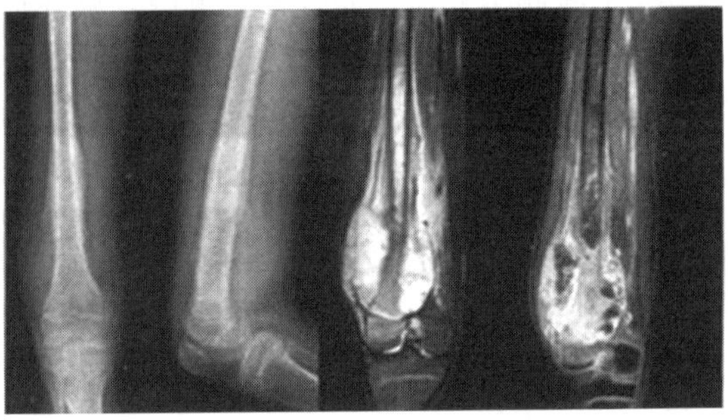

A. 骨结核
B. 化脓性骨髓炎
C. 骨囊肿
D. 骨肉瘤
E. 风湿性关节炎
F. 骨折
G. 尤因肉瘤

6. 请描述片中的影像表现

A. 软组织肿块
B. 骨质破坏
C. 骨膜反应，Codman 三角
D. 骨质疏松
E. 肿瘤骨
F. 软组织脓肿

（7~9 题共用题干）

患者，男性，18 岁。左股下部疼痛伴肿胀 2 个月，逐渐加重。自感左膝上方胀痛，尤以夜间为著，伴行走困难。既往史及家族史无特殊。查体：左股下部明显肿胀，皮温较对侧升高，碱性磷酸酶水平明显增高。股骨平片及 MRI 如下图。

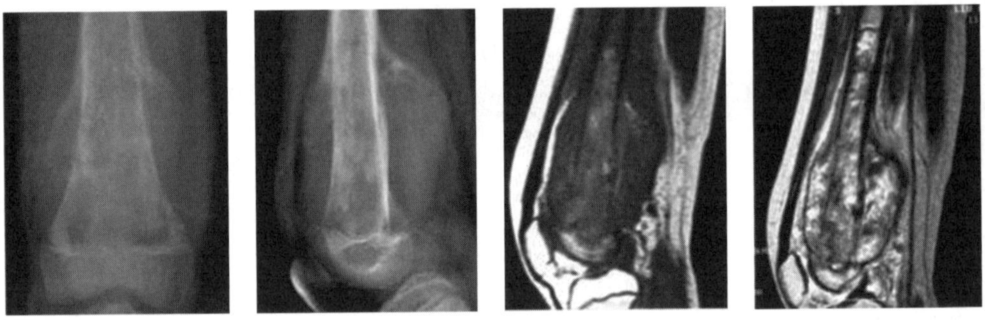

7. 关于此病变的定位，正确的是

A. 病变主体位于左股骨下端骨骺，累及干骺端
B. 病变主体位于左股骨下端干骺端，累及骨骺
C. 病变主体位于左股骨远侧骨端
D. 病变主体位于左股骨下端周围软组织，骨质受累
E. 病变主体位于骨髓质，皮质受累
F. 病变主体位于骨皮质，髓质受累

8. 对定性诊断有价值的征象是

A. 病变边缘模糊，内部信号不均

B. 病变边缘骨皮质完整

C. 病变周围可见软组织肿块

D. 病变边缘可见骨膜反应，Codman 三角形成

E. MR 示病变周围骨髓明显水肿

F. 病变内未见钙化影

9. 应该首先考虑的诊断为

A. 急性化脓性骨髓炎　　B. 骨结核

C. 骨肉瘤　　D. 畸形性骨炎

E. 骨转移瘤　　F. 软骨肉瘤

（10~12 题共用题干）

患者，女性，51 岁。左小腿中上段肿物、疼痛 20 多天。查体：左胫骨中上段皮肤青紫，略肿胀，左胫骨中段外侧可触及约 7cm×5cm×4cm 质韧肿物，有压痛、叩击痛，局部皮温不高，实验室检查无异常。患者左胫腓骨 X 线正侧位片图像如图。

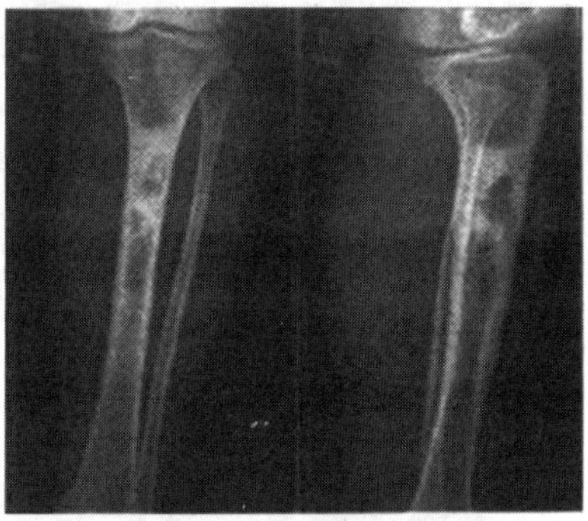

10. 根据临床及影像表现，最可能的疾病为

A. 成骨性转移瘤

B. 骨肉瘤

C. 软骨肉瘤

D. 尤因肉瘤

E. 化脓性骨髓炎

F. 骨梗死

11. 患者又进行了 CT 和 MR 检查，如图，CT 和 MRI 对本病检查的优势为

A. CT 发现肿瘤骨较平片明显

B. CT 能很好地显示肿瘤与邻近结构的关系

C. CT 能较好地显示肿瘤在髓腔的蔓延范围

D. CT 增强扫描肿瘤的实质部分无明显强化

E. MRI 能较好显示细小、淡薄的骨化或钙化

F. MRI 是发现跳跃病灶的较理想的检查方法

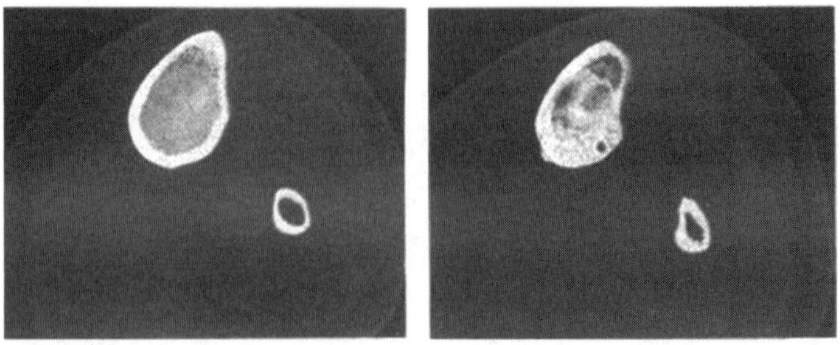

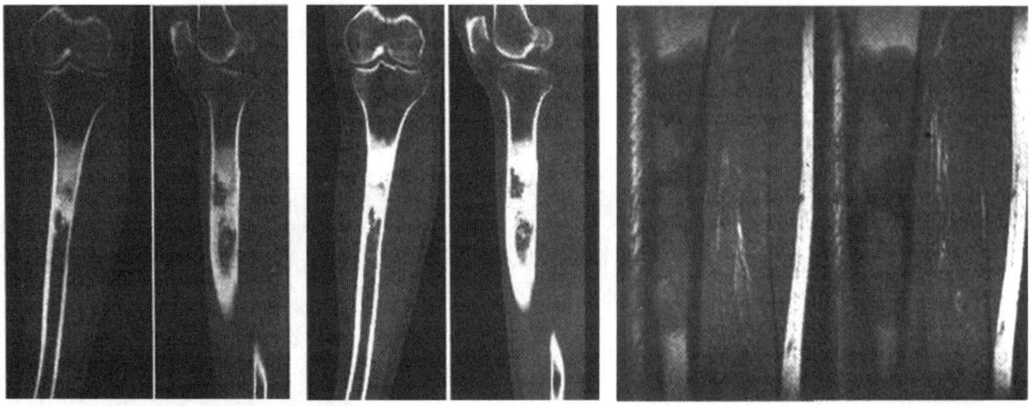

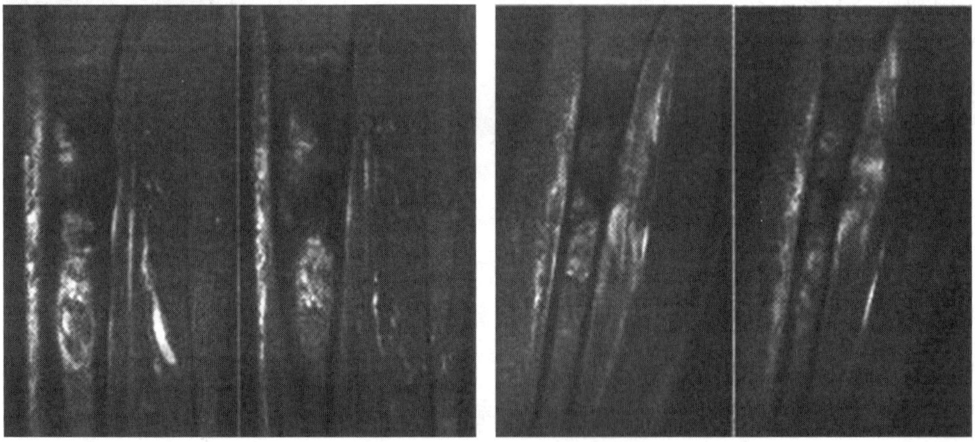

12. 本病的转移方式有

A. 肺转移　　B. 淋巴结转移
C. 跳跃性转移　　D. 骨转移
E. 以上都是　　F. 以上都不是

（13~18 题共用题干）

患者，男性，63 岁。前胸部肿胀疼痛 3 个月余，质硬，局部压痛，无发热。血常规检查示贫血。

13. 从题干临床表现，应首先考虑
    A. 化脓性骨髓炎　　B. 骨肿瘤
    C. 类风湿关节炎　　D. 软组织肿瘤
    E. 骨关节结核　　F. 骨缺血坏死

14. 影像学宜首选的检查有
    A. X线平片　　B. CT
    C. MRI　　D. 超声成像
    E. ECT　　F. DSA

15. 患者已行胸部CT平扫，主要图像如右图，最可能的疾病为
    A. 骨结核
    B. 骨肉瘤
    C. 化脓性骨髓炎
    D. 骨髓瘤
    E. 骨血管瘤
    F. 软骨肉瘤

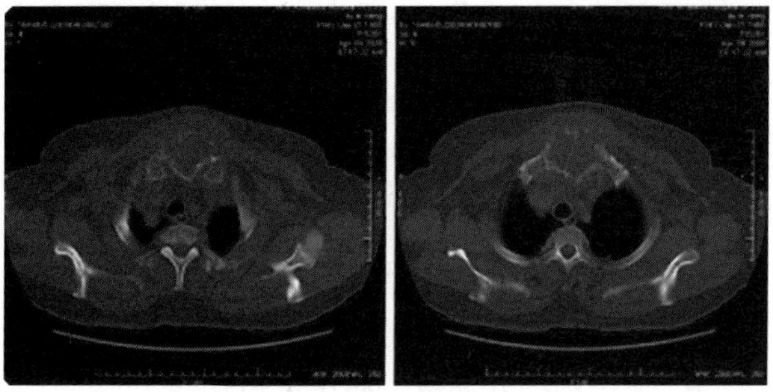

16. 上题诊断依据是
    A. 老年男性，64岁，前胸部肿胀疼痛3个月余，质硬
    B. 病变发生于中轴骨、胸骨柄和右侧锁骨胸骨端
    C. 病变呈多发性溶骨性破坏，右侧锁骨胸骨端见多发穿凿样破坏，边缘清楚，无硬化
    D. 胸骨柄骨破坏周围形成明显软组织肿块
    E. 右侧第1、2肋软骨局限性破坏
    F. 以上都是

17. 主要还应与哪种病变鉴别
    A. 骨嗜酸细胞肉芽肿　　B. 动脉瘤样骨囊肿
    C. 骨转移瘤　　D. 骨纤维异常增殖症
    E. 内生软骨瘤　　F. 畸形性骨炎

18. 为进一步明确诊断，还应选择或提供的检查是
    A. 尿检Bence-Jones蛋白　　B. 骨髓涂片检查
    C. 胸部平片观察肺内有无占位性病变　　D. 胸部CT肺窗观察肺内有无占位性病变
    E. 胸壁超声检查　　F. 血冷凝集试验

（19~21 题共用题干）

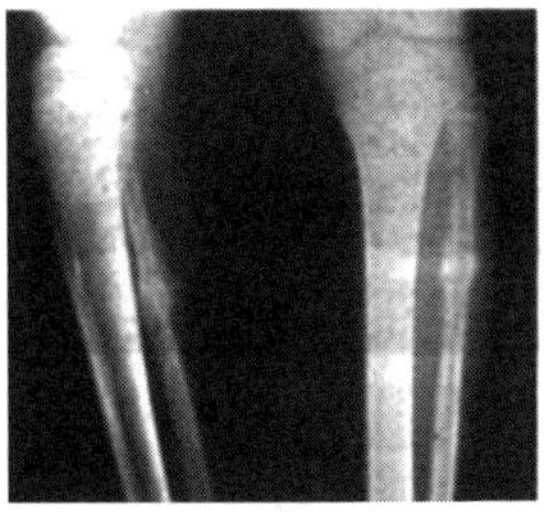

患者，男性，19 岁。因左下肢疼痛 2 个月入院。查体：左小腿中段局部肿胀，组织增厚较硬，有压痛，局部皮温稍高；体温 38.2℃。实验室检查：WBC $13.8\times10^9/L$，N 78%。X 线平片如图。

19. 根据以上临床资料及影像学检查，需要考虑
    A. 急性骨髓炎
    B. 转移性神经母细胞瘤
    C. 骨干结核
    D. 尤因肉瘤
    E. 骨髓瘤
    F. 骨肉瘤

20. 该病最可能的诊断为
    A. 急性骨髓炎　　B. 骨样骨瘤
    C. 骨干结核　　D. 尤因肉瘤
    E. 腓骨恶性淋巴瘤　　F. 骨肉瘤

21. 急性骨髓炎与尤因肉瘤主要的鉴别点有
    A. 尤因肉瘤起病急，病史更短
    B. 骨髓炎有发热、白细胞增高等全身症状
    C. 前者常有弥漫性的软组织肿胀，后者常形成局部软组织肿块
    D. 当两者鉴别困难时可以用诊断性放射性治疗来区分
    E. 前者的骨质破坏与增生同时存在，而后者无此种关系
    F. 尤因肉瘤常可见 Codman 三角，而急性骨髓炎一般无此征象

（22~23 题共用题干）

患者，男性，63 岁。小便不畅半年，骨盆疼痛 3 个月。胸部 X 线平片及 CT 未见异常。

22. 若该患者腰椎及骨盆 X 线平片显示骨内多发斑片状密度增高影，最可能的诊断是
    A. 氟骨症　　B. 石骨症
    C. 骨转移瘤　　D. 结核
    E. 骨肉瘤　　F. 多发性骨髓瘤

23. 该患者最需进一步的检查有
    A. 前列腺指诊和 MRI 检查　　B. 支气管镜检查
    C. 静脉尿路造影　　D. 肾脏超声检查
    E. PSA 的检测　　F. 肾功能检查

参考答案与解析

一、A1 型题

1. C【解析】骨肉瘤主要成分为肿瘤性成骨细胞、肿瘤性骨样组织、肿瘤骨，还可见到肿瘤性软骨组织和纤维组织。

2. B【解析】骨肉瘤多见于青少年，半数以上的骨肉瘤发病年龄在 20 岁以下。

3. A【解析】骨肉瘤是起源于骨间叶组织，以瘤细胞能直接形成骨样组织或骨质为特征的最常见的原发性骨恶性肿瘤。

4. E【解析】骨肉瘤是高度恶性的骨肿瘤，多发生在年轻人，起源于原始分化不良的细胞，多见于骨骺生长最活跃的部位，如股骨远端、胫骨、腓骨和肱骨近端。

5. D【解析】骨肉瘤最早发生转移的部位多为肺。

6. B【解析】骨髓瘤为起源于骨髓网织细胞的原发性恶性骨肿瘤。影像诊断要点为：①广泛性骨质疏松，脊椎和肋骨常有病理性骨折；②多骨多发性骨质破坏，呈穿凿样，无硬化边及骨膜反应（选项 B 错误）；③骨质硬化，较少见；④软组织肿块；⑤膨胀分房性骨破坏。典型表现为松质骨内弥漫性分布。

7. E【解析】尿中出现 Bence-Jones 蛋白对骨髓瘤的鉴别诊断具有特征性。

8. D【解析】多发性骨髓瘤为多骨、多发，常伴病理性骨折，X 线表现为穿凿状、鼠咬状、蜂窝状及斑点状改变，最典型的为穿凿样骨质破坏。部分病灶仅表现为骨质疏松。骨质缺失区多无硬化边缘，破坏骨质周围软组织肿块出现较少。穿凿样改变多发生于颅骨、肋骨、髂前上棘、耻骨、坐骨等扁骨。鼠咬状主要发生于骨髓与骨质交界区。蜂窝状及皂泡样多发生于椎体、髂骨、胸骨等较厚骨质。

9. D【解析】骨髓瘤的 CT、X 线表现：①好发于中轴骨红骨髓分布区，如颅骨、脊柱、肋骨、骨盆等；②早期 X 线可表现正常；③常见弥漫性骨质疏松；④多发性骨质破坏呈多骨、多发骨破坏区，边界锐利呈穿凿状，无硬化边；⑤可见软组织肿块和病理性骨折；⑥在脊柱主要表现椎体的骨质破坏和病理性压缩骨折，椎弓多不受累。

10. C【解析】脊索瘤的 X 线、CT 表现：主要为颅底和骶尾骨的膨胀性、溶骨性骨质破坏，内有残留骨质或小点状钙化。CT 可显示软组织肿块和其内小的钙化。

11. E【解析】头颅脊索瘤 CT 平扫为以斜坡或岩骨尖为中心的圆形或不规则的略高密度块影，其间散在点、片状高密度钙化灶。

12. D【解析】脊索瘤是起源于残留的脊索组织的低度恶性肿瘤，在骨内呈膨胀性结节状生长，边界清楚，切面呈灰色或蓝白色，半透明，有光泽，术后易复发。选项 A、B、C、E 均为良性肿瘤。

13. A【解析】参见A1型题第11题解析。

14. D【解析】脊索瘤多发生于中老年人的脊柱两端，即颅底和骶尾骨。主要症状为局部持续隐痛及肿瘤的压迫症状。X线、CT表现：主要为颅底和骶尾骨的膨胀性、溶骨性骨质破坏，内有残留骨质或小点状钙化。CT可显示软组织肿块和其内小的钙化。头颅脊索瘤多见于颅底之斜坡、蝶鞍附近、蝶枕软骨联合处及岩骨等处。CT表现：平扫为以斜坡或岩骨尖为中心的圆形或不规则的略高密度块影，其间散在点、片状高密度钙化灶。

15. D【解析】尤因肉瘤为累及骨髓的恶性圆形细胞肿瘤的一种，肿瘤位于髓腔，瘤组织富有细胞和血管。

16. E【解析】尤因肉瘤好发于青少年，半数以上发生于四肢长骨，扁骨中以髂骨和肋骨多见。早期可发生骨骼、肺和其他脏器转移。肿瘤沿骨皮质内哈弗管浸润扩散，侵犯骨膜可形成层状或“葱皮样”骨膜反应或放射状骨针（选项E错误）。常需要与溶骨型骨肉瘤、骨淋巴瘤及骨髓炎相鉴别。

17. E【解析】骨转移瘤是最常见的恶性骨肿瘤，多见于中老年人，主要表现为转移部位疼痛，血碱性磷酸酶可明显升高。

18. E【解析】骨转移瘤是最常见的恶性骨肿瘤，多见于中老年人，主要表现为转移部位疼痛，血碱性磷酸酶可明显升高。X线、CT表现：①溶骨性骨转移瘤表现为斑片状或融合大片状骨质破坏区，在脊柱表现为椎体骨质破坏密度减低，椎体可塌陷但椎间隙保持正常，椎弓常见受累出现骨质破坏（选项E错误）；②成骨性骨转移瘤最多来源于前列腺癌，表现为斑片状、结节状骨密度增高，骨轮廓多无改变，发生于椎体时，椎体不被压缩，形态基本正常；③混合性骨转移瘤兼有前两者的特点，即溶骨与成骨同时存在。

二、A2型题

1. B【解析】多发性骨髓瘤起病隐匿，呈进行性发展；全身骨痛、贫血和肾脏损害；易发生病理性骨折；尿中可出现Bence-Jones蛋白。为多骨、多发，常伴病理性骨折。“X线表现”参见A1型题第8题解析。

2. E【解析】参见A1型题第10题解析。

3. C【解析】参见A1型题第18题解析。

三、A3/A4型题

1. A【解析】骨肉瘤的CT表现：①可见松质骨的斑片状缺损，骨皮质破坏呈虫蚀状、大块样缺损或不规则变薄，边缘不规则，偶尔可见轻度膨胀；②肿瘤组织内可见肿瘤骨形成；③可见横断面方向上出现的骨膜三角；④软组织密度肿块；⑤增强扫描肿瘤的实质部分（非骨化的部分）可有较明显的强化。MRI表现：①T_1WI上表现为不均匀的低信号，T_2WI上表现为不均匀的高信号；②MRI显示细小骨化或钙化的能力远不及CT；③可见外形不规则肿块，边缘多不清楚。

2. B【解析】骨肉瘤多见于青少年，半数以上的骨肉瘤发病年龄在 20 岁以下；主要表现为疼痛、肿胀、运动障碍。

3. A【解析】骨肉瘤最早发生的转移部位为肺。

4. A【解析】骨肉瘤的主要转移途径为血行转移。

5. D【解析】血管扩张型肿瘤内有许多扩张的血管腔隙，伴较多破骨细胞型多核巨细胞，甚似动脉瘤型骨囊肿，此型十分少见。

6. C【解析】骨肉瘤的 X 线表现：①溶骨性骨质破坏与瘤骨形成是骨肉瘤影像的基本特征；②骨膜反应和骨膜三角；③软组织肿块；④肿瘤组织内可见残留骨和肿瘤骨；⑤髓腔扩张；⑥肿瘤较少经骺板或关节软骨而直接侵犯骨骺和关节；⑦病理骨折。

7. D【解析】CT、MRI 能诊断大部分原发性肾上腺恶性肿瘤，并确定其侵犯范围，两者对原发性肾上腺恶性肿瘤的诊断价值相似，后者有利于肿瘤的定位。

8. D【解析】软骨肉瘤的 X 线及 CT 表现：常见于股骨、胫骨、肱骨、骨盆、肩胛骨；表现为骨质破坏区及其内软骨钙化或骨化，可穿破骨质形成大的软组织肿块，骨膜反应少见。

9. D【解析】软骨肉瘤是起源于软骨组织的恶性肿瘤，呈半透明分叶状肿物，常含软骨，呈灰白色或灰蓝色，实质内可有不规则的钙化和骨化，高度恶性的软骨肉瘤钙化不明显。

10. A【解析】骨肉瘤的主要成分为肿瘤性成骨细胞、肿瘤性骨样组织、肿瘤骨，还可见到肿瘤性软骨组织和纤维组织。脊索瘤多见于 40~60 岁的中、老年人，偶见于儿童和青年。肿瘤好发于脊椎两端即颅底与骶椎，前者为 35%，后者为 50%，其他椎骨为 15%。软骨肉瘤是仅次于骨肉瘤的常见的骨恶性肿瘤，其类型较为复杂，有时造成诊断困难，可产生瘤骨。软骨肉瘤大多数继发于良性软骨肿瘤，如内生性软骨瘤和骨软骨瘤。

11. D【解析】参见 A1 型题第 9 题解析。

12. A【解析】多发性骨髓瘤的 MRI 表现：①骨髓信号正常，早期；②骨髓弥漫浸润，广泛弥漫性长 T_1、长 T_2信号；③骨髓灶性浸润，病灶多发且不对称，T_1呈结节状信号下降，T_2信号上升；④骨髓弥漫加灶性浸润，在广泛长 T_1、长 T_2背景中出现多发性结节状更低或更高信号；⑤骨髓“椒盐状”浸润，系骨髓中正常脂肪细胞，部分红髓及弥漫不均小颗粒状瘤细胞混合而成，T_1WI 为弥漫黑白相间的颗粒状混杂信号，较常见征象。

13. D【解析】骨髓中浆细胞>15%，并有异常浆细胞（骨髓瘤细胞）或骨髓活检为浆细胞癌，为多发性骨髓瘤的主要诊断依据。

14. D【解析】该患者可能为骨关节疾病，应首选 X 线平片检查。

15. B【解析】参见 A2 型题第 3 题解析。

16. E【解析】胸片经常用于检查胸廓（包括肋骨、胸椎、软组织等）、胸腔、肺组织、纵隔、心脏等的疾病，如肺炎、肿瘤、骨折、气胸、肺心病、心脏病。能够观察肺部、胸膜、纵隔、心脏、大血管病变，以及四肢骨骼骨折和关节脱位。可用于四肢软组织、食管及胃肠道的不透光异物的诊断。

17. C【解析】肿瘤长在两侧肺门这个位置，是指的胸腔的中间，两侧肺门的位置，就叫中央型肺癌。中央型肺癌一般是小细胞肺癌，容易长在中央。

18. C【解析】该患者可能为肺癌，应首选 CT 平扫。

19. C【解析】增强 CT 是通过注射对比剂后再行扫描的方法，这样可以使器官与病变内的碘浓度产生差别，形成密度差，使病变显影更加清楚。增强 CT 的应用范围非常广泛，可以检查颅脑外伤、脑梗死、脑肿瘤、心包肿瘤、心包积液、肺部创伤、肺部的感染性病变、肺部肿瘤；对于实质性器官、肝脏、胆囊、脾脏、胰腺、肾脏、肾上腺等器官的肿瘤，以及骨与关节的各种疾病都可以检查。

四、B 型题

1. E【解析】骨软骨瘤局部肿块，无触痛，常外伤后始发现。

2. D【解析】骨巨细胞瘤骨端偏心的膨胀性破坏，X 线呈肥皂泡样改变。

3. B【解析】Codman 三角常见于骨肉瘤。

4. B【解析】骨肉瘤 X 线片上有“日光放射”征象。

五、X 型题

1. ABDE【解析】参见 A3/A4 型题第 6 题解析。

2. ABC【解析】参见 A3/A4 型题第 10 题解析。

3. ABCD【解析】周围型软骨肉瘤多为骨软骨瘤恶变所致。

4. BCDE【解析】骨髓瘤好发于中轴骨红骨髓分布区，如颅骨、脊柱、肋骨、骨盆、胸骨等。

5. ABCD【解析】参见 A1 型题第 9 题解析。

6. CD【解析】骨转移瘤常为多发，多见于脊椎、肋骨、股骨上端、髂骨、颅骨和肱骨等红骨髓部位。骨髓瘤按发病数目可分为单发和多发型，分别称为单发性骨髓瘤和多发性骨髓瘤，多发者占绝大多数，单发者少见。

7. ABE【解析】骨转移瘤按发病数目可分为单发和多发型，分别称为单发性骨髓瘤和多发性骨髓瘤，多发者占绝大多数，单发者少见。按是否分泌免疫球蛋白可分为分泌型和非分泌型骨髓瘤，分泌型骨髓瘤多见，非分泌型骨髓瘤少见，分泌型骨髓瘤中以 IgG 型多见。

8. ABDE【解析】骨髓瘤 T_1WI 呈边界清楚的点状不均匀的低信号，病变弥漫时呈特征性“椒盐状”改变。

9. AB【解析】脊索瘤多发生于中老年人的脊柱两端，即颅底和骶尾骨。

10. ABCD【解析】尤因肉瘤的 X 线、CT 表现：①病变起于髓腔，呈虫蚀样或筛孔样溶骨性破坏，也可表现为大片或“地图样”溶骨性破坏，髓腔扩大，皮质穿破。②约半数患者出现骨膜反应，呈层状或“葱皮样”，肿瘤突破骨膜后可形成 Codman 三角。③发生于扁骨者可见骨质硬化。④骨外形改变：本病常引起骨的膨胀性改变，为持续性骨膜反应所致。⑤软组织肿块多见，有时软组织肿块大于骨质破坏范围或主要表现为软组织肿块。

11. ABC【解析】尤因肉瘤 X 线表现：①骨松质的虫蚀状溶骨性骨破坏，不出现边缘骨硬化。②骨皮质可有破坏，不出现骨皮质膨隆、骨壳形成。③骨膜反应：与骨皮质破坏程度不相称的严重的骨膜反应。④软组织肿块中可见针状瘤骨。

12. ABDE【解析】尤因肉瘤多见于四肢长骨的骨干，骨巨细胞瘤发好于长骨的骨端关节面下，骨囊肿多发生于长骨，以肱骨上端最多见，脊索瘤多发生颅底和骶尾部。骨肉瘤以长骨的干骺端多发。

13. ACE【解析】骨转移瘤常为多发，多见于脊椎、肋骨、股骨上端、骨盆、髂骨、颅骨和肱骨等红骨髓部位。

14. ACDE【解析】骨转移瘤一般无骨膜反应，但儿童成神经细胞瘤、肾母细胞瘤（Wilms 瘤）发生长骨骨转移时可见层状骨膜反应。

15. ABCD【解析】大多数骨转移瘤在 T_1WI 上呈低信号，在 T_2WI 上呈高信号，其内信号不均。加用脂肪抑制序列肿瘤不被抑制而呈高信号，显示更清楚；增强扫描常见肿瘤呈明显不均匀强化。

六、案例分析题

1. BCDF【解析】右股骨后方高密度肿块，其间有“蒂”，T_1WI 平均图像肿块骨化区呈低信号，表面可见中等信号“帽状区”，增强扫描“帽状区”明显强化。病变起自骨皮质，选项 E 错误，无软组织肿块，选项 A 错误。

2. ACDE【解析】皮质旁骨肉瘤是一种骨来源的低度恶性肿瘤，因其位于骨皮质旁而命名。其发病年龄、部位、临床和 X 线表现以及预后均不同于典型骨肉瘤。成年人多见，好发于股骨下段后侧，以肿块为主要表现，发病慢，X 线显示皮质外有一基宽分叶、密度高的阴影，基部与皮质间有一线状透亮阴影。病理显示肿瘤细胞为梭形，形态较规则，异型性不明显。治疗以手术局部大块切除为主，预后较一般骨肉瘤好。生长过程中一般无骨膜反应。

3. ABDG【解析】骨囊肿好发于儿童，一般无症状，多数因病理骨折就诊，与题干不符。关节疼痛是风湿性关节炎首要的症状，全身关节都有可能发生疼痛，但是以大关节受累更为常见，如膝关节、踝关节、肩关节、腕关节等。典型表现为对称性、游走性疼痛，并伴有红、肿、热的炎症表现，与题干不符。骨折为伤后出现局部变形、肢体等出现异常运动、移动肢体时可听到骨擦音为骨折特有体征，与题干不符。

4. ABCG【解析】为进一步继续诊断，该患者应进行 X 线平片、CT、MRI 及血常规检查。

5. D【解析】“骨肉瘤的 X 线表现”参见 A3/A4 型题第 6 题解析。“骨肉瘤的 CT 及 MRI

表现”参见 A3/A4 型题第 1 题解析。

6. ABCE【解析】如图所示，该片的影像表现为软组织肿块、骨质破坏、骨膜反应，Codman 三角及肿瘤骨。

7. BE【解析】如图所示，判断该患者的病变主体位于左股骨下端干骺端，累及骨骺或骨髓质，皮质受累。

8. ACDEF【解析】病变边缘骨皮质不完整。

9. C【解析】参见案例分析题第 5 题解析。

10. B【解析】参见案例分析题第 5 题解析。

11. ABCF【解析】CT 发现肿瘤骨较平片敏感；CT 能很好地显示肿瘤与临近结构的关系；CT 也能较好地显示肿瘤在髓腔的蔓延范围，表现为正常时的低密度含脂肪的骨髓被软组织密度的肿瘤所取代；增强扫描肿瘤的实质部分（非骨化的部分）可有较明显的强化。骨质破坏、骨膜反应、瘤骨和瘤软骨钙化在 T_2WI 上显示最好，其形态与 CT 所见相似，但 MRI 显示细小、淡薄的骨化或钙化能力远不及 CT。

12. E【解析】骨肉瘤是恶性的肿瘤，也具有浸润生长以及转移的生物学特性，可以随着淋巴循环以及血液循环等出现其他部位的转移，其主要造成患者死亡的因素是肺转移。

13. B【解析】疼痛为骨肿瘤最早期的症状，病初较轻，呈间歇性，随病情发展，病情可逐渐加重；肿胀或肿块位于骨膜下或表浅的肿瘤出现较早，可触及骨膨胀变形；功能障碍，骨肿瘤后期，因疼痛肿胀而部分功能将受到障碍。

14. A【解析】该患者可能为骨肿瘤疾病，应该首先进行 X 线平片检查。

15. D【解析】参见 A1 型题第 9 题解析。

16. F【解析】参见 A1 型题第 9 题解析。

17. C【解析】骨髓瘤主要需与骨转移瘤鉴别：后者多有原发恶性肿瘤的病史，多不伴有骨质疏松，在脊柱上除侵犯椎体外，常有椎弓的骨质破坏。

18. ABCD【解析】尿检 Bence-Jones 蛋白、骨髓涂片、胸部影像学检查观察肺内有无占位性病变，对于骨髓瘤的诊断和鉴别诊断均有价值。

19. ABCDF【解析】骨髓瘤起病隐匿，呈进行性发展；全身骨痛、贫血和肾脏损害；易发生病理性骨折；尿中可出现 Bence-Jones 蛋白。“骨髓瘤 CT、X 线表现”参见 A1 型题第 9 题解析，与题干不符。

20. D【解析】参见 X 型题第 10 题解析。

21. CDEF【解析】急性骨髓炎起病急，故 A 选项错误。尤因内瘤部分也可出现发热和白细胞增高，故 B 选项错误。

22. C【解析】骨转移瘤的 X 线、CT 表现：①溶骨性骨转移瘤表现为斑片状或融合大片状骨质破坏区，在脊柱表现为椎体骨质破坏密度减低，椎体可塌陷但椎间隙保持正常，椎弓常见受累出现骨质破坏；②成骨性骨转移瘤最多来源于前列腺癌，表现为斑片状、结节状骨密度增高，骨轮廓多无改变，发生于椎体时，椎体不被压缩，形态基本正常；③混合性骨转移瘤兼有前两者的特点，即溶骨与成骨同时存在。

23. AE【解析】该患者小便不通畅半年，可能为前列腺疾病。前列腺直肠指诊可诊断前列腺疾病，目的是区分前列腺增生和前列腺癌。血清 PSA 检查是检测前列腺癌的重要指标，对于前列腺癌的早期诊断及治疗的疗效评估有重要意义。

第六十一章　骨肿瘤样病变

一 A1 型题

1. 下列疾病可见奥尔布赖特（Albright）综合征的是
   A. 骨软骨瘤
   B. 骨血管瘤
   C. 骨髓瘤
   D. 骨纤维异常增殖症
   E. 非骨化性纤维瘤
2. 骨肿瘤样病变不包括
   A. 骨纤维异常增殖症
   B. 骨嗜酸细胞肉芽肿
   C. 骨囊肿
   D. 动脉瘤样骨囊肿
   E. 非骨化性纤维瘤
3. 下列不是骨纤维异常增殖症的特点的是
   A. 单骨型多见，好发于四肢骨
   B. 四肢长骨病变呈毛玻璃样改变
   C. 丝瓜络样改变
   D. 不会恶变
   E. 病变可呈单囊、多囊状改变
4. 关于单纯性骨囊肿，错误的是
   A. 好发于长骨，以肱骨上端最多见
   B. 边界清楚圆形、卵圆形透亮区
   C. 病变长轴方向与骨干一致
   D. 常合并病理骨折
   E. 常无硬化边
5. 骨囊肿的 X 线表现，错误的是
   A. 病变呈纵轴发展
   B. 多见于青少年长骨骨干
   C. 病变于骨髓腔，呈单房性，椭圆形骨质破坏
   D. 周围有薄层硬化，边界清楚
   E. 不易发生病理性骨折
6. 脊柱动脉瘤样骨囊肿好发于
   A. 椎体
   B. 椎管
   C. 附件
   D. 椎旁
   E. 椎间孔

7. 动脉瘤样骨囊肿的描述错误的是

A. 常有外伤史
B. 病变部位可闻及血管杂音
C. 长骨和脊柱是好发部位
D. 病灶边缘可见钙化
E. 发生在青少年的长骨病变常位于骨干

8. 动脉瘤样骨囊肿 CT 检查一般不会出现的是

A. 病变多呈囊状膨胀性骨破坏
B. 病变多呈溶骨性骨破坏
C. 破坏区内一般可见多个含液囊腔
D. 破坏区与正常骨交界区可有硬化
E. 囊腔间隔为软组织密度，并可见钙化和/或骨化

9. 骨嗜酸细胞肉芽肿最易累及

A. 腰椎
B. 颅骨
C. 肋骨
D. 股骨
E. 骨盆

10. 下列病变最好发于儿童时期脊柱的是

A. 骨囊肿
B. 动脉瘤样骨囊肿
C. 骨嗜酸细胞肉芽肿
D. 软骨黏液样纤维瘤
E. 骨巨细胞瘤

二 A2 型题

患儿，男，13 岁。左肱骨上段疼痛。经 X 线摄片发现，左肱骨干骺端见偏心性气球样骨质膨胀性改变，未穿破骨皮质，病变周围可见有轻度骨质硬化，未见软组织肿块影。考虑为

A. 巨细胞瘤
B. 软骨瘤
C. 骨样骨瘤
D. 动脉瘤样骨囊肿
E. 骨瘤

三 A3/A4 型题

（1~3 题共用题干）

患者，女性，21 岁。右小腿疼痛 1 周。行双小腿正侧位 CR，并行双小腿 CT 及 MR 扫描，如图所示。

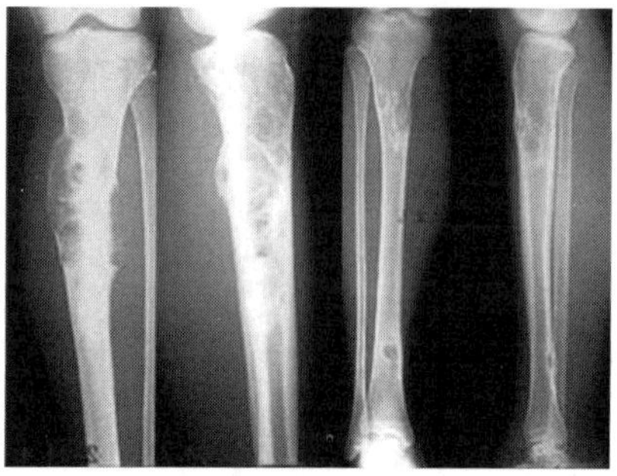
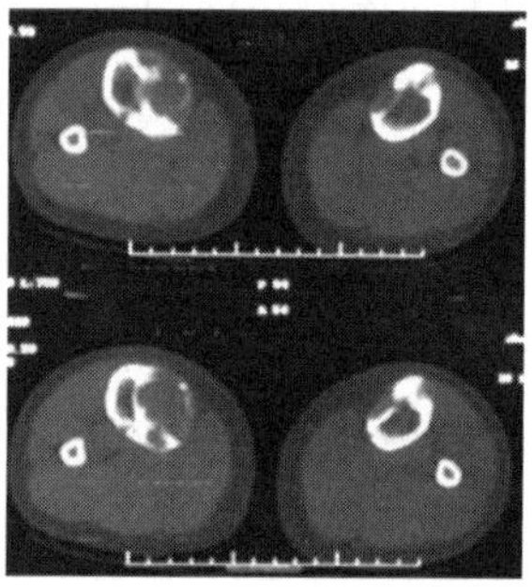

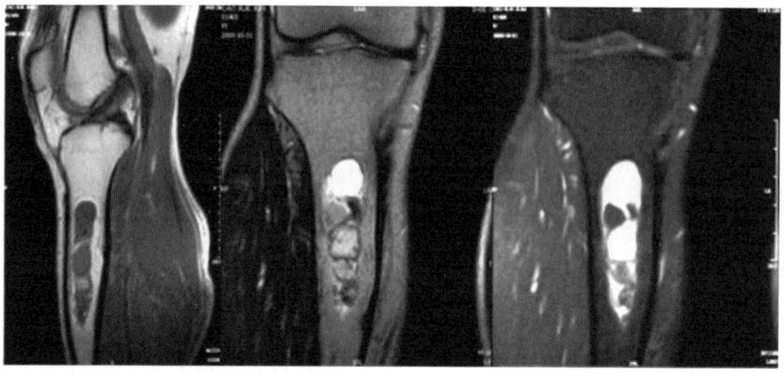

1. 关于病变发生部位，叙述正确的是
   A. 双侧胫骨干骺端
   B. 双侧胫骨骨干髓质部
   C. 双侧胫骨骨干皮质部
   D. 双侧胫骨骨骺
   E. 双侧胫骨周围软组织
2. 对于此病变的征象描述，不正确的是
   A. 双侧胫骨骨干不规则膨胀性溶骨破坏
   B. 病灶边缘清楚，可见硬化缘
   C. 病灶呈磨砂玻璃样密度
   D. 在 T_1WI 与 T_2WI 上均表现为低信号，提示为纤维组织
   E. 病灶内可见多发囊状长 T_1、长 T_2信号影，为液化坏死区，提示为恶性病变
3. 此病变最可能的诊断是
   A. 骨囊肿
   B. 动脉瘤样骨囊肿
   C. 骨纤维异常增殖症
   D. 骨巨细胞瘤
   E. 非骨化性纤维瘤

（4~6 题共用题干）

患者，男性，27 岁。右下腹及臀部疼痛 5 个月余。查体：右髂骨外后侧压痛，右下腹

可触及一软组织包块，质韧，固定。行骨盆正位 CR、骨盆 CT 及 MR 扫描，如下图。

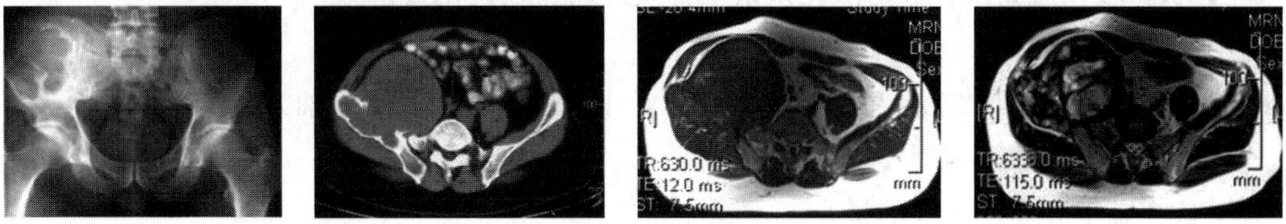

4. 关于病变发生的部位，叙述正确的是
   A. 右髂骨皮质部，累及右侧腰大肌
   B. 右髂骨髓质部，累及右髂骨皮质及右侧腰大肌
   C. 右侧腰大肌，累及右髂骨
   D. 盲肠，累及右髂骨
   E. 末段回肠，累及右髂骨
5. 对于此病变的征象，描述不正确的是
   A. 右髂骨翼分叶状溶骨性骨质破坏，边缘清晰硬化，形成巨大软组织肿块
   B. 右髂骨软组织肿块侵犯右侧腰大肌
   C. 右髂骨软组织肿块推压右侧腰大肌
   D. T_2WI 示病灶内多发囊状高信号影
   E. 病灶内可见多发 T_1、T_2均呈低信号的条状影，提示为纤维分隔
6. 此病变最可能的诊断是
   A. 骨囊肿　　B. 动脉瘤样骨囊肿
   C. 骨结核　　D. 骨巨细胞瘤
   E. 硬韧带样纤维瘤

四 X 型题

1. Albright 综合征的临床表现不包括
   A. 内分泌紊乱　　B. 软组织肿物
   C. 血管瘤　　D. 性早熟
   E. 皮肤色素沉着
2. 骨纤维异常增殖症四肢及躯干骨病变的 X 线表现包括
   A. 虫蚀样改变　　B. 磨玻璃样改变
   C. 丝瓜络状改变　　D. 溶骨性改变
   E. 膨胀性改变
3. 关于骨纤维异常增殖症 X 线表现的描述，正确的是

A. 长骨病变多始于干骺或骨干并渐向骨端扩展，易累及骨骺
B. 囊状膨胀性透亮区，其内散在条索状骨纹及斑点状钙化致密影
C. 磨玻璃样改变
D. 丝瓜瓤（络）样改变，患骨膨胀增粗，骨小梁粗大扭曲，沿纵轴方向走行
E. 颅骨内外板和板障膨大、硬化

4. 以下病变属于肿瘤样病变的是
A. 骨囊肿
B. 动脉瘤样骨囊肿
C. 骨纤维异样增殖
D. 广泛性纤维囊性骨炎
E. 外生骨疣

5. 动脉瘤样骨囊肿临床、影像学表现正确的是
A. 好发于 10~20 岁青少年
B. 多见于长骨干骺端
C. 好发于骨骺
D. 60%~75%发病于股骨上端、椎体及附件
E. 典型者，病灶呈明显膨胀性囊状透亮区，外观似吹泡状改变

6. 动脉瘤样骨囊肿的特征为
A. 边缘硬化有液-液平面
B. 有钙化或骨化影
C. 边缘无硬化无液-液平面
D. 无钙化
E. 无液-液平面、无增强

7. 动脉瘤样骨囊肿 CT 表现为
A. 病变呈囊状膨胀性骨破坏，骨壳菲薄
B. 破坏区内可见多个含液囊腔
C. 可见液-液平面
D. 囊腔间隔为软组织密度，并可见钙化和骨化
E. 增强扫描囊间隔无强化

8. 邻关节骨囊肿的 X 线表现
A. 为纯溶骨性无侵蚀性病变
B. 邻近的关节通常正常
C. 多位于骨骺，也可发生于干骺端
D. 圆形或卵圆形透亮区
E. 好发于下肢，以股骨头及颈最为多见

9. 骨嗜酸细胞肉芽肿好发于
A. 颈椎
B. 骨盆
C. 肋骨
D. 脊柱
E. 股骨

10. 纤维性骨皮质缺损的 X 线表现为

A. 长骨干骺端的骨皮质缺损，呈椭圆形透亮区
B. 透亮区界限清晰，与骨干长轴一致
C. 缺损区域正常骨相连处可见硬化的或正常密度的边缘
D. 透亮区中可看到网状多房性小梁分隔
E. 股骨下 1/3 为好发部位。

11. 引起胸椎椎旁软组织肿胀的疾患有
A. 强直性脊柱炎
B. 胸椎结核
C. 胸椎肿瘤
D. 嗜酸细胞肉芽肿
E. 胸椎退行性变

12. 纤维性骨皮质缺损的特点包括
A. 多见于 6~15 岁儿童，男多于女
B. 有家庭发病倾向
C. 病变常多发、对称性
D. 呈囊状或片状皮质缺损区，有硬化边
E. 不能自行消失

13. 纤维性骨皮质缺损的 CT 征象有
A. 皮质内囊状或不规则形的骨质缺损区，无膨胀
B. 皮质内囊状或不规则形膨胀性骨质缺损区
C. 病灶边缘清楚，外侧骨壳可完整或缺损
D. 邻近可有轻度软组织肿胀
E. 无骨膜反应

五 案例分析题

（1~3 题共用题干）

患者，女性，22 岁。1 年前右足外伤，近日感觉右足疼痛。X 线片如图所示。

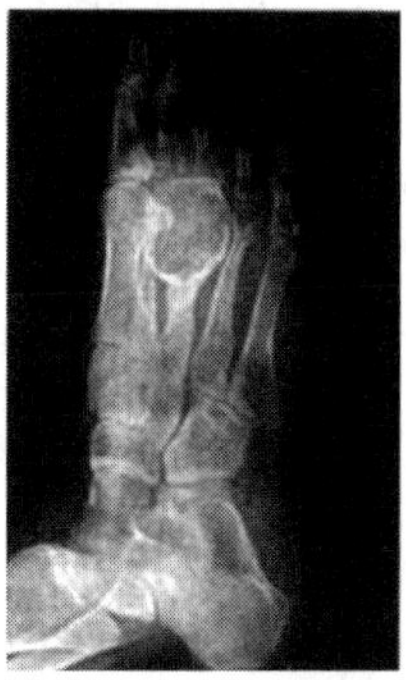

1. 需要考虑
A. 软骨黏液样纤维瘤
B. 骨巨细胞瘤
C. 骨囊肿
D. 内生软骨瘤
E. 动脉瘤样骨囊肿

2. 该病最可能的诊断是
A. 动脉瘤样骨囊肿
B. 骨巨细胞瘤
C. 内生软骨瘤
D. 软骨黏液纤维瘤

E. 血管扩张型骨肉瘤

3. 关于动脉瘤样骨囊肿的表现描述正确的是

A. 各年龄段均可发病，好发于长骨干骺端

B. 在 X 线平片上病灶为显著膨胀的囊状透亮区，可位于骨干的中央，不能偏心生长

C. CT 及 MRI 上可见液-液平面

D. 病灶主要由大小不等海绵状血池组成，分为原发性和继发性两种

E. 是肿瘤样病变，而非真正意义上的肿瘤

参考答案与解析

一、A1 型题

1. D【解析】骨纤维异常增殖症的临床表现：一般无症状，局部可隆起并可有压迫症状。可并发病理骨折。骨纤维异常增殖症合并性早熟和皮肤色素沉着称为 Albright 综合征。

2. E【解析】骨肿瘤样病变包括：①骨纤维异常增殖症；②骨囊肿；③动脉瘤样骨囊肿；④邻关节骨囊肿；⑤骨嗜酸细胞肉芽肿；⑥纤维性骨皮质缺损；⑦畸形性骨炎。

3. D【解析】骨纤维异常增殖症可恶变为骨肉瘤、骨纤维肉瘤、软骨肉瘤和巨细胞肉瘤等。

4. E【解析】骨囊肿的影像学表现：多发生于长骨，以肱骨上端最多见，表现为干骺端或骨干中央的椭圆形骨质破坏区，长轴与长骨平行，边缘光整，常有硬化边，骨皮质变薄，常合并病理骨折。

5. E【解析】参见 A1 型题第 4 题解析。

6. A【解析】动脉瘤样骨囊肿脊柱的病变呈特征性的膨胀性改变，常累及椎体后部或整个椎体。

7. E【解析】动脉瘤样骨囊肿多发生于青少年，常有外伤史，症状以局部疼痛和肿块为主，可合并病理骨折；表浅部位的动脉瘤样骨囊肿听诊可闻及血管杂音。以长骨和脊柱多见。长骨病变通常位于干骺端，呈偏心性吹气球样膨胀性改变，可突入周围软组织，病灶边缘可钙化或骨化形成薄层骨壳。

8. B【解析】动脉瘤样骨囊肿病变多呈囊状膨胀性骨破坏。

9. B【解析】骨嗜酸细胞肉芽肿好发于儿童，一般无症状，多数为单发。发病部位以颅骨最多，股骨次之，再依次为脊柱、肋骨、骨盆等。

10. C【解析】参见 A1 型题第 9 题解析。

二、A2 型题

D【解析】动脉瘤样骨囊肿的影像学表现：以长骨和脊柱多见。长骨病变通常位于干骺

端，呈偏心性吹气球样膨胀性改变，可突入周围软组织，病灶边缘可钙化或骨化形成薄层骨壳。CT 或 MRI 可见囊内有液-液平。脊柱的病变呈特征性的膨胀性改变，常累及椎体后部或整个椎体。

三、A3/A4 型题

1. B【解析】如图所示，该患者的病变部位为双侧胫骨骨干髓质部。

2. E【解析】囊状长 T_1、长 T_2信号影不能定性为恶性病变。

3. C【解析】骨纤维异常增殖症的 X 线、CT 表现：①囊状骨质破坏区、边缘硬化；②毛玻璃样改变；③丝瓜瓤样改变和患骨骨干增粗膨大；④骨质硬化改变，颅面部病变通常以增生硬化为主。

4. B【解析】如图所示，该患者的病变部位为右髂骨髓质部，累及右髂骨皮质及右侧腰大肌。

5. B【解析】该患者可能为动脉瘤样骨囊肿，右髂骨软组织肿块推压右侧腰大肌。

6. B【解析】参见 A2 型题第 1 题解析。

四、X 型题

1. BC【解析】McCune-Albright 综合征属于多发性骨纤维异常增殖症的一种类型。其特征主要是多见于年轻女性，多数骨骼受侵，皮肤色素沉着和女性性早熟等内分泌异常。

2. ABCE【解析】骨纤维异常增殖症四肢躯干骨的病变 X 线表现有五种：①囊状膨胀性改变；②磨玻璃样改变；③丝瓜瓤样改变；④虫蚀样改变；⑤硬化性改变。

3. BCDE【解析】骨纤维异常增殖症在四肢躯干骨中股骨发病最多，其次为胫骨、肋骨和肱骨等，长骨病变多始于近端干骺区和骨干，渐向远端扩展，干骺与骨骺愈合前病变常为骺板所限，很少累及骨骺。在头颅，颅盖骨、颅面骨和颅底均可受累。B、C、D、E 选项均为本病较典型的 X 线改变。

4. ABCD【解析】外生骨疣一般指骨软骨瘤。骨软骨瘤是儿童期常见的良性骨肿瘤，通常位于干骺端的一侧骨皮质，向骨表面生长，又称外生骨疣。本病可分为单发性和多发性，后者有遗传倾向，不属于肿瘤样病变。

5. ABDE【解析】参见 A1 型题第 7 题解析。

6. AB【解析】参见 A2 型题第 1 题解析。

7. ABCD【解析】动脉瘤样骨囊肿增强扫描囊间隔强化而显示更清晰。

8. ABCDE【解析】邻关节骨囊肿的 X 线表现：①好发于下肢，以股骨头及颈最为多见；②多位于骨骺，也可发生于干骺端；③圆形或卵圆形透亮区；④多偏心性，2~7mm 不等；⑤为纯溶骨性无侵蚀性病变；⑥多有一硬化边缘；⑦邻近的关节通常正常。

9. BCDE【解析】骨嗜酸细胞肉芽肿的临床表现：好发于儿童，一般无症状，多数为单发。发病部位以颅骨最多，股骨次之，再依次为脊柱、肋骨、骨盆等。

10. ABCDE【解析】纤维性骨皮质缺损的 X 线表现：①长骨干骺端的骨皮质缺损，呈椭圆形透亮区；②透亮区界限清晰，与骨干长轴一致；③最大直径 4～5cm；④缺损区域正常骨相连处可见硬化的或正常密度的边缘；⑤透亮区中可看到网状多房性小梁分隔；⑥股骨下 1/3 为好发部位。

11. BCD【解析】胸椎结核、胸椎肿瘤及嗜酸细胞肉芽肿均可引起胸椎椎旁软组织肿胀。

12. ABCD【解析】纤维性骨皮质缺损多于 2～4 年内自行消失。

13. ACDE【解析】纤维性骨皮质缺损皮质内囊状或不规则形的骨质缺损区，无膨胀。

五、案例分析题

1. ABDE【解析】参见 A1 型题第 4 题解析。

2. A【解析】参见 A2 型题第 1 题解析。

3. ACDE【解析】动脉瘤样骨囊肿病灶呈显著膨胀的囊状透亮区，可位于骨干的中央，也可偏心生长。

第八篇

泌尿生殖系统

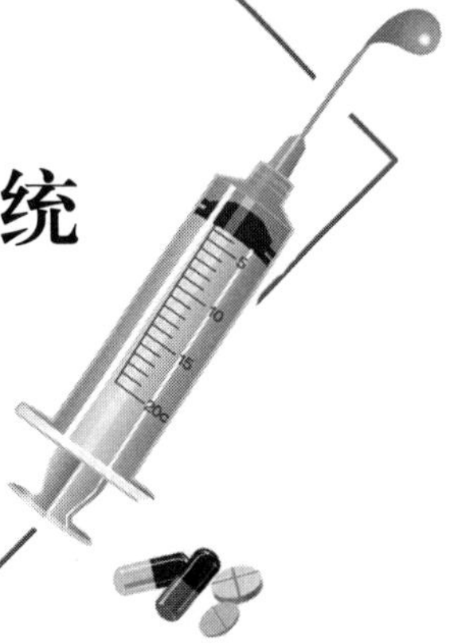

第六十二章　泌尿系统正常影像表现

一 A1 型题

1. 正常肾脏的 MRI 表现是
   A. T_1加权像肾皮质比肌肉信号低
   B. T_1加权像肾实质比肝脏信号低
   C. T_1加权像肾髓质信号低于肾皮质
   D. T_1加权像肾皮质信号低于肾髓质
   E. 常规 MRI 容易显示正常输尿管
2. 尿路造影中，常见的异常征象有
   A. 肾实质显影异常
   B. 肾盏肾盂受压变形
   C. 肾盏肾盂破坏
   D. 肾盏、肾盂、输尿管扩张积水
   E. 以上都是

二 X 型题

1. 在泌尿系统影像学检查中，尿路造影是常用的检查方法，其主要是指哪些检查
   A. X 线排泄性尿路造影
   B. X 线逆行性尿路造影
   C. CT 尿路造影
   D. MR 尿路造影
   E. 核素扫描
2. 在排泄性尿路造影检查中，肾大盏的表现有
   A. 边缘粗糙不整齐
   B. 形态呈长管状
   C. 顶端与肾小盏相连
   D. 基底部与肾盂相连
   E. 每侧肾肾大盏数目是 2~4 个
3. 在尿路造影中，关于输尿管正确的表现有
   A. 注入对比剂后 30 分钟，肾盂肾盏显示满意，松开腹压即可显示双侧输尿管
   B. 输尿管全长为 25~30cm
   C. 输尿管宽 3~7mm
   D. 输尿管分四段
   E. 输尿管有三个狭窄
4. 尿路造影中常见肾盂、肾盏破坏，其常见的病因有

A. 肾结核
B. 肾盂癌
C. 肾炎
D. 肾癌
E. 黄色肉芽肿性肾盂肾炎

5. KUB 检查前应当做的准备有
A. 除去皮肤表面阻光物如膏药等
B. 检查前 1 周不吃矿物类中成药
C. 检查前 1 周做上消化道钡剂造影
D. 检查当日禁饮食
E. 必要时先做腹部透视

6. 关于肾脏的 CT 增强扫描表现，正确的有
A. 肾血管显示欠清晰，仅仅依靠 CTA 方可清晰显示肾动脉
B. 皮质期，肾皮质明显强化，髓质强化明显
C. 髓质期，皮、髓质强化程度类似，肾实质密度均匀
D. 排泄期肾盏和肾盂明显充盈强化，肾实质强化程度减低
E. CTA 可以清晰、形象地显示肾动脉结构

7. 正常肾组织的 MRI 表现，论述正确的是
A. 肾窦脂肪组织在 T_1WI 和 T_2WI 上分别呈高或中等信号
B. SE 序列检查在 T_1WI 上皮质信号高于髓质
C. 在 T_2WI 上皮髓质难以分辨均呈高信号
D. SE 序列检查在 T_1WI 上髓质信号高于皮质
E. 肾动脉和肾静脉均表现为低信号

8. 关于泌尿系统的 MRI 检查，正确的有
A. 肾与输尿管 MRI 检查常规用 SE 序列
B. 静脉内快速注入 Gd-DTPA 后应即行 T_1WI 检查
C. 顺磁性对比剂 Gd-DTPA 可由肾小球滤过
D. 应用 T_1WI 有助于肾解剖结构的分辨
E. MRU 主要用于检查尿路感染性病变

9. 在泌尿系统 MRI 检查中，其图像特点有
A. T_1WI 像上肾脏皮、髓质可以分辨
B. T_2WI 像上膀胱壁可有化学位移伪影
C. MRU 可以显示扩张的肾盂及输尿管
D. MRI 图像软组织分辨力低
E. 病变的信号特点取决于病变组织的性质及结构

10. 在正常排泄性尿路造影表现，下列说法正确的是
A. 可以显示肾实质、肾盏和肾盂、输尿管、膀胱及尿道
B. 肾小盏包括体部、穹隆部
C. 肾大盏分两部分：顶端或尖部、峡部或颈部
D. 肾大盏边缘光滑整齐、呈长管状

E. 肾小盏和肾大盏形态可有较大差别

11. 生殖系统器官 CT 平扫时可清楚显示

A. 前列腺　　B. 膀胱

C. 子宫　　D. 精囊腺

E. 输卵管

参考答案与解析

一、A1 型题

1. C【解析】肾与输尿管 MRI 检查的正常影像表现：平扫 T_1WI 上，由于肾髓质含水量较高，信号强度略低于皮质，预饱和脂肪抑制序列上皮髓质分界则更清楚；T_2WI 上，肾皮、髓质均呈较高信号，且髓质信号常较皮质信号更高。增强检查，肾实质强化表现类似 CT 增强检查。

2. E【解析】尿路造影中常见的异常征象包括：肾显影异常，肾盂和输尿管数目和位置异常，肾盂肾盏受压变形，肾盂肾盏破坏，肾盂、肾盏、输尿管和膀胱内充盈缺损，扩张胆水，膀胱、输尿管反流。

二、X 型题

1. AB【解析】临床上最常应用的是排泄性尿路造影和逆行性尿路造影，而 CTU 和 MRU 均属于特殊检查方法，由于设备及技术条件所限，还不能作为临床常规检查而替代排泄性、逆行性尿路造影。

2. BCDE【解析】肾大盏边缘光滑整齐，形态呈长管状，由三部分构成：顶端或尖部、峡部或颈部、基底部，上连肾小盏，下连肾盂，肾大盏形态各异，每侧肾均有 2~4 个肾大盏。

3. ABCE【解析】在排泄性尿路造影检查中，注入对比剂后 30 分钟，肾盂肾盏显示满意，松开腹压即可清晰显示充盈对比剂的双侧输尿管影，边缘光滑，因为蠕动的原因，输尿管可以分段显示且宽度也常发生变化，全程输尿管长 25~30cm，分三段并有三个狭窄。

4. ABDE【解析】尿路造影中常见肾盂、肾盏破坏，多表现为肾盏肾盂边缘不规则乃至正常结构消失，主要见于肾结核、肾盂癌、侵犯肾盂肾盏的肾癌以及黄色肉芽肿性肾盂肾炎等，有的还可造成充盈缺损。

5. ABDE【解析】保证照片质量，防止出现假阳性征象导致误诊，检查前 1 周不吃矿物类中成药，做上消化道钡剂造影，必要时先做腹部透视，检查当日禁饮食，除去皮肤表面阻光物如膏药等。

6. CDE【解析】正常肾脏的 CT 增强扫描，扫描时间不同，肾脏诸结构的密度变化亦不相同。于开始团注对比剂后 30 秒扫描，即皮质期，可见肾血管及肾皮质明显强化，而髓质强化不明显，仍呈较低密度；2 分钟后扫描，即实质期，肾脏皮、髓质强化程度类似；5 分钟后扫描，即排泄期可见肾实质强化程度减低，而肾盏和肾盂被高密度对比剂充填呈明显强化改变。CTA 属于特殊的增强扫描检查方法，它可以清晰、形象地显示肾动脉结构，主要用于肾动脉狭窄的诊断并可以进一步明确病因。

7. ABCE【解析】肾与输尿管 MRI 检查的正常影像表现：平扫 T_1WI 上，由于肾髓质含水量较高，信号强度略低于皮质，预饱和脂肪抑制序列上皮髓质分界则更清楚。

8. ABCD【解析】MRU 主要用于检查尿路梗阻性病变。

9. ABCE【解析】泌尿系统 MRI 图像软组织分辨力高。

10. ABDE【解析】肾大盏边缘光滑整齐，呈长管状，其分为三部分：顶端或尖部，与数个肾小盏相连；峡部或颈部，为长管状部分；基底部，与肾盂相连。

11. ABCD【解析】CT 平扫时可清楚显示前列腺、膀胱、子宫和精囊腺。

第六十三章　泌尿系统基本病变表现

X 型题

1. 下列关于膀胱憩室的描述，正确的是

A. 膀胱憩室分先天性和后天性

B. 膀胱憩室可单发，亦可多发

C. 膀胱憩室内有时可见结石

D. 输尿管可异位开口于膀胱憩室

E. 膀胱憩室均小于膀胱

2. 患者，男性，62 岁。排尿困难 2 年，加重伴二段排尿 1 个月。CT 扫描如图，下列说法正确的是

A. 膀胱后方可见多个囊性病灶

B. 病灶壁薄，其囊内容物 CT 值与膀胱内尿液相同

C. 增强后延迟扫描可见病灶内对比剂充盈，与膀胱之间可见一孔状通道

D. 考虑为膀胱憩室

E. 考虑为盆腔囊肿

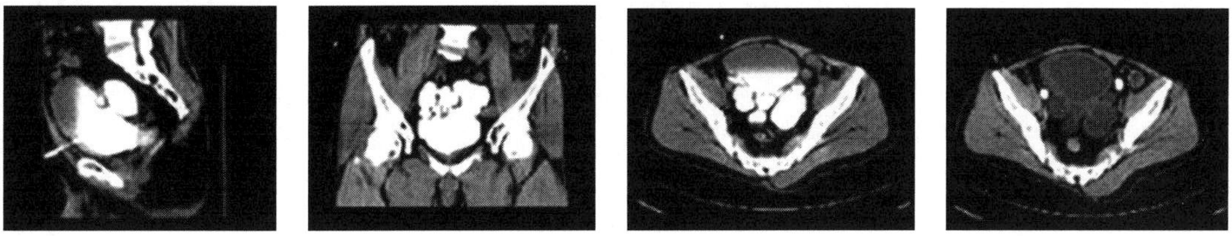

参考答案与解析

X 型题

1. ABCD【解析】膀胱憩室分先天性、后天性和单发、多发。其内可发生结石，亦可为膀胱结石进入。有时膀胱憩室可明显大于膀胱。

2. ABCD【解析】盆腔囊肿的影像学检查：①B 超检测肿块部位、大小、形态，提示肿

瘤形状囊性或实性，囊内有无乳头以及鉴别卵巢肿瘤类型、有无腹水、是否为包裹性积液等。②腹部平片若为卵巢畸胎瘤，可显示牙齿及骨质，囊壁为密度增高的钙化层，囊腔呈放射透明阴影。③CT 检查良性肿瘤多呈均匀性吸收，囊壁薄，光滑；恶性肿瘤轮廓不规则，向周围浸润或伴腹水，还可显示有无其他器官淋巴结转移，与题干不符。

第六十四章　泌尿系统发育异常及结石

一　A1 型题

1. 肾先天性发育异常包括
   A. 肾数目异常　　B. 肾位置异常
   C. 肾形态异常　　D. 肾旋转异常
   E. 以上都是
2. 伴有骨盆发育畸形的常见的泌尿系发育异常为
   A. 马蹄肾　　B. 肾盂输尿管重复畸形
   C. 肾缺如　　D. 膀胱外翻
   E. 异位肾
3. 肾结石与胆石平片鉴别应摄
   A. 腹部仰卧前后位　　B. 腹部侧卧前后位
   C. 腹部站立前后位　　D. 腹部站立后前位
   E. 腹部侧位
4. 关于输尿管结石的描述，正确的是
   A. 平片常不显影　　B. 应做 CT
   C. 静脉肾盂造影结石以上输尿管可扩张　　D. 静脉肾盂造影无改变
   E. 血尿比肾结石少见
5. MRI 诊断输尿管结石最有效、最直接的扫描方法是
   A. T_1WI　　B. T_2WI
   C. MRU　　D. 脂肪抑制像
   E. 水抑制像
6. 关于输尿管结石，下列说法中错误的是
   A. 输尿管结石是由膀胱结石逆行而来　　B. 阳性结石平片常可清楚显示
   C. 静脉肾盂造影结石以上输尿管可扩张　　D. CT 表现为输尿管走行区高密度影
   E. 主要症状为腹部绞痛伴血尿
7. 膀胱结石的典型症状为
   A. 尿频　　B. 尿急

C. 尿流中断
D. 排尿困难
E. 血尿

8. 膀胱结石的影像学表现中，不正确的是
A. X 线平片表现为耻骨联合上方圆形、横置椭圆形或星形致密影
B. 膀胱造影表现为膀胱内充盈缺损
C. 结石不随体位变化而移动
D. CT 表现为膀胱内致密影
E. MR 表现在 T_1WI、T_2WI 上均匀低信号影

二 A2 型题

1. 患者，女性，39 岁。突发右腰部及右下腹部剧痛，伴恶心。超声显示右肾轻度积水。最可能的诊断是
A. 阑尾炎
B. 右侧附件炎
C. 右侧输尿管结石
D. 右输尿管肿瘤
E. 膀胱结石、膀胱炎

2. 患儿，男，9 岁。1 年来时有尿频、尿急、尿痛和排尿困难，尿流中断，改变体位后又能继续排尿。首先应考虑
A. 急性膀胱炎
B. 输尿管结石
C. 膀胱结石
D. 前列腺炎
E. 尿道狭窄

三 A3/A4 型题

（1~2 题共用题干）

患者，女性，58 岁。3 天前突然左侧肾绞痛。B 超：左侧肾脏中度积水，左侧输尿管上段扩张。2 年前有结石排出史。

1. 该患者首选的诊断为
A. 左侧肾结石
B. 左侧输尿管肿瘤
C. 左侧输尿管结石
D. 左侧输尿管先天性狭窄
E. 左侧肾积水

2. 进一步检查首选
A. CT
B. 腹平片+静脉肾盂造影
C. 逆行肾盂造影
D. MRI
E. 放射性核素肾图

四 B 型题

（1~3 题共用备选答案）

A. 由于肾脏支持结构松弛所致

B. 由于肾脏发育中上升不足所致

C. 由于肾脏发育形成较长的血管所致

D. 由于发育过程中出现两个独立的输尿管芽所致

E. 输尿管原基发育缺陷

1. 异位肾
2. 肾盂输尿管重复畸形
3. 肾发育不全

（4~7 题共用备选答案）

A. 肾结石　　B. 胆结石

C. 肠系膜淋巴结钙化　　D. 肾结核钙化

E. 膀胱结核

4. 呈鹿角状，侧位与脊柱重叠
5. 形态不规则，密度不均匀，位于肾皮质内
6. 呈多发石榴籽样，右上腹脊柱前方
7. 不规则线样，膀胱变形、体积缩小

（8~9 题共用备选答案）

A. 膀胱充盈缺损，边缘光整，密度高

B. 膀胱缩小，轮廓毛糙即膀胱挛缩

C. 膀胱呈“宝塔”状，体积增大，壁增厚

D. 膀胱前上方见软组织肿块，在人体中轴线上

E. 膀胱内充盈缺损，有强化

8. 膀胱结石为
9. 膀胱肿瘤为

五 X 型题

1. 马蹄肾常伴有的畸形有

A. 肾盂输尿管结合部梗阻　　B. 双膀胱

C. 生殖系统畸形　　D. 心血管畸形
E. 颅脑畸形

2. 关于肾盂，正确的说法是
A. 最佳显影时间是注入对比剂后15~30分钟
B. 肾盂上连肾大盏，下连输尿管
C. 肾盂大部分位于肾门区
D. 肾盂形态差异不大
E. 肾盂无蠕动

3. 关于先天性肾脏病变，下列说法正确的是
A. 异位肾比正常肾的功能更易受损
B. 马蹄肾的结石发生率高
C. 交叉异位肾的输尿管开口于膀胱同一侧
D. 马蹄肾的输尿管从肾联合背侧通过
E. 肾脏发育不全者的膀胱三角区可不对称

4. 患儿，女，6个月。CT扫描如图所示，下列说法正确的是
A. 双侧肾盂积水　　B. 双侧肾门朝向前内方
C. 双肾下极融合　　D. 考虑为异位肾
E. 考虑为马蹄肾

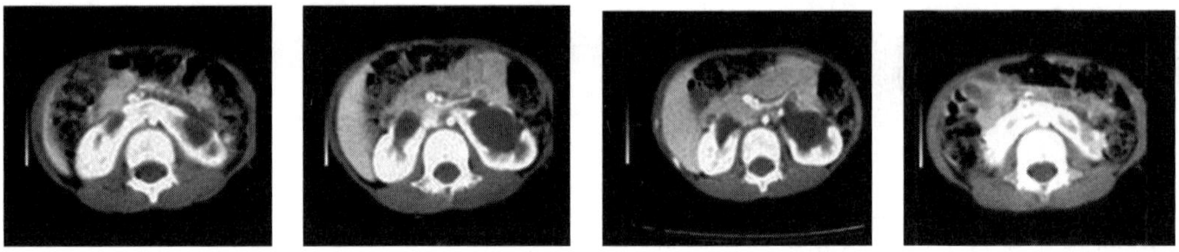

5. 男，65岁，反复发作的下腹部疼痛向会阴部放射伴血尿1年余，CT如图所示，下列说法正确的是
A. 左肾位置形态无异常
B. 右肾窝内见肾影，于盆腔入口处 L_4~S_2 水平见异位肾影
C. 左侧输尿管在膀胱入口处可见一高密度结石影
D. 左侧输尿管扩张
E. 考虑为先天性异位肾合并对侧输尿管下端结石

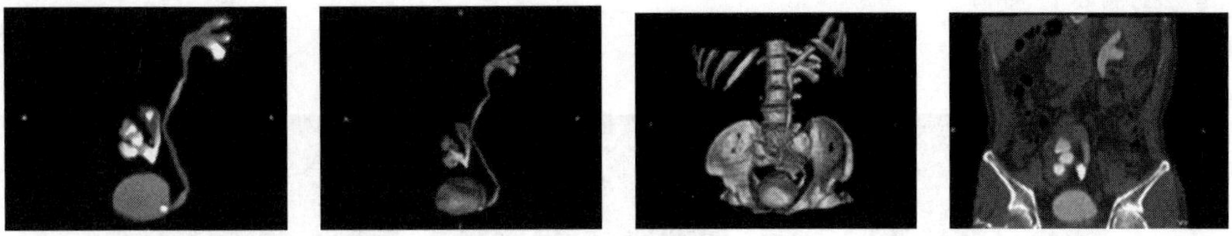

6. 关于脐尿管，正确的说法是
A. 闭锁的脐尿管又称脐中韧带
B. 脐尿管是尿囊胚内体腔部分的退化残余
C. 脐尿管属于腹腔内结构
D. 脐尿管属于腹膜外结构
E. 脐尿管位于 Retzius 间隙内
7. 肾结石的形态典型表现为
A. 桑椹状
B. 分层状
C. 鹿角状
D. 三角形
E. 类圆形
8. 肾阳性结石应与下列哪些病变相鉴别
A. 腹部淋巴结钙化
B. 肋软骨钙化
C. 胆囊结石
D. 肾囊肿
E. 以上都是
9. 输尿管结石 X 线平片可见
A. 呈卵圆形致密阴影
B. 结石边缘光滑整齐
C. 其长轴与输尿管走行一致
D. 结石常见于输尿管三个生理狭窄处
E. 梗阻上方输尿管及肾盂肾盏不同程度扩张积水
10. 输尿管结石易停留的部位是
A. 肾盂与输尿管交界处
B. 膀胱三角区
C. 肾盏
D. 输尿管与髂总动脉交界处
E. 输尿管的膀胱开口处
11. 输尿管结石需与下列哪些病变相鉴别
A. 胆结石
B. 腹部淋巴结钙化
C. 肾结核
D. 静脉石
E. 肾囊肿
12. 患者，男性，29 岁。反复发作血尿 1 年余，CT 如图所示，下列说法正确的是
A. 左侧肾盂扩张积水
B. 左侧输尿管扩张
C. 左侧输尿管末端，膀胱入口处可见高密度影

D. 左输尿管结石

E. 膀胱结石

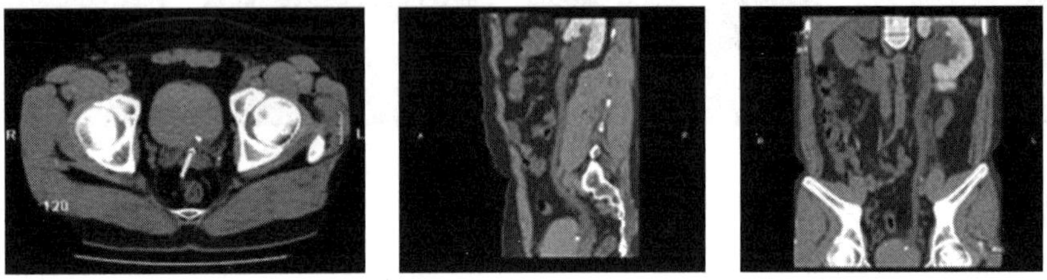

13. 患者，男性，53 岁。反复右侧腰部隐痛不适 2 年余，CT 扫描如图所示，下列说法正确的是

A. 右肾多发结石

B. 右肾铸型结石

C. 右肾钙化

D. 右肾自截

E. 部分肾盏有扩张积液

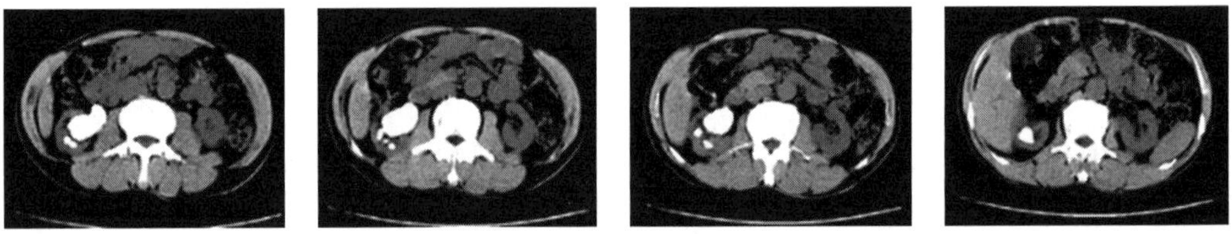

14. 患者，男性，36 岁。反复发作的右侧腰背部疼痛伴血尿 1 年余，CT 如图所示。下列说法正确的是

A. 右侧肾盂肾盏扩张

B. 右输尿管上段扩张

C. 右输尿管内可见沿输尿管走行的高密度影

D. 右输尿管结石

E. 右输尿管上段钙化

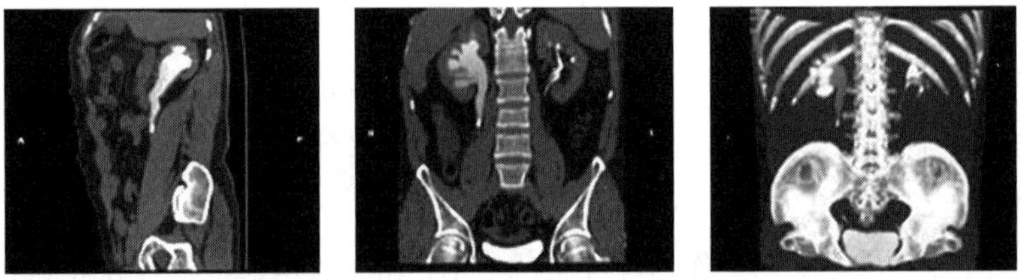

参考答案与解析

一、A1 型题

1. E【解析】先天性肾脏发育异常包括数目、大小、形态、位置、轴向等的异常。

2. D【解析】膀胱外翻的 X 线平片可见骨盆发育畸形、耻骨联合分离；静脉肾盂造影多见肾盂积水，输尿管远端轻度扩张，并见其进入外翻的膀胱内。

3. E【解析】在腹部侧位片上，肾结石位置偏后，胆囊结石位置偏前。

4. C【解析】KUB 平片可发现输尿管阳性结石，为输尿管结石的首选检查方法。静脉肾盂造影能够显示阴性结石，为输尿管内充盈缺损，同时可发现结石上方输尿管及肾盂肾盏扩张胆水，输尿管结石患者血尿比肾结石更常见。

5. C【解析】结石在 T_1WI 及 T_2WI 上均表现为低信号，很少用于检查输尿管结石，但 MRU 可显示结石梗阻所致的输尿管扩张、积水，结石则表现为梗阻处的低信号影。

6. A【解析】输尿管结石大多数来源于肾脏，由肾结石和体外碎石掉落输尿管所导致。

7. C【解析】膀胱结石的主要症状是膀胱刺激症状，如尿频、尿急、尿痛和排尿困难。白天活动时膀胱刺激症状更明显，夜间睡眠时上述症状可减轻或消失。典型的膀胱结石症状是排尿时尿流突然中断，阴茎头部剧痛。当改变体位时，则疼痛缓解，可继续排尿。也可有血尿，常在排尿终了时出现血尿。

8. C【解析】膀胱结石在 CT 平扫上显示为块状高密度灶，CT 值在 100HU 以上，具有移动性，诊断明确。

二、A2 型题

1. C【解析】输尿管结石患者多无临床症状，小的肾结石可下移，易停留在输尿管生理性狭窄处而造成尿路梗阻，临床表现为向下腹和会阴部的放射性疼痛及血尿。在 X 线平片和平扫 CT 上，结石均表现为输尿管走行区内米粒大小的致密影，其间接征象为结石上方肾盂、肾盏和输尿管扩张积水。MRI 对钙化显示不佳，常不能可靠地发现梗阻处的低信号结石影，但 MRU 可显示近侧输尿管和肾盂、肾盏扩张，并有时可发现梗阻端处低信号结石影。

2. C【解析】参见 A1 型题第 7 题解析。

三、A3/A4 型题

1. C【解析】参见 A2 型题第 1 题解析。

2. B【解析】输尿管结石进一步首选检查为腹平片+静脉肾盂造影。

四、B 型题

1. B【解析】异位肾形态类似正常肾，唯位置有所不同由于肾脏发育中上升不足所致。

2. D【解析】肾盂输尿管重复畸形由于发育过程中出现两个独立的输尿管芽所致。

3. E【解析】肾发育不全输尿管原基发育缺陷。

4. A【解析】几乎所有 KUB 上，肾结石位于肾影内，表现为圆形、卵圆形、桑葚状或鹿角状高密度影，可均匀一致，也可浓淡不均或分层。

5. D【解析】肾结核钙化形态不规则，密度不均匀，位于肾皮质内。

6. B【解析】胆结石呈多发石榴籽样，右上腹脊柱前方。

7. E【解析】膀胱结核不规则线样，膀胱变形、体积缩小。

8. A【解析】膀胱结石在 T_1WI 和 T_2WI 上都呈很低信号，表现为膀胱内的充盈缺损影，圆形或类圆形，边界清、光滑。

9. E【解析】膀胱肿瘤膀胱内充盈缺损，有强化。

五、X 型题

1. ABCD【解析】马蹄肾是一种肾融合畸形，其特点为两肾上极或下极融合，输尿管仍位于脊柱两侧。常合并多种畸形，如泌尿系统其他畸形、骨骼畸形、心血管畸形、胃肠道畸形或生殖系统畸形。

2. AB【解析】肾盂是由肾大盏合并成的漏斗状扁囊，位于肾窦内，出肾门后移行于输尿管，选项 C 错误。肾盂形态可呈壶腹状或分支状，选项 D 错误。肾盂的主要作用是其具有蠕动的功能，选项 E 错误。

3. ABE【解析】交叉异位肾为一不多见的先天异常，即一侧肾脏由原侧跨过中线，移位到对侧，输尿管开口于膀胱两侧。马蹄肾的肾盂因受融合的限制，不能正常地旋转，输尿管较正常为短，越过狭部前面下行。

4. ABCE【解析】马蹄肾尿路造影显示两肾位置较低，且因下极融合致肾轴由外上斜向内下，肾盂位于腹侧，而肾盏指向背侧，可并有肾积水和结石。CT 和 MRI 检查均能清楚显示两侧肾实质下极相连及肾门朝向异常。

5. ACDE【解析】右肾窝内未见肾影，于盆腔入口处 $L_5 \sim S_1$ 水平见异位肾影，选项 B 错误。

6. ABDE【解析】脐尿管属腹膜外结构，位于腹横筋膜与腹膜之间的疏松结缔组织内。

7. ABC【解析】参见 B 型题第 4 题解析。

8. ABC【解析】肾阳性结石的鉴别诊断：①腹部淋巴结钙化；②肋软骨钙化；③胆囊结石。

9. ACDE【解析】输尿管结石边缘多毛糙不整齐。

10. ADE【解析】输尿管三个狭窄是肾盂与输尿管交界处、输尿管与髂总动脉交界处及输尿管的膀胱开口处，输尿管结石极易在这三个狭窄处停留，尤其是膀胱开口处。

11. BD【解析】根据输尿管结石的部位及密度，应与腹部淋巴结钙化和静脉石鉴别。

12. ABCD【解析】三幅图像分别为轴位、矢状位及冠状位 CT 图像，左图显示左侧输尿管于膀胱入口处见一结节样致密影。中间图显示该高密度影同侧的肾盂、输尿管全趋扩张。右图证实扩张的肾盂、输尿管为左侧。

13. ABE【解析】四幅图像均为 CT 平扫轴位图像。显示右肾及右肾盂内可见高密度影，密度与脊柱相仿，为肾多发结石；右侧肾盂内结石充满肾盂，为铸型结石；部分肾盏显示扩张胆液；肾自截为肾结核的影像表现，表现为肾脏体胆缩小、钙化。

14. ABCD【解析】三幅图像分别为 CTV 重建的矢状位、冠状位及 MIP 重建图像。显示右侧肾盂、输尿管上段扩张胆水，右输尿管内可见斑块状致密影，为输尿管结石。

第六十五章　肾及输尿管感染性病变

一 A1 型题

1. 关于急性肾盂肾炎的诱发因素，不正确的是
   A. 尿路梗阻　　B. 膀胱输尿管反流
   C. 尿路结石　　D. 妊娠
   E. IVP
2. 对诊断肾结核最有意义的检查项目是
   A. 尿路平片　　B. 肾图
   C. B 超　　D. 静脉尿路造影
   E. 膀胱镜检
3. 肾结核的感染途径
   A. 血行　　B. 直接蔓延
   C. 淋巴　　D. 以上均可
   E. 以上均不可
4. 自截肾常发生于
   A. 肾癌　　B. 肾结核
   C. 慢性骨炎　　D. 肾结石
   E. 肾错构瘤
5. 肾结核最具特征的临床表现是
   A. 发热并盗汗　　B. 腰痛
   C. 肉眼血尿　　D. 慢性膀胱刺激症状
   E. 消瘦并乏力
6. 肾结核患者中，静脉肾盂造影最早出现的肾盂改变发生在
   A. 肾皮质　　B. 肾柱
   C. 肾盂　　D. 肾锥体
   E. 以上都不是
7. 下列关于肾结核的说法，正确的是
   A. 多数肾结核为双侧性　　B. 好发于乳头部

C. 排泄性造影可见肾盂肾盏受压变形
D. 晚期肾脏体积缩小，肾盂肾盏壁明显变薄
E. 主要累及肾髓质

8. 肾结核平片征象
A. 肾影呈倒“八”字形
B. 病侧“肾下垂”
C. 肾影不清
D. 肾区可见不规则钙化灶
E. 肾外形不光

9. 肾结核钙化 X 线表现不包括
A. 环状排列
B. 斑块状
C. 条状
D. 均匀细沙状
E. 簇状排列

10. 排泄性或逆行性尿路造影中，肾结核的早期征象是
A. 肾盏肾盂模糊变形
B. 肾盏边缘不整齐
C. 肾盏肾盂不规则扩张
D. 肾盂边缘不整齐
E. 肾区钙化影

11. 肾脓肿早期需与肾肿瘤性病变鉴别，错误的是
A. 实验室检查红细胞升高
B. 随诊可好转或出现脓肿典型表现
C. 实验室检查白细胞升高
D. 必要时穿刺活检进行定性诊断
E. 临床有发热、尿路刺激症状

12. 典型输尿管结核肾盂造影表现为
A. 输尿管变细
B. 输尿管“串珠状”改变
C. 输尿管变粗
D. 输尿管无改变
E. 输尿管内充盈缺损

13. 下列描述输尿管结核的影像学改变中，不正确的是
A. 钙化
B. 迂曲、延长
C. 僵直
D. 短缩
E. 串珠状

14. 输尿管结核病变早期的表现为
A. 管壁增厚
B. 管腔狭窄甚至闭塞
C. 黏膜破坏管腔扩张
D. 输尿管发生钙化
E. 管壁僵直

二 A2 型题

1. 患者，女性，33 岁。昨晚突发下腹部胀痛，伴有尿频，轻微尿痛，无肉眼血尿。常规剂量单一抗生素治疗后第 3 天左侧腰痛明显，发热，体温 39.6℃。CT 示双侧肾脏增大，肾

筋膜增厚，轮廓不清，平扫内部密度不清，增强后肾实质强化减弱，内部可见不强化区。首先考虑为

A. 急性肾盂肾炎
B. 急性膀胱炎
C. 慢性肾盂肾炎
D. 肾积水
E. 肾结核

2. 患者，男性，23 岁。伴发热、寒战、左侧腰痛 4 天，一周前曾患背部疖肿。腹部平片发现左侧肾脏增大，周围可见渗出液体，左侧腰大肌阴影消失。最可能的诊断是

A. 肾盂肾炎
B. 肾周脓肿
C. 肾结核
D. 肾盂积水
E. 肾肿瘤

3. 患者，女性，28 岁。尿频、尿急 1 年。尿白细胞（+++），红细胞少许，蛋白少量，尿细菌培养阴性。排泄性尿路造影发现左肾区、肾小盏扩张及虫蚀样边缘不整，右肾积水，膀胱呈球形改变。CT 检查见左肾盏肾盂扩张。首先考虑为

A. 晚期肾盂肾炎
B. 左肾结核
C. 右肾结核伴膀胱转移
D. 左肾结核并发膀胱挛缩，对侧肾积水
E. 肾肿瘤伴膀胱转移

4. 患者，男性，37 岁。尿频、尿急 2 年余。尿常规白细胞、红细胞、尿培养阴性。腹部平片阴性。造影见右肾上盏杯口模糊呈虫蚀状，其外上方有一黄豆大小圆形对比剂填充影，边缘模糊。应该考虑为

A. 肾肿瘤
B. 肾结核
C. 肾囊肿
D. 肾盏痉挛
E. 肾脓肿

三 A3/A4 型题

（1~2 题共用题干）

患者，女性，23 岁。主诉乏力、消瘦，有镜下血尿病史，目前无明显排尿异常。尿常规正常。腹部 X 线平片示左侧上腹广泛密度增强，钙化区呈肾轮廓。

1. 该患者的诊断首先考虑为

A. 肾肿瘤
B. 肾结石
C. 胆囊结石
D. 肾结核
E. 肠道粪块

2. 当病变进展形成肾盏、肾盂多发空洞时，下列检查最佳的是

A. B 超
B. CT
C. X 线
D. IVP

E. 逆行性尿路造影

（3~5 题共用题干）

患者，男性，35 岁。尿频、尿急、尿痛 1 年余，近 2 个月来低热，排米汤样尿并伴有终末血尿。查体：左肾区叩击痛，左侧肋脊点压痛（+），右侧肋脊点压痛（-）。

3. 该患者最适合的影像学检查是

A. 腹部立、卧位平片　　B. KUB+IVP

C. CT　　D. MRI

E. PET 或 ECT　　F. DSA

4. 患者 MRI、CT 如下图，以下疾病中与该病关系最大的是

A. 肾结核　　B. 膀胱结核

C. 腰椎结核　　D. 肺结核

E. 肠结核

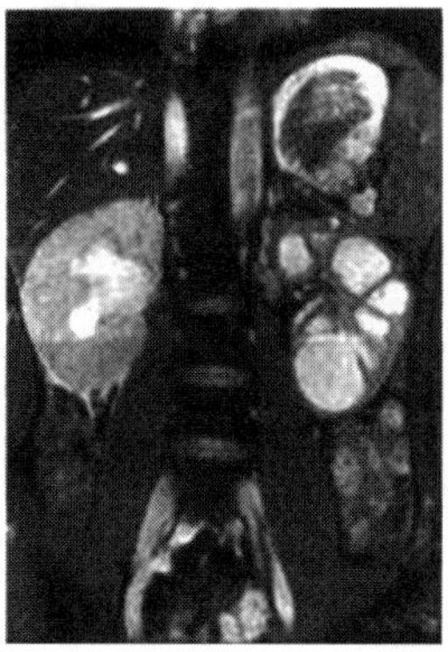
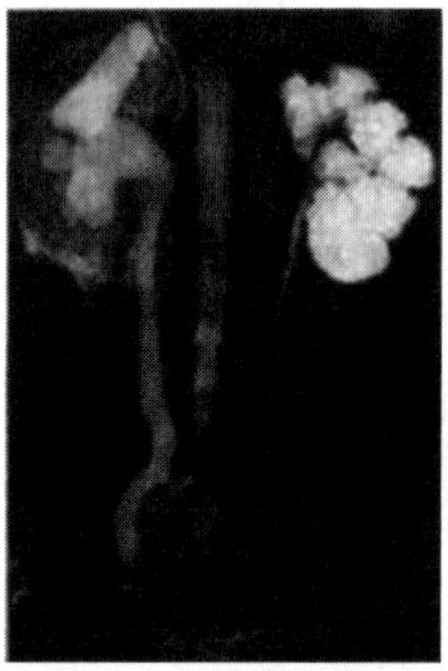
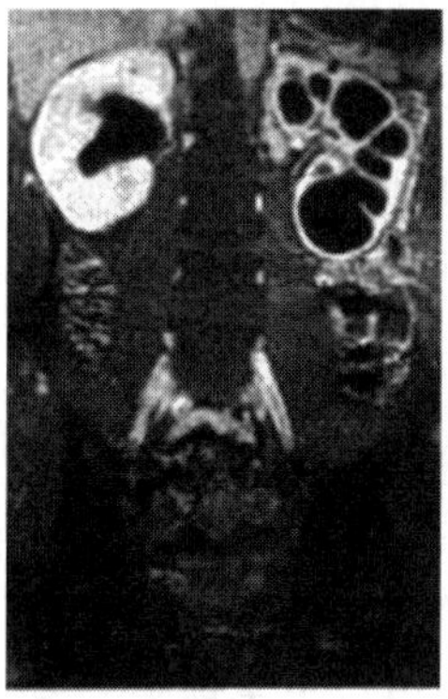

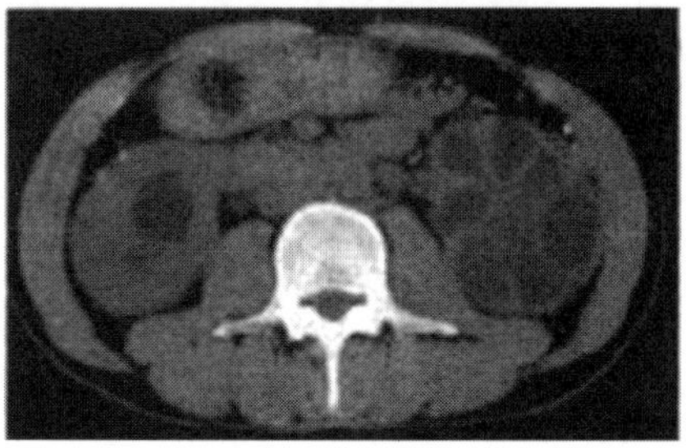

5. 该病最典型的 X 线表现是

A. 管壁增厚、僵直、钙化　　B. 管腔狭窄甚至闭塞

C. 输尿管迂曲、延长　　D. 黏膜破坏，管腔扩张

E. 管腔狭窄与扩张交替存在　　F. 以上表述均不正确

四 B 型题

（1~4 题共用备选答案）

A. 肾梗死　　B. 肾囊性病变

C. 肾恶性肿瘤　　D. 肾脓肿

E. 肾良性肿瘤

尿路造影检查可见：

1. 较大囊肿或囊肿位于肾盂肾盏附近，可出现肾盂肾盏变形、移位、拉长或缩短、扩大等类似于其他占位病变的表现，但不引起肾盂肾盏的破坏
2. 肿瘤较大，向肾内生长可推移和压迫肾盂和肾盏使之变形、拉长或缩短分开和并拢
3. 肿瘤破坏肾盂肾盏后可造成肾盂肾盏充盈缺损；较小且离肾盏较远时，可不引起肾盂肾盏改变；侵犯肾盂肾盏时可见肾盂肾盏轮廓毛糙和不规则
4. 病变较大可造成肾盏变形，出现压迹或充盈不全

（5~6 题共用备选答案）

A. 肾内圆或卵圆形，境界清楚的病灶，并见环形强化

B. 肾周脂肪密度增高，筋膜增厚

C. 肾盂内不规则形充盈缺损，无肾盂、肾盏扩张、积水，无强化

D. 肾盂可形成瘢痕，引起肾盂、肾盏变形

E. 肾盂内不规则形肿块，位置固定，软组织密度，有强化

5. 肾脓肿的 CT 表现为
6. 肾周脓肿的 CT 表现为

（7~9 题共用备选答案）

A. 全程肉眼血尿　　B. 终末血尿

C. 镜下血尿　　D. 初始血尿

E. 乳糜尿

7. 泌尿系结核的血尿特点是
8. 泌尿系肿瘤的血尿特点是
9. 泌尿系结石的血尿特点是

（10~12 题共用备选答案）

A. 肾囊肿　　B. 肾盂癌

C. 肾结核　　D. 重复肾

E. 多囊肾

10. 排泄性尿路造影，显示局部肾盏受压变形，但无破坏
11. 排泄性尿路造影，显示局部肾盏破坏，虫蚀状，可见外侧有一小团对比剂与之相连
12. 排泄性尿路造影，显示肾盂内不规则充盈缺损

五 X型题

1. 急性肾盂肾炎的诱因和原因包括
   A. 尿路梗阻　B. 反流
   C. 尿路结石　D. 糖尿病
   E. 病毒感染
2. 肾盂肾炎的 X 线表现，正确的是
   A. 肾影变小　B. 肾影边缘光滑
   C. 肾小盏变形　D. 肾盂肾盏可以扩张
   E. 以上全都正确
3. 关于急性肾盂肾炎的影像学检查，正确的有
   A. 影像学检查可以确诊
   B. 属于肾脏及尿路的急性细菌性感染
   C. 疾病本身不需影像学检查即可作出诊断
   D. 影像学检查的目的在于明确病因：尿路梗阻、反流、尿路结石、异物
   E. 影像学检查也可用于排除并发症
4. 患者，女性，33 岁。右肋腹痛 7 天，尿检可见大量的脓细胞，CT 平扫+增强如图所示，下列说法正确的是
   A. 右肾体积增大，其内可见类圆形低密度病灶
   B. 增强扫描可见该病灶不均匀强化，其内有无强化的坏死灶
   C. 右肾病灶边界模糊不清
   D. 考虑为右肾囊肿合并感染
   E. 考虑为右肾脓肿

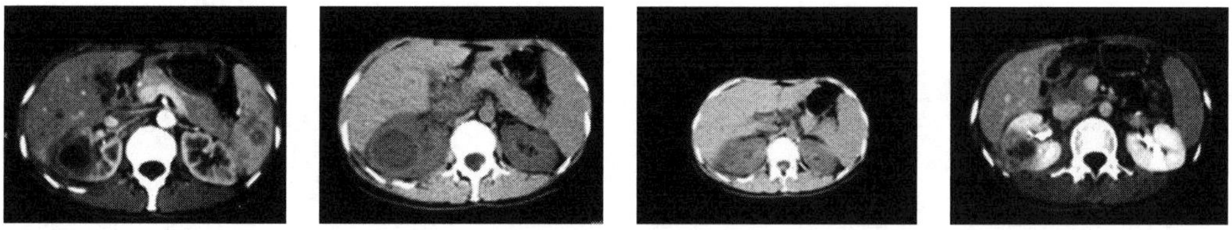

5. 患者，男性，35 岁。右侧腰部疼痛伴发热，根据所示图像，最可能的诊断是

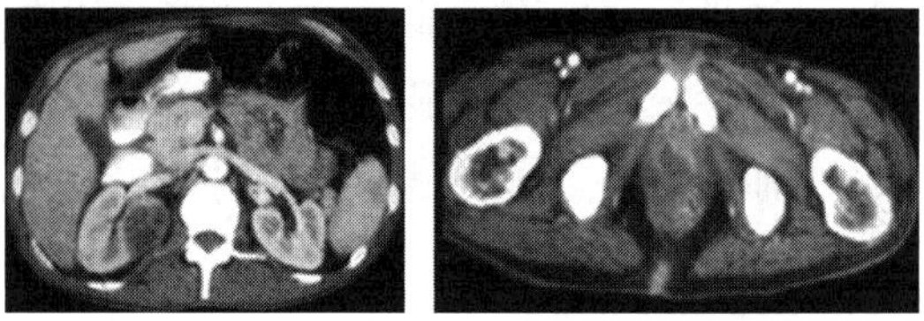

A. 右侧肾脓肿
B. 右侧单纯性肾囊肿
C. 右侧囊性肾癌
D. 右肾转移癌
E. 前列腺脓肿

6. 下列更符合肾脓肿表现的有
A. MRI 显示中间低信号的不规则肿物
B. 肾周边有明显带状信号
C. 血肌酐水平降低
D. 肿块在 T_1WI 呈略低信号，T_2WI 呈中高信号
E. 以上都是

7. 下列哪些肾脏病变做 CT 平扫，呈“软组织密度”表现
A. 肾结核　　B. 黄色肉芽肿性肾盂肾炎
C. 肾脓肿　　D. 肾腺瘤
E. 获得性囊性肾病变

8. 肾结核主要依靠哪种 X 线检查进行诊断为宜
A. 排泄性肾盂造影　　B. 腹部平片
C. 逆行性肾盂造影　　D. 肾周围充气造影
E. 血管造影检查

9. 患者，女性，35 岁。反复发作的尿路感染，结合图像，最可能的诊断是

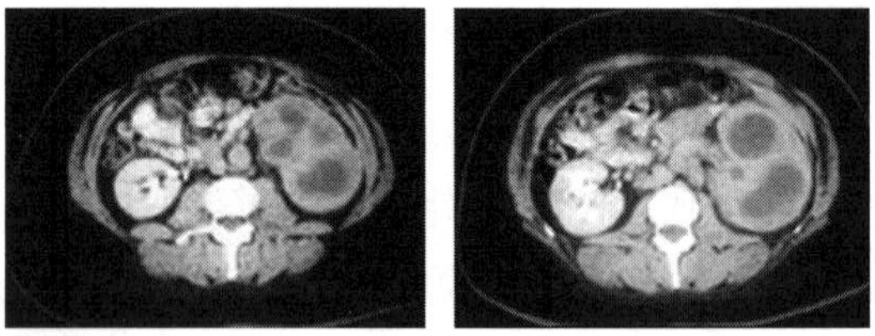

A. 左侧肾脏体积明显增大，轮廓欠清楚
B. 左侧肾皮质变薄，其内可见多个囊腔
C. 增强后囊腔周边强化
D. 考虑为左侧肾癌
E. 考虑为左侧黄色肉芽肿性肾盂肾炎

10. 患者，男性，55 岁。尿频、尿痛伴低热、乏力 1 个月。如图所示，下列说法正确的是
A. 左侧输尿管多发性狭窄　　B. 右侧肾积水
C. 膀胱变形　　D. 左侧输尿管结核
E. 左侧输尿管癌

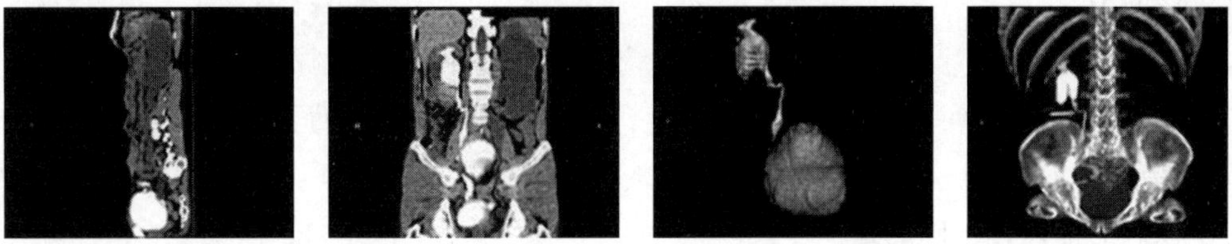

11. 男，47 岁，腰痛、腰胀 2 个月余伴低热、乏力，结合影像资料所示，说法正确的有
A. 右侧输尿管多发性狭窄，呈“串珠样”改变
B. 右侧输尿管多发性生理性狭窄
C. 右侧肾盂轻度积水
D. 考虑为右输尿管占位病变
E. 考虑为右输尿管结核

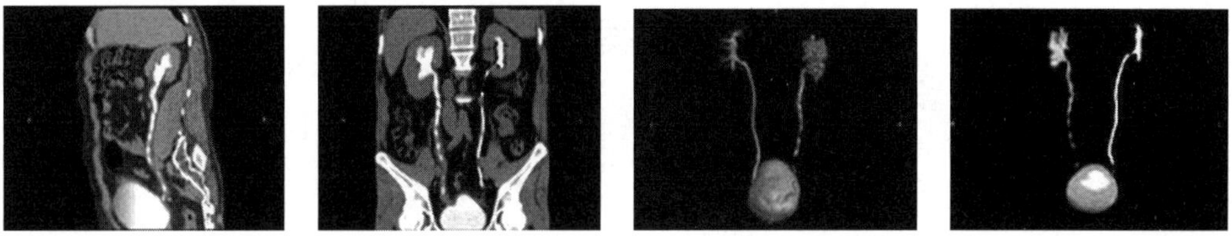

12. 尿路造影中，输尿管结核的典型表现有
A. 输尿管扩张
B. 管壁增厚，蠕动消失
C. 输尿管狭窄与扩张交替出现串珠状改变
D. 输尿管扭曲，类似软木塞钻样改变
E. 输尿管管壁硬化、缩短，管腔狭窄，形似笔杆

六 案例分析题

（1~2 题共用题干）

患者，女性，33 岁。6 年来反复低热、腰痛、伴尿频、尿痛。多次尿常规：尿比重均为 1.010，蛋白（+），红细胞 0~2 个/HP，白细胞 15~20 个/HP。CT 检查如下图。

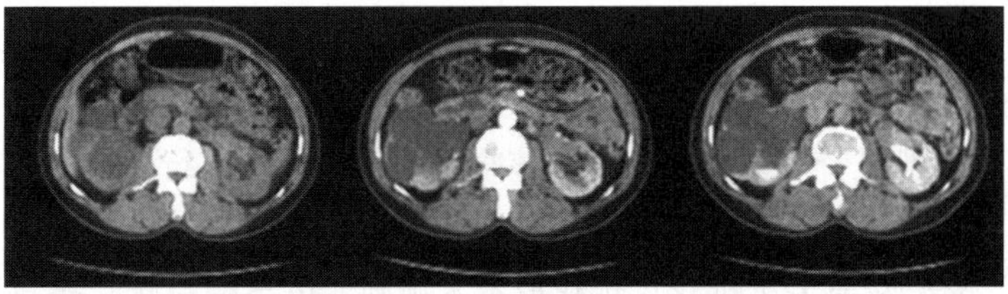

1. 首先诊断为
   A. 肾结核
   B. 肾脓肿
   C. 肾癌
   D. 黄色肉芽肿性肾盂肾炎
   E. 肾结石
2. 关于该病的描述，正确的是
   A. 病因不明，可能与尿路梗阻、感染有关
   B. 病变始于肾盂而后侵及肾实质，进而可累及肾周间隙及其他腹膜后间隙，后期发生纤维化
   C. 本病常合并肾结石和尿路梗阻
   D. 检查以尿路造影和 CT 检查为主
   E. 检查首选 X 线平片

参考答案与解析

一、A1 型题

1. E【解析】急性肾盂肾炎的诱发因素如尿路梗阻、尿路结石、膀胱输尿管反流、妊娠等，静脉肾盂造影（IVP）一般不会引起急性肾盂肾炎。

2. D【解析】肾结核诊断除临床症状及实验室检查外，主要是根据静脉尿路造影的表现。其特征是轻度病变可见肾盏有虫蚀样破坏或肾盏颈狭窄、肾盏变形或消失，严重者累及肾盏，肾功能完全丧失而不显影。

3. D【解析】肾结核可以通过血行、直接蔓延及淋巴等途径感染，其中血行播散为最主要的感染途径。

4. B【解析】若钙化遍及肾结核的全部，甚至输尿管时，即形成所谓的“自截肾”。

5. D【解析】尿频、尿急、尿痛是肾结核的典型症状。肾结核是慢性膀胱炎的常见原因。凡不明原因的慢性膀胱炎，持续性存在并加重，伴有终末血尿，抗菌药物治疗无效的，应考虑肾结核。

6. D【解析】肾结核患者中，静脉肾盂造影最早出现的肾盂改变发生在肾锥体。

7. B【解析】多数肾结核为单侧性，双侧性病例仅占 10%～15%，病程晚期往往延及对侧肾脏，选项 A 错误。排泄性或逆行性尿路造影中，肾结核的早期征象为肾盏边缘不整齐，选项 C 错误。晚期肾脏体积缩小，形态不规则，肾盂肾盏壁明显增厚，选项 D 错误。肾结核最先累及的部位一般是肾皮质，因为肾结核来源一般是通过血行传播，选项 E 错误。

8. D【解析】肾结核 X 线平片可无异常，或见肾区钙化。

9. D【解析】肾结核易发生钙化，钙化形态不规则，可呈颗粒状、斑点状或囊状。发生

肾自截时，可表现为散在云絮状、边缘模糊的钙化影。

10. B【解析】参见 A1 型题第 7 题解析。

11. A【解析】肾脓肿早期需与肾肿瘤性病变鉴别：①临床有发热、尿路刺激症状；②实验室检查白细胞升高；③随诊可好转或出现脓肿典型表现；④必要时穿刺活检进行定性诊断。

12. B【解析】典型输尿管结核肾盂造影表现是输尿管“串珠状”改变。

13. B【解析】输尿管结核后期可表现为输尿管管壁增厚僵直，管腔多发不规则狭窄或扩张，可发生钙化。

14. C【解析】输尿管结核病变早期无异常发现或呈黏膜破坏管腔轻度扩张。

二、A2 型题

1. A【解析】急性肾盂肾炎的 CT 表现：病灶可累及单侧或双侧肾脏，可呈弥漫性或局限性改变。肾脏体积可增大，病灶区密度不均，呈略低密度改变，增强后肾实质强化减弱，皮髓质交界模糊不清，并可见多个不强化区。延迟扫描示病灶呈多发大小不等低密度表现。有时可伴有肾盂扩张。肾脂肪囊密度增高，可见多发纤维索条影。肾筋膜也可增厚。严重者肾实质内可出现多发小脓肿，或者出现肾功能减退表现。

2. B【解析】肾周脓肿的影像学表现：①平片：患侧肾影增大，肾轮廓模糊不清，同侧膈肌升高，动度减弱或消失。若脓肿较大，肾区出现软组织肿块影。患侧腰大肌影模糊和脊柱侧弯。②尿路造影：患侧肾脏向前、内或外侧移位。肾脏固定。患侧肾盂肾盏显示正常，病变广泛或严重者，静脉尿路造影可不显影。③CT：肾周脂肪消失，可见渗出和积液，局部密度增高，有时可见少量气体。肾脏受压，肾筋膜增厚，腰大肌边缘模糊。④MRI 早期可见肾周间隙内液体积聚，为长 T_1 长 T_2 信号，脓肿形成期 T_1 加权像呈较均匀的低信号，T_2 加权像呈高信号，肾周脓肿通常局限在筋膜内，严重感染可突破肾筋膜并侵犯邻近间隙和器官。

3. D【解析】肾结核的影像学表现：①CT：a. 早期，肾实质内低密度灶，边缘不整，增强检查有对比剂进入——肾实质内结核性空洞；b. 进展期，肾盂肾盏扩张，呈多个囊状低密度影，肾盂壁增厚；c. 自截肾。②MRI：脓肿、空洞及扩张的肾盂肾盏均呈长 T_1 长 T_2 信号。③X 线平片：可无异常，或见肾区钙化，该患者还伴有右肾积水。

4. B【解析】参见 A2 型题第 3 题解析。

三、A3/A4 型题

1. D【解析】参见 A2 型题第 3 题解析。

2. E【解析】逆行尿路造影是泌尿外科的重要检查手段。有尿道狭窄、前列腺增生、最近的下尿路外伤或手术禁忌作膀胱镜检查的疾病时，不能作逆行造影。

3. B【解析】KUB 即肾输尿管膀胱平片，IVP 即肾盂静脉造影，可以检查出人身体里面有无结石及结石的位置等。

4. A【解析】参见 A2 型题第 3 题解析。

5. E【解析】参见 A2 型题第 3 题解析。

四、B 型题

1. B【解析】肾囊性病变：较大囊肿或囊肿位于肾盂、肾盏附近，可出现肾盂及肾盏变形、移位、拉长或缩短、扩大等类似于其他占位性病变的表现，但不引起肾盂、肾盏的破坏。

2. E【解析】肾良性肿瘤肿瘤较大，向肾内生长可推移和压迫肾盂、肾盏使之变形、拉长或缩短、分开和并拢。

3. C【解析】肾恶性肿瘤破坏肾盂、肾盏后可造成肾盂、肾盏充盈缺损；肿瘤较小且离肾盏较远时，可不引起肾盂、肾盏改变；肿瘤侵犯肾盂、肾盏时，可见肾盂、肾盏轮廓毛糙和不规则。

4. D【解析】肾脓肿病变较大可造成肾盏变形，出现压迹或充盈不全。

5. A【解析】肾脓肿 CT：①类圆形均一低密度病变，周边环有厚薄不等的略高密度环；②周边环状明显强化，中心低密度区无强化；③部分脓腔内可见气体影。

6. B【解析】肾周脓肿 CT：肾周脂肪消失，可见渗出和积液，局部密度增高，有时可见少量气体；肾脏受压，肾筋膜增厚，腰大肌边缘模糊。

7. B【解析】泌尿系结核的血尿特点为终末血尿。

8. A【解析】泌尿系肿瘤的血尿特点为全程肉眼血尿。

9. C【解析】泌尿系结石的血尿特点为镜下血尿。

10. A【解析】肾囊肿排泄性尿路造影，显示局部肾盏受压变形，但无破坏。

11. C【解析】肾结核排泄性尿路造影，显示局部肾盏破坏，虫蚀状，可见外侧有一小团对比剂与之相连。

12. B【解析】肾盂癌排泄性尿路造影，显示肾盂内不规则充盈缺损。

五、X 型题

1. ABCD【解析】急性肾盂肾炎以女性多见，主要由下尿路感染上行累及肾脏引起，大肠埃希菌为主要致病菌。

2. ACD【解析】影像学检查对急性肾盂肾炎的诊断价值有限，而慢性肾盂肾炎则由于肾脏不规则瘢痕形成而于肾表面多发深浅不一的凹陷，在影像学检查中可以有些较为特殊的表现，如肾影缩小、肾影边缘呈波浪状，尿路造影可见肾小盏变形，甚至肾盂、肾盏广泛变形并扩张。

3. BCDE【解析】急性肾盂肾炎属于肾脏感染的一种，可通过询问病史、症状、体格检查、实验室检查及影像学检查来明确诊断。

4. ABCE【解析】肾脓肿 CT 的影像学表现：①早期：a. 肾实质内略低密度肿块；b. 轻度不规则强化。②脓肿成熟期：a. 类圆形均一低密度病变，周边环有厚薄不等的略高密度环；b. 周边环状明显强化，中心低密度区无强化；c. 部分脓腔内可见气体影。③累及肾周：肾周脂肪密度增高。④并发肾周和肾旁脓肿：a. 脂肪间隙消失，代之以混杂密度肿块；b. 规则或不规则单发或多发环形强化。

5. AE【解析】CT 增强图像显示右肾内及前列腺内类圆形低密度影，呈边缘环形强化，右肾病灶内可见分隔强化，符合肾脓肿的 CT 表现。

6. ABD【解析】肾脓肿血肌酐水平增高。

7. ABCE【解析】肾结核、黄色肉芽肿性肾盂肾炎、肾脓肿、放线菌病及获得性囊性肾病变做 CT 平扫均可呈“软组织密度”表现。

8. AC【解析】肾结核主要依靠排泄性肾盂造影及逆行性肾盂造影进行诊断。

9. ABCE【解析】黄色肉芽肿性肾盂肾炎的影像学表现：①X 线：a. 典型表现为受累的肾脏增大并有鹿角状结石，肾内散在小钙化灶，肾脏轮廓模糊。b. 排泄性尿路造影，患肾不显影。②CT：a. 局灶性：肾实质内局灶性囊状肿块，可伴有出血、坏死；增强壁可见强化，坏死区无强化；常伴有肾周受累，引起肾筋膜及腰大肌等部位的炎症性粘连增厚等改变。b. 弥漫性：病肾增大，轮廓不规整；肾盂难于分辨，肾窦脂肪减少，被纤维组织所代替；集合系统结石；肾实质内多个囊实性占位；增强后病灶边缘强化，坏死区无强化，肾收集系统扩张、积液；肾周筋膜增厚粘连。③MRI：a. 形态学改变与 CT 类似。b. 鉴别病变内液体成分有优势。

10. ABCD【解析】CTV 矢状位、冠状位，VR 及 MIP 重建，显示左侧输尿管不规则狭窄与扩张交替出现、右肾增大伴积水、膀胱变形，符合输尿管结核改变。

11. ACE【解析】参见 X 型题第 10 题解析。

12. CDE【解析】输尿管结核常造成黏膜破坏，溃疡形成，管径扩大，随后因结核肉芽肿形成，出现管壁增厚、僵直、管腔狭窄甚至闭塞，在尿路造影检查中形成了串珠状、软木塞钻状和笔杆状等输尿管结核特征性表现。

六、案例分析题

1. D【解析】参见 X 型题第 9 题解析。

2. ABCD【解析】黄色肉芽肿性肾盂肾炎首选尿路造影。

第六十六章　肾及输尿管肿瘤

一、A1 型题

1. 下列不是原发性良性腹膜后肿瘤的是

A. 脂肪瘤和平滑肌瘤

B. 畸胎瘤和异位嗜铬细胞瘤

C. 神经纤维瘤、神经鞘瘤

D. 肾错构瘤

E. 淋巴管瘤

2. 肾血管平滑肌脂肪瘤的 CT 诊断有确诊意义的是

A. 肾实质占位，境界清楚而密度不均

B. 增强后部分瘤组织增强

C. 瘤内有脂肪成分

D. 三种成分缺一不可

E. 合并结节硬化

3. 有关肾错构瘤的描述，错误的是

A. 错构瘤含有脂肪、平滑肌和血管成分

B. 可偶见自发性出血

C. 典型表现为双肾多发病变，偶见钙化

D. 20%~40%的错构瘤患者伴发结节性硬化症

E. 可无临床症状

4. 下列疾病中常常与双侧多发的肾血管平滑肌脂肪瘤并存的是

A. 马蹄肾

B. 肾脓肿

C. 肾癌

D. 多发性硬化

E. 结节性硬化症

5. 下列哪种肿瘤是由不同比例的血管、平滑肌和脂肪组成的

A. 肾癌

B. 肾错构瘤

C. 肾盂癌

D. 肾脓肿

E. 肾腺瘤

6. 肾腺瘤分型中，最多见的是

A. 乳头状型

B. 管状型

C. 腺泡型

D. 混合型

E. 以上都不是

7. 成人最常见的肾肿瘤是

A. 血管平滑肌脂肪瘤

B. 肾盂癌

C. 肾腺瘤
D. 成肾细胞瘤
E. 肾癌

8. 下列肾肿瘤起源于肾小管的是
A. 肾盂癌
B. 肾癌
C. 肾纤维瘤
D. 肾母细胞瘤
E. 淋巴瘤

9. 肾癌 MRI 增强扫描时的强化特点是
A. 延迟期强化常不及肾实质
B. 可为不规则边缘强化
C. 可为不均匀斑片状强化
D. 少数可无明显对比增强
E. 以上均是

10. 肾透明细胞癌最具有特征性表现的是
A. 平扫 CT 呈混杂密度的肿块
B. 肿块突向肾外生长，肾轮廓变形
C. 发生静脉和下腔静脉血栓
D. 呈现快进快出的强化特点
E. 内有点状或弧线状的钙化

11. 关于肾盂癌的描述，错误的是
A. 平扫肾窦内不规则软组织密度肿物
B. 肿物周围常有肾窦脂肪包绕
C. 侵入肾实质，局部呈低密度肿块
D. 不侵犯肾实质和输尿管
E. 当肿瘤侵犯肾实质，可能肾盏移位、变形

12. 肾盂癌的典型症状是
A. 腰部钝痛
B. 无痛性全程肉眼血尿
C. 尿急，尿频
D. 发热
E. 无明显症状

13. 下列肾母细胞瘤说法中不正确的是
A. 儿童最常见的恶性肿瘤之一，1~5 岁好发，不见于成人
B. 可发生与肾脏任何部位，肿块巨大，钙化常呈点状或弧状
C. 静脉尿路造影，肾盂肾盏系统局部或广泛分开、拉长、变短或推移
D. 肿瘤内部常出现液化、坏死、囊变、出血
E. 发生于肾上极的巨大肿瘤还需要与肾上腺神经母细胞瘤鉴别

14. 在输尿管癌的诊断中，MRI 水成像（MRU）较静脉尿路造影最大的优势是
A. 显示肾盂和输尿管积水
B. 显示输尿管肿块
C. 判断肾功能
D. 显示病变不受肾功能的影响
E. 判断病变部位

15. 关于输尿管癌的影像表现，错误的是
A. 尿路造影的直接征象是输尿管内中心或偏心充盈缺损

B. CT 显示为输尿管内小圆形充盈缺损，上方输尿管及肾盂扩张积水
C. MRI 可见输尿管梗阻部位有肿块，T_1WI 为高信号，T_2WI 为低信号
D. USG 于输尿管走行区可见实质性中低回声肿块，上方输尿管扩张和肾盂积水
E. MRI 造影后输尿管梗阻部位肿块有增强

二 A2 型题

1. 肾脏内 T_1WI、T_2WI 均呈高低混杂信号的病灶，不均匀强化，最可能的诊断为
A. 囊肿合并出血
B. 血管平滑肌脂肪瘤
C. 肾结核
D. 急性肾盂肾炎
E. 急性肾小球肾炎

2. 影像检查中 B 超发现右肾有 2cm 大小结节，回声略高，不均匀。CT 示结节内密度混杂，CT 值-60~40HU，边缘清楚。首先应诊断为
A. 肾腺癌
B. 肾盂癌
C. 肾平滑肌脂肪瘤
D. 肾母细胞瘤
E. 肾囊肿出血

3. 患者，女性，42 岁。体检发现肾占位，平扫密度不均，CT 值有-80HU，增强扫描无明显强化，超声为强回声。应首先考虑为
A. 肾囊肿
B. 肾腺瘤
C. 肾结核
D. 肾脓肿
E. 肾血管平滑肌脂肪瘤

4. 患者，男性，42 岁。患尿毒症长期血液透析 4 年，近日查体发现肉眼血尿。B 超见右肾有一不均质强回声团。CT 平扫见肿块内有一钙化。最可能的诊断应为
A. 肾母细胞瘤
B. 平滑肌脂肪瘤
C. 肾癌
D. 肾囊肿出血
E. 肾肉芽肿

5. 患者无痛性血尿数周，肾盂造影示肾盂内不规则充盈缺损，首先考虑为
A. 乳头状瘤
B. 肾盂癌
C. 鳞状细胞癌
D. 肾腺癌
E. 肾腺瘤

6. 患者，男性，53 岁。反复无痛性肉眼血尿伴条状血块 2 个月。膀胱镜检见右输尿管口喷血，尿细胞学可见癌细胞，静脉肾盂造影最有价值的 X 线表现是
A. 右肾不显影
B. 右肾积水
C. 右肾萎缩
D. 右肾盂充盈缺损

E. 右肾盏破坏

7. 患儿，男，5 岁。发现左侧腹部进行性增大的肿块 2 个月，不规则发热。红细胞生成素增多。IVP 示左侧肾脏不显影。腹部 CT 检查，可见左侧肾盂内肿物。最可能的诊断是

A. 肾癌　　B. 巨大肾积水

C. 肾母细胞瘤　　D. 肾上腺神经母细胞瘤

E. 多囊肾

三 A3/A4 型题

（1~3 题共用题干）

患者，男性，67 岁。被诊断为“肾癌”。

1. 肾癌最常见的组织病理学类型为

A. 透明细胞癌　　B. 乳头状癌

C. 嫌色细胞癌　　D. 肾集合管癌

E. 未分类肾癌

2. 关于肾细胞癌，不正确的说法是

A. 主要症状为无痛血尿和肿块　　B. IVP 可阴性

C. 肿瘤无钙化　　D. 肾盏受压及破坏

E. 可继发肾积水

3. 肾细胞癌与肾血管平滑肌脂肪瘤的鉴别诊断，应根据

A. 肿瘤大小　　B. 肿瘤边界

C. 肿瘤密度是否均匀　　D. 瘤内有无脂肪

E. 肿瘤有无强化

（4~5 题共用题干）

患者，男性，36 岁。血尿半个月余。IVP 示同侧肾盂、输尿管及膀胱均充盈缺损。

4. 该患者诊断可能性最大的是

A. 肾癌+种植转移　　B. 转移瘤

C. 腺瘤　　D. 肾结核

E. 移行细胞癌

5. 该患者如行 CT 检查，不正确的是

A. 病灶呈分叶状　　B. 肿瘤常伴有钙化

C. 增强后病灶可见不规则低密度区　　D. 病灶内部密度不均

E. 病灶可侵犯周围组织，脂肪间隙模糊不清

四 B 型题

（1～3 题共用备选答案）

A. 肾癌
B. 肾盂癌
C. 肾血管平滑肌脂肪瘤
D. 多囊肾
E. 单纯性肾囊肿

1. 结节性硬化症患者中，肾脏容易发生的病变为
2. 可以伴发红细胞增多症的是
3. 经常伴随发生膀胱和输尿管充盈缺损的是

（4～8 题共用备选答案）

A. 种植转移
B. 血行转移
C. 骨转移
D. 肺转移
E. 淋巴转移

4. 肾盂癌易发生
5. 前列腺癌易发生
6. 膀胱肿瘤易发生
7. 肾母细胞瘤易发生
8. 肾癌易发生

五 X 型题

1. 患者，女性，64 岁。左侧腰部胀痛。行 CT 扫描，如图所示。下列说法正确的是
   A. 左肾区可见一巨大的占位性病灶，境界较清楚，胰腺尾部受压向前推移
   B. 该病灶密度不均匀，其内可见脂肪密度影，且呈不均匀强化
   C. 考虑为左肾来源的血管平滑肌脂肪瘤
   D. 考虑为左侧肾上腺来源的髓样脂肪瘤
   E. 考虑为腹膜后来源的脂肪肉瘤

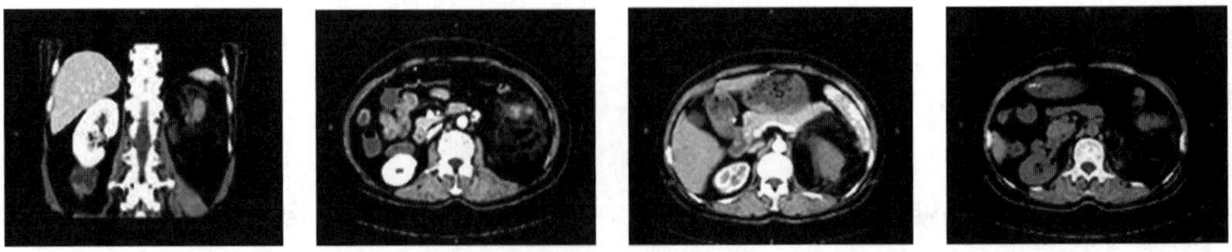

2. 患者，男性，55 岁。右腰部不适 1 年余，CT 扫描如图所示，下列说法正确的是
   A. 右肾中极可见一类圆形肿块影，肿块密度不均
   B. 其内见低密度脂肪影
   C. 其边缘清楚，与周围境界清晰
   D. 考虑为右肾癌
   E. 考虑为右肾错构瘤

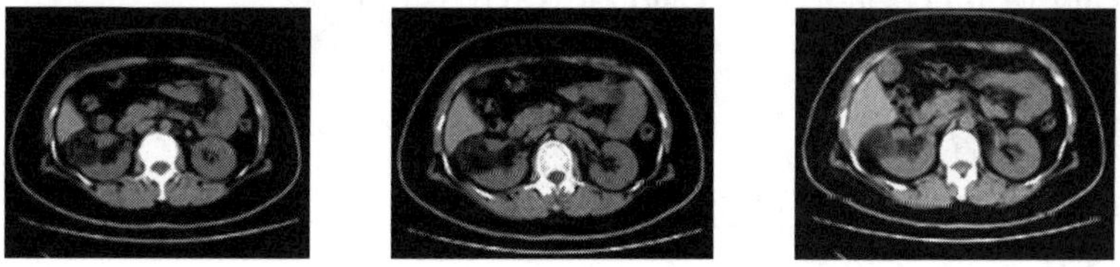

3. “肾血管平滑肌脂肪瘤”行 CT 平扫，可以表现为
   A. 脂肪密度　　B. 软组织密度
   C. 混杂密度　　D. 均匀高密度
   E. 水样密度
4. 关于肾血管平滑肌脂肪瘤，叙述错误的是
   A. 肿瘤含血管、横纹肌、脂肪成分　　B. 肿瘤可发生破裂出血
   C. 为独立的肿瘤，不属于其他综合征　　D. 肿瘤多以脂肪为基本成分
   E. 肿瘤内均会显示脂肪成分
5. 关于肾血管平滑肌脂肪瘤的描述，正确的为
   A. 肿瘤含血管、平滑肌、脂肪成分　　B. 属于恶性肿瘤
   C. 肿瘤内血管、平滑肌、脂肪成分不均等　　D. 肿瘤多以脂肪为基本成分
   E. 肿瘤内有时不能显示脂肪信号
6. 肾血管平滑肌脂肪瘤的肾动脉造影检查，常见的表现有
   A. 依肿瘤血管成分的多少表现不一　　B. 局部肾实质染色消失
   C. 病灶内血管迂曲，呈漩涡或放射状排列　　D. 可见瘤样扩张的大动脉
   E. 对比剂排空延时
7. 肾母细胞瘤的分型有
   A. 间质型　　B. 混合型
   C. 胚基型　　D. 上皮型
   E. 胚胎型
8. 关于肾癌的影像学诊断方法选择，错误的是
   A. CT 检查是首选
   B. CT 检查不明确者，可做 MRI 检查，以明确诊断及肿瘤分期

C. 超声检查仅作为一种筛查手段
D. 肾动脉血管造影一般用于术前了解肿瘤血管的解剖、肿瘤动脉有无栓塞
E. 尿路造影诊断价值较大，亦较常应用

9. 关于肾癌的说法，正确的是
A. 肿瘤边界清晰
B. MRI 与 CT 均可检出 1cm 小肾癌
C. 肿瘤在 T_1WI 像上呈略低信号，T_2WI 像上呈中高信号
D. 可呈不均匀强化
E. 肾癌是最常见的肾脏肿瘤

10. 关于“肾盂癌”，下列要点错误的有
A. 以鳞癌居多
B. 腹部 X 线平片通常多无阳性所见
C. 肿瘤较大时，CT 平扫可见分叶状肿瘤
D. 动态 CT 经常显示移行细胞癌的特征性增强特性，其增强较髓质差
E. 早期 MRI 常用于肾盂、输尿管肿瘤的检查

11. 在肾盂癌的 CT 检查中，下列描述错误的是
A. 肾盂癌可有明显强化
B. 肾窦区不规则软组织密度肿块影
C. CT 检查优于 X 线尿路造影
D. 很少累及同侧输尿管及膀胱
E. 延时扫描可见肾盂或肾盏充盈缺损影

12. 肾盂癌的 CT 表现，错误的是
A. 较小的肾盂癌，CT 检查是首选
B. CT 检查可以定性诊断、分期诊断
C. 肾盂或肾盏内的结节状软组织密度灶
D. 肿瘤与相邻肾实质分界清楚
E. 肿块轻度强化，分泌期扫描肾盂内充盈缺损灶

13. 肾母细胞瘤的临床分期
A. Ⅱ期：肿瘤已扩展至肾外，但手术可完全切除
B. Ⅳ期：出现血行淋巴转移至肺、肝、骨、脑及远处淋巴结
C. Ⅲ期：腹部有非血源性肿瘤残存，肾门、主动脉旁淋巴结受侵
D. Ⅲ期：腹膜有转移，肿瘤不能完全切除
E. Ⅰ期：肿瘤局限于肾内，肾包膜完整，可完整切除，肾床内无肿瘤，肾窦的血管未受侵犯

14. 关于肾母细胞瘤，正确的说法是
A. 是小儿最常见的肾恶性肿瘤，多见于1~3岁

B. 肿瘤与相邻肾实质分界清楚

C. 肿块密度均匀

D. 增强扫描强化明显

E. 肿块无钙化灶

六 案例分析题

（1~3 题共用题干）

患者，男性，36 岁。左侧腰胀痛 2 年，局部皮肤无红肿等表现，左侧肋脊角叩击痛阳性。当地医院检查发现左肾占位性病变，发病以来无血尿及膀胱刺激症状。

1. 若占位性病变为肾癌所致，对诊断最有帮助的是

A. 放射性核素肾图　　B. 腰痛

C. 腰腹部肿块　　D. 静脉肾盂造影

E. 肾动脉造影　　F. B 超

2. 查体：血压 120/75mmHg，左肾下极可触及，左肾区叩击痛。尿常规正常，静脉肾盂造影正常。CT 显示左侧肾下极占位性病变，4cm×3cm 大小，密度不均，CT 值负值。诊断应为

A. 肾癌　　B. 肾囊肿

C. 肾盂癌　　D. 肾母细胞瘤

E. 肾血管平滑肌脂肪瘤　　F. 肾脓肿

3. 该病影像学表现需与下列哪些疾病相鉴别

A. 肾癌　　B. 肾出血性囊肿

C. 肾脓肿　　D. 肾母细胞瘤

E. 肾盂癌　　F. 肾脂肪瘤

（4~6 题共用题干）

患者，男性，73 岁。反复无痛性肉眼血尿 9 个月余，近 1 个月自觉腰部不适、胀痛，偶见黏液中有“烂肉”脱落，膀胱镜检见左侧输尿管口喷血，MRI 检查见下图。

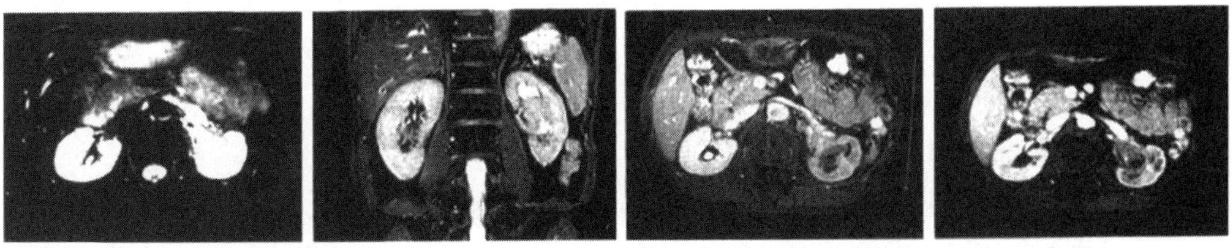

4. 最可能的诊断是

A. 肾癌　　B. 肾结核

C. 肾盂癌
D. 肾血管平滑肌脂肪瘤
E. 肾脓肿
F. 肾结核

5. 该肿瘤最常见的病理类型为
A. 透明细胞癌
B. 颗粒细胞癌
C. 鳞状细胞癌
D. 腺癌
E. 移行细胞癌
F. 腺鳞癌

6. 关于肾癌的说法，正确的是
A. 主要症状为无痛血尿和肿块
B. IVP 可阴性
C. 肾盏破坏及受压
D. 肿瘤无钙化
E. 可继发肾积水

（7~9 题共用题干）

患儿，男，2 岁。家长无意中发现腹部包块，遂来医院就诊。

7. 应该考虑为
A. 肝母细胞瘤
B. 肾母细胞瘤
C. 神经母细胞瘤
D. 肠套叠
E. 肾结核

8. 若 MRI 图像如下，诊断为
A. 肝母细胞瘤
B. 肾母细胞瘤
C. 神经母细胞瘤
D. 肠套叠
E. 肾癌

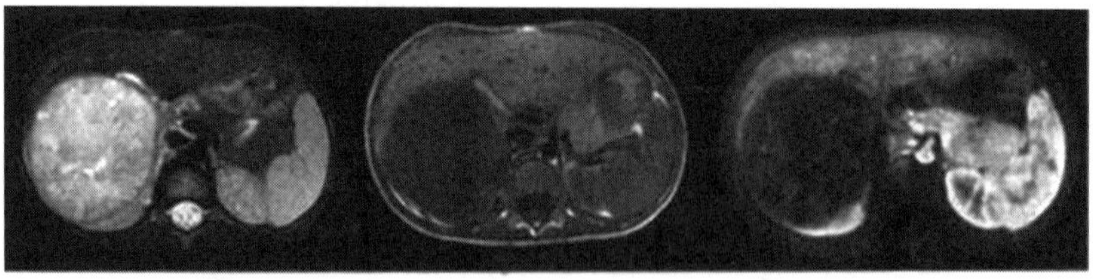

T_2WI 压脂　　T_1WI　　CE-T_1WI 压脂

9. 关于肾母细胞瘤描述正确的是
A. 是小儿最常见的肾脏良性肿瘤
B. 临床表现主要为腹部包块、厌食、恶病质、腹痛及镜下血尿
C. CT 表现为肾内巨大肿瘤，轮廓多较光滑，瘤内密度不均，出血、坏死、囊变多见
D. 肾静脉和/或下腔静脉内可见充盈缺损
E. 腹膜后淋巴结肿大或出现远处转移

参考答案与解析

一、A1 型题

1. D【解析】肾血管平滑肌脂肪瘤又称肾错构瘤，是一种实质性占位病变，此病是常染色体显性遗传病，属于脂肪瘤的一种，由厚壁血管、平滑肌和脂肪组织构成。

2. C【解析】肾血管平滑肌脂肪瘤是由不同比例的平滑肌、血管及脂肪组织构成，是一种无包膜的错构瘤性肿块，而脂肪成分是影像检查确诊的依据。

3. C【解析】约 80%肾错构瘤患者肿瘤单侧单发，瘤体不大。约 20%患者肿瘤为双侧，且多发，瘤体大小不等。本病罕见钙化。

4. E【解析】结节性硬化症伴发肾错构瘤者肿瘤多为双侧，且多发。

5. B【解析】肾错构瘤为一种无包膜的组织错构性肿块，由厚壁血管、平滑肌和脂肪组织构成。

6. A【解析】肾腺瘤组织学上可分为乳头状型、管状型和腺泡型 3 种，其中乳头状型多见。

7. E【解析】肾癌 40~60 岁多见，男女之比为 2∶1，是成人最常见的肿瘤。

8. B【解析】肾癌是来源于肾小管上皮细胞的腺癌，85%为透明细胞癌。

9. E【解析】肾癌增强早期，肿瘤多有明显不均匀、不规则强化，其后呈相对信号不均一的肿块。

10. D【解析】肾透明细胞癌 CT 平扫呈稍低或等密度，伴出血时可夹杂稍高密度（选项 A 错误）。透明细胞癌多以膨胀性生长为主（选项 B 错误）。肾癌易侵及静脉并形成瘤栓，表现为患侧肾静脉或下腔静脉增粗（选项 C 错误）。CT、MRI 多期增强扫描时，明显强化及“快进快出”是其典型的影像学表现。肿瘤密度不均，坏死、囊变、出血或钙化，偶有砂粒样钙化（选项 E 错误）。

11. D【解析】肿瘤可顺行种植在输尿管和/或膀胱壁上。当肿瘤侵犯肾实质，可致肾盏移位、变形。

12. B【解析】肾盂癌典型临床表现为无痛性全程血尿，瘤体较大或并肾积水时可触及肿物。

13. A【解析】Wilms 瘤又称肾母细胞瘤，是儿童最常见的恶性肿瘤之一，约 68%发生于 1~5 岁儿童，偶见于成人。

14. D【解析】MRU 是通过采集人体内氢质子的信号而成像，不受肾功能的影响；而静脉尿路造影依赖于肾脏的排泄功能而显影，可以据此判断肾脏排泄功能。

15. C【解析】输尿管癌的 MRI 表现为局部管壁不规则增厚，病变段腔内或腔周可见异常软组织信号影，T_1WI 呈低等信号，T_2WI 呈等或稍高信号，MRI 增强扫描示局部软组织肿块和增厚管壁强化。

二、A2 型题

1. B【解析】肾脏血管平滑肌脂肪瘤由于内部含有血管、平滑肌及脂肪成分，内部信号不均匀，增强扫描后呈不均匀强化。

2. C【解析】肾血管平滑肌脂肪瘤的 CT 表现：①典型表现，边界清楚的混杂密度肿块，内有脂肪密度及软组织密度；②增强检查，软组织密度区明显、持续性强化。

3. E【解析】参见 A2 型题第 2 题解析。

4. C【解析】肾癌的临床表现：无任何症状；三联征为间歇性血尿、腰部疼痛和腹部包块；发热；甲状旁腺功能亢进；高血压；贫血；神经系统症状。CT 表现：①分叶状、浸润性生长；②边界不清，有短毛刺；③脂肪囊内条索影或结节影；④肾筋膜增厚；⑤肿瘤密度不均，坏死、囊变、出血或钙化，偶有砂粒样钙化；⑥“快进快出”的强化方式。

5. B【解析】肾盂癌的 MRI 表现：①T_1WI 稍低信号；②T_2WI 稍高信号；③肾盂肾盏内的低信号充盈缺损，周围环绕高信号的肾窦脂肪；④信号混杂，缺血坏死、囊变或出血；⑤MRI 增强，皮质期肾盂癌仅轻度强化，实质期及肾盂期肿瘤增强的信号提高有限；⑥MRU，肾盂积水及输尿管梗阻扩张。

6. D【解析】参见 A2 型题第 5 题解析。

7. C【解析】肾母细胞瘤的 CT、MR 表现：①较大的圆形或椭圆形肿块；②包膜完整，与周围分界清楚；③密度不均，坏死、出血、囊变，有时钙化；④不均匀强化，“新月形、半环形、多环形”等边缘强化征；⑤侵犯肾盂、输尿管及远侧尿路；⑥局限性淋巴结肿大；⑦远处转移。

三、A3/A4 型题

1. A【解析】参见 A1 型题第 8 题解析。

2. C【解析】参见 A2 型题第 4 题解析。

3. D【解析】肾血管平滑肌脂肪瘤的诊断要点：肾实质不均质肿块内含脂肪成分；增强扫描实性成分明显强化。

4. E【解析】“肾盂癌的 MRI 表现”参见 A2 型题第 5 题解析。病理上，肾盂癌可分为三种细胞类型：移行细胞癌、鳞状细胞癌和腺癌，其中以移行细胞癌最为多见。

5. B【解析】肾盂癌的 CT 表现：①肾盂内肿块型：局限在肾盂肾盏内无蒂肿瘤；密度通常低于肾实质而高于尿液，肾窦脂肪受压；轻度强化。②肿块浸润肾实质型：侵犯肾实质或肾周组织；密度低于正常肾实质；不均匀强化，程度轻或中度。③肾盂壁增厚积水型：肾盂壁及输尿管上段壁呈不规则增厚或狭窄；梗阻性肾盂积水；管壁呈环状或不规则强化，程度轻或中度。

四、B 型题

1. C【解析】肾血管平滑肌脂肪瘤又称肾错构瘤，是一种实质性占位病变，肾错构瘤分为两种类型：①有结节性硬化症者：无病状、双侧、肿瘤小、多发、发病年龄小。②不合并结节性硬化症者：常有自觉病状，多发或单发、单侧、肿瘤较大，发病年龄亦较大。

2. A【解析】肾癌可以伴发红细胞增多症。

3. B【解析】参见 A2 型题第 5 题解析。

4. A【解析】肾盂癌最常见的转移方式为种植转移。

5. C【解析】前列腺癌最常见的转移方式为骨转移。

6. E【解析】膀胱肿瘤最易发生的转移方式为淋巴转移。

7. D【解析】肾母细胞瘤易发生肺转移。

8. B【解析】肾癌易发生血行转移。

五、X 型题

1. ABC【解析】如图所示，该患者考虑为左肾来源的血管平滑肌脂肪瘤。左肾区可见一巨大的占位性病灶，境界较清楚，胰腺尾部受压向前推移，病灶密度不均匀，其内可见脂肪密度影，且呈不均匀强化。

2. ABCE【解析】如图所示，该患者右肾中极可见一类圆形肿块影，肿块密度不均，内见低密度脂肪影，边缘清楚，与周围境界清晰，考虑为右肾错构瘤。

3. ABC【解析】参见 A2 型题第 2 题解析。

4. ACE【解析】肾血管平滑肌脂肪瘤又称肾错构瘤，是一种实质性占位病变，此病是常染色体显性遗传病，属于脂肪瘤的一种，由厚壁血管、平滑肌和脂肪组织构成，内含血管、平滑肌、脂肪成分，选项 A、C 错误。肾血管平滑肌脂肪瘤的诊断要点：肾实质不均质肿块内含脂肪成分；增强扫描实性成分明显强化。选项 E 错误。

5. ACDE【解析】肾错构瘤是一种良性肿瘤，因为系由血管、平滑肌和脂肪构成，所以又称“平滑肌血管脂肪瘤”。

6. ABCE【解析】肾血管平滑肌脂肪瘤的肾动脉造影检查，常见的表现有：①依肿瘤血管成分的多少表现不一；②局部肾实质染色消失；③病灶内血管迂曲，呈漩涡或放射状排列；④可见瘤样扩张的小动脉；⑤对比剂排空延时。

7. ABCD【解析】肾母细胞瘤的 4 种亚型：胚基型、间质型、上皮型和混合型。

8. AE【解析】对于临床有无痛性血尿、怀疑肾癌的患者，应首选超声检查，发现病变后可再行 CT 检查，进一步明确诊断与肿瘤分期。诊断不明确时可做 MRI 检查。尿路造影只能显示一些间接征象（如肾癌造成的肾盂、肾盏破坏），应用较少。肾动脉血管造影一般用于术前了解肿瘤血管的解剖、肿瘤动脉有无栓塞及判断肾静脉与下腔静脉有否瘤栓。

9. BCDE【解析】参见 A2 型题第 4 题解析。

10. AE【解析】肾盂癌在肾脏恶性肿瘤中约占 8%，其中移行细胞癌约占 80%～90%，鳞状细胞癌约占 5%～20%，腺癌及未分化癌则较为罕见（选项 A 错误）。腹部 X 线平片：通常多无阳性所见，少数移行细胞癌可有无特征钙化，有时可类似肾结核或肾乳头坏死的钙化（选项 B 正确）。肿瘤较大时，在 CT 平扫可见分叶状肿瘤，呈软组织密度，位于肾盂内；若肿瘤较小且未引起梗阻也未累及肾盂周围脂肪，则平扫极易漏诊（选项 C 正确）。动态 CT 经常显示移行细胞癌的特征性增强特性，其增强较髓质差，但倾向于均匀而不像通常见于肾细胞癌的不均匀增强（选项 D 正确）。由于有腹部运动伪影的影响，早期 MRI 很少用于肾盂、输尿管肿瘤的检查（选项 E 错误）。

11. ACD【解析】肾盂癌以移行细胞癌多见，其肿瘤可向下种植于输尿管及膀胱。CT 扫描见肾窦区不规则软组织密度肿块影，其密度高于尿液低于肾实质，增强检查仅轻度强化，延时扫描当肾盂肾盏明显强化时，能清楚显示肿瘤造成的充盈缺损。早期肾盂癌，X 线尿路造影即可显示其征象，优于 CT 检查。

12. AD【解析】肾盂癌多为发生在肾盂、肾盏内的移行上皮癌，静脉肾盂造影对肾盂、肾盏的小病变较敏感，故为首选的影像检查方法。CT 检查多作为尿路造影后的进一步影像检查方法。CT 平扫、增强扫描及 CTU 检查均可以很好地显示病灶，进行定性、分期诊断。肿瘤多与相邻的肾实质分界不清，肾实质易受浸润破坏，晚期可穿出肾实质侵犯肾周脂肪，增强扫描可见肿块轻度强化，分泌期扫描肾盂内见充盈缺损灶。

13. ABCDE【解析】肾母细胞瘤的临床分期：①Ⅰ期：肿瘤局限于肾内，肾包膜完整，可完整切除，肾床内无肿瘤，肾窦的血管未受侵犯。②Ⅱ期：肿瘤已扩展至肾外，但手术可完全切除。③Ⅲ期：腹部有非血源性肿瘤残存，肾门、主动脉旁淋巴结受侵，腹膜有转移，肿瘤不能完全切除。④Ⅳ期：出现血行淋巴转移至肺、肝、骨、脑及远处淋巴结。

14. AB【解析】肾母细胞瘤是小儿最常见的肾恶性肿瘤，多见于 1～3 岁。肿瘤体积多巨大，与相邻肾实质分界多清楚，部分可见假包膜，肿块密度不均，瘤内常有坏死、液化和出血，低密度坏死边缘及肿瘤周边可出现钙化灶，肿块多轻度强化，肾静脉及下腔静脉易受累。

六、案例分析题

1. E【解析】肾动脉造影是利用造影方法观察肾动脉以明确肾动脉狭窄部位、范围、程度和栓塞等情况，并根据造影结果，行可作肾动脉球囊扩张或放置支架植入术，是作为肾动脉狭窄诊断的金标准，被认为是目前诊断肾动脉狭窄的主要方法。

2. E【解析】肾血管平滑肌脂肪瘤的影像学表现：①CT：a. 典型表现：边界清楚的混杂密度肿块，内有脂肪密度及软组织密度。b. 增强检查：软组织密度区明显、持续性强化。②MRI：a. 混杂信号肿块。b. 脂肪性高信号可被脂肪抑制技术所抑制。③X 线：a. 可显示较大肿块所致肾轮廓改变。b. 肿块较大，尿路造影肾盂、肾盏受压变形。c. 肾动脉造影，肿瘤血管丰富。

3. AEF【解析】肾错构瘤的鉴别诊断：①肾癌；②肾盂癌；③肾脂肪瘤。

4. C【解析】参见 A2 型题第 5 题解析。

5. E【解析】肾盂癌多为发生在肾盂、肾盏内的移行上皮癌，静脉肾盂造影对肾盂、肾盏的小病变较敏感，故为首选的影像检查方法。CT 检查多作为尿路造影后的进一步影像检查方法。

6. ABCE【解析】参见 A2 型题第 4 题解析。

7. ABC【解析】神经母细胞瘤：①巨大分叶状，轮廓不规则，外形不光滑；②密度不均，常有出血、钙化；③肿块常超过中线，且有肝及淋巴结转移；④包绕腹主动脉；⑤肾形态基本保持正常，但移位明显。“肾母细胞瘤的 CT、MR 表现”参见 A2 型题第 7 题解析。肝母细胞瘤偶尔可有恶心、呕吐及腹痛，少数病例可见黄疸。罕见情况下肿瘤细胞分泌人绒毛膜促性腺激素，导致青春期早熟、出现阴毛、生殖器增大以及声音变粗，多见于男孩。

8. B【解析】参见 A2 型题第 7 题解析。

9. BCDE【解析】参见 X 型题第 14 题解析。

第六十七章　膀胱疾病

一 A1 型题

1. 输尿管肿瘤中，不属恶性的是
   A. 移行上皮癌
   B. 腺癌
   C. 淋巴癌
   D. 乳头状瘤
   E. 血管内癌
2. 对诊断膀胱嗜铬细胞瘤有重要意义的是
   A. 头痛
   B. 心悸
   C. 腹痛
   D. 视物模糊
   E. 在排尿、膀胱充盈或按压膀胱时血压升高
3. 膀胱癌的起始症状不可能是
   A. 血尿
   B. 尿频、尿痛
   C. 排尿困难
   D. 充溢性尿失禁
   E. 下腹部肿块
4. 成人泌尿系最常见的肿瘤是
   A. 肾癌
   B. 肾胚胎瘤
   C. 膀胱癌
   D. 肾囊肿
   E. 肾盂癌
5. 膀胱癌最常见的生长部位是
   A. 膀胱顶部
   B. 膀胱颈部
   C. 膀胱三角区
   D. 膀胱侧壁及后壁
   E. 膀胱前壁
6. 膀胱癌的 CT 检查，不能显示
   A. 突入膀胱内的肿瘤
   B. 输尿管开口肿瘤阻塞
   C. 膀胱壁局部浸润增厚
   D. 肿瘤侵入黏膜或黏膜下层的深度
   E. 精囊、前列腺和盆腔内邻近组织受侵
7. CT 在膀胱癌诊断上的主要作用是
   A. 区别肿瘤浸润膀胱壁的深度
   B. 对膀胱癌各期的分型

C. 对淋巴结是否转移作出判断
D. 确定是否伴有尿路梗阻
E. 以上均是

8. 膀胱癌侵犯精囊时，CT 表现不正确的是
A. 精囊角消失
B. 精囊角增大
C. 精囊腺增大
D. 精囊结构破坏
E. 精囊肿块与膀胱肿块相连

9. 膀胱癌 X 线膀胱造影的表现是
A. 突入腔内的菜花状或乳头状充盈缺损
B. 病灶基底较宽
C. 局部壁较僵硬、凹凸不平
D. 输尿管和肾积水
E. 以上都是

二 B 型题

（1~3 题共用备选答案）
A. 膀胱壁毛糙不平，膀胱容积缩小
B. 边缘多不规则，表面凹凸不平，基底宽，局部膀胱壁变硬，膀胱变形
C. 逆行造影，表现为充盈缺损且随体位而动
D. 造影早期无明显异常，晚期膀胱容积减小，表面毛糙，偶可见膀胱壁线样钙化
E. 可见膀胱一侧壁向膀胱内突出的充盈缺损影，形态可呈圆形或不规则形，体位变后病灶无变化

1. 哪个选项为膀胱嗜铬细胞瘤的描述
2. 哪个选项为膀胱癌的描述
3. 哪个选项为膀胱结石的描述

三 X 型题

1. X 线检查中膀胱癌有定性诊断价值的表现是
A. 膀胱区充盈缺损
B. 肾盂积水
C. 输尿管积水
D. 膀胱壁不规整、僵直
E. 膀胱钙化

2. 关于膀胱癌的 CT 表现，正确的是
A. 可区别肿瘤限于黏膜内或侵入黏膜下层
B. 突入膀胱腔内的结节肿物
C. 肿瘤可以单发，也可为多发
D. 肿瘤可带蒂生长

E. 肿瘤累及黏膜下层和肌层表现为膀胱壁增厚

3. 关于膀胱原发恶性肿瘤，正确的说法有

A. T_1WI 主要用于评价前列腺受侵情况

B. T_1WI 可以观察膀胱周围脂肪和邻近器官的受侵情况

C. 移行细胞癌是最常见的膀胱原发恶性肿瘤

D. 膀胱癌可以明显强化

E. T_3WI 用于评价膀胱壁肌层浸润的深度

4. 关于膀胱恶性肿瘤，下列叙述正确的是

A. 所有膀胱上皮性肿瘤均为恶性

B. 移行细胞癌发病率最高

C. 鳞癌发病率列第二位

D. 鳞癌发病率列第三位

E. 腺癌发病率列第三位

四 案例分析题

（1~3题共用题干）

患者，男性，63岁。间断性血尿2个月，伴尿频、尿急1周。超声见膀胱内菜花状强回声影。尿常规红细胞（++），白细胞（+）。查体未见明显异常。

1. CT检查如图，拟诊断为

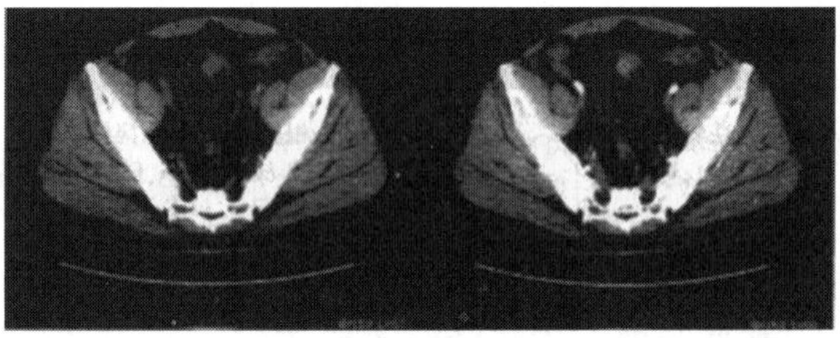

A. 膀胱平滑肌瘤

B. 膀胱癌

C. 膀胱嗜铬细胞瘤

D. 膀胱肾源性腺瘤

E. 膀胱息肉

F. 慢性膀胱炎

2. 该肿瘤好发于

A. 膀胱三角区

B. 膀胱前壁

C. 膀胱侧壁

D. 膀胱底部

E. 膀胱输尿管移行区

F. 以上都不是

3. 该肿瘤最常见的细胞类型是

A. 泡沫细胞癌

B. 未分化癌

C. 腺癌

D. 鳞状细胞癌

E. 移行细胞癌

F. 混合癌

（4~9题共用题干）

患者，男性，62岁。因肉眼血尿2周就诊，无明确原因肉眼全程血尿，无腰痛、下肢

水肿。实验室检查：血常规正常；尿常规镜检满视野红细胞。X 线平片无异常征象。

4. 根据上述资料，还应该做的检查有

A. CT　　B. MRI

C. IVP　　D. US

E. ECT　　F. DSA

5. 患者行 IVP 及 CT 检查，图像如下，应考虑患有

A. 膀胱息肉　　B. 膀胱癌

C. 膀胱横纹肌肉瘤　　D. 膀胱平滑肌肉瘤

E. 膀胱结核　　F. 膀胱憩室

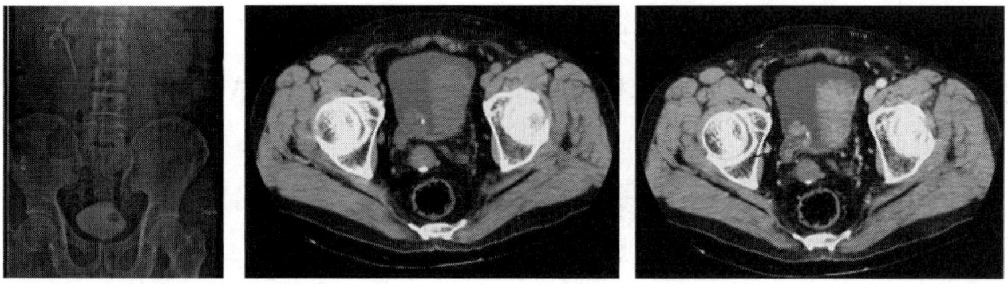

6. 诊断依据有

A. IVP 右侧膀胱充盈缺损

B. CT 膀胱邻近右输尿管息肉样、较宽基底、轮廓不规则肿块

C. 右侧输尿管扭曲、扩张

D. 临床上全程无痛性血尿

E. 老年人

F. 盆腔内淋巴结不肿大

7. 诊断该病最敏感、最可靠的是

A. CT　　B. US

C. MRI　　D. 膀胱镜检加活检

E. IVP　　F. KUB

8. 本病应该与哪些疾病鉴别诊断

A. 膀胱结核　　B. 膀胱息肉

C. 输尿管肿瘤　　D. 子宫肌瘤

E. 膀胱转移瘤　　F. 前列腺增生

9. 膀胱癌从病理上可分为

A. 移行细胞癌　　B. 鳞状细胞癌

C. 腺癌　　D. 未分化癌

E. 原位癌　　F. 髓样癌

参考答案与解析

一、A1 型题

1. D【解析】膀胱乳头状瘤是一种良性肿瘤。

2. E【解析】膀胱嗜铬细胞瘤的临床表现：女性发病率略高于男性，典型的临床表现是排尿时头痛、头晕、心悸、视物模糊、出汗和高血压。如果在排尿、膀胱充盈或按压膀胱时血压升高，对诊断该病有重要意义。

3. D【解析】膀胱癌的主要症状为无痛性血尿，常并有尿频、尿急、尿痛等膀胱刺激症状，易发生在膀胱三角区和两侧壁，自膀胱壁突向腔内，晚期形成较大肿块，如血块阻塞膀胱出口，才会出现排尿困难。

4. C【解析】膀胱癌是成人泌尿系最常见的肿瘤。

5. D【解析】膀胱癌肿瘤分布以膀胱侧壁、后壁最多，其次为三角区和顶部。

6. D【解析】CT 不能清楚显示膀胱黏膜，所以不能显示肿瘤侵入黏膜或黏膜下层的深度，针对这一点来说，MR 检查明显优于 CT 检查。

7. E【解析】CT 能够区别肿瘤浸润膀胱壁的深度，对膀胱癌各期进行分型，能够判断是否存在淋巴结转移，判断是否伴有尿路梗阻。

8. B【解析】膀胱癌侵犯精囊时，精囊角消失。

9. E【解析】膀胱癌多为移行细胞癌，呈乳头状生长，多位于膀胱三角区，其次为两侧壁，在 X 线膀胱造影表现为基底较宽的菜花状及乳头状充盈缺损影突入腔内。局部僵硬，若膀胱壁广泛浸润则可使膀胱壁广泛僵硬、凹凸不平；若肿瘤侵犯输尿管口，可导致输尿管及肾积水。

二、B 型题

1. E【解析】膀胱嗜铬细胞瘤的膀胱造影可见膀胱一侧壁向膀胱腔内突出的充盈缺损影，形态可呈圆形或不规则形，体位改变后病灶无变化。

2. B【解析】膀胱癌边缘多不规则，表面凹凸不平，基底宽，局部膀胱壁变硬，膀胱变形。

3. C【解析】膀胱结石逆行造影，表现为充盈缺损且随体位而动。

三、X 型题

1. AD【解析】膀胱癌具有定性意义的表现是膀胱充盈缺损及膀胱内壁不规整、僵直，表明肿瘤对膀胱壁的浸润，同时若广泛的癌肿浸润可使膀胱腔缩小，肿瘤钙化少见，肾盂及输尿管积水无特异性。

2. BCDE【解析】膀胱癌多表现为突入膀胱腔内的结节肿物，可以单发，也可多发。肿瘤累及黏膜下层和肌层表现为膀胱壁增厚，CT 检查不能区别膀胱黏膜与肌层，所以不能区别肿瘤是否累及黏膜下层或肌层。

3. BCDE【解析】膀胱原发恶性肿瘤中最多见的是移行细胞癌，其次为鳞状细胞癌。在 MRI 检查过程中，应用 T_1WI 可以观察膀胱周围脂肪和邻近器官（除前列腺外）的受侵、肿瘤淋巴结转移和骨髓浸润，而 T_2WI 则用于评价膀胱壁肌层浸润的深度和前列腺受侵情况。MRI 的组织分辨力高，十分有利于区分肌层浸润及膀胱周围脂肪受侵情况，对膀胱肿瘤的分期效果更好，优于 CT 检查。增强扫描可使膀胱癌明显强化，尤其在增强早期，膀胱癌的强化高于周围正常膀胱壁。

4. ABCE【解析】所有膀胱上皮性肿瘤均为恶性，其发病率自高至低依次为移行细胞癌、鳞癌和腺癌。

四、案例分析题

1. B【解析】膀胱癌的 CT 表现：①可表现为阴性；②膀胱壁局限性增厚或突入腔内的软组织密度肿块；③肿块较大时，中央可出现液化坏死；④可见钙化；⑤CT 增强，早期中度或明显强化，延迟期膀胱内充满对比剂，肿块呈低密度的充盈缺损；⑥三维重组图像易于发现膀胱顶、底部的肿瘤，并清楚显示肿瘤对精囊腺及前列腺的侵犯程度。

2. AD【解析】膀胱癌好发于膀胱的两侧壁和后壁，其次好发于膀胱顶壁和三角区，绝大多数为移行细胞癌，极少部分为膀胱的鳞癌和腺癌。

3. E【解析】参见案例分析题第 2 题解析。

4. ABCD【解析】根据症状怀疑膀胱癌，需要做 CT、MRI、IVP 和超声检查。

5. B【解析】参见案例分析题第 1 题解析。

6. ABDE【解析】IVP 示膀胱右侧不规则的充盈缺损。CT 显示膀胱右侧邻近右输尿管处息肉样，较宽基底，轮廓不规则肿块，图像未显示右输尿管扭曲扩张，故选项 C 错误。CT 见盆腔内淋巴结肿大，故选项 F 错误。

7. D【解析】膀胱镜检和活检是诊断膀胱癌最敏感、最可靠的方法。

8. ABC【解析】膀胱癌的鉴别诊断：①腺性膀胱炎；②膀胱嗜铬细胞瘤；③膀胱子宫内膜异位症；④膀胱内血块；⑤膀胱结核；⑥膀胱息肉；⑦输尿管肿瘤。

9. ABCD【解析】膀胱癌从病理组织学上分为移行细胞癌（92%）、鳞状细胞癌（6%～7%）、腺癌（0.5%～2.0%）和未分化癌（1%以下）。

第六十八章　肾上腺疾病

一 A1 型题

1. 肾上腺疾病的影像学检查，首选方法是
   A. X 线平片　　B. MRI
   C. CT　　D. USG
   E. 尿路造影
2. 正常肾上腺的 MRI 信号与肝实质信号强度相比
   A. T_1及 T_2加权像均为等信号　　B. T_1加权像低信号、T_2加权像高信号
   C. T_1加权像高信号、T_2加权像低信号　　D. T_1及 T_2加权像均为高信号
   E. T_1及 T_2加权像均为低信号
3. 库欣（Cushing）综合征首选摄片体位是
   A. 许氏位　　B. 胸部侧位
   C. 颈椎斜位　　D. 胆区后前位
   E. 头颅侧位
4. 可引起皮质醇增多症（Cushing 综合征）的是
   A. 肾上腺增生，嗜铬细胞瘤，肾上腺皮质腺瘤
   B. 肾上腺腺瘤，嗜铬细胞瘤，肾上腺皮质腺瘤
   C. 肾上腺增生，肾上腺腺瘤，肾上腺皮质腺瘤
   D. 肾上腺腺瘤，肾上腺增生，肾上腺髓样脂肪瘤
   E. 肾上腺腺瘤，转移瘤，囊肿
5. 有关肾上腺皮质癌的 MRI 表现正确的是
   A. 均无功能　　B. 一般无明显强化
   C. 在反相位上信号不均匀　　D. 易发生下腔静脉癌栓
   E. 淋巴结转移较少
6. 原发性醛固酮增多症 65%~80%是由下列哪个肾上腺病变引起的
   A. 肾上腺增生　　B. 嗜铬细胞瘤
   C. 转移瘤　　D. 皮质腺瘤
   E. 皮脂腺癌

7. 下列肾上腺肿瘤通常富含脂质成分的是
   A. 肾上腺皮质癌
   B. 肾上腺腺瘤
   C. 肾上腺嗜铬细胞瘤
   D. 肾上腺神经母细胞瘤
   E. 肾上腺神经节细胞瘤
8. 关于肾上腺腺瘤的 CT 特点，错误的是
   A. 类圆形或椭圆形，密度均匀，可含脂肪
   B. 动态增强表现为迅速强化，快速廓清
   C. Conn 腺瘤直径多小于 2cm
   D. 库欣腺瘤多为 2~3cm
   E. 无功能腺瘤多小于 3cm
9. 与嗜铬细胞瘤相关的几个统计数字，下列错误的是
   A. 10%位于肾上腺之外
   B. 10%为恶性肿瘤
   C. 10%为多发性
   D. 90%位于肾上腺
   E. 10%起源于肾上腺皮质
10. 下列关于嗜铬细胞瘤的描述，错误的是
   A. 多见于 14 岁以下儿童
   B. 为圆形或卵圆形的肿块
   C. 既可有实质性肿块，也可有囊性肿块
   D. 增强扫描后肿瘤强化明显
   E. 肿瘤大小不能鉴别良恶性
11. 组织胞质菌病的病理，错误的是
   A. 直径 3~5μm，每个真菌细胞有一小核，其外有明确的细胞壁，由于固定所致，真菌细胞收缩其外周形成一透亮空隙
   B. 在巨噬细胞及 Langhans 巨细胞内，有很多组织胞质菌的酵母样形体，为圆形或卵圆形，可有出芽
   C. 诊断主要依据是见到特征性的成 45°锐角分支的菌丝，该菌丝有规则的分隔
   D. PAS 染色病原体特别明显，Gram 染色可使真菌细胞中心部位着色浓厚
   E. 光镜下，特征性的病变是含有大量组织胞质菌的巨噬细胞及上皮样细胞肉芽肿
12. 典型嗜铬细胞瘤在
   A. T_1WI 呈低信号，T_2WI 呈明显高信号
   B. T_1WI 呈高信号，T_2WI 呈低信号
   C. T_1WI 呈低信号，T_2WI 呈中等信号
   D. T_1WI 及 T_2WI 均呈高信号
   E. T_1WI 及 T_2WI 均呈低信号
13. 下列不是肾上腺嗜铬细胞瘤的 CT 特点的是
   A. 肿瘤内有脂肪可以呈低密度
   B. 较小肿瘤密度均匀，类似肾脏的密度
   C. 较大的肿瘤可以出现囊变
   D. 增强检查肿瘤明显强化，其内低密度区无强化
   E. 10%的嗜铬细胞瘤为多发性

14. 关于肾上腺囊肿的病理分类，不正确的是

A. 内皮囊肿
B. 假性囊肿
C. 上皮性囊肿
D. 真性囊肿
E. 棘球蚴性囊肿

15. 肾上腺转移瘤，最常见的原发肿瘤是

A. 胃癌
B. 胰腺癌
C. 肺癌
D. 肠间质瘤
E. 肾癌

16. 常累及双侧肾上腺的病变是

A. 肾上腺腺瘤
B. 肾上腺出血
C. 神经源性肿瘤
D. 肾上腺结核
E. 髓质脂肪瘤

17. 关于肾上腺结核的 CT 特点，下列错误的是

A. 干酪化期双侧肾上腺增大，形成不规则肿块
B. 单侧肾上腺巨大的密度不均匀肿块
C. 增强检查双侧肾上腺肿块周边和内隔发生强化，低密度区无强化
D. 钙化期双侧肾上腺弥漫性钙化
E. 双侧肾上腺密度不均匀肿块，内有低密度区和点状钙化

二 A2 型题

1. 患者，女性，36 岁。头晕、乏力。血压 150/80mmHg，血钾 3.0mmol/L，MR 检查双肾上腺多发小结节影。最有可能的诊断是

A. 特发性肾上腺萎缩
B. 肾上腺结核
C. 垂体型艾迪生（Addison）病
D. 肾上腺增生
E. 肾上腺皮质腺瘤

2. 患者，女性，32 岁。没有任何临床症状，体检腹部 CT 发现：右侧肾上腺区有直径 1.5cm 大小圆形稍高密度影，边缘清晰，呈均匀一致的低密度，增强扫描后呈轻度均一强化。最可能诊断为

A. 特发性肾上腺萎缩
B. 肾上腺结核
C. 嗜铬细胞瘤
D. 肾上腺增生
E. 肾上腺皮质腺瘤

3. 患者，男性，28 岁。在肾上腺区可见一直径 3cm 的肿物，外缘光滑，T_1加权像呈低信号，T_2加权像信号强度类似脑脊液，注射 Gd-DIPA 后不均匀增强。诊断为

A. 肾上腺瘤
B. 肾上腺囊肿

C. 嗜铬细胞瘤
D. 神经母细胞瘤
E. 肾上腺转移瘤

4. 患者，男性，68岁。主诉：发作性头晕、恶心、面色苍白伴高血压半年，入院观察，当时测量血压180/80mmHg。上腹部CT：双侧少量胸腔积液，右侧肾上腺区有直径5cm大小圆形稍高密度影，边缘清晰，内部密度不均。最可能的诊断为
A. 肾上腺囊肿
B. 肾上腺转移瘤
C. 肾上腺髓样脂肪瘤
D. 肾上腺腺瘤
E. 肾上腺嗜铬细胞瘤

5. 一患者向心性肥胖，满月脸，多毛和痤疮明显。超声检查发现右侧肾上腺区显示7cm的低回声团块，呈分叶状，内部回声不均匀。诊断是
A. 肾上腺皮质增生
B. 皮质腺瘤
C. 皮质腺癌
D. 神经母细胞瘤
E. 嗜铬细胞瘤

三 A3/A4 型题

（1~3题共用题干）

患者，男性，42岁。发作性头晕、恶心、面色苍白伴高血压半年，入院观察，当时测血压180/80mmHg。上腹部CT：右侧肾上腺区有直径为5cm圆形稍高密度影，边界清晰，内部密度不均，如图所示。

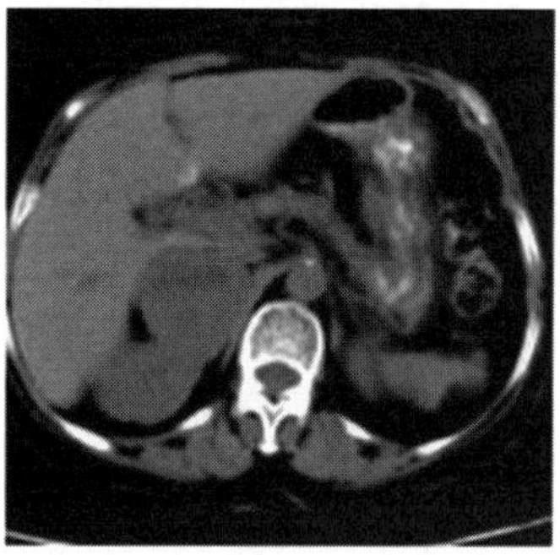

1. 根据病史和影像学表现，患者最可能的诊断为
A. 肾上腺囊肿
B. 肾上腺转移瘤
C. 肾上腺髓样脂肪瘤
D. 嗜铬细胞瘤
E. 肾上腺腺瘤

2. 对该患者的治疗预后，错误的是
A. 该病大多数为良性，手术切除可以根治
B. 手术治疗前应采用α受体阻断药使血压下降，一般应用不少于1周
C. 该病在手术切除过程中具有一定危险性，可出现血压骤升和/或心律失常
D. 病变切除术后1周，血压仍可偏高
E. 病变为恶性的患者治疗困难，对放疗和化疗不敏感

3. 当患者出现高血压危象时，应立即静脉缓慢推注
A. 酚妥拉明
B. 利多卡因

C. 地塞米松
D. 去甲肾上腺素
E. 肾上腺

四 B 型题

（1~5 题共用备选答案）

A. 水样密度类圆形肿块，不发生强化
B. 低密度类圆形肿块，发生强化
C. 双侧均为软组织密度肿块，发生不同程度均匀强化
D. 密度不均匀肿块，内有脂肪性低密度灶
E. 较大软组织密度肿块，中心有不规则坏死、囊变，并呈不均匀强化

1. 肾上腺囊肿
2. 肾上腺腺瘤
3. 肾上腺髓质瘤
4. 肾上腺转移瘤
5. 肾上腺嗜铬细胞瘤

（6~7 题共用备选答案）

A. 肾上腺囊肿
B. 卵巢囊肿
C. 肾单纯性囊肿
D. 前列腺囊肿
E. 输尿管囊肿

6. CT 检查：肾上腺区单房或多房囊性肿块，囊内容物均匀一致，CT 值为液性或高于液性密度，囊壁薄而光滑
7. CT 检查：CT 提示附件区或子宫直肠陷窝处的均一水样密度肿块，呈圆形或椭圆形，边缘光滑，壁薄，无内隔，增强扫描无强化

（8~12 题共用备选答案）

A. 嗜铬细胞瘤
B. 肾上腺转移瘤
C. 肾上腺囊肿
D. 肾上腺皮质腺癌
E. 肾上腺腺瘤

8. CT 检查：肿瘤较大，出血、坏死和钙化多见，所以病灶往往密度不均，增强扫描不均匀强化
9. CT 检查：表现为肾上腺的类圆形或椭圆形小肿块，直径多在 2cm 以下，边界清楚，均匀一致的低密度
10. CT 检查：肾上腺的圆形或椭圆形肿块，直径多在 3cm 以上。肿瘤常因坏死出血而密度

不均。钙化少见

11. CT 检查：双侧或单侧肾上腺肿块，类圆形、椭圆形或分叶状，一般较大。密度可均匀或较大肿瘤内有坏死的低密度区

（12~16 题共用备选答案）

A. 肾上腺腺瘤
B. 肾上腺转移瘤
C. 肾上腺增生
D. 肾上腺囊肿
E. 肾上腺嗜铬细胞瘤

12. 单侧肾上腺类圆形肿块，T_1WI 及 T_2WI 上信号强度均类似于肝实质
13. 单侧肾上腺类圆形肿块，T_1WI 及 T_2WI 上信号强度均类似于脑脊液
14. 单侧肾上腺类圆形肿块，T_1WI 呈低信号，T_2WI 上信号较高并囊变
15. 双侧肾上腺不规则形肿块，T_1WI 低信号，T_2WI 上混杂高信号
16. 双侧肾上腺弥漫性增大，T_1WI 及 T_2WI 上信号强度均类似于肝实质

五 X 型题

1. 肾上腺疾病的影像检查方法包括
   A. 腹部平片
   B. 腹部 CT
   C. 静脉尿路造影
   D. B 超
   E. MRI
2. MRI 检查肾上腺病变的缺点是
   A. 不能完全替代 CT 检查，多作为 CT 之后的补充方法
   B. 不能可靠地显示肾上腺增生和萎缩
   C. 不能确定肾上腺区较大肿块的起源
   D. 不易发现小于 1cm 的病变
   E. 组织分辨力较差不能显示病变组织的某些特征
3. 正常肾上腺的 MRI 表现
   A. 位于肾筋膜囊内
   B. 肾上腺厚度小于 10mm
   C. 可以分辨出皮质、髓质结构
   D. 常规 T_1WI 和 T_2WI 像上，肾上腺信号强度类似于正常肝实质
   E. T_1WI 和 T_2WI 并脂肪抑制技术检查，肾上腺信号显著高于周围被抑制的脂肪组织
4. 在肾上腺疾病影像学检查过程中，CT 检查有哪些特点
   A. CT 是肾上腺疾病最佳影像检查方法
   B. CT 空间分辨力低，适宜检出小的功能性病变

C. T 扫描在肾上腺疾病诊断过程中的重要性

D. 通过重建可以显示病变的解剖关系

E. 平扫发现病变者，需行增强扫描以明确诊断

5. 关于肾上腺增生，正确的说法是

A. CT 检查是诊断肾上腺增生的首选影像学检查方法

B. CT 的软组织分辨力较高，可以显示软组织成分

C. MRI 判断肾上腺病变内的组织成分好于 CT，是 CT 检查的必要补充

D. 超声检查是婴幼儿肾上腺异常的首选影像学检查方法

E. MRI 空间分辨力高，可以发现小病灶

6. 肾上腺皮质癌的 CT 表现，正确的有

A. 肿瘤较大且分叶

B. 密度不均匀

C. 淋巴结及远处转移出现得晚

D. 增强扫描可呈环状强化

E. 常有肾静脉、下腔静脉瘤栓

7. 下列哪些为肾上腺功能亢进性病变

A. 库欣综合征（Cushing 综合征）

B. 原发性醛固酮增多症（Conn 综合征）

C. 原发性肾上腺增生

D. 肾上腺型艾迪生病（adrenal Addison disease）

E. 嗜铬细胞瘤

8. 关于肾上腺皮质癌，正确的是

A. 50%肿瘤为功能性

B. 病灶 T_1WI 为低信号，T_2WI 为高信号

C. 直径多超过 6cm

D. 反相位图像上无信号下降区

E. 增强扫描动脉晚期肿瘤明显强化

9. Conn 综合征的 CT 检查可见下列哪些征象

A. 单侧肾上腺孤立性小肿块

B. 肿块呈类圆或椭圆形边缘清楚

C. 病变较小，直径多在 5cm 以下

D. 密度均一，近于水样密度

E. 增强检查，肿块呈轻度强化

10. 关于肾上腺皮质醇增生症的描述，正确的是

A. 病理所见：肾上腺皮质增生占 70%，腺瘤占 20%~30%，腺癌占 5%~10%

B. 弥漫性皮质增生 MRI 表现为肾上腺增粗，形态无明显异常

C. 结节状皮质增生是在腺体普遍增大的基础上出现结节

D. 肾上腺皮质腺瘤多为单侧

E. 肾上腺皮质肿瘤 T_1WI 及 T_2WI 类似脂肪信号

11. 肾上腺皮质增生的 MRI 表现是

A. 双侧肾上腺增大

B. MRI 信号与正常腺体的信号有差异

C. T_1WI 为均匀中低信号，T_2WI 呈均匀低信号

D. 易引起肾上腺皮质功能亢进

E. 增大的肾上腺以内支为主

12. 关于肾上腺腺瘤的 CT 表现，错误的有

A. 边界清楚、密度均匀的软组织肿块

B. 肿块呈等密度

C. 功能性腺瘤时，对侧肾上腺大小、形态正常

D. 增强扫描呈一过性强化

E. 肿块易出血、坏死

13. 肾上腺腺瘤的 CT 表现为

A. 密度均匀的类圆形实性肿块

B. 边缘光滑、清晰，与肾上腺相连

C. 常可见条或斑片状钙化

D. 常因含有脂类而呈低密度

E. 增强扫描呈轻度强化

14. 患者，男性，31 岁。体检时超声发现右肾上腺区病灶，MRI 扫描如图所示，下列说法正确的是

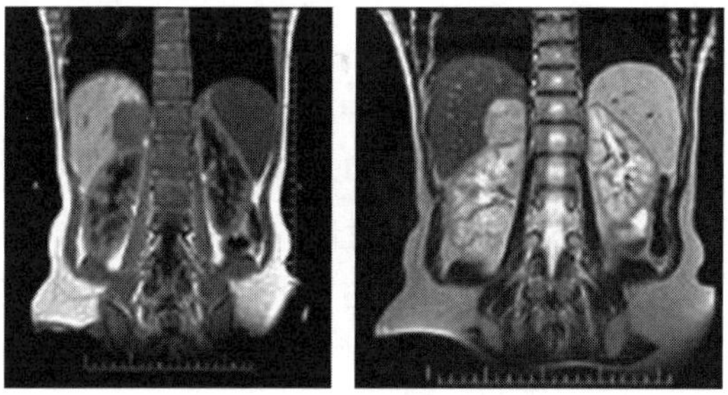

A. 右侧肾上腺区可见一类圆形病灶，与周围组织分界清楚

B. 该病灶在 T_1WI 为等信号，在 T_2WI 为稍高信号

C. 考虑为右侧肾上腺腺瘤

D. 考虑为右侧肾上腺髓样脂肪瘤

E. 考虑为右侧肾上腺嗜铬细胞瘤

15. 患者，女性，34 岁。无意中发现血压升高 4 个月就诊。行 CT 检查，如图所示。下列说法正确的是

A. CT 示左侧肾上腺区可见一等密度块影，边界清楚

B. 增强扫描，该病灶周边明显强化，中心处强化不明显

C. 考虑为左肾上腺腺瘤

D. 考虑为左肾上腺嗜铬细胞瘤

E. 考虑为左肾上腺转移癌

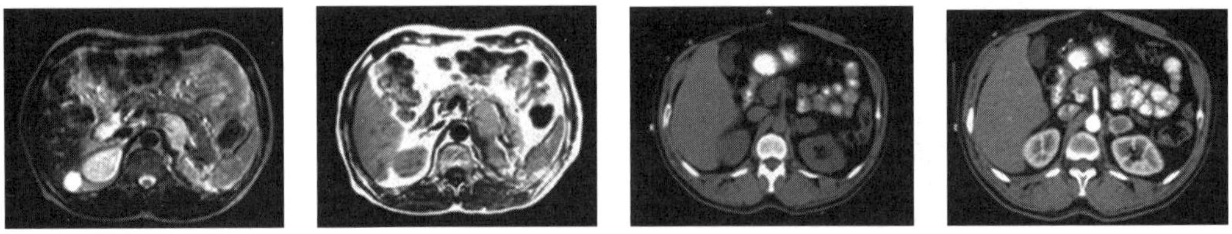

16. 关于肾上腺嗜铬细胞瘤的诊断方法，正确的有
    A. 肿瘤较大但密度均匀
    B. CT 检查是首选
    C. 临床符合者，应加扫肾门、腹主动脉旁
    D. 增强扫描肿瘤不强化
    E. 必要时可进行肾上腺髓质显像
17. 以下属于肾上腺髓质病变的是
    A. 嗜铬细胞瘤
    B. 神经母细胞瘤
    C. 节细胞神经瘤
    D. 原发性醛固酮腺瘤
    E. 节细胞神经瘤和神经母细胞瘤
18. 患儿，男，5 岁。消瘦、贫血、食欲缺乏和腹部包块 3 月余，CT 检查如图所示，下列说法正确的是
    A. 右侧腹腔内可见一巨大软组织肿块影，其边界欠清楚
    B. 肿块密度不均匀，可见片状的较高密度，考虑为出血，也可见点状的钙化影
    C. 该病灶来源于肝脏，考虑为肝母细胞瘤
    D. 该病灶来源于右肾上腺，考虑为神经母细胞瘤
    E. 该病灶来源于右肾，考虑为肾胚胎瘤

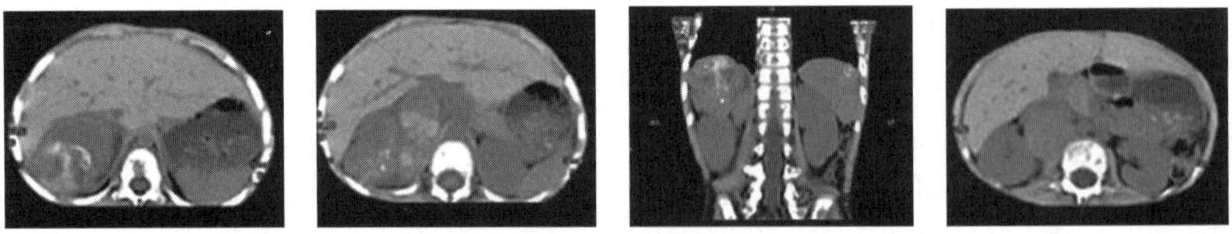

19. 关于肾上腺囊肿的诊断，错误的是
    A. 超声检查是肾上腺囊肿的首选影像学检查方法
    B. 囊壁不易出现钙化
    C. 囊肿呈圆形、卵圆形肿块，边缘光滑
    D. 肿块无强化
    E. 肿块均匀水样密度

20. 关于肾上腺转移瘤的说法，正确的是

A. 可为单侧或双侧
B. 中央可出现坏死
C. 可伴有出血
D. CT 可鉴别原发或转移
E. 可无内分泌症状

21. CT 扫描呈混杂密度肿块，中心有不规则的坏死、囊变低密度区，呈不均匀强化，可见于下列哪些疾病

A. 肾上腺嗜铬细胞瘤
B. 肾上腺皮质癌
C. 肾上腺神经母细胞瘤
D. 肾上腺囊肿
E. 肾上腺结核

22. 肾上腺双侧性肿块，常见于

A. 肾上腺转移瘤
B. 肾上腺腺瘤
C. 嗜铬细胞瘤
D. 肾上腺结核
E. 肾上腺皮质癌

23. 关于肾上腺结核，正确的说法有

A. 继发于身体其他部位的结核
B. 常为双侧性
C. 肾上腺增大、变形、密度均匀
D. 可形成脓肿
E. 可出现不规则钙化

六 案例分析题

（1~3 题共用题干）

患者，男性，41 岁。体检发现左肾上腺肿物 4 天。患者 4 天前 B 超发现左中上腹肿物，边界尚清，形态欠规则，不伴头痛、头晕，不伴心悸、视物模糊。查体：BP 111/66mmHg。

1. CT 检查如下图，拟诊断为

A. 肾上腺增生
B. 肾上腺腺瘤
C. 肾上腺结核
D. 肾上腺嗜铬细胞瘤
E. 肾上腺脓肿
F. 肾上腺囊肿

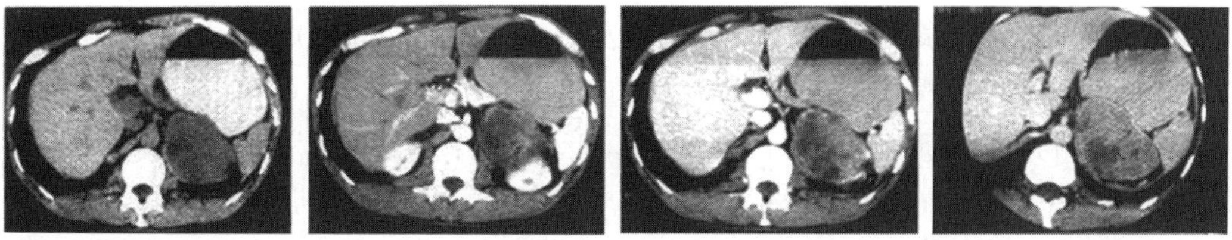

2. 该病表现正确的是

A. 阵发性高血压、头痛、心悸、多汗

B. 肾上腺皮质是肿瘤发生的主要部位

C. 实验室检查24小时儿茶酚胺代谢物明显高于正常

D. 老年人易发病

E. 10%发生在肾外

F. 易发生异位改变

3. 该病最适合的检查方法是

A. CEA　　B. MRA

C. MRI　　D. CT

E. B超　　F. DSA

参考答案与解析

一、A1型题

1. C【解析】肾上腺疾病的影像学检查，首选方法为CT。

2. E【解析】正常肾上腺的MRI信号与肝实质信号强度相比呈T_1及T_2加权像均为低信号影。

3. E【解析】库欣综合征（Cushing综合征）的首选摄影体位为头颅侧位。

4. C【解析】Cushing综合征为肾上腺分泌过多糖皮质激素（皮质醇）。皮质醇主要由肾上腺皮质束状带细胞分泌，肾上腺髓样脂肪瘤及囊肿不会引起皮质醇增多。嗜铬细胞瘤发生于肾上腺髓质，释放大量儿茶酚胺，而不是皮质醇。

5. C【解析】原发性肾上腺皮质癌的MRI表现：①肿块信号不均，T_1WI上主要表现为低信号，而T_2WI上呈显著的高信号；②同、反相位成像时肿块无信号下降；③增强检查，肿块呈不均一强化；④当肿瘤侵犯下腔静脉时，其内流空信号消失；⑤MRI检查也能敏感地发现腹膜后及纵隔淋巴结转移，以及脊柱、肝脏等远处转移。

6. D【解析】造成原发性醛固酮增多症的肾上腺病变中，肾上腺皮质腺瘤占65%~80%。

7. B【解析】肾上腺腺瘤的瘤体内大部含有脂质成分。

8. E【解析】肾上腺腺瘤按其分泌功能分为Conn腺瘤（醛固酮）、库欣腺瘤、无功能腺瘤，其中无功能腺瘤体积最大，通常大于3cm。

9. E【解析】嗜铬细胞瘤起源于交感神经，产生和分泌儿茶酚胺，肾上腺髓质是嗜铬细胞瘤的主要发生部位，占全部嗜铬细胞瘤的90%左右。嗜铬细胞瘤又称为10%肿瘤，即10%肿瘤位于肾上腺之外，10%肿瘤为双侧，10%肿瘤为多发，10%为恶性，10%为家族性，10%神经纤维瘤病发生嗜铬细胞瘤。

10. A【解析】嗜铬细胞瘤可发生在任何年龄，峰值为20~40岁。表现为肾上腺区较大肿块，常为 3~5cm，也可较大，甚至达 10cm。肿瘤内可有出血、囊变。增强扫描肿瘤明显强化。

11. A【解析】组织胞质菌病的病理：①光镜下，特征性的病变是含有大量组织胞质菌的巨噬细胞及上皮样细胞肉芽肿；②在巨噬细胞及 Langhans 巨细胞内，有很多组织胞质菌的酵母样形体，为圆形或卵圆形，可有出芽，直径 1~5μm，每个真菌细胞有一小核，其外有明确的细胞壁，由于固定所致，真菌细胞收缩其外周形成一透亮空隙；③诊断主要依据是见到特征性的成 45°锐角分支的菌丝，该菌丝有规则的分隔；④PAS 染色病原体特别明显，Gram 染色可使真菌细胞中心部位着色浓厚。

12. A【解析】肾上腺嗜铬细胞瘤 MRI 显示典型表现为 T_1WI 呈低信号，T_2WI 呈明显高信号，反映瘤体内含水量较多。瘤内信号强度可均匀也可不均匀，病灶较小时信号较均匀，大者由于出血、坏死、囊变可不均匀。

13. A【解析】肾上腺嗜铬细胞瘤肿瘤内不含脂肪，因而梯度回波反向位检查，信号强度无下降。

14. D【解析】肾上腺囊肿从病理上分 4 类：内皮囊肿、假性囊肿、上皮性囊肿和棘球蚴性囊肿。

15. C【解析】肾上腺转移瘤以肺癌转移居多；原发瘤也常为乳腺癌、肾癌、胰腺癌、结肠癌或黑色素瘤等；肾上腺皮质功能低下少见。

16. D【解析】肾上腺腺瘤、神经源性肿瘤、髓质脂肪瘤属于肿瘤性病变，多为单发。肾上腺出血多与外伤有关，多为一侧。肾上腺结核多为血行感染，故多为双侧发病。

17. B【解析】肾上腺结核 CT：双侧肾上腺肿大，形态不规则，密度增高，当有干酪样坏死时，病变密度不均，可伴有细小的钙化灶。后期整个肾上腺钙化或部分干酪钙化。增强扫描坏死区无强化。

二、A2 型题

1. D【解析】肾上腺增生：①双侧肾上腺常显示为正常；②少数者表现为双侧肾上腺弥漫性增大；③偶尔，增生可致肾上腺边缘有一个或多个小结节，直径甚至可达 7~16mm；④密度类似正常肾上腺或略低。

2. E【解析】典型肾上腺皮质腺瘤肉眼观表现为边界清晰的封闭型实性肿块，横断面往往呈黄色，与肿瘤内丰富的脂肪有关；影像学检查示双侧肾上腺体积增大，形态失常，代之以独特的大小不等的多发结节，密度不均匀。

3. C【解析】肾上腺嗜铬细胞瘤的影像学表现：①平片：仅在肿瘤相当大时才能在肾上腺区显示软组织密度肿块影。②腹膜后充气造影：可见肾上腺增大成球形或类圆形肿块。③CT：表现为肾上腺的圆形或椭圆形肿块，一般较大，直径常大于 3cm。肿瘤常因坏死出血而密度不均。钙化较少见。增强扫描肿瘤实体部分明显强化，其内低密度区无强化。

④MRI：显示典型表现为 T_1WI 呈低信号，T_2WI 呈明显高信号，反映瘤体内含水量较多。瘤内信号强度可均匀也可不均匀，病灶较小时信号较均匀，大者由于出血、坏死、囊变可不均匀。

4. E【解析】参见 A2 型题第 3 题解析。

5. C【解析】参见 A2 型题第 2 题解析。

三、A3/A4 型题

1. D【解析】参见 A2 型题第 3 题解析。

2. B【解析】在手术治疗前，α 受体阻断药的应用一般不得少于 2 周，虽然酚苄明作用时间较长，仍宜用到手术前一日为止，以免手术时出现血压骤升。

3. A【解析】酚妥拉明，用于血管痉挛性疾病，如肢端动脉痉挛症（即雷诺病）、手足发绀症、感染中毒性休克及嗜铬细胞瘤的诊断试验等。用于室性早搏亦有效，具有降低血压的效果。

四、B 型题

1. A【解析】肾上腺囊肿的 MRI 表现：①显示为肾上腺类圆形或分叶状囊性病变；②壁和内分隔菲薄并有强化，囊内容物在 T_1WI 及 T_2WI 上信号强度类似于游离水，且无强化。

2. B【解析】肾上腺腺瘤低密度类圆形肿块，发生强化。

3. D【解析】肾上腺髓质瘤密度不均匀肿块，内有脂肪性低密度灶。

4. C【解析】肾上腺转移瘤双侧均为软组织密度肿块，发生不同程度均匀强化。

5. E【解析】肾上腺嗜铬细胞瘤较大软组织密度肿块，中心有不规则坏死、囊变，并呈不均匀强化。

6. A【解析】肾上腺囊肿的 CT 表现：①囊肿一般为单侧，15% 为双侧；②类圆形或椭圆形肿块；③密度均匀，囊肿 CT 值一般似水 0~15HU，亦可有内分隔而呈分房状；④边缘光滑锐利，壁和内分隔薄而一致；⑤少数可见环状或斑状钙化；⑥如有厚壁，可能为假囊肿；⑦肾上腺皮质出血性大囊肿可表现为多囊肿物，有时有液-液平面；⑧增强检查，囊壁和内分隔有强化，其内部则无强化。

7. B【解析】卵巢囊肿 CT 提示附件区或子宫直肠陷窝处的均一水样密度肿块，呈圆形或椭圆形，边缘光滑，壁薄，无内隔，增强扫描无强化。

8. D【解析】肾上腺皮脂腺瘤 CT 检查示：肿瘤较大，出血、坏死和钙化多见，所以病灶往往密度不均，增强扫描不均匀强化。

9. E【解析】肾上腺腺瘤 CT 检查示：表现为肾上腺的类圆形或椭圆形小肿块，直径多在 2cm 以下，边界清楚，均匀一致的低密度。

10. A【解析】参见 A2 型题第 3 题解析。

11. B【解析】肾上腺转移瘤的 MRI 表现：在 T_1WI 上与肝脏相比呈低或等信号，在

T_2WI上信号强度明显高于肝实质。

12. A【解析】肾上腺腺瘤为单侧肾上腺类圆形肿块，T_1WI 及 T_2WI 上信号强度均类似于脑脊液。

13. D【解析】参见 B 型题第 1 题解析。

14. E【解析】参见 A2 型题第 3 题解析。

15. B【解析】肾上腺转移瘤：①在 T_1WI 上与肝脏相比呈低或等信号，在 T_2WI 上信号强度明显高于肝实质；②中心常有更长 T_1、长 T_2信号灶。

16. C【解析】肾上腺增生双侧肾上腺弥漫性增大，T_1WI 及 T_2WI 上信号强度均类似于肝实质。

五、X 型题

1. BDE【解析】肾上腺在平片与静脉尿路造影上不显影，其余均可显像。

2. ABD【解析】MRI 检查的缺点：①和 CT 一样，MRI 也是影像诊断，很多病变单凭 MRI 仍难以确诊，不像内窥镜可同时获得影像和病理方面的诊断；②对肺、肝脏、胰腺、肾上腺、前列腺的检查首选 X 线或 CT 检查，MRI 费用要高昂得多；③不易于发现小于 1cm 的病变；④对胃肠道的病变检查效果不如内窥镜；⑤体内留有金属物品者不易接受 MRI；⑥危重患者不能做；⑦妊娠 3 个月内不能做；⑧带有心脏起搏器的患者不适宜。

3. ABDE【解析】无论是哪种序列检查，MRI 均不能分辨出皮质、髓质结构。

4. ACDE【解析】CT 空间分辨力高，可以检出小的功能性病变。

5. ACD【解析】MRI 的软组织分辨力高于 CT，所以 MRI 判断肾上腺病变内的组织成分好于 CT，是 CT 检查的必要补充；CT 的空间分辨力高于 MRI，所以 CT 扫描又能够发现较小的病灶，以此确定 CT 检查是诊断肾上腺增生的首选影像学检查方法。对于婴幼儿，超声是首选的检查方法及筛查手段，以避免不必要的损害。

6. ABDE【解析】肾上腺皮质癌分为功能性和非功能性两种，其肿块较大，形状不规则、分叶，包膜不完整，增强后肿块周边有不规则强化；肿块易出血、坏死及囊变，淋巴结及远处转移出现的早，常有肾静脉、下腔静脉瘤栓形成，腹膜后转移，肝、肾易被侵犯。

7. ABCE【解析】Cushing 综合征即皮质醇增多症；Conn 综合征即原发性醛固酮增多症；嗜铬细胞瘤是肾上腺髓质病变；肾上腺型艾迪生病是双肾上腺因自身免疫，结核等严重感染，或继发于下丘脑分泌促肾上腺皮质素释放素（CRH）及垂体分泌促肾上腺皮质激素（ACTH）不足所致，不是肾上腺功能亢进，故应排除在外。

8. ABCE【解析】肾上腺皮质癌是一种罕见的侵袭性肿瘤，肿瘤常在较大时才出现症状，90%以上的患者发现肿瘤时直径超过 6cm，常见于女性，约 50%为功能性，皮质醇增多症及男性化为患者常见症状，肿瘤常坏死及出血，肿瘤不含脂肪组织。MRI 的 TWI 或脂肪抑制显示肾上腺皮质癌的效果较好，病灶 T_1WI 为低信号，T_2WI 为高信号，反相位图像上也有信号下降区，增强扫描动脉晚期肿瘤明显强化，若肿瘤出血，则随期龄而有不同的信号。

9. ABDE【解析】Conn 综合征的 CT 表现：①单侧肾上腺孤立性小肿块，偶为双侧性或单侧多发性；②肿块呈类圆形或椭圆形；③与肾上腺侧支相连或位于两侧支之间；④边界清楚；⑤病变较小，直径多在 2cm 以下，偶可达 3cm；⑥其密度均一，由于富含脂质，常接近水样密度；⑦增强检查肿块呈轻度强化，动态增强检查表现为肿块快速强化和迅速廓清，具有一定特征；⑧病侧肾上腺多能清楚显示，表现为受压、变形，但无萎缩性改变。

10. ABCD【解析】肾上腺增生腺体在所有 MRI 扫描序列中均与正常腺体的信号相仿，在 T_1WI 及 T_2WI 都为均匀中低信号。

11. ACD【解析】肾上腺增生是引起肾上腺皮质功能亢进的常见原因，MRI 显示双侧肾上腺增大，尤其是内外肢呈弥漫性增大，但腺体形态保持正常，增生腺体在所有 MRI 序列中均与正常腺体的信号相仿，在 T_1WI 为均匀中低信号，在 T_2WI 呈均匀低信号，个别患者仅有单侧肾上腺增大或肾上腺大小在正常范围。

12. CE【解析】肾上腺腺瘤分为无功能性肾上腺腺瘤和功能性肾上腺腺瘤，多为肾上腺皮质内圆形肿块，有包膜，很少出血、坏死，功能性肾上腺腺瘤的对侧肾上腺萎缩。肿块呈等密度，密度接近于水，增强扫描呈均匀性或不均质性一过性强化。

13. ABDE【解析】肾上腺腺瘤一般无钙化。

14. ABC【解析】MRI 冠状后 T_1WI、T_2WI，显示右侧肾上腺类圆形下 T_1WI 等信号，T_2WI稍高信号病灶，符合腺瘤 MRI 表现。

15. ABD【解析】左侧肾上腺区肿块，CT 为等密度，增强后显示周边强化，结合症状，符合嗜铬细胞瘤。

16. BCE【解析】肾上腺嗜铬细胞瘤的诊断要点：典型的临床表现和实验室检查；影像学表现，肾上腺区或肾上腺外的肿块影，容易坏死、囊变而导致密度不均匀，增强表现为动脉期及肝门脉期明显强化，且持续时间较长；有无家族病史；有无肾上腺外的嗜铬细胞瘤。

17. ABCE【解析】醛固酮是由肾上腺皮质球状带细胞分泌的盐皮质激素，原发性醛固酮腺瘤是肾上腺皮质病变。

18. ABD【解析】CT 示右侧腹腔内巨大软组织肿块，边界不清，密度不均，见高密度影，病灶位于右肾上腺，符合肾上腺神经母细胞瘤的影像学表现。

19. AB【解析】肾上腺囊肿的诊断：①腹部平片及静脉尿路造影检查：腹部平片可显示肾脏上方肾上腺区域的阴影，部分可见囊壁呈弧形钙化影，此为肾上腺囊肿的重要特征，侧位片显示钙化影偏后。②B 超检查：是目前常用的检查方法，可查出 2cm 以上的肾上腺囊肿，可鉴别囊性肿块或实质性肿块。③CT 扫描：对诊断肾上腺囊肿有重要价值，可明确肿块为囊性还是实质性，可查出 5mm 以上的肿块。④MRI 检查：肾上腺囊肿显示为圆形异常信号，境界清晰，边缘锐利，并能观察到囊壁厚度及与周围组织关系。

20. ABCE【解析】肾上腺转移瘤临床上较为常见，可为单侧或双侧。肿瘤较大时可见坏死、出血或钙化。肿瘤极少造成肾上腺功能改变，临床症状和体征主要为原发瘤表现。

21. ABCE【解析】CT 扫描呈混杂密度肿块，中心有不规则的坏死、囊变低密度区，呈不均匀强化，可见于嗜铬细胞瘤、肾上腺皮质癌、神经母细胞瘤、转移瘤及肾上腺结核等。

22. ABCD【解析】肾上腺双侧性肿块常见于肾上腺转移瘤，但也可见于肾上腺腺瘤、嗜铬细胞瘤及肾上腺结核，而肾上腺皮质癌多为单侧性的。

23. ABDE【解析】肾上腺结核多数是由全身结核病灶经血行播散到肾上腺所致（选项 A 正确）。肾上腺结核通常是双侧受累（选项 B 正确），但左右肾上腺大小和形态可能不同。肾上腺结核在严重感染或抗结核治疗不当的情况下，可形成脓肿并穿破到邻近组织（选项 D 正确）。肾上腺结核愈合后可出现不规则钙化影（选项 E 正确）。肾上腺结核可以导致肾上腺增大、变形，但肾上腺结核的 CT 表现多样，肾上腺内可见低密度区、高密度区、均匀或不均匀强化等不同表现（选项 C 错误）。

六、案例分析题

1. D【解析】参见 A2 型题第 3 题解析。

2. ACE【解析】嗜铬细胞瘤以 20~40 岁多见，儿童少见，10% 发生在肾外、10% 为恶性。少数病例临床上可无症状，典型的临床表现为阵发性高血压、头痛、心悸、焦虑和代谢紊乱等。实验室检查：血浆或尿儿茶酚胺及 24 小时 3-甲氧基、4-羟基杏仁酸均明显提高。

3. C【解析】肾上腺嗜铬细胞瘤首选的检查方法为 MRI 检查。

第六十九章　男性生殖系统疾病

一　A1 型题

1. CT 或 MRI 检查诊断前列腺增大的标准是其超过耻骨联合上缘

A. 30mm　　B. 20mm

C. 10mm　　D. 25mm

E. 以上都不是

2. 多数前列腺增生最早出现的症状

A. 尿频　　B. 尿急

C. 排尿困难　　D. 尿痛

E. 血尿

3. 良性前列腺增生通常发生在

A. 移行带　　B. 中央带

C. 周围带　　D. 前肌纤维质

E. 各部分发生率无差别

4. 前列腺增生与早期前列腺癌鉴别诊断最有价值的是

A. CT　　B. MRI

C. USG　　D. X 线平片

E. 膀胱造影

5. 有关前列腺增生症的描述，错误的是

A. 前列腺增生结节 90% 以上发生在外周带　　B. 增生结节 T_2WI 可为低信号

C. 增生结节 T_2WI 可为高信号　　D. 增生结节周围可环形低信号

E. 增生的前列腺可突入膀胱

6. 前列腺癌血行转移最常发生在

A. 肺部　　B. 肝脏

C. 骨骼　　D. 肾脏

E. 脑部

7. 关于前列腺增大的表现，错误的是

A. 对称性增大时，前列腺内部回声、密度和信号强度多不均匀

B. 前列腺非对称性增大多见于前列腺癌，表现局部结节状膨隆或呈分叶状改变，血供丰富则提示为前列腺癌

C. 若^{1}H-MRS 显示较高的 Cit 峰和较低的 Cho 峰及 ADC 值较高，提示为恶性病变。

D. 若^{1}H-MRS 显示 Cit 峰和 Cho 峰倒置和/或 ADC 值较低，提示为前列腺癌

E. CT 及 MRI 均可显示前列腺增大

8. 大多数前列腺癌发生在

A. 中央带
B. 周边带
C. 移行带
D. 尿道周围腺体
E. 无一定规律

9. 前列腺癌的转移，以骨转移最常见，转移部位依次为

A. 脊柱、骨盆、股骨近端
B. 脊柱、股骨近端、骨盆
C. 骨盆、股骨近端、脊柱
D. 骨盆、脊柱、股骨近端
E. 股骨近端、脊柱、骨盆

10. 确定前列腺癌最有价值的影像学检查办法是

A. MRU
B. X 线平片
C. CT
D. 超声
E. MRI

11. 关于前列腺癌，描述不正确的是

A. 前列腺癌是男性最常见的恶性肿瘤之一
B. MRI 显示前列腺癌主要靠 T_2加权像
C. 前列腺癌主要发生在中央带
D. 精囊受侵表现为 T_2加权像呈低信号肿块
E. 前列腺形态消失，包膜连续性中断

12. 下列有关前列腺癌的临床分期，描述正确的是

A. Ⅰ期：肿瘤局限于前列腺内
B. Ⅱ期：肿瘤侵及被膜
C. Ⅲ期：肿瘤侵及精囊和膀胱颈
D. Ⅳ期：前列腺癌伴有淋巴结、骨骼或其他器官转移
E. 以上都是

13. 最易发生成骨性骨转移的肿瘤是

A. 甲状腺癌
B. 肺类癌
C. 鼻咽癌
D. 乳腺癌
E. 前列腺癌

二 A3/A4 型题

（1~3 题共用题干）

患者，男性，65 岁。临床表现为尿频、尿急、尿痛、尿流中断和排尿不尽。直肠指检示前列腺增大，质韧，边缘清楚，未触及不规则硬结。血清 PSA 为 9.5ng/ml。

1. 最可能的诊断是
   A. 先天性前列腺囊肿　　B. 前列腺癌
   C. 前列腺增生　　D. 尿道结石
   E. 膀胱癌
2. 首选的影像学检查是
   A. CT 平扫　　B. TRUS
   C. MRI+MRS　　D. 排泄性尿路造影
   E. 经腹超声检查
3. 为进一步除外前列腺癌，还可以选择的影像学检查是
   A. CT 平扫　　B. TRUS
   C. MRI+MRS　　D. 排泄性尿路造影
   E. 经腹超声检查

（4~6 题共用题干）

患者，男性，66 岁。饮酒后不能自行排尿 5 小时急诊住院。查体发现耻骨上有包块，轻压痛。

4. 为明确诊断，最简便的影像学诊断方法是
   A. CT 检查　　B. MR 检查
   C. B 超检查　　D. KUB
   E. 膀胱造影
5. 该患者最可能的病因是
   A. 前列腺增生　　B. 尿道狭窄
   C. 膀胱肿瘤　　D. 尿道结石
   E. 神经源性膀胱炎
6. 关于该病变的影像学表现，不正确的是
   A. 前列腺体积增大，两侧对称　　B. 增大的前列腺边缘光滑、清晰
   C. 移行带与中央带增大，外周带也增大　　D. T_1WI 上增大的前列腺呈均匀低信号
   E. T_2WI 上以腺体增生为主者表现为高信号，以间质增生为主者表现为低信号

（7~8 题共用题干）

患者，男性，70 岁。进行性排尿困难，MR 检查如图。

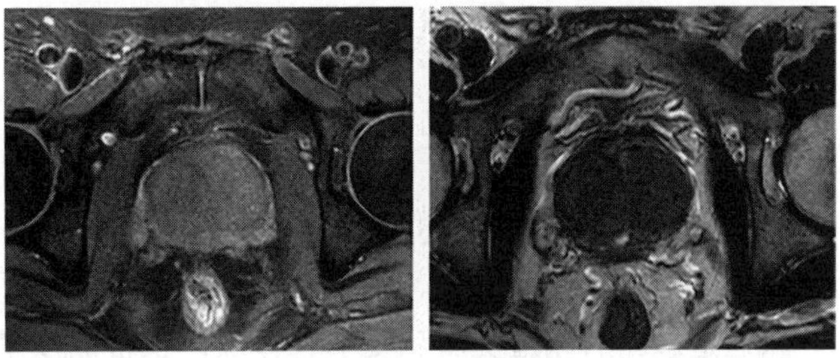

7. 最可能的诊断是
   A. 前列腺增生
   B. 前列腺癌
   C. 前列腺钙化
   D. 前列腺囊肿
   E. 以上均不是
8. 关于该病的描述，不正确的是
   A. 90%发生在外周带
   B. T_2WI 信号差异较大
   C. T_2WI 可为低信号
   D. T_2WI 表现为高信号
   E. T_2WI 可为等信号

（9~10 题共用题干）

患者，男性，73 岁。尿频、夜尿次数增多、排尿困难 3 个月余，不能排尿 1 天入院。PSA 20.49ng/ml，MRI 检查如图。

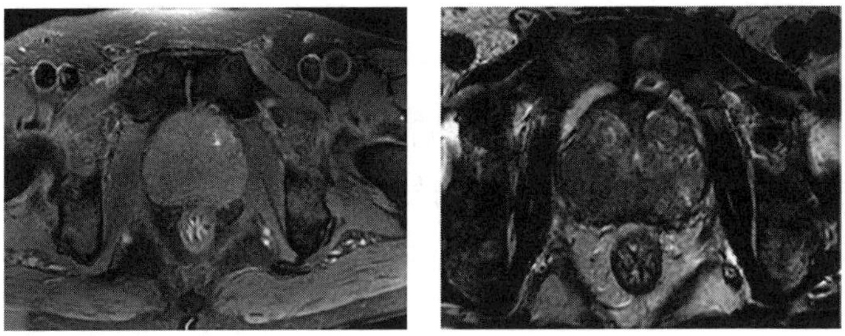

9. 最可能的诊断是
   A. 前列腺良性增生
   B. 前列腺癌
   C. 前列腺囊肿
   D. 直肠癌
   E. 直肠息肉
   F. 结肠多发息肉
10. 确诊该病的最佳影像学检查方法是
   A. B 超
   B. CT
   C. 静脉泌尿系造影
   D. MRI
   E. 腹部平片
   F. ECT

三 B 型题

（1~2 题共用备选答案）

A. 前列腺囊肿　　B. 前列腺增生
C. 前列腺癌　　D. 腹膜后纤维化
E. 前列腺炎

1. 尿道造影：后尿道变窄，延长，或后方有弧形压迹及向前移位
2. 尿道造影：后尿道受压、变窄、移位，正常曲度消失，当肿瘤侵犯尿道时可出现尿道不规则，管壁僵硬

四 X 型题

1. 关于前列腺的说法，正确的有
   A. 后方借直肠膀胱陷凹与直肠壶腹相邻　　B. 位于膀胱颈和尿生殖膈之间
   C. 尿道自底的前部穿入　　D. 射精管自底的后部穿入
   E. 周围有前列腺囊和鞘包裹
2. 关于男尿道的说法，正确的有
   A. 尿道球部称为后尿道　　B. 尿道海绵体部破裂，尿液可局限于阴茎
   C. 尿道球部破裂，尿液可渗入腹前壁　　D. 可分为前列腺部、膜部和尿道球部
   E. 尿道膜部以上破裂，尿液可渗入到耻骨后隙
3. 正常前列腺的中央带与外周带在 T_2WI 的信号特点，正确的是
   A. 两部分均为高信号　　B. 两部分均为低信号
   C. 中央带为低信号　　D. 外周带为高信号
   E. 中央带为等信号
4. 下述正常前列腺影像，正确的是
   A. T_1加权，信号不均匀　　B. T_2加权，外围叶信号最高
   C. 强调冠状面、矢状面扫描　　D. 外围叶约占前列腺体积的 75%
   E. 中央带横断面呈锥形，移行带呈马蹄形
5. 关于前列腺良性增生的描述，不正确的有
   A. 中央带多见　　B. 多为间质增生
   C. 移行带多见　　D. 上缘位于耻骨联合上 2cm 以上
   E. 与前列腺癌易鉴别
6. 前列腺癌发生远处转移，正确的是
   A. 骨转移最多见　　B. 常为成骨性骨转移

C. 可为溶骨性骨转移
D. 一般不发生骨转移
E. 可发生肺转移

7. 关于前列腺癌，描述正确的是
   A. 前列腺癌是男性最常见的恶性肿瘤之一
   B. T_2WI 上高信号的周围带内低信号或混杂信号区
   C. 精囊受侵犯 T_2WI 上呈低信号
   D. 增强检查可以确诊前列腺癌
   E. 淋巴结转移首先累及闭孔内肌和髂内动脉旁组淋巴结
8. 男性生殖系统 CT 检查的正常影像表现
   A. 动脉期中央腺体密度增高，晚期中央腺体和外周带密度趋于一致
   B. 边缘呈小的分叶
   C. 精囊位于膀胱底的后方，呈八字状对称的软组织密度影
   D. 两侧精囊于中线部汇合，精囊前缘与膀胱后壁之间为尖端向内的锐角形低密度脂肪间隙，称为精囊角
   E. 正常前列腺呈均匀软组织密度影，其大小随年龄而增大
9. 下列关于前列腺癌的影像学描述中，正确的是
   A. 病变侧包膜模糊、中断，提示包膜受侵
   B. 双侧静脉丛不对称，与肿瘤相邻处信号减低，提示静脉丛受侵
   C. 前列腺增大，中央带周围可见假包膜形成
   D. 前列腺周围脂肪内可见低信号区，提示周围脂肪受侵
   E. 双侧精囊不对称，局部信号减低，提示肿瘤侵犯

五 案例分析题

（1~6 题共用题干）

患者，男性，65 岁。血尿 1 周，直肠指诊触及质硬结节。

1. 应该做的检查有
   A. X 线平片
   B. US
   C. MRI
   D. DSA
   E. ECT
   F. CT
2. 患者做 MRI 检查如图，最可能的诊断是

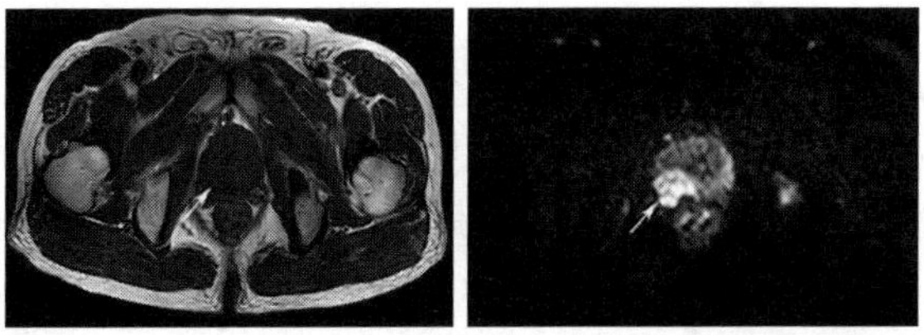

   A. 前列腺增生
   B. 前列腺癌

C. 前列腺肉瘤
D. 前列腺囊肿
E. 前列腺炎
F. 前列腺囊性腺瘤

3. 多数前列腺癌发生在
A. 周围带
B. 中央带
C. 移行带
D. 周围带与移行带交界部
E. 周围带与移行带交界区
F. 前肌纤维质

4. 具有确诊意义的检查是
A. B超检查
B. MRI
C. 直肠指诊
D. 穿刺活细胞检查
E. 血清PSA水平升高
F. ACT

5. MRI有利于发现前列腺癌其他部位的骨转移，其中以骨转移最常见，依次为
A. 脊柱、骨盆、股骨近端
B. 骨盆、脊柱、股骨近端
C. 脊柱、股骨近端、骨盆
D. 骨盆、股骨近端、脊柱
E. 股骨近端、骨盆、脊柱
F. 股骨近端、脊柱、骨盆

6. 前列腺癌从病理上可分为
A. 高分化腺癌
B. 移行细胞癌
C. 内膜样癌
D. 中分化腺癌
E. 鳞状细胞癌
F. 以上都是

参考答案与解析

一、A1型题

1. B【解析】CT或MRI检查诊断前列腺增大的标准是其超过耻骨联合上缘20mm。

2. A【解析】前列腺增生是老年人前列腺增生的腺体压挤尿道或突入膀胱导致的排尿困难。然而在早期，腺体增生是膀胱出口轻度梗阻并刺激膀胱三角区出现尿频症状，排尿困难往往不明显。

3. B【解析】良性前列腺增生通常发生在中央带，前列腺癌好发于外周带。

4. B【解析】早期前列腺癌与前列腺增生鉴别较困难，尤其是在CT、USG上，均可见增生的前列腺，难以判断其良恶性。MRI扫描对前列腺的外周带显示有较大的优势，外围带在正常时T_2WI上表现为均匀一致双侧对称的新月形高信号影，DWI上为低信号影，增强扫

描强化不明显；早期前列腺癌时可见 T_2WI 上均匀一致高信号的外围带中出现小结节状低信号区，在 DWI 上呈高信号，增强扫描可见明显强化，有时候表现为前列腺包膜的连续性中断。

5. A【解析】参见 A1 型题第 3 题解析。

6. C【解析】前列腺癌容易通过血行转移到骨骼系统，常见的部位为脊柱和骨盆。

7. C【解析】前列腺增大的表现：CT 及 MRI 均可显示前列腺增大。对称性增大时，前列腺内部回声、密度和信号强度多不均匀，若 ^{1}H-MRS 显示较高的 Cit 峰和较低的 Cho 峰及 ADC 值较高，则提示为良性病变。前列腺非对称性增大多见于前列腺癌，表现局部结节状膨隆或呈分叶状改变，血供丰富则提示为前列腺癌，若 ^{1}H-MRS 显示 Cit 峰和 Cho 峰倒置和/或 ADC 值较低，也提示为前列腺癌。

8. B【解析】前列腺癌 70%发生于外周带，20%发生于移行带。

9. D【解析】前列腺癌的转移以骨转移最常见，转移部位依次为骨盆、脊柱、股骨近端。

10. E【解析】前列腺癌分期最佳影像检查方法是 MRI。

11. C【解析】前列腺癌常发生于外周带。

12. E【解析】前列腺癌目前采用的临床分期分为Ⅰ、Ⅱ、Ⅲ、Ⅳ四期：①Ⅰ期疾病：Ⅰ期病灶完全局限于前列腺内，无局部或远处播散，临床上不易查出。②Ⅱ期病变：Ⅱ期病灶局限于前列腺包膜内，多为在直肠指诊时发现的前列腺的单个结节，没有远处转移的征象。③Ⅲ期疾病：病变超出前列腺包膜，侵及精囊等邻近组织器官，但无远处转移证据。④Ⅳ期疾病：病变超出前列腺，并有远处转移灶，Ⅳ期患者预后较差，大多数在诊断后 3 年内死于远处癌转移灶。此期约占 36%。

13. E【解析】前列腺癌是最易发生成骨性骨转移的肿瘤。

二、A3/A4 型题

1. C【解析】前列腺增生症的临床表现：排尿异常；梗阻症状为排尿踌躇、间断、终末滴沥、尿线细而无力、排尿不尽等；刺激症状为尿频、夜尿多、尿急、尿痛；发病年龄大都在 50 岁以后。CT 表现：①前列腺体积增大，边缘光滑、清晰；②两侧对称；③移行带与中央带增大，外周带受压变窄；④CT 增强，不均匀明显强化；⑤动态增强，早期呈相对不均匀强化，随时间延迟晚期强化趋向均匀。

2. B【解析】TRUS 可清晰分辨内、外腺，能精确测量前列腺体积，有助于前列腺增生的确诊，经直肠超声引导前列腺多点多部位穿刺活检术，无须麻醉、痛苦小，是一种安全的检查方法。

3. C【解析】为进一步确诊，还应进行 MRI 及 MRS 检查。

4. C【解析】B 超检查可对肾内有无结石及有无其他合并病变作出诊断，确定肾脏有无积水。尤其能发现可透 X 线的尿路结石，还能对结石造成的肾损害和某些结石的病因提供一定的证据。

5. A【解析】参见 A3/A4 型题第 1 题解析。

6. C【解析】前列腺增生症的 CT 表现：①前列腺体积增大，边缘光滑、清晰；②两侧对称；③移行带与中央带增大，外周带受压变窄；④CT 增强，不均匀明显强化；⑤动态增强，早期呈相对不均匀强化，随时间延迟晚期强化趋向均匀。MRI 表现：①T_1WI 上增大的前列腺呈均匀低信号；②T_2WI 上以腺体增生为主为高信号，以间质增生为主为低信号；③腺体增生者常有假包膜形成，为包绕中央区的环状低信号；④MR 灌注成像表现 PWI 表现高灌注，SI-T 曲线表现信号强度下降幅度明显大于外周带；⑤MRS 良性腺体增生，枸橼酸和聚胺值增高，胆碱和胆碱化合物水平下降，良性间质增生，枸橼酸和聚胺减少和缺失。

7. A【解析】参见 A3/A4 型题第 6 题解析。

8. A【解析】前列腺增生通常发生在中央带，前列腺癌好发于外周带。

9. B【解析】前列腺癌的 MRI 表现：①T_2WI 上高信号的外周带内低信号或混杂信号区；②MR 增强早期明显强化，延迟期强化程度下降呈低信号；③MRS 胆碱和肌醇水平升高，枸橼酸水平明显下降；④ADC 值降低，DWI 高信号。

10. D【解析】参见 A1 型题第 10 题解析。

三、B 型题

1. B【解析】前列腺增生尿道造影见后尿道变窄、延长，或后方有弧形压迹及向前移位。

2. C【解析】前列腺癌尿道造影见后尿道受压、变窄、移位，正常曲度消失，当肿瘤侵犯尿道时可出现尿道不规则，管壁僵硬。

四、X 型题

1. BCDE【解析】前列腺后方借盆腔筋膜与直肠壶腹相邻。

2. BCE【解析】尿道球部属于前尿道，靠近膜部尿道（后尿道的部分），选项 A 错误。全程可分为三部：前列腺部（穿过前列腺的部分）、膜部（穿过尿生殖膈的部分，长约 1.2cm）和海绵体部（穿过尿道海绵体的部分），临床上将前列腺部和膜部全称为后尿道，海绵体部称为前尿道，选项 D 错误。

3. CD【解析】前列腺各区带在 T_2WI 显示较好：中央区呈低信号，代表移行带和中央带；外周区为新月形较高信号，代表周围带；前纤维间质呈低信号；包膜为细环状低信号影。

4. BCDE【解析】T_1WI 上，正常前列腺呈均匀略低信号，不能识别前列腺各区带，周围脂肪组织内见蜿蜒状低信号静脉丛。

5. ABE【解析】前列腺良性增生移行带多见，多为腺体增生，有时与前列腺癌不易鉴别。

6. ABCE【解析】前列腺癌易发生骨转移。

7. ABCE【解析】前列腺癌的诊断要点：前列腺癌常发生于外周带；实验室检查前列腺特异性抗原（PSA）升高提示前列腺癌；T_2WI 表现为高信号的外周带内单个或多发的片团状的低信号或混杂信号区；MRS、胆碱和肌醇水平升高，枸橼酸水平明显下降；前列腺癌常早期发生转移，一些转移征象有助于诊断，故 MRI 可以确诊前列腺检查。

8. ABCDE【解析】男性生殖系统 CT 检查的正常影像表现：正常前列腺呈均匀软组织密度影，其大小随年龄而增大。动态增强检查显示前列腺外周带和中央腺体不同强化特点：动脉期中央腺体密度增高，晚期中央腺体和外周带密度趋于一致。精囊位于膀胱底的后方，呈八字状对称的软组织密度影，边缘呈小的分叶；两侧精囊于中线部汇合，精囊前缘与膀胱后壁之间为尖端向内的锐角形低密度脂肪间隙，称为精囊角。

9. ABDE【解析】前列腺癌发生时被膜局部浸润，表面不光滑，被膜中断及不连续，被膜突出。

五、案例分析题

1. BCEF【解析】根据症状及指诊怀疑前列腺癌，需要做超声、MRI、ECT 及 CT 检查。

2. B【解析】参见 A3/A4 型题第 9 题解析。

3. A【解析】前列腺癌的病理：95%以上为腺癌，其余为移行细胞癌、鳞癌和肉瘤；70%发生于外周带，20%发生于移行带；常为多病灶，单个结节占 10%以下。

4. D【解析】活体组织检查是疾病诊断的重要方法。随着穿刺针和穿刺技术的不断改进，穿刺成功率及安全性大大提高。前列腺肿块确诊依赖于组织的病理学检查，前列腺穿刺活检是前列腺肿块诊断的重要方法。

5. B【解析】MRI 有利于发现前列腺癌其他部位的骨转移，其中以骨转移最常见，依次为骨盆、脊柱、股骨近端。

6. F【解析】前列腺癌从病理上可分为：①高分化腺癌；②移行细胞癌；③内膜样癌；④中分化腺癌；⑤鳞状细胞癌；⑥低分化腺癌。

第七十章 女性生殖系统疾病

一 A1 型题

1. 下列哪个疾病是引起月经过多的主要原因
   A. 浆膜下子宫肌瘤
   B. 黏膜下子宫肌瘤
   C. 子宫颈囊肿
   D. 卵巢畸胎瘤
   E. 输卵管妊娠
2. 发现和诊断子宫肌瘤最敏感的影像学检查方法是
   A. CT
   B. X 线
   C. MRI
   D. 超声
   E. 输卵管造影
3. 最常见的子宫肌瘤类型为
   A. 肌壁间肌瘤
   B. 黏膜下肌瘤
   C. 浆膜下肌瘤
   D. 宫颈肌瘤
   E. 阔韧带肌瘤
4. 子宫肌瘤超过多大时，恶性的可能性明显增大
   A. 5cm
   B. 10cm
   C. 15cm
   D. 20cm
   E. 25cm
5. 有助于鉴别子宫肌瘤与子宫内膜癌的 CT 征象是
   A. 子宫外形和大小
   B. 肿块大小和密度
   C. 肿瘤轮廓和边缘
   D. 增强扫描的强化特征
   E. 以上都不是
6. 关于子宫肌瘤 CT 表现，不正确的是
   A. 子宫外形呈分叶状增大
   B. 平扫诊断价值不大，仅可见轮廓改变
   C. 增强扫描能清楚显示病灶
   D. 黏膜下肌瘤可引起子宫腔变形移位
   E. 肌层内小的肌瘤不引起子宫轮廓改变
7. 下列不是子宫肌瘤的声像图表现的是
   A. 子宫增大或出现局限性隆起
   B. 低回声结节

C. 等回声结节　　D. 边界清晰
E. 宫腔内出现无回声区

8. 女性生殖系统最常见的良性肿瘤是
A. 子宫平滑肌瘤　　B. 子宫腺肌瘤
C. 卵巢成熟型畸胎瘤　　D. 卵巢浆液性囊腺瘤
E. 卵巢黏液性囊腺瘤

9. 宫颈癌的病理类型不包括
A. 乳头状　　B. 结节型
C. 溃疡型　　D. 浸润型
E. 弥漫型

10. 子宫内膜癌中类型最多见的是
A. 腺角化癌　　B. 腺癌
C. 腺鳞癌　　D. 透明细胞癌
E. 乳头状浆液癌

11. 关于子宫内膜癌的分期，下列错误的是
A. Ⅰ期肿瘤限于子宫体　　B. Ⅱ期肿瘤侵犯子宫颈
C. Ⅲ期肿瘤侵犯宫外，但范围限于真盆腔　　D. Ⅳ期肿瘤侵犯膀胱、肠管
E. Ⅴ期肿瘤发生远处转移

12. 宫颈癌在 T_2 加权像显示阴道下 1/3 的正常低信号阴道壁被高信号肿物侵犯，但无盆壁浸润，应为
A. ⅡA 期　　B. ⅡB 期
C. ⅢA 期　　D. ⅢB 期
E. ⅣA 期

13. 子宫内膜癌侵犯深肌层的主要影像学征象是
A. 结合带被破坏　　B. 结合带变薄
C. 子宫内膜出血　　D. 子宫内膜轮廓不规整
E. 子宫内膜信号异常

14. 子宫内膜癌行 MRI 检查时，T_1WI 肿瘤内部出现高信号提示
A. 肿瘤内钙化　　B. 肿瘤液化、坏死
C. 肿瘤内出血　　D. 肿瘤纤维化
E. 肿瘤囊变

15. 关于子宫内膜癌的说法，错误的是
A. 是子宫内膜最常见的恶性肿瘤　　B. 多为腺癌
C. CT 是子宫内膜癌主要的诊断方法　　D. 发病高峰为 55~56 岁

E. 宫腔常增大或分叶状

16. 早期宫颈癌的主要症状

A. 白带增多
B. 接触性出血
C. 阴道不规则流血
D. 疼痛
E. 无痛性血尿

17. 女性生殖系统最常见的恶性肿瘤是

A. 卵巢浆液性囊腺瘤
B. 子宫内膜癌
C. 宫颈癌
D. 卵巢黏液性囊腺癌
E. 卵巢转移瘤

18. Ⅱ期宫颈癌 MRI 影像特点为

A. 膀胱或直肠周围脂肪界面消失
B. 正常膀胱壁或直肠壁的低信号有中断
C. 显示宫颈增大，外缘不规则或不对称
D. 膀胱或直肠的黏膜信号中断
E. 膀胱壁或直肠壁的增厚或腔内肿块

19. CT 显示宫颈癌向外侵犯的确切根据是

A. 宫颈径线大于 3mm
B. 宫颈呈分叶状
C. 周围脂肪层消失
D. 直肠壁局限性增厚
E. 宫颈与阴道壁分界不清

20. 宫颈癌的临床分期，正确的是

A. Ⅰ期：肿瘤限于宫颈
B. Ⅱ期：肿瘤超出宫颈而未达盆壁或阴道下 1/3
C. Ⅲa 期：肿瘤累及阴道下 1/3
D. Ⅲb 期：肿瘤浸润宫旁达盆腔，或有肾盂积水或肾无功能者
E. 以上都正确

21. 宫颈癌临床分期首选和最佳检查方法是

A. X 线平片
B. CT
C. 超声
D. MRI
E. 子宫输卵管碘油造影

22. 子宫内膜异位症常见于

A. 腹膜
B. 双侧卵巢
C. 单侧卵巢
D. 子宫直肠窝
E. 膀胱子宫隐窝

23. 下列卵巢肿瘤中，不产生性激素的是

A. 黏液性囊腺瘤
B. 原发性绒毛膜癌
C. 畸胎瘤
D. 卵泡膜细胞瘤

E. 颗粒细胞瘤

24. 卵巢畸胎瘤特征性的X线表现有

A. 盆腔内牙齿或骨骼
B. 盆壁骨的破坏
C. 盆腔内钙化
D. 盆腔内软组织肿块
E. 盆腔积液

25. 卵巢癌典型的大网膜种植表现为

A. 呈饼状软组织肿块
B. 多发结节状改变
C. 网状纤维条索
D. 无一定特征
E. 以上均不是

26. 下列不是卵巢癌腹腔种植的常见部位的是

A. 子宫直肠窝
B. 右下腹部肠系膜根部的下端
C. 左下腹部乙状结肠系膜的上缘
D. 盲肠和升结肠外侧的结肠旁沟
E. 左侧膈下

27. 下列关于卵巢癌的说法不正确的是

A. 来源于卵巢上皮、性索间质、生殖细胞等各种恶性肿瘤的总称
B. 主要为浆液性囊腺癌和黏液性囊腺癌
C. 黏液性囊腺癌最多见
D. 浆液性囊腺癌多为单侧
E. 黏液性囊腺癌腹膜种植转移可形成腹腔假性黏液瘤

28. 下列关于卵巢癌MRI的描述中，不正确的是

A. 盆腔内软组织肿块，与子宫分界不清
B. 实性肿瘤于T_1WI呈略低信号，T_2WI呈高信号影
C. 肿瘤内部有坏死或出血时，病灶信号可不均匀
D. 卵巢癌囊性部分的壁常厚薄不均，可见结节状或菜花状突起
E. 增强扫描时，肿瘤无明显强化

29. 下列关于卵巢癌的CT表现有

A. 盆腔内囊性，囊实性或实性肿块
B. 钙化性转移
C. 大网膜转移
D. 腹膜腔播散
E. 以上都是

二 A2型题

1. 患者，女性，34岁。因不孕就诊。CT扫描子宫增大呈分叶状，表面光滑，子宫肌壁内实性略低密度影，有钙化，宫腔受压移位。考虑为

A. 葡萄胎
B. 子宫内膜癌

C. 子宫肌瘤
D. 子宫腺肌瘤
E. 妊娠

2. 患者，女性，60 岁。绝经 19 年，阴道少量出血 4 次。查体：腹膨隆，似足月妊娠，腹水（−）。B 超：盆腔巨大肿物 35cm×58cm×42cm，囊性，多房。最可能为
A. 浆液性囊腺瘤
B. 畸胎瘤
C. 皮样囊肿
D. 卵泡膜细胞瘤
E. 透明细胞癌

三 A3/A4 型题

（1~3 题共用题干）

患者，女性，40 岁，已婚。下腹部疼痛 2 天。患者于 3 个月前开始出现月经量增多，伴不规则阴道出血，经期延长至 7~8 天，周期为 20~25 天，伴尿频、便秘。查体：心肺无异常，腹部触诊可触及肿块。无高血压史，无结核等传染病史。

1. 最可能的初步诊断为
A. 子宫颈癌
B. 卵巢囊腺瘤
C. 卵巢囊肿
D. 子宫肌瘤
E. 卵巢癌
F. 子宫内膜

2. 该病在妇科的首选影像筛选方式为
A. CT
B. 子宫输卵管造影
C. B 超检查
D. MRI
E. X 线检查
F. 子宫镜

3. 为进一步确诊“最具意义”的检查是
A. MRI
B. CT
C. 子宫输卵管造影
D. 子宫镜
E. 子宫穿刺术
F. B 超检查

（4~7 题共用题干）

患者，女性，36 岁。因月经过多、经期延长、反复流产、不孕就诊。触诊子宫增大。

4. 首先要考虑的疾病是
A. 子宫内膜癌
B. 子宫平滑肌瘤
C. 输卵管结核
D. 葡萄胎
E. 子宫腺肌病

5. 首选的影像学检查方法为
A. 子宫输卵管造影
B. CT

C. MRI　　D. USG

E. DSA

6. 最敏感的影像学检查方法为

A. 子宫输卵管造影　　B. CT

C. MRI　　D. USG

E. DSA

7. 该病典型的 MRI 表现为

A. T_1WI 信号强度类似子宫肌层，T_2 WI 明显低信号

B. T_1WI 信号强度低于子宫肌层，T_2WI 明显低信号

C. T_1WI 信号强度高于子宫肌层，T_2WI 明显低信号

D. T_1WI 信号强度类似子宫肌层，T_2WI 高信号

E. T_1WI 信号强度类似子宫肌层，T_2WI 等信号

（8~9 题共用题干）

患者，女性，46 岁。月经过多 10 余年，盆腔 MRI 如图。

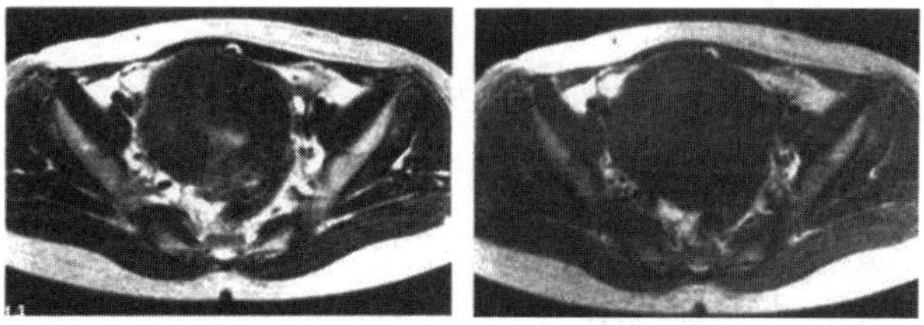

8. 本例最可能的诊断为

A. 子宫腺肌病

B. 子宫肌瘤

C. 子宫内膜癌

D. 子宫肉瘤

E. 以上都不是

9. 关于该病 MRI 表现的描述，错误的是

A. 好发年龄为 30~50 岁，常出现痛经、月经过多

B. 按病灶侵入子宫肌层的方式分为弥漫型和局限型

C. 于 T_2WI 显示最佳

D. 局灶型多累及前壁

E. MRI 表现以不同形式的子宫结合带增厚为主要特征，边界不清，其内散在高信号

（10~12 题共用题干）

患者，女性，53 岁。不规则阴道出血伴下腹疼痛 2 个月。查体：心肺无异常，腹部触诊未及肿块。影像学表现如图所示。

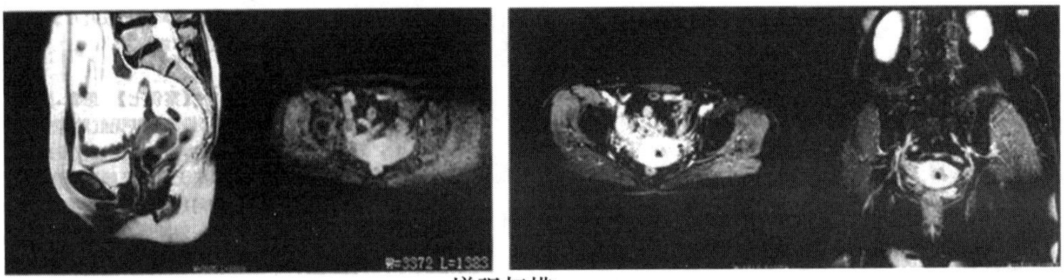

增强扫描

10. 最可能的诊断是

A. 子宫颈癌
B. 子宫内膜息肉
C. 子宫肌瘤
D. 子宫内膜癌
E. 子宫腺肌病
F. 子宫萎缩

11. 该病在妇科的首选影像筛选方式为

A. CT
B. X 线检查
C. B 超
D. MRI
E. 宫腔镜
F. 病理活检

12. 进一步确诊的检查是

A. CT
B. MRI
C. 子宫镜
D. 子宫诊刮术
E. 子宫穿刺术
F. PET-CT

（13～15 题共用题干）

患者，女性，58 岁。绝经后阴道出血 3 个月。妇科检查：阴道黏膜正常，宫颈光滑，子宫稍大。诊刮刮出内膜为糜烂样。盆腔 CT 平扫及增强示：子宫增大，子宫腔内可见软组织密度肿块，肿块呈菜花状，密度低于正常强化的子宫肌，右侧附件区可见与子宫相连的软组织肿块，盆腔内可见多个肿大淋巴结；膀胱及直肠壁光整，其内未见异常密度影，骨盆未发现异常。

13. 分析上述病例，该患者最可能的诊断是

A. 子宫颈癌Ⅱ期
B. 子宫内膜癌Ⅱ期
C. 子宫内膜癌Ⅲ期
D. 子宫内膜癌Ⅳ期
E. 卵巢癌Ⅳ期

14. 该病变最主要的转移途径是

A. 种植转移
B. 血行转移
C. 淋巴转移
D. 直接蔓延
E. 骨转移

15. 该患者恰当的治疗措施是

A. 全子宫切除　　B. 全子宫切除及双侧附件切除术
C. 扩大子宫切除+双侧附件切除　　D. 广泛子宫切除+盆腔淋巴结清除
E. 放疗后再行广泛子宫切除+盆腔淋巴结清扫+腹主动脉淋巴结活检术

(16~17 题共用题干)

患者，经产妇，68 岁，绝经 13 年。阴道反复流血 3 个月就诊。查体：肥胖，一般情况好，血压 160/110mmHg。妇科检查：阴道少量流血，宫颈光滑，子宫正常大，双侧附件未见异常。

16. 最可能的诊断是
A. 子宫颈癌　　B. 子宫肌瘤
C. 子宫内膜息肉　　D. 子宫内膜癌
E. 子宫颈炎

17. 下列首选的辅助检查是
A. 经阴道超声　　B. 阴道镜检
C. 阴道图片细胞学检查　　D. 后穹隆穿刺检查
E. 腹腔镜检查

(18~20 题共用题干)

患者，女性，43 岁。阴道接触性出血 1 年，白带带血 2 个月，偶感下腹不适；患者 1 年前出现性生活后出血，2 个月前出现白带内带血，并觉下腹隐痛。查体：外阴已婚已产式，宫颈肥大、质硬，颈管膨大，宫颈表面光滑。

18. MR 检查如图，最可能的诊断是

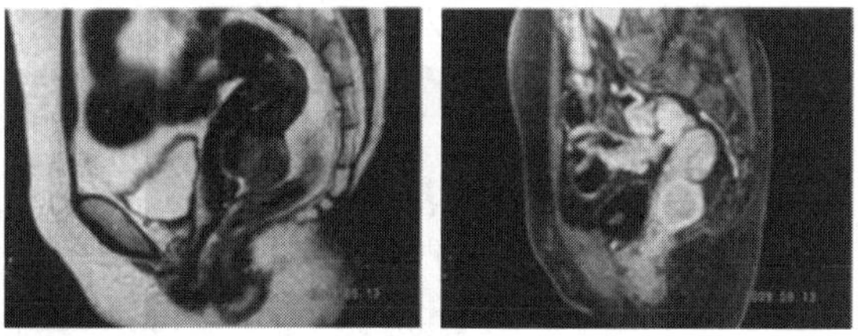

A. 子宫内膜癌
B. 慢性宫颈炎
C. 宫颈肥大
D. 宫颈癌
E. 宫颈囊肿
F. 子宫腺肌病

19. 在 MR 上最好的扫描方式为
A. 矢状位 T_2WI　　B. 轴位 T_2WI
C. 冠位 T_2WI　　D. 矢位 T_1WI
E. 轴位 T_1WI

20. 病灶侵犯阴道上段不超过阴道 1/3，余未见受累，该分期为
A. Ⅰa　　B. Ⅱa

C. Ⅱb　　D. Ⅲa

E. Ⅲb

（21～22 题共用题干）

患者，女性，46 岁。接触性阴道出血约 2 个月，MR 检查如图。

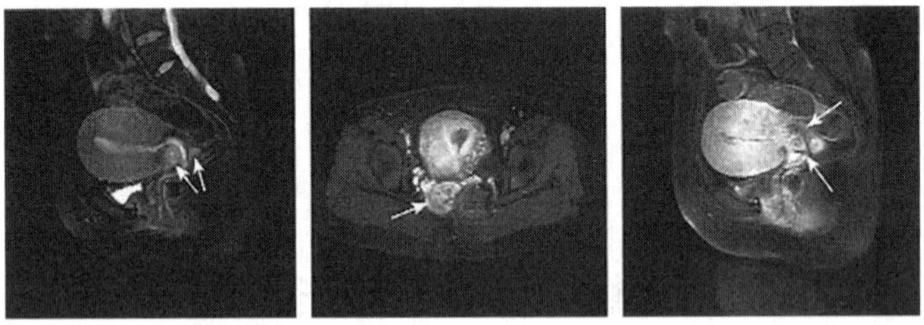

21. 最可能的诊断是

A. 子宫肌瘤　　B. 子宫内膜癌

C. 宫腔炎　　D. 宫腔积液

E. 子宫颈癌

22. 关于该病的病理分型，正确的是

A. 鳞癌占多数　　B. 腺癌占多数

C. 腺鳞癌多见　　D. 小细胞癌多见

E. 腺样囊性癌多见

（23～24 题共用题干）

患者，女性，52 岁。不规则阴道流血半年，2 个月前接触性阴道流血，CT 图像如下。

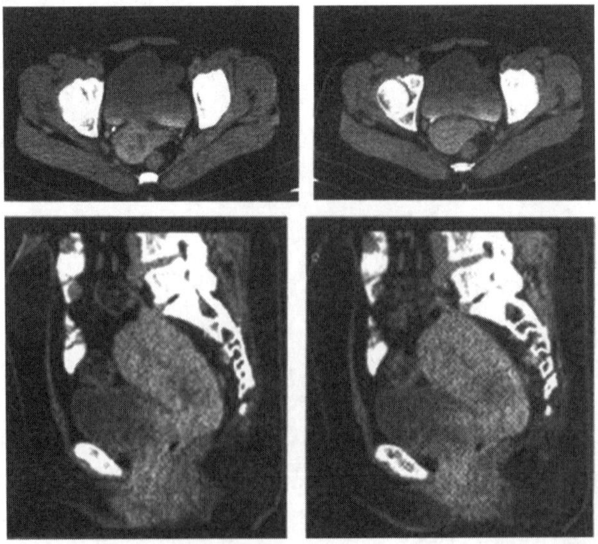

23. 最可能的诊断是

A. 黏膜下子宫肌瘤
B. 卵巢浆液性囊腺癌
C. 卵巢畸胎瘤
D. 子宫内膜癌
E. 子宫颈癌

24. 关于该疾病的诊断，首选的影像学检查方法是

A. B 超
B. ECT
C. MRI
D. DSA
E. PET

(25~26 题共用题干)

患者，女性，51 岁。盆腔肿块，伴消瘦、乏力，CT 图像如下。

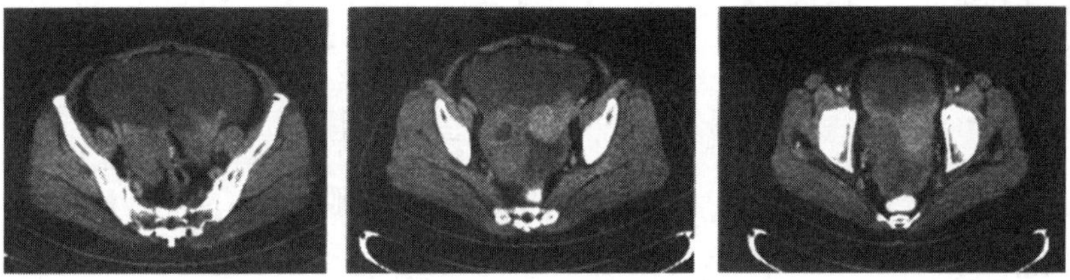

25. 最可能的诊断是

A. 卵巢囊肿
B. 卵巢畸胎瘤
C. 卵巢浆液性囊腺癌
D. 子宫肌瘤
E. 卵巢浆液性囊腺瘤

26. 具有确诊意义的检查是

A. B 超检查
B. MRI 检查
C. 腹水中找到瘤细胞
D. 红细胞沉降率明显增高
E. 以上均不是

(27~29 题共用题干)

患儿，女，14 岁。发现盆腔肿块 1 个月。查体：腹部膨隆，包块活动度差，叩诊无移动性浊音。B 超示盆腔内肿物回声欠均匀，囊实性改变，并见细条状低回声伴声影。

27. 若要进一步确定病变性质，则需首选

A. 腔镜检查
B. 盆腔 CT
C. 腹部平片
D. MRA
E. DSA

28. 盆腔 CT 增强扫描如图，可诊断为

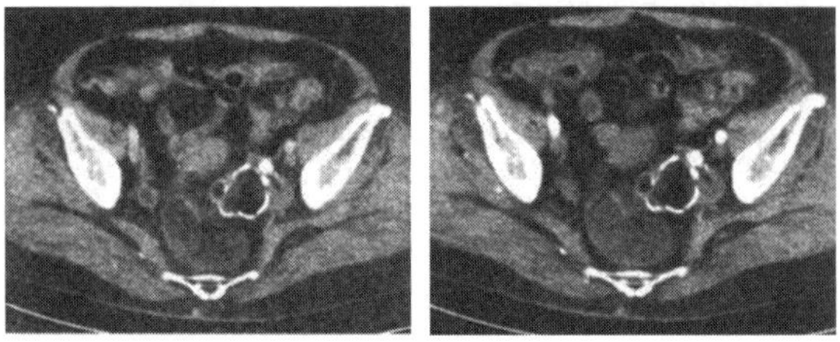

A. 脂肪瘤
B. 肠系膜囊肿
C. 卵巢浆液性囊腺瘤
D. 卵巢黏液性囊腺瘤
E. 卵巢畸胎瘤

29. 关于该病的描述，正确的是
A. 常伴腹水
B. 由脂肪、毛发和液体混合形成低密度区
C. 囊性包块中无钙化影
D. 常发生种植转移
E. 好发于 40~50 岁

四 B 型题

（1~4 题共用备选答案）
A. 子宫肌瘤
B. 子宫颈癌
C. 卵巢畸胎瘤
D. 卵巢囊肿
E. 盆腔脓肿

1. 子宫分叶状增大，密度异常，边缘清楚，可有钙化灶，应考虑为
2. 肿块内含有多种成分，应考虑为
3. CT 表现为附件区或子宫直肠髂窝处的均一水样低密度肿块，增强后无强化
4. 宫颈边缘不规则或模糊，宫旁脂肪密度增高

（5~7 题共用备选答案）
A. CT 提示附件区或子宫直肠陷窝处的均一水样密度肿块，呈圆形或椭圆形，边缘光滑，壁薄，无内隔，增强扫描无强化
B. 子宫输卵管造影可见宫腔内圆形充盈缺损，大者可致宫腔增大、变形
C. 尿路造影输尿管和膀胱受侵，输尿管、肾盂肾盏积水和膀胱壁不规则、僵硬
D. CT 提示子宫腔内可见软组织密度肿物，密度低于正常强化的子宫肌，肿瘤呈菜花状或结节状，周围可为更低密度的子宫腔内积液所环绕，也可填充全部子宫腔
E. CT 表现为盆腔内水样密度肿块，增强后周边明显环形强化

5. 关于子宫肌瘤的叙述，正确的是
6. 关于宫颈癌的叙述，正确的是
7. 关于卵巢囊肿的叙述，正确的是

（8~11 题共用备选答案）

A. 子宫肌瘤
B. 子宫先天畸形
C. 畸胎瘤
D. 子宫内膜癌
E. 卵巢囊腺瘤

8. 呈长 T_1 和长 T_2 信号的肿块，增强后部分强化见于
9. 呈短 T_1 和长 T_2 信号的不均质肿块见于
10. MRI 示 T_1WI 信号与子宫肌相似，T_2WI 呈明显低信号
11. T_2WI 见低信号的联合带中出现中等信号

（12~13 题共用备选答案）

A. 卵巢
B. 宫体
C. 宫颈
D. 输卵管
E. 盆腔

12. 子宫内膜异位最好发于
13. 子宫肌瘤好发于

五 X 型题

1. 在 CT 横断图像上，有关正常卵巢和输卵管的描述，正确的是
A. 正常卵巢和输卵管在 CT 图像上常不能显示
B. 通常卵巢位于髂外动脉的内侧，输尿管的前方
C. 卵巢呈软组织密度影
D. 增强扫描明显强化
E. 育龄期卵巢内有滤泡形成，密度可以不均匀

2. 关于卵巢的解剖及 MRI 表现，正确的是
A. MRI 能清楚显示大多数女性的两侧卵巢
B. T_2WI 脂肪抑制序列显示正常卵巢较好
C. MRI 可显示正常卵巢内的卵泡
D. 排卵期，MRI 的显示率较低
E. 显示卵巢宜采用连续、不间隔、薄层扫描

3. 卵巢功能性囊肿可与卵巢子宫内膜异位的鉴别诊断的征象有
A. 边界清晰，密度均匀
B. 壁薄，厚度均匀
C. 无粘连征象
D. 囊内水样密度影
E. T_1WI 上低信号、T_2WI 上高信号

4. 下列有关子宫肌瘤的描述，正确的是

A. 常见症状为子宫出血，经量多
B. 30 岁以上妇女有 50%患此病
C. 是常见的子宫良性肿瘤
D. 有的仅因腹部包块就诊
E. 以上均正确

5. 关于子宫肌瘤的 MRI 检查，论述正确的是
A. 子宫肌瘤的主要影像学检查是 USG 和 MRI，MRI 是最准确的方法
B. 较大的子宫肌瘤在 T_2WI 上可见低信号影
C. 子宫肌瘤在 T_2WI 上呈明显均一低信号，边界清楚
D. MRI 能发现小于 3mm 的子宫肌瘤
E. Gd-DTPA 增强检查，肌瘤常为不均匀强化

6. 子宫输卵管造影的适应证包括
A. 寻找子宫出血原因
B. 不孕症
C. 欲再通输卵管，了解情况
D. 应在月经前 5~7 天进行
E. 鉴别结核与炎症

7. 孕妇子宫肌瘤的 MRI 表现，下列正确的是
A. 孕妇子宫肌瘤的影像特点与非孕期相同
B. 子宫肌瘤信号均匀
C. 肌瘤内部可发生出血性梗死和坏死
D. 孕期子宫肌瘤更易发生变性
E. MRI 有助于判断肌瘤的大小、数目和位置

8. 子宫平滑肌瘤 CT 表现，正确的是
A. 肌瘤坏死可形成囊性高密度影
B. 长期存在的肌瘤可发生钙化
C. 增强扫描肌瘤与正常子宫同样强化
D. 周围脂肪层多存在
E. 子宫分叶状增大或外突实性肿块

9. 子宫肌瘤介入治疗适应证，正确的是
A. 具有症状的肌壁间肿瘤和黏膜下肿瘤
B. 浆膜下肿瘤
C. 病变压迫邻近组织引起症状者
D. 病变直径大于 5cm，动态观察继续增大者
E. 临床上有严重出血倾向且不能纠正者

10. 下列关于子宫输卵管造影禁忌证，正确的是
A. 不孕症
B. 妊娠
C. 碘过敏
D. 内生殖器急性炎症
E. 分娩、流产、清宫术后 6 周内

11. 关于子宫腺肌病，以下说法正确的是
A. 多发生于绝经前妇女
B. 子宫体积均匀性增大，边缘轮廓光滑
C. 腺肌症呈浸润性生长，病灶边界模糊
D. 联合带的厚度（弥漫性或局限性）超过 12mm

E. 低信号病变中所见的高信号灶

12. 子宫内膜癌的 CT 表现是

A. 增强扫描肿瘤内坏死不增强　　B. 子宫内膜癌不侵犯附件

C. 子宫增大密度不均　　D. 可见子宫积水、积血或积脓

E. 可见宫颈增大

13. 有关子宫体癌的描述，正确的是

A. 最早发生于子宫肌层　　B. 多为腺癌

C. 临床以绝经后阴道不规则流血为特征　　D. 疑为本病时应避免子宫输卵管造影

E. 大体病理分为弥漫型、局限型

14. 宫颈癌Ⅲ期，肿瘤的 MRI 表现为

A. 膀胱或直肠周围脂肪界面消失

B. 正常膀胱或直肠周围脂肪界面消失

C. 正常膀胱壁或直肠壁的低信号有中断，膀胱壁或直肠壁增厚

D. 肿块向下侵犯阴道的下部，向外延伸至盆壁

E. 可出现肾积水

15. 子宫颈癌Ⅱ期肿瘤的 CT 征象中包括

A. 增大宫颈的边缘不规则或模糊　　B. 脂肪组织密度增高

C. 与宫颈相连的软组织肿块　　D. 周围脂肪密度增高或出现肿块

E. 淋巴结增大

16. 下述关于宫颈癌 CT 表现，正确的是

A. 宫颈增大，形成不规则软组织肿块

B. 向子宫外延伸的分叶状肿块及盆腔软组织增厚

C. 肿块坏死形成低密度区

D. CT 未见淋巴结肿大不能排除淋巴转移

E. 肿瘤与邻近脏器间脂肪消失可诊断为该脏器受侵

17. 在 CT 横断图像上，有关子宫颈的解剖描述正确的有

A. 相当于耻骨联合水平，呈扁平状

B. 骶子宫韧带由此向后绕过直肠伸向骶骨

C. 两侧主韧带向外延伸变尖，呈“拿破仑帽”状

D. 增强扫描时，子宫颈与子宫体一致强化

E. 增强扫描时，子宫颈管无强化，呈晕环状

18. 关于子宫内膜异位症，正确的说法是

A. 多位于盆腔

B. 多发囊性病变，信号强度随月经周期出血阶段不同而变化

C. 好发部位分别是卵巢、子宫浆膜面及子宫直肠隐窝等

D. 典型的内膜异位即巧克力囊肿

E. MRI典型表现为T_1WI、T_2WI均为低信号

19. 关于卵巢畸胎瘤的MRI表现，正确的有

A. MRI可清楚显示肿瘤内部的脂肪-水界面

B. 应用脂肪抑制技术，可以区别脂肪与出血

C. 脂肪在T_1WI上呈高信号，T_2WI上呈中等偏高信号

D. 如肿瘤内部有分层、漂浮碎屑、掌状突起等征象，则可除外皮样囊肿

E. 肿瘤内部钙化在T_1WI及T_2WI上均呈现低信号

20. 下述哪些征象支持卵巢囊性畸胎瘤的诊断

A. 囊壁弧线状钙化　B. 脂肪密度

C. 密度均匀囊性肿物　D. 囊内钙化结节

E. 可见脂液平面

21. 卵巢癌的MRI表现有

A. 盆腔内不规则肿块，往往与子宫分界不清

B. T_1WI呈中等信号，T_2WI呈不均匀高信号

C. 囊壁在T_1WI和T_2WI均为高信号

D. 实性肿瘤区可见坏死灶，在T_2WI为明亮的高信号

E. 常伴腹水和/或淋巴结转移

22. 卵巢癌增强MRI扫描，下列描述正确的是

A. 肿瘤实质部分均匀强化　B. 肿瘤实质部分不均匀强化

C. 囊壁厚薄不一　D. 囊壁有结节状或菜花状突起

E. 囊性部分的囊壁亦不规则强化

六 案例分析题

（1~6题共用题干）

患者，女性，33岁。查体B超发现子宫多发占位，无明显临床症状。

1. 还应该做的检查有

A. X线平片　B. 消化道造影

C. MRI　D. DSA

E. ECT　F. PET

2. 根据所提供的MRI图像，最可能的诊断是

A. 非退变型子宫肌瘤　B. 退变型子宫肌瘤

C. 子宫颈癌　D. 子宫内膜癌

E. 子宫内膜异位症　　F. 以上均不是

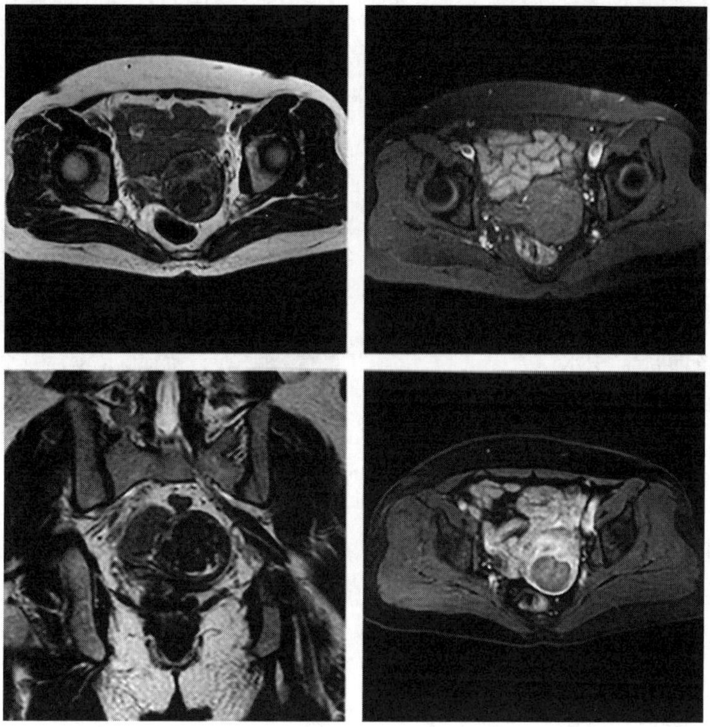

3. 诊断依据有

A. T_1WI 上子宫体积增大

B. T_2WI 多发低信号结节影，信号均匀

C. 中年妇女

D. 盆腔包块

E. 盆腔淋巴结肿大

F. 病灶边界清晰

4. 本病需与下列哪种疾病鉴别

A. 宫颈癌

B. 退变型子宫肌瘤

C. 卵巢肿瘤

D. 盆腔内炎性肿块

E. 子宫体癌

F. 子宫腺肌病

5. 妇科疾病的首选影像检查是

A. US

B. MRI

C. CT

D. ECT

E. DSA

F. 子宫输卵管造影

6. MRI 在妇科疾病中优于 CT 的是

A. 解剖清晰

B. 多轴位扫描

C. 软组织对比度高

D. 判别肿瘤组织是否变性

E. 组织成分判定

F. 钙化显示比 CT 好

（7～12 题共用题干）

患者，女性，35 岁。腹部膨隆半年，腹部可触及巨大包块，边界清楚，无压痛。

7. 应该做的检查有

A. CT
B. MRI
C. US
D. ECT
E. DSA

8. 患者做 CT 检查如图，首先考虑为

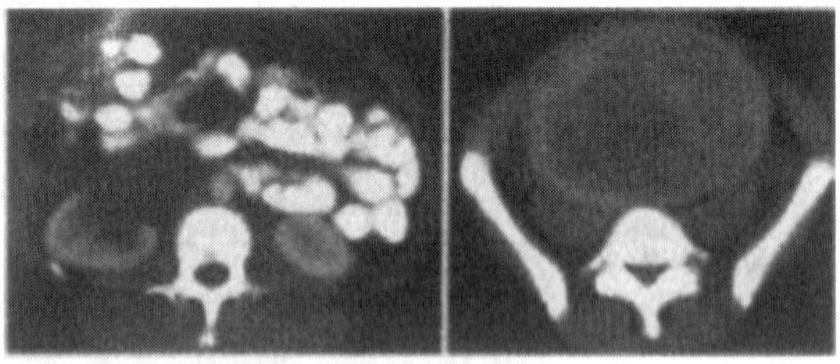

A. 腹膜后脂肪肉瘤
B. 腹膜后平滑肌肉瘤
C. 卵巢畸胎瘤伴肾盂积水
D. 卵巢囊肿并肾积水
E. 子宫肌瘤并肾积水

9. 诊断依据有

A. CT 增强扫描见右肾积水
B. 盆腔见一巨大不均匀肿块占据整个盆腔，肿块中央密度减低。
C. 中年妇女伴盆腔包块
D. 腹膜后淋巴结肿大
E. 病变浸润椎体

10. 本病需与下列哪种疾病鉴别

A. 妊娠子宫
B. 卵巢肿瘤
C. 盆腔内炎性肿块
D. 子宫腺肌病
E. 子宫体癌

11. 妇科疾病的首选影像检查是

A. CT
B. US
C. ECT
D. MRI
E. DSA

12. MRI 在妇科疾病中优于 CT 的是

A. 软组织对比度高
B. 解剖清晰
C. 多轴位扫描
D. 判断肿瘤组织是否变性
E. 钙化显示比 CT 好

（13～15 题共用题干）

患者，女性，61 岁。绝经后不规则阴道流血，并有下腹部及腰部疼痛。CT 提示子宫腔内可见软组织密度肿物，肿瘤呈菜花状或结节状。妇科检查宫颈口有突出物质，质脆，触之

易出血。

13. 最可能的诊断为

A. 子宫肌瘤　B. 宫颈癌

C. 子宫内膜癌　D. 子宫腺肌病

E. 平滑肌肉瘤　F. 以上均不是

14. 下面的 CT 表现不正确的是

A. 密度高于正常强化的子宫肌　B. 肿块呈菜花状或者结节状

C. 周围可为更低的积液所环绕　D. 附件可受侵

E. 肿瘤可以填满整个子宫　F. 不发生淋巴结及远处转移

15. 对于该病的说法正确的是

A. 该病的确诊依据是刮宫及细胞学检查

B. MR 检查具有较高的诊断价值

C. 肿瘤侵犯联合带出现信号中断

D. 增强扫描对该病无任何意义

E. 好发年龄为 30~40 岁

F. MR 复查有助于观察治疗效果和判断肿瘤有否复发

(16~22 题共用题干)

患者，女性，52 岁，月经不规律 5 年。既往规律，初潮 12 岁，周期 30~32 天，经期 4~5 天，49 岁起月经不规律，有时 1 个月 2 次，有时半年 1 次，每次持续 5~20 天不止，曾肌内注射孕酮。自己认为“更年期”，未正规就诊。近 1 年阴道不规则出血频繁，量较前增多，伴有下腹隐痛，乏力，此次“月经”时断时续，淋漓不净持续 30 天余。查体：一般状况良好，无明显贫血貌。阴道见少量血液，宫颈光滑，子宫稍大稍软，双侧附件未及增厚或包块。

16. 关于该病变，首选的检查方法是

A. X 线检查　B. CT 检查

C. MR 检查　D. B 超

E. 子宫动脉造影检查　F. 妇科检查

17. 盆腔超声示子宫内膜增厚，最厚处约 1.8cm，另见宫腔内不规则混合回声 3.5cm×4.6cm。最可能的诊断是

A. 子宫肌瘤　B. 子宫内膜癌

C. 子宫腺肌病　D. 宫颈癌

E. 子宫平滑肌肉瘤　F. 子宫内膜不典型增生

18. 可以明确诊断的检查是

A. 超声检查
B. CT 平扫检查
C. CT 增强检查
D. MR 检查
E. 诊断性清宫
F. 子宫动脉造影

19. 诊断性清宫病理结果：高分化子宫内膜样癌。可以发现该病变宫外浸润的检查是
A. X 线检查
B. CT 平扫加增强检查
C. MR 平扫加增强检查
D. 子宫动脉造影检查
E. 超声检查

20. 该病变的 MR 表现是
A. T_1WI 上呈低信号，T_2WI 上呈低信号
B. T_1WI 上呈等信号，T_2WI 上多数呈高信号，但也可呈等、低信号
C. T_1WI 上呈高信号，T_2WI 上呈等信号
D. T_1WI 上呈高信号，T_2WI 上呈高信号
E. T_1WI 上低高信号，T_2WI 上呈等信号
F. T_1WI，T_2WI 上均呈混杂信号

21. 可用于确定该病变临床分期的检查是
A. X 线检查
B. CT 平扫加增强检查
C. MR 平扫加增强检查
D. 子宫动脉造影检查
E. 超声检查

22. 最常采取的治疗措施包括
A. 手术切除
B. 化学药物治疗
C. 放射治疗
D. 激素治疗
E. 综合治疗
F. 化学药物治疗+放射治疗

（23~26 题共用题干）

患者，女性，65 岁。绝经后不规则阴道流血 2 个月。

23. 可选用的影像学检查有
A. X 线平片
B. CT
C. MRI
D. 超声成像
E. ECT
F. PET

24. 患者做 MRI 检查如图，最可能的诊断是
A. 子宫肌瘤
B. 子宫内膜癌
C. 腔炎
D. 子宫肉瘤
E. 子宫颈癌
F. 子宫内膜异位症

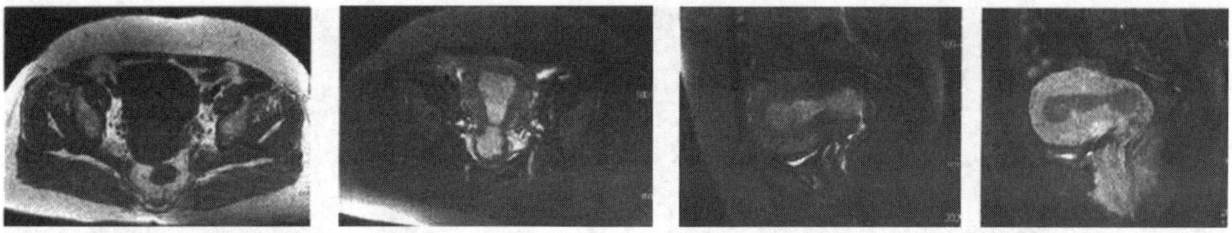

25. 有关该病的描述，正确的是

A. 最早发生于子宫肌层

B. 多为腺癌

C. 临床以绝经后阴道不规则流血为特征

D. 疑为本病时应避免子宫输卵管造影

E. 大体病理分为弥漫型、局限型

F. 好发于老年患者

26. 具有确诊意义的检查是

A. B 超检查

B. MRI 检查

C. CT 检查

D. 刮宫和细胞学检查

E. ECT

F. 子宫输卵管造影

（27~29 题共用题干）

患者，女性，52 岁。腹胀、腹痛 3 个月。患者自觉腹胀明显，并觉隐痛，食欲欠佳。查体：腹膨隆，移动性浊音阳性，附件区扪及肿块。无肝病史。实验室检查未见异常。

27. 根据症状分析，应做的检查有

A. X 线

B. CT

C. MRI

D. B 超

E. 宫腔镜

F. DSA

28. 患者做影像学检查如图所示，考虑诊断为

A. 卵巢囊肿

B. 卵巢囊腺癌+腹水

C. 卵巢囊腺癌伴腹膜转移

D. 卵巢囊腺瘤

E. 巧克力囊肿

F. 卵泡

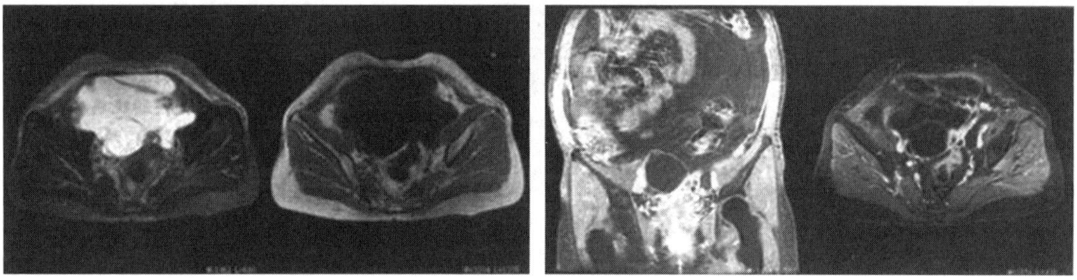

29. 诊断依据是
    A. 附件区见囊性肿物影
    B. 囊壁内见小壁结节
    C. 增强后腹膜呈结节性强化
    D. 大量腹水
    E. 侵犯子宫
    F. 以上均不对

参考答案与解析

一、A1型题

1. B【解析】在以上五种情况中，黏膜下子宫肌瘤是引起月经过多的主要原因。

2. C【解析】子宫肌瘤首选的筛查方法是超声检查，最敏感的影像学检查方法是MRI。

3. A【解析】肌瘤原发于子宫肌层，分3类：肌壁间肌瘤（位于子宫肌层内，占总数的60%~70%）、浆膜下肌瘤（肌瘤向子宫浆膜面生长，约占总数的20%）、黏膜下肌瘤（向子宫腔方向生长，突出于宫腔，有黏膜层覆盖，占总数的10%~15%）。

4. B【解析】子宫肌瘤恶性变较少，但超过10cm的巨大肿瘤恶变的可能性明显增加。

5. D【解析】子宫肌瘤密度平扫与子宫肌层一致，增强扫描肌瘤均匀强化，轮廓清晰，边缘光滑，其密度可低于、等于或高于子宫肌层。子宫内膜癌表现为弥漫性生长时，内膜增厚，轮廓粗糙，增强扫描显示内膜呈弥漫性低密度改变；肿瘤呈菜花状、息肉状向宫腔内生长，或肿块侵入肌层时，在低密度腔内液与邻近正常肌层的衬托下，表现为宫腔内与肌层间的乳头结节状软组织密度灶，增强后子宫壁增厚，肌层强化明显，息肉乳头结节病变强化程度低于子宫肌层，子宫对称性或局限分叶状增大，肿块有坏死可显示肿块内不规则低密度灶。

6. C【解析】子宫肌瘤CT表现：子宫增大，可呈分叶状改变，肌层内小的肌瘤不引起子宫轮廓改变，黏膜下肌瘤可引起子宫腔变形移位。平扫时其密度与子宫肌壁一致，增强时和子宫肌同时强化，程度相仿，增强扫描不一定能清楚显示病灶，在肌瘤有变性时，强化程度不一。

7. E【解析】肌瘤结节呈圆形低回声或等回声，周围有包膜。

8. A【解析】子宫平滑肌瘤又称子宫肌瘤，是女性生殖系统中最常见的良性肿瘤。

9. E【解析】宫颈癌的病理：①菜花状或乳头状：最多见。②浸润型：肿瘤主要向子宫颈管壁内浸润，导致管腔狭窄。③溃疡型：癌组织先破坏宫颈表面，逐渐向宫颈深部浸润，坏死脱落形成空洞。④结节型：最少见，子宫颈普遍肥大，主要向宫颈深部浸润。

10. B【解析】子宫内膜癌又称子宫体癌，是起源于子宫内膜腺体的恶性肿瘤，绝大多数为腺癌，占75%~80%，预后较好。

11. E【解析】子宫内膜癌的临床分期：①0期：原位癌或腺瘤样增生。②Ⅰ期：癌局限于宫体。③Ⅱ期：病变累及宫体和宫颈。④Ⅲ期：扩散到子宫外，但未超越真骨盆。⑤Ⅳ期：扩散到真骨盆以外或累及膀胱、直肠黏膜、远处器官。

12. C【解析】宫颈癌的 MRI 表现：①在 T_2WI 上为高信号；②宫颈无或有异常信号，低信号环完整称ⅠA期；③宫颈增大伴信号异常，低信号间质完整称ⅠB期；④癌灶超出宫颈异常信号延伸到阴道上1/3，阴道窟窿消失，肿瘤考虑为ⅡA期；⑤宫旁区域出现异常信号，并伴低信号，正常宫颈基质完全消失称ⅡB期；⑥当ⅡA表现扩展至阴道下1/3时为ⅢA期；⑦ⅡB期表现扩展至盆壁或引起输尿管梗阻称ⅢB期；⑧正常低信号的膀胱或直肠壁消失，尤其在矢状位 T_2WI，肿瘤为ⅣA期。

13. A【解析】子宫内膜癌ⅠB期肿瘤联合带中断或不连续并有异常肿瘤信号侵入肌层，但仍限于肌层深度50%内。

14. C【解析】子宫内膜癌的 MRI 表现：肿物在 T_1WI 呈等信号，肿瘤内部出现高信号，为出血；液化坏死、囊变、纤维化、钙化均应 T_1WI 信号降低。

15. C【解析】子宫内膜癌是女性生殖器三大恶性肿瘤之一，主要发生在50岁以上绝经前后的妇女，占生殖道恶性肿瘤20%~30%；不规则阴道出血，疼痛，腹腔包块。CT平扫时肿瘤与正常子宫肌密度相等，意义不大（选项C错误）。子宫下段或子宫颈、阴道阻塞时，致宫腔扩大，其内积水、积血或积脓，而呈液体密度。

16. B【解析】接触性出血是早期宫颈癌的主要症状，晚期可出现阴道不规则出血和白带增多。

17. C【解析】宫颈癌是妇科最常见的恶性肿瘤，绝大多数为发生在宫颈阴道部或移行带的鳞状上皮细胞及宫颈管内膜的柱状上皮细胞交界处的恶性肿瘤，富于侵犯性。

18. C【解析】宫颈癌旁组织浸润（Ⅱ期）：①增大的宫颈边缘不整或模糊；②宫颈胖可见软组织肿块或不规则增粗条索影，与盆壁脂肪间隙存在，厚度不小于3mm。

19. C【解析】宫颈癌侵犯直肠和膀胱（Ⅳ期）：①直肠-膀胱周围脂肪间隙消失，或两侧壁不对称增厚，甚至出现肿块；②伴有腹膜后淋巴结增大和其他脏器转移征象。

20. E【解析】参见A1型题第12题解析。

21. D【解析】参见 A1 型题第 12 题解析。

22. B【解析】卵巢子宫内膜异位症常发生于双侧卵巢。

23. C【解析】畸胎瘤是一种先天性肿瘤，多由胚胎期始基发育时部分多极分化细胞异位发育而来。含有三胚层组织，组织学上见多种组织和细胞，不产生性激素。

24. A【解析】卵巢畸胎瘤约一半病例可显示骨和牙影，根据这些征象可作出诊断。

25. A【解析】卵巢癌典型的大网膜种植表现为前腹壁下于大网膜部呈饼状软组织肿块。大网膜转移可呈多发结节状改变。

26. E【解析】左结肠旁沟与左膈下不相通，所以左侧膈下不发生卵巢癌腹腔种植转移。

27. C【解析】卵巢癌中浆液性囊腺癌最多见，占全部卵巢恶性肿瘤的 40%~60%，多为单侧。

28. E【解析】卵巢癌的 MRI 表现：①肿块边缘不规则，与周围分界不清；②T_1WI 呈等信号或低信号，T_2WI 呈略高信号；③增强后呈明显强化（选项 E 错误）；④盆腔及大网膜的脂肪浸润，T_1WI 上、T_1WI 上均为等信号；⑤周围器官转移，T_2WI 上呈高信号；⑥腹腔淋巴结转移，增大的淋巴结呈等 T_1 等 T_2 信号；⑦腹水，长 T_1 长 T_2 信号；⑧MRS 显示肿瘤的胆碱复合物（Cho）代谢浓度明显增高。

29. E【解析】卵巢癌的 CT 表现：①直接征象：a. 盆腔肿块，常累及双侧，多为囊实性，呈分叶状，大小不等。b. 实性部分多明显强化，囊性部分多有分隔，壁厚薄不均。c. 周围脂肪间隙消失。d. 囊性卵巢癌壁强化，壁厚薄不均。②间接征象：a. 盆腔内蔓延，可见子宫、膀胱、肠管受侵犯，界限不清，脂肪间隙消失或不清。b. 膀胱壁、肠壁增厚。c. 输尿管受累致上段输尿管、肾盂扩张。d. 腹水，量多，且 CT 值偏高。③转移征象：a. 种植转移：壁腹膜转移，部分增厚，呈宽带状、结节状及肿块状。b. 大网膜转移：表现为横结肠与前腹壁之间结节状，饼状。c. 肝转移：多为低密度结节，部分呈钙化性转移。d. 腹膜后淋巴结转移：体积增大，部分中央坏死。

二、A2 型题

1. C【解析】子宫肌瘤 CT 表现：子宫增大，轮廓呈波浪状，平扫时其密度与子宫肌壁一致，增强扫描时和子宫肌同时强化，其程度相仿，在有变性时强化程度不一，多数低于子宫肌的密度。大的肿瘤内常可见云雾状或粗细不等的条状强化区，多为残留的纤维间质。肿瘤内可见钙化，呈斑点状、环状、条状、块状不等，可散在分布，也可密集成团。

2. A【解析】卵巢囊腺瘤 CT 表现为附件区单房或多房性囊性肿块，肿块边界光整，浆液性囊腺瘤呈水样密度，囊壁薄，体积一般较小，囊壁上可见乳头状软组织突起。浆液性囊腺瘤表现为 T_1 低信号和 T_2 高信号。

三、A3/A4 型题

1. D【解析】子宫平滑肌瘤的临床表现：可发生于子宫的任何部位，以体部最多见，占

96%；临床症状不一，取决于肌瘤的大小、部位及有无扭转；常有子宫出血，疼痛及压迫症状；恶变罕见，占肌瘤的1%以下。“子宫肌瘤 CT 表现”参见 A2 型题第 1 题解析。

2. C【解析】B 超是诊断子宫肌瘤的重要手段，是首选的检查方式。

3. A【解析】子宫平滑肌瘤的诊断要点：好发于 30~50 岁；子宫肌瘤常多发；肌瘤边界清晰，常见钙化；典型的子宫肌瘤 T_1WI 及 T_2WI 均呈等或低信号改变；肌瘤血供丰富，强化明显，故 MRI 检查最具有诊断价值。

4. B【解析】“子宫平滑肌瘤的临床表现”参见 A3/A4 型题第 1 题解析。

5. D【解析】USG 对肾、膀胱、前列腺、肾上腺、子宫、卵巢的检查等都有相当的价值。

6. C【解析】参见 A3/A4 型题第 3 题解析。

7. A【解析】子宫肌瘤的 MRI 检查：子宫肌瘤使子宫轮廓凹凸不平，T_1WI 与邻近的肌组织信号相仿；在 T_2WI 呈低信号，边界清楚，具有特征；部分较大的肌瘤在 T_2WI 像上，低信号瘤体内可见有退变的高信号灶，增强后肌瘤常呈不均质强化。

8. A【解析】子宫腺肌病的 MRI 表现：①子宫体积增大，轮廓光整；②弥漫性病变 T_1WI呈等信号，T_2WI 呈相对均匀的低信号；③翻转恢复序列上呈相对均匀的高信号，即在 T_2WI和翻转恢复序列图像上表现为子宫联合带的弥漫性均匀或不均匀增厚，厚度超过 12mm，与正常肌壁分界不清；④联合带局限性增厚或外肌层内类圆形肿块影，边界多较模糊，信号强度与联合带相近；⑤T_2WI 病灶内出现点状或斑片状高信号灶，有时 T_1WI 也可出现；⑥病灶强化特点，强化程度与联合带相近。

9. D【解析】子宫内病灶有弥漫型及局限型两种，一般为弥漫性生长，且多累及后壁，故后壁常较前壁厚。少数子宫内膜在子宫肌层中呈局限性生长形成结节或团块，类似肌壁间肌瘤，称子宫腺肌瘤。腺肌瘤不同于肌瘤之处在于其周围无包膜存在，故与四周的肌层无明显分界，因而难以将其自肌层剥出。

10. D【解析】子宫内膜癌的影像学表现：①盆腔动脉造影：可显示杂乱不规则的肿瘤血管，其检查目的多不是为了诊断，而是进行介入治疗。②CT 平扫时肿瘤与正常子宫肌密度相等，意义不大。需行恰当的增强扫描，表现为子宫增大或正常大小，子宫腔内可见软组织密度肿物，密度低于正常强化的子宫肌，肿瘤呈菜花状或结节状，周围可为更低密度的子宫腔内积液所环绕，也可以充填全部子宫腔。③MRI：子宫体癌在 T_1WI 与子宫肌层信号相近，在 T_2WI 像上呈中、高信号，低于正常内膜信号。Gd-DTPA 增强检查肿块呈不均一强化。大的肿瘤可使子宫腔扩大，子宫腔积液。MRI 也可检出盆腔或腹膜后淋巴结肿大及盆底腹膜种植。

11. C【解析】B 超诊断子宫内膜癌主要是通过观察子宫内膜的厚度及血流情况，如果出现反复阴道流血，而做 B 超时提示内膜增厚，这种情况往往提示存在子宫内膜癌的情况；但是如果 B 超结果正常，不能绝对排除子宫内膜癌。

12. D【解析】子宫内膜癌是妇科最常见的恶性肿瘤之一，分段诊断性刮宫术（分段诊刮术）是确定子宫内膜癌诊断的主要手段，同时通过分段诊刮的组织学诊断结果可在术前协助进行判断。

13. C【解析】子宫内膜癌Ⅲ、Ⅳ期子宫体对称性增大或局限性轮廓变形、分叶、密度不均，内含低密度坏死区。子宫内膜显示子宫周围器官如直肠、膀胱受累外，最重要的是评价盆腔或主动脉旁淋巴结受累情况。

14. C【解析】淋巴转移为内膜癌的主要转移途径。转移途径与癌灶生长部位有关：由宫底部沿阔韧带至卵巢，向上至腹主动脉旁淋巴结。

15. E【解析】子宫内膜癌的治疗主要是手术、化疗和放疗，还有大剂量孕激素治疗。一般只要身体条件允许，没有什么特别严重合并症时都需要做手术把子宫、卵巢切除，再切除部分淋巴结，看有没有转移，叫做子宫内膜癌分期手术或者是肿瘤细胞减灭术。手术后根据病理情况，有些患者可以术后补充放疗、化疗。如果是非常早期的子宫内膜癌患者，可以只切除子宫，保留卵巢。如果有严重内科合并症，且部分老年人没法耐受手术，可以采用放疗，放疗效果实际上跟手术效果基本相当。

16. D【解析】子宫内膜癌 CT 平扫时肿瘤与正常子宫肌密度相等，意义不大。需行恰当的增强扫描，表现为子宫增大或正常大小，子宫腔内可见软组织密度肿物，密度低于正常强化的子宫肌，肿瘤呈菜花状或结节状，周围可为更低密度的子宫腔内积液所环绕，也可以充填全部子宫腔。肿瘤侵犯肌层时强化的正常子宫肌有局限或弥漫性低密度。子宫下段或子宫颈、阴道阻塞时，致宫腔扩大，其内积水、积血或积脓，而呈液体密度。附件受侵表现为与子宫相连的软组织密度肿块，密度均匀或不均匀，形态不规则。有时可发现盆腔或腹膜后淋巴结转移、盆壁直接蔓延受侵。腹腔内播散表现为腹水、腹膜、肠系膜或网膜不均质肿块，大者可将邻近的肠管包绕其中。膀胱或直肠受累时，显示与子宫肿块相连的局部膀胱壁或直肠壁增厚或形成肿块，也可发现肝或远处转移。

17. A【解析】子宫内膜癌经阴道超声表现与病理诊断肌层浸润深度相关，经阴道超声检查可作为子宫内膜癌的术前检查方法。

18. D【解析】宫颈癌的 MRI 表现为宫颈管增宽，正常分层消失，宫颈增大形成不规则软组织肿块，典型表现为 T_2WI 呈中、高信号，在较大的肿瘤内可有凝固性坏死，呈低信号，从而使整个肿瘤呈不均质混杂信号。动态增强 MRI 有助于检出较小的病灶，肿瘤早期强化，间质缓慢强化，诊断准确率可达 95%~98%。宫颈癌治疗后可复发，在 T_2WI 呈显著高信号，而宫颈癌放疗后所致纤维化表现为低信号。

19. A【解析】宫颈癌在 MR 上最好的扫描方式为矢状位 T_2WI。

20. B【解析】宫颈癌的 MRI 表现：①在 T_2WI 上为高信号；②宫颈无或有异常信号，低信号环完整称ⅠA 期；③宫颈增大伴信号异常，低信号间质完整称ⅠB 期；④癌灶超出宫颈异常信号延伸到阴道上 1/3，阴道窟窿消失，肿瘤考虑为ⅡA 期；⑤宫旁区域出现异常信号，并伴低信号，正常宫颈基质完全消失称ⅡB期；⑥当ⅡA表现扩展至阴道下1/3时为ⅢA期；⑦ⅡB期表现扩展至盆壁或引起输尿管梗阻称ⅢB期；⑧正常低信号的膀胱或直肠壁消失，尤其在矢状位 T_2WI，肿瘤为ⅣA期。

21. E【解析】参见A3/A4型题第20题解析。

22. A【解析】子宫颈癌按组织学分类主要分为鳞癌、腺癌两类，前者占90%~95%，后者占5%~10%。

23. E【解析】宫颈癌的CT检查：平扫检查意义不大，必须做增强扫描。应注意注射对比剂后的延迟时间及扫描的方向。宫颈癌表现为：子宫颈增大，直径超过3.5cm，轮廓对称或不对称，增强扫描时肿瘤密度低于正常子宫颈组织，其中可有更低密度区提示为瘤内的坏死或溃疡；肿瘤浸润宫颈旁组织时，子宫颈外侧边缘不规则或模糊，子宫颈旁软组织内明显的不规则增粗条状影或软组织肿物，输尿管末端周围脂肪间隙不清晰；盆壁受侵时，表现为肿瘤与肌肉之间有粗条状影相连；直肠或膀胱受侵时，可见直肠或膀胱壁呈锯齿状增厚或肿瘤结节向直肠或膀胱腔内突出；盆腔淋巴结大于15cm，腹主动脉旁淋巴结大于10cm，提示淋巴结转移。

24. C【解析】宫颈癌的诊断要点：子宫颈增大，直径>3.5cm，形态不规则；肿瘤在 T_2WI上表现为高信号；宫颈癌的动态增强模式呈“速升缓降”型；宫颈部DWI上高信号，ADC上低信号有助于宫颈癌的诊断，故MRI为最有价值的诊断。

25. C【解析】参见A2型题第2题解析。

26. C【解析】腹水或腹腔冲洗液找癌细胞对进一步确定患者临床分期及选择治疗方法有意义。

27. B【解析】女性做盆腔CT，通常可以检查出肿瘤，这是因为在做CT的过程中，可以清楚地看到盆腔内是否有异常的包块，而且还可以看到包块的边界情况。如果是做盆腔的增强CT，能够进一步判断是否是恶性肿瘤。

28. E【解析】卵巢畸胎瘤的CT表现：①囊性肿块，密度不均匀，囊壁厚薄不均；②可有弧形钙化；③肿块内有低密度脂肪影与高密度牙齿或骨骼影；④软组织密度影；⑤有时可见脂-液平面。

29. B【解析】卵巢畸胎瘤的临床表现：占全部生殖细胞肿瘤的95%；占全部卵巢囊肿的10%~20%；可发生于任何年龄阶段，大多患者为20~30岁；无痛性肿块；压迫症状，如腹胀、尿频等，可有弧形钙化。畸胎瘤淋巴结转移，是恶性肿瘤最常见的一种转移方式，偶见患者伴有胸腔积液或腹水。卵巢未成熟畸胎瘤转移的发生率高，为32%~58%，转移方式多沿腹膜扩散，因此最常见的转移部位是盆腔及腹腔腹膜、大网膜、肝表面、横膈、肠浆膜及肠系膜等，转移灶大多数为表面种植，淋巴结转移也不少见。

四、B型题

1. A【解析】子宫肌瘤的子宫分叶状增大，密度异常，边缘清楚，可有钙化灶。

2. C【解析】卵巢畸胎瘤的诊断要点：常为单房，边缘光滑的囊实性肿块；肿块内常有脂肪、牙齿或骨骼成分。

3. D【解析】卵巢囊肿CT表现为附件区或子宫直肠髂窝处的均一水样低密度肿块，增强后无强化。

4. B【解析】宫颈癌的宫颈边缘不规则或模糊，宫旁脂肪密度增高。

5. B【解析】子宫平滑肌瘤子宫输卵管造影：黏膜下肌瘤可产生圆形充盈缺损，大的肌瘤可致宫腔增大、变形；肌层内肌瘤，可无异常发现，较大者可致宫腔侧壁或前、后壁出现弧形压迹；浆膜下肌瘤，通常无异常表现，较大者可致宫腔偏位。

6. C【解析】宫颈癌的尿路造影：当肿瘤晚期侵犯输尿管和/或膀胱时，尿路造影可发现输尿管、肾盂肾盏积水和膀胱壁不规则、僵硬。

7. A【解析】卵巢囊肿CT提示附件区或子宫直肠陷窝处的均一水样密度肿块，呈圆形或椭圆形，边缘光滑，壁薄，无内隔，增强扫描无强化。

8. E【解析】卵巢囊腺瘤的MRI检查：肿块内多发分隔，常见于黏液性囊腺瘤。浆液性囊腺瘤表现为T_1低信号和T_2高信号。黏液性囊腺瘤由于蛋白含量较高，在T_1WI和T_2WI上均呈高信号。Gd-DTPA增强，囊壁和内隔可强化。

9. C【解析】畸胎瘤为含短T_1和长T_2信号的不均质肿块。

10. A【解析】参见A3/A4型题第7题解析。

11. D【解析】参见A3/A4型题第10题解析。

12. A【解析】子宫内膜异位：约10%的育龄妇女及2%~4%的绝经后妇女可患该病，常发生于双侧卵巢。

13. B【解析】子宫平滑肌瘤可发生于子宫的任何部位，以体部最多见，占96%；临床症状不一，取决于肌瘤的大小、部位及有无扭转。

五、X型题

1. ABCE【解析】正常卵巢和输卵管增强扫描无明显强化。

2. ABCE【解析】卵巢排卵期，MRI的显示率较高。

3. ABCDE【解析】卵巢子宫内膜异位与卵巢功能性囊肿的鉴别诊断：①囊内水样密度影，边界清晰，密度均匀；②壁薄，厚度均匀；③T_1WI上低信号、T_2WI上高信号；④无粘连征象。

4. ACD【解析】子宫肌瘤好发年龄为30~50岁，以40~50岁最多见。

5. ABDE【解析】部分较大的肌瘤在T_2WI像上，低信号瘤体内可见有退变的高信号灶，增强后肌瘤常呈不均质强化。

6. ABCE【解析】子宫输卵管造影的适应证：①寻找子宫出血原因；②不孕症；③欲再通输卵管，了解情况；④应在月经后5~7天进行；⑤鉴别结核与炎症。

7. ACDE【解析】孕妇子宫肌瘤的影像特点与非孕期相同，但孕期子宫肌瘤更易发生变性，肌瘤内部可发生出血性梗死和坏死，称红色变性，信号不均匀。

8. BCDE【解析】子宫肌瘤坏死可形成囊性低密度影。

9. ACD【解析】子宫肌瘤介入治疗禁忌证：①子宫肌瘤生长迅速及怀疑平滑肌肉瘤者；②有严重凝血功能障碍或严重心、肝、肾功能不全者；③严重动脉硬化及高龄患者；④妊娠或妇科急、慢性炎症未能控制者；⑤带蒂的浆膜下肌瘤、阔韧带肌瘤及游离的肌瘤；⑥穿刺部位感染。

10. BCDE【解析】子宫输卵管造影对继发于输卵管粘连的不孕症有治疗价值。

11. ABDE【解析】子宫腺肌病是指具有生长功能的子宫内膜腺体和基质侵入肌层的良性病变，多发生于绝经前妇女，特别是经产妇，常出现痛经、月经过多及异常子宫出血等症状。CT 表现：①子宫体积均匀性增大，边缘轮廓光滑；②子宫肌层内弥漫性，低密度结节；③增强，子宫肌层有不均匀强化的实性肿块，无钙化及变性。“子宫腺肌病 MRI 表现”参见 A3/A4 型题第 8 题解析。

12. ACDE【解析】子宫内膜癌附件受侵表现为与子宫相连的软组织密度肿块，密度均匀或不均匀，形态不规则。

13. BCDE【解析】参见 A1 型题第 10 题解析。

14. DE【解析】宫颈癌的 MRI 表现：当ⅡA 表现扩展至阴道下 1/3 时为ⅢA 期；ⅡB 期表现扩展至盆壁或引起输尿管梗阻称ⅢB 期；并可出现肾积水症状。

15. ABCD【解析】淋巴结增大为宫颈癌Ⅲ期的 CT 征象。

16. ABCD【解析】宫颈癌诊断邻近脏器受侵须特别谨慎，由于消瘦或脏器贴近脏器可表现为脂肪层消失，只有明确观察到直肠和膀胱壁受侵或盆壁软组织不对称增厚时才能作出诊断。

17. BCDE【解析】子宫颈相当于股骨头水平，呈扁平状。

18. ABCD【解析】卵巢子宫内膜异位症囊内信号复杂，多表现为 T_1WI、T_2WI 高信号。

19. ABCE【解析】如肿瘤内部有分层、漂浮碎屑、掌状突起等征象，有助于作出皮样囊肿的诊断。

20. ABDE【解析】卵巢畸胎瘤囊性肿块，密度不均匀，囊壁厚薄不均。

21. ABDE【解析】卵巢癌囊壁在 T_1WI 为低信号，T_2WI 为高信号。

22. BCDE【解析】卵巢癌增强 MRI 扫描肿瘤实质部分为不均匀强化。

六、案例分析题

1. C【解析】MRI 核磁共振检查没有任何痛苦，相对于 CT 或者 B 超来讲准确率要高一些。

2. A【解析】非退变型肌瘤 MRI 动态增强时细胞型肌瘤早期有显著的明显均匀性强化，甚至大于子宫肌层的信号。子宫肌瘤使子宫轮廓凹凸不平，T_1WI 与邻近的肌组织信号相仿；

在 T_2WI 呈低信号，边界清楚，具有特征。

3. ABCF【解析】参见 A3/A4 型题第 3 题解析。

4. BDF【解析】子宫平滑肌瘤的鉴别诊断：①子宫腺肌病；②子宫内膜息肉；③子宫内膜癌；④子宫平滑肌肉瘤；⑤盆腔内炎性肿块。除此之外非退变型子宫肌瘤还应与退变型子宫肌瘤相鉴别。

5. A【解析】妇科疾病首选 US 检查。

6. ABCDE【解析】CT、MRI 都可以显示钙化，但对显示细小的钙化，CT 优于常规 MR。

7. AB【解析】该患者可能为腹部疾病，应进行 CT 及 MRI 检查，确定病变部位及程度。

8. E【解析】参见 A2 型题第 1 题解析。

9. ABC【解析】子宫平滑肌瘤的诊断要点参见 A3/A4 型题第 3 题解析。。

10. ABCDE【解析】子宫肌瘤的鉴别诊断：①卵巢肿瘤；②宫内妊娠；③子宫腺肌病；④子宫肥大症；⑤盆腔炎性包块；⑥子宫颈癌或子宫内膜癌；⑦子宫内翻；⑧子宫畸形；⑨陈旧性宫外孕。

11. B【解析】参见案例分析题第 5 题解析。

12. ABCD【解析】参见案例分析题第 6 题解析。

13. C【解析】参见 A3/A4 型题第 16 题解析。

14. AF【解析】参见 A3/A4 型题第 16 题解析。

15. ABCF【解析】子宫内膜癌为女性生殖器三大恶性肿瘤之一，主要发生在 50 岁以上绝经前后的妇女，占生殖道恶性肿瘤 20%~30%；有不规则阴道出血，疼痛，腹腔包块，选项 E 错误。Gd-DTPA 增强检查肿块呈不均一强化，选项 D 错误。

16. D【解析】妇科 B 超是诊断妇科疾病非常常用的一种影像学检查方法，对于诊断子宫、卵巢及盆腔的一些相关疾病具有重要价值。

17. B【解析】参见 A3/A4 型题第 16 题解析。

18. E【解析】参见 A3/A4 型题第 12 题解析。

19. BCE【解析】子宫内膜癌临床诊刮能确定诊断。影像学检查主要了解肿瘤侵犯的范围和深度，有无淋巴转移即宫旁侵犯，为临床提供分期信息。浸润宫旁和盆壁，影像表现为子宫一侧或两侧伸出的分叶状或三角形不规则转组织肿块，宫旁或阴道旁正常脂肪层消失。卵巢输卵管受侵时，表现为附件区肿块。侵犯膀胱直肠时，可致膀胱壁，肠壁不规则，肿块形成可向直肠、膀胱突出。

20. B【解析】子宫体癌在 T_1WI 与子宫肌层信号相近，在 T_2WI 像上呈中、高信号，低于正常内膜信号。

21. BC【解析】CT 平扫、MR 平扫及增强检查均可确定子宫内膜瘤的临床分期。

22. ABCDE【解析】子宫内膜癌主要治疗为手术、放疗及药物治疗，可单用或综合应用。早期以手术为主，晚期采用放射、手术和药物等综合治疗。对晚期或复发癌患者，不能手术切除或年轻、早期，要求保留生育功能者，可考虑孕激素治疗，抗雌激素治疗。

23. BCD【解析】该患者可能为子宫疾病，应该进行 CT、MRI 及超声成像检查，以确定病变的部位、大小及程度等。

24. B【解析】“子宫内膜瘤的 MRI 检查”参见 A3/A4 型题第 10 题解析。

25. BCDEF【解析】参见 A1 型题第 10 题解析。

26. D【解析】参见 A3/A4 型题第 12 题解析。

27. BCD【解析】参见案例分析题第 23 题解析。

28. BC【解析】“卵巢癌的 MRI 表现”参见 A1 型题第 28 题解析。“卵巢癌的 CT”表现参见 A1 型题第 29 题解析。

29. ABCD【解析】参见案例分析题第 28 题解析。

第九篇

介入放射

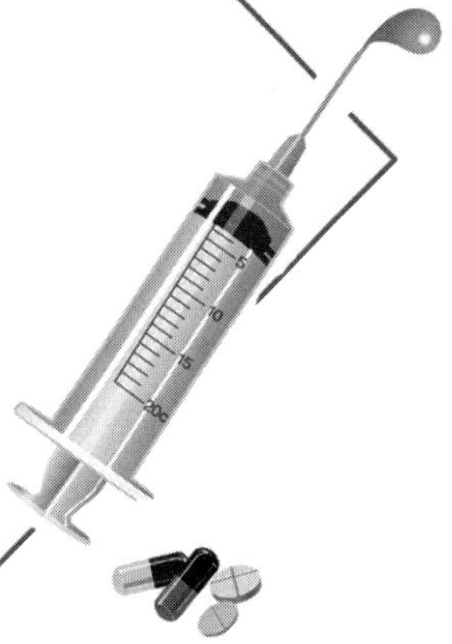

第七十一章　总　　论

一 A1 型题

1. DSA 检查中最常用的动脉穿刺部位是
   A. 肱动脉
   B. 股动脉
   C. 颈动脉
   D. 腋动脉
   E. 腘动脉
2. 下列不属于对比剂过敏反应的是
   A. 面部潮红、眼及鼻分泌物增加
   B. 呃逆（打嗝）
   C. 胸闷、气促、剧烈呕吐
   D. 红疹、咳嗽、恶心、轻度呕吐
   E. 循环、呼吸衰竭
3. 按照阻塞血管时间的长短，吸收性明胶海绵属于哪类栓塞剂
   A. 长期
   B. 中长期
   C. 中期
   D. 中短期
   E. 短期
4. 吸收性明胶海绵是目前应用较广泛的一种栓塞物，可被机体完全吸收，闭塞血管时间一般是
   A. 1 周
   B. 1~2 周
   C. 2~3 周
   D. 2~4 周
   E. 5 周
5. 自体血凝块作为栓塞材料时，多用于控制
   A. 恶性肿瘤
   B. AVM
   C. 胃肠道出血
   D. 脾功能亢进
   E. 动脉瘤
6. 关于栓塞剂吸收性明胶海绵的描述，不恰当的是
   A. 是目前临床应用广泛、最有价值的栓塞剂之一
   B. 可按需裁剪成不同形状和大小，且价格低廉
   C. 不但能机械性阻塞血管，还可造成继发血栓形成
   D. 多用于栓塞肿瘤、血管性疾病和控制出血

E. 不能被机体吸收

7. 介入放射学分为

A. 外科和内科
B. 中医和西医
C. 血管和非血管技术
D. 全科和专科
E. 妇科和儿科

二 X 型题

1. 关于介入放射学，正确的是

A. 是以影像诊断为基础
B. 无须通过医学影像诊断设备的引导即可进行
C. 通过利用穿刺针、导管及其他介入器材，对疾病进行治疗
D. 通过采集组织学、细菌学及生理、生化资料对疾病进行诊断
E. 是一种无创的治疗方法

2. 血管介入术不包括

A. 经皮穿刺活检术
B. 血管支架置入术
C. 食管球囊扩张术
D. 灭能术
E. 肝癌介入化疗栓塞

3. 下列关于介入器材描述，错误的是

A. 穿刺针以“G”作为单位，其前号码越大针越粗
B. 导管管径的规格用英寸来表示
C. 导丝的作用是对导管起引导和支持作用
D. 导管鞘的作用是为了避免由导管反复出入组织或管壁对局部造成的损伤，另外，还可减少由血管迂曲等造成的导管操作困难
E. 金属支架只可用于血管系统，不可用于非血管系统

4. 关于介入栓塞物质，描述正确的是

A. 自体血凝块属于短期栓塞剂，栓塞时间可维持 24~48 小时
B. 碘油和吸收性明胶海绵属于永久栓塞剂
C. 长期栓塞剂栓塞时间可维持数周或数月
D. 无水乙醇属于永久栓塞剂
E. 螺圈属于永久栓塞剂

5. 用于脑内血管及疾病的血管内治疗所用的栓塞材料有

A. 冻干硬脑膜
B. 真丝微粒
C. 微弹簧圈
D. 可脱性球囊
E. 聚乙烯醇

6. 目前常用的永久栓塞材料有

A. 吸收性明胶海绵　　B. 聚乙烯醇

C. 不锈钢圈　　D. 氧化纤维素

E. 无水乙醇

7. 栓塞物质包括

A. 生物栓塞物质　　B. 海绵类

C. 簧圈类　　D. 可脱落球囊

E. 微粒、微球、微囊类

参考答案与解析

一、A1 型题

1. B【解析】股动脉为 DSA 检查中最常用的穿刺部位，因为此部位易于操作。

2. B【解析】碘对比剂变态反应的分类：①轻度反应：面部潮红、眼及鼻分泌物增加、打喷嚏、恶心、头痛、头晕、皮肤瘙痒、发热、结膜充血，少数红疹、咳嗽、恶心、轻度呕吐、轻度荨麻疹等。②中度反应：胸闷、气促、剧烈呕吐、腹痛腹泻、大片皮疹、结膜出血。③重度反应：循环衰竭、呼吸衰竭、过敏性休克。

3. C【解析】中期栓塞剂的栓塞时间为数周至数月，包括碘油、吸收性明胶海绵。

4. D【解析】吸收性明胶海绵是目前应用较广泛的一种栓塞物，可被机体完全吸收，闭塞血管时间为 2~4 周。

5. C【解析】自体血凝块作为栓塞材料时，多用于胃肠道出血。

6. E【解析】栓塞剂吸收性明胶海绵属蛋白基质海绵，能被组织吸收。

7. C【解析】介入放射学按其目的可分为介入诊断学和介入治疗学；按其临床应用技术和解剖部位可分为血管介入技术和非血管介入技术。

二、X 型题

1. ACD【解析】介入放射学是以影像诊断为基础，在医学影像诊断设备引导下，利用穿刺针、导管及其他介入器材，对疾病进行治疗，或采集组织学、细菌学及生理、生化资料对疾病进行判断。在临床治疗属性上是微创的腔内手术治疗。

2. ACD【解析】血管介入技术是指在血管内进行的治疗和诊断性操作，也称为介入血管造影或治疗性血管造影，主要包括：①经导管药物灌注治疗。②经导管栓塞术。③经皮血管腔内血管成形术（PTA）。④内支架置入术。⑤心脏瓣膜狭窄经皮球囊成形术。⑥其他：TIPSS；经皮采集血标本；经皮取血管内异物；下腔静脉滤器置放术。

3. ABE【解析】穿刺针的规格及结构：规格，针的粗细以“G”作为单位，其号码越大针越细。导丝的作用是对导管起引导和支持作用。规格是以英寸作为单位。导管规格，管径用F表示，1F=0.333mm。导管鞘的作用是为了避免由于导管反复出入组织或管壁对局部造成的损伤，另外还可减少由于血管迂曲等造成的导管操作困难。由外鞘、扩张器和短导丝组成。扩张管直径以英寸表示代表可通过的导丝直径。金属支架即可用于血管系统也可用于非血管系统，其功能也是为了恢复管腔正常流通功能，根据其扩张特性分为自膨式和球囊扩张式。

4. ADE【解析】栓塞的时效分类：①短期栓塞药：栓塞时间24~48小时，包括自身血凝块。②中期栓塞剂：栓塞时间数周至数月，包括碘油、吸收性明胶海绵。③长期栓塞剂：不被吸收或破坏组织使血液循环不能恢复，包括螺圈、聚乙烯醇（PVA）、无水乙醇、氰基丙烯酸异丁酯（IBCA）。

5. ABCDE【解析】冻干硬脑膜、真丝微粒、微弹簧圈、可脱性球囊、聚乙烯醇均可用于脑内血管及疾病的血管内治疗。

6. BCE【解析】长期栓塞剂不被吸收或破坏组织使血液循环不能恢复，包括螺圈、聚乙烯醇（PVA）、无水乙醇、不锈钢圈、氰基丙烯酸异丁酯（IBCA）。

7. ABCDE【解析】栓塞物质的性质分类：①生物性栓塞材料：如血凝块、冻干硬脑膜。②海绵类，如吸收性明胶海绵和PVA。③簧圈类，如螺圈。④可脱球囊。⑤组织坏死药，如无水酒精。⑥粘胶类，如IBCA。⑦微粒、微球、微囊类。⑧碘油。⑨中药类，如白及、鸦胆子油。⑩物理因素，如电凝法、热对比剂。

第七十二章　血管内介入放射学

一 A1 型题

1. 动脉造影常规采用穿刺的部位是
   A. 颈内动脉　　B. 颈外动脉
   C. 股动脉　　D. 股静脉
   E. 锁骨下静脉
2. 以下不属于血管内介入治疗技术的是
   A. 动静脉血管畸形栓塞治疗
   B. 实体良、恶性肿瘤的术前栓塞或姑息性治疗
   C. 经口食管胃肠道狭窄扩张术
   D. 内科性内脏器官消除功能治疗
   E. 肝脏动脉门静脉瘘栓塞治疗
3. 关于 Seldinger 技术，描述正确的是
   A. 经皮穿刺大血管通过导丝和导管交换的方式把导管送入血管内
   B. 一种经血管栓塞技术
   C. 经皮穿刺管腔，通过导丝和导管交换的方式把导管送入人体管腔的技术
   D. 一种动脉内药物灌注技术
   E. 即血管介入技术
4. 经导管栓塞术的操作技术，错误的是
   A. 释放栓塞物质
   B. 血管造影检查，以明确病变诊断并了解靶血管的血流动力学
   C. 选择栓塞物质
   D. 靶血管插管，尽可能避开非病变血管
   E. 高压流控法、阻控法、定位法
5. 经动脉导管化疗药物灌注术治疗胰腺癌，能明显缓解疼痛，改善生活质量的药物是
   A. 丝裂霉素　　B. 5-氟尿嘧啶
   C. 多柔比星　　D. 羟喜树碱
   E. 吉西他滨

6. 经导管药物灌注治疗消化道出血是临床上最有效的控制出血的方法之一，其最适合治疗

A. 出血性胃炎
B. 胃、十二指肠溃疡出血
C. 严重的食管胃底静脉曲张出血
D. 结肠癌出血
E. 小肠动静脉畸形出血

7. 经导管药物灌注治疗消化道出血，目前国内最常使用的止血药物是

A. 肾上腺素
B. 加压素
C. 凝血酶
D. 维生素 K_3
E. 氨甲苯酸（止血芳酸）

8. 经导管灌注加压素治疗消化道出血，一般首先给药的速度为

A. 0.1U/min
B. 0.2U/min
C. 0.3U/min
D. 0.4U/min
E. 0.5U/min

9. 不适用于血管内栓塞术控制的出血为

A. 外伤性出血
B. 肿瘤出血
C. 胃十二指肠溃疡出血
D. 胃食管静脉曲张出血
E. 脑出血

10. 下列不属于经导管栓塞术临床应用范畴的是

A. 控制出血
B. 动脉瘤、动静脉畸形和静脉曲张的治疗
C. 富血供肿瘤的治疗
D. 脾功能亢进的内科性脾切除
E. 动脉血栓的溶栓治疗

11. 关于经导管血管内栓塞治疗恶性肿瘤，不正确的是

A. 为手术切除作准备
B. 肿瘤姑息治疗
C. 不适用于少血管肿瘤
D. 亦适用于少血管肿瘤
E. 疗效优于单纯化疗药物灌注

12. 经导管栓塞术常见的适应证为

A. 控制出血
B. 治疗血管性疾病
C. 治疗肿瘤
D. 消除病变器官的功能
E. 以上都是

13. 下列不是下腔静脉滤器植入的适应证的是

A. 复发性肺栓塞
B. 胡桃夹综合征
C. 盆部静脉内有自由漂浮的血栓
D. 某些手术有可能导致肺栓塞，术前预防放置
E. 禁忌抗凝治疗或抗凝治疗有严重并发症的肺栓塞

14. 经颈静脉肝内门腔静脉分流术（TIPSS）适应证不包括
    A. 肝硬化门静脉高压症，近期发生过食管胃底静脉曲张破裂大出血者
    B. 患者经内科治疗效果欠佳，CHILD 分级又难以接受外科治疗者
    C. 外科治疗后再出血者
    D. 有难治性腹水者
    E. 严重的门静脉狭窄、阻塞性病变
15. 下列门静脉造影方法中，不仅适用于一般门静脉造影，也可用作肝内门-腔静脉分流术的途径是
    A. 门静脉间接造影法
    B. 经皮肝穿刺门静脉造影术
    C. 经皮脾穿刺门静脉造影术
    D. 经颈静脉途径门静脉造影术
    E. 经脐静脉插管门静脉造影术

二 X 型题

1. 关于 Seldinger 技术，描述正确的是
    A. 股动脉是最常使用的动脉穿刺部位
    B. 动脉穿刺时穿刺针进入血管后，针尾血流不畅，其色鲜红，表示穿刺针进入静脉
    C. 动脉穿刺时穿刺针进入血管后，血流喷出顺利，但导丝进入有明显阻力或无法送入，则多为针尖顶在血管壁上
    D. 动脉穿刺时穿刺针进入血管后，针尾血流不畅，其色暗红，表示穿刺针未完全进入血管腔
    E. Seldinger 技术的并发症包括局部血栓形成或栓塞、出血或形成血肿等
2. 属于血管内介入放射学诊疗技术的是
    A. 经导管药物灌注治疗
    B. 经导管栓塞术
    C. 经皮血管腔内血管成形术
    D. 经皮针吸活检
    E. 经皮穿刺引流与抽吸技术
3. 对经导管药物灌注术治疗机制，正确的是
    A. 提高靶器官局部药物浓度
    B. 延长药物与病变组织的接触时间
    C. 降低外周血最大药物浓度和减少浓度-时间曲线下面积
    D. 缩短药物与病变组织的接触时间
    E. 增加外周血最大药物浓度和浓度-时间曲线下面积
4. 属于介入放射学灌注栓塞术特点的是
    A. 建立新的通道
    B. 消除异常通道
    C. 消除或减少器官功能
    D. 各种原因出血的治疗

E. 实质脏器肿瘤的治疗

5. 关于经导管栓塞治疗，描述正确的是

A. 其临床应用包括控制出血、治疗肿瘤和血管性病变以及消除患病器官功能

B. 应根据病情的治疗需要及造影检查的结果选择适当栓塞剂

C. 对栓塞部位应尽可能超选择插管

D. 栓塞程度越大，越接近毛细血管水平，疼痛越轻

E. 栓塞综合征是指器官动脉栓塞后，由于组织缺血引起的疼痛、发热、恶心呕吐、反射性肠淤张或麻痹性肠梗阻等

6. 关于经皮经腔血管成形术治疗的机制，描述正确的是

A. 血管内膜、中膜局限性撕裂

B. 血管结构（特别是中膜）的伸展

C. 动脉粥样斑块的断裂

D. 断裂动脉壁各层纤维化愈合

E. 血管内膜由新生内皮细胞覆盖

7. 经导管栓塞术的注意事项

A. 对栓塞部位尽可能超选择

B. 栓塞时应注意导管是否移位有无反流

C. 栓塞器械应与常规造影器械分隔，避免误用

D. 栓塞后拔管前应先回抽避免残留导管内栓塞药造成误栓

E. 根据病情的治疗需要及造影检查的结果选择适当栓塞药

8. 下腔静脉滤器植入的适应证有

A. 复发性肺栓塞

B. 禁忌抗凝治疗的肺栓塞

C. 左心内膜炎

D. 有出血和易出血者

E. 盆腔静脉有自由血栓

9. 关于下腔静脉滤器，下列描述正确的是

A. 其治疗机制是将下腔静脉横截面分割成若干小的几何形态，保证血流通畅并阻挡血栓

B. 盆腔及下肢外科手术前，存在盆腔及下肢深静脉血栓患者，可放置临时或永久下腔静脉滤器

C. 双侧下肢深静脉血栓患者或下腔静脉远端血栓患者可选取右侧颈静脉入路

D. 滤器通常释放于双侧肾静脉开口水平以上的下腔静脉内

E. 其并发症包括再发肺动脉栓塞、腔静脉闭塞、滤器移位和腔静脉血管壁损伤/穿孔

10. 关于经颈静脉肝内门腔静脉分流术，描述正确的是

A. 通过在肝内建立一条肝静脉与门静脉之间的人工分流通道，使部分门静脉血流直接回流至下腔静脉，从而降低门静脉压力，控制和预防食管胃底静脉曲张破裂出血，促进腹水吸收

B. 内科治疗包括硬化治疗，不能有效控制的急性静脉曲张出血不是该治疗的适应证

C. 常规内科治疗，包括硬化治疗和药物治疗，不能控制的反复静脉曲张出血是该治疗的适应证

D. 门静脉闭塞/血栓形成是该治疗的禁忌证

E. 术后发生肝性脑病和分流通道的再狭窄是该治疗的并发症

11. 经颈静脉肝内门腔静脉分流术（TIPSS）的并发症有

A. 腹腔内出血　　B. 肝性脑病

C. 感染　　D. 胆血症

E. 动静脉瘘

12. 经颈静脉肝内门腔静脉分流术（TIPSS）治疗的禁忌证有

A. 肝性脑病前兆　　B. 中重度肝功能异常

C. 严重的门脉狭窄阻塞　　D. 合并肝门部肝癌

E. 合并难治性腹水

参考答案与解析

一、A1 型题

1. C【解析】动脉造影：①最常用的部位为股动脉；②其他可用的穿刺部位如桡动脉、肱动脉、腋动脉、锁骨下动脉及颈动脉。

2. C【解析】经口食管胃肠道狭窄扩张术属于非血管内介入治疗技术。

3. C【解析】经皮穿刺技术又称 Seldinger 技术，主要用于需经皮穿刺插入导管进行的各种心血管造影和经血管介入治疗。

4. E【解析】经导管栓塞术的操作技术：①血管造影检查，以明确病变诊断并了解靶血管的血流动力学；②靶血管插管，尽可能避开非病变血管；③选择栓塞物质；④释放栓塞物质，低压流控法、阻控法、定位法。

5. E【解析】胰腺癌是一种预后不良的疾病，吉西他滨是目前胰腺癌主要化疗方法之一，其作为胱氧腺苷类似物作用于 S 期的细胞周期特异性药物，可缓解疼痛，改善生活质量。

6. A【解析】消化道出血的介入治疗有两种主要技术：经动脉灌注药物止血和动脉栓塞止血。其中，经导管药物灌注止血用于诊疗肠道炎症、糜烂或毛细血管扩张症引起的出血。

7. B【解析】经导管药物灌注治疗消化道出血，目前国内最常使用的止血药物是加压素。

8. B【解析】经导管灌注加压素治疗消化道出血，一般首先给药的速度为 0.2U/min。

9. E【解析】血管内栓塞术的适应证：①血管本身病变，如原发性或继发性出血（不适

用于脑出血）、血管狭窄、血栓形成、动脉瘤、动静脉瘘等；②软组织或器官病变与血管病变的鉴别诊断；③某些肿瘤手术前了解血供情况或与重要血管的关系；④血管病变手术后随访；⑤血管病变的介入放射学治疗。

10. E【解析】动脉血栓的溶栓治疗属于血管再通术。

11. D【解析】经导管血管内栓塞治疗恶性肿瘤不适用于少血管肿瘤。

12. E【解析】经导管栓塞术常见的适应证：①异常血液动流学的纠正或恢复；②止血；③血流重新再分布；④治疗肿瘤；⑤内科性器官切除。

13. B【解析】下腔静脉滤器置入术适应证：①下肢深静脉血栓形成合并肺栓塞；②下腔静脉有漂浮血栓；③下肢深静脉血栓形成蔓延至腔静脉，且需手术取栓；④下肢深静脉血栓形成，患者要求近期下地活动；⑤下肢深静脉血栓形成，患者要求溶栓或手术取栓，且符合手术适应证；⑥抗凝治疗得当，但出现严重出血或肝素引起严重的血小板减少等并发症；⑦心肺功能储备低下者，即使微小的栓塞也可能致命；⑧心内或肺内分流，出现矛盾性栓塞；⑨肿瘤患者合并 DVT，无法行抗凝治疗者。

14. E【解析】经颈静脉肝内肝门腔静脉分流术的禁忌证：心、肺、肾、肝功能严重障碍；肝门静脉闭塞/血栓形成；脓毒血症；穿刺道存在肿瘤或其他病变；凝血功能异常，难以纠正。

15. D【解析】经颈静脉肝内肝门腔静脉分流术的基本原理：经颈静脉入路，采用介入器械，通过透视导向在肝内建立一条肝静脉与肝门静脉之间的人工分流通道，使部分门静脉血流直接回流至下腔静脉，从而降低肝门静脉压力，控制和预防食管胃底静脉曲张破裂出血，促进腹水吸收。

二、X 型题

1. ACE【解析】Seldinger 技术的注意事项：①动脉穿刺时穿刺针进入血管后，针尾血流不畅，其色鲜红，表示针尖未完全进入血管腔；②动脉穿刺时穿刺针进入血管后，针尾血流不畅，其色暗红，表示穿刺针进入静脉；③动脉穿刺时穿刺针进入血管后，血流喷出顺利，但导丝进入有明显阻力，无法送入，则多为针尖顶在血管壁上。Seldinger 技术的并发症：局部血栓形成或栓塞，出血或形成血肿，形成假性动脉瘤，形成动静脉瘘，其他。

2. ABC【解析】血管内介入放射学诊疗技术包括：①Seldinger 技术；②经导管药物灌溉术；③经导管栓塞术；④经皮血管腔内血管成形术；⑤下腔静脉滤器置换术；⑥经颈静脉肝内肝门腔静脉分流术。

3. ABC【解析】经导管药物灌注术的治疗机制：①提高靶器官局部药物浓度；②延长药物与病变组织的接触时间；③降低外周血最大药物浓度和浓度-时间曲线下面积。

4. CDE【解析】灌注栓塞术是介入放射学的最重要的基本技术之一，系在 X 线电视透视下，经导管向靶血管内注入或送入栓塞物质，使之闭塞从而达到预期治疗目的的技术。灌注术通过介入放射学的方法，建立可由体表到达靶动脉的通道（导管），再由该通道注入药物达到局部治疗的目的。其特点为消除或减少器官功能、各种原因出血的治疗、实质脏器肿瘤的治疗。

5. ABCE【解析】经导管过度栓塞指栓塞程度和范围过大，后果导致大范围组织坏死，以其相应器官功能衰竭。

6. ABCDE【解析】经皮经腔血管成形术的治疗机制：血管内膜，中膜局限性撕裂；血管结构（特别是中膜）的伸展；动脉粥样斑块的断裂；断裂动脉壁各层纤维化愈合；血管内膜由新生内皮细胞覆盖。

7. ABCDE【解析】经导管栓塞术的注意事项：①根据病情的治疗需要及造影检查的结果选择适当栓塞药；②对栓塞部位尽可能超选择；③栓塞时应注意导管是否移位、有无反流；④栓塞器械应与常规造影器械分隔，避免误用；⑤栓塞后拔管前应先回抽避免残留导管内栓塞药造成误栓。

8. ABE【解析】下腔静脉滤器植入术的适应证：①患易引发肺动脉栓塞的各种疾病，如下腔静脉、髂及下肢静脉内有游离血栓、并抗凝治疗无效或不能接受抗凝治疗者；②盆腔及下肢外科手术前，存在盆腔及下肢深静脉血栓患者，可放置临时或永久下腔静脉滤器。

9. ABCE【解析】下腔静脉滤器释放通常释放于双侧肾静脉开口水平以下下腔静脉内。

10. ACDE【解析】经颈静脉肝内肝门腔静脉分流术的适应证：①内科治疗包括硬化治疗，不能有效控制的急性静脉曲张出血；②对常规内科治疗，包括硬化治疗和药物治疗，不能控制的反复静脉曲张出血。

11. ABCDE【解析】经颈静脉肝内肝门腔静脉分流术的并发症：手术技术相关并发症有穿刺出血；支架异位放置；肝门静脉血栓形成；分流通道的再狭窄；肝性脑病；肝功能减退。

12. ABCD【解析】参见 A1 型题第 14 题解析。

第七十三章　非血管内介入放射学

一 A1 型题

1. 下列不属于非血管内介入治疗技术的是
   A. 经皮穿刺胆道引流术
   B. 肝肾囊肿硬化治疗
   C. 经皮肾穿引流术及输尿管成形术
   D. 球囊血管成形术
   E. 取石术
2. 对肝内病变经皮针刺活检，目前使用最方便、最常用的导向方法为
   A. X 线透视
   B. 超声
   C. CT
   D. MRI
   E. DSA
3. 非血管介入放射学不包括
   A. 管道狭窄扩张成形术
   B. 经皮穿刺引流与抽吸术
   C. 结石介入取出术
   D. 经皮椎间盘脱出切吸术
   E. 化疗药物灌注栓塞肿瘤
4. 椎体成形术穿刺针与身体矢状面的角度为
   A. 5°~10°
   B. 10°~15°
   C. 15°~20°
   D. 20°~25°
   E. 25°~30°
5. 椎体成形术最严重的并发症为
   A. 骨水泥渗漏
   B. 肺动脉栓塞
   C. 肋骨骨折
   D. 出血
   E. 过敏反应

二 X 型题

1. 属于非血管内介入放射学诊疗技术的有
   A. 经皮椎间盘脱出治疗
   B. 经皮血管腔内血管成形术
   C. 经皮针吸活检
   D. 经皮穿刺引流与抽吸技术

E. 经导管药物灌注治疗

2. 不适于经皮穿刺引流的是

A. 缺乏安全的穿刺引流通道

B. 多发性或多房性脓肿

C. 弥漫性小脓肿或疏松结缔组织炎

D. 棘球蚴囊肿

E. 巨大肝囊肿

3. 食管球囊扩张术或支架置入术应注意

A. 支架置入术后即可进食黏稠、长纤维食物

B. 确保球囊在食管腔内

C. 扩张时无须透视

D. 球囊扩张时应嘱患者屏气

E. 扩张时应缓慢加压

4. 可行经皮椎体成形术的疾病是

A. 椎体血管瘤

B. 椎体感染

C. 椎体转移瘤

D. 骨质疏松症性椎体压缩性骨折

E. 椎体结核

参考答案与解析

一、A1 型题

1. D【解析】球囊血管成形术一般指经皮腔内血管成形术，属于血管内介入治疗技术。

2. B【解析】对肝内病变经皮针刺活检，目前使用最方便、最常用的导向方法为超声。

3. E【解析】非血管介入放射学包括：①管道狭窄扩张成形术；②经皮穿刺引流与抽吸术；③结石介入取出术；④经皮椎间盘脱出切吸术。

4. C【解析】椎体成形术穿刺针与身体矢状面的角度为 15°~20°。

5. B【解析】椎体成形术的并发症：①骨水泥渗漏；②肺动脉栓塞；③肋骨骨折；④出血；⑤过敏。其中肺动脉栓塞为最严重的并发症。

二、X 型题

1. ACD【解析】经皮血管腔内血管成形术及经导管药物灌注治疗属于血管介入放射学诊疗技术。

2. ABCD【解析】经皮穿刺引流适应证：①B 超或 CT 显示多发性液性暗区，疑为细菌性肝脓肿，可行经皮穿刺以明确诊断；②诊断为细菌性肝脓肿但症状重，全身情况差，不宜行手术引流者，可经皮穿刺并置管行脓肿引流；③巨大肝囊肿，患者不愿或患者情况不宜行

手术者，可置管引流；④确诊为阿米巴肝脓肿抗阿米巴药物治疗 1 周后疼痛不止，高热不退或巨大脓肿有溃破危险者。

3. BDE【解析】食道支架置入者绝对禁食冷、硬、黏稠及粗长纤维食物，选项 A 错误。食管球囊扩张术扩张时需要透视，选项 C 错误。

4. ACD【解析】椎体成形术的适应证：①骨质疏松症性椎体压缩性骨折；②椎体转移瘤；③椎体血管瘤。